A. FIELD 통계분석

DISCOVERING STATISTICS USING IBM SPSS STATISTICS

CATISFIED CUSTOMERS

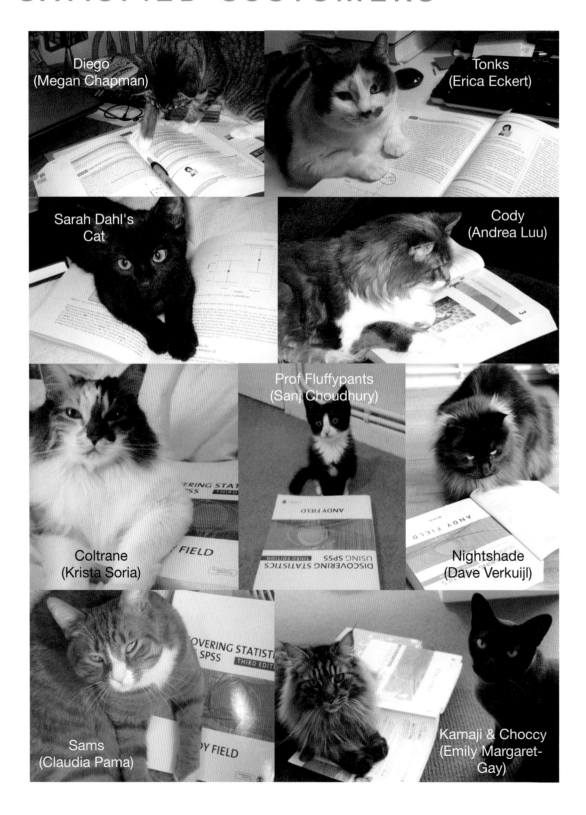

A. FIELD 통계분석

DISCOVERING STATISTICS USING IBM SPSS STATISTICS

제 4 판

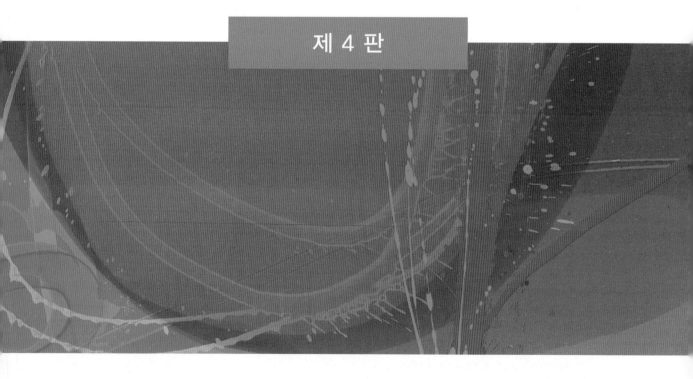

Andy Field 지음

이은현, 정영해, 송라윤, 김진선, 황규윤 옮김

군자출판사

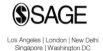
Los Angeles | London | New Delhi
Singapore | Washington DC

A. FIELD 통계분석

DISCOVERING STATISTICS USING
IBM SPSS STATISTICS

첫째판   1쇄 인쇄 | 2016년 7월 18일
첫째판   1쇄 발행 | 2016년 8월 02일

지 은 이 Andy Field
옮 긴 이 이은현, 정영해, 송라윤, 김진선, 황규윤
발 행 인 장주연
출 판 기 획 김영선, 김봉환
편집디자인 우윤경
표지디자인 김재욱
발 행 처 군자출판사
         등록 제4-139호(1991. 6. 24)
         본사 (10881) 경기도 파주시 회동길 338(서패동 474-1)
         전화 (031) 943-1888 팩스 (031) 955-9545
         홈페이지 | www.koonja.co.kr

Andy Field 2013.
First edition published 2000.
Second edition published 2005.
Third edition published 2009. Reprinted 2009, 2010, 2011(twice), 2012.

* 파본은 교환하여 드립니다.
* 검인은 저자와의 합의 하에 생략합니다.

ISBN 979-11-5955-063-8
정가 90,000원

옮긴이

이은현, PhD., RN.
간호학 석사 : 연세대학교
간호학 박사 : New York University
현재 : 아주대학교

정영해, PhD., RN.
보건통계학 석사 : University of Iowa
보건통계학 박사 : University of Iowa
현재 : 동신대학교

송라윤, PhD., RN.
간호학 석사 : 서울대학교
간호학 박사 : Case Western Reserve University
현재 : 충남대학교

김진선, PhD., RN.
보건학 석사 : 연세대학교
간호학 박사 : Medical College of Georgia
현재 : 조선대학교

황규윤, DrPH, MD.
보건학 석사 : 서울대학교
보건학 박사 : The Johns Hopkins University
현재 : 직업환경의학 전문의

서 문

행동과학, 사회과학 및 보건·간호학과 관련된 많은 학생들이나 연구자들은 통계분석이라는 수단을 통해 양적연구를 수행하고 있다. 하지만 수학이나 통계학을 전공하지 않은 사람들이 수학방정식 위주로 구성된 통계학 책을 이해한다는 것은 쉽지 않은 일이다. 따라서 이런 연구자들을 위해 현실적으로 필요한 통계학 책은, 그 구성 내용이 수학적 접근이기보다는 개념적 설명 위주이면서 또한 실제로 자료를 어떻게 다루는지에 중점을 둔 것일 필요가 있다. **Andy Field의 통계분석** 책은 이 모두를 만족시킨다고 할 수 있다.

이 책은 이론부터 실무, 기초부터 고급통계에 이르기까지 전반적인 내용을 포함하고 있다. 또한 다양하고 재미있는 주제의 자료를 사용해 통계분석을 어떻게 실시해야 하는지를 제시하고 있다. 그리고 실제로 자료를 분석할 때 생길 수 있는 골치 아픈 문제들을 어떻게 풀어나가야 하는지에 대한 여러 가지 방법을 제시해 주고 있는 것이 가장 큰 특징이라고 할 수 있다. 더 나아가 분석된 자료를 보고할 때, 어떻게 진술하고 기록해야 하는지에 대한 정보도 같이 제공하고 있다.

약 천 쪽에 달하는 분량의 이 책을 번역한다는 것은 많은 시간과 노력을 투자해야 한다는 것을 의미하기 때문에 역자들 역시 결코 쉬운 결정은 아니었다. 하지만 이 책은 많은 학생들과 연구자들에게 큰 도움이 될 것이라는 확신을 가졌기 때문에 한글 번역을 시도하게 된 것이다. 번역된 이 책이 앞으로 여러분의 통계분석과 연구논문 작성에 많은 도움이 될 수 있기를 기대해 본다.

2016년 옮긴이 일동

책 사용 방법

통계학에 대한 사전 지식이 필요한가?

이 책은 기본적으로 통계학에 대한 특별한 지식이 없어도 사용할 수 있도록 구성되었다. 아주 기초적인 컴퓨터 사용법과 간단한 수학적 지식만 갖추고 있어도 모두 사용 가능하다.

책 뒤로 갈수록 내용이 어려운가?

어느 정도는 그렇다고 할 수 있다. 1~9장은 기초, 8~15장은 중간, 16~20장은 전문적 수준이라고 할 수 있다. 하지만 각 장은 통계방법 수준에 따른 구분보다는, 서로 공통성이 있는 통계방법들을 묶어서 7개의 Part로 구분되어 있다.

- Part 1 (기본 연구방법과 선형모형에 대한 소개): 1~3장
- Part 2 (자료탐색): 4~6장
- Part 3 (연속형 예측변수에 대한 선형모형): 7~8장
- Part 4 (연속형 또는 범주형 예측변수에 대한 선형모형): 9~15장
- Part 5 (다중 결과변수에 대한 선형모형): 16~17장
- Part 6 (범주형 결과변수에 대한 선형모형): 18~19장
- Part 7 (위계적 자료 구성에 대한 선형모형): 20장

각 영역(section)에는 아이콘 표시가 있는데, 이는 그 영역에 대한 수준을 표시한다.

① *개요*: 반드시 이해해야 할 영역이다.
② *중급*: 통계학을 조금이라도 배운 경험이 있으면, 이 영역을 파악할 수 있다.
③ *상급*: 다소 어렵다는 것을 의미한다.
④ *최상급*: 매우 어렵다는 것을 의미한다.

책에 등장하는 친구들은 누구인가?

순진남: 순진남은 아주 좋은 친구다. 순진남은 대학 캠퍼스에서 뇌를 넣은 단지를 가지고 다니는 브레인을 보고 홀딱 반했다. 브레인을 볼 때마다 순진남은 먹은 것이 얹힌 듯이 가슴이 답답해지는 것을 느낀다. 그리고 하와이 해변에서 부모와 친구가 지켜보는 가운데 그녀의 손가락에 반지를 끼워주는 상상을 하곤 한다. 하지만 브레인은 순진남에게 전혀 관심이 없다. 이런 점이 순진남을 매우 슬프게 한다. 친구들은 순진남이 그녀와 결혼할 수 있는 유일한 방법은 통계학의 천재가 되는 것이라고 귀띔해 주었다. 그래서 그는 통계학을 배우려는 것이다. 이 길만이 브레인을 감동시키고 행복하게 살 수 있는 마지막 희망이기 때문이다. 따라서 순진남은 통계학의 영재가 되기 위해 900쪽에 달하는 여정을 시작한다. 이 책의 여정에서 순진남은 불쑥 나타나 질문을 하기도 하고, 각 장의 마지막에서는 배운 지식을 브레인에게 자랑하기도 한다.

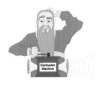

혼돈자: 가장 위대한 철학자인 공자에게 알려지지 않은 형제인 혼돈자가 있다. 공자의 현명함과 겸손함을 시샘한 동생은 이 세상에 혼동이란 것을 만들기로 결심하고, 혼동기계(confusion machine)를 만들었다. 그래서 이 기계에 통계용어를 입력하면, 같은 개념이지만 다른 이름으로 출력되도록 만들었다. 이 책에서 가짜 공자를 만나면, 그는 독자들한테 같은 뜻을 가진 통계용어에 대해 경각심을 일깨울 것이다.

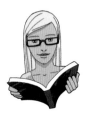

핵심녀: 핵심녀는 통계학 공부가 시간낭비라고 생각한다. 그녀의 목표는 단지 통계학 시험을 통과하는 것이고, 시험이 끝나면 애써 배운 정규분포에 관한 지식을 잊고 싶어 하는 여자다. 이 책에서 그녀는 독자가 알아야 할 핵심 사항을 요약해준다. 만약 독자가 벼락치기 시험공부를 한다면, 그녀는 여러분한테 핵심 정보를 제공해서 수백 쪽을 봐야 하는 수고를 덜어줄 것이다.

호양이: 이 책에서 호양이가 불쑥 튀어나와 질문을 한다. 특별한 역할은 없고 단지 귀엽게 보이거나 나쁜 고양이에 관한 농담을 한다.

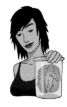

브레인: 브레인은 세상에서 가장 똑똑하다. 그녀는 통계학자들의 뇌를 훔쳐 먹어 치운 후, 거대한 양의 통계지식을 습득했다. 그래서 정말 어려운 것도 잘 알고 있다. 브레인은 책의 주요 내용과 상관없는 상급 지식도 독자들에게 알려준다. 그녀의 친구들은 순진남이 좋아하고 있다고 알려주지만, 그가 누구인지도 모른다.

나자료: 나자료는 데이터를 기반으로 실시하는 실증적 연구에 푹 빠져 지내는 새내기 젊은 과학자이다. 따라서 나자료는 분석을 위한 실제 데이터를 갖고 있다.

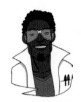

오영상: 오영상은 생명의 비밀이 숫자들 안에 숨겨져 있고, 이 숫자들에 대한 대량 분석을 통해 그 비밀이 드러난다고 믿고 있다. 오영상은 이 세상의 모든 데이터를 입력, 분석 및 해석할 시간이 없다. 그래서 아직 밝혀지지 않은 숫자의 진실을 숭배하는 집단을 만들었다. 이 집단의 구성원 중에 한 명이라도 생명의 숨은 비밀을 밝혀낼 것이라는 희망을 가지고 컴퓨터 앞에 앉아 거대한 양의 숫자를 계산한다. 오영상은 이런 숭배 집단을 위로하기 위해 '오영상의 랜턴'이라는 시각적 장치를 설치해주었다. 그래서 오영상이 나타나면, 독자는 랜턴을 응시하면 된다. 다시 말해, 독자를 안내할 시각적 학습이 있다는 것을 의미한다.

더모아: 더모아는 개구쟁이처럼 항상 '좀 더 할 수 있어요?' 하고 요청하는 습관이 있다. 그는 통계에서도 마찬가지로 부가적인 정보를 원한다. 그래서 더모아가 나타나면, 부가적인 정보가 있다는 것을 의미한다.

분석악마: 분석악마는 데이터를 분석할 시간이 거의 없어서 개인 노예를 고용해 컴퓨터 앞에 앉아 자신을 대신해 자료를 분석하게 한다. 그리고 이 책에서 팝업 상자에 나타나 SPSS에 대한 정보를 준다.

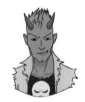

스마트 알렉스: 스마트 알렉스는 어려운 부분이 있을 때 나타나는 매우 중요한 인물이다. 그래서 스마트 알렉스 얼굴이 나타나면, 무엇인가 어려운 것이 설명되려나 하고 짐작하게 된다. 이 어려운 것이 끝날 즈음, 스마트 알렉스가 다시 나타나서 독자들이 진도를 더 나아가도 좋을지 판단하게 한다. 스마트 알렉스는 각 장의 끝에서 독자에게 과제를 주고 얼마큼 스마트해졌는지 알게 한다.

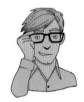

QR 코드는 어떻게 사용하는가?

QR(quantum reality) 코드를 선호하는 모바일 기기(스마트폰, 태블릿)로 스캔하면 여러 자료(각 장의 서론, 핵심녀 힌트, 사지선다형 질문 등)를 원하는 장소에서 볼 수 있다.

MⓈbileStudy

웹 사이트에는 무엇이 있는가?

www.sagepub.co.uk/field4e로 가면, 학생과 강사를 위한 다양한 자료가 있다.

- **문제은행**
- **데이터 자료:** 이 책에서 예제로 사용할 각종 자료
- **다른 영역에 대한 자원:** 심리학, 건강과학, 경영관리, 교육학 및 스포츠과학에서 다루는 자원
- **Webcasts:** You Tube channel(www.youtube.com/user/ProfAndyField)
- **자가 점검 테스트**
- **플래시카드 용어해설**
- **파워포인트 슬라이드**
- **이 외 다수의 유용한 자료**

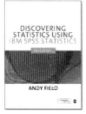

| Book Home | Instructor Resources | Student Resources | 4TH EDITION |

About the Book

Welcome to the Companion Website for Andy Field's *Discovering Statistics Using SPSS* 4th edition.

In this highly anticipated new edition of his best-selling textbook, author Andy Field takes us through the rigours of SPSS with his signature brand of humour, now updated to include even more colourful characters and challenging problems. This updated companion website provides resources for students and lecturers based on each chapter of the new edition, along with testbanks and tools highlighting the applicability of SPPS to other subject areas like Health and Sports Studies.

Student Resources

This website functions as an online resource for students to better grasp the concepts of Statistics and SPSS. In the Student Resources section, you will find:

- Multiple Choice Questions by chapter
- Confusion Machine Flashcards including all glossary terms
- Flash SPSS Movies
- Labcoat Leni's Real Research by chapter
- Oliver Twisted by chapter
- Oditi's Lantern Videos
- Smart Alex Solutions
- Additional Web Links
- Sage Research Methods Online Forum
- Self Test Answers
- Student resources from the 3rd edition

Author: Andy Field
Pub Date: March 2012
Pages: 960
Learn more about this book

First-time Users

Many of the materials on the instructor site, are only available to Faculty and Administrative Staff at Higher Education Institutions who have been approved to request Review Copies by SAGE.

To create an account, please click here. In order to be approved, you must provide your institution and the course that you are or will be teaching. Once you have created an account and you have been validated as a faculty member, you will be able to access the instructor site.

Please note: Validation usually takes approximately 24-48 hours to be completed.

If you have any questions, please contact SAGE Customer Service at 0207 324 8703. from 8:30 am to 5:00 pm.

Returning Users

If you already have an account with SAGE, log in using the email address and password created when registering with SAGE.

Sign In ►

차 례 (CONTENTS)

왜 통계학을 배워야 하는가? 1

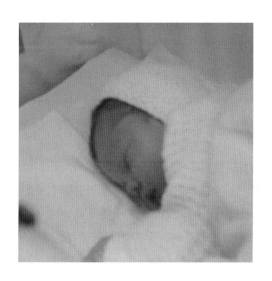

FIGURE 1.1
When I grow up, please don't let me be a statistics lecturer

1.1. 이 장에는 어떤 내용이 있을까? ①

대부분의 사람들은 태어나서 첫 몇 해 동안의 삶을 기억하지 못한다(Figure 1.1). 하지만 조금 성장하게 되면 거의 매 5초마다 '왜?'라는 질문을 하게 된다. 즉, 호기심 어린 작은 과학자로서 인생이라는 항해를 시작하게 된다. 예를 들어, 더운 여름날 시원한 선풍기 바람을 쐬면서 호기심이 가득한 3살 된 어린 아이(과학자)는 머릿속에 다음과 같은 의문을 가지게 된다. "선풍기에 손가락을 넣으면 무슨 일이 생길까?" 그리고 손가락을 넣어보고 '아프다' 그것도 '많이 아프다'는 답을 알게 된다.

이 책을 읽고 있다는 것은 마음 안에 호기심 가득한 3살짜리 꼬마가 새롭고 흥미있는 질문에 대한 답을 찾기를 원한다는 것을 뜻한다. 답을 얻으려면 '과학'이 필요하고, 과학을 하려면 통계가 필요하다. 이것이 바로 통계학을 배워야 하는 이유다. 통계학은 마치 돌아가는 선풍기 날개에 손가락을 넣는 것과 비슷하다. 다시 말해, 통계학을 배운다는 것은 때로는 고통이 수반되지만, 질문에 대한 답을 얻을 수 있게 된다. 여기 제1장에서는 통계가 연구과정의 중요한 일부분을 차지한다는 것을 설명할 것이다.

1.2. 무엇을 하려고 하는가? ①

왜 이 무겁고 비싼 책을 샀을까? 아마도 통계학 수업을 듣거나, 연구를 하고 있거나, 아니면 자료를 어떻게 분석하는지를 알아야 할 필요가 있어서일 것이다. 예를 들어, 이런 질문을 생각해 볼 수 있다. 사람들은 왜 그렇게 행동하는가? 문화에 따라 왜 행동양식이 다른가? 사업 이윤을 어떻게 최대화할 수 있는가? 토마토 섭취는 암을 예방할 수 있는가? 질문이 무엇이든 간에 통계학을 공부하는 것은 아마도 질문에 대한 답을 얻고자 하기 때문일 것이다. 그러기 위해서는 자료가 있어야 하고, 얻은 자료를 해석하는 방법을 익혀야 한다. 자료는 크게 두 가지로 나눌 수 있다. 하나는 숫자로 이루어진 자료인데 이런 자료를 이용한 연구를 양적연구방법(quantitative methods)이라고 하며, 다른 하나는 언어분석을 하는 질적연구방법(qualitative method)이다. 양적연구방법과 질적연구방법 중 어느 쪽이 더 우수한 방법이라고 논할 수 없으며, 상호보완적이라고 할 수 있다.

1.2.1. 연구과정 ①

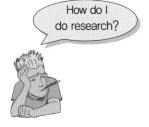

연구문제에 어떻게 답을 얻을 것인가? Figure 1.2는 연구과정의 전반적인 흐름이다. 연구는 알고 싶은 것에 대한 관찰부터 시작한다. 이런 관찰로부터 설명이나 이론을 끌어내고 가설을 만들게 된다. 가설을 검증하기 위해서는 자료가 필요하다. 따라서 관련 자료를 수집한 후 분석을 하게 된다. 그 결과 가설을 지지하거나 가설을 수정해야 할 필요성을 제시한다. 이와 같이 자료수집과 분석과정 및 이론개발은 서로 연결되어 있다. 이론은 자료수집과 분석을 선도하고, 자료수집과 분석은 이론구성에 정보를 제공한다. 이 장에서는 연구과정에 대해 좀 더 자세히 설명한다.

1.3. 초기 관찰: 설명이 필요한 무엇인가를 찾기 ①

연구과정에서 첫 번째 단계는 답이 필요한 질문을 제시하는 것이다(Figure 1.2). 나는 요즘 인기리에 방영되는 리얼리티 프로그램인 빅 브라더(Big Brother)에 심취되어 있다. 이 프로그램은 여러 참가자들이 큰 집에 함께 모여 살며 매주 한 명 이상을 탈락시키는 프로그램이다. 시청자는 그 집에 설치된 수많은 카메라를 통해 참가자들의 활동을 감시하며 이 과정을 즐기게 된다. 그런데 이 프로그램에 참여하는 사람들을 보면, 시청하기에 불쾌할 정도의 성격(자기도취적 성격장애)을 가진 사람들이 상당히 많이 나온다. 과학자들은 이와 같은 현상이 왜 발생하는가에 대해 궁금해 하고 답을 찾으려 노력한다.

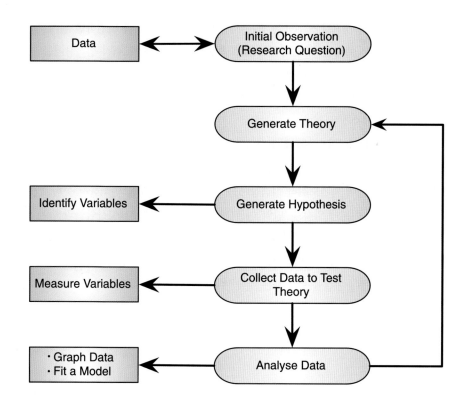

FIGURE 1.2
The research
process

관찰된 것을 정리(예를 들어, *빅 브라더* 참가자들은 심한 성격결함을 가지고 있다)한 후에, 이 관찰된 것이 참인지를 알아보기 위해 데이터를 수집해야 한다. 그러기 위해, 연구자는 측정하고 싶은 변수들(variables)을 정해야 한다. 이 예에서는 '참가자의 성격'이라는 변수가 있다. 성격이라는 변수를 측정하기 위해 성격특성을 측정하는 잘 구성된 질문지를 사용할 수 있다. 그래서 오디션 프로그램 참가자들의 성격을 질문지를 사용하여 측정을 했다고 하자. 그리고 75%의 참가자들이 자기도취적 성격장애가 있다는 결과를 얻었다고 하자. 그렇다면 이 자료는 내가 관찰한 것 즉, 빅 브라더에 참여한 많은 참가자들은 극단적인 성격을 가진 사람들이라는 것을 지지하게 되는 것이다.

1.4. 이론 생성 및 검증 ①

다음 단계는 이 자료를 설명하는 것이다(Figure 1.2). 이 예에서 가능한 설명 한 가지는 자기도취적 성격장애를 가진 사람들이 그렇지 않은 사람들에 비해 *빅 브라더* 오디션에 더 참여한다는 것이다. 이것이 바로 이론(theory)이다. 다른 사람은 *빅 브라더*의 프로듀서가 극단적인 성격을 가진 사람들을 참가자로 선호하기 때문이라고 설명할 수도 있다. 이는 또 다른 이론이 될 수 있다. 이 두 이론으로부터 두 가지 예측을 해 볼 수 있다. 첫째 예측은 오디션에 참여한 사람 중 자기도취적 성격장애를 가진 사람들이 그렇지 않은 일반인보다(약 1%) 많다는 것이다. 이와 같이 이론으로부터 추출된 예측을 가설(hypothesis, 브레인 1.1)이라고 한다. 이 가설을 검증하려면, 임상심리학자들이 오디션 참석자들을 면접해서 자기도취적 성격장애 진단을 받은 사람이 얼마나 되는지를 확인하면 된다. 두 번째 이론으로부터 나올 수 있는 예측은 *빅 브라더* 프로그램의 심사단이 자기도취적 성격장애를 가진 사람들을 더 많이 뽑는 경향이 있어서 마지막 심사 시에 이런 장애를 가진 사람들의 비율이 그렇지 않은 사람들의 비율보다 더 많게 되었을 것이라는 것이다. 이는 또 다른 가설이 된다. 이 가설들을 바탕으로 Table 1.1과 같은 자료수집을 했다.

'*빅 브라더*에서 승자가 되리라고 생각하십니까?'라는 질문을 통해 경쟁자들의 성공 전망을 측정했더니, 성격장애가 있는 9명의 경쟁자들 중 7명은 그렇다고 했다. 그래서 생각해낸 이론은 다음과 같다. 이 경쟁자들은 자신들이 자기도취적 성격장애를 가지고 있다는 것을 인식하지 못하고 있기 때문에 승자가 될 것이다. 이 이론에 입각해 '만약 이들한테 자신의 성격이 다른 사람들과 다른지에 대해 질문한다면, 그들은 아니라고 대답할 것이다.'라는 가설을 만들었다. 그리고 다시 자료를 수집했더니, 7명의 경쟁자 모두가 자신의 성격이 다른 사람들과 다르다고 대답했다. 이 자료는 내 이론과 모순된 것이다. 이와 같이 가설이나 이론을 반박하는 것을 반증(falsification)이라고 한다.

경쟁 관계에 있는 과학자 Fester Ingpant-Stain은 이 상황에 대해 새로운 이론을 제시했다. 그의 주장은 자기도취적 성격장애를 가진 참가자들이 자신의 장애를 인식하지 못하는 것이 문제가 아

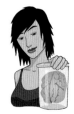

브레인 1.1

가설은 어느 때 가설이 아닌가? ①

과학적 진술은 실증적 근거에 관해 입증될 수 있다. 비과학적 진술은 실증적으로 검증될 수 없는 것들을 말한다. 예를 들어, "철수네 식당 김치찌개가 최고로 맛있는 음식이다." 또는 "이 통계학 책이 세상에서 가장 나쁜 책이다." 같은 것은 입증되거나 반증될 수 없으므로 비과학적 진술이다. 반면, "*Curb Your Enthusiasm(코미디 시리즈)*를 시청하는 것은 당신을 행복하게 만든다." 또는 "성생활은 도파민을 증가시킨다." 같은 진술은 실증적으로 확인되거나 그렇지 않을 수 있는 것이다. 때로 비과학적 진술은 과학적 진술로 변환 가능하다. "비틀즈(Beatles)는 가장 영향력 있는 밴드이다."라는 진술은 영향력이라는 것을 정량화 할 수 없기 때문에 비과학적 진술이라고 할 수 있다. 하지만 이를 "비틀즈는 베스트셀러 밴드이다."라고 바꾼다면 앨범이 얼마나 팔렸는지에 대한 자료를 파악할 수 있게 된다.

TABLE 1.1 A table of the number of people at the Big Brother audition split by whether they had narcissistic personality disorder and whether they were selected as contestants by the producers

	No Disorder	Disorder	Total
Selected	3	9	12
Rejected	6805	845	7650
Total	6808	854	7662

니라, 다른 사람들이 그들의 특별한 성격을 좋아한다고 믿는다는 것이 문제라고 했다. 이 이론을 바탕으로 볼 때, 성격장애를 가진 참여자들한테 "다른 사람들이 자신에 대해 어떻게 생각할까요?" 라고 질문한다면 성격장애를 가진 참가자들은 다른 사람들이 자신을 매우 긍정적으로 평가할 것이라는 가설을 도출할 수 있다. 이 가설을 검증하기 위해 Fester Ingpant-Stain는 다음과 같이 자료를 수집했다. 각 참가자가 독방(참여자 혼자 들어가 카메라를 보고 이야기하는 방)으로 들어오면, 자기 자신을 비롯한 다른 참여자들의 성격에 대해 평가하도록 요청했다. 그 결과 성격장애를 가진 참여자들은 그 집에서 같이 지내는 다른 참여자들의 긍정적인 의견을 과대평가하는 것으로 나타났다. 반대로 성격장애가 없는 참여자들은 다른 사람들이 자신에 대해 어떻게 생각하는지를 상대적으로 정확히 알고 있었다. 이 자료는 성격장애를 가진 참여자들은 자신들이 비정상적인 성격을 가지고 있다는 것을 알지만, 이런 성격을 다른 사람들이 긍정적으로 봐준다고 과장되게 믿는다는 이론을 지지했다.

두 번째 가설도 자료에 의해 지지되었다. 즉, 경쟁자들은 성격장애를 가지고 있다는 내 초기 관찰은 자료에 의해 지지되었다. 이렇게 자료에 입각해 입증된 가설들은 내 이론 검증에 반영된다. 따라서 자료는 매우 중요하다.

SELF-TEST 이 장을 읽고 난 후, 여러분은 과학적 이론이 갖추어야 할 특성이 무엇이라고 생각하는가?

1.5. 이론을 검증하기 위한 자료수집 ①

1.5.1. 변수 ①

가설을 검증하기 위해서는 변수들을 측정해야 한다. 변수는 변할 수 있는 것을 의미한다. 변수는 사람(행동, 지적 수준), 장소(온도) 또는 시간(기분, 이윤)에 따라 다른 값이 나올 수 있다.

1.5.1.1. 독립 및 종속변수 ①

원인이라고 생각되는 변수가 독립변수(independent variable)이고, 결과로 생각되는 것이 종속변수(dependent variable)다. 이 용어들은 실험연구에서 흔히 사용되는 용어들이고, 상관관계 조사연구에서는 독립변수나 종속변수라는 용어 대신 예측변수(predictor variable)와 결과변수(outcome variable)라고 한다.

핵심녀의 힌트   몇 가지 주요 용어

- **독립변수**(*independent variable*): 어떤 효과의 원인이라고 생각되는 변수. 이 용어는 보통 실험연구에서 사용되는 것으로 연구자가 조작(manipulation)한 변수를 말한다.
- **종속변수**(*dependent variable*): 독립변수의 변화로 의해 영향받는 변수를 말한다. 이 변수를 결과(outcome)로 생각할 수 있다.
- **예측변수**(*predictor variable*): 결과변수를 예측하는 변수를 말한다. 기본적으로 독립변수의 다른 이름이라고 볼 수 있다.
- **결과변수**(*outcome variable*): 예측변수의 변화에 따라 변하는 변수로, 종속변수의 다른 이름이다.

1.5.1.2. 측정수준 ①

범주형 변수(categorical variable)는 본질이 다른 것들을 명명한 것이다. 가장 간단한 예를 들면, 남자와 여자는 두 개의 다른 유형을 명명한 것이다. 이와 같이 두 개로 나뉜 범주형 변수(네/아니오, 생존여부)를 이분형 변수(binary variable)라고 한다. 즉, 두 개의 범주가 있고, 본질은 두 범주 중 하나에 속하게 된다. 범주형 변수에는 명목형 변수와 서열형 변수가 있다.

명목변수(nominal variable)는 특정 대상의 특성을 분류하기 위한 목적으로 범주에 숫자를 부여한 것이다. 따라서 부여된 숫자에는 산술적 의미가 없다(예를 들어, 개에 고양이를 곱할 수 없다). 단지, 명목형 자료는 범주의 빈도를 나타내는 데 사용될 수 있다. 범주에 순서가 있을 때, 이것을 서열변수(ordinal variable)라고 한다. 서열형 자료는 어떤 것이 관찰된 범주뿐 아니라 범주의 순서에 대한 정보를 제공한다. 하지만 그 서열 값의 크기는 의미가 없다.

연속변수(continuous variable)에는 등간변수(interval variable)와 비율변수(ratio variable)가 있다. 등간변수는 서열변수보다 좀 더 유용하다고 할 수 있다. 등간변수의 특성은 같은 간격(equal interval)을 유지하는 것이라고 할 수 있다. 예를 들어, 강의가 얼마나 도움이 되었는지 강의평가를 하는데 이 평가도구는 여러 차원(도움 정도, 명확성 등)으로 구성되었으며 5점 척도에 응답을 하게 되어 있다. 이 척도가 등간척도이기 위해서는 강의의 도움 정도의 1점과 2점의 차이는 3점과 4점의 차이와 같아야 한다(브레인 1.2).

비율변수는 등간변수의 조건에 0(zero)의 의미를 갖고 있어야 한다. 예를 들어, 어떤 것에 대한 반응시간은 0의 의미를 가지고 있는 변수이다. 또한, 반응시간을 측정했는데 300분과 350분이었다고 하자. 이 때 이 둘의 차이는 50분이 된다. 이 반응의 차이는 210분과 260분의 차이와 같다. 그러므로 반응시간은 비율변수라고 할 수 있다.

연속변수는 이산변수일 수도 있다(브레인 1.3). 엄밀히 말해 연속변수는 매우 정확한 수준으로 측정되어야 한다. 반면, 이산변수는 그렇게 정확한 수준의 측정이라기보다 흔히 정수(whole numbers)

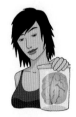

브레인 1.2

자가보고형 자료(self-reported data) ①

대부분의 자가보고형 자료는 서열형이다. 노래경연 프로그램에서 어떤 참여 가수의 가창력을 평가하기 위해 두 심사위원이 10점 척도를 이용해 점수를 매겼고, 그 결과 첫 번째 심사위원은 10점을 주고, 두 번째 심사위원은 2점을 주었다고 하자. 이 경우 첫 번째 심사위원이 두 번째 심사위원보다 참가 가수 재능을 5배 많이 발견했다고 할 수 있는가? 만약 두 심사자가 모두 8점을 주었다면, 두 심사자가 평가한 가수의 재능이 똑같다고 할 수 있는가? 아마 그렇다고 할 수 없을 것이다. 아마도 심사자들의 평가 점수는 참여자들의 재능에 대한 심사들의 주관적 평가에 달려 있을 것이다. 이런 이유로 인해, 어떤 것에 대해 주관적 평가를 요청해서 얻은 자료들은(예를 들어, 어떤 질문에 대해 얼마나 만족했는가? 어떤 물건에 대해 얼마나 좋아하는가?) 서열형으로 취급하는 것이 바람직하다(하지만 많은 과학자들은 그렇게 취급하지 않는다).

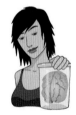

브레인 1.3

연속변수와 이산변수 ①

이산변수와 연속변수의 차이는 불분명하다. 예를 들어, 나이를 측정할 때 '나노 초' 단위로 측정하는 경우는 거의 없다. 보통 년 단위로 끊어서 측정한다. 이렇게 년 단위로 끊은 것을 흔히 연속형으로 취급한다. 다른 예를 들어보자. 어떤 잡지에 '20대에 여성이 사귀었던 평균 남자친구의 수가 4.6에서 8.9로 증가했다.'라는 기사가 실렸다. 이 기사에서 남자친구의 수는 연속변수로 취급된다. 하지만 평균값 8.9는 실제로 표본에 있을 수 없는 값이므로 의미가 있다고 볼 수 없다.

로 측정된다. 예를 들면, 나이는 보통 '년' 단위의 정수로 이야기하지만 그 저변에는 개월, 날, 시간, 분, 초, 나노초가 존재하는 연속변수이다.

1.5.2. 측정오차 ①

측정에는 직접적으로 측정할 수 있는 것(무게, 길이, 이윤 등)과 자가보고형 질문지 같은 것을 이용해 간접적인 방법으로 측정할 수 있는 것이 있다. 측정된 값과 측정 대상의 참값 차이를 측정오차라고 한다. 실제 몸무게가 80kg인데 집에 있는 저울로 측정하니 83kg으로 나왔다. 이때 3kg의 차이는 측정오차(measurement error)에 해당된다고 볼 수 있다.

변수는 범주형과 연속형으로 구분할 수 있고, 이 안에 각각 다른 측정수준이 있다.

- 범주형:
  ◦ 이분형 변수: 두 개의 범주가 있다(예: 사망 또는 생존).
  ◦ 명목변수: 두 개 이상의 범주가 있다(이 중 두 개의 범주를 가진 변수를 이분형이라고 함).
  ◦ 서열변수: 범주가 두 개 이상이고 순서가 있다(예: 성적이 상, 중, 하).

- 연속형:
  ◦ 등간변수: 변수에서 간격이 일정하다(예: 6과 8의 차이는 13과 15의 차이와 같다).
  ◦ 비율변수: 등간 간격의 특성과 같고, 이 외에 (zero)의 특성을 가지고 있다.

1.5.3. 타당도와 신뢰도 ①

측정오차를 최소화하기 위해 노력해야 할 것은 사용하려는 측정도구의 속성을 파악하는 것이다. 측정속성은 크게 타당도(validity)와 신뢰도(reliability)로 나눌 수 있다. 타당도란 측정도구가 측정하고자 하는 것을 측정하는가에 대한 것이다. 예를 들어, 남성 정자(sperm)의 운동성을 측정하기 위해 만들어진 측정도구가 실제로는 정자의 수를 측정한다면 이 도구는 타당성이 없다. 타당도 검사에는 여러 종류가 있다. 준거타당도(criterion validity)는 측정도구가 측정하고자 하는 것을 측정하는지를 평가하는데 이미 사용되고 있는 다른 객관적인 준거(표준화된 준거)와 관련성을 통해 알아보는 것이다. 이때 준거타당도 검사를 위해 새로운 측정도구와 기존의 표준화된 도구가 동시에 조사되었다면 이를 동시타당도(concurrent validity)라고 한다. 반면, 새로운 측정도구로 측정된 점수와 시간적으로 어떤 시점 후에 표준화된 도구로 측정한 점수와의 관련성이 평가되었다면, 이를 예측타당도(predictive validity)라고 한다. 실제로는 표준화된 객관적인 준거가 없는 경우가 많기 때문에 준거타당도를 검사하기란 쉽지 않다. 이 외에도 자가보고형 질문지의 경우에는 각 문항들이 측정하고자 하는 구성개념(construct)을 어느 정도 나타내는지, 그리고 그 구성개념의 범위를 얼마나 포함하고 있는지(내용타당도: content validity)를 평가한다.

측정조건에서 타당도는 필요한 것이지만 충분조건은 아니다. 도구의 신뢰도를 같이 고려해야 한다. 신뢰도란 같은 조건하에서 같은 결과를 산출할 능력을 의미한다. 같은 집단의 사람들한테 일정시간을 두고 측정도구를 두 번 측정하게 했을 때 두 측정 점수들이 유사하게 나타난다면 이 측정도구는 신뢰도가 있다고 할 수 있다. 이 경우의 신뢰도를 검사-재검사 신뢰도(test-retest reliability)라고 한다. 이외에 Cronbach's alpha 같은 통계방법이 사용된다(통계방법에 대해서는 제17장 참고).

SELF-TEST   신뢰도와 타당도의 차이점은 무엇인가?

1.5.4. 상관관계 연구방법 ①

상관관계연구(correlation research)는 실제에서 자연적으로 발생하거나 나타난 것에 대한 연구로 두 종류가 있다. 한 시점에서 여러 변수들에 대한 자료를 동시에 수집하는 것을 횡적연구(cross-sectional research)라고 하며, 같은 대상자한테 여러 시점에 걸쳐 변수들에 대한 자료를 수집하는 연구를 종적연구(longitudinal research)라고 한다. 이와 같은 연구의 단점은 원인-결과로 해석할 수 없다는 것이다.

1.5.5. 실험연구방법 ①

실험연구는 연구자가 변수를 조작한 뒤 그 효과를 보기 위한 것이다. 간단한 사례로, 통계학 수업을 듣는 학생들을 대상으로 통계 능력에 대한 학습동기(motivation) 효과를 알고 싶다고 하자. 그래서 연구자는 학습동기를 조작하기 위해 학생들에게 긍정적인 보상을 준 집단, 처벌을 준 집단 및 관심을 주지 않은 집단으로 나누었다. 그리고 그 결과변수로 학생들의 학기말 시험을 통해 통계학 학습능력을 측정했다. 여기서 독립변수는 연구자가 조작한 학습동기이고, 종속변수는 결과변수인 학습능력이다. 만일 학습동기를 부여한 집단(긍정적인 보상을 준 집단, 처벌을 준 집단)들의 학습능력 점수가 전혀 동기가 부여되지 않은 집단의 점수와 통계적으로 차이가 있다면, 학습동기가 종속변수의 원인이라고 할 수 있다(브레인 1.4).

What's the difference between experimental and correlational research?

1.5.5.1. 두 가지 자료수집방법 ①

실험연구에서 자료수집하는 두 가지 방법이 있다. 첫째 다른 속성의 본질을 이용하여 독립변수를 조작하는 것이다. 이 방법은 위에서 기술한 것처럼, 각기 다른 집단이 서로 다른 실험조건에 노출되도록 하는 것이다(집단간 설계: between-groups or independent design). 다른 방법은 같은 속성의 본질을 이용하여 독립변수를 조작하는 것이다. 예를 들어, 한 집단의 학생들을 대상으로 몇 주 동안 긍

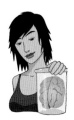

브레인 1.4

인과관계와 통계학 ①

많은 연구자들은 어떤 특정 통계분석방법을 사용하면 인과관계에 대해 추론을 할 수 있다고 믿는다. 하지만 이는 사실이 아니다. 단지, 실험연구에서 특정 통계방법(ANOVA, *t*-test 등)들이 다른 통계방법(회귀분석, 상관관계분석)에 비해 흔히 사용되기 때문에, 그런 통계방법들이 인과관계의 추론을 가능하게 한다고 오해하는 것 같다. 앞으로 이 책에서 설명하겠지만, 이런 통계적 방법들은 수학적으로 같은 것이다.

정적인 보상으로 학습동기를 부여해 그 결과변수를 측정하고, 그 다음 몇 주 동안은 부정적 처벌로 학습동기를 부여한 후 다시 그 결과변수를 측정하고, 마지막으로 아무 관심을 주지 않은 후 또 다시 결과변수를 측정하는 것이다(반복측정 설계: within-subject or repeated-measure design).

1.5.5.2. 두 종류의 변이 ①

침팬지를 대상으로 경제 운영 방법을 훈련시킬 수 있는지를 알아보고자 한다고 상상하자. 침팬지가 컴퓨터 단추를 누르면 여러 경제지표들이 변화하게 만든다. 첫 번째 단계에서는 그 경제성장 결과가 모니터에 그림으로 나타나도록 만들었다. 침팬지는 이런 지표들을 읽을 수 없기 때문에 이 단계는 그들에게 아무 의미가 없을 것이다. 두 번째 단계에서는 경제 성장이 좋게 나타날 때마다, 침팬지한테 바나나를 주었다. 이렇게 함으로써 침팬지한테 경제성장에 대한 의미를 부여했다. 이 방법은 같은 침팬지가 조건 1과 2에 참여한 반복측정 설계이다.

만약 침팬지한테 바나나를 주지 않고 조건 1과 2를 똑같이 만들었다고 하자. 그러면 같은 침팬지를 대상으로 실행한 것이므로 나이, 성별, IQ 등의 외생변수(extraneous variable, 또는 혼동변수 confounding variable)가 같고, 독립변수에 대한 조작이 없으므로 침팬지의 행동은 조건 1과 2에서 결과가 매우 유사하게 나타날 것이다(물론, 침팬지 수행을 측정한 측정도구도 신뢰성 있는 것이라고 하자). 조건 1에서 침팬지의 점수가 높으면, 조건 2에서도 높게 나타나고, 조건 1에서 침팬지의 점수가 낮으면, 조건 2에서도 낮게 나타날 것이다. 하지만 침팬지의 수행 점수가 조건 1과 2의 경우 완벽하게 같지는 않을 것이다. 어떤 모르는 요인들에 의해 작은 차이를 보일 것이다. 이 수행의 변이를 비체계적 변이(unsystematic variation)라고 부른다.

만약 침팬지한테 바나나를 주고 독립변수를 조작해서 조건 1과 2를 다르게 만들었다고 하자. 그러면 두 조건에 따른 평균의 차이는 아마도 실험조작에 의한 것이라고 할 수 있다. 이런 실험조작에 의한 차이를 체계적 변이(systematic variation)라고 한다.

이번에는 집단별 다른 대상자를 사용하는 집단간 설계에 대해 살펴보자. 이 연구 설계에서도 2개의 조건이 있지만, 각각 다른 대상자가 각기 다른 집단에 참여했다고 하자. 즉, 한 집단의 침팬지들은 보상이 없는 훈련을 받게 하고, 다른 집단의 침팬지들은 바나나를 보상받는 훈련에 참여시켰다. 여기서 잠깐 실험조작이 없다고 상상해 보자. 두 집단의 침팬지 모두 아무 보상없는 훈련을 시켰어도 두 집단의 수행 정도에는 약간의 차이가 있을 수 있다. 그 이유는 침팬지 자신이 지니고 있는 능력, 동기 등이 다르기 때문일 것이다. 간단히 말해서, 반복측정 설계에서 상수로 작용했던 요인들이 이 연구설계에서는 자유롭게 변화하기 때문이다. 그래서 비체계적 변이가 반복측정 설계 때보다 커진다.

실험연구에서 독립변수를 조작하면 반복측정 설계나 집단간 설계 모두 다음과 같은 두 종류의 변이가 존재하게 된다.

- **체계적 변이:** 연구자가 한 조건에만 무엇인가를 조작함으로써 생긴 변이.
- **비체계적 변이:** 실험조건들 간에 존재하는 무작위 요인(모르는 요인)들에 의해 생긴 변이.

반복측정 설계에서 두 조건(상황)의 차이는 다음과 같은 두 가지 요인에 의해 나타난다: (1) 참여자에게 실시된 조작(manipulation), (2) 측정 시점에 작용할 수 있는 어떤 모르는 요인. 집단간 설계에서 두 조건의 차이는 다음의 요인에 의해 발생한다: (1) 참여자에 실시된 조작, (2) 각 집단에 배정된 대상자 특성의 차이.

1.5.6. 무작위화 ①

반복측정 설계나 집단간 설계 모두 비체계적 변이를 최소화하는 것은 매우 중요하다. 그러기 위해 연구자들은 실험연구에서 집단을 무작위화(randomization)한다. 무작위화함으로써 실험조건 간의 체계적 변이는 오로지 독립변수의 조작에 의해 일어난 것이라고 말할 수 있게 된다.

반복측정 설계의 경우, 같은 대상이 두 번 이상 실험조건에 반복 노출되면, 대상자는 이미 종속변수 측정에 익숙하게 될 것이다. 따라서 아래와 같은 체계적 변이가 문제가 된다.

- 연습효과(practice effects): 참가자는 이미 실험상황이나 사용된 측정도구에 익숙해졌기 때문에 두 번째 조건에서 다르게 행동할 수 있다.
- 권태효과(boredom effects): 참가자는 이미 했던 첫 번째 조건을 다시 해야 하는 것이 지루하거나 피곤해 할 수 있기 때문에 두 번째 조건에서 다르게 행동할 수 있다.

물론 위와 같은 효과들을 완전히 배제할 수는 없지만, 실험 조건에 참여하는 사람들의 역균형화 (counterbalancing)를 줄이는 방법이 있다. 예를 들어, 연구대상자가 조건 1에 먼저 참여하고 다음에 2에 참여할 것인지 아니면, 조건 2에 먼저 참여하고 1에 참여할 것인지 그 순서를 미리 무작위로 결정하는 방법을 사용할 수 있다.

집단간 설계의 경우, 각 집단의 연구대상자들은 각기 다른 특성들을 가지고 있다. 비록 이런 특성들은 집단의 조건들 사이의 변이에 혼동변수로 기여할 수 있지만, 가급적이면 체계적 변이가 아닌 비체계적 변이에 기여하도록 해야 한다. 특정 행위에 대한 음주효과에 대해 예를 들어보자. 한 그룹에는 맥주 5잔을 마시게 하고 다른 그룹에는 술을 마시지 않게 한 다음, 물고기 흉내를 내도록 설득해 몇 번의 흉내를 내는지 그 수를 측정했다. 음주의 효과는 참여자들의 주량에 따라 다양할 수 있다. 즉, 술에 약한 사람은 적은 양의 술에도 취할 수 있지만, 주량이 센 사람은 맥주 5잔에 아무 영향을 받지 않을 수 있다. 만약에 주량이 센 사람들을 맥주 마시는 그룹에 할당하고, 술을 못하는 사람들을 술 안 마시는 그룹에 할당한다면, 연구결과는 물고기 흉내 수를 증가시키는 음주효과를 볼 수 없을 것이다. 그 이유는 음주량이 실험조작 효과로부터 분리되지 않고 같이 체계적 변이로 작용하기 때문이다. 따라서 실험집단에 연구대상자를 무작위로 할당해서 실험조작 외에 다른 요인이 작용하는 것을 최소화하는 것이 중요하다.

SELF-TEST   무작위화가 왜 중요한가?

1.6. 자료분석 ①

1.6.1. 도수분포 ①

> What is a frequency distribution and when is it normal?

일단 자료가 수집되었다면, 각 점수가(X-축) 몇 번 관찰되었는지(Y-축) 그래프를 그려보는 것이 좋다. 이를 도수분포(frequency distribution) 또는 히스토그램(histogram)이라고 한다. 도수분포는 다양한 모양과 크기로 나올 수 있다. 그 중 가장 이상적인 것은 모든 점수들의 가운데를 중심으로 좌우대칭을 이루는 분포이다. 이런 분포를 정규분포(normal distribution)라고 하는데 종 모양의 곡선(bell-shaped curve)을 가지는 것이 특징이다. 또한 점수의 대부분은 분포의 중앙 근처에 위치한다(히스토그램에서는 가장 큰 막대들이 중심값 근처에 위치한다). 중심에서 밖으로 갈수록 막대의 크기는 점점 작아진다(Figure 1.3).

정규분포에서 벗어난 정도는 크게 두 가지로 설명한다: (1) 왜도(skew)와 (2) 첨도(kurtosis). 왜도는 치우침을 뜻한다. 분포가 대칭이 아니고, 빈도가 높은 점수들이 X-축 점수의 한쪽 끝으로 치우쳐 있다. 대부분의 빈도 점수들이 왼쪽으로 몰려 있고, 분포의 꼬리가 오른쪽 끝으로 길게 늘어져 있으면 양의 *왜도(positive skew)*를 이룬다고 하고, 그 반대의 경우를 음의 *왜도(negative skew)*라고 한다(Figure 1.4).

첨도는 분포가 얼마나 뾰족한가를 말하는 것이다(첨도에 영향을 주는 여러 요인에 대해서는 브레인 1.5). 양의 *첨도(positive kurtosis)*는 정규분포보다 뾰족한 분포 모양을 하고(leptokurtic dis-

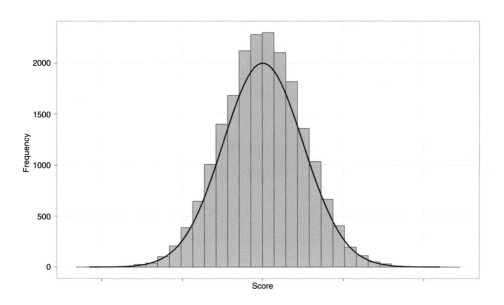

FIGURE 1.3
A 'normal' distribution (the curve shows the idealized shape)

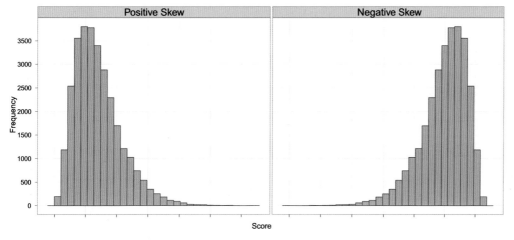

FIGURE 1.4
A positively (left) and negatively (right) skewed distribution

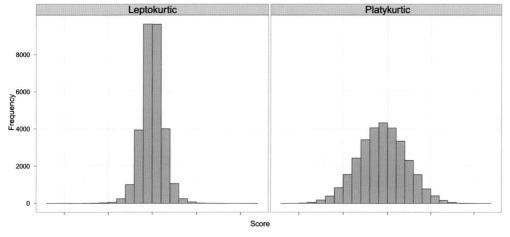

FIGURE 1.5
Distributions with positive kurtosis (leptokurtic, left) and negative kurtosis (platykurtic, right)

tribution이라고도 함), 음의 첨도는(negative kurtosis)는 정규분포보다 평평한 분포를 의미한다 (platykurtic distribution이라고도 함). 첨도에 대해 더 알고 싶으면 DeCarlo (1997)를 참조하기 바란다. 정규분포에서 왜도와 첨도의 값은 0이다. 만약 0보다 크거나 작으면, 정규분포에서 벗어났음을 의미한다. Figure 1.5는 첨도가 +2.6(왼쪽)과 −0.09(오른쪽)을 나타낸 분포다.

1.6.2. 분포의 중심 ①

도수분포의 중심이 어디에 놓였는지를 계산할 수 있는데 이를 중심경향성(central tendency)이라고 한다. 중심경향을 나타내는 지표는 최빈값(mode), 중앙값(median) 및 평균(mean)이 있다.

1.6.2.1. 최빈값 ①

최빈값(mode)은 자료 중에서 빈도가 가장 많이 발생한 점수를 말한다. 자료를 정렬하여 각 점수가 몇 번 발생했는지 알아보면, 그중 가장 많이 발생한 점수가 최빈값이다. 때로는 최빈값이 여러 개 발생할 수 있다. Figure 1.6처럼 두 개의 최빈값이 있으면 이봉(bimodel)이라 하고, 세 개 이상은 다봉(multimodal)이라 한다. 만일 빈도가 비슷한 값이 여러 개 있으면 겨우 몇 케이스 차이로 최빈값이 결정되기도 한다.

1.6.2.2. 중앙값 ①

점수를 순서대로 정렬했을 때 가장 중앙에 위치하는 값을 중앙값(median)이라고 한다. Figure 1.7은 11명의 페이스북 사용자들의 친구 수를 조사한 것이다. 중앙값을 계산하기 위해 가장 작은 친구 수부터 나열하면 22, 40, 53, 57, 93, 98, 103, 108, 116, 121, 234명이 된다. 다음 단계는 가장

FIGURE 1.6
Examples of bimodal (left) and multimodal (right) distributions

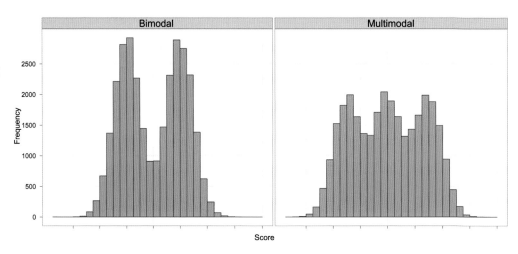

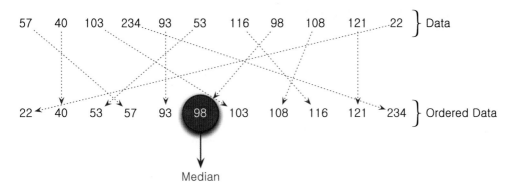

FIGURE 1.7
The median is simply the middle score when you order the data

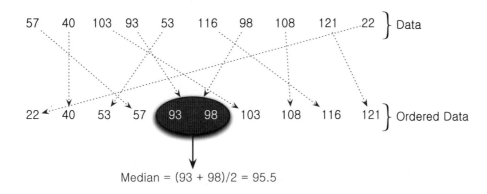

FIGURE 1.8
When the data contains an even number of scores, the median is the average of the middle two values

가운데 있는 점수를 찾는 것이다. n개의 점수가 있으면 여기에 1을 더해서$(n + 1)$ 2로 나누면 된다. 위 예제의 경우 $(11 + 1)/2$를 계산하면 $12/2 = 6$이 된다. 따라서 6번째 위치한 98이 중앙값이다 (Figure 1.7).

위 방법은 조사된 점수가 홀수인 경우에 적용할 수 있다. 만약 위 예에서 234명의 친구를 가진 사람이 없었다면, 조사 점수는 총 10개가 된다(Figure 1.8). 이 경우에는 가장 중심에 있는 두 개의 값을 더해 2로 나눈다. 즉, 5번째와 6번째 값으로 계산한 $(93 + 98)/2 = 191/2 = 95.5$가 중앙값이 된다.

중앙값은 극단값 영향을 상대적으로 덜 받는다. 위 경우, 극단 점수인 234명이 있었던 경우와 없었던 경우 중앙값은 98명에서 95.5명으로 변화했다. 중앙값은 또한 왜도의 영향도 덜 받으며 서열, 등간 및 비율변수 자료에 사용할 수 있다.

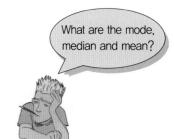

What are the mode, median and mean?

1.6.2.3. 평균 ①

평균(mean)은 모든 점수를 더해서 점수의 개수로 나눈 것으로 계산식은 아래와 같다.

$$\bar{X} = \frac{\sum_{i=1}^{n} x_i}{n}$$

(1.1)

위의 페이스북 친구 수의 예를 들면, 먼저 모든 점수를 전부 합한다.

$$\sum_{i=1}^{n} x_i = 22 + 40 + 53 + 57 + 93 + 98 + 103 + 108 + 116 + 121 + 234$$
$$= 1045$$

그런 다음 11로 나눈다.

$$\bar{X} = \frac{\sum_{i=1}^{n} x_i}{n} = \frac{1045}{11} = 95$$

친구 수의 평균은 95명으로 나타났다. 하지만 실제로 수집한 자료에는 95명이란 수는 없다. 이런 의미에서 평균은 통계적 모델이라고 볼 수 있다(이에 대해서는 다음 장에서 더 설명하도록 하겠다).

 SELF-TEST 234점을 빼고 평균을 계산해 보자.

만약 위 예제에서 234를 삭제하고 평균을 계산하면 81.8명이 될 것이다. 평균의 단점은 극단값의 영향을 받는 것이다. 중앙값 계산에서는 극단값 234가 빠졌어도 중앙값이 거의 변하지 않았지만, 평균은 많은 변화가 있었다. 또한 평균은 왜도에도 많은 영향을 받으며, 등간 및 비율변수 자료에 사용할 수 있다. 이런 단점에도 불구하고 왜 평균을 더 자주 사용할까? 그 이유는 평균은 수집된 모든 점수들을 사용하기 때문이다(최빈값과 중앙값은 대부분의 자료를 사용하지 않는다).

1.6.3. 분포의 산포성 ①

자료의 점수들이 얼마나 퍼져 있는지 그 계산은 어떻게 해야 하는가? 가장 쉬운 방법은 가장 큰 점수에서 가장 작은 점수를 빼는 것이다. 이 점수를 우리는 범위(range)라고 한다. 페이스북 친구 사례인 22, 40, 53, 57, 93, 98, 103, 116, 121, 234 데이터에서 가장 높은 234명에서 가장 낮은 22를 빼면, 범위는 212가 된다. 이 범위의 문제점은 가장 큰 점수와 가장 낮은 점수만 사용되기 때문에 극단점수의 영향을 많이 받는다는 것이다.

SELF-TEST 234점을 빼고 범위를 계산해 보자.

만약 위의 자가 테스트를 했다면, 범위는 212에서 99로 매우 많이 변화한다는 것을 알 수 있을 것이다.

이런 문제를 해소할 수 있는 방법은 분포의 극단점수들을 범위에서 배제하는 것이다. 가장 편한 방법은 상위와 하위 25%의 점수를 잘라내고 가운데 50% 점수들의 범위를 계산하는 것이다. 이 방법을 사분위범위(interquartile range)라고 한다. 다시 페이스북 사례를 생각해 보자. 먼저 사분위수(quartile)를 계산해야 한다. 정렬된 자료들을 4등분하는 세 점수를 얻는다. 이 점수들 중, 이등분하는 가운데 점수가 중위수(median)인데 이를 *제2사분위수(second quartile)*라고 한다. 이 사례에서는 98이 제2사분위수에 해당된다. 자료의 하위 50%의 중위수를 일사분위(lower quartile)라고 하고, 상위 50%의 중위수를 삼사분위수(upper quartile)라고 한다. 자료의 점수들이 홀수이면, 중위값은 상위 50%나 하위 50%에 포함되지 않고, 짝수이면 둘 중 한 곳에 포함된다. Figure 1.9는 페이스북 친구 수에 대한 사분위수 점수를 어떻게 찾는지에 대해 설명한 것이다.

사분위수를 확인했으면, 그 다음에는 사분위범위(interquartile range)를 계산할 수 있다. 즉, 삼사분위수와 일사분위수의 차이를 계산하면 된다(사례에서 116 − 53 = 63). 사분위범위의 장점은 극단점수의 영향을 받지 않는다는 것이다. 그러나, 자료의 반을 잃는다는 것이 단점이다.

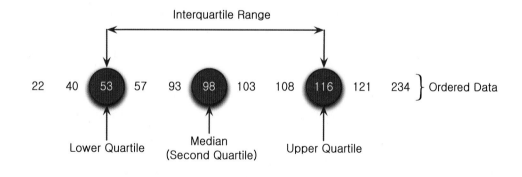

FIGURE 1.9
Calculating quartiles and the interquartile range

위와 같이 점수들을 똑같이 4부분으로 나눈 사분위수 이 외에 다른 분위수(quantile)도 있다. 점수들을 100등분하는 백분위수(percentiles) 및 9개로 등분하는 구분위수(noniles) 등이 있다.

만약 자료들을 반만 사용하는 대신 모두 사용하고 싶다면, 각각의 점수가 분포의 중심으로부터 얼마나 떨어져 있는지를 계산하면 된다. 분포의 중심을 평균으로 사용하면, 각 점수와 평균의 차이를 계산하면 되는데 이것을 편차(deviance)라고 한다.

$$deviance = x_i - \overline{x} \qquad (1.2)$$

만약 총 편차를 알고 싶다면, 편차를 다 합하면 된다.

$$total\ deviance = \sum_{i=1}^{n}(x_i - \overline{x}) \qquad (1.3)$$

SELF-TEST 21명의 흡연자를 대상으로 트레드밀을 가장 빠른 속도로 타게했다. 그리고 지쳐서 더 이상 탈 수 없을 때까지 걸리는 시간(초 단위)을 측정했다.

18, 16, 18, 24, 23, 22, 22, 23, 26, 29, 32, 34, 34, 36, 36, 43, 42, 49, 46, 46, 57

최빈값, 중앙값, 평균, 상한 및 하한 사분위수, 범위 및 사분위 범위를 계산해 보자.

다시 페이스북 친구 수에 대한 사례를 보자. Table 1.2는 연구 참여자의 친구 수, 평균 및 편차이다. 평균은 분포의 중앙에 있으므로 편차의 일부는 양의 값을 갖고 일부는 음의 값을 갖게 된다. 그래서 편차의 합을 구하면 0이 된다. 이런 문제를 해결하려면 음의 편차가 없으면 된다. 편차를 제곱해서 합한 결과를 Table 1.2에 제시했다. 이렇게 편차를 제곱해 더한 것을 오차제곱합(sum of squared error 또는 *sum of squares*: SS)라고 한다. 모든 자료들의 점수가 완전히 같지 않는 한 오차제곱합은 0보다 크고 평균으로부터 편차가 존재한다는 것을 의미한다.

$$sum\ of\ squared\ errors\ (SS) = \sum_{i=1}^{n}(x_i - \overline{x})^2 \qquad (1.4)$$

오차제곱합을 점수들이 총 얼마나 떨어져 분포하는지에 대한 지표로 사용한다면, 여기서의 발생하는 문제점은 자료 점수들의 수가 많으면 많을수록 그 값도 커지게 된다는 것이다. 페이스북 자료의 경우 오차제곱합은 32,246이다. 만약 여기에 11개의 점수를 더한다면, 오차제곱합은 더 커지게 된다. 따라서 평균적으로 어느 정도 분포하는지를 계산하면 된다. 이를 분산(variance)이라고 부른다. 앞에서 배운 것처럼 평균은 점수들을 다 더해서 점수의 숫자만큼 나누면 된다. 그러므로 분산은 단순히 오차제곱을 모두 더해서 관찰 개수(N)로 나누면 된다. 우리가 사용하는 분산은 정확히 말하면, SS를 $N - 1$로 나눈 것이다(브레인 2.2).

TABLE 1.2 Table showing the deviations of each score from the mean

Number of Friends (x_i)	Mean ($\bar{x}$)	Deviance ($x_i - \bar{x}$)	Deviance squared ($x_i - \bar{x}$)²
22	95	−73	5329
40	95	−55	3025
53	95	−42	1764
57	95	−38	1444
93	95	−2	4
98	95	3	9
103	95	8	64
108	95	13	169
116	95	21	441
121	95	26	676
234	95	139	19321

$$\sum_{i=1}^{n} x_i - \bar{x} = 0 \qquad \sum_{i=1}^{n} (x_i - \bar{x})^2 = 32246$$

$$\text{variance}\left(s^2\right) = \frac{\text{SS}}{N-1} = \frac{\sum_{i=1}^{n}(x_i - \bar{x})^2}{N-1} = \frac{32,246}{10} = 3224.6 \qquad (1.5)$$

위에서 본 것처럼, 분산이란 평균과 관찰값들의 평균오차라고 할 수 있다. 분산의 문제점은 측정 단위가 제곱이 된다는 것이다. 페이스북 사례에서 분산의 단위는 (친구 수)² 이 되어 그 의미를 상실 하게 된다. 이때 분산의 제곱근을 취하면, 원래의 측정단위로 돌아가게 된다. 이를 표준편차(standard deviation)라고 한다.

$$\begin{aligned} s &= \sqrt{\frac{\sum_{i=1}^{n}(x_i - \bar{x})^2}{N-1}} \\ &= \sqrt{3224.6} \\ &= 56.79 \end{aligned} \qquad (1.6)$$

오차제곱합, 분산 및 표준편차는 모두 평균으로부터의 분포를 나타내는 것이다. 표준편차가 작다 는 것은 점수들이 평균에 가깝다는 것을 의미한다. 표준편차가 크다는 것은 점수들이 평균으로부터 멀리 떨어져 있다는 것을 의미한다. Figure 1.10은 2명의 강사가 5개의 강의를 한 다음 각각의 강의 에 대한 평가(5점 척도 사용)점수를 그래프로 나타낸 것이다. 5개 강의에 대한 전체 평균 점수는 5점 만점에 2.6점으로 두 강사의 점수가 같다. 강사 1의 표준편차는 0.55로 평가 점수들이 평균에 가깝게 위치하고 있다. 강사 2의 표준편차는 1.82로 강사 1이 받은 점수보다 평균에서 멀리 퍼져 있다.

FIGURE 1.10
Graphs
illustrating data
that have the
same mean
but different
standard
deviations

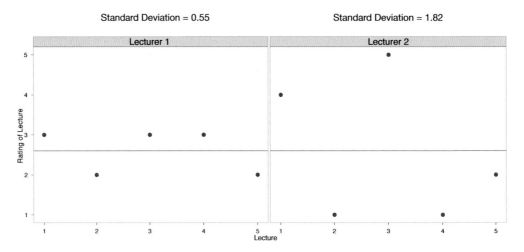

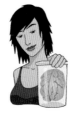

브레인 1.5

표준편차와 분포의 모양 ①

분산과 표준편차는 점수 분포의 모양에 대한 정보를 제공한다. 만약 평균이 자료를 잘 대표한다면, 대부분의 점수들은 평균 가까이 모여 있고 표준편차는 평균에 비해 작게 된다. 평균이 자료를 잘 대표하지 못했을 때는, 점수들은 평균으로부터 멀리 분포하게 되고 표준편차가 커지게 된다. Figure 1.11은 평균은 똑같이 50이지만 표준편차가 다른 두 도수분포를 나타낸 것이다. 하나는 표준편차가 커서(*SD* = 25) 분포가 퍼져 있어 모양이 납작하고, 다른 하나는 표준편차가 작아(*SD* = 15) 점수들이 평균 쪽으로 몰려 있어 분포가 뾰족하게 나타났다.

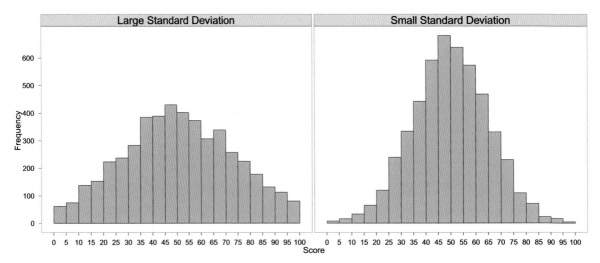

FIGURE 1.11 Two distributions with the same mean, but large and small standard deviations

1.6.4. 도수분포의 사용 ①

지금까지 도수분포를 수집된 자료에서 점수들이 얼마나 발생했는지에 초점을 맞추어 생각했는데 다른 관점에서 생각해보자. 즉, 점수가 발생할 가능성이 얼마나 있는가(예를 들어, 확률)에 대해 생각해 볼 수 있다. 영국의 Sussex 해안의 비치 곳(beach head: 해협의 돌출 부위)은 바람이 심한 절벽이다. 그래서 이 절벽은 자살 곳으로 악명높은 곳이다. Figure 1.12는 1년간 이곳에서 자살한 사람들의 연령별 도수분포다. 총 172명이 자살했고, 그중 30~35세의 자살이 가장 빈번했다. 이 그래프에서 70세 이상의 노인들의 자살은 매우 적은 것으로 보인다.

그럼, 확률 측면에서 도수분포를 생각해보자. 누군가가 비치 곳에서 자살한 사람이 71세 이상일 가능성이 어느 정도인지 질문을 했다면, 어떻게 대답할 수 있을까? 그래프를 보면, 172명의 자살자 중 단지 3명이 71세 이상이었으므로 그 가능성은 매우 낮다고 대답할 것이다. 이번에는 '34세가 자살할 가능성은 얼마나 되는가?'라는 질문을 받았다고 하자. 빈도 막대 중 34세가 가장 높은 것으로 보아, 이 연령의 자살 가능성이 높다고 대답할 것이다. 그럼 이번에는 30~35세에 있는 사람들의 자살 가능성에 대한 질문을 받았다고 하자. Figure 1.12를 보면, 진한 청색 막대가 30~35세에 해당된다. 다시 말해, 이 질문은 '전체 막대의 크기에 비해 진한 청색 막대의 크기는 어느 정도가 되는가?' 하는 질문과 같다. 진한 청색 막대의 크기를 알기 위해 각 막대 빈도를 계산하면(8 + 4 + 6 + 4 + 11 + 3 = 36) 36명이 된다. 전체 빈도는 172명이므로 전체 빈도에 대한 진한 청색 막대의 빈도를 비교하면, 36/172 = 0.21이 된다. 여기에 100을 곱해 백분율(percentage)로 바꾸면 21%가 된다. 그러므로 질문에 대한 답은 '이 자료에서 21%의 자살자가 30~35세 연령에 해당되므로(약 5명 중 1명) 가능성이 꽤 높다고 할 수 있다.'가 된다. 여기서 중요한 점은 막대 크기는 발생 확률과 직접적으로 관련이 있다는 것이다. 이 설명을 통해 점수들의 빈도와 도수분포의 영역을 이용해서 어떤 특정 점수의 발생 확률을 추정할

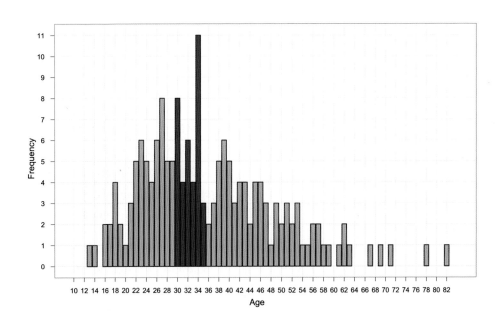

FIGURE 1.12
Frequency distribution showing the number of suicides at Beachy Head in a year, by age

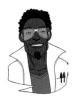

나자료 1.1

13일의 금요일은 불길한가? ①

13일의 금요일은 불길하다는 미신이 있다. 그렇다고 복면강도가 들거라고 생각하지는 않지

만 그래도 조금은 신경을 쓴다. 스캘론 박사 팀은 영국의 한 지역에 위치한 병원의 사고 통계를 조사했다. 1989, 1990, 1991 및 1992년의 각기 다른 달에 13일의 금요일과 이보다 1주 전인 6일의 금요일에 사고(일반사고, 약물사고, 교통사고)로 응급실에 입원한 통계를 비교했다. 각 사고의 종류와 날짜에 대한 평균, 중앙값, 표준편차 및 사분위수 범위를 계산해보자.

Date	Accidents and Poisoning		Traffic Accidents	
	Friday 6th	Friday 13th	Friday 6th	Friday 13th
October 1989	4	7	9	13
July 1990	6	6	6	12
September 1991	1	5	11	14
December 1991	9	5	11	10
March 1992	9	7	3	4
November 1992	1	6	5	12

수 있다는 것을 보여주었다. 확률값은 0(발생할 기회가 전혀 없음)에서 1(분명히 발생) 범위에 속한다.

지금까지 애매모호한 용어들을 사용해 어떤 점수 발생 확률에 대한 개념을 심어주기 위해 도수분포가 어떻게 사용되는지를 설명했다. 이제는 좀 더 정확히 해 볼 필요가 있다. 이 세상에는 수많은 점수 분포가 존재하고 이에 따라 어떤 점수의 확률을 매번 계산하는 것은 매우 지루하고 복잡한 일이다. 우리의 수고를 덜기 위해, 통계학자들은 몇 개의 일반적인 분포를 밝혀냈다. 통계학자들은 많은 분포들에 대한 이상적 버전을 구체화할 수 있는 수학공식을 이끌어 냈다(예, 확률밀도함수(probability density function)). 그래서 변수값(x)에 대한 발생확률(y)을 곡선 그래프로 나타낼 수 있다. 이 곡선을 확률분포(probability distribution)라고 하는데(Figure 1.13), Figure 1.3에서와 같이 종 모양의 특성을 가진 정규분포다(Section 1.6.1).

확률분포는 히스토그램에서 뾰족한 모서리들을 깎아 부드러운 곡선만 남긴 것과 같다. 하지만 도수분포처럼 곡선 아래 면적은 발생 수치에 대한 확률을 의미한다. 이런 정규분포는 하나만 존재하는 게 아니라 수많은 정규분포가 존재한다. 정규분포들은 평균과 표준편차에 따라 매우 다양하기 때문에, 보통은 평균이 0이고 표준편차가 1인 정규분포를 사용한다. 하지만 우리가 수집한 자료는 대부분 평균은 0이고 표준편차는 1인 분포를 따르지 않는다. 앞의 비치 곳에 대한 사례에서 평균은 36.16이었고, 표준편차는 13.03이었다. 하지만 어떤 자료세트도 평균이 0이고 표준편차가 1인 자료세트로 전환할 수 있다. 먼저 자료의 중심을 0 근처에 놓기 위해 각 점수(X)에서 모든 점수의 평균을 뺀다. 그런 다음 표준편차가 1이 되도록 표준편차(s)로 나눈다. 이런 결과를 z-점수(scores)라고 한다.

$$z = \frac{X - \bar{X}}{s}$$

(1.7)

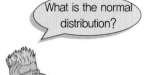

표준정규분포(standard normal distribution)의 확률값 표는 부록에 있다. 왜 이 표가 중요한가? 이 표를 이용하면 "비치 곳에서 투신자살을 한 사람이 70세 이상일 확률은 얼마인가?"에 대한 답을 할 수 있다. 먼저 70을 z-점수로 전환한다. 자료의 평균은 36.16이었고, 표준편차는 13.03이었다. 그러므로 70을 z-점수로 바꾸면, (70 − 36.16)/ 13.03 = 2.60이 된다. 이제 70이라는 숫자 대신 2.60을 사용하여 질문에 답하면 된다.

$$z = \frac{70 - 36.16}{13.03} = 2.60$$

Figure 1.14는 이 책의 부록에 있는 표준정규분포 표를 편집한 것이다. 이 표는 z 값과 각 z 값에 대한 y 값에 대한 정보를 준다. 그리고 z 값의 분포를 두 부분으로 나누어 곡선 아래 면적에 해당하는 두 부분에 대한 값을 보여주고 있다. 예를 들어, z가 0일 때 분포의 중심이 되므로 곡선 아래 면적은 정확히 반으로 나뉜다. 그러므로 양쪽의 영역은 똑같이 0.5(50%)가 된다. z가 0이 아니면, 곡선 아래 영역은 반으로 나뉘지 않고 한쪽 영역은 크고 다른 쪽은 작게 된다. 만약 z 점수가 2.6이라면, 작은 영역은 .0047이고, 투신자살자가 70세 이상일 가능성이 0.47%라고 할 수 있다. 반면, 큰 영역은 .9953으로 투신 자살자가 70세보다 적을 가능성이 99.53%라고 할 수 있다. 여기서 작은 영역과 큰 영역을 합하면 1(100%)이 된다.

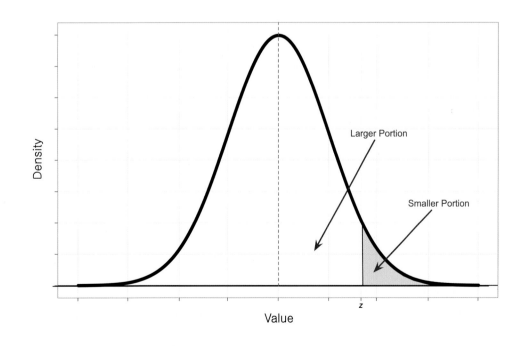

FIGURE 1.13
The normal probability distribution

이번에는 반대로 어떤 특정 퍼센트에 해당하는 범위를 알아내 보자. 예를 들어, 투신자살의 95%에 해당되는 나이의 범위는 어떻게 되는가? 이에 대한 답을 얻기 위해서는 앞서 설명한 방법을 거꾸로 하면 된다. 분포곡선의 전체 영역은 1(100%)이다. 그러므로 전체 점수들 가운데 95%가 속하는 지점의 범위를 알기 위해서는 점수들의 5%가 되는 곳의 z 점수가 어떻게 되는지 알아보아야 한다. 분포가 대칭이므로 양끝의 5%가 되는 지점을 알기 위해서는 5%/2 = 2.5%를 사용해야 한다. 분포의 양쪽 끝 2.5% 되는 지점을 자르면, 두 곳을 합해 5%가 되고 분포 중간의 95%가 남게 된다(Figure 1.15). Figure 1.14 표에서 적은 영역 부분의 비율이 0.025가 되는 곳의 z 점수를 읽으면 1.96이다. 그리고 분포는 0을 중심으로 대칭이므로 하위 25%에 해당하는 z 점수는 −1.96이 된다. 그러므로 z 점수들의 가운데 95%는 −1.96에서 1.96 사이에 위치하게 된다. 그럼, 점수들의 가운데 99%가 위치하는 z 점수의 범위를 알아보자. 위와 같은 방법으로 z 값은 −2.58과 2.58이 된다(Figure 1.14).

SELF-TEST   위의 비치곶에 대한 사례에서 평균과 표준편차가 같다고 가정해보자. 비치곶에서 떨어져 자살을 하는 사람이 30세 이하일 확률은 어떻게 되는가?

<table>
<tr><td>1.6.5.</td><td>자료에 적합한 통계모형 ①</td></tr>
</table>

자료를 확인했으면, 그 다음 단계는 자료에 적합한 통계모형을 찾는 것이다. 이 책의 나머지 부분에서는 이에 대한 언급이 주로 이루어질 것이다.

1.7. 자료에 대한 보고 ①

<table>
<tr><td>1.7.1.</td><td>연구결과의 발표 ①</td></tr>
</table>

자료를 수집하고 분석해 연구결과가 나오면 과학자로서 이 세상에 발표할 의무가 있다. 그러므로 자신의 연구를 명확하게 기술해서 학회에서 발표하거나 학술지(journal)에 게재하기를 권유한다.

<table>
<tr><td>1.7.2.</td><td>자료 보고 방법 ①</td></tr>
</table>

학술지에 연구결과를 게재하려면 자료를 어떻게 표현하고 보고해야 하는지 그 방법을 익히는 것이 매우 중요하다. 그래프와 자료에 대한 서술을 하게 될 것이다. 앞으로 이 책에서는 어떻게 자료를 정

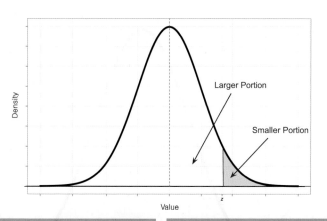

FIGURE 1.14
Using tabulated values of the standard normal distribution

z	Larger Portion	Smaller Portion	y	z	Larger Portion	Smaller Portion	y
.00	.50000	.50000	.3989	.12	.54776	.45224	.3961
.01	.50399	.49601	.3989	.13	.55172	.44828	.3956
.02	.50798	.49202	.3989	.14	.55567	.44433	.3951
.03	.51197	.48803	.3988	.15	.55962	.44038	.3945
.04	.51595	.48405	.3986	.16	.56356	.43644	.3939
1.56	.94062	.05938	.1182	1.86	.96856	.03144	.0707
1.57	.94179	.05821	.1163	1.87	.96926	.03074	.0694
1.58	.94295	.05705	.1145	1.88	.96995	.03005	.0681
1.59	.94408	.05592	.1127	1.89	.97062	.02938	.0669
1.60	.94520	.05480	.1109	1.90	.97128	.02872	.0656
1.61	.94630	.05370	.1092	1.91	.97193	.02807	.0644
1.62	.94738	.05262	.1074	1.92	.97257	.02743	.0632
1.63	.94845	.05155	.1057	1.93	.97320	.02680	.0620
1.64	.94950	.05050	.1040	1.94	.97381	.02619	.0608
1.65	.95053	.04947	.1023	1.95	.97441	.02559	.0596
1.66	.95154	.04846	.1006	1.96	.97500	.02500	.0584
1.67	.95254	.04746	.0989	1.97	.97558	.02442	.0573
1.68	.95352	.04648	.0973	1.98	.97615	.02385	.0562
2.26	.98809	.01191	.0310	2.56	.99477	.00523	.0151
2.27	.98840	.01160	.0303	2.57	.99492	.00508	.0147
2.28	.98870	.01130	.0297	2.58	.99500	.00494	.0143
2.29	.98899	.01101	.0290	2.59	.99520	.00480	.0139
2.30	.98928	.01072	.0283	2.60	.99534	.00466	.0136
2.31	.98956	.01044	.0277	2.61	.99547	.00453	.0132

FIGURE 1.15
The probability
density function
of a normal
distribution

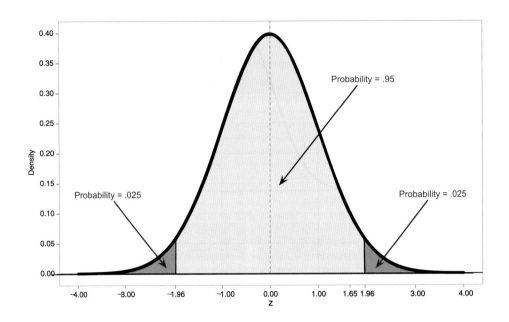

리하고 서술하는지 그 방법에 대해 설명할 것이다. 본 책에서는 American Psychological Association (APA) 가이드라인을 사용할 것이다(학술지마다 사용하는 매뉴얼이 다를 수 있으므로 학술지의 '저자 가이드라인'을 참고하기 바란다).

1.7.3. 간단한 원칙에 대한 안내 ①

자료를 보고하기 위해서는 먼저 서술, 표, 그래프 형태 중 어떤 것을 사용할 것인지 결정해야 한다. 그러기 위해서 다음을 고려해야 한다.

✓ 자료를 이해하는데 적합한 유형을 선택하라.
✓ 수가 3개 이하이면, 서술 유형을 사용하라.
✓ 수가 4~20개이면, 표를 사용하라.
✓ 수가 20개 이상이 되면, 그래프를 사용하는 것이 표보다 나을 수 있다.

보고서에서 소수점 몇 자리까지 표기해야 하는가? 이에 대한 답은 측정값에 대한 정확성을 유지하면서도 가장 적은 소수점의 숫자를 표시하는 것이 좋은 방법이다. 그리고 독자로 하여금 자료를 이해하기 쉽도록 하는 것이 중요하다. 예를 들어, 0.00425 m와 4.25 cm는 길이가 같다. 하지만 후자의 표기 방법이 이해하기 편할 뿐 아니라 소수점 자리수도 적은 표현 방법이므로 바람직한 표기 방법이다.

자료 분석이나 통계 표기방법도 중요하다. 평균에 대한 표기방법으로 APA에서는 M으로 표시하라고 하지만 수학적 표기방법인 $(\overline{X})$를 할 수도 있다. 여기서 중요한 포인트는 하나의 표기를 선택하면 그 보고서에서는 일관성 있게 사용하는 것이다. 표준편차는 SD로 표시한다. 하지만 어떤 경우에는 단순히 괄호 안에 넣어 표시하기도 한다.

1.8. 개념에 대한 요약도 ①

　순진남은 브레인을 사랑하게 되었으나, 브레인은 이런 사실을 알지 못한다. 사실, 브레인은 통계학을 잘하는 사람을 좋아한다. 각 장의 끝부분에 순진남이 등장해서 새로 습득한 지식을 뽐낼 것이다. 그래서 순진남은 브레인이 이에 감동하여 데이트를 받아주기를 원한다. 이에 대해 브레인의 반응이 어떻게 나올지 함께 보자(Figure 1.16).

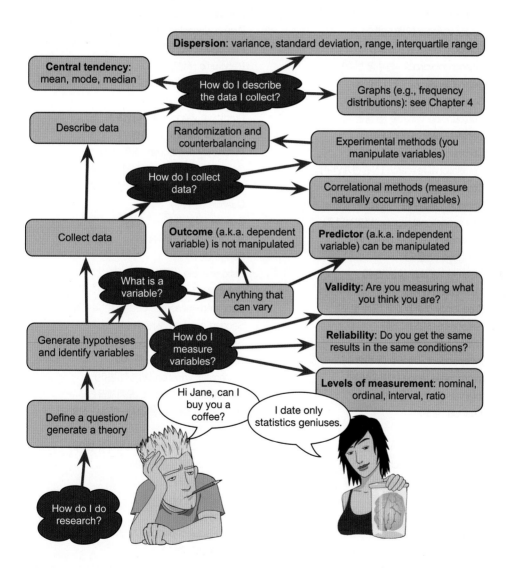

FIGURE 1.16 What Brian learnt from this chapter

1.9. 다음 장은? ①

다음 장에서는 자료에 맞는 통계분석이 어떤 것인지 살펴보고 어떻게 결론을 도출하는지 함께 알아본다.

1.10. 주요 용어

Between-groups design (집단간 설계)
Between-subjects design (개체간 설계)
Bimodal (이봉)
Binary variable (이분형변수)
Boredom effect (권태효과)
Categorical variable (범주형 변수)
Central tendency (중심경향성)
Concurrent validity (동시타당도)
Confounding variable (혼동변수)
Content validity (내용타당도)
Continuous variable (연속변수)
Correlational research (상관관계연구)
Counterbalancing (역균형화)
Criterion validity (준거타당도)
Cross-sectional research (횡적연구)
Dependent variable (종속변수)
Deviance (이탈도)
Discrete variable (이산변수)
Falsification (반증)
Frequency distribution (도수분포)
Histogram (히스토그램)
Hypothesis (가설)
Independent variable (독립변수)
Interquartile range (사분위범위)
Interval variable (등간변수)
Kurtosis (첨도)
Leptokurtic (급첨)
Level of measurement (측정수준)
Longitudinal research (종적연구)
Lower quartile (일사분위)
Mean (평균)
Measurement error (측정오류)
Median (중앙값)
Mode (최빈값)
Multimodal (다봉)

Negative skew (음의 왜도)
Nominal variable (명목변수)
Normal distribution (정규분포)
Ordinal variable (서열변수)
Percentile (백분율)
Platykurtic (저첨)
Positive skew (양의 왜도)
Practice effect (연습효과)
Predictive validity (예측타당도)
Predictor variable (예측변수)
Probability distribution (확률분포)
Qualitative methods (질적연구방법)
Quantitative methods (양적연구방법)
Quantile (분위수)
Quartile (사분위수)
Randomization (무작위)
Range (범위)
Ratio variable (비율변수)
Reliability (신뢰도)
Repeated-measures design (반복측정설계)
Second quartile (2사분위수)
Skew (왜도)
Standard deviation (표준편차)
Systematic variation (체계적 변이)
Sum of squared errors (오차제곱합)
Test-retest reliability (검사-재검사 신뢰도)
Theory (이론)
Unsystematic variance (비체계적 변이)
Upper quartile (삼사분위수)
Validity (타당도)
Variables (변수)
Variance (분산)
Within-subject design (개체내 설계)
z-scores (z-점수)

1.11. 스마트 알렉스의 과제

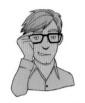

- **과제 1:** 연구과정의 단계는 어떻게 되는가? ①
- **과제 2:** 실험연구와 상관관계연구의 기본적인 차이점은 무엇인가? ①
- **과제 3:** 아래 변수들의 측정수준은 무엇인가? ①
  - 온라인 음악서비스에서 각기 다른 밴드들의 노래에 대한 다운로드 수
  - 다운로드 된 밴드들의 이름
  - 온라인 음악서비스 차트에 나타난 밴드들의 위치
  - 다운로드로 인해 밴드들이 벌어들인 수익금
  - 밴드들이 저작권 사용료로 갖고 온 약물의 무게
  - 밴드들이 저작권 사용료로 갖고 온 약물의 종류
  - 밴드들의 명성으로 취득한 전화번호들
  - 밴드에 전화번호를 준 사람들의 성별
  - 밴드 멤버들에 의해 연주되는 악기들
  - 멤버들이 악기를 학습하는데 걸린 시간
- **과제 4:** 실제로 나는 857개의 CD를 가지고 있다. 내 친구는 웹캠(webcam)을 사용하여 내 서재에 있는 CD를 스캔할 수 있는 장치가 있다. 이 장치를 이용하여 내 CD가 몇 개인지 스캔한 결과 863개로 나왔다. 여기서 측정오차의 정의를 말하고, 측정오차의 값을 계산해 보시오. ①
- **과제 5:** 정규분포, 음의 왜도 분포 및 양의 왜도 분포를 간단히 그려 보시오. ①
- **과제 6:** 나는 2011년에 결혼해 신혼여행으로 플로리다에 있는 디즈니랜드에 갔다. 거기서 신랑신부 미키마우스 모자를 사서 쓰고 돌아다녔다. 그리고 몇 명이나 결혼 축하의 말을 건네는지를 신혼여행 7일 동안 세어본 결과: 5, 13, 7, 14, 11, 9, 17로 나타났다. 이 자료를 가지고 평균, 중위수, 제곱합, 분산 및 표준편차를 계산하시오. ①
- **과제 7:** 흡연자 21명을 대상으로 트레드밀을 탄 시간을 분 단위로 측정한 결과 다음과 같다(18, 16, 18, 24, 23, 22, 22, 23, 26, 29, 32, 34, 34, 36, 36, 43, 42, 49, 46, 46, 57). 제곱합, 분산, 및 표준편차를 구하시오. ①
- **과제 8:** 스포츠 과학에서 'red zone'이라는 것은 팀에 있는 선수들이 피로가 누적되어 신체적 손상을 입을 가능성이 높은 기간을 말한다. 선수가 이 'red zone'에 있게 되면, 한 두 게임을 쉬는 것이 바람직하다. 런던의 유명한 축구 클럽이 있는데 이 팀의 11명 선발 선수들이 'red zone'에 도달하기 바로 직전까지의 시합 수를 측정한 결과 10, 16, 8, 9, 6, 8, 9, 11, 12, 19, 5였다. 평균, 표준편차, 중위수, 범위 및 사분위범위를 구하시오. ①
- **과제 9:** 유명인들은 이혼을 많이 하는 것 같다. 어떤 유명인들의 결혼 기간은 약 240일이다: 240, 144, 143, 72, 30, 26, 2, 150, 14, 150, 1657일. 평균, 중위수, 표준편차, 범위와 사분위범위를 계산하시오. ①
- **과제 10:** 과제 9에서 1657일을 삭제하고, 이 삭제된 자료가 평균, 중위수, 범위, 사분위범위 및

표준편차에 어떤 영향을 미쳤는지 설명해 보시오. ①

과제의 정답은 웹 사이트에서 찾을 수 있다.

1.12. 참고도서

Field, A. P., & Hole, G. J. (2003). *How to design and report experiments*. London: Sage. (I am rather biased, but I think this is a good overview of basic statistical theory and research methods.)

Miles, J. N. V., & Banyard, P. (2007). *Understanding and using statistics in psychology: A practical introduction*. London: Sage. (A fantastic and amusing introduction to statistical theory.)

Wright, D. B., & London, K. (2009). *First steps in statistics* (2nd ed.). London: Sage. (This book is a very gentle introduction to statistical theory.)

통계학을 이해하기 위한 기초 지식 **2**

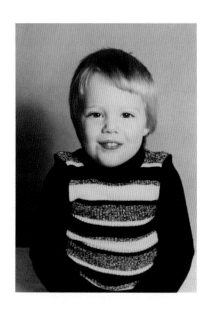

FIGURE 2.1
The face of
innocence …
but what are the
hands doing?

2.1. 이 장에는 어떤 내용이 있을까? ①

　이제 통계학이라는 지옥을 여행하게 된다. 데이터의 속성을 어떻게 사용하는지 시작해서 세상에 대한 추론과 도출을 할 것이다. 이 장의 내용은 이 책 전체의 기초가 되는 부분이다.

2.2. 통계모형의 수립 ①

　과학자들은 세상에 실존하는 현상을 발견하는 일에 관심이 있다. 이런 실존현상은 경제시장에서 일어나는 이자율과 관련된 행동부터 학기말 파티에서 학부생의 행동에 이르기까지 다양하다. 우리가

Why do we build statistical models?

설명하고자 하는 현상이 무엇이든 간에, 이런 현상에 대한 가설을 검증하기 위해서 실존하는 세상에서 자료를 수집해야 한다. 가설을 검증하는 것에는 관심 현상에 대한 통계모형을 수립하는 것이 포함된다.

어떤 공학자가 강을 가로지르는 교량을 건설하려 한다고 하자. 이 공학자는 현실 세계에서 교량을 만드는데 필요한 자료들을 수집할 것이다. 예를 들어, 교량 건설에 사용되는 자재, 구조 및 크기 등에 대한 정보를 수집할 것이다. 이렇게 수집된 정보들은 새로 만들게 될 교량(이것이 '모형')에 대한 아이디어를 구성하는데 사용된다. 처음부터 완성본 크기의 교량을 만드는 것은 비용이 많이 들고 실용적이지 않다. 그렇기 때문에 먼저 작은 모형을 만드는 것이 일반적 방법이다. 이 작은 모형은 현실과는 그 크기부터가 다르다. 하지만 공학자는 자료를 바탕으로 상황에 가장 적합한 모형을 만들기 위해 노력할 것이다. 일단 이 모형이 완성되면, 현실 세계에 관한 것을 예측하는데 사용된다. 예를 들어, 공학자는 모형을 바람에 노출시켜서 과연 강한 바람을 이겨낼 수 있는지 시험할 수 있다. 그러므로 모형이 현실 세계를 정확히 대표하는 것인지가 중요하다.

과학자들은 위의 공학자와 유사한 시도를 한다. 즉, 현실 세계에 대한 (통계적)모형을 만들어서, 특정 상황에서 어떻게 작용하는지 예측하고자 한다(브레인 2.1). 그러나 공학자와 달리, 우리는 현실 세계 상황에 접근할 수 없다. 그래서 우리가 만든 모형들을 토대로 심리적, 사회적, 생물학적 또는 경제적 과정들을 추론하는 수밖에 없다. 하지만, 공학자처럼 우리가 만든 모형이 가능한 정확하기를 바라고 현실 세계가 정확하게 예측될 수 있다는 확신을 가질 수 있기를 원한다. 다시 말해, 우리가 만든 통계적 모형은 가능한 수집된 데이터(또는 관찰된 데이터)를 대표해야 한다. 이와 같이 통계적 모형이 수집된 데이터를 얼마나 대표하는지를 '모형의 적합도(fit)'라고 한다.

Figure 2.2는 공학자가 현실세계에서 만들고 싶었던 교량을 대표하는 3개의 모형에 관한 것이다. 첫 번째 모형은 현실세계의 상황을 매우 잘 대표하는 것으로 적합도가 좋다고 할 수 있다(*good fit*). 만약 이 첫 번째 모형을 현실 세계를 예측하기 위해 사용했다면, 공학자는 이 예측이 정확했다고 확

FIGURE 2.2
Fitting models to real-world data (see text for details)

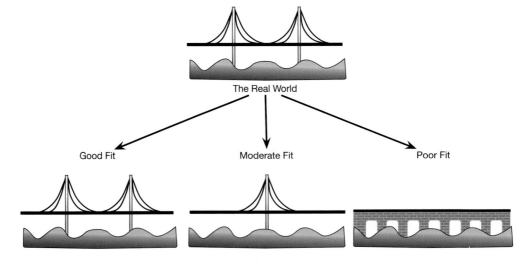

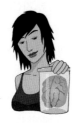

브레인 2.1

통계모형의 유형 ①

특히 행동 및 사회과학자는 자료를 선형모형(linear models)으로 설명하는 경향이 있다. 과학적 문헌을 보면, 일원분산분석이나 회귀분석을 사용해 자료를 분석한 연구들로 가득 채워져 있다. 하지만 이런 방법들은 선형모형을 토대로 한 분석방법이며(Cohen, 1968), 오랜 관습에 따라 각기 다른 상황에서 다른 이름으로 불리는 것 뿐이다(Cronbach, 1957).

사례를 살펴보자. Honesty Lab (www.honestylab.com)은 사람들이 부정행위를 어떻게 평가하는지 알아보았다. 참가자들은 부정행위를 고백하는 비디오를 보고서 그 부정행위를 평가했다. 나는 이런 결과를 학술지에서 본 적은 없지만, 미디어에서는 가해자가 호감가는 스타일일수록 그들의 부정행위에 대해 더 너그럽게 생각하는 것 같다. 100명의 참가자한테 무작위로 가해자의 부정행위에 대한 비디오를 보도록 했다고 하자. 그리고 부정행위에 대한 점수(0점 = '오싹하게 하는 행위'에서 10점 = '괜찮은 행위')를 평가하게 하고, 또한 가해자가 얼마나 호감형인지에 대해 (0점 = '전혀 아님'에서 10점 = '매우') 답하도록 했다.

이렇게 수집한 자료를 산점도로 나타냈다(Section 4.8). Figure 2.3은 같은 자료로 나타낸 두 개의 산점도 그래프다. 왼쪽 것은 선형 모형으로 나타낸 것이고, 오른쪽은 비선형 모형(곡선 모형) 그래프이다. 이 두 그래프는 같은 자료에 서로 다른 유형의 모형이 적용될 수 있음을 보여준다. 두 그래프에서 알 수 있는 것은 가해자가 호감형일수록 부정행위는 더 긍정적으로 평가되었다는 것이다. 하지만, 비선형 모형이 더 민감한 패턴을 보여주고 있다. 호감도 점수가 4점 이하에서는 가해자의 부정행위에 대한 평가가 평탄한 경향이 있고, 4점을 넘으면서부터 부정행위를 긍정적으로 보는 경향이 다소 급하게 증가하는 것을 볼 수 있다. 이와 같이 한 모형이 다른 모형보다 자료를 더 적합하게 나타내는 것을 알 수 있다. 따라서 통계모형을 사용할 때, 주어진 모형이 자료에 얼마나 적합한지를 평가하는 것은 매우 중요하다는 것을 명심해야 한다.

선형모형은 복잡하지 않기 때문에 많이 사용하는 경향이 있다. 하지만 다음과 같은 편향의 원인이 될 수 있다: (1) 연구 문헌에 나타난 많은 모형들은 가장 적합한 것이 아닐 수 있다. 왜냐하면 비선형 모형을 시도해 보지 않기 때문이다. (2) 비선형 모형을 시도해 보지도 않고, 선형모형의 적합도가 떨어진다는 이유로 사장되는 자료도 많을 것이다. 따라서 자료에 대한 그래프를 살펴보는 것이 중요하다.

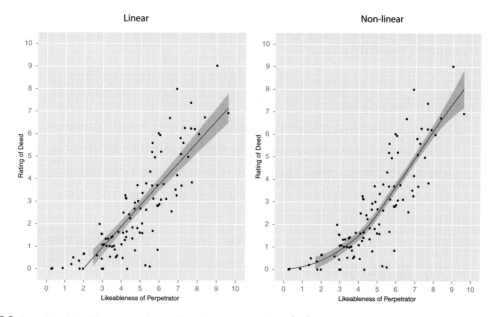

FIGURE 2.3 A scatterplot of the same data with a linear model fitted (left), and with a non-linear model fitted (right)

신할 수 있을 것이다. 만약 이 모형이 강풍에 붕괴된다면, 실제의 교량 역시 붕괴될 가능성이 있다고 볼 수 있다. 두 번째 모형은 실제의 교량과 어느 정도 유사성이 있다. 즉, 기본 구조는 비슷하지만 교량을 지지하는 탑이 하나밖에 없다. 따라서 이 모형은 중간 정도의 적합도를 보인다고 할 수 있다 (*moderate fit*). 만약 공학자가 현실 세상을 예측하기 위해 이 모형을 사용한다면, 이 예측은 다소 부정확할 수 있다. 따라서 이 둘째 모형으로는 예측에 대한 확신을 갖기 어렵다. 마지막 모형은 현실 세계와 확연히 다르다. 이 모형은 실제의 다리와 구조조차도 다르기 때문에 적합도가 나쁘다고 할 수 있다(*poor fit*). 이 모형으로는 어떤 예측을 하기 어렵다. 즉, 수집된 데이터에 대한 모형의 적합도가 나쁘다면, 모형을 토대로 우리가 세운 예측 또한 형편없을 것이라고 할 수 있다.

2.3. 모집단과 표본 ①

과학자로서 우리는 모집단(population) 전체에 적용될 수 있는 결과를 찾아내는 것에 관심이 많다. 예를 들어, 심리학자는 모든 사람에게 일어나는 작용을 발견하기를 원하고, 생리학자는 모든 세포에 작용하는 것에 관심이 있으며, 경제학자는 모든 임금에 적용되는 모형을 구축하기를 원한다. 모집단은 매우 보편적이거나 매우 편협할 수 있다. 보통 과학자는 편협한 모집단보다는 보편적인 모집단에 대한 것을 추론하려고 노력한다. 예를 들어, 애완용 햄스터를 보유한 갈색머리의 심리학 전공 학생은 스포츠 부상으로부터 더 빨리 회복된다는 결론은 흥미롭지 않다. 이보다는 모든 사람들의 스포츠 부상에는 마사지가 도움이 된다는 결론을 내릴 수 있다면, 이것이 훨씬 효과있는 것이 될 것이다.

교량을 건설하는 공학자의 사례를 상기해 보자. 이 공학도는 본인이 원하는 실제 모형의 교량을 만드는 대신 작은 규모의 모형을 만들어서 여러 상황하에서 교량모형을 검사했다. 공학자는 작은 모형의 교량 시험으로부터 얻은 결과를 가지고 실제 크기의 교량이 어떻게 반응할 것인지를 추론 할 수 있었다. 이 작은 모형의 교량은 실물 크기의 교량과 다르게 반응할 수도 있다. 하지만 모형이 크면 클수록 실물 교량의 반응과 유사하게 된다. 이런 비유는 과학자들에게도 적용될 수 있다. 하지만 과학자들이 모집단 전체에 접근하기란 매우 어렵다. 즉, 심리학자들은 모든 인간으로부터 자료를 수집할 수 없다. 그러므로 모집단의 일부로부터 자료를 수집하는데, 이를 표본(sample)이라고 한다. 표본으로부터 수집된 자료를 가지고 모집단 전체에 대한 것을 추론한다. 표본이 클수록, 결과는 모집단 전체를 더 반영하게 된다. 만약 모집단으로부터 여러 개의 표본을 무작위 추출한다면, 각 표본으로부터의 결과는 조금씩 다를 것이다. 하지만, 평균적으로 표본이 크면 결과는 상당히 모집단과 유사하게 나타난다.

2.4. 통계모형 ①

수세기 전에 수학에 대한 광신 집단이 있었다. 그들은 영생을 가져다 줄 것이라고 믿는 방정식을 풀기 위해 200년 동안 노력을 기울여 왔다. 하지만 그들 중에 한 명이 두 개의 음수를 곱하면 양수가 된다는 것을 깜박하는 바람에 영원한 생명을 얻기는커녕 해저도시에 갇혀 있던 크툴후(Cthulhu: 남태평양에 가라앉은 도시의 지배자로, 깨어남과 함께 세계에 재앙을 가져올 사악한 신적인 존재)를 자유롭게 만들었다. 수학에서의 아주 작은 실수가 이런 결과를 가져올 수 있는지 놀라지 않을 수 없다. 크툴후를 다시 덫에 가두기 위한 유일한 방법은 사람의 마음을 혼돈스럽게 만든다는 약속을 해주는 것 뿐이었다. 그래서 광신자들은 통계모형의 간단하고 명확한 생각들을 언뜻 보기에 마치 다른 것처럼 보이게 재생산하는 일에 착수했다(Figure 2.4).

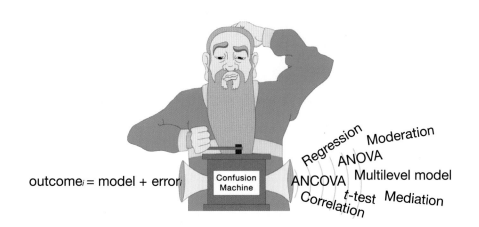

FIGURE 2.4
Thanks to the Confusion machine a simple equation is made to seem like lots of completely seperate tests

그리고 광신도들은 각 모형이 마치 서로 완전히 다른 것처럼 설명했다. 광신도들은 아주 간단하고 쉬운 방정식으로 설명할 수 있는 통계모형과 크툴후를 함께 나무상자에 넣고 자물쇠를 채워 이 사실을 비밀에 부쳤다. 그리고는 아무도 이 상자를 열지 못할 것이라고 생각했다. 하지만 그 후 많은 시간이 지난 어느 날 그리스 어부가 이 상자를 발견하고 열었는데 이 안에 들어 있는 원고가 시시한 것이라 생각하고 팔아버렸다. 그 후, 내가 이것을 3파운드에 샀다. 그리고 지금부터 통계학에 대한 미스터리를 풀 수 있는 열쇠를 보여주려고 한다. 이 책(일반적으로 통계학)에서 모든 것은 다음 방정식으로 요약된다.

$$\text{outcome}_i = (\text{model}) + \text{error}_i \tag{2.1}$$

이 방정식이 의미하는 것은 우리가 선택한 모형에 약간의 오차가 포함되어 예측될 수 있다는 것이다. 연구설계나 자료의 유형 등에 의해 여러분의 모형이 아무리 길고 복잡하더라도 눈을 감고 복잡한 방정식을 단지 '모형'이라는 단어 그 자체라고 상상하고, 위의 방정식을 생각하자. 어떤 모형으로부터 결과변수를 예측하지만, 완전한 예측을 할 수 없으므로 이 방정식에는 약간의 오차가 포함될 것임을 기억하자.

통계모형은 변수와 모수(parameters)로 구성된다. 변수는 구성개념(construct)을 측정한 것으로, 표본 전체에서 다양한 점수로 나타난다. 반대로 모수는(측정된 것이라기보다는) 자료로부터 추정된 것으로써, 모형에 포함된 변수들 관계에 대한 기본이 되는 참 사실을 대표한다고 믿는 상수이다. 가장 익숙한 모수의 예는 평균, 상관계수, 회귀계수 등이 있다. 통계학자들은 각 모수마다 다른 부호와 문자들을 부여해 사람들을 혼돈스럽게 하는 경향이 있다(평균을 X, 상관계수를 r, 회귀계수를 b라고 함). 하지만 단지 문자 b만 사용한다면, 조금은 덜 혼란스러울 수 있다. 만약 평균을 계산할 때처럼 결과를 요약하는 것에만 관심이 있다면, 모형에는 변수없이 단지 모수만이 남을 것이다. 그래서 방정식은 다음과 같게 된다.

$$\text{outcome}_i = (b) + \text{error}_i \tag{2.2}$$

하지만 변수로부터 결과를 예측하기를 원한다. 흔히 예측변수를 X라고 표시하는데 이를 방정식에 대입하면 모형은 다음과 같다.

$$\text{outcome}_i = (bX_i) + \text{error}_i \tag{2.3}$$

이 모형은 (i)번째 대상의 예측변수(X_i) 점수로부터 특정 (i)번째 대상의 결과치를 예측한다. 이 예측변수에는 모수(b)가 붙어 있는데, 이는 예측변수(X_i)와 결과의 관계를 나타내는 것이다.

만약 두 개의 예측변수를 사용해 결과를 예측하고 싶다면, 모형에 다른 예측변수를 추가하면 된다.

$$\text{outcome}_i = (b_1 X_{1i} + b_2 X_{2i}) + \text{error}_i \tag{2.4}$$

이 모형은 두 개의 예측변수의 점수들(X_{1i}와 X_{2i})로부터 (i)번째에 대한 결과치를 예측하고 있다. 각 예측변수에는 모수(b)가 붙어 있는데, 이는 예측변수와 결과의 관계를 나타내는 것이다.

우리가 추정해야 할 모수(예를 들어, b 값들)가 무엇인지에 대해 알아보자. 통계학에서는 '모수추정'이란 말을 많이 하는데, 여기서 '추정'이란 단어를 사용해야 하는지에 대해 의문이 생길 것이다. 앞서 말한 것처럼, 우리는 모집단에 대한 결론을 내리고 싶어한다. 즉, 모형이 전체 모집단에 적절한지 알고 싶다. 모수를 사용한 모형은 표본이 아니라 모집단의 모수에 관심이 있다는 것을 의미한다. 문제는 모집단에서 모수를 측정한 것이 아니라, 표본에서 측정했다는 것이다. 하지만 흔히 모집단의 모수가 무엇인지를 추정하기 위해서 표본의 자료를 사용한다. 그렇기 때문에 '추정'이란 단어를 사용하는 것이다. 즉, 표본의 자료를 기초로 모집단 모수를 계산할 때 이는 모집단의 참 모수에 대한 추정(예를 들어, 가장 좋은 추측)이기 때문이다. 가장 간단한 모형인 평균(mean)을 이용해 이에 대해 조금 더 구체적으로 살펴보자.

2.4.1. 통계모형으로서의 평균 ①

Section 1.6.2.3에서 이미 평균에 대해 살펴보았다. 평균은 수집된 자료 그 자체가 아니라 자료를 대표하는 일종의 가설적인 값이라고 볼 수 있기 때문에 통계모형이라고도 말할 수 있다. 예를 들어, 5명의 통계학 강사를 대상으로 친구가 몇 명인지 조사하여 각 1, 2, 3, 3, 4명이라고 하자. 이 자료로부터 친구 수에 대한 평균을 알고 싶다면, 자료를 전부 더해서 강사의 수로 나누면 된다.(1 + 2 + 3 + 3 + 4)/5 = 2.6. 실제로는 사람을 나누어 평균 2.6명이라는 친구의 수를 갖을 수 없다. 따라서 평균값은 가설적 값이며, 자료를 요약하기 위해 만들어진 모형이라고 할 수 있다. 모형은 다음과 같이 표시할 수 있다.

$$\text{outcome}_i = (b) + \text{error}_i$$

여기서 모수 b는 평균을 말한다. 중요한 것은 모집단의 값을 추정하기 위해 표본의 평균값을 사용할 수 있다는 것이다. 그리고 기본적으로 표본의 평균값(2.6)은 모집단의 값과 같다고 가정한다.

2.4.2. 모형의 적합도 사정: 제곱합 및 분산 ①

다음 통계모형이 적합한지를 살펴보아야 한다. 교량의 비유로 말하자면 교량모형이 실제로 건설하게 될 실물과 얼마나 유사한지 보는 것이다. 즉, 모형이 실제 자료와 얼마나 다른지 보아서, 이 모형이 정확한지 혹은 그렇지 않은지를 결정할 수 있다. 그러기 위해서는 수집한 자료와 모형사이의 차이를 보는 것이 가장 쉬운 방법이다. 강사 1에 대한 예측을 하면 무슨 일이 발생하는지 살펴보자. 수집한 자료에 의하면 강사 1은 1명의 친구가 있고, 모형은 2.6명이 있다고 예측하고 있다. 그러므로 방정식 (2.1)은 아래와 같이 된다.

$$\text{outcome}_{\text{lecturer1}} = \bar{X} + \varepsilon_{\text{lecturer 1}}$$
$$1 = 2.6 + \varepsilon_{\text{lecturer 1}}$$
$$\varepsilon_{\text{lecturer 1}} = 1 - 2.6$$

이 방정식에서 오차는 −1.6(1 − 2.6)임을 알 수 있다. 여기서 시행한 것은 편차(*deviance*, Section 1.6.3)를 계산한 것이다. 편차는 단지 오차(*error*)의 다른 표현이다(Figure 2.5). 편차나 오차에 대한 것을 방정식으로 다시 표시하면 2.5와 같다.

$$\text{deviance} = \text{outcome}_i - \text{model}_i \tag{2.5}$$

FIGURE 2.5
Thanks to the
Confusion
machine there
are lots of
terms that
basically refer
to error

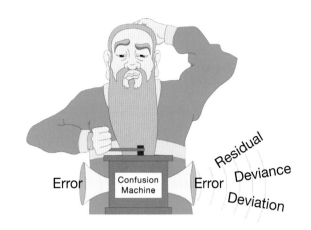

다른 말로, 어떤 특정 대상자의 오차나 편차는 그 특정한 사람의 관찰 점수에서 모형에 의해 예측된 점수를 뺀 것이다. Figure 2.6는 각 통계 강사의 친구 수와 평균을 보여주고 있다. 평균을 표시하는 선을 모형이라고 생각할 수 있으며, 점은 수집된 자료를 표시한다. 이 도표에는 또한 각 수집된 자료와 평균을 연결하는 세로선이 있다. 이 선은 각 강사에 대한 모형의 오차나 편차를 의미한다. 첫 번째 강사는 1명의 친구를 가지고 있고, 이미 알아본 것처럼 편차 또는 오차는 −1.6이다. 이 오차는 음수이며, 모형은 이 강사의 인기도를 과대평가했다는 것을 의미한다. 모형은 이 강사가 2.6명의 친구를 가지고 있다고 예측했지만 실제로는 1명을 갖고 있었다.

FIGURE 2.6
Graph showing
the difference
between the
observed
number of
friends that
each statistics
lecturer had,
and the mean
number of
friends

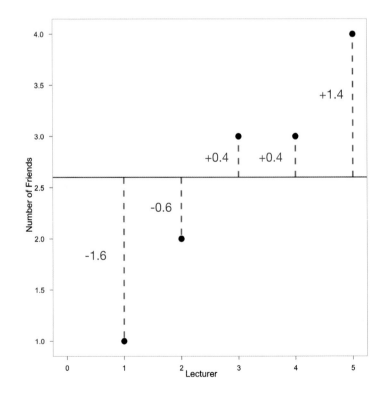

지금까지 강사 1에 대한 모형의 정확성 또는 '적합성(fit)'에 대해 알아보았지만, 전체적인 모형의 적합성에 대해 알아보고 싶다. Section 1.6.3에서 본 것처럼 편차에는 음수도 있고 양수도 있기 때문에 더하면 0이 되므로 단순히 더하기를 할 수 없다.

$$
\begin{aligned}
\text{total error} &= \text{sum of errors}\\
&= \sum_{i=1}^{n}\left(\text{outcome}_i - \text{model}_i\right)\\
&= (-1.6)+(-0.6)+(0.4)+(0.4)+(1.4) = 0
\end{aligned}
$$

Section 1.6.3에서 처럼 이 문제를 해결하기 위한 방법은 오차를 제곱해서 더하는 것이다.

$$
\begin{aligned}
\text{sum of squared errors (SS)} &= \sum_{i=1}^{n}\left(\text{outcome}_i - \text{model}_i\right)^2\\
&= (-1.6)^2 + (-0.6)^2 + (0.4)^2 + (0.4)^2 + (1.4)^2\\
&= 2.56 + 0.36 + 0.16 + 0.16 + 1.96\\
&= 5.20
\end{aligned}
$$

이 방정식은 Section 1.6.3의 오차제곱합에 대한 방정식 1.4와 같은 것이다. 단지 차이점은 '모형'은 평균을 나타내는 $\bar{x}$로 표시하고, 결과는 변수의 점수를 나타내기 위해 흔히 사용되는 부호인 x로 대체되었다.

$$
\sum_{i=1}^{n}\left(\text{outcome}_i - \text{model}_i\right)^2 = \sum_{i=1}^{n}(x_i - \bar{x})^2
$$

전체 오차를 다음과 같이 일반적인 방정식으로 생각해 볼 수 있다.

$$
\text{Total error} = \sum_{i=1}^{n}\left(\text{observed}_i - \text{model}_i\right)^2 \tag{2.6}
$$

이 방정식은 이전에 사용한 제곱합이 어떻게 모형에서(평균모형만을 의미하지는 않음) 전체 오차를 사정하는데 사용될 수 있는지 보여준다.

Section 1.6.3에서 보았듯이 오차제곱합(sum of squared error: SS)은 모형의 정확성을 측정하는데 좋은 방법이기는 하지만, 이 값은 수집되는 자료의 양(표본크기)에 따라 달라질 수 있다. 즉, 자료크기가 클수록 SS는 커진다. 이 문제는 오차 전체의 합대신 평균오차(average error)를 사용하여

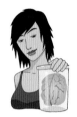

브레인 2.2

자유도 ②

자유도(df)의 개념은 설명하기 어려운 것 중에 하나이다. 비유를 들어보자. 여러분이 스포츠 팀(축구팀)의 매니저라고 가정하자. 경기 당일 아침에 11명 선수들의 포지션을 아직 정하지 않은 명단을 가지고 있다고 하자. 각 선수를 다른 역할 포지션(공격, 수비 등) 및 운동장에서의 위치(오른쪽, 왼쪽, 전방, 후방 등)에 배치해야 한다. 첫 번째 선수가 도착했을 때, 이 선수를 배정할 수 있는 11개의 포지션 선택권을 가지고 있다. 명단에 이 선수의 이름과 포지션(공격수)을 기록했다. 그럼으로써 하나의 포지션이 고정되었다. 그 다음 선수가 도착했을 때, 이 선수에게 는 10개의 포지션에서 하나를 선택해 배정할 자유를 가지고 있다. 하지만, 선수가 도착할수록, 선택의 범위는 더 줄어든다. 결국 10개의 포지션이 배정되었고 마지막 선수가 도착했다. 포지션이 한

자리 남았기 때문에 이 마지막 선수의 포지션에 대한 선택권은 없다. 따라서 선수배치에는 10개의 자유도가 있다. 즉, 10명의 선수 포지션 결정에는 여러분의 선택이 반영되었지만 한명의 선수에게는 그렇지 못했다. 여기서 자유도는 선수의 총 숫자보다 1이 적은 것이다.

통계적 용어에서 자유도는 자유로이 변하는 관찰된 수(표본크기)와 관련이 있다. 만약 모집단에서 4개를 관찰했다면, 이 중 3개의 숫자는 자유로이 변할 수 있다(어떤 값이든 가질 수 있다). 하지만 표본의 4개 관찰값을 사용하여 모집단의 평균 오차제곱합을 계산한다면 모집단 평균의 추정치인 표본 평균을 사용해야 한다. 즉 모수 하나가 상수가 된다. 이 모수가 확정되어도 표본의 4개의 점수가 모두 변할 수 있을까? 답은 '아니다'이다. 왜냐하면 모집단 평균이 10이라면, 단지 4개의 점수 중 3개의 점수만이 변화 가능하다. 예를 들어, 표본의 점수들이 8, 9, 11, 12이고(평균 = 10), 이 값의 3개를 변화시킨다면, 마지막 하나의 값은 반드시 평균을 10으로 만드는 수가 되어야 한다. 그래야만 평균이 10이 된다. 모수를 상수로 고정하면, 자유도는 모수를 계산하기 위해 사용한 점수의 개수보다 1만큼 적게 된다. 이 사실은 모집단의 오차제곱의 합을 추론하기 위해 표본을 사용했을 때, 제곱합을 N이 아니라 $N-1$로 나누어야 하는 것을 설명해 준다.

해결할 수 있다. 즉, 오차제곱합을 표본크기(N)로 나누면 된다. 이제 표본이 아니라 모집단 모형의 오차 문제로 되돌아가 보자. 모집단 평균오차를 추정하기 위해서는, 전체에 기여한 점수들의 개수로 나누는 것이 아니라 자유도(degree of freedom)로 나누어야 한다. 자유도의 의미는 브레인 2.2를 참고하기 바란다.

$$\text{mean squared error} = \frac{SS}{df} = \frac{\sum_{i=1}^{n}\left(\text{outcome}_i - \text{model}_i\right)^2}{N-1} \tag{2.7}$$

이 방정식을 본적이 있는지 생각해보자. 분산에 대한 방정식의 일반적 형태이다(Section 1.5). 모형은 평균이므로 'model'을 평균 $\bar{x}$으로, 'outcome'은 x로 대체하자. 방정식이 분산(variance)으로 전환된 것을 볼 수 있다.

$$\text{mean squared error} = \frac{SS}{df} = \frac{\sum_{i=1}^{n}(x_i - \bar{x})^2}{N-1} = \frac{5.20}{4} = 1.30$$

요약하면, 모형의 적합성을 평가하기 위해 오차제곱의 합과 오차제곱의 평균을 사용했다. 모형이 평균이면, 오차제곱의 평균은 특별한 이름을 갖는데 이것이 분산이다. 이와 같이 분산은 좀 더 복잡한 일반적 모형의 특별 케이스이다. 더 복잡한 모형의 적합성에는 오차제곱의 합과 오차제곱의 평균 모두가 사용된다. 이 두 숫자는 모형이 얼마나 자료에 적합한지에 관한 정보를 제공한다. 이 값이 상대적으로 큰 것은 그 모형의 적합도가 낮다는 것을 의미한다. Figure 1.10으로 돌아가서 생각해 보자. 강사들의 평균 오차제곱은 달랐다. 강사 1은 강사 2보다 평균 오차제곱이 더 적었다. 이들의 그래프를 비교하면, 강사 1의 점수는 평균에 가까웠다. 즉, 평균은 관찰된 자료를 잘 대표하기 때문에 적합도가 좋다고 할 수 있다. 하지만 강사 2의 점수는 평균으로부터 퍼져 있다. 그러므로 평균은 관찰된 자료를 잘 대표할 수 없어서 적합도가 나쁘다고 할 수 있다.

2.4.3. 모수 추정 ①

우리에게 친숙한 평균으로 모수 추정에 대해 설명을 하겠다. 즉, 모수가 어떻게 추정되는지에 대한 일반적 원리를 설명할 것이다. 만약 평균을 계산하는 방정식을 모른다면, 어떻게 해야 할까? 단지 평균을 추측하고, 그 다음에 추측이 자료에 얼마나 적합한지를 살펴볼 것이다. 방정식(2.2)에서 모수 b 를 추정하려고 한다는 것을 명심하자.

$$\text{outcome}_i = b + \text{error}_i$$

각 사람에 대한 오차를 표시하기 위해 이 방정식을 아래와 같이 재정렬할 수 있다는

$$\text{error}_i = \text{outcome}_i - b$$

각 개인에 대한 오차를 합하면, 적합도를 측정하는데 사용할 수 있는 오차제곱의 합(sum of squared errors)을 구할 수 있다. 강사의 친구 수 평균이 2라고 추측했다고 상상하자. 각 강사의 실제 친구 수에서 2를 빼서 각 강사에 대한 오차를 계산할 수 있다. 그런 후, 이 오차를 제곱해 음수를 제거하고 오차의 제곱들을 전부 더한다. Table 2.1에 이 과정이 있다. 처음 추측한 평균값이 2일 때, 오차제곱합은 7이 된다. 이번에는 b가 3이라고 하자. 이 모형(이 추측)은 오차제곱합의 수치가 6으로 위의 7보다 작아서 적합성이 좀 더 좋다고 할 수 있다. 그럼 이번에는 세 번째 추측을 똑같은 과정으로 실시해 보자. 이런 추측을 계속 반복해서 Figure 2.7과 같은 그래프를 완성했다. 이 그래프는 모수 b의 값이 변함에 따라 오차제곱을 합한 값을 표시한 것이다. 이 그래프의 모양이 흥미롭다. 왜냐하면 $b = 2.6$일 때, 오차제곱합은 최소값인 5.2였다. 이 숫자를 어디서 본 것 같지 않은가? 그렇다. 이 숫자는 이미 앞서 계산했던 평균과 오차제곱합이다. 이 사례는 평균에 대한 방정식이 오차를 최소화하는 모수를 추정한다는 것을 설명한다. 다른 말로, 최소한의 오차를 가진 b 값을 말하는 것이

다. 여기서 b 값이 자료에 적합한 것이라고 할 필요는 없지만, 선택할 수 있는 다른 어떤 값보다 가장 적합한 것이다.

TABLE 2.1 Guessing the mean

Number of friends (x_i)	b_1	Squared error $(x_i - b_1)^2$	b_2	Squared error $(x_i - b_1)^2$
1	2	1	3	4
2	2	0	3	1
3	2	1	3	0
3	2	1	3	0
4	2	4	3	1

$$\sum_{i=1}^{n}\left(x_i - b_1\right)^2 = 7 \qquad \sum_{i=1}^{n}\left(x_i - b_2\right)^2 = 6$$

FIGURE 2.7
Graph showing the sum of squared error for different 'guesses' of the mean (b)

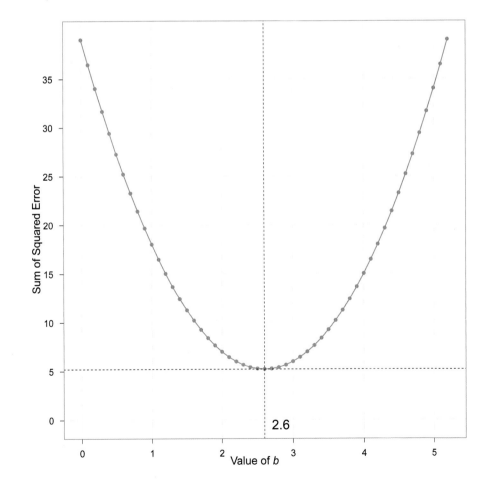

이 책에서는 단지 평균만이 아니라 자료에 적합한 다른 많은 모형들을 다룰 것이다. 모형 모두 추정해야 할 모수를 가지고 있다. 비록 이런 모수를 추정할 방정식은 다를 수 있지만, 오차를 최소화한다는 원리를 기초로 하고 있다. 이 장에서는 최소제곱법(methods of least squares)이라고 알려진 오차제곱의 합을 최소화하는 원리를 주로 설명한다. 이 책의 후반부에는 다른 방법에 대해서도 언급한다.

2.5. 자료 이외에 알아두어야 할 것들 ①

2.5.1. 표준오차 ①

제1장에서 수집된 자료들을 평균이 얼마나 잘 대표하는지 가늠할 수 있는 표준편차(standard deviation)에 대해 알아보았다. 모집단의 모수를 추정하기 위해 표본의 평균을 사용하려면, 이 평균이 모집단의 값을 잘 대표하는 것인지 알아볼 필요가 있다. 만약 한 모집단으로부터 여러 개의 표본을 사용하는 경우라면 더욱 더 그러하다. 왜냐하면 표본이 약간씩 다를 수 있기 때문이다. 지금 강사에 대한 학생들의 점수에 대해 관심이 있다고 하자. 강사들이 모집단이다. 이 모집단으로부터 표본을 가져올 수 있는데, 이때 여러 가능한 표본 중 하나를 가져온다. 만약 같은 모집단으로부터 여러 개의 표본을 가져온다면, 각 표본마다 자신의 평균이 있고 이 평균은 다를 것이다. Figure 2.8은 다양한 표본을 설명하고 있다. 여기서 모든 표본평균의 평균은 3이다. 이를 모집단 평균이라고 하고 μ로 표시한다. 우리가 추정하고자 하는 것이 이 모수이다.

현실에서는 모집단을 이용한다는 것이 매우 어렵기 때문에 표본을 사용하게 된다. 각 표본에서 평균(표본평균)을 계산한다. Figure 2.8처럼 서로 다른 표본이 9개 있다고 하자. 어떤 표본의 평균은 모집단의 평균과 같고, 일부 표본의 평균은 모집단의 평균과 다르다. 첫 번째 강사 표본의 평균은 3이고, 두 번째 표본의 평균은 2다. 이 같은 것을 표본변이(sampling variation)라고 한다. 모집단으로부터 나온 각 표본의 구성원은 서로 다르기 때문에 표본의 평균도 다르다. 예를 들어, 우연히 어떤 표본은 좋은 강사만으로 구성되었다면, 그 표본의 평균 점수는 다른 표본의 평균 점수보다 높을 것이다. 만약 표본 평균을 가지고 빈도도표나 히스토그램을 그린다면 평균이 3인 표본평균은 3개, 평균이 2와 4인 표본평균은 각각 2개씩, 평균이 1과 5인 표본평균은 각각 1개씩이므로, 그래프는 대칭분포를 보이는데 이를 표본분포(sampling distribution)라고 한다. 표본분포는 같은 모집단에서 추출된 표본평균들의 빈도분포이다. 비록 여기서는 9개의 표본평균을 가지고 표본분포를 그렸지만, 실제로 표본분포를 만들기 위해 수백 또는 수천 개의 표본평균이 필요하다. 때문에 실제로 존재하는 분포라기보다는 가상으로 존재하는 분포라고 할 수 있다.

표본분포의 중심은 모집단의 평균값(3)과 같다. 즉, 모든 표본평균의 평균은 모집단 평균과 같다는 것을 알았다. 그러므로 표본이 모집단을 얼마나 잘 대표하는지를 알기 위해 표본평균을 사용할 수 있다. 여기서 평균이 관찰된 자료를 얼마나 잘 대표하는지를 측정하기 위해 표준편차를 사용했다. 표

FIGURE 2.8
Illustration of
the standard
error (see text
for details)

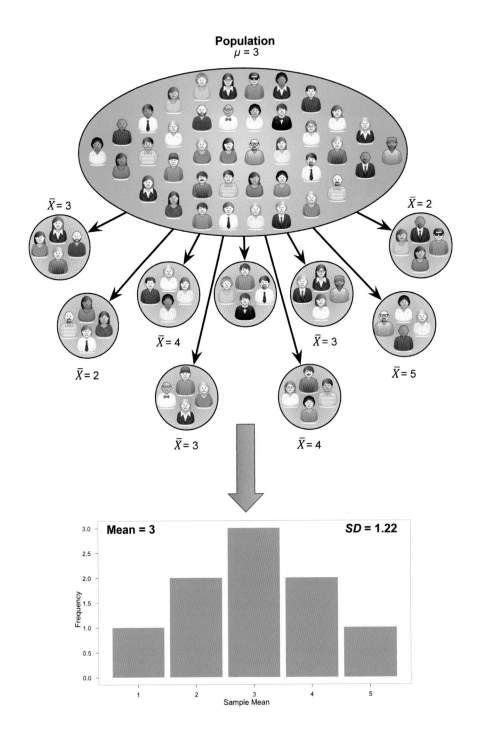

준편차가 작으면, 관찰된 자료는 평균 주위에 가깝게 모여 있고, 표준편차가 크면 자료는 평균으로부터 멀리 위치한다는 것을 의미한다. 만약 '관찰된 자료'가 표본평균이라면, 이 표본평균들의 표준편차는 표본평균들이 평균의 평균 주위에 어떻게 퍼져 있는지를 의미한다. 표본평균들의 평균은 모집단의 평균과 같다는 것을 상기하면, 표본평균들의 표준편차는 모집단 평균 주위에 얼마나 퍼져 있는지 알려준다.

표본평균들의 표준편차를 표준오차(standard error: SE)라고 한다. 이상적으로 표준오차는 다음과 같이 계산한다. 먼저 각 표본평균과 모든 표본 평균의 전체 평균(overall mean)의 차이를 계산하고, 이 차이를 제곱해 더한다. 값을 표본수로 나눈다. 마지막으로 계산된 값의 제곱근(square root)을 취해주면 된다. 하지만 현실적으로 수백, 수천 개의 표본을 수집할 수 없으므로 표준오차의 추정치에 의존할 수밖에 없다. 어떤 똑똑한 통계학자가 중심극한정리(central limit theory)라는 것을 만들었는데, 이에 의하면 표본이 크면(보통 30 이상) 표본분포의 평균이 모집단의 평균과 같고 표준편차는 아래와 같은 정규분포를 한다고 한다.

$$\sigma_{\bar{X}} = \frac{s}{\sqrt{N}} \qquad\qquad (2.8)$$

제5장에서 중심극한정리에 대해 자세히 살펴볼 것이다. 그럼에도 불구하고 여기서 중심극한정리에 대해 언급을 하는 이유는 표본이 크다면 2.8의 방정식을 사용해 표준편차를 추정할 수 있다는 것을 말하기 위해서다.

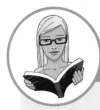

핵심녀의 힌트   표준오차

표준오차는 표본평균들의 표준편차다. 그러므로 표본이 얼마나 모집단을 대표하는지를 말하는 것이다. 표준오차가(상대적으로 표본평균보다) 크다는 것은, 표본들의 평균 간에 변이가 많다는 것을 의미한다. 그래서 표본은 모집단을 대표하기 어렵다는 의미이다. 표준오차가 작다는 것은 대부분의 표본평균이 모집단의 평균과 유사하다는 것이다. 따라서 표본이 모집단을 정확히 반영한다는 것을 의미한다.

2.5.2. 신뢰구간 ②

2.5.2.1. 신뢰구간 계산 ②

모집단의 모수를 추정하기 위해 표본평균 같은 표본값을 사용했다. 모수 추정값은 표본에 따라 다를 수 있다는 것을 배웠다. 그리고 추정치가 얼마나 다른지 알기 위해 표준오차를 사용했다. 그럼, 모집단의 값이 있을 것이라고 예상되는 영역(신뢰구간: confidence intervals)을 구하는 방법을 생각해 보자.

Domjan, Blesbosis와 Williams(1998)는 일본 메추라기에서 배출되는 정자(sperm)에 대한 연구

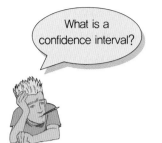

What is a confidence interval?

를 했다. 이 연구의 기본 아이디어는 만약 메추라기가 어떤 특정 상황(실험방)에서 암컷 메추라기와 교미하도록 할 수 있다면, 이 상황은 교미를 위한 자극으로 작용해서 정액 배출에 영향을 미친다는 것이다. 실험방에서 배출된 메추라기 정자의 평균량에 대해 살펴보자. 정자 수의 참 평균(모집단의 평균)을 1,500만 마리라고 하자. 그리고 실제 표본에서 정자의 평균은 1,700만 마리였다고 하자. 하지만 모집단의 참 평균을 실제로 알 수 없기 때문에 표본의 평균 1,700이라는 값이 모수를 잘 추정한 것인지 또는 잘못 추정한 것인지 알기는 어렵다. 이와 같이 표본의 대표값 하나를 고정하는 대신 구간추정을 사용할 수 있다. 상한과 하한의 한계를 정하면, 참 평균값이 예를 들어 1,200만과 2,200만 마리 사이의 어딘가에 있을 것이라고 추정할 수 있다. 지금부터 일본 메추라기 정자 수에

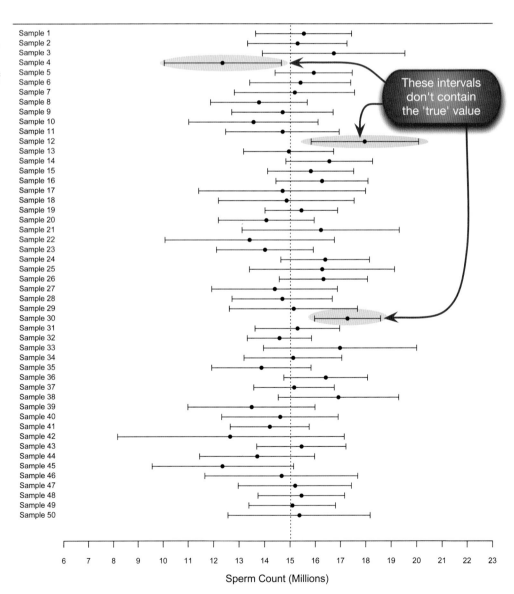

FIGURE 2.9

The confidence intervals of the sperm counts of Japanese guail (horizontal axis) for 50 different samples (vertical axis)

대한 연구에 푹 빠져 다른 표본들을 사용해 50번의 연구를 했다고 상상해보자. 실험할 때마다 매번 표본의 평균 주위에 대한 구간들을 설정하면 그 결과는 Figure 2.9와 같다. 각 점은 표본의 평균을 의미하고, 가로선은 평균에 대한 구간을 말한다. 이 Figure에서 평균의 참값(모집단의 평균)은 1,500만으로 수직의 점선으로 표시되었다. 여기서 말하고 싶은 것은, 표본평균들은 참 평균값과 다르다는 것이다. 그리고 대부분의 구간은 참 평균을 포함하고 있지만 그렇지 않은 것도 있다는 것이다.

이 자료를 가지고 좀 더 유익한 정보를 얻기 위해, 추정하는 모수(여기서는 평균)의 참값이 구간에 포함될 가능성은 얼마나 되는지 알아보자. 때로 99%의 신뢰구간을 이용할 때도 있지만, 보통은 95%의 신뢰구간을 사용하므로 이 신뢰구간을 사용하기로 하자. 평균에 대한 95% 신뢰구간이라 함은 다음과 같이 생각할 수 있다. 100개의 표본을 수집하고, Figure 2.9와 같이 평균과 평균에 대한 신뢰구간을 계산했다면, 표본의 95%에서 신뢰구간은 모집단 평균의 참값을 포함한다는 것이다.

신뢰구간을 계산하기 위해서는 먼저 평균의 95%가 존재할 상위와 하위 한계치를 알아야 한다. 이미 평균들의 표본분포는 정규분포하고, 정규분포는 평균이 $\hat{\mu}, \hat{\sigma}$ 이고 표준편차가 1인 분포라는 것을 알고 있다. 이런 정보를 사용해 어떤 점수가 발생할 확률을 계산하거나, 점수의 특정 백분율이 존재할 수 있는 상위/하위 한계치를 계산할 수 있다(Section 1.6.4). Section 1.6.4에서 z−점수의 95%는 −1.96에서 1.96 사이에 있다는 것을 배웠다. 이는 만약 표본평균이 평균 0과 표준편차 1을 가진 정규분포라면, 신뢰구간의 한계치는 −1.96과 1.96이라는 것을 의미한다. 중심극한정리에서 말했듯이 큰 표본에서(30 이상) 표본분포는 정규분포한다는 것을 알고 있다(Section 2.5.1). 애석하게도 평균과 표준편차는 0과 1이 아니기 때문에 1.7에서 언급되었던 아래 식을 이용해 점수를 전환할 필요가 있다.

$$z = \frac{X - \bar{X}}{s}$$

만약 z−점수 한계치가 −1.96과 1.96임을 알고 있다면, 이에 상응하는 원자료 점수를 알아낼 수 있다.

$$1.96 = \frac{X - \bar{X}}{s} \qquad -1.96 = \frac{X - \bar{X}}{s}$$

X 값을 알기 위해, 위의 식을 재정렬하면 다음과 같다.

$$1.96 \times s = X - \bar{X} \qquad -1.96 \times s = X - \bar{X}$$

$$(1.96 \times s) + \bar{X} = X \qquad (-1.96 \times s) + \bar{X} = X$$

표준편차와 평균을 안다면, 신뢰구간을 쉽게 구할 수 있다. 하지만 표본의 관찰 점수의 변이에 관심이 있는 것이 아니고 표본평균의 변이에 관심이 있기 때문에 표준편차가 아니라 표준오차를 사용한다. 그래서 신뢰구간의 하한과 상한은 아래와 같게 된다.

$$\text{lower boundary of confidence interval} = \overline{X} - (1.96 \times SE)$$
$$\text{upper boundary of confidence interval} = \overline{X} + (1.96 \times SE)$$

(2.9)

표본의 평균은 항상 신뢰구간의 가운데 위치한다. 이렇게 구한 신뢰구간의 95%가 모집단 평균을 포함한다는 것을 알고 있으므로, 이 신뢰구간이 참 평균을 포함한다고 가정할 수 있다. 만약에 신뢰구간이 작다면, 표본평균은 참 평균과 매우 비슷하게 된다. 반대로 신뢰구간이 넓다면, 표본평균은 참 평균과 매우 다르고 이는 모집단에 대한 대표성이 떨어진다는 것을 의미한다.

2.5.2.2. 다른 신뢰구간 계산 ②

가장 일반적으로 사용하는 95% 신뢰구간 계산하는 것을 배웠다. 하지만 때로는 99%나 90% 신뢰구간을 계산하기도 한다. 2.9 방정식에서 한계치 1.96과 −1.96 사이에는 z−점수들의 95%가 존재한다. 만약 95%의 신뢰구간이 아닌 99%의 신뢰구간을 계산하고 싶다고 하자. Section 1.6.4에서 −2.58과 2.58이 z−점수의 99%에 해당하는 절단점이라고 했다. 그래서 이 점수들을 99% 신뢰구간 계산에 사용한다. 일반적으로 신뢰구간 계산은 다음과 같다.

$$\text{lower boundary of confidence interval} = \overline{X} - \left(z_{\frac{1-p}{2}} \times SE \right)$$
$$\text{upper boundary of confidence interval} = \overline{X} + \left(z_{\frac{1-p}{2}} \times SE \right)$$

(2.10)

여기서 p는 신뢰구간에 대한 확률을 의미한다. 그래서 만약 95% 신뢰구간을 원한다면, 이는 (1 − 0.95)/2 = .025에 대한 z 값을 원하는 것이다. Figure 1.14로 가서 표본정규분포 표의 'smaller portion'을 보면 z는 1.96임을 확인할 수 있다. 99% 신뢰구간의 경우에는 (1 − 0.99)/2 = .005에 대한 z 값이 필요하고 Figure 1.14 표에서 z 값은 2.58임을 알 수 있다. 90% 신뢰구간의 경우는 (1 − 0.90)/2 = .05에 대한 z 값을 표에서 보면 1.64이다. 이런 z 값들에 표준오차를 곱해서 신뢰구간을 계산한다. 이런 원리를 이용해 어떤 확률에 대한 신뢰구간도 구할 수 있다.

2.5.2.3. 신뢰구간 계산 사례 ②

신뢰구간 계산은 표본이 크다는 조건이 있었다. 하지만 표본이 작다면 표본분포는 정규분포하지 않고 t-분포를 한다. t-분포는 표본크기에 따라 모양이 변하는 확률분포의 일종이다. 표본크기가 크면, 정규분포와 같은 분포 모양을 하게 된다. 작은 표본의 신뢰구간 계산도 앞서와 같은 원리가 적용되지만 z 대신 t를 사용 한다.

$$\text{lower boundary of confidence interval} = \bar{X} - \left(t_{n-1} \times SE\right)$$

$$\text{upper boundary of confidence interval} = \bar{X} - \left(t_{n-1} \times SE\right)$$

(2.11)

위 식에서 $n-1$은 t-분포에서 사용된 자유도이다(브레인 2.2). 95% 신뢰구간을 구하기 위해 적절한 자유도에서 양측 .05 확률의 t-값을 알아야 한다.

SELF-TEST Section 1.6.2.2에서 대상자 11명의 친구 수의 평균이 95명이었고 표준편차가 56.79였다.

- 평균에 대한 95% 신뢰구간을 계산해 보자.
- 표본크기가 56이라고 가정하고 이 신뢰구간을 다시 계산해보자.

2.5.2.4. 신뢰구간에 대한 시각적 설명 ②

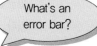

신뢰구간은 모수에 대한 중요한 정보를 제공하므로 그래프로 표시하는 경우가 많다. 신뢰구간은 보통 오차막대(error bar)로 나타낸다(Section 4.6). 메추라기 정자에 대한 사례를 살펴보자. 메추라기 표본에서 배출한 정자 수의 평균은 900만 마리이었고, 신뢰구간이 200만에서 1,600만이라고 하자. 따라서 모집단 평균이 아마도 200만에서 1,600만 사이에 있다는 것을 알 수 있다. 만일 다른 메추라기 표본이 있는데 이 표본의 신뢰구간이 400만에서 1,500만이라고 한다면 이 구간은 첫 번째 표본과 많이 중복되는 것을 알 수 있다(Figure 2.10). 이와 같이 신뢰구간이 많이 중복된다는 것은 두 평균은 아마도 같은 모집단으로부터 온 것일 수 있다는 것을 의미한다.

만약 두 번째 표본의 신뢰구간이 1,800만에서 2,800만이라면? Figure 2.11처럼 이 신뢰구간은 첫 번째 표본과 전혀 중복된 구간이 없다. 따라서 첫째 신뢰구간은 모평균을 포함할 가능성이 있으며, 그 모평균은 200만에서 1,600만 사이에 있을 것이다. 한편 두 번째 신뢰구간도 모평균을 포함할 가능성이 있으며 그 모평균은 1,800만에서 2,800만 사이 어딘가에 있을 것이다. 이 상반되는 결과는 다음의 두 가지로 해석이 가능하다. (1) 신뢰구간은 모두 모평균을 포함하지만, 표본은 다른 모집단에서 온 것이다. (2) 두 표본은 같은 모집단에서 왔지만, 하나의 신뢰구간은 모평균을 포함하지 않는다. 만약 95% 신뢰구간을 사용한다면, 두 번째일 가능성은 거의 없다. 왜냐하면 이런 결과는 100번에 단지 5번 발생하기 때문이다. 그래서 첫 번째일 가능성이 크다.

아마도 여러분은 "표본들이 다른 모집단에서 왔다는 것이 뭐가 어쨌다는 거야?" 라고 생각할 것이

FIGURE 2.10
Two
overlapping
95%
confidence
intervals

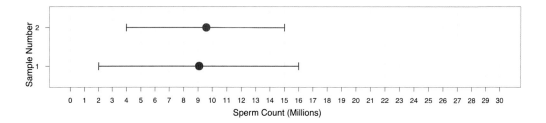

FIGURE 2.11
Two 95%
confidence
intervals that
don't overlap

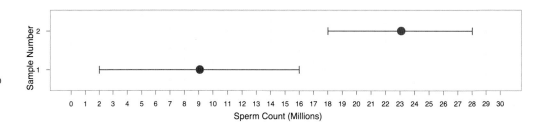

다. 하지만 이것은 실험연구에서 매우 중요하다. 실험연구를 할 때, 둘 이상의 상황(집단)에 조작 (manipulation)을 실시한다(Section 1.5.5). 두 개의 무작위 추출된 표본이 있고 어떤 결과측정에 대한 조사를 했다면, 두 집단의 대상자가 같은 모집단에 속할 것으로 생각하게 된다. 만약 표본의 평균이 다른 모집단으로부터 왔다고 할 정도로 너무 다르면, 실험 조작이 표본 간의 차이를 만들었기 때문일 것이다. 만약 두 평균에 대한 95% 신뢰구간을 보여주는 오차막대가 중복되지 않으면 이 두 평균은 다른 모집단으로부터 온 것이라고 추론할 수 있다. 즉, 평균에는 유의한 차이가 있다고 할 수 있다. 이에 대해서는 2.6.1.9에서 다시 언급할 것이다.

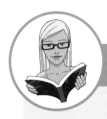

핵심녀의 힌트   신뢰구간

- 평균의 신뢰구간은 모든 가능한 표본 중 95%에서 이 범위 내에 모평균이 들어가도록 구성된 점수의 범위를 말한다.
- 신뢰구간은 모평균이 있을 것이라고 95% 확신하는 구간이 아니다.

2.6. 연구문제 검증을 위한 통계모형의 사용 ①

연구는 5 단계의 과정을 거친다고 했다(Figure 1.2). 이번 장에서는 마지막 단계에 대해 알아보자. 보통 표본의 자료를 이용해 알 수 없는 모집단에 어떤 일이 있어나는지 추정한다. 또한 평균을 사용해 표본 자료에 통계모형이 얼마나 적합한지 알아보았다. 하지만 연구문제를 검증하는데 통계모형이 어떻게 도움이 될 수 있는지에 관해서는 살펴보지 않았다.

2.6.1. 귀무가설 유의성 검정 ①

먼저 논의하게 될 것은 귀무가설의 유의성 검정(null hypothesis significance testing: NHST)
이다. 여기에는 두 가지 다른 접근 방법이 있다. (1) 근거를 평가하기 위해 확률을 계산하는 Ronald
Fisher의 방법과 (2) 가설을 경합하는 Jerzy Neyman과 Egon Pearson의 방법이다.

2.6.1.1. Fisher의 p 값 ①

Fisher(1925~1991) (Figure 2.12)는 한 여성을 대상으로 컵에 우유를 먼저 부었을 때와 차를 먼
저 부었을 때 차의 맛에 대한 실험을 했다. Fisher는 실험 대상 여성에게 우유를 먼저 넣은 차 몇 잔
과 우유를 나중에 넣은 차 몇 잔을 주고, 대상자가 이를 정확히 알아맞히는지를 보려고 했다. 대상
자는 우유가 먼저 들어간 찻잔 수와 나중에 들어간 찻잔 수가 같다는 것은 알지만, 그 배열순서는
모르는 상황이다. 만약 찻잔 수가 2개라면, 이 여성이 어떤 찻잔인지 옳게 맞출 기회는 50%가 된다.
만약 6개의 찻잔을 가지고 실험한다면 어떨까? 이 잔들이 배열될 수 있는 순서는 20가지가 있고, 그
중 맞는 순서는 단 1번이므로 이 여성은 이 순서를 20번에 오로지 1번(또는 5%) 맞출 수 있다. 만약
이 여성이 순서를 맞추었다면, 정말로 맛의 차이를 알고 있다고 확신할 수 있다. Fisher 실험에 대해
더 알고 싶다면, David Salsburg의 책 〈The lady tasting tea (Salsburg, 2002)〉를 읽어보기 바
란다.

위에서 6개 찻잔의 사례(차를 맛보고 맞출 수 있는 5%의 기회)를 선택한 것은 우연이 아니다. 그
이유는 5%가 확신감에 대한 한계치라고 믿는 경향이 있기 때문이다. Fisher의 기본 요점은 어떤 사
건의 확률을 계산해야 하고, 이 확률을 연구 상황 내에서 평가해야 한다는 것이다(실제로 Fisher는

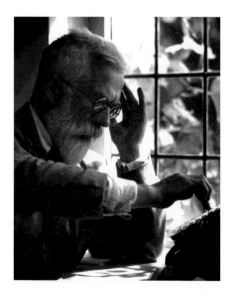

FIGURE 2.12
Sir Ronald
A. Fisher,
the cleverest
person ever
($p < .0001$)

p = .01을 가설을 뒷받침할 수 있는 강한 증거로, p = .20을 약한 증거라고 생각했지만 p = .05에 대해서는 언급하지 않았다).

2.6.1.2. 가설의 종류 ①

Fisher와는 대조적으로, Neyman과 Pearson은 과학적 진술은 검증할 수 있는 가설로 구분되어야 한다고 믿었다. 이론으로부터 나온 가설은 효과가 있을 것이라는 것이다. 이런 가설을 대립가설(alternative hypothesis)이라고 하고 H_1로 표시한다. 다른 유형의 가설로 귀무가설(null hypothesis)이 있는데 H_0로 표시한다. 이 가설은 대립가설과 반대로 효과가 없을 것이라는 것을 말한다.

개인적으로 초콜릿에 대한 생각을 안하면, 초콜릿을 덜 먹게 된다고 믿는다. 하지만 Morewedge, Huh와 Vosgerau(2010)에 의하면, 이는 사실이 아니라고 한다. 이 연구자들은 먹기 전에 음식에 대한 상상을 한다면, 음식을 덜 먹게 된다는 것을 알아냈다. 이와 유사한 실험을 하기 위해, 다음과 같은 가설을 도출했다고 하자.

- 대립가설: 초콜릿 먹는 상상을 하면, 초콜릿을 덜 먹게 될 것이다.
- 귀무가설: 초콜릿 먹는 상상을 하면, 평상시와 같은 양의 초콜릿을 먹을 것이다.

왜 귀무가설이 필요한가? 통계학을 사용해 대립가설을 증빙할 수 없지만, 귀무가설을 기각할 수 있는 근거를 수집할 수 있다. 만약 자료가 귀무가설을 기각할 확신을 주면, 다음에 대립가설을 지지 할 수 있기 때문이다. 하지만 귀무가설을 기각한다 하더라도 단순히 대립가설이 지지되는 것은 아니라는 것을 명심하자. 그래서 가설이 기각 또는 지지되었다고 말하기보다는 '수집한 자료가 귀무가설이 사실이라는 가정을 성립시키는 가능성'에 대해 말해야 한다.

가설은 지시적(directional)이거나 비지시적(non-directional)일 수 있다. 지시적 가설은 효과가 일어날 것이라는 것과 이 효과의 방향이 진술된다. 예를 들어 '초콜릿 먹는 것을 상상하면, 초콜릿을 덜 먹게 될 것이다'라는 가설은 효과의 방향(덜 먹을 것이다)이 있기 때문에 단측(one-tailed) 가설이다. 비지시적 가설은 효과가 발생하지만 효과의 방향을 진술하지 않은 것이다. 예를 들어 '초콜릿 먹는 것을 상상하는 일은, 초콜릿 섭취량에 영향을 미친다'라는 것으로 대상자들이 더 섭취할지 또는 덜 섭취할지 모른다는 것이다.

SELF-TEST   다음 질문이 귀무가설인지 대립가설인지 알아보시오.

- 횡설수설하는 정도와 섭취한 보드카 젤리의 용량 사이에는 관련이 있는가?
- 이 책을 읽는 것은 연구방법에 대한 지식을 향상시키는가?

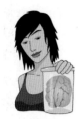

브레인 2.3

누가 통계학을 지루하다 했는가? 1부 ①

1900년대 Ronald Fisher와 Jerzy Neyman 간에 인상적인 반목이 있었다. 1935년 3월 28일 Nayman은 Royal Statistical Society에서 Fisher의 주요 연구에 대한 비평을 했다. 때마침 Fisher가 그 자리에 있었다. 그래서 Fisher는 그 회의에서 Neyman의 연구에 대해 직접적으로 공격을 했다. 즉, Neyman 은 무엇을 말하고 있는지 모르며, 연구의 기초적 배경도 이해하지 못한다고 공격했다. 아마도 내 상상으로는 Fisher는 속으로 이렇게 말했을 것 같다. '내가 이걸 알려주지… 이 바보 같은 불쌍한 인간아! 단세포의 아메바 같은 머리를 가지고 있어도 이 정도면 알아먹겠다.'

둘의 관계는 악화되었고, 둘 모두 University College London 에 재직하고 있는 동안 Neyman은 종종 강의시간에 Fisher의 아이디어에 대해 학생들 앞에서 비난했다. 서로에 대한 비난은 심지어 교수들이 오후에 차 마시는(영국 학계에서는 흔한 일임) 휴식 장소에서도 일어났지만, 다행히도 그들이 차를 마시는 시간대가 달랐다. 이젠 이런 싸움은 시간이 흐르면서 잊혀졌지만, Zabell(1992)이 이런 일화를 발굴했다. 현대 통계학의 창시자들은 티격태격하는 아이같은 무리였다. 그럼에도 불구하고 이들은 뛰어난 천재였다. 특히 Fisher는 유전학, 생리학 및 의학에서의 지도자이며 수학적인 사상가이기도 하다(Barnard, 1963; Field, 2005c; Savage, 1976).

2.6.1.3. 귀무가설의 유의성 검정 기본 원리 ①

귀무가설의 유의성 검정(NHST)은 확률값 p를 귀무가설에 대한 근거로 사용한 Fisher의 아이디어와 대립가설에 대한 귀무가설을 검정하는 Jerzy Neyman과 Pearson의 아이디어를 합친 것이다 (Neyman & Pearson, 1933). 잠깐 브레인 2.3을 보기 바란다. 귀무가설의 유의성 검정(NHST)은 대립가설이 사실일 가능성이 있는지에 대해 알려주도록 설계된 일련의 과정이다.

- 귀무가설은 사실이라고 가정한다(예를 들어, 효과가 없다).
- 대립가설을 대표하는 자료에 통계모형을 적용하여 얼마나 적합한지 알아본다.
- 귀무가설이 사실이라면 이 '모형'을 채택할 확률(p 값)을 계산한다.
- 만약 p 값이 매우 작으면(.05 미만), 모형이 자료에 적합하다는 결론을 내린다. 그리고 우리의 초기 예측이 사실이라고 한다. 즉, 대립가설에 대해 신뢰를 할 수 있다.

여기서 기억해야 할 것은 어느 쪽 가설이 옳다고 완전하게 확신할 수 없다는 것이다. 우리가 할 수 있는 것은 모형이 적합할 확률을 계산하는 것이다. 이 확률이 감소하면, 대립가설이 옳고 귀무가설은 기각될 확신이 높아진다. 이런 과정은 자료수집 전에 미리 예측이 이루어졌을 때 적용 가능하다 (브레인 2.4).

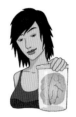

브레인 2.4

연구에서의 속임수 ①

월드컵 축구경기에서 누가 우승할 것인지 내기하기로 했다고 하자. 이를 위해 (1) 내기판매소에서 팀을 선정하고, 승산을 결정하고(예를 들어 6/4) (2) 토너먼트에서 어떤 팀이 이기는지를 보며 (3) 승리에 대해 수긍하게 된다. 하지만 내기를 거는 모든 사람들을 위해 다음과 같은 과정은 공정할 필요가 있다. 내기판매소는 자기네 승산을 제시한다. 하지만 토너먼트가 끝나기 전에 자기네 승산을 제시할 수 있으나, 토너먼트가 끝나면 이를 변경할 수 없다. 마찬가지로 내기를 거는 나는 토너먼트 시작 전에 팀을 선택할 수 있으나, 게임이 반이 지났거나 끝난 후에 변경할 수 없다.

연구과정도 유사하다. 어떤 가설(축구팀)을 선택할 수 있지만, 자료수집이 반이 넘게 진행된 후에 또는 자료수집이 끝난 후에 마음을 변경할 수 없다. 마찬가지로 자료수집 전에 확률수준을 결정해야 한다(내기 승산). 하지만 연구자는 종종 속임수를 쓴다. 연구를 시작하기 전에 가설을 설정하지 않고, 자료수집 중 마음을 변경하거나 자료수집 후에 가설을 결정한다. 사후검정(*post-hoc test*)이라 불리는 것을 제외하고, 이런 것은 연구 속임수에 해당된다. 마찬가지로 연구자 중에는 자료수집과 분석 후에 자신이 사용할 유의수준을 정하는 사람이 있는데, 이는 내기 판매소가 토너먼트 후에 자신의 승산을 변경하는 것과 같은 속임수에 해당된다.

만약 자신의 가설이나 분석과 관련된 것을 변경하면, 유의한 결과를 얻을 가능성이 높아진다. 하지만 명심해야 할 것은 다른 연구자가 인정하거나 산출할 수 없는 그런 창피한 연구결과를 학술지에 게재하게 될 가능성이 그만큼 높아진다는 것이다. 여러분이 연구의 규칙을 따르고 5%의 수준에서 유의성 검증을 하면, 결코 공개적 굴욕을 당하는 상황은 없을 것이다.

2.6.1.4. 검정통계량 ①

Section 1.5.5.2에서 다룬 체계적 및 비체계적 변이에 대한 개념을 돌이켜 생각해 보자. 체계적 변이는 자료에 적합한 모형에 의해 설명된 변이를 말한다. 비체계적 변이는 모형에 의해 설명되지 않은 변이를 의미한다. 다른 말로 오차(error)를 말한다. 그러므로 모형이 자료에 적합한지 검정하기 가장 쉬운 방법은 비체계적 변이에 대한 체계적 변이를 비교하는 것이다. 이렇게 해서 신호 대 잡음의 비율을 알아보는 것이다.

$$\text{Test statistic} = \frac{\text{signal}}{\text{noise}} = \frac{\text{variance explained by the model}}{\text{variance not explained by the model}} = \frac{\text{effect}}{\text{error}} \quad (2.12)$$

이런 비체계적 변이에 대한 체계적 변이의 비율 또는 오차에 대한 효과의 비율을 검정통계량(test statistic)이라고 하고, 예를 들어 t, F 및 χ^2 등이 있다. 계산하는 방정식의 형태는 사용할 검정통계량에 따라 바뀌지만 기본적으로 신호 대 잡음의 비율이라는 것은 같다. 이 비율이 유용한지에 대한 이유를 직관적으로 말하면 다음과 같다. 만일 모형이 좋다면, 설명되지 않은 변이보다 설명된 변이가 더 많을 것이라고 기대할 수 있다. 이런 경우 검정통계량은 1보다 커질 것이다.

2.6.1.5. 단측 및 양측검정 ②

Section 2.6.1.2에서 가설에는 지시적 가설과 비지시적 가설이 있다는 것을 배웠다. 지시적 가설을 검증하는 통계모형을 단측검정(one-tailed test)이라고 부르며, 비지시적 가설을 검증하는 것을 양측검정(two-tailed test)이라고 한다.

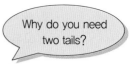

이 책을 읽은 사람이 나(저자)를 죽이고 싶다는 욕망이 증가하는지 아니면 감소하는지를 알고 싶다고 하자. 다음의 3가지 가능성이 있을 수 있다. (1) 이 책을 읽은 사람은 그렇지 않은 사람에 비해 나를 더 죽이고 싶어 한다. 그래서 차이는 양수가 된다(책을 읽은 사람의 평균에서 그렇지 않은 사람의 평균을 뺌). 관련성에서 보면, 책을 더 읽을수록 나를 더 죽이고 싶어 한다─양의 관계(positive relationship). (2) 이 책을 읽은 사람은 그렇지 않은 사람에 비해 나를 덜 죽이고 싶어 한다. 그래서 그 차이는 음수가 될 것이다(책을 읽은 사람의 평균에서 그렇지 않은 사람의 평균을 뺌). 즉, 책을 더 읽을수록 나를 덜 죽이고 싶어 한다─음의 관계(negative relationship). (3) 나를 죽이고 싶다는 생각에 대해 이 책을 읽은 사람이나 그렇지 않은 사람 간의 차이는 없다─책을 읽은 사람의 평균에서 그렇지 않은 사람의 평균을 빼면 0이 됨. 연관성 측면으로 말하면, 이 책을 읽는 것과 나를 죽이고 싶은 마음에는 관련이 없다는 것이다. 이 마지막 것이 귀무가설이다. 검정통계량의 방향은 차이가 음인지 또는 양인지에 달려 있다(이 책을 읽는 것과 나를 죽이고 싶은 것에). 양의 차이 또는 관련이 있다고 가정하고, 책을 읽은 사람의 평균이 더 크다는 사실을 밝히기 위해 평균의 차이를 확인해야 한다(그래서 양의 검정통계량을 도출). 하지만 만약 우리의 예측이 잘못되었고 실제로 책을 읽은 사람이 나를 죽이고 싶은 마음이 덜 하다면, 검정통계량은 음(negative)이 될 것이다.

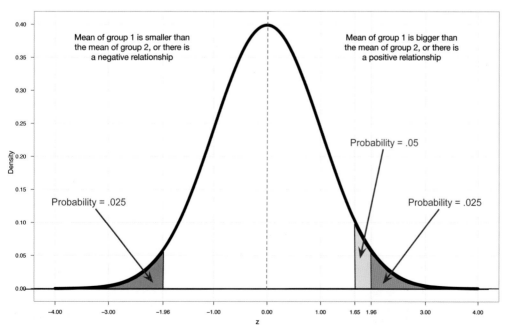

FIGURE 2.13
Diagram to show the difference between one and two-tailed tests

그럼 이 결과는 어떨까? 만약 유의확률 .05 수준에서 필요한 검정통계량이 10 이상이라고 할 때, 우리가 얻은 통계량이 -12라면 실제로는 차이가 있음에도 불구하고 가설을 기각할 것이다. 이런 일을 막기 위해, 가능한 검정통계량 분포의 양끝(꼬리)을 살펴봐야 한다. 양 또는 음의 검정통계량이 모두 나올 수 있으므로 기각확률 .05를 유지하기 위해 이 확률을 양 꼬리에 걸쳐 둘로 나누어야 한다. 분포의 음의 꼬리에 .025, 양의 꼬리에 .025로 나눈다(기각영역). 이는 Figure 2.13 분포에 잘 나타나 있다. 빨간색이 칠해진 부분은 유의수준 .025에 필요한 검정통계량 보다 높은 부분이다. 두 끝의 확률(빨간 부분)을 더하면, 기각값(criterion value) .05가 된다.

만약 가설에 방향이 있다면, 음이건 양이건 오로지 한쪽의 꼬리에 집중하면 된다. Figure 2.13 분포에서 파란 부분은 유의수준을 한쪽에 몰아서 나타낸 것이다. 이 부분은 빨간 부분 뿐 아니라 이외의 영역도 포함하고 있는 것을 볼 수 있다. 여기서 .05의 확률에서 우연히 발생할 수 있는 검정통계량의 기각값을 알아볼 수 있다. Figure 2.13 파란 부분은 유의수준 .05에서 양의 검정통계량 값(1.64)의 윗부분이다. 이 값은 유의수준 .025일 때 그 영역이 시작하는 값 1.96보다 작다. 이는 방향이 있는 지시적 가설일 때는 검정통계량의 값이 조금 적어도 유의한 결과를 얻을 수 있다는 것을 의미한다. 하지만 가설의 방향을 틀리게 예측했다면, 사실은 효과가 있음에도 불구하고 효과가 있다는 결론을 놓쳐버릴 것이다. 이 의미는 매우 중요하기 때문에 다시 설명하면 다음과 같다. 만약 단측검정을 했고 그 결과가 예측했던 것과 반대의 결과로 나타나면 귀무가설을 채택해야 한다. 이런 것이 싫으면, 양측검증을 한다(브레인 2.4).

만약 양측검정을 했고 p-값이 .06이었다면, 결과는 유의하지 않다고 결론을 맺는다. 하지만 양측검정 대신 단측검정을 하면, p-값은 양측으로 나누어야 한다(.03). 이 값은 .05보다 작기 때문에 연구결과는 유의하게 된다. 그러므로 연구자가 유의하지 않은 양측검정의 p 값을 얻었는데 단측검정에서는 p가 유의하게 되면, 마치 처음부터 단측검정을 하고자 했던 척하고 싶은 유혹에 빠질 수 있다. 하지만 자료를 수집한 후에 변경을 해서는 안 되고(브레인 2.4), 결과는 유의하지 않다고 해야 한다. 실제로 최근에 실시된 생태학분야의 연구에 의하면, 학술지에 게재된 논문 중 단측검정을 사용한 모든 연구는 그 이유가 타당하지 않다고 보고한 연구가 있었다(Lombardi & Hurlbert, 2009). 또 다른 연구에서는 단측검정을 사용한 17개 연구 중에 1개만이 단측검정 사용에 대한 정당한 이유가 있었다고 했다(Ruxton & Neuhaeuser, 2010). 단측검정은 사용할 이유가 확실할 때만 사용해야 한다는 것을 명심하자.

2.6.1.6. 제1종 및 제2종 오류 ①

Neyman과 Pearson은 가설을 검증할 때, 일어날 수 있는 두 가지 오류(error)에 대해 밝혔다. 현실에서의 참에 대해 말하기 위해 검정통계량을 사용할 때, 모집단에서 효과가 있는지 없는지 알기 위해 노력한다. 여기에는 두 가지 가능성이 있는데, 모집단에서 효과가 있는 경우와 모집단에서 효과가 없는 경우다. 이 가능성들 중, 어느 것이 참인지 알 길이 없다. 하지만 둘 중에 어떤 것이 더 참에 가까운지 알려줄 검정통계량과 관련 확률을 알 수 있다. 우리가 저지를 수 있는 실수에는 제1종 오류와 제2

종 오류가 있다. 사실은 그렇지 않은데 모집단에 효과가 있다고 믿을 때 제1종 오류(Type Ⅰ error)가 발생한다. 모집단에 효과가 없을 때 흔히 사용하는 오차확률은 .05(5%)로—이를 α 값(α–level)이라고 한다. 효과가 없는 모집단에서 자료수집을 100번 되풀이하면, 그중 효과가 있다고 할 만큼 큰 검정통계량이 5번은 나온다는 것을 의미한다. 이 반대의 경우를 제2종 오류(Type Ⅱ error)라고 한다. 사실은 효과가 있는데도 불구하고, 모집단에 효과가 없다고 믿을 때 발생한다. 이는 작은 검정통계량이 작을 때 발생한다. 제2종 오류의 확률이 매우 작기를 바란다. 만약 모집단에서 효과가 있다면, 이를 찾아내는 것이 중요하기 때문이다. Cohen(1992)은 제2종 오류를 받아들일 수 있는 최대한의 확률을 .2(또는 20%)라 했고, 이를 β 값(β–level)이라고 한다. 이는 모집단에서 효과가 있는데 이 모집단으로부터 100번의 표본을 표출했다면, 20개의 표본에서는 효과를 찾는데 실패한다는 것이다.

2.6.1.7. 과장된 오류확률 ①

Why not do lots of tests?

검증을 하는데 .05의 유의수준을 사용했다면, 제1종 오류가 발생할 기회는 5%가 된다. 그럼 논리적으로 볼 때, 제1종 오류가 발생하지 않을 확률은 .95(95%)가 된다. 하지만 과학에서 한 번의 검증을 통해 연구 문제에 대한 최종적인 답을 얻기는 거의 힘들다(보통은 여러 번의 시험이 필요하다). 예를 들어, 비디오가 유튜브에서 입소문이 나는데 영향을 미치는 요인을 파악하고 싶다고 하자. 여러분은 비디오에 포함된 유머와 혁신적 내용이 주요 예측요인이라고 생각한다. 이를 검증하기 위해, 접속 횟수와 유머내용/혁신에 대한 측정이 관계 있는지 살펴보아야 한다. 아마 유머내용과 혁신이 서로 관련이 있는지에 대해서도 확인하고자 할 것이다. 그러므로 3개의 관련성 검증이 필요하다. 만약 각각의 검증이 서로 독립적이라고 가정하면, 제1종 오류가 없을 전제적 확률은 각 검증에서 제1종 오류가 없을 확률이 .95이고 3개의 검증이 필요하기 때문에 $(.95)^3 = .95 \times .95 \times .95 = .857$이 된다. 제1종 오류가 없을 확률이 .857이라면, 적어도 하나의 제1종 오류를 만들 확률은 1(사건이 일어날 수 있는 최대의 확률)에서 이 숫자를 빼면 된다. 따라서 적어도 하나의 제1종 오류가 생길 확률은 $1 - .857 = .143$(14.3%)이 된다. 그러므로 이 3개의 검증에 걸쳐서, 제1종 오류가 생길 확률은 일반적으로 기준이 되는 5%보다 높은 14.3%로 증가했다. 이와 같이 같은 자료에 수행된 통계검증에 걸쳐진 오류확률을 familywise 또는 experimentwise error rate라고 한다. .05 유의수준을 사용한다고 가정할 때 이를 계산하기 위한 공식은 다음과 같다.

$$\text{familywise error} = 1 - (0.95)^n \tag{2.13}$$

여기서 n은 자료검증을 수행한 횟수를 말한다. 10번의 검증이 실시되면, familywise error rate는 $1 - .95^{10} = .40$이 되고, 최소한 하나의 제1종 오류가 발생할 기회가 40%라는 것을 의미한다.

이와 같이 familywise error rate가 높아질때 이를 조절할 수 있는 방법이 있다. 가장 흔히 사용되는 것은 α를 비교수행 횟수(k)로 나누는 것이다.

FIGURE 2.14
Carlo
Bonferroni
before the
celebrity of his
correction led
to drink, drugs
and statistics
groupies

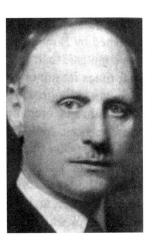

$$P_{\text{Crit}} = \frac{\alpha}{k}$$

10번의 검증을 한 .005를 유의수준으로 사용해야 한다. 이렇게 해야만, 전제적인 제1종 오류를 .05 보다 작게 유지할 수 있게 된다. 이 방법을 Bonferroni correction(Figure 2.14)이라고 한다.

2.6.1.8. 통계적 검정력 ②

제2종 오류는 모집단에 효과가 있는데도 없다고 판단하는 것이다. 제2종 오류의 비율이 높아질수록, 모집단에서 효과가 있는데도 불구하고 효과가 없다고 할 가능성이 점점 더 높아진다. 모집단에서의 효과를 발견하기 위한 검정(test) 능력을 통계적 검정력(statistical power)이라고 한다. 검정력은 주어진 검정이 모집단의 효과를 찾아낼 확률을 의미한다. 이 반대는 주어진 검정이 모집단에 있을 것이라고 가정된 효과를 못 찾아낼 확률인데 이를 β(제2종 오류의 비율)라고 한다. 따라서 검정력은 1 − β라고 표시할 수 있다. Cohen(1988, 1992)이 진짜 효과를 찾아내는데 실패할 확률 .2로 제시한 것을 감안하면, 상응하는 검정력은 1 − .2 = .8이 된다. 그러므로 보통 연구에서 검정력 .8 또는 존재하는 효과를 찾아낼 기회 80%를 목표로 한다. 통계검정의 검정력은 다음 사항에 달려 있다.

1 효과가 얼마나 큰가? 이는 효과가 클수록 더 쉽게 발견할 수 있기 때문이다. 이것을 효과크기 (effect size)라고 하는데 Section 2.7.1에서 자세히 다룬다.

2 효과가 유의하다고 결정하는 것에 대해 얼마나 엄격한가? 엄격할수록, 효과를 발견하는 것은 더욱 더 힘들어진다. 여기서 엄격성은 α 수준을 의미한다. 제1종 오류 비율에 더 보수적이면, α 가 작아질수록 실제로 존재하는 효과를 기각할 확률이 증가하게 된다(제2종 오류 증가).

3 표본크기: 크기가 큰 표본이 모집단에 더 가깝다는 것을 배웠다. 그러므로 큰 표본은 표본오차가 적게 된다. 검정통계는 기본적으로 신호 대 잡음의 비율이라는 것을 상기해 보자. 큰 표본은 '잡음'을 덜 가지고 있기 때문에 '신호'를 발견하기가 더 쉽다.

주어진 검정력$(1 - \beta)$에서, α 수준, 표본크기 및 효과크기는 모두 연관이 있다. 만약 이 중 3가지 값을 안다면, 나머지 하나도 찾을 수 있다. 과학자가 이 같은 사실을 가지고 응용하는 것에는 두 가지 있다.

1 **검정력 계산**: 연구의 결론을 냈다면, 이미 α 값을 선정했다는 것이고, 표본 데이터를 바탕으로 효과크기를 예측할 수 있으며, 사용된 표본크기가 어느 정도인지 알 수 있을 것이다. 그러므로 이런 값을 이용해 $1 - \beta$를 계산할 수 있다. 검정력이 .08 또는 그 이상이면 실제로 존재하는 효과를 간파하기 충분한 힘이 있다고 확신할 수 있다. 하지만 이보다 적으면 검정력을 높이기 위해 더 많은 표본을 사용해 이 연구를 반복 시행할 수도 있다.

2 주어진 검정력을 달성하는데 필요한 **표본크기 계산**: 자료수집 전에 원하는 α와 $1 - \beta$를 정할 수 있다(보통은 α = .05와 $1 - \beta$ = .8이 사용됨). 또한 과거 연구결과 자료를 사용해 모집단에 적당한 효과크기도 추정할 수 있다. 이러한 정보가 주어지면(결정한 α와 $1 - \beta$ 값을 토대로) 효과를 발견하는데 필요한 표본의 크기를 계산할 수 있다.

2.6.1.9. 신뢰구간과 통계적 유의성 ②

Section 2.5.2.4에서 언급했듯이 95%의 신뢰구간이 서로 중복되지 않았다면 평균은 서로 다른 모집단으로부터 왔다고 결론을 내릴 수 있으므로, 결국 평균은 유의한 차이가 있다는 것이다. 이 말은 통계적 유의성과 신뢰구간 사이에 관련이 있다는 것을 암시한다. Cumming과 Finch (2005)는 Figure 2.15에서 보는 것처럼 3가지 방침을 제시했다.

1 95% 신뢰구간의 끝과 끝이 맞닿은(Figure 2.15 위의 왼쪽) 것은 차이가 없다는 귀무가설 검증에 대한 p가 거의 .01이라는 것을 의미한다.

2 만약 하나의 신뢰구간 위의 끝과 다른 신뢰구간 아래의 끝 사이에 간격이 있다면(Figure 2.15 위의 오른쪽) $p < .01$ 이다.

3 Figure 2.15의 아래 그림처럼 막대들이 중간(moderate) 정도의 중복이 있으면, 거의 p = .05다.

중간 정도의 중복이란 무엇을 의미하는가? Cumming (2012)은 평균 오차범위(margin of error: MOE) 길이의 절반이라고 했다. MOE는 신뢰구간 길이의 반(대칭이라는 전제하에서)이므로, 평균으로부터 막대의 절반을 의미한다. Figure 2.15의 아래 왼쪽 그래프에서 표본 1의 신뢰구간은 4~14이므로, 막대의 길이는 10이고 MOE는 5가 된다. 표본 2의 범위는 11.5~21.5이므로 MOE는 5가 된다. 그러므로 MOE의 평균은 (5 + 5)/2 = 5가 된다. 따라서 중간 정도의 중복이란 이 값의 절반(2.5)이다. 이 정도가 Figure 2.15 아래 그림에서 두 신뢰구간의 중복에 해당된다. 기본적으로 신뢰구간의 길이가 같을 때 p = .05이라는 것은 신뢰구간의 1/4이 중복되었다고 보면 된다. 신뢰구간의 길이가 다른 경우를 생각해 보자. Figure 2.15의 아래 오른쪽을 보면, 표본 1의 범위는 10이고 MOE는 5가 된다. 표본 2에서의 길이는 6이고 MOE는 3이 된다. 평균 MOE는 (5 + 3)/2 = 4가 된다. 따라서 중간 정도의 중복 값은 2가 된다. Figure 2.15의 아래 왼쪽 그림에서 두 신뢰구간은 2점이 중복되었으므로 p는 약 .05가 된다.

2.6.1.10. 표본크기 및 통계적 유의성 ②

표본크기와 유의수준인 p 값은 연관성이 있다. 두 개의 사례를 통해 이 연관성에 대해 알아보자. 수컷 쥐는 짝짓기를 할 때 암컷을 유혹하기 위해 노래를 한다(Hoffmann, Musolf & Penn, 2012).

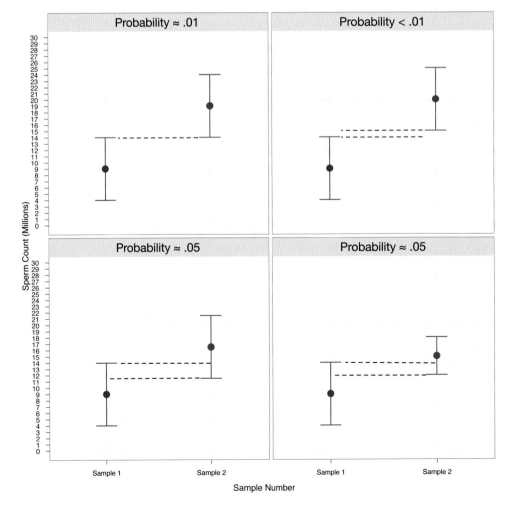

FIGURE 2.15
The relationship between confidence intervals and statistical significance

쥐가 노래를 부르는지 확실히 모르겠지만, 그렇다고 한다. 젊은 남성도 어떻게 하면 여성에게 잘 보일 수 있을까? 하는데 많은 시간을 소비한다. 여기서 다음과 같은 실험을 했다고 하자. 젊은 이성애자인 남자 10명씩 두 그룹에게 호감가는 여성에게 가서 대화를 하거나(그룹 1) 노래를 불러주라고(그룹 2) 했다. 그리고 여성들이 가버리기까지 시간이 얼마나 걸리는지 측정했다. 또한 이런 실험을 반복해서 실시했는데, 각 그룹은 100명씩이었다고 하자.

Figure 2.16은 이 두 실험의 결과를 보여준다. 두 실험 자료에서 노래를 불러준 그룹의 평균은 10이고, 표준편차는 3이었으며, 대화를 시도한 그룹의 평균은 12와 표준편차 3이다. 두 실험에서의 차이는 단지 표본크기에 있다.

Figure 2.16에서 각 표본의 평균은 같지만, 신뢰구간은 10명으로 구성된 표본보다는 100명으로 구성된 표본에서 더 좁은 것으로 나타났다. 표준편차가 3으로 같은 상황에서, 이상하다고 생각할 수 있다. 신뢰구간 계산을 살펴보면, 평균 ± 1.96 × 표준오차이다. 여기서 표준오차는 표준편차 나누기 표본크기의 제곱근이다(방정식 2.8). 그러므로 표본크기가 커질수록 표준오차(신뢰구간 역시)는 작아진다.

이미 두 표본의 신뢰구간이 같으면 p는 약 .05가 되며, 신뢰구간의 1/4이 중복된다는 것을 배웠다. 그러므로 두 그래프에서 평균과 표준편차가 같을지라도 크기가 10명인 표본 연구는 유의하지 않다 (막대의 많은 부분이 중복됨, 실제로 p = .15). 하지만 100명을 대상으로 한 연구는 유의한 차이를 보인다(막대가 전혀 중복되지 않음, p < .001). 두 그래프에서 평균과 표준편차는 같지만, 표본크기가 표준오차에 영향을 주어 결국 유의한 차이를 보였다는 것을 기억하자.

SELF-TEST   Figure 2.16에 있는 그래프를 비교하시오. 표본크기의 차이는 무슨 효과를 가지고 있는가? 왜 그렇다고 생각하는가?

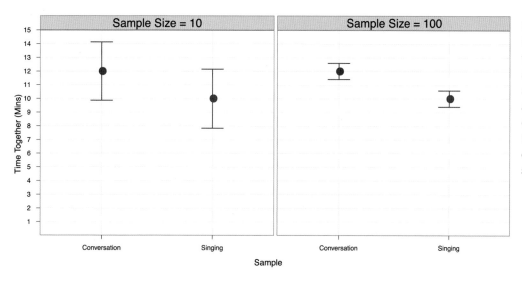

FIGURE 2.16
Graph showing two data sets with the same means and standard deviations but based on different sized samples

이런 관계를 극대화해서, 표본크기가 매우 큰 두 표본의 평균들이 $p < .05$에서 유의한 차이가 있다고 하자(Figure 2.17). 이번에 노래를 부른 그룹의 평균은 10.00($SD = 3$)이고, 대화를 한 그룹의 평균은 10.01($SD = 3$)이다. 두 그룹 간의 차이는 0.01로 아주 작다. 원래의 그래프(뒤쪽의 그래프)를 보면, 평균은 같고 신뢰구간은 없는 것처럼 보인다. 사실은 신뢰구간이 너무 좁아서 하나의 선으로 보이는 것이다. 사실 신뢰구간은 9.98 - 10.02로 전체 구간은 0.04가 된다. 그러므로 신뢰구간은 약 1/4이 중복되었고, 유의수준은 약 $p = .05$(실제는 .044)이다. 평균이 같고(10과 10.01) 표준편차도 같지만, 유의한 차이가 있다는 것이 어떻게 가능한가? 여기서의 해답은 표본크기이다. 각 표본크기가 1백만명이어서 표준오차가 아주 작아졌기 때문이다.

여기에서 두 가지의 중요한 점을 말하고 있다. 첫째 표본크기는 표본의 차이가 유의한지 또는 그렇지 않은지에 영향을 미친다는 것이다. 표본크기가 크면 차이가 적어도 유의할 수 있고, 표본크기가 작으면 유의하지 않게 될 수 있다. 이 점은 검정력과 관련이 있다. 즉, 표본의 크기가 크면 효과를 찾아낼 힘을 갖게 된다. 두 번째는 차이가 거의 나지 않아도 표본크기가 매우 크다면 유의한 결과가 나타날 수 있다는 것이다. 검정통계량은 신호와 소음의 비율이고, 표준오차는 표본추출의 소음(sampling noise)의 측정이라는 것을 상기해 보자. 표준오차는 표본크기로부터 추정되고, 표본크기가 클수록 표준오차는 작아진다. 그러므로 표본이 클수록 '소음'이 작아지므로, 심지어 아주 작은 신호(signal)도 찾아낼 수 있다.

2.6.2. 귀무가설 유의성 검정(NHST)의 문제 ②

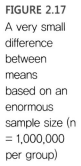

FIGURE 2.17
A very small difference between means based on an enormous sample size (n = 1,000,000 per group)

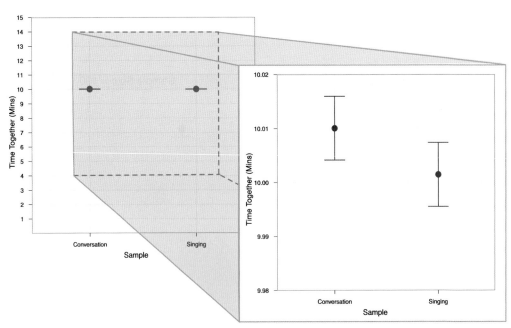

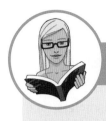

핵심녀의 힌트 **귀무가설의 유의성 검정**

- 귀무가설 유의성 검정(NHST)은 과학적 이론을 평가하는데 널리 사용되는 방법으로 두 개의 서로 상충되는 가설을 기초로 한다. 하나는 효과가 있다는 것이고(*연구가설*), 다른 하나는 효과가 없다는 것이다(*귀무가설*). 연구가설을 대변하는 검정통계량을 계산하고, 이에 대한 *p* 값을 계산한다. 만약 이 *p* 값이 효과가 없다는 것을 기각할 확률보다 적으면, 통계적으로 유의한 결과를 얻게 된다. 만약 이 확률이 .05보다 크면, 귀무가설을 기각하지 못하고, 통계적으로 유의하지 않은 결과를 얻게 된다.
- 제2종 오류를 범할 수 있다. 실제적으로는 효과가 없는데 효과가 있다고 하거나(*제1종 오류*), 실제로 효과가 있는데 효과가 없다고 믿을 수 있다(*제2종 오류*).
- 통계적 검정력은 실제로 효과가 있을 때 이를 찾아낼 확률이다.
- 유의성 검증은 표본크기와 직접적으로 관련이 있다. 같은 효과도 표본 크기에 따라 다른 *p* 값을 가진다. 표본크기가 크면, 차이가 적더라도 유의한 결과가 나올 수 있다. 또한 표본크기가 작으면, 효과가 크더라도 유의한 결과가 나오지 않을 수 있다.

귀무가설 유의성 검정(NHST)은 통계학을 이용해 이론을 검증하는 방법이다. 이는 규칙에 따라 특정 가설을 믿을지 말지에 대한 결정을 하게 하므로 매우 강력한 방법이라고 할 수 있다. 하지만 여기서는 귀무가설 유의성 검정(NHST)이 기본적으로 결점을 지닌 과정이라는 냉소적 지적 사항에 대해 살펴보자(더 자세한 것은 Ziliak & McCloskey, 2008).

2.6.2.1. 통계적 유의성 검정으로부터 어떤 결론을 얻을 수 있을까? ②

통계적 유의성은 실질적 중요성과 같은 것이 아니다. 그 이유는 유의성의 *p* 값은 표본크기에 의해 영향을 받기 때문이다(Section 2.6.1.10). 그러므로 '통계적으로 유의한'이라는 말에 너무 호들갑을 떨지 말아야 한다. 그 이유는 *p* 값이 .05보다 작다고 결과가 반드시 중요한 것이 아닐 수 있기 때문이다. 아주 미비하거나 중요하지 않은 결과도 표본크기가 굉장히 크면 통계적으로 유의한 결과가 나올 수 있기 때문이다(Figure 2.17). 그리고 아주 크거나 중요한 결과도 표본의 수가 작으면 유의하지 않은 결과가 나올 수 있다.

유의하지 않다는 것은 귀무가설이 참이라는 것을 의미하는가? 답은 '아니다.' 만약 *p* 값이 .05보다 크면, 대립가설을 기각할 수 있다. 하지만 이는 귀무가설이 참이라는 것과 같은 것은 아니다. 유의하지 않다는 것은 효과가 발견될 만큼 충분하지 않다는 것으로 효과가 0이라는 것을 의미하는 것이 아니다.

유의한 결과는 귀무가설이 거짓이라는 것인가? 답은 '아니다.' 유의성 검증 통계는 결론을 내는데 매우 제한적인 확률적 추론에 근거한 것이기 때문이다.

2.6.2.2. 양자택일의 사고 ②

귀무가설 유의성 검정(NHST)의 다른 문제점은 양자택일의 사고를 하게 하는 것이다. 만약 $p <$ .05이면, 결과는 유의하다. 하지만 $p >$ .05 이면, 그렇지 않게 된다. 그런데 만일 같은 표본크기로 실시된 두 개의 연구결과가 있는데 하나는 $p =$ .0499이고, 다른 하나는 $p =$ .0501이라고 하자. NHST 과정에 의해서, 첫 번째는 유의하게 되고 두 번째는 유의하지 않게 된다. p의 차이 .0002에 의해 정말로 연구 효과가 달라질까? 물론 그렇지 않다. 두 연구의 효과크기는 매우 유사하다. $p <$ .05라는 기준은 단지 널리 보편적으로 사용되는 경험에 의한 규칙일 뿐이다(브레인 2.5). 그럼에도 불구하고 귀무가설 유의성 검정(NHST) 과정은 유의수준 .05 준거를 사용해 흑과 백의 용어를 사용하게 하는 문제가 있다.

학생들은 통계학 배우는 것을 매우 겁낸다. 어느 날 Richard Weeping 박사가 통계불안을 치료하는 약을 개발했다고 상상해 보자. 그리고 10명의 연구자가 학생을 대상으로 약물을 먹은 학생과 위약(placebo)을 먹은 학생의 불안 정도를 비교했다. 만약 약이 효과가 없으면 그룹 평균의 차이는 없어야 한다(귀무가설). 하지만 만약 약물의 효과가 있으면 약을 먹은 학생의 불안 점수는 위약을 먹은 학생보다 낮아야 한다(그룹 간의 양의 차이로 나타날 것이다). Figure 2.18는 10개의 연구결과를 보여준다.

FIGURE 2.18
Results of 10 different studies looking at the difference between two interventions. The squares show the mean difference between groups (a positive number shows that the intervention group were less anxious than the control)

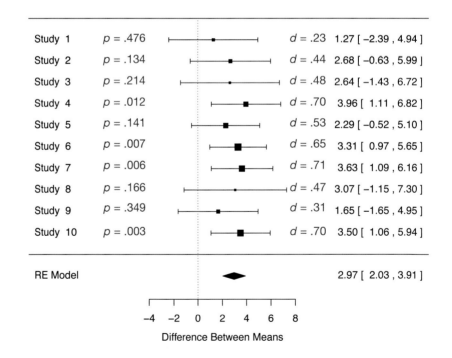

SELF-TEST 지금까지 배운 지식을 가지고, 아래 중 어떤 것이 Richard Weeping 박사의 약물 효과를 가장 잘 기술한 것인지 고르시오.

A. 근거가 동등하므로 연구가 더 필요하다.
B. 모든 평균의 차이는 중재에 대한 양의 효과가 있으므로 일관된 약물 효과가 있다.
C. 4개의 연구는 유의한 결과($p <$ .05)를 보였지만, 나머지는 그렇지 못했다. 그러므로 연구결과는 일관성이 없다. 어떤 연구는 중재가 위약보다 더 좋았지만, 다른 연구에서는 차이가 없었다. 반 이상의 연구에서 유의한 효과가 없었다는 것은 불안 감소에 있어서 중재가 성공적이지 못했다는 것을 의미한다.
D. C라고 답하고 싶지만, 여기에는 약간의 속임수가 있을 것 같다.

위의 문제에 대해 10개 연구 중 4개의 연구만이 유의한 결과를 보였기 때문에 아마도 C라고 대답했을 것이다. 지금부터 여러분은 귀무가설 유의성 검정(NHST)에 대해 아무것도 모른다고 하자. 단지 신뢰구간의 중복에 대해 생각해 보자.

SELF-TEST 신뢰구간을 보고 위의 진술 중, 어떤 것이 Richard Weeping 박사의 약물 효과를 가장 잘 기술한 것인지 고르시오.

여러분 중 일부는 마음을 바꾸어 B라고 답했을 것이다. 10개 연구 중 10개 모두 약물의 양의 효과(평균이 0보다 작았던 연구가 없음)가 있는 것으로 나타났다. 비록 어떤 연구는 유의하지 않았지만 시종일관 긍정적인 효과가 있었다. 모든 연구의 신뢰구간은 어느 정도 중복되어 있는데 이는 모든 연

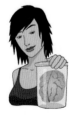

브레인 2.5

왜 .05를 사용하는가? ①

컴퓨터 이전 시대에 과학자는 검정통계량을 계산해서 이것을 확률분포 표에서 기각값(critical value)을 찾아 비교하는 방법을 사용했다. 그리고 이런 기각값은 Fisher와 같은 아주 유명한 통계학자에 의해 계산되었다. 〈Statistical methods for research workers(Fisher, 1925)〉가 가장 큰 영향을 미친 대표적인 책이다. 이 책에서 Fisher는 기각값을 제시했는데, 지면 제약으로 인해 특정 확률값에 대한 표만 제시했다(.05, .02 .01). 그 후 Fisher가 제시한 이 표가 자주 사용되었다. 그러면서 연구자는 검정통계량을 보고할 때, 특정 유의수준인 $p <$ .05와 $p <$ .01만을 사용하게 되었다.

구는 같은 모집단에서 표집되었다는 것을 의미한다. 다시 말해, 이것은 연구에 일관성이 있다는 것을 암시한다. 신뢰구간은 95%의 표본에서 실제 모집단 값을 포함할 것이라는 것을 기억하자. 10개 연구에 걸쳐서 신뢰구간이 0보다 큰 것은 몇 개 있는지 살펴보자. 신뢰구간이 0을 포함할지라도 신뢰구간 막대의 대부분이 0보다 큰 것은 모집단 값이 0보다 크다는 일관성있는 근거를 제시하는 것이다. 그러므로 유의성에만 중점을 두는 것보다는 신뢰구간을 살펴보는 것이 자료의 일관성을 볼 수 있게 한다. 모든 연구에서 약물효과는 긍정적이었고, 10개 모든 연구를 고려해 모집단 효과는 0보다 클 가능성이 있다는 좋은 이유가 있다.

2.7. 이론검증에 대한 현대적 접근 ②

p 값 이외에도 연구결과를 평가하는데 도움이 되는 것에는 신뢰구간과 효과크기가 있다. 여기에서는 효과크기에 대해 알아보기로 한다.

2.7.1. 효과크기 ②

귀무가설 유의성 검정(NHST)의 문제는 효과의 중요성에 대한 정보를 주지 않는다는 것이다. 그러므로 효과크기를 계산할 필요가 있다. 효과크기(effect size)는 표준화된 수치이므로, 다른 변수를 사용했거나 또는 다른 측정도구를 사용한 연구라도 그 크기를 서로 비교할 수 있다.

2.7.1.1. Cohen의 d ②

효과크기 측정방법은 여러 가지가 있지만, 가장 흔히 사용되는 것은 Cohen의 d, Pearson의 상관계수 r (제6장) 그리고 교차비(odds ratio) (제18장, 19장)가 있다. 먼저, Cohen의 효과크기(d)에 대해 알아보자.

$$\hat{d} = \frac{\bar{X}_1 - \bar{X}_2}{s} \tag{2.15}$$

Can we measure the importance of an effect?

위 공식에서 d에 hat('estimate of'를 의미)을 붙인 이유는 모집단의 효과크기에 관심이 있다는 것을 상기하기 위해서지만, 이를 직접적으로 측정할 수 없기 때문에 표본으로부터 추정해야 한다. d는 두 평균의 차이를 표준편차로 나눈 것이다. 하지만 두 개의 표준편차 중 어떤 것을 사용해야 하는가? 그룹의 분산은 같다(그러므로 표준편차도 같다)고 가정하고 둘 중 하나의 표준편차를 선택해 사용할 수도 있을 것이다. 사례에서 표준편차는 두 그룹 모두 $SD = 3$으로 같았으므로, 이를 사용한다.

$$\frac{\overline{X}_{\text{Singing}} - \overline{X}_{\text{Conversation}}}{\sigma} = \frac{10 - 12}{3} = -0.667$$

이 효과크기의 의미는 만약 남자가 노래를 불렀다면, 상대방 여자가 머무른 시간은 대화했을 때보다 0.667 표준편차 감소했다는 것을 의미한다.

Cohen(1988, 1992)은 효과크기에 대해 d = 0.2(작은 효과크기), d = 0.5(중간 효과크기), d = 0.8(큰 효과크기)이라는 기준을 제시했다. 위 사례에서 효과크기는 중간과 큰 효과 사이에 있다. 하지만 Cohen은 이런 기준에만 전적으로 의존하다 보면 연구자의 사고가 둔화된다고 하였다. 또한 효과크기를 해석할 때는 연구에 사용된 측정도구가 미치는 효과 같은 것을 고려해야 한다고 하였다.

때로는 두 그룹 간에 표준편차가 같지 않은 경우가 있다. 이런 경우에 취할 수 있는 방법에는 두 가지가 있다. 첫 번째 방법은 대조군의 표준편차를 사용하는 것이다. 이는 중재가 가해지는 실험군에는 평균뿐 아니라 점수의 범위 변화가 예상되기 때문이다. 그러므로 대조군의 표준편차가 좀 더 정확할 수 있다. 본 사례에서는 대화집단을 대조군으로 볼 수 있기 때문에 이 집단의 표준편차를 사용해 효과크기를 계산할 수 있다.

두 번째 방법은 두 그룹의 표준편차를 공동으로 사용하는 것이다.

$$s_p = \sqrt{\frac{(N_1 - 1)s_1^2 + (N_2 - 1)s_2^2}{N_1 + N_2 - 2}} \tag{2.16}$$

여기서 N은 각 그룹의 표본크기를 의미하고, s는 표준편차를 말한다. 위 사례에서 표본크기와 표준편차는 두 그룹이 동일하므로, 합쳐진 표준편차의 추정치는 3으로 앞선 방법의 표준편차와 같다.

$$s_p = \sqrt{\frac{(10 - 1)3^2 + (10 - 1)3^2}{10 + 10 - 2}} = \sqrt{\frac{81 + 81}{18}} = \sqrt{9} = 3$$

위의 식은 표준편차가 다른 경우, 유용하게 사용된다. 하지만 두 그룹의 표준편차가 다르다면 효과크기 d는 다른 값을 보일 것이다.

SELF-TEST 위 사례에서 표본크기가 1000이었을 때의 Cohen의 d를 계산해 보자(Figure 2.16의 오른쪽 그래프).

SELF-TEST 결과는 이전과 똑같이 -0.667이다. 이와 같이 똑같은 결과를 얻은 이유는 표본크기는 평균과 표준편차에 영향을 미치지 않기 때문에 더 나아가 효과크기에도 영향을 미치지 않았기 때문이다. 다시 말하면, 효과크기는 p 값과 달리 표본크기에 의해 영향을 받지 않는다. 실상은 효과크기도 다른 모수처럼 단순하지만은 않다. 비록 표본크기가 한 표본의 효과크기를 계산하는데 영향을 미치지는 않지만, 효과크기가 모집단의 효과크기와 얼마나 근접한지에는(정밀도) 영향을 준다. 왜냐하면 모수추정은 표본크기가 작을 때보다 클 때에 더 잘 추정할 수 있기 때문이다.

SELF- TEST Figure 2.17의 Cohen의 d를 계산해 보자. 노래 부른 그룹의 평균은 10이고, 대화 그룹의 평균은 10.01이다. 양 그룹의 표준편차는 모두 3이다.

SELF-TEST에서 효과크기 $d = -0.003$이다. 이는 작은 효과크기다.

SELF-TEST   Figure 2.16과 2.17을 보자. p에 근거하여 우리가 내린 결과와 효과크기를 이용한 결과를 비교해 보자.

Figure 2.16과 2.17의 데이터와 이에 상응하는 p를 보면, 다음과 같은 결론을 내릴 수 있다.

- Figure 2.16: p를 사용했을 때, 똑같은 평균과 표준편차를 가진 실험이 완전히 다른 결과를 나타냈다(그룹 당 표본크기가 10이었을 때는 유의하지 않았지만, 100이었을 때는 유의한 결과를 나타냈다).

- Figure 2.17: p에 근거했을 때, 두 평균이 사실상 거의 같은데도 유의한 차이가 있었다.

효과크기를 사용해 결과를 해석하면 다음과 같다.

- Figure 2.16: 똑같은 평균과 표준편차를 가진 실험은 같은 결과(둘 다 효과크기가 0.677)를 나타냈다.

- Figure 2.17: 두 개의 거의 같은 평균은 별로 다른 것 같지 않다($d = 0.003$으로 매우 작음).

2.7.1.2. 상관계수 ②

두 변수 관계의 강도를 나타내는 Pearson의 상관계수 r에 익숙할 것이다(제6장). 이 자체는 효과 크기다. 이것을 실험효과의 강도를 양적으로 표시하는데 사용할 수 있다는 것이 의외일 것이다. 그 이유는 이 상관계수를 주로 비실험연구 상황에서 배웠기 때문일 것이다. 하지만 잘 생각해 보면 놀라 운 일은 아니다. r은 두 변수 간의 관계를 정량화한 것이다. 만약 이 두 변수 중에 한 변수가 실험의 조작이고 나머지 변수가 결과변수라면, r은 실험조작과 결과 사이의 관계의 정량화된 수치가 될 것이 다. 다른 말로, 실험효과를 수치로 나타낸 것이다. 효과크기 측정으로써 r에 대한 것은 제6장, 제9장 및 제11장에서 자세히 다룬다.

d처럼 Cohen(1988, 1992)은 r에 대해 다음과 같은 제안을 했다.

- r = .10 (작은 효과): 총 변이의 1%를 설명한다.
- r = .30 (중간 효과): 총 변이의 9%를 설명한다.
- r = .50 (큰 효과): 총 변이의 25%를 설명한다.

효과크기 측정으로써 r을 사용하는 데는 여러 이유가 있다. 그 중 하나는 r 값이 0(효과 없음)부 터 1(완전한 효과) 사이에 제한되어 있다는 것이다. 하지만 d가 더 선호되는 상황이 있다. 예를 들어, 그룹의 크기가 차이가 나면 r은 d에 비해 더 편향이 생기기 때문이다(McGrath & Meyer, 2006).

2.7.2. 메타분석 ②

첫 두 장에 걸쳐 과학자가 어떻게 이론이나 가설을 검증하는지에 대해 설명했다. 과학의 중요 부 분 중 하나는 같은 결과가 나오는가 하는 것이다. Section 2.6.2.2의 예제는 위약에 비해 개발된 약 물이 불안을 감소시키는지에 대한 10개 실험에 관한 것이었다. 이 연구의 요약은 Figure 2.18에 있 다. p에 근거해서 결과의 일관성이 부족하다는 결론을 내렸다. 4개 연구에서는 약물의 유의한 효과 가 있었고, 6개 연구에서는 그렇지 못했다. 하지만 신뢰수준에 의해 반대 결과를 얻었다.

Figure 2.18에 요약된 10개 연구결과는 d가 .23부터 .71까지의 범위에 있다. 모든 효과크기는 양 수로 나타났다. 약물을 복용한 후, 불안이 악화되었다는 연구가 없었다. 그러므로 효과크기는 매우 일관성이 있었다. 모든 연구는 양의 효과가 있었고, 효과는 최저 표준편차의 1/4에서 최대 3/4이 있 었다. 이 결론은 신뢰구간을 가지고 내린 결과와 상당히 유사하다. 즉, 모집단에 양의 효과가 있다는 근거에 일관성이 있다. 이런 연구들을 모집단의 효과를 얻기 위해 사용한다면 좋지 않을까? 물론 사 용할 수 있다. 이런 과정을 메타분석(meta analysis)이라 한다.

효과크기의 평균으로 10개 연구를 요약해보자.

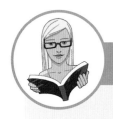

핵심녀의 힌트   효과크기

- 효과크기는 관찰된 효과의 크기를 측정하는 방법이다.
- Cohen의 *d*는 두 그룹 평균의 차이를 대조 그룹의 표준편차나 두 그룹의 표준편차를 기반으로 통합된 추정치로 나눈 것이다.
- Pearson의 상관계수 *r*은 효과크기 측정으로도 사용된다.

$$\bar{d} = \frac{\sum_{i=1}^{k} d_i}{n} = \frac{0.23 + 0.44 + 0.48 + 0.70 + 0.53 + 0.65 + 0.71 + 0.47 + 0.31 + 0.70}{10} = 0.52$$

메타분석은 이외에도 많은 것이 요구된다. 하지만 메타분석의 가장 기초는 같은 연구문제에 대한 연구의 효과크기를 계산하는 것이며, 이런 효과크기의 평균을 산출하는 것이다. 이때 사용하는 평균은 일반적인 것이 아니라 가중된 평균(weighted average)을 의미한다. 메타분석은 SPSS에서 실행되지 않는다.

2.8. 통계모형의 보고 ②

Section 1.7에서 자료를 보고하는 일반적인 원리에 관해 조금 살펴보았다. 이 장에서 평균과 같은 모수 주위에 신뢰구간을 형성할 수 있다는 것을 배웠다. 이런 구간은 모수치가 들어갈 제한된 구간의 범위를 말해준다. 따라서 이에 대한 보고는 매우 중요하다. 이때 보고의 내용은 신뢰구간의 유형(예를 들어, 95%) 및 상한치와 하한치의 값을 보고하는 것이 일반적이다. 만약 평균이 30이고, 신뢰구간이 20~40이면, *M* = 20, 95% CI [20, 40]이라고 기록하면 된다. 또한 검정통계량과 정확한 *p*-값도 기록해야 한다. 그리고 *p*-값이 유의수준 .05보다 적으면 효과는 유의하다고 결론을 내린다. *p*-값은 표본크기와 관련이 되기 때문에 효과크기를 같이 써주는 것이 바람직하다(예를 들어, *p* = .023, *d* = 0.54).

2.9. 개념에 대한 요약도 ①

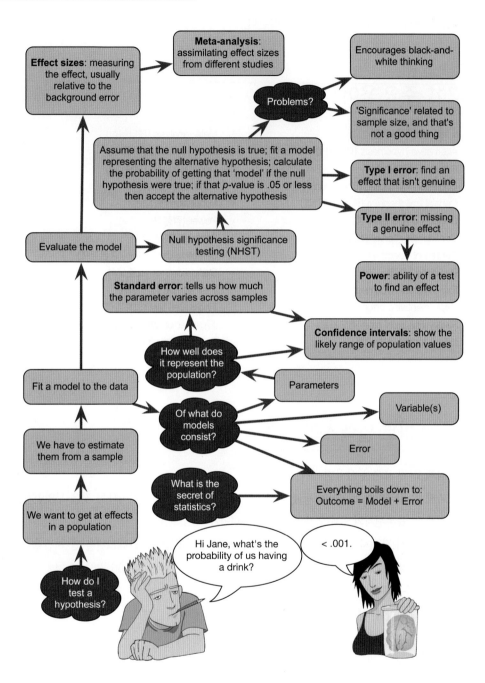

FIGURE 2.19 What Brian learnt from this chapter

2.10. 다음 장은? ①

다음 장에서는 SPSS 사용에 대해 알아본다.

2.11. 주요 용어

α level (α 유의수준)
Alternative hypothesis (대립가설)
β level (β 유의수준)
Bonferroni correction (Bonferroni 수정)
Central limit theorem (중심극한정리)
Cohen's d (Cohen의 효과크기)
Confidence interval (신뢰구간)
Degree of freedom (자유도)
Deviance (편차)
Experimental hypothesis (실험가설)
Experimentwise error rate (실험별 오차율)
Familywise error rate (총오차율)
Linear model (선형모형)

Meta-analysis (메타분석)
Null hypothesis (귀무가설)
One-tailed test (단측검정)
Parameter (모수)
Population (모집단)
Power (검정력)
Sample (표본)
Sampling distribution (표본분포)
Standard error (표준오차)
Test statistic (검정통계)
Two-tailed test (양측검정)
Type I error (제1종 오류)
Type II error (제2종 오류)

2.12. 스마트 알렉스의 과제

- **과제 1:** 왜 표본을 사용하는가? ①
- **과제 2:** 평균이란 무엇이며 평균이 자료를 대표한다면, 이것이 의미하는 것은 무엇인가? ①
- **과제 3:** 표본편차와 표준오차의 차이는 무엇인가? ①
- **과제 4:** 제1장에서 사용한 자료 즉, 21명의 흡연자를 대상으로 트레드밀을 탄 시간을 분 단위로 측정한 것(18, 16, 18, 24, 23, 22, 22, 23, 26, 29, 32, 34, 34, 36, 36, 43, 42, 49, 46, 46, 57)을 사용해 표준오차와 95% 신뢰구간을 구하시오. ②
- **과제 5:** 제곱합, 분산 및 표준편차란 무엇인가? 어떻게 다른가? ①
- **과제 6:** 검정통계란 무엇이고, 어떤 정보를 제공하는가? ①
- **과제 7:** 제1종 및 제2종 오류란 무엇인가? ①
- **과제 8:** 효과크기란 무엇이고 어떻게 계산하는가? ②
- **과제 9:** 통계적 검정력이란 무엇인가? ②
- **과제 10:** Figure 2.16의 실험에서 노래 그룹의 평균은 10이고, 대화 그룹은 12였으며 표준편차는 모두 3으로 같았다. 하지만 첫 번째 실험의 표본크기는 10이고, 두 번째 실험의 표본크기는 100이었다. Figure에 표시된 신뢰구간을 구하시오. ②

- **과제 11:** Figure 2.17은 과제 10과 비슷한 연구이다. 하지만 노래 그룹의 평균은 10이고 대화 그룹의 평균은 10.01이며, 두 그룹에서 표준편차는 모두 3이고 각 그룹의 크기는 1백만명이다. Figure에 표시된 신뢰구간을 구하시오. ②

- **과제 12:** 제1장의 과제 8에서 사용한 자료는, 런던의 유명한 축구 클럽의 팀원인 11명 선수가 'red zone'에 도달하기 바로 직전까지의 시합 수를 측정한 결과 10, 16, 8, 9, 6, 8, 9, 11, 12, 19, 5였다. 이 자료의 표준오차와 신뢰구간을 구하시오. ②

- **과제 13:** 다른 라이벌 클럽 선수를 대상으로 'red zone'에 도달하기 바로 직전까지의 시합 수를 측정한 결과 자료는 6, 17, 7, 3, 8, 9, 4, 13, 11, 14, 7이었다. 평균, 표준편차 그리고 신뢰구간을 구하시오. ②

- **과제 14:** 위의 두 과제에서 사용된 자료를 이용해 두 팀의 평균의 차이에 대한 Cohen의 d를 구하고 해석하시오. ②

- **과제 15:** 제1장 과제 9에서 유명인 9명의 결혼 기간을 살펴보았다. 8명의 결혼 기간은 다음과 같았다. 210, 91, 3901, 1339, 662, 453, 16672, 21963, 222. 평균, 표준편차, 신뢰구간을 구하시오. ②

- **과제 16:** 1장의 자료와 위 과제 15의 자료를 이용해 평균의 차이에 대한 Cohen의 d를 구하고 해석하시오. ②

- **과제 17:** 귀무가설 검정의 문제는 무엇인가? ②

과제의 정답은 웹 사이트에서 찾을 수 있다.

2.13. 참고도서

Cohen, J. (1990). Things I have learned (so far). *American Psychologist*, 45, 1304–1312.

Cumming, G. (2012). *Understanding the new statistics: Effect sizes, confidence intervals, and metaanalysis*. New York: Routledge. (A really great book that elaborates on much of material that I cover in this chapter. Cumming takes a really refreshing and modern perspective on the material, and I recommend this book very highly.)

3 IBM SPSS 사용

FIGURE 3.1
All I want for
Christmas is …
some tasteful
wallpaper

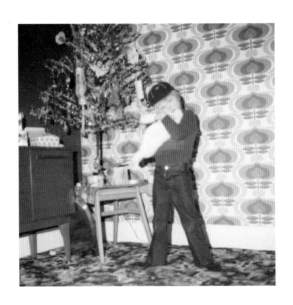

3.1. 이 장에는 어떤 내용이 있을까? ①

내가 유치원을 졸업하고 초등학교에 입학했을 때, 아는 친구 한 명이 없는 새로운 환경이어서 무섭고 두려웠다. 하지만 새로운 친구를 사귀면서 금방 학교생활이 좋아졌다. IBM SPSS라는 통계 프로그램도 새로운 환경으로써 이를 배운다는 것이 처음에는 두려울 수 있지만 시간을 투자한다면 쉽게 익숙해질 수 있다.

이 장에서는 IBM SPSS를 사용하기 위한 환경에 대한 설명이 이루어질 것이다. SPSS의 주요 창(편집창, 출력결과창 및 명령문 편집창)에 대해 알아보고, 어떻게 변수를 만들고 자료를 입력하는지와 변수의 속성에 대해서 알아볼 것이다. 마지막으로 파일을 불러오고 저장하는 방법에 대해 설명할 것이다.

3.2. IBM SPSS 통계 버전 ①

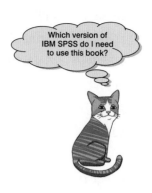

이 책은 IBM SPSS 통계 버전 21을 기초로 한다. 하지만 어떤 버전인지에 너무 많은 신경을 쓸 필요는 없다. 왜냐하면 IBM SPSS는 매년 새로운 버전을 내놓는데, 그 대부분은 내용의 차이가 크지 않다. 이 책으로 이전 버전 18까지의 내용을 포함할 수 있을 것이다.

3.3. Windows와 MacOS ①

최근 SPSS는 Java라 불리는 프로그램을 사용한다. Java의 장점은 Windows, MacOS 및 Linux에서 모두 작용할 수 있기 때문이다. Java를 이용한 SPSS의 Windows와 MacOS 버전은 스크린 디스플레이에 약간의 차이가 있다. 이 책에서는 대다수의 독자들이 Windows를 사용하기 때문에 Windows 버전 사용시 스크린에 나타나는 화면을 중심으로 설명했다. 하지만 Mac을 사용하는 독자도 이 책을 사용할 수 있다.

3.4. SPSS의 시작 ①

SPSS에서는 주로 두 개의 창을 사용한다. 첫째는 데이터 편집기(data editor) 창으로 자료를 입력하고 통계적 기능을 실시하는 창이다. 둘째는 출력결과(viewer) 창으로 통계분석 결과를 보여주는 곳이다. 이외에도 명령문 편집기(syntax editor) 창에서 활성화되는 여러 개의 창이 있다(Section 3.9). 초보자는 명령문 편집기를 사용하기보다는 마우스 클릭으로 분석하는 방법을 사용하기를 권한다.

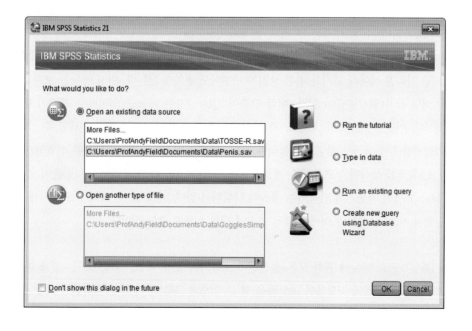

FIGURE 3.2
The start-up window of IBM SPSS

SPSS가 가동되면, 시작 창이 나타날 것이다(Figure 3.2). 만약 디스크에 이미 자료파일이 있다면, *Open an existing data source*라고 나타난 곳의 ◯를 클릭한다. 그러면 ◉로 변한다. 이는 또한 SPSS에서 초기설정으로 되어 있다. 아래 부분의 네모상자 안에는 최근에 사용된 데이터 파일 목록이 나타나는데, 이들 중 원하는 파일 하나를 마우스로 선택한다. 그리고 선택한 파일을 열기 위해 [OK]를 클릭한다. 만약 목록에 없는 데이터 파일을 열고 싶다면, 간단히 *More Files...*를 선택하고 [OK]를 클릭한다. 그러면 컴퓨터를 열람해서 원하는 파일을 찾을 수 있는 탐색 창이 열린다(Section 3.11). 데이터 파일 이외의 다른 파일을 열고 싶다면(예를 들어, 최근 분석한 결과 파일), *Open another type of file*을 클릭하고 아래 네모상자에 나타난 목록 파일 중 하나를 택하든지 아니면 *More Files...*을 선택해 컴퓨터를 열람해서 원하는 파일을 선택한다. 만약 새로운 분석을 시작하려고 한다면, 데이터를 데이터 편집기에 입력해야 할 것이다. 따라서 *Type in data*를 클릭하고, [OK]를 클릭한다. 그러면 빈 데이터 편집창이 나타날 것이다.

3.5. 데이터 편집기 ①

SPSS의 주요 창 중에 하나가 데이터를 입력하는 데이터 편집창이다. 이 창을 열면 스크린의 맨 위에 메뉴가 나타난다. Figure 3.3은 메뉴와 데이터 편집기를 보여주고 있다. 스크린 위에는 여러 개의 메뉴들(예를 들어, **File Edit View**)이 있고, 원하는 메뉴에 컴퓨터 마우스를 놓고 마우스의 왼쪽을 클릭한다. 그러면 메뉴상자가 나타나고, 여기서 옵션 목록을 볼 수 있다. 이때 원하는 옵션을 마우스로 클릭하면 된다. 종종 메뉴의 옵션을 클릭하면 창이 나타나기도 하는데, 이런 창을 *대화상자(dialogue boxes)*라고 한다. 메뉴에서 옵션을 선택해야 하는 경우, 이 책에서는 메뉴경로로 표시할 것이다. 예를 들어, *File* 메뉴에 있는 *Save As* 옵션을 선택해야 할 때, **File Save As...** 로 표시할 것이다.

데이터 편집기에는 두 개의 창이 있다. 데이터 보기(data view)와 변수 보기(variable view). 데이터 보기에는 자료를 입력하고, 변수 보기에는 데이터 편집기에 있는 변수들의 특성을 정의하는 곳이다. '데이터 보기'와 '변수 보기'라는 두 개의 탭(**Data View Variable View**)은 데이터 편집기의 아래 부분에 있다. 이 둘을 바꾸어 활성화하려면, 원하는 탭을 클릭하면 된다. 그럼 데이터 창의 일반적 기능에 대해 살펴보자. 이런 기능은 데이터 보기와 변수 보기가 바뀌어도 변하지 않는다. 먼저 메뉴를 보자.

메뉴의 어떤 글자에는 밑줄이 있다. 이런 밑줄이 있는 글자는 기능을 의미하는 자판기 단축키를 나타낸 것이다. 이것을 이용하면, 마우스 사용 없이도 빨리 여러 개의 기능키를 선택할 수 있다. 이런 키들은 기능키를 누름과 동시에 *Alt*를 눌러야 한다. 예를 들어, *Save As...* 옵션을 선택하기 위해서 자판기의 *Alt*와 F를 동시에 누르고(*File* 메뉴가 활성화됨), *Alt*를 누른 상태에서 A(밑줄이 있는 A)를 누른다. MacOS에서 자판기의 단축키는 메뉴에 나열되어 있다. 예를 들어, ⌘와 S를 동시에 눌러 파일을 저장한다. 아래는 메뉴와 이에 포함된 옵션에 대한 설명에 관한 것이다.

● **File** (파일): *File* 메뉴에 관한 모든 옵션들이 포함되어 있다. 자료, 그래프 또는 결과 파일을 저장할 수 있고, 이전에 저장했던 파일들을 열 수 있으며 그래프, 자료 및 결과를 인쇄할 수 있다.

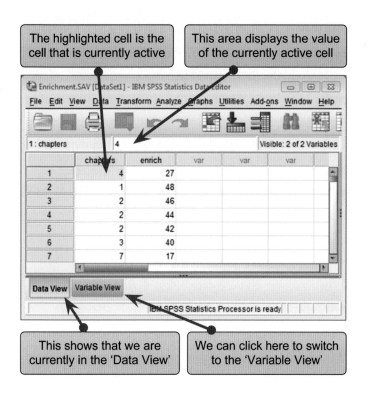

FIGURE 3.3
The SPSS data
editor

- **Edit** (편집): 이 메뉴는 데이터 편집기에 대한 기능이 모여 있다. SPSS에서는 데이터의 일부를 자르거나 붙일 수 있다. 또한 ☑ Options... 에는 여러 가지 기능이 있는데 초기설정된 선택사항은 대부분의 경우에 적합하여 특별히 신경을 쓸 필요가 없다.

- **View Data** (데이터): 이 메뉴에서는 데이터를 수정할 수 있다. ☒ Insert Variable 은 데이터 편집기에 새로운 변수를 삽입할 때 사용한다(예: 열 삽입). ▦ Insert Cases 는 데이터의 두 행 사이에 새로운 케이스를 삽입할 때 사용한다. ▦ Split File... 은 파일을 집단 변수로 나눌 때 사용한다(Section 5.3.2.4). 그리고 ▦ Select Cases... 은 선택된 케이스만을 분석하고자 할 때 사용한다.

- **Transform** (변환): 변수 중의 하나를 다른 형태로 변환하고자 할 때 사용한다. 예를 들어, 어떤 변수에 대해 코딩 변경을 할 때 사용할 수 있다(SPSS Tip 10.2). Compute 기능은 자료를 변환할 때 유용한데, 주로 변수를 계산할 때 사용된다(Section 5.4.4.2).

- **Analyze** (분석): 통계 과정은 이 메뉴 안에 있다. 아래 내용은 이 책을 통해 사용된 통계 메뉴에 대한 것이다.

  ○ **Descriptive Statistics** ▶ 이 메뉴는 기술통계(평균, 최빈수, 중위수 등), 빈도 및 일반적 자료 탐색을 위한 것이다. 그리고 *교차표(crosstable)*라 불리는 것이 있는데, 이는 빈도자료에 대한 탐색과 여러 검증-카이제곱(Chi-square), 피셔의 정확 검정(Fisher's exact test), 및 코헨의 카파(Cohen's kappa)-을 수행하는데 사용된다.

  ○ **Compare Means** ▶ 여기에는 *t*-검정(제9장)과 일원분산분석(one-way ANOVA) (제11장)이 있다.

○ <u>G</u>eneral Linear Model ▶ 이 메뉴에서는 좀 더 복잡한 ANOVA(이원분산분석), 반복측정 분산분석(repeated−measure ANOVA) 및 다변량 분산분석(multivariate analysis of variance: MANOVA)이 있다(제12~16장).

○ Mi<u>x</u>ed Models ▶ 이 메뉴에는 다수준 선형모형(multilevel linear models: MLMs)에 대한 것이 있다.

○ <u>C</u>orrelate ▶ 여기서는 피어슨 상관계수 r, 스피어만의 로우 ρ, 켄달의 타우 τ 같은 이변량 상관분석을 할 수 있다.

○ <u>R</u>egression ▶ 단순선형 회귀분석과 다중선형 회귀분석(제8장) 및 로지스틱 회귀분석(제19장)을 할 수 있다.

○ <u>L</u>oglinear ▶ 로그선형분석이 있다(제18장).

○ <u>D</u>imension Reduction ▶ 요인분석을 수행할 수 있다(제17장).

○ Sc<u>a</u>le ▶ 신뢰도 분석을 시행할 수 있다(제17장).

○ <u>N</u>onparametric Tests ▶ 여러 비모수통계를 수행할 수 있다(제6장).

● <u>G</u>raphs (그래프): SPSS에는 그래프 기능이 있는데 이 메뉴에서 Chart Builder를 사용할 수 있다(제4장).

● <u>U</u>tilities (유틸리티): Data File Data File <u>C</u>omments... 옵션에서 자료에 대해 연구자가 기억해야 할 메모를 자유롭게 쓸 수 있다.

● Add-<u>o</u>ns 이 메뉴에서 여러 프로그램을 추가할 수 있으며, 대표적인 것이 연구에 필요한 표본크기를 산출하는 *Sample Power*이다.

● <u>W</u>indow (창): 이것은 창을 바꿀 수 있는 기능이다. 예를 들어, 자료 창에서 결과물 창으로 연구자가 보고 싶은 곳으로 바꿀 때 사용한다. 하지만 메뉴에 있는 대부분의 옵션에는 단축 아이콘이 있기 때문에 잘 사용하지는 않는다.

● <u>H</u>elp (도움말): 시스템과 통계검정에 대한 온라인 도움을 받을 수 있는 곳이다.

데이터 편집창 위에는 여러 개의 아이콘이 있는데(Figure 3.3), 이 기능은 메뉴에서 자주 사용되는 단축키다. 단축키와 그 기능에 대한 설명이 아래에 설명되어 있다.

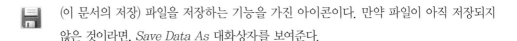

(데이터 문서 열기) 저장된 파일을 열 수 있는 기능을 가지고 있다.

(이 문서의 저장) 파일을 저장하는 기능을 가진 아이콘이다. 만약 파일이 아직 저장되지 않은 것이라면, *Save Data As* 대화상자를 보여준다.

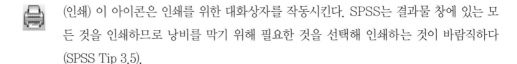

(인쇄) 이 아이콘은 인쇄를 위한 대화상자를 작동시킨다. SPSS는 결과물 창에 있는 모든 것을 인쇄하므로 낭비를 막기 위해 필요한 것을 선택해 인쇄하는 것이 바람직하다(SPSS Tip 3.5).

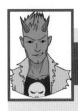

SPSS TIP 3.1 시간 절약 ①

SPSS에서 파일을 열면, 자동적으로 컴퓨터에 프로그램이 저장된 곳의 디렉토리로 간다. 만약 자료나 결과물의 저장을 원한다면 이는 별 문제가 아니다. 하지만 그렇지 않다면, 이미 저장된 자료파일을 찾기 위한 내비게이션으로 시간을 낭비하게 된다. 이럴 때는 Edit ☞ Options... 을 선택해 아래 Options dialog box를 열고, File Locations tab을 선택한다.

이 대화상자에서 폴더를 선택하면 SPSS는 우선적으로 선택한 폴더에서 원하는 파일을 탐색한다. 예를 들어, 연구자가 모든 자료파일을 'Data'라는 폴더에 저장했다고 하자. 대화상자에서 'Data' 폴더를 지정하고 Browse 를 누르면, 이 폴더에 있는 파일이 탐색된다. 또한 'Last folder used'를 사용할 수 있다. 이것을 선택하면 SPSS는 가장 최근에 사용된 폴더로 가기 때문에 원하는 파일을 쉽게 찾을 수 있다.

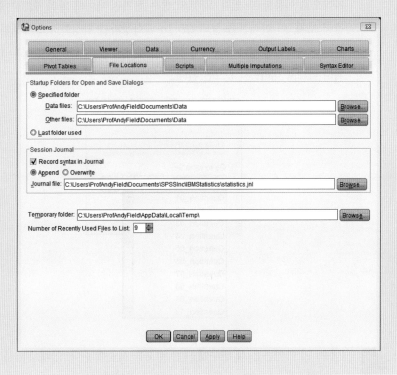

 (최근 사용한 대화상자 다시 호출) 이 아이콘을 클릭하면 최근 사용한 12개의 대화상자 목록이 활성화된다. 따라서 분석이 반복되는 경우에 편리하게 사용할 수 있다

 (케이스로 이동) 이 아이콘을 누르면 대화상자가 나타난다. 여기에 자료 case의 번호를 적어 넣으면 화면이 원하는 case로 이동한다. 그렇기 때문에 아주 큰 데이터 파일을 가지고 작업을 할 때 유용하게 사용된다. 예를 들어, 3,000명의 자료를 입력한 파일이 있다고 하자. 연구자가 데이터 창에서 1470번째 case로 가기 위해서는 창을 한참 내려야 한다. 이때 이 아이콘을 사용하면 쉽게 원하는 case로 이동할 수 있다.

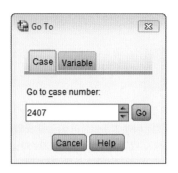

(변수로 이동) 위와 비슷하게 이 아이콘을 클릭하면 원하는 변수로 직접 이동할 수 있는 기능이 활성화된다(예를 들어, 데이터 창의 열). 이 아이콘도 큰 데이터 파일 사용시, 효과적으로 이용할 수 있다. 23개의 변수를 가진 데이터 파일(제17장에 **SAQ.sav**)의 예를 들어 보자. 이 아이콘을 눌러 *Go To* 대화상자를 활성화하고 아래와 같이 드롭다운 ▼ 표시를 클릭하면 상자목록에서 처음 10개 변수를 볼 수 있다. 이후 원하는 변수를 찾기 위해 아래로 내리면서 찾으면 된다.

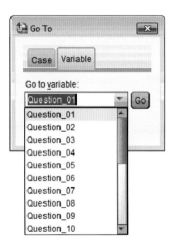

(변수) 이 아이콘은 각 변수에 대한 정보를 제공해 준다. 아래 그림과 같이 첫 번째 변수를 선택하면 변수명(question_01), 변수설명(Statistics makes me cry), 측정수준(ordinal) 및 변수값의 설명(e.g., the number 1 represents the response of 'strongly agree')을 볼 수 있다.

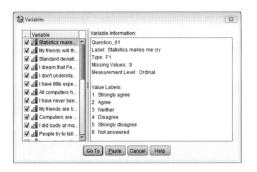

(찾기) 이 아이콘의 기능은 데이터 파일이나 결과 창에 있는 단어나 숫자를 찾는 것이다. 이 아이콘은 데이터 중 활성화된 변수(열)에 입력된 숫자 중에서 검색을 한다. 예를 들어, 어떤 자료를 가지고 그래프를 그렸는데 2.02라고 입력해야 할 것을 20.2로 잘못 입력된 것을 발견했다고 하자(Section 4.4). 그러면 이 아이콘을 클릭하고 20.2를 2.02로 바꾸도록 아래 그림과 같이 입력하면 된다.

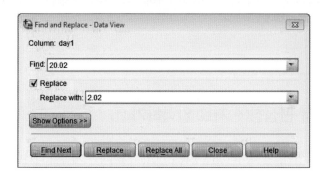

 (케이스 삽입) 데이터 편집기에 새로운 케이스를 삽입하는 기능을 가지고 있다.

 (변수 삽입) 활성화된 변수의 왼쪽에 새로운 변수를 삽입하는 기능을 가지고 있다.

 (파일 분할) 이 아이콘은 Data ▦ Split File... 기능의 단축키다(Section 5.3.2.4). 자료를 집단으로 나누어 분석을 해야 할 경우가 생긴다. SPSS에서는 변수에 대한 코딩을 이용해 그룹으로 나누고(Section 3.5.2.3), 이 변수에 따라 분리된 결과를 얻는다. 예를 들어, 성별에 따른 통계능력을 알고 싶다고 하자. 그럼, 먼저 여자를 1로, 남자를 0으로 입력한다. 그리고 이 아이콘을 눌러 간단하게 파일을 성별에 따라 둘로 나누라고 요청하면 된다. 그러고 나서 남자와 여자 자료를 분리해 그 후의 분석을 할 수 있다.

 (가중 케이스) 이 아이콘은 Data ⚙ Weight Cases... 기능의 단축키다. 이 기능은 빈도자료에 일정한 가중치를 부여하는 경우에 유용하게 사용된다(Section 18.5.2.2).

 (케이스 선택) 이는 Data ▦ Select Cases... 기능의 단축키다. 데이터의 일부만을 분석하고자 할 때 사용할 수 있다.

 (변수값 설명) 이 아이콘은 변수값의 설명(value labels)을 보여주거나 숨기는 기능을 가지고 있다. 예를 들어, 성별에서 1을 여자로, 0을 남자로 코딩했다면, 컴퓨터는 성별이라는 변수에서 1이라는 값은 항상 여자로 판단한다. 만약 이 아이콘을 클릭하면, 성별에 대한 코딩이 데이터 편집창에 숫자가 나타나는 대신 남자 또는 여자라고 적힌 단어가 나타난다(Section 3.5.2.3).

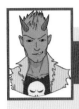

SPSS TIP 3.2 　자료 입력하기①

SPSS에 변수를 입력할 때, 간단한 규칙을 따라야 한다. 자료 편집창에서 케이스들의 자료는 각각의 다른 줄(raws)에 입력하고, 한 케이스의 자료는 같은 줄의 다른 열(columns)에 입력한다.

3.5.1. 데이터 편집창에 자료 입력하기 ①

SPSS를 처음으로 열면, 빈 데이터 편집창과 *Untitled 1*이라는 제목이 나타난다. 이 빈 창에 자료를 입력할 때는 논리적 방법으로 해야 한다. SPSS 데이터 창에서 각각의 가로줄은 한 개체(개인)의 자료를 의미하고, 열은 각 변수의 자료를 의미한다.

데이터 창에는 많은 셀(cell)들이 있는데 여기에 자료를 입력한다. 셀이 활성화되면, 오렌지색으로 변한다(Figure 3.3). 자판기에 있는 화살표(←↑↓→)를 사용하여 셀에서 다른 셀로 이동할 수 있다. 또는 셀에 마우스를 클릭하여 이동할 수도 있다. 데이터 편집창에 자료를 입력하려면 간단히 원하는 셀로 이동해서 자료값을 입력하고, 다음으로 원하는 셀로 이동해 입력하면 된다.

하지만 자료를 입력하기 전에 먼저 해야 할 것은 변수 보기를 사용하여 변수를 규정하는 일이다. 그 다음에 데이터 보기를 이용해 자료를 입력해야 한다. 예제를 통해 이 두 과정을 해보도록 하자.

3.5.2. 변수 보기 ①

데이터 편집창에 자료를 입력하기 전에 먼저 변수에 대한 정보를 입력해야 한다. 그러기 위해서는 데이터 편집창의 아래 왼쪽 부분에 있는 변수보기(Data View | Variable View)를 클릭한다(Figure 3.4).

FIGURE 3.4
The 'Variable View' of the SPSS Data Editor

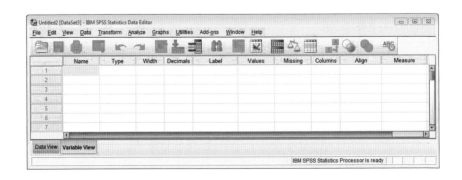

각 가로줄은 하나의 변수를 나타내고, 각 변수에 대해 열에 있는 정보를 입력해야 한다. 열에는 다음과 같은 각 변수의 정보를 포함한다.

Name (변수명) 각 변수의 이름을 이 열에 입력한다. 이 이름은 데이터 창에서 상응하는 열의 맨 위에 나타날 것이다. 이름을 만들 때 SPSS에서 사용하는 기호들(+, −, & 등)은 변수 이름에 포함할 수 없다. 또한 변수 이름에 빈 공간을 포함해서도 안 된다(예를 들어, 변수 이름을 Andy Field라고 하면 안되고, 이 대신 Andy_Field 라고 사용하는 것은 가능하다).

Type (변수 유형) 자료에는 여러 유형이 있을 수 있다. 대부분의 경우는 숫자변수 (numeric variables) 이다(숫자 입력이 초기설정 상태임). 하지만 문자변수(string variables)를 가질 수도 있다. 예를 들어 사람 이름으로 된 자료를 입력하고자 하면, 자료의 숫자 형태를 문자 형태로 바꾸고 입력하면 된다. 이외에도 화폐변수(currency variables)($, £, €)나 날짜변수(date variables)(21−06−1973)도 사용할 수 있다.

Width (너비) SPSS에서 새 변수가 생성될 때, 자동으로 8자리를 가진 숫자/문자로 설정된다. 이 초기설정 상태는 대화상자를 통해 변경 가능하다.

Decimals (소수점 아랫자리) SPSS에서는 소수점 이하 2자리까지 나타나도록 초기설정되어 있다. 이 초기설정도 원한다면 를 사용하여 자릿수를 늘리거나 줄일 수 있다.

Label (변수설명) 변수명을 정할 때 너무 길면 데이터 창의 열이 너무 길게 나타난다. 따라서 문자제한이 있는 변수명은 간단히 설정하고, 변수명에 대한 자세한 설명을 이곳에 기록한다(SPSS Tip 3.3).

Values (변수값) 이 열은 대상자에게 각 변수를 측정한 값(숫자)을 입력하는 곳이다 (Section 3.5.2.3).

Missing (결측값) 이 열에서는 결측자료를 나타내는 숫자를 지정한다(Section 3.5.3).

Columns (열) 열에는 얼마나 많은 문자들이 편집창에 보이는지 지정하는 곳이다(변수의 문자수를 지정하는 너비와는 다른 것임. 변수의 자리수를 10자로 지정하고 이 열에서 8을 지정하면, 데이터 편집창에서 볼 수 있는 자릿수는 10 중에 8자리가 된다).

Align (맞춤) 데이터 창 자료의 열에 자료의 맞춤(정렬)을 어떻게 할지 선택할 때 사용할 수 있다. 왼쪽, 오른쪽, 가운데 맞춤 Left , Right or Center 중 한 가지를 선택할 수 있다.

| Measure | (척도) 변수의 측정수준을 정의하는 곳이다(명목, 서열 또는 척도—Section 1.5.1.2).

지금부터 변수생성을 위한 변수 창을 사용해 보도록 하자. 강사와 학생의 차이를 알아보는 것에 관심이 있다고 하자. 연구의 표본은 5명의 대학강사와 5명의 학부학생이다. 친구의 수, 주당 음주량, 연소득 및 신경증 점수(점수가 높을수록 신경증이 심함을 의미)에 대한 자료를 측정했다. 이 자료는 Table 3.1과 같다.

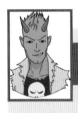

SPSS TIP 3.3   변수에 이름 붙이기 ①

변수명을 길게 만들고 변수명에 대한 label에 변수설명을 하는 것을 시간낭비라고 생각할 수도 있지만 자료의 파일이 여러 개가 있는 경우 변수 설명을 자세히 할 필요가 있다. 변수가 'Andy Field의 통계학 강의 동안 자살하고 싶은 충동을 느낀 횟수'라고 하자. 그리고 SPSS의 변수 열에 간단히 'shoot'이라고 입력했고 label 열에 다른 설명을 기록하지 않았다고 하자. 그러면, SPSS 는 이 변수명을 그대로 모든 분석의 결과물에서 사용할 것이다. 여기까지는 별 문제가 없을 수 있다. 하지만 수주 후, 자료와 결과물을 다시 볼 때 이 축소된 변수명이 무엇을 의미하는지 기억이 잘 나지 않을 수 있다. 따라서 모든 변수명에 대한 label에 변수 설명을 자세히 기록해 놓는 습관을 가지는 것이 바람직하다.

TABLE 3.1 Some data with which to play

Name	Birth Date	Job	No. of Friends	Alcohol (Units)	Income (p.a.)	Neuroticism
Ben	03-Jul-1977	Lecturer	5	10	20,000	10
Martin	24-May-1969	Lecturer	2	15	40,000	17
Andy	21-Jun-1973	Lecturer	0	20	35,000	14
Paul	16-Jul-1970	Lecturer	4	5	22,000	13
Graham	10-Oct-1949	Lecturer	1	30	50,000	21
Carina	05-Nov-1983	Student	10	25	5,000	7
Karina	08-Oct-1987	Student	12	20	100	13
Doug	16-Sep-1989	Student	15	16	3000	9
Mark	20-May-1973	Student	12	17	10,000	14
Zoë	12-Nov-1984	Student	17	18	10	13

3.5.2.1. 문자변수 생성하기 ①

자료의 첫 번째 변수는 강사 및 학생 이름이다. 이와 같은 문자자료 변수는 다음의 3 과정을 따라 입력하면 된다.

1 Name이라고 적힌 열의 첫 번째 흰 셀을 클릭한다.
2 'Name'이라고 적는다.
3 키보드의 화살표가 있는 자판을 이용하여(또는 단지 원하는 곳의 셀을 클릭하여) 이 셀에서 이동한다.

일단 변수명을 입력했기 때문에 SPSS는 변수에 대한 초기설정(숫자자료, 소수점 2자리 수)를 셋팅한다. SPSS는 숫자가 입력될 것이라고 셋팅했지만, 여기서는 사람 이름인 문자자료를 입력하려고 한다. 그러므로 변수의 유형을 수정해야 한다. Type 열을 클릭하면 Numeric 을 볼 수 있다. 여기서 을 클릭하면, Figure 3.5 대화상자가 나타난다. Numeric으로 표시되어 있는 Figure 3.5의 왼쪽 그림이 보인다. 여기서 문자변수로 바꾸려면, String 을 클릭한다. 그러면 Figure 3.5의 오른쪽 그림처럼 된다. 문자변수의 글자 수는 8로 초기설정되어 있는데 이는 원하는 수만큼으로 변화시키면 된다. 예제에서 이름의 최대 글자 수는 6이므로 8자의 초기설정을 그대로 놔두어도 된다. 그 다음 OK 를 클릭하고 변수 창으로 되돌아간다.

이제는 설명(label) 열로 이동해 여기에 변수설명을 'Participant's First Name'이라고 기록해보자. 그리고 측정된 변수의 수준(Section 1.5.1.2)을 지정하기 위해 *Measure*라고 적힌 열로 이동해 하나를 선택한다. 이름을 나타내는 문자변수이기 때문에 Nominal 을 선택하면 된다.

변수가 생성되었으면, 데이터 편집창(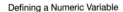)의 왼쪽 아래에 있는 'Data View'를 클릭해서 데이터 창으로 가보자. 그러면 첫 번째 열에 *Name*이라고 적힌 것을 볼 수 있다. 자료를 입력하기 위해 *Name*이라고 적힌 열의 맨 위에 흰 셀을 클릭하고 첫 번째 이름인 'Ben'을 기록하고 다른 셀로 이동한다. 이후 셀을 아래로 내려 'Martin'을 적고 ↓을 눌러 다음 셀로 내린 후 그 다음 이름을 입력해 보자.

Defining a Numeric Variable

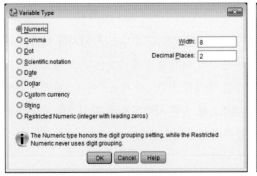

Defining a String Variable

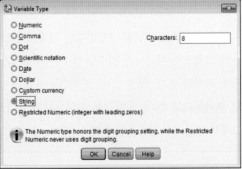

FIGURE 3.5
Defining a string variable

3.5.2.2. 날짜변수 생성하기 ①

SPSS에 날짜변수의 입력은 이전의 방법과 유사하다. 다른 점은 변수 유형을 바꿔 주어야 한다는 것이다. 먼저, 데이터 편집창 아래에 있는 탭(Data View Variable View)을 이용해 'Variable View'로 돌아간다. *Name*이라고 명명된 곳의 열과 2번째 줄의 행이 만나는 셀(cell)로 이동한다. 그리고 'Birth_Date'라고 적는다. 자판의 →를 이용해 [Type]라고 이름 붙여진 열로 이동한다. 그러면 셀이 [Numeric ▦] 같이 보인다. 여기서 ▦을 클릭해서 Figure 3.6과 같은 대화창을 활성화한다. SPSS에서는 초기설정으로 숫자변수(◉ Numeric) 유형이 자동으로 선택된다. 이 초기 유형은 날짜를 클릭해 바꿀 수 있다. 대화상자는 Figure 3.6의 오른쪽 그림처럼 변화될 것이다. 그 다음 원하는 날짜표시 유형을 선택하면 된다. 그리고 [OK]를 누르고 변수 창으로 돌아간다. 마지막으로 *Label*이라고 표시된 열의 셀로 돌아가서 'Date of Birth'를 적는다.

이제 변수가 만들어졌으므로 'Data View' 탭(Data View Variable View)을 눌러 데이터 창으로 돌아가서 생년월일에 대한 자료를 입력하면 된다. 두 번째 열은 이제 *Birth_Date*라고 이름 붙여졌다. 이 열의 맨 위 셀을 클릭하고 첫 번째 생년월일 자료인 03–Jul–1977을 적는다. 이 셀에 이 자료를 등록하기 위해서 자판의 ↓를 이용해 다음 셀로 이동하면 된다. 그리고 다음 자료들을 같은 방식으로 입력한다.

FIGURE 3.6
Defining a date variable

Defining a Numeric Variable

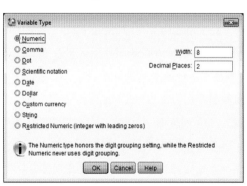

Defining a Date Variable

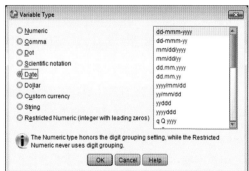

3.5.2.3. 코딩변수 생성하기 ①

범주형 변수로 알려진 코딩변수는 어떻게 만드는지 알아보자. 실험군과 대조군, 남자와 여자 등과 같이 그룹으로 이루어진 범주형 변수는 대상자가 범주변수의 어떤 수준에 속하는지 그 대표값을 지정해 주어야 한다. 예를 들어, 실험연구에서 독립변수는 중재를 실험군과 대조군에게 2개의 수준으로 부여하려고 한다. 실험군에 속하는 사람은 1로, 대조군에 속한 사람은 다른 값인 2로 코딩한다. 그래서 대상자가 실험군인지 대조군인지 그 속성을 분류해 코딩하게 된다.

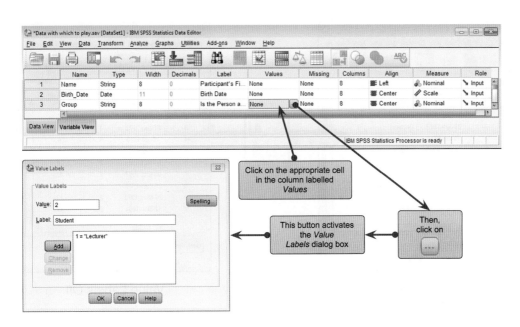

FIGURE 3.7
Defining coding variables and their values

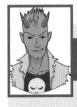

SPSS TIP 3.4 자료편집 창과 변수 창에서 자료 복사와 붙이기 ①

같은 value를 여러 번 반복해서 데이터 편집기에 입력해야 할 때가 있다. 이와 유사하게 변수 창에서도 value label이 같은(예를 들어, 어떤 질문지에서 각각의 문항에 대한 value label이 모두 0 = 전혀 아니다, 1 = 조금 그렇다, 2 = 항상 그렇다) 여러 변수가 있을 수 있다. 이때 같은 숫자나 value label을 여러 번 입력하는 것보다는 복사와 붙이기 기능을 이용하여 수고를 줄일 수 있다. 복사하고자 하는 내용이 담긴 셀을 골라서 마우스의 오른쪽 버튼을 클릭하여 메뉴를 활성화하여 복사한다(Figure 3.8의 왼쪽부분). 그리고 붙이기를 하고 싶은 영역의 셀을 마우스로 드래그해서 하이라이트 한다. 이렇게 하이라이트된 부분은 오렌지 색으로 변하고 마우스의 오른쪽 버튼을 이용해 Paste를 클릭하면(Figure 3.8의 가운데 그림) 원하는 숫자가 셀들에 복사된 것을 볼 수 있다(Figure 3.8 오른쪽 그림). Figure 3.8은 '1'이라는 숫자를 복사해 같은 열에 4개의 셀에 붙이기 한 과정을 보여준다.

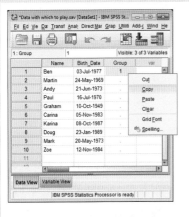 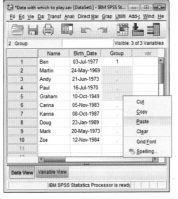 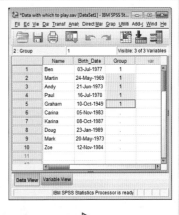

FIGURE 3.8 Copying and pasting into empty cells

FIGURE 3.9
Coding values
in the data
editor with the
value labels
switched off
and on

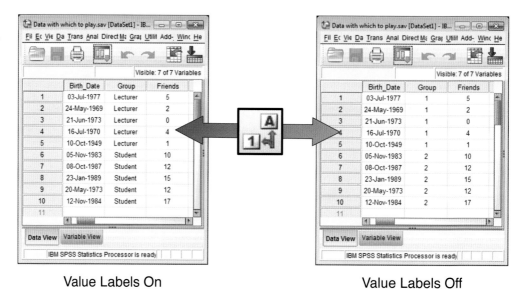

Value Labels On   Value Labels Off

자료에서 직업이라는 범주형 변수는 학생과 강사라는 두 개의 수준으로 이루어져 있다. 이 범주형 변수를 SPSS에 코딩하기 위해 변수 창(Data View Variable View)으로 돌아가서 세 번째 행의 *Name*에 변수명으로 **Group**이라고 기록한다. 그리고 *Label* 칸에 변수에 대한 설명(예를 들어, 이 참여자는 학생 또는 강사인가?)을 기록한다. 그 다음에 Values 칸의 를 클릭해서 *Valu̲e Label* 대화창을 활성화한다(Figure 3.7).

Valu̲e(또는 Alt와 U를 동시 누름) 옆 흰 공간을 클릭하고 1(이 번호는 연구자가 지정하는 임의의 숫자임)을 입력한다. 다음으로 *Value Label* (탭 또는 *Alt*와 *E*를 동시 누름)의 흰 공간을 클릭하고 그룹의 이름을 기록한다. Figure 3.7에서 1을 강사라고 지정했다. 따라서 2를 학생이라고 기록하고, Add 를 클릭해서 2 = 'Student'를 첨가한다. 그 후, OK 를 눌러주면 된다. 범주형 변수는 *Measure*라고 적힌 열로 가서 이 변수가 Nominal (또는 Ordinal)인지 지정해 주는 것이 좋다.

이제는 데이터 창으로 되돌아가서 강사이면 1을 학생이면 2로 입력한다(SPSS Tip 3.4). SPSS에서 를 눌러서 입력한 숫자 데이터를 보거나 아니면 'value labels'를 바꾸어 가면서 볼 수도 있다(Figure 3.9).

3.5.2.4. 숫자변수 만들기 ①

예제에서 친구 수(number of friends)는 연속형 변수다. 이 변수를 만들기 위해서 먼저 데이터 편집기의 아래 있는 탭(Data View Variable View)을 사용해 변수 창으로 이동한다. *Name*이라고 된 열에 'Friends'라고 적는다. 이 변수는 연속형 변수이기 때문에 Numeric 을 그대로 둔다.

'친구 수'라는 변수는 소수점 이하의 자리가 없는 변수이기 때문에 Decimals를 초기설정된 2에서 0으로 바꾼다. *Label*에 'Number of Friends'라고 기록한다. 마지막으로 *Measure*를 ✏ Scale 로 바꾼다.

SELF-TEST 'Number of Friends' 변수가 왜 연속형 변수인가?

일단 변수가 만들어졌으면, 데이터 창으로 돌아간다. 그럼 데이터 창의 네 번째 열에 *Friends*라는 것이 생성된 것을 볼 수 있다. 그럼 *Friends*라는 열에 자료를 입력하면 된다.

SELF-TEST Table 3.1에 있는 나머지 변수를 모두 입력해 보자.

나자료 3.1

록가수가 되자 ①

AC/DC는 오래된 아주 유명한 록밴드다. 1980년 이 밴드의 싱어 Bon Scott는 알코올 중독으로 사망했다. 그 후 Brian Johnson이 밴드의 보컬로 영입되었다. 하지만 팬들 사이에서는 두 보컬 중 누가 이 밴드의 진정한 선두자인가에 대한 의견이 분분하다. 그래서 Oxoby (2008) 박사는 다음과 같은 실험을 했다.
참여자는 제안자의 역할 또는 반응자의 역할로 구분되었고, 제안자와 반응자는 무작위로 한 쌍을 이루었다. 제안자에게는 10달러가 할당되었고 이 중 반응자에게 일정 액수를(예를 들어, 2달러, 3달러 등) 제공해야 한다. 반응자는 이 제공을 수락하거나 거절할 수 있다. 만약 이 제공이 거절되면, 제안자와 반응자 모두 돈을 가질 수 없다. 반면, 수락되면 반응자는 일정 금액의 달러를, 제공자는 10달러에서 반응자에게 준 달러를 뺀 금액을 가질 수 있다. 참여자의 절반에게는 Bon Scott가 부른 'It's a long way to

the top'을 들려주고, 나머지 반에게는 Brain Johnson의 'Shoot to thrill'을 들려주었다. 연구자인 Oxoby는 제안자가 제의하고 반응자에 의해 수락된 최소의 금액을 측정했다. 연구자는 '사람은 자신이 선호하는 상황에서, 더 낮은 제안을 수락하고 더 높은 제안을 제시한다'고 생각했다. 그러므로 두 집단의 제의와 수락된 최소의 금액을 비교해서 어떤 보컬을 더 좋아하는지를 알아보았다. 자료는 아래와 같다. 각 집단은 18명이었으며 금액의 단위는 달러이다.

- Bon Scott group: 1, 2, 2, 2, 2, 3, 3, 3, 3, 3, 4, 4, 4, 4, 4, 5, 5, 5
- Brian Johnson group: 2, 3, 3, 3, 3, 3, 4, 4, 4, 4, 4, 5, 5, 5, 5, 5, 5, 5

이 자료를 SPSS에 입력하시오. 입력할 때는 각 변수에 대해 측정 특성, 적절한 설명, 적절한 소숫점 아래 자리를 지정하기 위해 변수설명을 포함해야 함을 명심한다. 입력된 자료의 답은 웹 사이트의 **Oxoby (2008) Offers.sav**에서 찾을 수 있다.

3.5.3. 결측값 ①

연구자가 자료수집을 열심히 해도 대부분의 경우에 결측자료가 생기기 마련이다. 결측자료는 여러 이유로 인해 생길 수 있다. 긴 설문지인 경우 대상자가 실수로 응답을 빠뜨리고 지나가는 경우도 있다. 실험과정에서 기술적인 실수로 자료가 기록되지 않을 수도 있다. 그리고 민감한 질문(예를 들어, 성 관련된 질문)에 대해 응답을 안 하는 경우가 있다. 이렇게 생긴 결측자료를 쉽게 무시해 버리지 말고, SPSS에 자료를 입력할 때 어떤 특정 대상자의 어떤 특정 값이 결측자료인지 명확히 하는 것이 중요하다. 결측자료의 결측값을 정할 때는 어떤 특정 변수의 값으로 나올 수 있는 값을 피해서 정해야 한다. 예를 들어, 어떤 변수의 결측값을 9라고 SPSS에 입력했는데 그 변수의 실제 측정값으로 9가 있을 수 있다면, SPSS는 그 변수의 순수한 측정값인 9를 결측값으로 잘못 다루게 된다.

변수창(Data View Variable View)에 있는 Missing 열을 클릭하고, ▦를 클릭해 *Missing Values* 대화창을 활성화한다(Figure 3.10). SPSS의 초기설정은 결측값이 없는 것으로 되어 있다. 하지만 연구자의 자료에 결측자료가 있으면 아래 세 가지 방법 중 한 가지를 사용할 수 있다. 첫째, 별개의 결측값(*Discrete missing values*)을 선택하는 것이다. SPSS에서는 결측자료를 대표하는 결측값을 1 – 3개까지 사용할 수 있다. 이 각각의 결측값은 분석에서 모두 결측값으로 처리되지만 그 의미를 다르게 분류할 수 있는 장점이 있다. 예를 들어, 8을 '적용 불가능'을 의미하는 결측값으로, 9는 '모름'을 의미하는 결측값으로, 그리고 99를 대상자가 응답하지 않은 결측값의 의미로 분류해 사용할 수 있다. 두 번째는 결측자료를 나타내는 값의 범위를 지정하는 것이다. 이 방법은 두 점수 사이의 자료를 삭제할 때 적용할 수 있는 방법이다. 예를 들어 5와 10 사이의 모든 점수를 삭제해 결측값으로 지정할 때 사용할 수 있다. 마지막 방법은 결측값의 범위와 하나의 개별 결측값을 설정하는 방법이다.

FIGURE 3.10
Defining
missing values

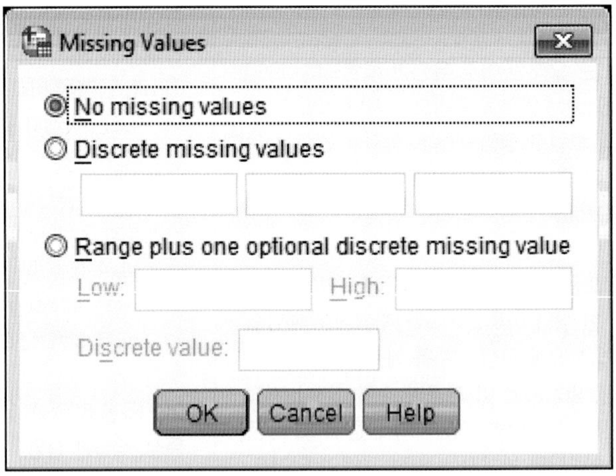

오영상

자료 입력

오영상의 자료입력을 참고하시오.

3.6. 자료 불러오기 ①

다른 소프트웨어 패키지(Excel, SAS, Systat)의 자료도 SPSS로 불러올 수 있다. 가장 쉬운 방법은 이 같은 패키지로부터 텍스트 파일(*.txt*, *.dat* or *.csv*)로 자료를 내보낸 후, **File ⊕ Read Text Data...** 메뉴를 사용해 텍스트 자료를 가져오는 위자드(wizard)를 사용한다. 이와 같은 과정은 엑셀 유형의 파일(*.xls*)도 SPSS에서 불러올 수 있다.

오영상

표 편집

오영상의 표 편집을 참고하시오.

3.7. SPSS 출력결과 창 ①

SPSS 출력결과 창에는 분석결과, 그래프 및 에러 메시지에 대한 것이 나타난다. Figure 3.11은 이 창의 기본 배치 상태를 보여준 것이다. 오른편 큰 부분의 공간에는 결과물이 나타난다. 이 결과물에 나타난 표와 그래프(Section 4.9)는 더블 클릭을 하면 편집할 수 있다. 왼편에는 분지도(tree diagram)가 있다. 이 분지도는 결과물의 어떤 특정 부분을 쉽고 빠르게 찾아볼 때 유용하게 사용된다.

Figure 3.11은 그래프와 일원분산분석(univariate analysis of variance: ANOVA) 결과물로서 이들에 대한 이름은 분지도의 주요 제목으로 표시된다. 주요 제목은 그 아래 하부 제목을 표시한다. 예를 들어, 이 책의 중간 부분에서 배우게 될 ANOVA를 실시하면 *Tests of Between-Subjects*

오영상

자료 불러오기

오영상 SPSS 자료 불러오기 창을 참고하시오.

FIGURE 3.11
The SPSS
viewer

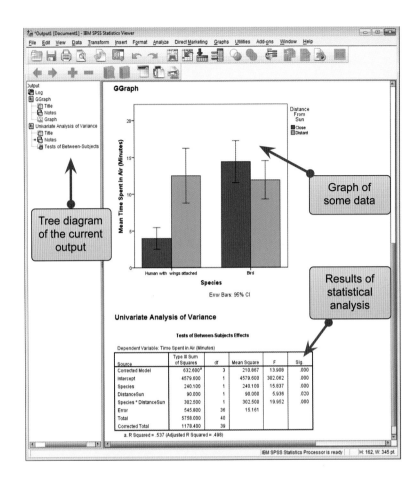

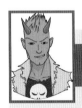

결과물 전부를 인쇄하는 것은 비효과적일 수 있다. 이때 분지도(tree diagram)를 사용하면 효과적이다. 만약 결과물 전체가 아니라 그래프만 인쇄하고 싶다고 하자. 분지도에서 *Graph*를 클릭하면 결과물의 그래프가 하이라이트된다. 그런 다음 하이라이트된 부분만 출력하기 위해 *Print* 대화상자에서 Selected output을 클릭하면 된다.

Effects 결과물이 나오기까지 여러 개의 결과물들이 나타난다. 이런 여러 개의 결과물 중, 일부 결과를 뛰어넘어 직접 *Tests of Between-Subjects Effects* 결과로 가고자 할 때, 보고자 하는 분지도

의 하부 제목을 클릭하면 된다(SPSS Tip 3.5).

결과물 보기창에는 여러 개의 아이콘이 있다. 일부 아이콘은 데이터 편집창에서 설명한 것과 같다. 따라서 여기서는 주로 이 창에서 유용하게 사용되는 아이콘에 대해 설명한다.

 이 아이콘은 결과물을 인쇄하기 위한 대화상자를 활성화 하는 것이다(SPSS Tip 3.5).

 이 아이콘을 이용하면 데이터 편집기로 돌아갈 수 있다.

 가장 최근에 실행된 결과물로 갈 수 있는 아이콘이다.

 이 아이콘을 이용하면 분지도에 새로운 제목을 삽입할 수 있다.

 통계결과물에 연구자가 원하는 제목을 타이핑해서 넣을 수 있다.

 이 아이콘은 결과물 창으로 연구자가 기록하고 싶은 내용을 기록해 놓을 수 있다.

오영상

보기 창

오영상의 SPSS 보기 창을 참고하시오.

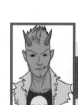

SPSS TIP 3.6   재미있는 숫자 ①

SPSS에서는 가끔 'E'라고 적힌 숫자를 결과물로 보여주는데 이를 보고 일부 독자는 당황스러워한다. 예를 들어, 9.612 E − 02 라고 숫자와 알파벳이 같이 섞여 나타날 때가 있다. 이것의 의미는 9.61×10^{-2} 을 의미하는 것이다. E − 02는 소수점 이하 왼쪽 으로 2자리를 이동하라는 의미. 즉, 0.09612를 말하는 것이다. 만약 E − 01이라고 표시되면 0.9612를 의미하고, E − 03이면 0.009612를 말한다. 이와 같은 방법으로 E + 02면 소수점을 오른쪽으로 2자리 이동해 961.2를 말한다.

오영상

결과 내보내기

오영상의 SPSS결과 내보내기를 참고하시오.

3.8. SPSS 결과물 보내기 ①

만약 결과물을 SPSS 프로그램을 가지고 있지 않은 다른 사람에게 보내고자 할 때는 두 가지 방법이 있다. 첫 번째 방법은 마이크로소프트 워드 같은 소프트웨어 패키지로 보내거나 PDF 파일로 보내는 것이다. 두 번째 방법은 IBM SPSS에서 무료로 스마트리더(Smartreader)를 다운로드하여 SPSS 결과물을 보는 방법이다.

3.9. 명령문 편집기 ③

SPSS에서 분석할 때 대부분의 경우에는 대화상자를 이용하게 된다. 하지만 때로는 SPSS 명령문을 이용하는 것이 편리할 때가 있다. 명령문을 이용하면, 유사한 분석을 여러 번 해야 할 필요가 있을 때 대화상자를 이용하는 것 보다 빨리 자료를 분석할 수 있다. 대화상자를 사용해 어떤 특정 분석을 시행했을 때 [Paste]를 클릭하면 명령문 편집기에 명령어 붙이기가 실시된다. 명령문 편집기를 열려면 단순히 메뉴에서 File New ▶ ⊕ Syntax 를 사용한다. 그러면 Figure 3.12와 같은 빈 명령문 편집기가 나타난다. 이 창에다 명령어를 써 넣을 수 있다. 명령문에는 규칙이 있어 이 규칙에 맞게 사용해야 한다. 만약 규칙을 어기게 되면 오류메세지가 나타나게 된다. 앞으로 이 책에서 유용한 명령문 사용에 대한 설명이 조금씩 이루어질 것이다.

일단 명령어를 써 넣고 이를 실행하기 위해 Run 메뉴를 실행해야 한다. Run ⊕ All 은 창의 모든 명령어를 실행한다. 또는 명령문의 일부를 마우스로 활성화시키고 Run ▶ Selection 을 사용해 일부를 실행할 수도 있다. 또는 Run Step Through ▶ From Current 를 이용해 현재까지의 명령문을 실행할 수도 있다.

오영상

명령문

오영상의 명령문을 참고하시오.

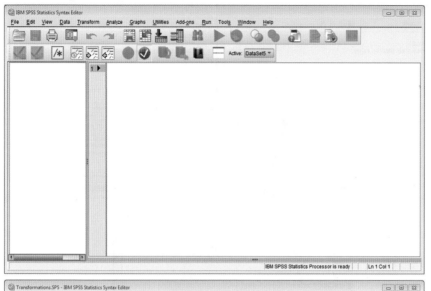

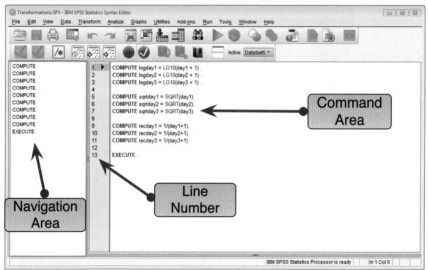

FIGURE 3.12
A new syntax
window (top)
and a syntax
window with
some syntax in
it (bottom)

3.10. 파일 저장하기 ①

다른 소프트웨어처럼 파일을 저장할 때 아이콘(또는 메뉴에서 ,)을 사용한다. 만약 저장해야 할 파일이 새로운 파일일 때 이 저장 아이콘을 클릭하면 *Save As...* 대화상자가 활성화될 것이다(Figure 3.13). *Save As...*를 선택할 때 데이터 편집기 상태에 있었다면, SPSS는 현재 구현 중인 자료파일을 저장할 것이다. 하지만 출력물 보기창에 있었다면, 현재 보이는 결과물을 저장할 것이다. 그리고 파일을 저장하기 위해서는 저장할 장소(하드 드라이버나 USB 등)를 선택해야 한다. 저장 장소가 선택되면, 대화상자는 모든 가능한 폴더를 보여줄 것이다. 폴더를 선택했으면, *File name*이라고 적힌 옆 공간에 파일 이름을 기록한다. 만약 자료파일이면 확장자 .*sav*가 따라 붙게 되고, 결과물 파일이면 .*spv*가 명령문 파일이면 .*sps*가 확장자로 표시된다. 파일이 이전에 저장되었던 것이라면 저장 아이콘을 클릭해서 업데이트한다.

FIGURE 3.13
The *Save Data As* dialog box

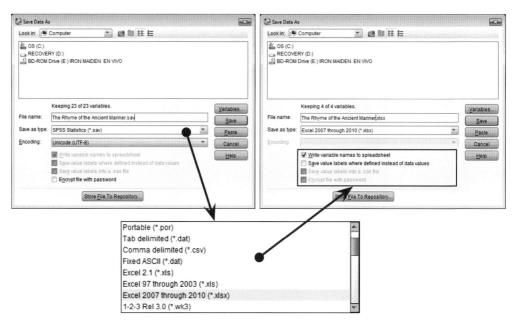

자료는 SPSS 이외의 포맷으로 저장할 수 있다. 가장 많이 사용되는 것은 마이크로소프트 엑셀 (*.xls*, *.xlsx*), *.csv* 및 *.dat*이다. 후자의 2개는 텍스트 파일로 Excel, OpenOffice, Numbers, R, SAS 및 Systat로도 열기가 가능하다. 다른 형태로 자료파일을 저장하기 위해서는 SPSS Statistics (*.sav)│를 클릭하고 Figure 3.13처럼 하나를 선택하면 된다. SPSS이외의 것을 선택했다면, ☐ S̲ave value labels where defined instead of data values 이 활성화된다. 이를 선택하지 않고 그대로 놔두면 코딩된 변수(Section 3.5.2.3)는 숫자처럼 저장되고, 선택하면 value label 은 텍스트 문자로 저장된다.

3.11. 파일 열기 ①

이 책을 공부하면서 여러분은 여러 자료파일을 다루게 될 것이다. 자료들을 SPSS에서 사용하기 위해 📂 아이콘을 사용하거나 File O̲pen ▶을 선택한 후 자료, 결과물 또는 명령어 파일을 열면 된다. 이 과정은 Figure 3.14와 같은 대화상자를 통해 할 수도 있다.

FIGURE 3.14
Dialog box to open a file

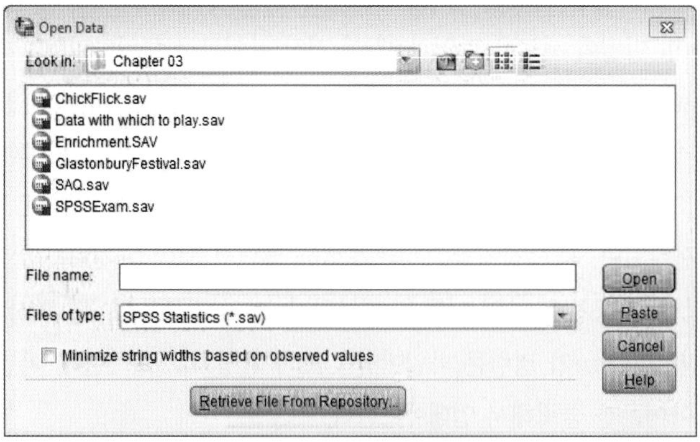

3.12. 개념에 대한 요약도 ①

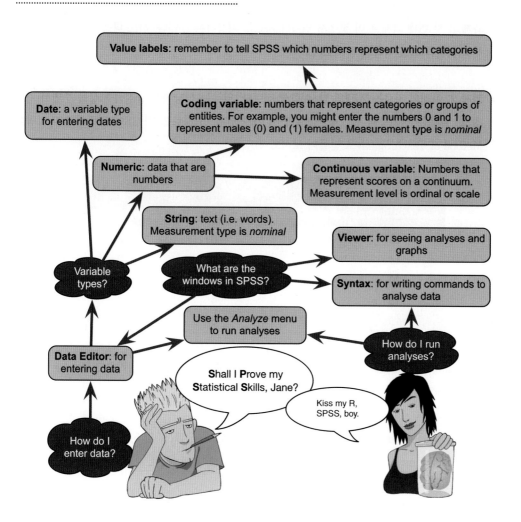

FIGURE 3.15
What Brian
learnt
from this
chapter

3.13. 다음 장은? ①

다음 장에서는 입력된 자료를 가지고 그래프를 작성하는 방법에 대해 알아보기로 한다.

3.14. 주요 용어

Data editor (데이터 편집기)
Data view (데이터 보기)
Data variable (데이터 변수)
Date variable (날짜변수)
Numeric variable (숫자변수)

String variable (문자변수)
Syntax editor (명령문 편집기)
Variable view (변수보기)
Viewer (출력결과 창)

3.15. 스마트 알렉스의 과제

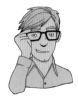

- **과제 1:** 첫 번째 과제는 이 장에서 입력한 자료를 저장하는 것이다. 하드 디스크나 USB에 저장하고 적절한 파일 이름을 붙여보시오. ①

- **과제 2:** 아래의 자료는 20명의 남·여학생 점수다. 일부는 상냥하게 긍정적 보상을 주면서 가르쳤고, 일부는 전기충격 즉, 체벌을 주면서 가르쳤다. 이 자료를 SPSS에 입력하고 파일명을 Method of Teaching.sav로 만들어 보시오. ①

Male		Female	
Electric Shock	Being Nice	Electric Shock	Being Nice
15	10	6	12
14	9	7	10
20	8	5	7
13	8	4	8
13	7	8	13

- **과제 3:** 나자료 3.1에 제시된 아래 자료를 SPSS 데이터 편집기에 입력하고 Oxobe (2008) MAO.sav로 저장해 보시오. ①

  - Bon Scott group: 2, 3, 3, 3, 3, 4, 4, 4, 4, 4, 4, 4, 4, 5, 5, 5, 5, 5
  - Brian Johnson group: 0, 1, 2, 2, 3, 3, 3, 3, 3, 4, 4, 4, 4, 4, 4, 4, 4, 1

- **과제 4:** 어떤 백화점과 잡지에서 시행한 상업적 조사에 의하면 쇼핑하는 것이 건강에 좋다고 보고되었다. 즉, 여성은 백화점에서 쇼핑을 150분 정도 하면서 2.6마일을 걷기 때문에 385칼로리를 소모한다고 한다. 반면, 남자는 50분간 쇼핑을 하면서 1.5마일을 걷는다고 한다. 이와 같은 자료는 만보기를 이용해 단지 10명의 대상자를 통해 얻은 자료를 바탕으로 나온 것이다. 아래 자료를 SPSS에 입력하고 Shopping Exercise.sav로 저장하시오. ①

Male		Female	
Distance	Time	Distance	Time
15	0.16	22	1.40
30	0.40	140	1.81
37	1.36	160	1.96
65	1.99	183	3.02
103	3.61	245	4.82

● **과제 5:** 아래의 자료는 15명을 대상으로 하루에 차를 몇 잔 마시는지와 인지기능을 측정한 것
이다. SPSS에 자료를 입력하고 **Tea Makes You Brainy15.sav**라고 저장하시오. ①

Cups of Tea	Cognitive Functioning
2	60
4	47
3	31
4	62
2	44
3	41
5	49
5	56
2	45
5	56
1	57
3	40
3	54
4	34
1	46

과제의 정답은 웹 사이트에서 찾을 수 있다.

3.16. 참고도서

본 장과 유사한 SPSS 기본 책이 많이 있다. Pallant의 *SPSS survival manual*과 Gray의 *SPSS XX made simple*이 SPSS 초보자에게 매우 유용하다. 물론 다른 책도 많이 있으므로 찾아보도록 한다.

4 도표를 이용한 자료탐색

FIGURE 4.1
Explorer Field
borrows a bike
and gets ready to
ride it recklessly
around a caravan
site

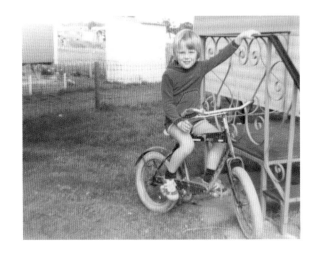

4.1. 이 장에는 어떤 내용이 있을까? ①

이 장에서는 그래프를 이용해 자료를 요약 정리하는 방법에 대해 알아본다.

4.2. 자료발표 기술 ①

4.2.1. 좋은 그래프란? ①

SPSS나 다른 프로그램을 이용하면 매우 세련된 그래프를 쉽게 그릴 수 있다. 이와 같은 화려한 그래프에 감탄하기보다는 이 그래프가 주는 정보가 무엇인지에 대해 생각해야 한다. Tufte (2001)는 저서에서 자료를 어떻게 발표해야 하는가에 대해 기술했는데 그래프는 아래와 같이 그리는 것이 바람직하다고 했다.

✓ 자료를 보여준다.

✓ 독자로 하여금 자료에 대해 생각하도록 한다(사용한 색상 같은 것에 신경을 뺏기지 않게 한다).

✓ 자료 왜곡을 하지 않는다.

✓ 가능하면 단순하게 표시한다.

✓ 자료들을 일관성 있게 표시한다.

✓ 자료를 비교할 수 있도록 한다.

✓ 자료가 내포한 의미가 드러나도록 한다.

하지만 그래프는 흔히 이런 것들을 만족하기 어려운 경우가 있다(Wainer, 1984). 잘못된 사례로 Figure 4.2의 오차막대(error bar) 그래프를 보자. 이 그래프에서 무엇이 잘못되었는가?

✗ 막대의 3-D 효과: 두 변수에 대한 도표 그래프를 나타낼 때는 3-D를 사용하지 않는 것이 좋다. 3-D는 막대의 값을 보기 힘들게 만들기 때문이다. Figure 4.2에서 보는 것처럼 3-D 오차막대의 값을 읽기가 힘들다.

✗ 무늬: 막대의 무늬는 보기에 예쁘고 매력적이지만 불필요한 것이다.

✗ 원기둥 막대: 원기둥은 자료가 전달하고자 하는 의미로부터 주위를 빼앗아 버리는 경향이 있다.

✗ y-축의 표시: 단순히 'number'라고 쓰여 있는데 무슨 숫자를 의미하는지 알 수 없다.

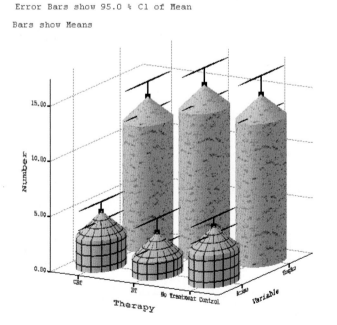

FIGURE 4.2
A cringingly bad example of a graph from the first edition of this book

FIGURE 4.3
Figure 4.2
drawn properly

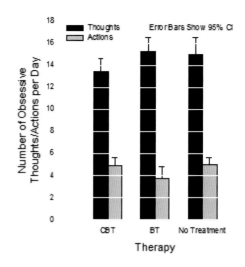

그럼, 이런 단점을 보완한 수정된 그래프를 보자(Figure 4.3). 어떤 점들이 향상되었을까?

✓ 2-D 그래프: 3차원 그래프를 삭제함으로써 변수들(치료방법과 생각/행위)의 값을 비교하기 쉽게 되었다.

✓ y-축: y-축이 무엇을 의미하는 것인지 확실하게 수정되었다.

✓ 주의 산만: 원통이나 기둥안의 무늬로 인해 주의 산만했던 것이 완화되었다.

✓ 간단한 그래프: 격자 선들을 삭제하여 간단하게 표시했다.

4.2.2. 그래프 ①

Figure 4.4에 두 그래프는 똑같은 자료를 나타낸 것이다(y-축은 일주일 동안 악몽을 꾼 횟수를 의미하고 x-축은 잠들기 전에 치즈를 먹은 집단과 그렇지 않은 집단을 표시한 것이다). 왼쪽 그림을

FIGURE 4.4
Two graphs
about cheese

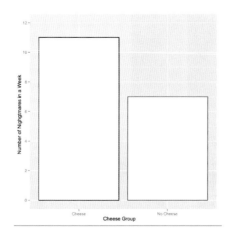 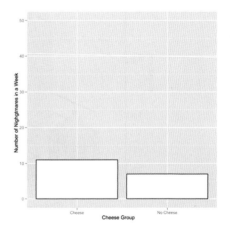

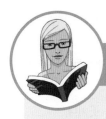

핵심녀의 힌트   그래프

- 그래프의 세로는 y-축이라고 한다.
- 그래프의 가로는 x-축이라고 한다.

  만약 좋은 그래프를 만들고 싶다면, 아래 지침을 참고하는 것이 좋다:

  ✓ y-축의 증감을 통해 자료가 가지고 있는 의미를 훼손하는 그래프를 만들면 안된다.

  ✓ 그래프에 불필요한 것들을 사용하지 않는다(무늬, 3-D효과, 음영 등).

  ✓ 최소한의 선만 사용한다. 불필요한 가로 및 세로 선들을 사용하지 않는다.

보면, y-축의 최대치가 악몽 횟수의 최대치와 비슷하게 되어 있다. 따라서 잠들기 전 치즈를 먹은 집단이 악몽을 더 많이 꾸는 것을 볼 수 있다. 하지만 만약에 오른쪽 그래프처럼 y-축의 최대값을 연장해서 50번까지 나타내 그린다면, 집단 간의 차이가 별로 나지 않는 것처럼 보인다. 연구자가 원하지 않는 결과가 나왔다고 해서 오른쪽 그래프처럼 의도적인 그래프를 그려서는 안 된다.

4.3. SPSS 도표 그리기 ①

Figure 4.5는 기본적인 도표 그리기 대화창이다. 이 대화창은 다음과 같은 중요 부분들로 이루어졌다.

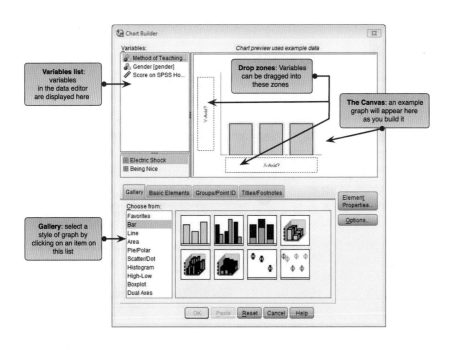

FIGURE 4.5
The SPSS
Chart Builder

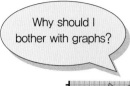

- *Gallery*: 여러 종류의 그래프들을 보여준다. 특정 그래프를 선택하려면 더블클릭하면 된다.
- *Variable list*: 데이터 편집기에 있는 변수들이 여기에 나타난다. 변수들은 주어진 그래프의 *drop zones*에 드래그해서 옮길 수 있다.
- *The Canvas*: 대화창의 주요 부분으로 그래프의 미리보기를 하는 곳이다.
- *Drop zones*: 이 영역은 파란 점선으로 표시된다. 원하는 변수를 이곳으로 끌어와서 갖다놓을 수 있다.

그래프는 두 가지 방법으로 그릴 수 있다. 첫 번째 방법은 미리 정해진 그래프 Gallery를 사용하는 것이고, 두 번째 방법은 기본 요소들을 사용해 만드는 것이다. Gallery는 초기 설정된 선택사항으로 탭 (Gallery Basic Elements Groups/Point ID Titles/Footnotes)을 이용해 선택할 수 있다. 하지만 기본요소(*Basic Elements*)를 통해 그래프를 만들고 싶다면, *Basic Elements*를 클릭 (Gallery Basic Elements Groups/Point ID Titles/Footnotes)한다. 그림 Figure 4.5 아래 부분이 Figure 4.6처럼 변한다.

FIGURE 4.6
Building a
graph from
basic elements

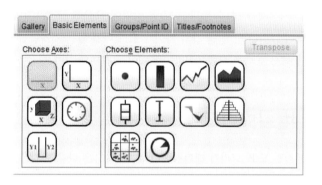

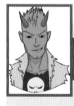

SPSS TIP 4.1   이상한 대화창 ①

SPSS를 사용해 처음으로 그래프를 그리고자 할 때, 시작을 알리는 매우 중요해 보이는 대화창을 하나 볼 수 있다. 하지만 이 메시지에 놀랄 필요는 없다. 단지, 변수들의 측정수준을 확인해 보라는 것이다. 연구자가 자료를 입력할 때 정확하게 입력했다면, [OK]를 클릭하면 된다. 그러면 대화상자가 사라진다.
만약, 자료입력시 변수의 측정수준을 정확히 입력하지 않았다면, [Define Variable Properties]를 클릭하고 데이터 편집창 변수의 측정수준을 수정할 수 있는 새로운 대화창으로 가면 된다.

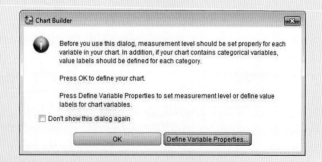

4.4. 히스토그램 ①

히스토그램(빈도분포)은 이미 제1장에서 언급된 바 있다. 여기서는 SPSS를 사용해 어떻게 히스토그램을 만드는지에 대해 배울 것이다. 사용할 자료는 250명을 대상으로 성공 수준에 대해 조사한 것이다. 성공 수준은 급여, 삶의 질 및 자신의 인생목표와 얼마나 가까운 삶을 영유하고 있는지에 대한 복합적 질문들로 측정했다. 가능한 총점의 점수 범위는 0점(완전한 실패)부터 100점(완전한 성공)이었다. 그 다음에 어떤 중재를 시도하기 위해 무작위로 두 집단으로 나누었다. 한 집단에는 자신의 꿈이 성취되도록 기원하게 하고, 다른 집단에는 열심히 일하도록 했다. 그리고 5년 후 대상자들의 성공 수준을 다시 측정했다. 이에 대한 자료는 **Jiminy Cricket.sav** 파일에 있다. 입력된 변수로는 **Strategy**(열심히 일한 집단 또는 소원을 빈 집단), **Success_Pre**(성공 수준의 사전 점수), 그리고 **Success_Post**(5년 후 성공 수준 점수)로 구성되어 있다.

SELF-TEST 히스토그램은 무엇을 보여주는가?

Figure 4.5의 *Choose from*(다음에서 선택)이라고 된 곳에서 *Histogram*을 선택한다. 그러면 Figure 4.7이 나타난다. 각각 다른 4 종류의 히스토그램이 있는데 더블 클릭해서 원하는 것을 선택하거나 캔버스에 드래그해서 가져다 놓으면 된다.

⇒ 단순 히스토그램(*Simple histogram*): 하나의 변수에 대한 점수 분포를 보고자 할 때 사용한다.

⇒ 수직누적 히스토그램(*Stacked histogram*): 집단변수(열심히 일한 집단 또는 소원을 빈 집단)가 있으면, 막대가 집단에 의해 나뉜 히스토그램을 그릴 수 있다. 이 예제에서 각 막대는 두 가지 색으로 나누어진다. 즉, 한 가지는 열심히 일한 사람을 나타낸 것이고, 다른 하나는 소원을 빈 사람을 나타낸 것이다. 이 히스토그램은 집단에 따른 점수의 상대적 빈도를 비교하는데 적합하다(열심히 일한 사람이 소원을 빈 사람보다 더 성공적인가?).

⇒ 빈도 다각형(*Frequency polygon*): 이 히스토그램은 단순 히스토그램(simple histogram)과 같지만 막대를 사용해 나타내는 것이 아니라 빈도를 나타내는 선을 사용하고 그 아래 부분을 음영으로 표시한다.

⇒ 모집단 피라미드(*Population pyramid*): 누적 히스토그램처럼, 두 모집단에 있는 점수들의 상대빈도를 보여준다. 세로축에는 변수(예, 5년 후 성공)를, 가로에는 각 모집단의 빈도를 나타내는 그림을 보여준다. 특히 모집단들은 서로 등지고 양쪽 가로막대 형태로 나타난다. 양쪽으로 뻗은 막대의 길이가 서로 같으면, 분포는 같은 빈도를 나타낸다는 것을 의미한다.

지금부터 단순 히스토그램에 대해 알아보기로 하자. Figure 4.7에 있는 단순 히스토그램 아이콘

FIGURE 4.7
The histogram
gallery

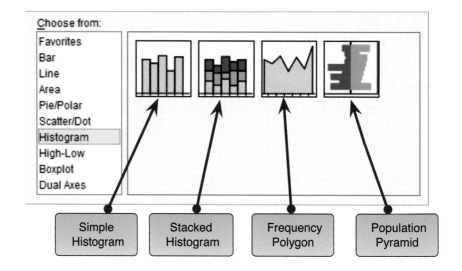

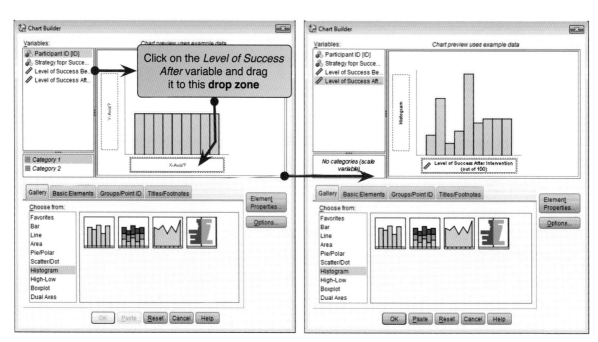

FIGURE 4.8 Defining a histogram in the chart builder

을 두 번 클릭한다. 그러면 도표작성기(*Chart Builder*) 대화상자에 그래프의 미리보기가 나타날 것이다. 이 시점의 히스토그램은 아직 원하는 변수를 지정하지 않은 상태이다. 따라서 도표작성기의 왼쪽에 있는 변수들 중 원하는 변수를 선택해서 파란 점선으로 둘러싸인(*drop zones*이라고 함) 곳에 끌어다 놓으면 된다.

　히스토그램은 *x*–축에 하나의 변수를, *y*–축에는 점수들의 빈도를 나타낸다. 그래서 변수를 선택해 ▭ 에 끌어 놓아야 한다. 그럼 이제, 중재 후 성공점수를 가지고 히스토그램을 그려보자. 변수 목록에서 (Sucess_post) 변수를 클릭해서 Figure 4.8처럼 ▭ 에 가져다 놓자. 히

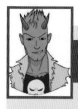

SPSS TIP 4.2 히스토그램에 대한 선택적 변경 ①

아마도 다른 대화상자도 볼 수 있는데, 귀찮지 않다면 [Element Properties]를 클릭해 보도록 하자. 이 대화상자를 통해 히스토그램을 편집할 수 있다(Figure 4.9). 예를 들어, 보여주는 통계를 바꿀 수 있다. 즉, *Histogram*에서 기본으로 보여주는 빈도보다는 백분율을 보고 싶다면, *Histogram Percent*를 선택하면 된다.

만약 [Set Parameters...](모수설정)를 클릭하면(Figure 4.9), 히스토그램을 만드는데 사용되는 속성을 결정할 수 있다. 즉, 히스토그램에 대한 구간의 시작점과 구간 크기를 원하는 대로 조정할 수 있다.

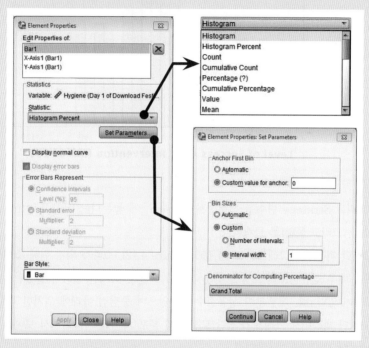

FIGURE 4.9 Element properties of a histogram

스토그램을 그리기 위해서는 [OK]를 클릭한다(SPSS Tip 4.2).

히스토그램의 결과는 Figure 4.10과 같다. 이 분포는 50점 근처에서 절정의 점수를 보이며 분포가 매우 울퉁불퉁하다. 이 분포에 대해 좀 더 자세히 알아보기 위해 소원을 빈 사람과 열심히 일한 사람으로 나누어 히스토그램을 그려보자. 만약 중재의 효과가 있었다면, 이들의 분포는 서로 다른 모집단으로부터 온 것이라고 할 수 있다.

동시에 여러 집단의 빈도분포를 비교하기 위해, 모집단 피라미드(population pyramid) 그래프를 사용할 수 있다. Figure 4.7에 있는 피라미드 아이콘을 클릭해 캔버스에 그래프를 나타낸다. 그 다음 변수 리스트에서 중재 후 성공점수에 관한 변수를 선택하고 드래그해서 [Distribution Variable?]에 가져다 놓는

FIGURE 4.10
Histogram
of the post–
intervention
success scores

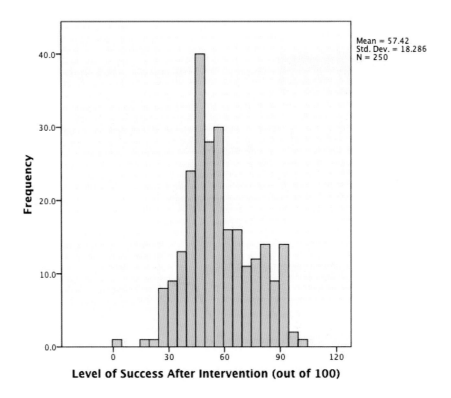

다. 그리고 **Strategy** 변수를 선택해서 Split Variable? 에 놓는다. 그러면 Figure 4.11과 같은 그림을 볼 수 있다. 그리고 OK 를 클릭한다.

모집단 피라미드 그래프를 그린 결과(Figure 4.12), 스타가 되기 위해 소원을 빈 사람의 성공점수 분포는 매우 정규분포의 모양을 갖춘 것으로 보인다. 하지만 열심히 일했던 사람의 성공점수 분포는 왜곡되어 있다. 즉, 대부분이 성공점수가 높았으며 중심점 아래에 위치한 점수들이 적은 편이다. 이는 모집단 피라미드 그래프가 집단(모집단)의 분포 차이를 시각화해서 보여주는 좋은 방법이라는 것을 제시한 사례라고 할 수 있다.

SELF-TEST 중재 전의 성공점수 데이터를 가지고 히스토그램과 모집단 피라미드 그래프를 만들어 보자.

Did someone say a box of whiskas?

4.5. 상자도표 ①

상자도표(boxplot or box–whisker diagrams)는 자료를 나타내는 유용한 방법 중에 하나다. 이 도표의 중심은 데이터의 중간값(*median*)이고, 상자의 위와 아래에는 측정치의 50%(사분위범위 interquartile range: IRQ)가 포함된다. 그리고 나머지 점수들 중

25%가 상자의 위에 위치하고, 25%가 상자의 아래에 위치한다.

Figure 4.5의 도표작성기(chart builder)에서 상자도표를 선택한다(Figure 4.13). 이때 3 종류의 상자도표 중 하나를 선택할 수 있다.

⇒ 단순 상자도표(*Simple boxplot*): 한 변수에 속한 여러 범주에 대한 상자도표를 그릴 때 사용할 수 있다.

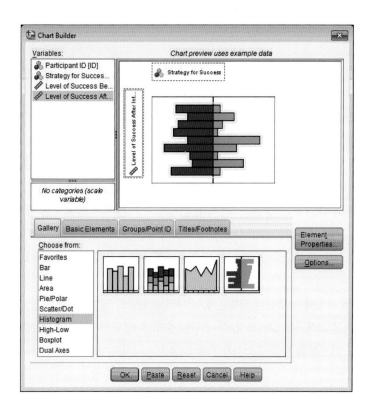

FIGURE 4.11
Defining a population pyramid in the chart builder

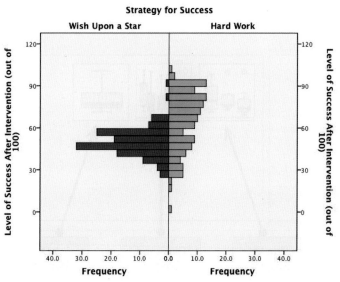

FIGURE 4.12
Population pyramid of success scores (5 years after different strategies were implemented)

나자료 4.1

록 가수가 되기(다시) ①

나자료 3.1에서 배경음악으로 원래의 가수가 부른 노래와 그렇지 않은 노래를 들려줄 때의 경제 행위를 비교했다. 그리고 얼마나 많은 제안을 참여자가 수용하였는지(Oxoby (2008) offers.sav)와 참여자가 수용할 최소한의 제안(Oxoby (2008) MOA.sav)을 측정했다. 좀 더 자세한 것은 나자료의 3.1을 참고하기 바란다. 그럼 여기서는 그래프를 그려보도록 하자. 제안한 수와 수용할 최소한의 제안에 대해 모집단 피라미드 그래프를 그려보자. 또한 두 경우 내에서 자료를 나누는데 어떤 가수가 부른 노래가 배경음악으로 들어가 있는지 분리해 그려보도록 하자. 그리고 원래 연구논문에 있는 Figure 1, 2와 비교해 보자.

⇒ 수평누적 상자도표(*Clustered boxplot*): 단순 상자도표와 유사하지만, 다른 범주형 변수를 선택해서 사용할 수 있다. 다른 변수에 대한 상자도표는 색이 다르게 표시된다. 예를 들어, 사람들이 소원의 힘에 대해 믿는지 아니면 믿지 않는지에 대해 측정했다고 하자. 수평누적 상자도표는 소원을 비는 집단과 일을 열심히 하는 집단의 상자도표를 만들 뿐 아니라, 이 두 집단 내에서 다시 소원의 힘을 믿는 집단과 그렇지 않은 집단을 다른 색으로 표시한 상자도표를 같이 보여 줄 수 있다.

⇒ 1차원 상자도표(*1–D boxplot*): 한 개의 변수에 대한 상자도표를 보고자 할 때 사용한다.

성공점수 데이터 파일에는 열심히 일했는지, 이니면 소원만을 빌었는시에 대한 정보를 가지고 있다. 이 정보를 가지고 그래프를 그려보자. 두 집단의 중재 후 성공점수에 대한 상자도표를 만들기 위해, 단순 상자도표 아이콘을 더블 클릭하자(Figure 4.13). 그리고 변수 리스트에서 Sucess_Post 변수를 선택해 ▭에 드래그해서 가져오고, **Strategy** 변수를 ▭로 가져온다. 그러면 Figure 4.14와 같이 된다. 그 다음에 ▭를 클릭한다.

FIGURE 4.13
The boxplot gallery

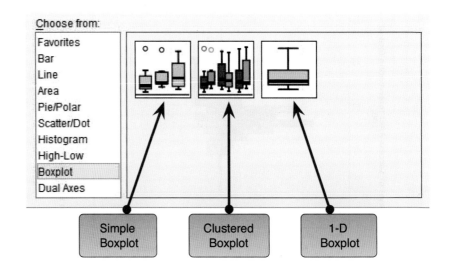

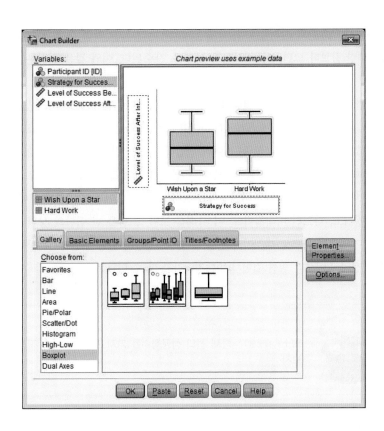

FIGURE 4.14
Completed
dialog box for a
simple boxplot

Figure 4.15는 성공점수 데이터에 대한 상자도표를 보여주는 것이다. 엷은 색의 상자는 사분위수범위(interquartile range: IQR)를 나타낸다. 소원을 빌었던 집단보다는 열심히 일한 집단 점수들의 가운데 50%가 더 퍼져 있는 것을 볼 수 있다. 상자 안에서 두꺼운 가로선은 중앙값(median)을 나타낸 것이다. 열심히 일한 집단의 성공점수 중앙값이 더 높은 것을 볼 수 있다. 상자 맨 위와 아래는 대

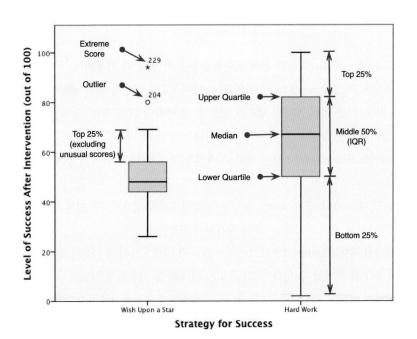

FIGURE 4.15
Boxplot of
success scores
5 years after
implementing
a strategy of
working hard or
wishing upon
a star

충 일사분위수(상위 25%)와 삼사분위수(하위 75%)를 나타낸다. 만약 어떤 점수가 일사분위수에 IRQ의 3배를 더한 값보다 크면, 이는 '극단적 사례'로 간주된다. 이와 같은 규정은 삼사분위수에도 해당된다.

성공점수와 관련해 점수의 범위는 열심히 일한 집단이 소원을 빈 집단보다 그 범위가 더 넓다. 하지만 소원을 빈 집단의 점수에는 이상값(outlier: SPSS에서 ○로 표시)과 극단값(SPSS에서 *로 표시)이 포함되어 있다. 이런 값들은 SPSS 데이터 편집창의 사례 번호(이 경우에는 204번과 229번)를 의미한다. 따라서 데이터가 제대로 입력된 것인지를 쉽게 확인해 볼 수 있다. 히스토그램처럼, 상자도표 또한 분포가 대칭인지 아니면 왜도되었는지를 보여준다. 위와 아래의 25%를 보여주는 길이가 같으면 분포는 대칭이고, 다르면 비대칭이다. 이 사례를 보면, 소원을 빈 집단의 상위 및 하위 25% 되는 선의 길이가 거의 비슷하므로 대칭이라고 할 수 있고, 열심히 일한 집단에서는 하위 25% 선의 길이가 상위 25% 선의 길이보다 훨씬 길어서 비대칭이라고 할 수 있다.

SELF-TEST 중재 전의 성공점수를 가지고 상자도표를 작성해 보자.

4.6. 막대도표와 오차막대 ①

막대노표(bar charts)는 평균을 나타내는데 많이 사용된다. 이 그래프를 어떻게 만드는지는 자료를 어떻게 조사했는지에 달려 있다. 도표작성기(Figure 4.5)의 갤러리에서 *Bar*를 선택해 Figure 4.16을 보자. 여기에는 8 종류의 막대도표에 대한 아이콘이 있다. 원하는 것을 더블 클릭하거나 캔버스로 드래그하면 된다.

⇒ 단순 막대도표(*Simple bar*): 집단 간의 평균점수를 보기 원할 때 사용한다.

⇒ 수평누적 막대도표(*Clustered bar*): 위의 단순 막대도표에 집단을 이룬 제2의 변수가 있을 때 사용할 수 있다. 예를 들어, 2개의 영화가 있는데 각 영화에 대해 '흥미' 점수를 하나의 막대로 나타내고 '즐거움' 점수를 다른 색의 막대로 나타내고자 할 때 사용할 수 있다.

⇒ 수직누적 막대도표(*Stacked bar*): 옆으로 배열하는 것이 아니라 막대 위로 쌓아올려 나타낸다.

⇒ 단순 3차원 막대(*Simple 3-D bar*): 수평누적 막대도표와 같으나, 두 번째 집단 변수가 다른 색의 막대로 표시된 것이 아니라 x-축에 첨가되어 진열된다.

⇒ 수평누적 3차원 막대(*Clustered 3-D bar*): 수평누적 막대도표와 유사하나 x, y-축 이외에 제3의 범주형 변수를 추가할 수 있다. 하지만 읽기 어려워 잘 사용하지 않는다.

⇒ 수직누적 3차원 막대(*Stacked 3-D bar*): 이 그래프는 수평누적 3차원 막대와 유사하다. 하지

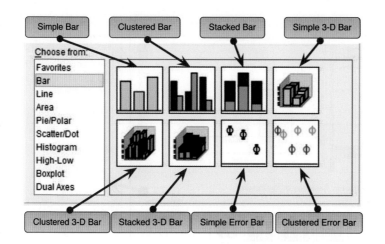

FIGURE 4.16
The bar chart gallery

만 또 다른 색의 막대가 각 막대의 위에 누적되어 나타난다. 잘 사용되지는 않는다.

⇒ 단순 오차막대(*Simple error bar*): 이는 단순 막대도표와 유사하다. 하지만 점(dot)이 평균을 대신해서 표시된다. 그리고 선은 평균의 추정치의 정확성을 나타낸다(보통 95%의 신뢰구간이 표시된다. 하지만 평균 대신 표준편차나 표준오차를 나타낼 수도 있다).

⇒ 수평누적 오차막대(*Clustered error bar*): 수평누적 막대도표와 비슷하다. 하지만 평균이 점(dot)으로 오차막대 주위에 표시된다.

4.6.1. 독립평균들에 대한 단순 막대도표 ①

어떤 영화감독이 여성 취향의 영화가 존재하는지에 대해 관심이 있다고 하자. 20명의 남자와 20명의 여자를 선정해 이들 중 절반에게는 여성 취향의 영화(*Bridget Jones's Diary*)를 보여주고 나머지는 그렇지 않은 영화(*Memento*)를 보여주었다. 그리고 모두에게 얼마나 영화를 즐겼는지를 알아보기 위해 정서적 반응(arousal)을 측정했다. 이 데이터는 웹 사이트의 **ChickFlick.sav**에 있다.

두 영화를 본 후에 평균점수에 대한 도표를 그려보자. 여기서 하나의 집단변수(영화)와 하나의 결과변수(arousal) 자료를 가지고 있다. 이에 대한 단순 막대도표를 그리자(Figure 4.16). 캔버스에 하나의 그래프와 *x*-축과 *y*-축에 두 개의 점선으로 된 직사각형을 볼 수 있다. *y*-축에는 종속변수가 들어간다(이 경우에는 arousal). *x*-축에는 film 변수를 드래그해서 갖다 놓는다.

Figure 4.17에는 여러 개의 선택사항들이 있다. Element Properties 를 누르면 대화상자에는 3가지 특성이 나타난다. 첫 번째 것은 초기 설정으로 이루어진 것으로, 막대가 나타내는 것은 평균이다. 이를 중간값이나 최빈수로 바꿀 수도 있다. 둘째는 I-bar나 Whisker 막대를 선택할 수 있다. 마지막으로 오차 막대도표를 만들기 위해 ☑ Display error bars 를 클릭해서 막대도표에 오차막대를 첨가하도록 할 수 있다. 그리고 ◉ Confidence intervals 을 통해 오차막대의 신뢰구간을 지정할 수 있다. 그리고 마지막으로 Apply 와 OK 를 클릭해야만 속성의 변화가 이루어진다.

How do I plot error bar graph?

FIGURE 4.17
Dialog boxes
for a simple bar
chart with error
bar

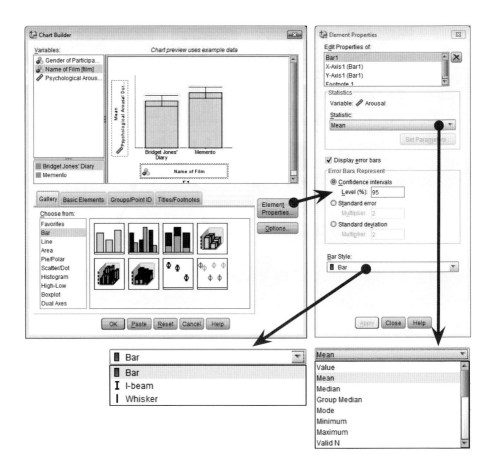

Figure 4.18은 막대도표의 결과를 보여준다. 이 도표는 평균(신뢰구간도 함께)을 보여주고 있다. 여성 취향의 영화보다는 그렇지 않은 영화인 *Memento*를 보고난 후, *arousal*의 점수가 높은 것으로 나타났다. 하지만 원래 보고자 했던 것은 성별의 차이가 있는가 하는 것이었다. 따라서 실제 원하는 것은 수평누적 막대도표이다.

FIGURE 4.18
Bar chart of the
mean arousal
for each of the
two films

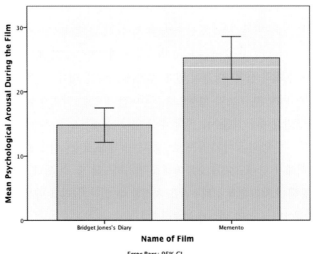

4.6.2. 독립평균들에 대한 수평누적 막대도표 ①

다른 집단의 독립적 평균들에 대한 수평누적 막대도표를 그리기 위해 Figure 4.16의 수평누적 막대도표를 더블 클릭한다. 캔버스에 그래프의 y-축에는 종속변수를(이 경우에는 **arousal**), x-축에는 **film** 변수를 드래그해서 갖다 놓는다. 그리고 [Cluster on X: set color] 라는 것을 하나 더 볼 수 있다. 여기에는 **gender**(성별) 변수를 드래그해서 놓는다. 이는 남자와 여자를 나타내는 막대가 서로 다른 색으로 표시될 것을 의미한다(SPSS Tip 4.3). 이전처럼, 요소 특성 대화상자에서 오차막대를 선택하고 [OK]를 클릭한다. Figure 4.19는 이런 과정을 수행한 그림이다. 그 다음 마지막으로 [OK]를 클릭하면 된다.

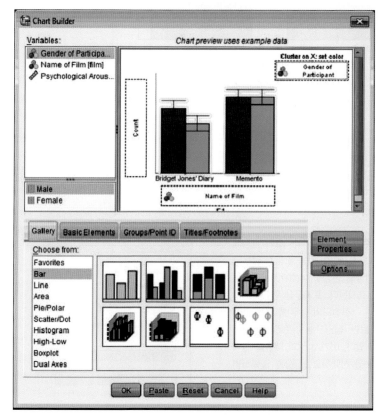

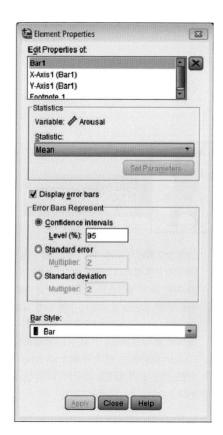

FIGURE 4.19 Dialog boxes for a clustered bar chart with error bar

Figure 4.20은 수평누적 막대도표를 그린 결과다. 단순 막대도표처럼 *Memento* 영화를 본 집단의 정서적 반응(arousal)에 대한 평균점수가 높다는 것을 보여주고 있다. 하지만 성별로 나누어 보여준 것이 이 그래프의 특성이다. *Bridget Jones's Diary*에 대한 정서적 반응의 평균은 남자가 여자보다 높다. 이는 여자보다 남자가 이 영화를 더 즐겼다는 것을 의미한다. 반면 *Memento*의 경우는 남자나 여자의 평균점수가 비슷한 것으로 나타났다. 그러므로 예상과는 달리, 남자가 여성 취향의 영화를 더 즐긴다고 할 수 있다.

FIGURE 4.20
Bar chart of the
mean arousal
for each of the
two films

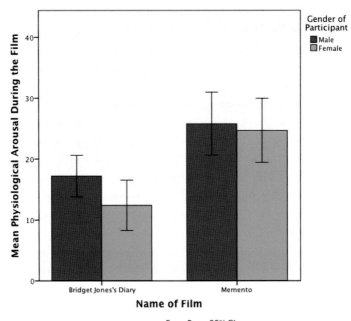

SPSS TIP 4.3   색과 패턴? ①

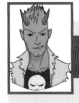

어떤 범주화된 변수에 대한 그래프를 만들면, 범주화된 집단의 색은 초기 설정에 의해 지정된 색이나 패턴으로 나타난다. 이런 색이나 패턴이 마음에 들지 않는다면 이런 초기 설정들을 바꿀 수 있다. 뒤에서 언급될 산점도(scatterplot)에서는 서로 다른 집단을 표시하기 위해 다른 모양으로 표시된다. 표시들을 변화하고자 할 때는 `Cluster on X: set color`(막대도표의 경우) 또는 `Set color`(산점도의 경우)를 더블 클릭해 새로운 대화상자를 가져온다. 이 대화상자를 보면, 집단구분 기준(Distinguish Groups by)이라는 선택 목록(drop-down list)이 있다. 여기서 색과 패턴을 선택하면 된다. 초기 설정을 바꾸기 위해서는 Pattern을 선택하고 `OK`를 클릭하면 된다.

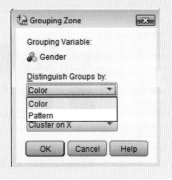

4.6.3. 관련성 있는 평균들에 대한 단순 막대도표 ①

Charles Osborne은 돼지를 도살하다 딸꾹질을 시작해 67년간 지속되었다. 계속되는 딸꾹질을 멈추는 방법에는 놀라게 한다든지 아니면 숨을 참는 등 여러 가지가 있다. 의학적으로는 혀를 잡아당겨 움직이는 방법, 경동맥 마사지 그리고 직장 수지마사지(digital massage)가 있다(Fesmire, 1988). 딸꾹질로 괴로워하는 15명을 대상으로 위의 세 가지 방법을 적용했다. 먼저 중재방법을 적용

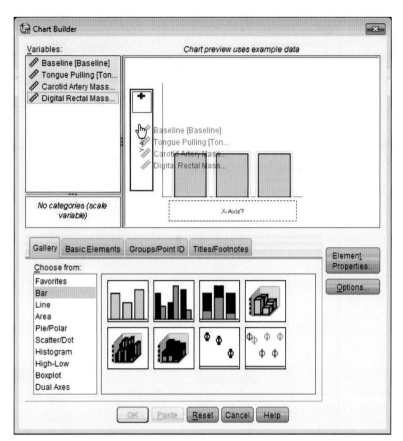

FIGURE 4.21
Specifying
a simple bar
chart for
repeated–
measures
data

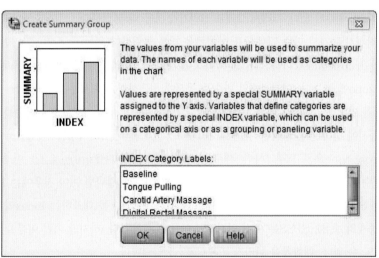

FIGURE 4.22
The *Create
Summary
Group* dialog
box

하기 전에 1분간 딸꾹질 횟수를 측정했다. 그리고 무작위 순서에 의해 5분 간격으로 세 가지 딸꾹질 멈추는 방법을 수행하도록 했으며, 각 방법을 수행 후에 1분간 딸꾹질 횟수를 측정했다. 이에 대한 자료는 Hiccups.sav에 있다. 이 자료들은 각각의 다른 열에 배치되었으며, 대상자 모두는 모든 중재를 경험했기 때문에 중재집단을 나타내는 변수는 없다. 앞서 두 개의 사례에서는 그래프의 특성을 구체화하기 위해 집단변수를 사용했다(예를 들어, 집단변수로 x-축을 나타낸 film 변수). 반복측정 데이

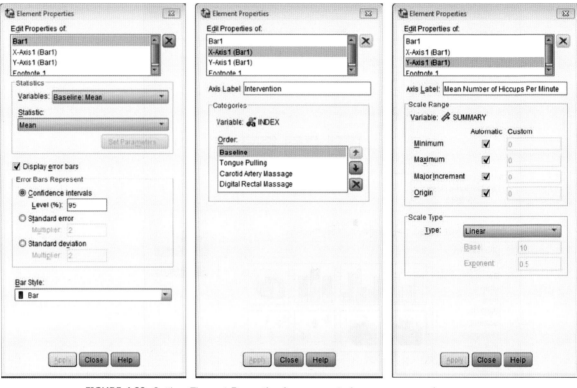

FIGURE 4.23 Setting *Element Properties* for a repeated-measures graph

터에서는 이런 집단변수가 없다. 그래서 그래프 그리기가 조금 더 복잡하다.

먼저 도표작성기로 가서 단순 막대도표 아이콘을 더블 클릭한다(Figure 4.16). 그러면 막대그래프와 x, y-축의 drop-zone이 나타난다. 변수 목록에 나타난 4개의 변수를 동시에 선택해 드래그해서 y-축 drop-zone에 놓는다. 이때 4개의 변수를 동시에 선택하기 위해서는 좌판의 *Ctrl* 키를 사용한다. **Baseline**을 클릭하고 *Shift* 키를 누른 상태에서 변수 목록의 마지막에 있는 변수를 누르면 모든 4개 변수가 동시에 선택된다. 그러면 이를 드래그해서 [X-Axis?]로 가져간다(Figure 4.21).

y-축의 drop-zone으로 드래그하면, 새로운 대화창이 나타난다(Figure 4.22). 이 창은 SPSS가 2개의 임시변수를 만들고 있다는 것을 알려주는 것이다. 하나는 결과변수(이 경우에는 1분간 딸꾹질의 수)가 되는 **Summary**라 불리는 것이다. 다른 하나는 독립변수를 대표하는 **Index**라는 것이다(이 사례에서는 중재의 종류). SPSS는 이런 임시적인 이름을 사용한다. 하지만 이런 이름을 연구의 특성에 맞게 수정할 수 있다. 대화창을 나가기 위해 [OK]를 클릭한다.

그 다음에 필요한 것은 그래프 속성을 편집하는 일이다. 도표작성기 [Element Properties]를 클릭하면, Figure 4.23이 나타난다. 왼쪽 그림의 중간에 있는 오차막대표시(display error bars)를 클릭한다. 그리고 중간그림에서 다음 특성편집(*Edit properties of*)에 있는 *X-Axis 1(Bar 1)*을 선택한다. 그리고 축 레이블(*Axis label*) 칸에는 x-축 이름을 기록한다. 이 사례에서는 중재(*intervention*)로 기록했다. 만약 Categories의 *Order*에서 중재의 순서를 변경하고 싶으면 [↑][↓]를 사용해 바꿀 수 있다. 어떤 중재를 삭제하고 싶다면, [✕]를 사용한다. Figure 4.23의 오른쪽 그림은 y-축에 관한 것이다. 축 이름은 초기 설정에 의해 평균(Mean)으로 나타난다. 이 사례에서는 '분당 평균 딸꾹질 수'이므로 이렇게 수정해 기록하면 이해하기 편하다. 마지막으로 [Apply] 를 클릭한다.

Figure 4.24는 위의 과정을 거쳐 완성된 도표작성기이다. 이제는 [OK] 를 클릭하기만 하면 된다. Figure 4.25는 결과 그래프로 기준 시점과 3개의 중재에 따른 평균 딸꾹질 수를 보여주고 있다. 경동맥 마사지의 경우도 딸꾹질 수가 줄었지만, 직장 수지마사지 방법의 경우에서 딱꾹질 수가 가장 많이 줄어든 것으로 나타났다.

4.6.4. 관련성 있는 평균에 대한 수평누적 막대도표 ①

만약에 위의 데이터와 같은 표본에서 측정된 다른 독립변수가 하나 더 있다면, 어떻게 해야 할까? 수평누적 막대도표를 사용하는 것이 맞는 것인가? 틀린 것인가? 실제적으로, SPSS 도표작성기로는 이런 상황을 잘 표현하기 어렵다.

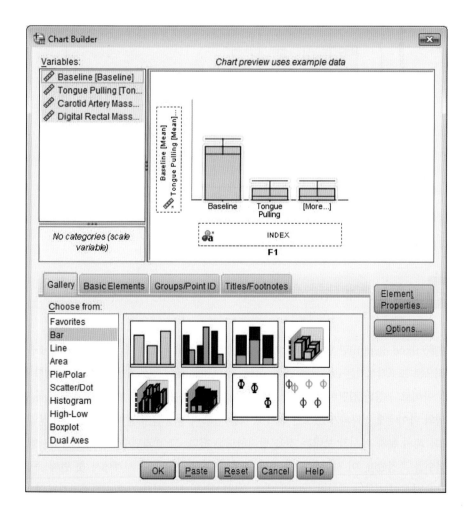

FIGURE 4.24
Completed chart builder for a repeated-measures graph

나자료 4.2

빨간색 보기 ①

나는 남자들이 빨간색에 대한 생물학적 소인을 가지고 있다고 믿는다. 그 이유는 빨간색이 매력적인 돌출색이기 때문이다. 이 이론에 따라 배란과 성적 교태를 나타내기 위한 생식기 색깔에 대한 대리 상징으로서 여성이 빨간색을 사용할

것을 제안한다. 만약 이 가설이 맞는다면, 이런 방법으로 빨간색을 사용해 남자를 유혹할 수 있을 것이다. 연구에서 Sarah Jones는 이 아이디어를 시험했다. 그 방법으로 여성생식기 사진을 4가지 색(연한 핑크, 밝은 핑크, 어두운 핑크, 빨간색)으로 변화시켜서 총 16개의 사진을 남성들한테 평가하도록 했다. 점수의 범위는 0점(매력 없음)에서 100점(매력적임)이었다. 이 자료는 **Johns et al.(2012).sav** 파일에 있다. 4개 다른 색과 관련된 평균 점수에 대한 오차막대 그래프를 만들어보자. 만약 이론이 맞는다면, 빨간색의 점수가 가장 높을 것이다.

FIGURE 4.25
Bar chart of the mean number of hiccups at baseline and after various interventions

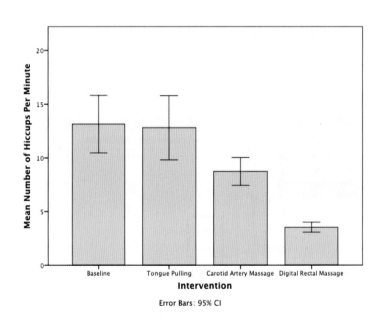

4.6.5. 혼합설계에 대한 수평누적 막대도표 ①

혼합설계(mixed design)란 한 개 이상의 독립변수가 같은 표본에서 여러 번 측정되는 것을 의미한다. 기본적으로 도표작성기는 one repeated-measure variable인 경우에만 그래프를 생성할 수 있다.

25명의 아이로 구성된 집단에는 6개월 동안 휴대전화를 사용해 문자 메시지를 보내도록 했고, 대조군 25명의 아이에게 전자파가 있으면 전기 충격을 일으켜 통증을 유발하는 완장같이 생긴 기기를 착용하도록 해서 문자 메시지 보내는 것을 방지하도록 했다. 그 결과변수로는 문법능력시험에 대한 백분율 점수를 측정했다. 이 시험은 중재 전과 후에 각각 측정했다. 이 사례에서 첫 번째 독립변수는 문자 메시지 사용이고(문자 메시지 집단과 대조 집단), 두 번째는 시간(기준 시점과 6개월 후)이다. 이

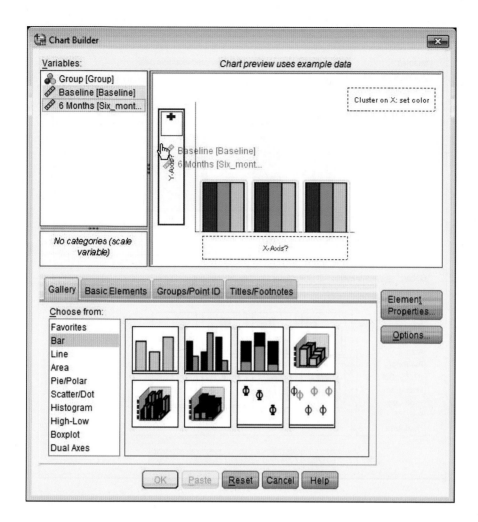

에 대한 자료는 Text Messages.sav에 있다.

이 자료를 그래프로 그리기 위해 Section 4.6.3 과정에 따라 시행해야 한다. 이 사례에서 반복측정 변수는 시간이고, 데이터 파일에 시간은 두 개의 열에 나타나 있다(기준 시점과 추후 6개월 시점). 도표작성기에서 두 시점에 대한 변수들을 동시에 선택해 그래프 ⬚ X-Axis? drop-zone으로 드래그한다(Figure 4.26). 두 번째 변수는 집단(**group**)이다. 이 변수를 선택해 드래그해서 ⬚ Cluster on X: set color 로 가져간다. 이 두 집단은 다른 색으로 표시될 것이다. 완성된 도표작성기는 Figure 4.27과 같다. 그럼 이제 ⬚ OK 를 클릭하자.

  SELF-TEST 배운 것을 사용해 4.6.3에 오차막대를 첨가한 그래프를 그리고 x–축에 시간, y–축에 평균 문법점수(%)라고 기록해보자.

Figure 4.28은 그래프 결과를 보여준다. 기준 시점에서 문법능력은 두 집단이 비슷했다. 하지만

FIGURE 4.27
Completed
dialog box for
an error bar
graph of a
mixed design

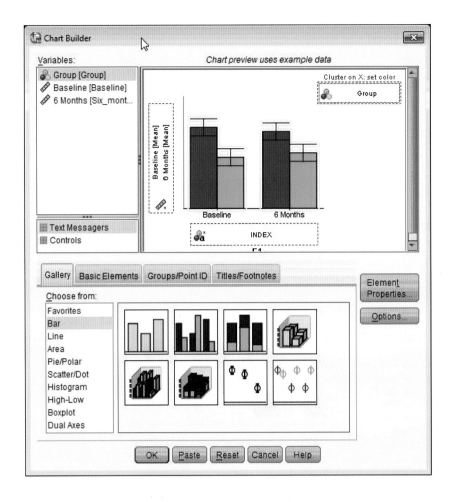

FIGURE 4.28
Error bar graph
of the mean
grammar score
over 6 months
in children who
were allowed to
text–message
versus those
who were
forbidden

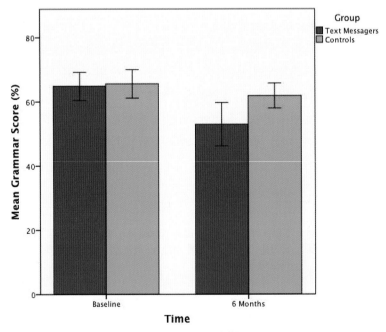

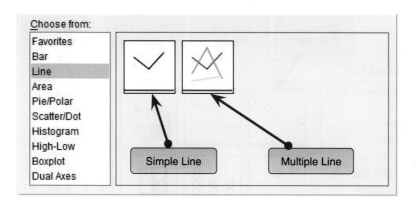

FIGURE 4.29
The line chart
gallery

중재 후 6개월의 시점에서는 문자 메시지 집단의 점수가 낮은 것으로 나타났다. 두 개의 파란 막대를 비교해 보면, 6개월 후의 시점에서 점수가 더 낮은 것을 볼 수 있다. 하지만 두 개의 초록 막대를 비교해 보면, 비슷하다. 따라서 문자 메시지는 아이들의 문법능력을 저해하는 작용이 있다고 볼 수 있다.

4.7. 선도표 ①

선도표(Line charts)는 막대도표와 유사하지만 막대 대신 선을 사용한다. 대화상자에서 *Line*을 선택해 Figure 4.29처럼 갤러리를 부른다. 갤러리에는 2개의 아이콘이 있는데 원하는 것을 더블 클릭해 선정한다.

⇒ 단순 선그래프(*Simple line*): 집단에 따른 평균점수를 보고자 할 때 사용한다.
⇒ 다중 선그래프(*Multiple line*): 이는 군집막대그래프와 유사하다. 특정 변수의 평균을 나타낼 수 있고, 두 번째 변수의 수준을 다른 색으로 표시할 수 있다.

SELF-TEST 선도표를 그리는 과정은 막대 대신 선을 사용한다는 것을 제외하고 기본적으로 막대도표와 동일하다. 따라서 스스로가 연습해 보도록 하자.

4.8. 관계에 대한 그래프: 산점도 ①

때로는 평균이나 빈도 대신 변수들과의 관계를 보아야 할 때가 있다. 산점도(scatterplot)는 변수들 간 대응하는 점수를 표시한 것이다. 이 그래프는 두 변수 간에 관련이 있는지 시각적으로 보여준다. 또한 관련성의 특성을 보여주기도 하며, 어떤 케이스가 다른지를 알려주기도 한다. 도표작성기의 대화상자에서 산점도/점표(*Scatter/Dot*)를 선택한다(Figure 4.30). 갤러리에 8 종류의 산점도 아

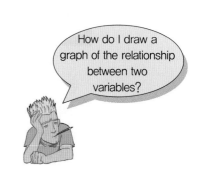

How do I draw a graph of the relationship between two variables?

FIGURE 4.30
The scatter/dot
gallery

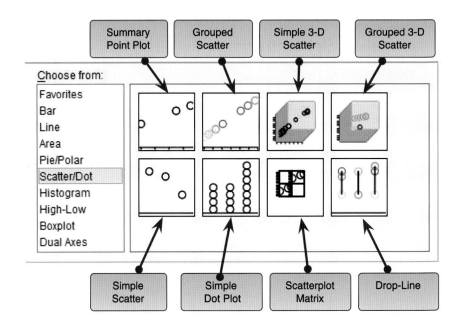

이콘이 있다.

⇒ 단순 산점도(*Simple scatter*): 하나의 연속형 변수와 다른 변수 간의 산점도를 보여준다.

⇒ 집단화 산점도(*Grouped scatter*): 단순 산점도와 같지만, 다른 색으로 어떤 집단에 속하는지
를 표시해준다.

⇒ 단순 3차원 산점도(*Simple 3-D scatter*): 하나의 연속형 변수와 대응하는 두 개의 변수 간 관
계를 표시해준다.

⇒ 요약 포인트 도표(*Summary point plot*): 이 그래프는 선이 사용된 것만 제외하면, 막대그래
프와 같다.

⇒ 단순 점도표(*Simple dot plot*): 이 그래프는 히스토그램과 유사하다. 하지만 점수의 빈도를 나
타내는 막대가 점으로 표시된다.

⇒ 산점도 행렬(*Scatterplot matrix*): 변수들이 여러 개일 때, 각 쌍을 이룬 변수들의 관계를 모두
보여주는 매트릭스다.

⇒ 하락-선(*Drop-line*): 수평누적 막대도표와 유사하다. 하지만 막대 대신 점으로 나타난다.

4.8.1. 단순 산점도 ①

단순 산점도는 두 변수 간의 관계를 알아보기 위해 사용된다. 예를 들어, 연구자가 시험불안과 시
험성적에 관심이 있다고 하자. 연구자는 먼저 신뢰도와 타당도가 수립된 시험불안 측정 질문지
(Exam Anxiety Questionnaire)를 준비할 것이다. 이 질문지는 100점 만점으로 이루어져 있다. 연
구자는 불안 측정 도구를 사용해 학생들을 대상으로 먼저 시험 전에 측정했다. 시험에서 각 학생의

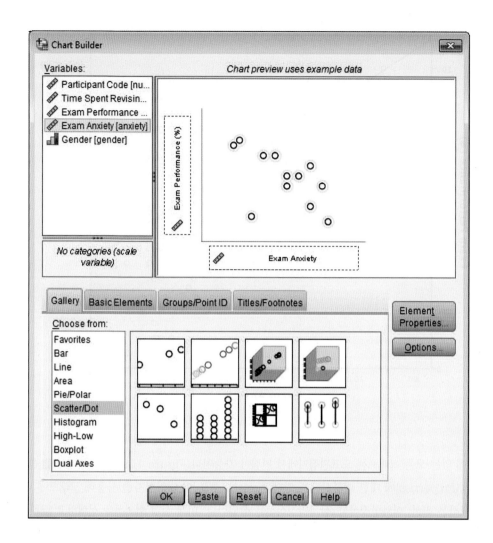

FIGURE 4.31
Completed
Chart Builder
dialog box
for a simple
scatterplot

백분율 기록이 시험성적으로 사용되었다. 그리고 두 변수 간의 산점도를 확인했다(ExamAnxiety.sav 파일 참고).

　도표작성기에서 단순 산점도 아이콘을 더블 클릭한다(Figure 4.31). 캔버스에 그래프와 두 개의 drop-zone을 볼 수 있다. y-축에는 종속변수를(이 사례에서는 시험성적의 %) [X-Axis?] 에 가져다 놓고, x-축에는 독립변수(이 경우에는 불안점수)를 [X-Axis?] 에 갖다 놓는다. Figure 4.31은 완성된 도표작성기를 보여준다. [OK] 를 클릭해서 그래프를 완성한다.

　Figure 4.32는 단순 산점도 결과다. 아마도 이 시점에서 그래프에는 아직 직선이 나타나지 않았을 것이다. 하지만 어떻게 직선을 나타낼 수 있는지 설명할 것이다. 이 산점도는 대부분의 학생들이 높은 시험불안으로 고통받는다는 것을 보여주고 있다. 또한 특별나게 눈에 띄는 이상값을 가진 학생이 없다. 불안이 높을수록 시험성적이 낮은 경향을 보이고 있다.

　산점도를 그릴 때 두 변수의 관계를 요약해주는 직선을 사용하는 것은 매우 도움이 된다. 이를 회귀선(regrssion line)이라고 하는데 제8장에서 다루어질 것이다.

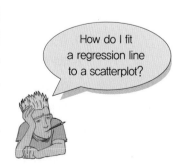

How do I fit a regression line to a scatterplot?

FIGURE 4.32
Scatterplot of
exam anxiety
and exam
performance

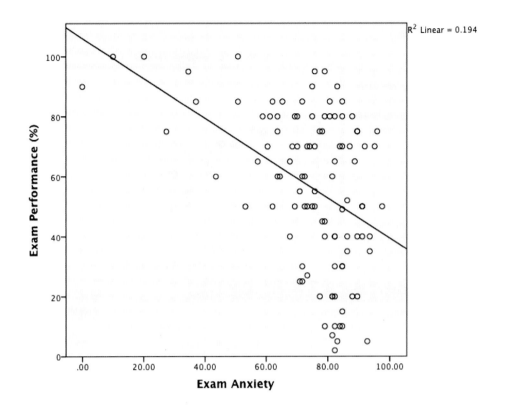

SPSS에 있는 모든 그래프는 도표편집기에서 편집이 가능하다(Figure 4.39). 편집창에서 🗠를 클릭해 특성(*Properties*)에 대한 대화상자를 연다(Figure 4.33). 이 대화상자를 사용해 그래프에 데이터를 대표하는 직선, 이차방정식선, 삼차방정식선을 삽입한다. 이제 선형 회귀선을 선택하고 [Apply]를 클릭해보자. 그림 Figure 4.32와 같은 직선을 볼 수 있다.

4.8.2. 집단 산점도 ①

만약 남학생과 여학생이 시험불안에 다르게 반응하는지 알고 싶다면 어떻게 해야 하는가? 이를 알아보기 위해 집단 산점도(grouped scatterplot)가 필요하다. 이전의 사례를 이용해서 남자와 여자의 시험불안과 성적에 대한 관계를 알아볼 수 있다. Figure 4.30에 있는 집단 산점도를 더블 클릭한다. [X-Axis?]과 [X-Axis?] 이외에 [Set color]이 더 있는데, 이곳에 **Gender** 변수를 드래그해서 가져다 놓는다. Figure 4.35는 완성된 도표작성기이다. 이제 [OK]를 클릭해 그래프를 생성하자.

Figure 4.36은 결과 그래프다. 이전처럼 여기에 회귀선을 첨가하되, 각 집단에 각기 다른 선을 첨가했다. 도표편집기에서 전체 적합선 🗠를 클릭하면, 집단에 따른 회귀선을 그래프에 첨가할 수 있다. Figure 4.36은 시험불안과 성적의 관계는 여자보다 남자에서 조금 더 강하다는 것을 보여준다. 다시 말해, 남자의 불안이 여자보다 성적에 더 불리한 영향을 준다.

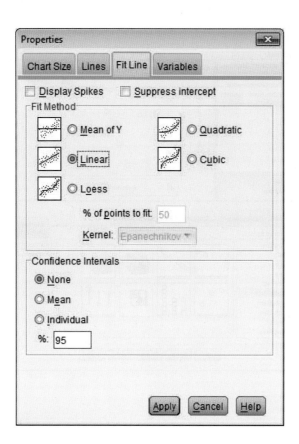

FIGURE 4.33
Properties
dialog box
for a simple
scatterplot

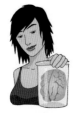

브레인 4.1

Catterplots ①

캐터플롯(catterplot)은 예측하기 힘든 자료를 도표화할 때 일어나는 어려움을 극복하기 위해 Herman Garfield가 디자인한 산점도의 변형이다. 그가 캐터플롯이라고 이름을 지은 이유는 고양이의 행동을 예측하기가 가장 어렵다고 생각했기 때문이다. **Catterplot.sav** 파일의 자료를 열어보자. 한 변수는 고양이가 마지막 식사를 한 지 얼마나 경과하였는지에 대한 것이고(**DinnerTime**), 다른 변수는 고양이가 얼마나 큰 소리로 야옹거리는가 하는 것이다(**Meow**). SPSS의 단순 산점도에서 **DinnerTime**을 에, **Meow**를 에 놓고 그래프를 그린다. 캐터플롯은 Figure 4.34와 같다. 여러분은 아마도 두 변수 간에는 양의 관계가 있다고 예상했을 것이다. 하지만 그래프가 보여주는 것은 아주 다른 결과다.

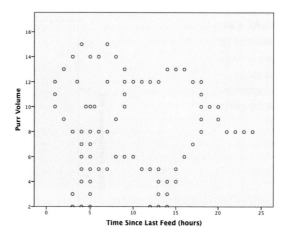

FIGURE 4.34 A catterplot

FIGURE 4.35
Completed
Chart Builder
dialog box
for a grouped
scatterplot

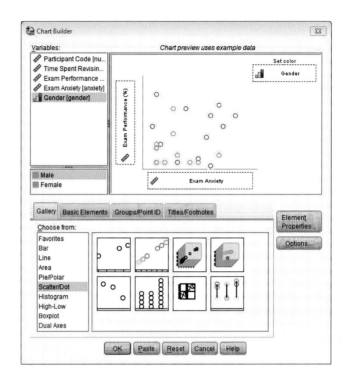

4.8.3. 단순과 집단화 3차원 산점도 ①

3차원 산점도는 세 변수의 관계를 제시해준다. 연구자는 시험불안이 성적에 관련된 유일한 변수기 아니라고 생각한다. 시험을 수정하는데 소요된 시간 또한 관련이 있다고 판단했다. 그래서 연구자는 이 세 변수의 관계를 동시에 살펴보려고 3-D 산점도를 사용했다. 개인적으로 저자는 이 방법을 선호 하지 않는다. 차라리 아래에서 다루어질 산점도 행렬이 더 좋다고 생각된다(Section 4.8.4).

FIGURE 4.36
Scatterplot of
exam anxiety
and exam
performance
split by gender

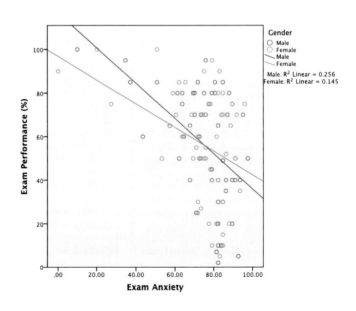

더모아

"더 많은 차원이 필요한가?"

더모아는 공간과 시간을 구분할 수 있는 방법을 알고 싶었다. 그 이유는 낡은 도시를 떠나 새로운 최신 휴대전화를 가질 수 있는 곳으로 이동하고 싶기 때문이었다. 그러기 위해서는 4차원이 필요했다. 하지만 현재 SPSS에서는 시간–공간 차원을 조작할 수 없는 것이 현실이다.

4.8.4. 산점도 행렬 ①

시험성적, 시험불안 및 수정시간 세 변수의 관계를 동시가 아니라, 두 변수씩 짝을 지어 그 관계들에 대해 알아보자. Figure 4.30에서 산점도 행렬을 더블클릭한다. 캔버스에 나타난 그래프에는 오로지 하나의 drop-zone Scattermatrix? 만이 존재한다. 이곳에 관계를 보고 싶은 모든 변수들을 동시에 선택해 드래그해서 옮긴다(Figure 4.37). 그리고 OK 해서 그래프를 생성한다.

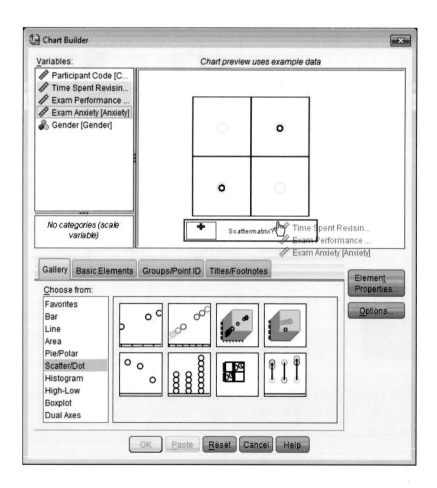

FIGURE 4.37
Chart Builder dialog box for a matrix scatterplot

Figure 4.38에서 보는 것처럼 행렬에 나타난 6개의 산점도는 아래 변수들의 관계를 보여 준다.

- B1: 시험성적(X)에 대한 수정시간(Y)
- C1: 불안(X)에 대한 수정시간(Y)
- C2: 불안(X)에 대한 시험성적(Y)
- A2: 수정시간(X)에 대한 시험성적(X)
- A3: 수정시간(X)에 대한 불안(Y)
- B3: 시험성적(X)에 대한 불안(Y)

행렬 대각선을 중심으로 아래 산점도는 위 산점도와 동일하다. 수정시간과 불안은 음의 관계가 있다(수정시간이 길수록 불안이 적은 것으로 나타났다). 이 결과는 일반적이라고 보기 힘들다. 따라서 영향을 미치는 다른 변수가 더 있는지에 대해 조사해 볼 필요가 있다. 변수들이 많을 때 산점도 행렬은 편리하지만, 혼돈스런 결과를 보여줄 때가 있다.

FIGURE 4.38
Matrix scatterplot of exam performance, exam anxiety and revision time. Grid references have been added for clarity

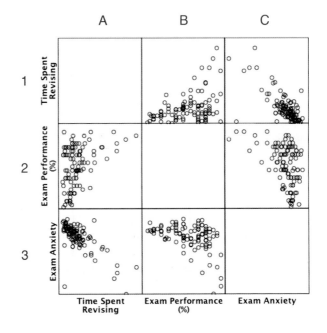

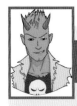

SPSS TIP 4.4   산점도 행렬에 회귀선 긋기 ①

행렬에 있는 산점도에 회귀선을 표시하는 방법에 대해 알아보자. 먼저 SPSS 도표 편집창을 열고 ⌖를 클릭해서 특성(*Properties*) 대화상자가 나타나도록 한다. 여기서 직선을 추가한다(초기 상태로 되어 있음). 그리고 Apply 을 클릭한다. 그러면 행렬에 있는 각 산점도에 회귀선이 나타난다.

4.8.5. 단순 점도표 또는 조밀도 ①

단순 점도표(simple dot plot) 또는 조밀도(density plot)은 이미 언급된 것처럼, 히스토그램과 같으나 빈도를 나타내는 막대 대신 점이 사용된 것이다.

SELF-TEST **Jiminy Cricket.sav** 데이터에 있는 중재 후의 성공점수에 대한 단순 점도표(simple dot plot)를 만들어 보자. 그리고 히스토그램(Figure 4.10)과 비교해 보자.

4.8.6. 하락-선 그래프 ①

이 그래프(drop-line)는 수평누적 막대도표와 유사하다. 단지 각 평균이 점에 의해 표시되고, 집단 안에서 이 점들은 선으로 연결되어 있다.

SELF-TEST **ChickFlick.sav** 자료에 있는 정서반응(arousal) 점수를 가지고 하락선(drop-line) 그래프를 만들어 보자. 그리고 수평누적 막대도표(Figure 4.20)와 비교해 보자.

SELF-TEST **Text Messages.sav** 데이터를 사용해 하락선 그래프를 만들어 보자. 그리고 수평누적 막대도표(Figure 4.28)와 비교해 보자.

4.9. 그래프 편집 ①

산점도에 회귀선을 어떻게 표시하는지에 대해 배웠다. 그래프에 대한 대부분의 편집은 도표편집기(Figure 4.39)라 불리는 창에서 이루어진다. 도표 편집창에는 많은 아이콘이 있다(Figure 4.40). 이를 클릭해 그래프 모양을 변경할 수 있다.

또한 그래프의 속성도 변경할 수 있다. 간단히 그래프의 일부를 클릭한다. 그러면 오렌지색으로 강조되고 새로운 대화창이 뜬다(Figure 4.41). 이 특성(*Properties*) 창에서 원하는 대로 변경하면 된다.

FIGURE 4.39
Opening a
graph for
editing in the
SPSS chart
editor

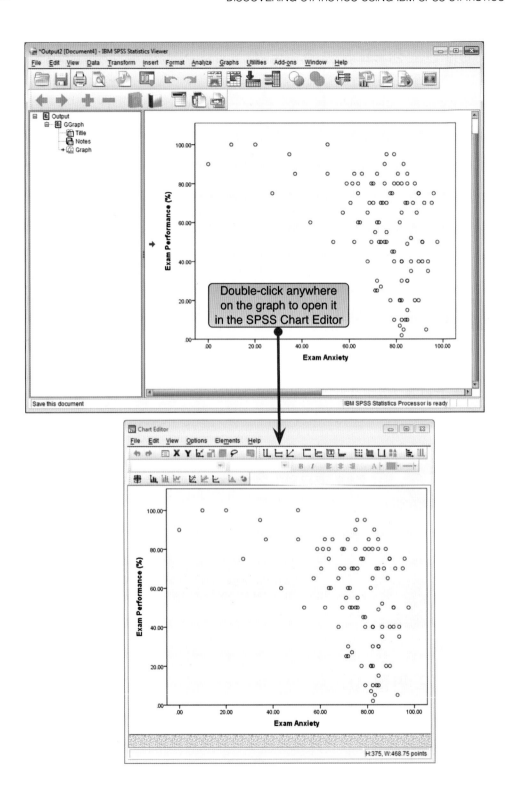

FIGURE 4.39
Opening a graph for editing in the SPSS chart editor

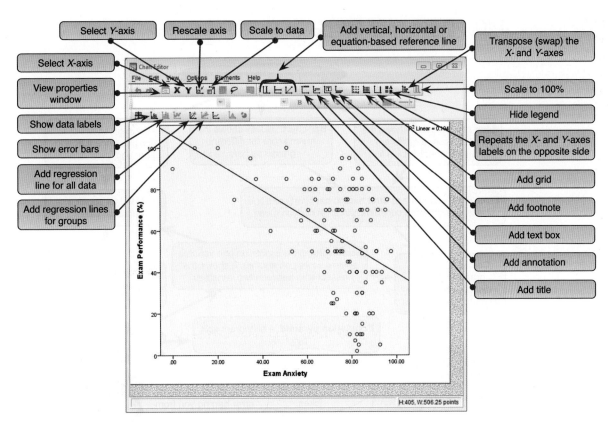

FIGURE 4.40 The chart editor

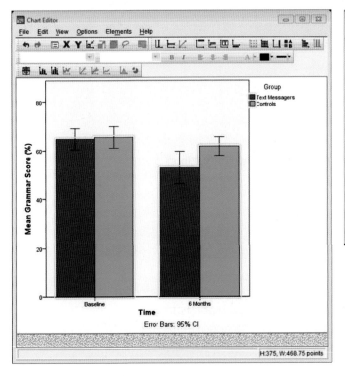

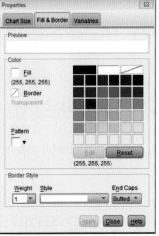

FIGURE 4.41
To select an element in the graph simply click on it and its *Properties* dialog box will appear

4.10. 개념에 대한 요약도 ①

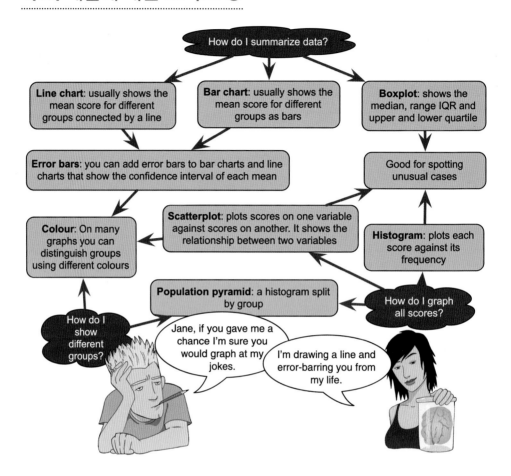

FIGURE 4.42   What Brian learnt from this chapter

4.11. 다음 장은? ①

다음 장에서는 데이터 자료 편향의 위험성에 대해 다루어질 것이다.

4.12. 주요 용어

Bar chart (막대도표)
Boxplot (상자도표)
Box-whisker plot (상자-수염도표)
Chart Builder (도표 작성기)
Chart Editor (도표 편집기)

Density Plot (조밀도)
Error bar chart (오차막대도표)
Line chart (선도표)
Regression line (회귀선)
Scatterplot (산점도)

4.13. 스마트 알렉스의 과제

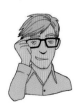

- **과제 1:** 제2장에 있는 자료를 사용해 학생과 강사의 평균 친구 수를 보여주는 오차 막대도표를 그리고 결과를 해석해보시오. ①
- **과제 2:** 같은 데이터를 사용해서 학생과 강사의 평균 알코올 소비에 대한 오차 막대도표를 그리고 결과를 해석해보시오. ①
- **과제 3:** 같은 데이터를 사용해서 학생과 강사의 평균 수입에 대한 오차 선도표를 그리고 결과를 해석해보시오. ①
- **과제 4:** 같은 데이터를 사용해서 학생과 강사의 평균 신경질 증상에 대한 오차 막대도표를 그리고 결과를 해석해보시오. ①
- **과제 5:** 같은 데이터를 사용해서 학생과 강사의 알코올 소비와 신경질 증상의 관계에 대한 산점도를 그리고 여기에 회귀선을 표시해보시오. ①
- **과제 6:** 같은 데이터를 사용해서 알코올 소비, 신경질 증상 및 친구 수의 관계를 회귀선이 포함된 산점도로 그리시오. ①
- **과제 7:** 제3장의 Infidelity.sav 자료를 사용해 남자와 여자에 대한 자신과 파트너에 대항하여 사용된 평균 총탄 수에 대해 수평누적 오차 막대도표를 만들어보시오. ①
- **과제 8:** 제3장의 Method of Teaching.sav 자료를 이용해, 성별(서로 다른 색으로 표시)에 따라 전기 충격이 사용되었을 때의 평균점수와 그렇지 않았을 때의 평균점수를 비교하는 수평누적 오차 선그래프를 만들어보시오. ①
- **과제 9:** 제3장의 Shopping Exercise.sav 자료를 이용해서 남자와 여자를 비교하는(*x*-축) 두 개의 오차 막대도표를 그리시오(하나는 장거리 걷기, 다른 하나는 쇼핑하는 데 소요된 시간). ①
- **과제 10:** 제3장의 Goat or Dog.sav 자료를 사용해 염소 또는 개(*x*-축)와 결혼했을 때의 점수를 비교하는 두 개의 오차 막대도표를 그리시오(하나는 동물과 관련된 변수, 다른 하나는 생의 만족). ①
- **과제 11:** 위와 같은 자료를 사용해, 동물과 관련된 변수의 점수와 생의 만족에 대한 산점도를 그리시오(염소 또는 개와 결혼은 서로 다른 색으로 표시하자). ①
- **과제 12:** 제15장의 Tea Makes You Brainy 15.sav 자료를 이용해서 몇 잔의 차를 마셨는지(*x*-축)와 인지적 기능(*y*-축)에 대한 산점도를 그리시오. ①

과제의 정답은 웹 사이트에서 찾을 수 있다.

4.14. 참고도서

Tufte, E. R. (2001). *The visual display of quantitative information* (2nd ed.). Cheshire, CT: Graphics Press.

Wainer, H. (1984). How to display data badly. *American Statistician*, 38, 137–147.

Wickham, H. (2009). *ggplot2: Elegant graphics for data analysis*. New York: Springer-Verlag.

Wilkinson, L. (2005). *The grammar of graphics*. New York: Springer-Verlag.

Wright, D. B., & Williams, S. (2003). Producing bad results sections. *The Psychologist*, 16, 646–648. http://junkcharts.typepad.com/ is an amusing look at bad graphs.

편향의 위험성

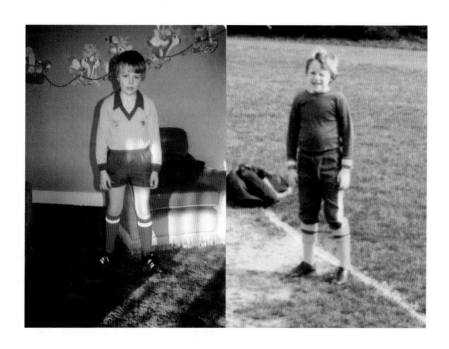

FIGURE 5.1
My first failed
career choice
was a soccer
star

5.1. 이 장에는 어떤 내용이 있을까? ①

어린 시절 나는 지역에서 골키퍼로 축구 영웅이셨던 할아버지의 영향을 받아 골키퍼가 꿈이었다. 나중에서야 알게 되었지만 나는 키가 작은 편이었기 때문에 학교에서 한 번도 골키퍼로 선발된 일이 없었고 골키퍼가 되겠다는 나의 선택은 현명한 선택이 아니었다. 항상 키가 큰 다른 소년이 골키퍼로 선발되었다. 골키퍼 대신에 나는 오른발잡이임에도 왼발로 공을 차는 것이 가능해서 주로 왼쪽 수비수로 활동을 했다. 그러나 골키퍼가 되고 싶었기 때문에 이에 대한 기술을 익히느라 여러 해를 보냈고, 오히려 왼쪽 수비수로서 필요한 기술에 대해서는 별로 알지 못했다.[1] 결과적으로 좋은 왼쪽 수비수가 될 수 없었고, 축구선수가 되겠다는 오랜 꿈을 접었다. 나의 할아버지처럼 누군가에게 큰 영향을 주게 되면 그로 인해 편향적인 결론을 내리게 할 수 있고 다른 결과를 이끌게 된다. 이러한 일이 자료 분석에서도 발생할 수 있다. 자료가 가진 편향을 발견하지 못하고 수정하지 않는다면, 키가 작음에도 불구하고 골키퍼가 되겠다는 식의 결정을 내릴 수 있다.

5.2. 편향이란 무엇인가? ①

'편향(bias)'의 개념은 일상생활에서 자주 쓰인다. 운동경기에서 심판이 '편견을 가졌다고' 생각할 수도 있고, TV 프로그램의 사회자가 참가자의 사연에 대해 '편향된' 판단을 하는 것으로 느낄 수도 있다. 즉, 편향은 어떤 사람이 객관적인 방법으로 증거를 평가하지 않는다는 것을 의미하며, 결론에 영향을 미치는 다른 것이 있을 수 있다. 이와 같이 자료를 분석할 때도 잘못된 결론을 이끌 수 있는 것이 있다.

제2장에서 수집한 자료를 가지고 검증하고자 하는 가설에 대한 모형을 만들었다. 이 모형은 일반적으로 다음과 같은 방정식 형태의 선형모형으로(2.4), 특정모형으로부터 결과변수를 예측하는 것이다.

$$\text{outcome}_i = \left(b_1 X_{1i} + b_2 X_{2i} + \cdots + b_n X_{ni}\right) + \text{error}_i$$

이 모형은 결과변수와 예측변수 간의 관계에 대한 것으로, 한 개 이상의 예측변수(X)와 모수(b)에 의해 기술된다. 예측결과는 완벽하지 않으므로 이 모형은 각 관찰치에 대해 약간의 오차가 있을 것이다.

자료에 대한 모형을 만들 때, 연구자는 모수를 추정하고 일반적으로 최소제곱법(method of least square)을 사용한다. 연구자의 관심은 표본이 아니고 접근할 수 없는 모집단이므로 모집단의 모수값을 추정하기 위해 표본의 자료를 사용한다(따라서 '값'보다는 '추정치'라는 용어를 쓴다). 모수를 추정할 때 표준오차와 신뢰구간 등 모집단을 대표할 수 있는 추정치를 계산한다. 또한 검정통계량과 유의수준(p 값)을 계산함에 의해 이들 모수에 대한 가설을 검정할 수도 있다. 그러므로 다음 3가지 맥락에서 편향에 대해 고려해야 한다.

1 모수 추정 편향(효과크기 포함)
2 표준오차와 신뢰구간 편향
3 검정통계량과 p 값 편향

위의 세 가지는 서로 연관된다. 첫째, 표준오차가 편향되면, 표준오차에 근거하는 신뢰구간도 역시

---

[1] 1970년대 초등학교에서는 실제로 아무도 축구를 하는 방법에 대해 가르치지 않았다. 단지 11명의 소년을 아무렇게나 선발해 놓고는 최선의 결과가 나오기를 기대했다.

편향된다. 둘째, 검정통계량은 보통 표준오차에 근거하기 때문에 표준오차가 편향되면 검정통계량도 편향된다. 셋째, 검정통계량이 편향된다면, 그에 대한 p 값도 편향된다. 따라서 현상에 대한 결론을 내릴 때 결론을 도출하기 위해 사용된 정보에 영향을 미칠 수 있는 요소들을 알아내어 제거하는 것이 중요하다. 검정통계량에 편향이 있어 부정확하다면 결론 또한 편향될 것이다.

편향이 발생하는 대표적인 두 가지 원인은 '이상값(outliers)'과 '가정의 위반(violations of assumptions)'이며, 이 원인을 줄이기 위해 노력을 해야 한다.

5.2.1. 가정 ①

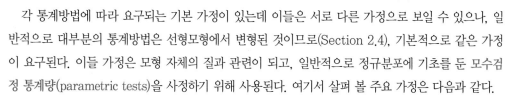

통계검정의 '가정(assumption)'에 대해 자주 언급하게 되는데, 편향이 나타나는 잠재적인 원인의 대부분이 가정을 위반하면서 시작되기 때문이다. 가정은 어떠한 분석을 시도할 때 확인해야 하는 조건이다. 예를 들면, 모형 평가를 위해 통계검정을 사용할 때 일반적으로 요구되는 가정이 있다. 이들 가정이 만족되면 모형과 관련된 검정통계량과 p 값을 액면 그대로 받아들여 그에 따라 해석을 할 것이다. 반면에, 가정이 위반되었다면 검정통계량과 p 값은 부정확할 것이고 잘못된 결론을 내릴 수 있을 것이다.

각 통계방법에 따라 요구되는 기본 가정이 있는데 이들은 서로 다른 가정으로 보일 수 있으나, 일반적으로 대부분의 통계방법은 선형모형에서 변형된 것이므로(Section 2.4), 기본적으로 같은 가정이 요구된다. 이들 가정은 모형 자체의 질과 관련이 되고, 일반적으로 정규분포에 기초를 둔 모수검정 통계량(parametric tests)을 사정하기 위해 사용된다. 여기서 살펴 볼 주요 가정은 다음과 같다.

- 가법성(additivity)과 선형성(linearity)
- 정규성(normality)
- 등분산성/분산의 동질성(homoscedasticty/homogeneity of variance)
- 독립성(independence)

5.2.2. 이상값 ①

편향의 원인으로 이상값(outlier)이 있다. 이는 다른 나머지 자료와 매우 다른 값을 의미한다. 한 예로 아마존 영국 사이트에 올라온 책에 대한 고객의 평가는 별 1개~5개의 범위로 이루어지며, 별 5개가 최고점수를 의미한다. 2002년 초판으로 출간된 내 책에 대해 7명의 평가점수를 순서대로 보았을 때 2, 5, 4, 5, 5, 5, 5 이었다. 평가 점수는 1명의 점수를 제외하고 모두 별 4개와 5개로 비슷했지만, 첫 번째 평가자의 점수는 나머지 평가점수와 매우 다르게 별 2개로 인색하고 참혹한 평가였다. Figure 5.2에서 횡축은 7명의 평가자이고, 종축은 각 평가자의 점수를 나타낸 것이다. 또한 그림에는 점선으로 표시된 평균값(4.43)이 제시되어 있다. 한 개 값만을 제외하고는 모두 이 점선에 가까이

FIGURE 5.2
The first seven
customer
ratings of
this book on
www.amazon.
co.uk (in about
2002). The first
score biases
the mean

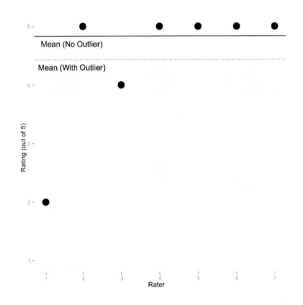

위치해 있다. 별 2개는 다른 점수와 매우 다르며 점선 즉, 평균점수와 상당히 떨어져 있다. 이 점수가 이상값이다. 실선으로 그어진 횡선은 이상값을 뺀 값들의 평균(4.83)을 나타낸 것이다. 이상값을 무시하면 평균점수는 증가하여 이 실선은 이상값을 포함한 원래 평균값보다 0.4점이 더 높게 된다. 이 예는 한 개의 점수가 평균과 같은 모수를 편향시킬 수 있음을 보여준 것이다. 첫 번째 평가자의 평가점수가 평균을 끌어 내렸다. 이 편향을 가진 예측치로 인해 다른 고객들은 내 책이 대중이 실제적으로 생각하는 것보다 더 나쁘다는 잘못된 결론을 내릴 수도 있다.

이 예는 이상값이 모수를 추정하는데 편향을 초래함을 보여주고 있지만, 추정과 관련된 오차에 더 큰 영향을 준다는 점을 보여준다. 제2장에서 언급한 예(Section 2.4.1)에서 5명의 통계학 강사들이 가지고 있는 친구의 수는 각각 1, 3, 4, 3, 2이며, 평균은 2.6, 오차제곱합은 5.2였다. 이들 숫자 중 4를 10이라는 이상값으로 대치해 보자. 이제 자료는 1, 3, 10, 3, 2가 된다.

SELF-TEST   새로운 자료에 대한 평균과 오차제곱합을 계산해 보자.

SELF-TEST를 풀어본 결과, 이상값을 가진 자료의 평균은 3.8이고 오차제곱합은 50.8이다 (Figure 5.3). 그림에서 오차제곱합(y 축)은 평균의 잠재값(추정하는 모수, b)과 연관되어 있음을 보여준다. 원자료와 이상값이 포함된 자료 모두에 대한 추정은 최적의 추정이다. 평균값 위에 곡선이 모이는 것을 볼 때 이것은 최소 오차를 가진 추정임을 알 수 있다(2.6과 3.8). 그러나 이상값의 존재는 곡선을 오른쪽으로(이상값이 평균을 올렸음) 그리고 위쪽으로(이상값이 오차제곱합을 크게 만들

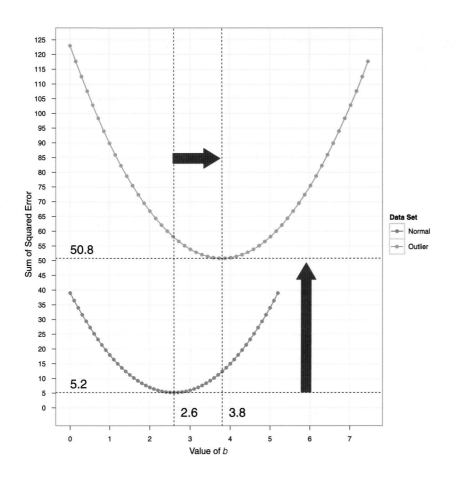

FIGURE 5.3
The effect of
an outlier on
a parameter
estimate (the
mean) and its
associated
estimate of
error (the sum
of squared
errors)

었음) 이동시켰다. 곡선이 수직으로 이동한 정도와 비교하여 수평으로 이동한 정도를 고려하면 이상값이 모수 추정에 영향을 미치는 것보다 더 극단적으로 오차제곱합에 영향을 미쳤다는 것을 확인할 수 있다. 오차제곱을 사용하므로 이상값에 의해 만들어진 편향이 편차가 제곱이 되면서 확대되기 때문이다.[2]

이상값은 모수의 추정치(평균과 같은)를 편향시킬 수 있으며 또한 오차제곱합에 극단적인 영향을 준다. 후자는 오차제곱합을 표준편차를 계산하는데 사용하기 때문에 중요하다. 차례로 이는 표준오차를 추정하는데 사용하고 모수 추정치의 신뢰구간을 계산하는데 사용된다. 그러므로 오차제곱합이 편향된다면, 표준오차와 모수추정치와 관련된 신뢰구간도 편향된다. 또한 모든 검정통계량이 제곱합에 기초를 하기 때문에 검정통계량도 이상값에 의해 편향될 것이다.

---

[2] 이 예에서 이상값과 평균 간의 차이는 10 − 3.8 = 6.2이다. 그러나 이 차이의 제곱은 $6.2^2 = 38.44$이다. 그러므로 오차의 50.8 units 중에서 38.44는 이상값으로 인해 발생한 것이다.

5.2.3. 가법성과 선형성 ①

편향의 두 번째 주 원인은 '가정의 위반'으로 우선 가법성과 선형성 가정을 살펴보도록 하자. 이 책에서 소개되는 대부분의 통계적 모형은 주로 다음의 형태를 취하는 선형모형에 기초한다.

$$\text{outcome}_i = \left(b_1 X_{1i} + b_2 X_{2i} + \cdots + b_n X_{ni} \right) + \text{error}_i$$

가법성과 선형성의 의미는 결과변수가 어떤 예측변수와도 선형으로 관계된다는 것이며, 여러 개의 예측변수가 있으면 그들의 통합 효과는 각 효과를 합산한 것과 유사하다는 것이다. 따라서 대부분의 통계모형이 기초하는 선형모형은 다음과 같이 표현된다.

$$b_1 X_{1i} + b_2 X_{2i} + \cdots + b_n X_{ni}$$

선형성과 가법성은 여러 가정 중에서도 가장 중요한데, 다른 가정이 모두 만족된다 할지라도 선형성이 아닌 경우 통계모형이 부정확하게 기술되었으므로 타당하지 않기 때문이다. 이것은 애완용 고양이를 개라고 부르는 것과 마찬가지다. 개에게 집으로 가도록 명령하거나 막대기를 가져오라고 할 수 있으며 앉으라고 시킬 수 있다. 그러나 우리가 개라고 부르는 대상이 사실은 개가 아니고 고양이라면 예측치 못한 행동을 한다 하더라도 놀라운 일은 아니다. 마찬가지로 비선형적 통계모형을 선형이라고 부정확하게 기술했다면 모형은 예측 역할을 하지 못할 것이며, 모형 자체가 잘못되었기 때문에 모수를 추정하여 해석하거나 신뢰구간의 유의성 검정을 하는 의미가 없어진다.

5.2.4. 정규분포 ①

두 번째 가정은 제1장에서 다루었던 정규분포와 관련된다. 정규분포는 자료에 대해 모형을 설정하고 검토할 때 관련이 된다.

- **모수추정(Parameter estimates):** 평균은 모수 추정치이며, 아마존 책 평가점수의 예에서 언급했듯이 극단적인 값은 평균에 대한 편향을 초래한다. 이것은 모수 추정치는 이상값을 가진 분포와 같이 분포가 정규분포를 하지 않는 경우 편향을 초래함을 설명한다. 모수 추정치는 분포의 모양이 치우친 정도에 따라 달라지는데, 분포의 모양이 치우친 경우 중앙값은 평균에 비해 편향 정도가 덜하다.
- **신뢰구간(Confidence intervals):** 모수 추정치(예, 평균이나 방정식의 *b*) 주변의 신뢰구간을 계산하기 위해 표준정규분포의 값을 사용한다. 표준정규분포의 값을 사용하는 것은 모수 추정치가 실제로 정규분포에서 나왔을 때 타당하다.

- **귀무가설 유의성 검정(Null hypothesis significance testing):** 모수 추정치를 포함한 모형의 가설검정을 할 때 우리는 모수 추정치가 정규분포한다고 가정한다. 우리가 이용하는 대부분 검정통계량이 정규분포(t, F 그리고 카이제곱 분포)를 가정하므로 모수 추정치가 정규분포를 하면 이들 검정통계량과 p 값은 정확할 것이다.
- **오차(Errors):** 모형이 결과변수를 완벽하게 예측하지 못하므로 모형은 약간의 오차를 포함한다. 자료의 각 사례에 대한 오차(이탈도 또는 잔차라고 부르는)를 계산하는 것을 볼 수 있다. 이들 잔차가 모집단 내에서 정규분포를 하지 않는다면 모수를 추정하기 위해 최소제곱법을 사용하는 것이(방정식에서 bs (2.4)) 다른 방법보다 더 나은 추정을 할 것이다.

5.2.4.1. 정규성의 가정 ②

'정규성 가정'이란 자료가 정규분포해야 한다는 의미가 아니다. 앞 장에서 정규성과 관련된 편향을 언급한 것과 같이, 정규성 가정은 다음과 같이 맥락에 따라 다른 의미를 가질 수 있다.

1 모수 추정치(예를 들어, 평균 또는 방정식에서 b)에 대한 신뢰구간이 정확하게 되기 위해서, 추정치는 정규분포에서 나와야 한다.
2 모형과 모수 추정치에 대한 유의성 검증이 정확하게 이루어지려면, 검증되는 표본은 정규분포해야 한다. 예를 들어, 두 평균이 다른지 여부를 검증한다면 자료가 정규분포될 필요는 없지만, 평균(또는 평균 간의 차이)의 표본분포는 정규분포를 해야 한다. 마찬가지로, 변수 간의 관계를 본다면, 방정식에서 그들의 관계(방정식 내의 bs (2.4))를 정의하는 모수 추정치의 유의성 검증은 추정치의 표본분포가 정규분포할 때 정확할 것이다.
3 모형을 정의하는 모수 추정치(방정식 내의 bs)가 최적으로(자료에 대한 오차를 가능한 한 최소로 하는) 되기 위해서는 모집단 내의 잔차(오차)는 정규분포를 해야 한다. 이것은 주로 최소제곱법을 사용하면 가능하다.

정규성 분포에 대한 편견은 아마도 자료가 정규분포를 해야지만 모형 내의 오차와 표본분포도 역시 정규분포할 것이라고 가정하기 때문인 것 같다. 우리는 표본분포를 직접 사정할 수 없으므로 자료에 근거하여 추정한다는 사실을 기억하자. 따라서 정규성 가정은 '자료에 대한 것이 아님'에도 불구하고 그런 의미로 해석되는 경향이 있다(브레인 5.1)

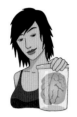

브레인 5.1

범주형 예측요인에 대한 정규성 가정 ②

연구자는 정규성을 사정할 때 표본분포가 아닌 결과변수(또는 잔차의) 점수를 보는 경향이 있다. 기억해야 할 중요한 것은 범주형 예측요인에서는 결과변수(또는 잔차)의 전체적인 분포가 정규분포를 할 것임을 기대할 수가 없다는 것이다. 예를 들어, 영화

"*The Muppets*"의 주인공인 머펫이 우리 세상에 살고 있다고 할 때 머펫과 인간의 행복점수가 다를 것으로 가정해 보자. 연구자는 인간의 행복점수와 머펫들의 행복점수를 수집할 것이고 빈도분포를 점으로 표기할 것이다. Figure 5.4의 왼쪽 그래프를 보면 자료가 정규분포가 아니며 정규성 가정을 위반했다는 결론을 내릴 것이다. 그러나 인간과 머펫은 서로 다른 모집단에서 표집한 것이므로 정규분포를 가정할 수 없다. 인간과 머펫의 빈도분포를 분리해서 그려보면(Figure 5.4의 우측), 각 집단의 점수가 매우 정규분포임을 알 수 있다. 결론은 예측한 바와 같이 머펫이 인간보다 행복하다. 머펫의 분포 중심은 인간 분포의 중심보다 더 높다. 두 집단의 점수를 모두 합쳐서 분포의 모양을 그리면 양봉분포(두 개의 정점을 가진 분포)를 보인다. 이 예는 정규성 가정이 전체의 결과변수(또는 잔차)의 정규성이 아니고, 예측변수의 각 단위에서의 정규성을 의미함을 설명해 준다.

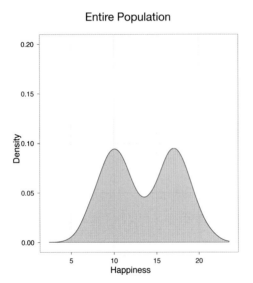

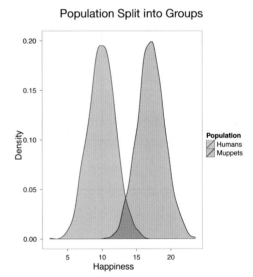

FIGURE 5.4 A distribution that looks non-normal (left) could be made up of different groups of normally distributed scores

5.2.4.2. 중심극한정리 다시보기 ③

정규성의 가정을 이해하기 위해 중심극한정리(central limit theorem)[3] 를 다시 살펴보자. 정규분포를 하지 않는 모집단의 예를 들어보자. Figure 5.5는 통계학 강사가 몇 명의 친구를 가졌는지에 대한 모집단의 점수를 보여준다. 이 그래프는 한쪽으로 매우 치우쳤는데 대부분은 친구가 단지 한 명

---

[3] 여기에서 '중심'은 정리(theorem)가 중요하다는 것을 의미하며 분포의 중심을 뜻하는 것이 아니다.

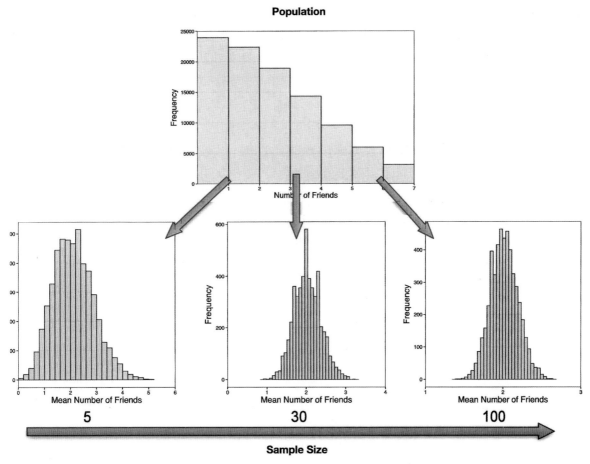

FIGURE 5.5 Parameter estimates sampled from a non-normal population. As the sample size increases, the distribution of those parameters becomes increasingly normal

오영상

중심극한정리

오영상의 중심극한정리를 참고하시오.

뿐이고, 친구 수가 증가하면서 빈도가 감소했으며, 최대 7명의 친구를 가진 강사도 있었다. 이 모집단은 그림에서 보이는 것처럼 종 모양의 곡선과는 거리가 멀다. 이 모집단으로부터 5명만 표본으로 뽑아 모수를 추정하기 위해 평균점수를 구해보자. 실제 5,000명의 표본을 뽑았다면, 모수 추정치 5,000개의 값을 얻게 된다. 빈도분포 내에 5,000개의 값을 점으로 찍는다면 모수 추정치의 빈도 분포는 Figure 5.5의 왼쪽에 있는 그림처럼 될 것이다. 이 그림은 매우 한쪽으로 치우쳐 보이지만 모집단보다는 덜 치우쳐 있다. 표집과정을 반복하여 이번에는 5개의 점수 대신에 각각 30개의 점수를 포함하도록 했다. Figure 5.5의 중앙에 있는 그래프가 5,000개 모수 추정치를 나타낸다. 이 표본분포 또한 한쪽으로 치우쳐져 있지만 표본이 단지 5개의 점수에 근거했을 때보다는 훨씬 더 정규분포의 모양을 가짐을 볼 수 있다. 마지막으로, 표집과정을 반복하여 30개 대신에 100개의 점수를 뽑았을 때, 5,000개 모집단 모수의 분포 모양은 정규분포의 모양을 가졌다(Figure 5.5의 우측). 표본의 크기가 증가하면 증가할수록 표본분포의 모양은 더 정규분포를 하게 된다. 즉, 표본 수가 충분히 크다면 모집단의 점수가 실제로 정규분포를 하지 않는다 할지라도 분포는 정규분포를 한다는 점이다. 이것이 중심극한정리이다. 즉, 모집단의 모양과 관계없이 표본의 수가 '충분히 크다면' 모집단의 모수 추정치는 정규분포를 할 것이다(브레인 5.2).

5.2.4.3. 정규성 가정이 문제가 될 때? ②

중심극한정리는 *연구자가 가진 자료의 모양과 상관없이 정규성을 가정할 수 있는 다양한 상황이 있음을 의미한다*(Lumley, Diehr, Emerson, & Chen, 2002). 정규성에 영향을 미치는 요소는 다음과 같다.

1 모수 추정치(평균 또는 방정식의 b)에 대한 신뢰구간이 정확하기 위해서는 추정치가 정규분포에서 나와야만 한다. 중심극한정리는 큰 표본에서 얻어진 추정치는 표본 또는 모집단 자료의 분포에 상관없이 정규분포함을 제시해준다. 그러므로 신뢰구간을 계산할 때 표본 수가 충분히 크면 정규성 가정에 대해 걱정을 할 필요가 없다.

2 모형의 유의성 검증이 정확하게 이루어지려면, 검증 대상인 표본의 분포는 정규분포를 해야 한나. 중심극한정리에 따라 자료의 모양은 *표본이 충분히 크다면* 유의성 검증에 영향을 미치지 않는다. 그러나 표본 수가 충분히 크다는 근거는 수행할 통계방법에 따라 다르며 이에 대해서는 뒷장에서

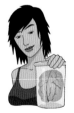

브레인 5.2

표본의 크기가 중요하다 ②

중심극한정리의 효과가 나타나려면 표본의 크기가 얼마나 커야 하나? 가장 널리 수용되는 표본 수는 30이다. Figure 5.4에서 보듯이 이 표본의 크기가 대략적으로 정규분포를 하는 표본분포가 되기 시작하는 수이다. 그러나 표본 수가 100이면 정규분포에 더 근사해진다. 통계학에서 간단한 답은 없다. 얼마나 큰 것이 충분히 큰지는 모집단의 분포에 따라 다르다. 극단값이 적은 분포(이상값이 드문)의 경우는 표본 수가 20이어도 충분할 수도 있다. 그러나 극단값이 많은 분포(이상값이 많은)는 표본 수가 100 또는 160까지 필요할 수도 있다. 만일 분포가 많이 치우쳐져 있고 뾰족한 분포를 가진다면 중심극한정리가 성립하기 위해 매우 많은 표본 수가 필요할 수도 있는데, 추정하고자 하는 모수에 따라 다르다(Wilcox, 2010)

좀 더 알아보도록 하겠다.

3 모형을 정의하는 모수 추정치(방정식의 b)가 오차가 최소인 최적 상태가 되기 위해서는 모집단 내 잔차는 정규분포를 해야 한다. 최소제곱법은 오차를 최소화하는 모형의 모수 추정치를 제공하므로 선형성이나 모수 추정치에 대한 정규성 가정을 할 필요가 없다(Gelman & Hill, 2007). 모형의 모수 추정치를 구하는 다른 방법들이 있지만 최소제곱법을 사용하여 얻은 추정치는 다른 방법을 사용하여 얻은 추정치보다 오차가 적을 것이다.

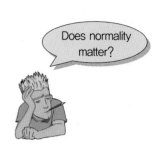

즉, 모형의 모수 추정에 있어서 정규성은 큰 문제가 아니다. 만일 모수 주변에 신뢰구간을 구하거나 모수와 관련된 유의성 검정을 할 때 작은 표본에서는 정규성 가정이 문제가 될 수 있지만, 표본 수가 크다면 중심극한정리에 의해 이 가정에 대해서는 걱정할 필요가 없다(브레인 5.2). 실제 표본 수가 상당히 크다면 정규성보다 이상값이 오히려 문제가 될 수 있다. 상당히 떨어진 이상값을 주로 언급하는 경향이 있지만, 실제 덜 극단적 값이면서 뭉쳐있는 이상값이 있을 수 있으며, 이들은 유의성 검정의 검정력을 극적으로 감소시킬 수 있다(브레인 5.3).

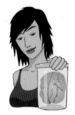

브레인 5.3
숨어있는 이상값 ③

이상값으로 주로 극단값을 생각하기 쉬우나, 때로 이상값이 자료값들과 섞여서 잘 드러나지 않기도 한다. 이러한 숨어 있는 이상값들은 분석에 중대한 영향을 미치게 된다. 행복점수를 수집하여 그것을 점으로 표시했을 때 Figure 5.6 왼쪽 그래프로 나타날 것이다. 이 분포가 종 모양 곡선의 특징을 가졌기 때문에 정규분포한다고 생각할 수도 있다. 그러나 이것은 **혼합된 정규분포** 또는 **오염된 정규분포**(mixed normal distribution or contaminated normal distribution)이다(Tukey, 1960). Figure 5.6 왼쪽의 행복점수는 두 개의 구별되는 모집단에 의해 수집된 것이다. 점수의 90%는 사람의 점수이지만 10%는 머펫(muppets)의 점수이다(브레인 5.1). Figure 5.6 오른쪽 그래프는 이 전체 자료에 대한 분포(파란색 분포)를 보여주고 있지만, 전체 분포가 인간 집단만의 분포(빨간색 분포)와 머펫 집단만의 분포(녹색 분포)로 구성되어 있음을 보여준다.

인간 집단의 분포는 완전한 정규분포이지만 머펫 집단의 곡선은 꼬리가 납작하고 두꺼운 분포이며 머펫이 인간보다 극단적으로 행복하거나 극단적으로 불행함을 보여주고 있다. 이들 두 모집단을 합치면, 머펫은 인간의 정규분포를 완벽하게 오염시킨다. 혼합된 분포(파란색 분포)는 완벽한 정규분포(빨간색 분포)보다 극단적인 값을 약간 더 가진다. 머펫의 점수가 전체 분포에 영향을 미치지만 (1) 이들 점수는 단지 10% 뿐이고 (2) 그들의 점수가 '정상'의 극단값을 가지기 때문에 이상값으로 기대하는 것과는 근본적으로 다르지 않다. 이들 극단적인 점수는 모집단의 분산의 추정치를 부풀린다(브레인 1.5). 혼합된 정규분포는 일반적으로 유의성 검정의 검정력을 감소시킨다[Wilcox (2010) 참고].

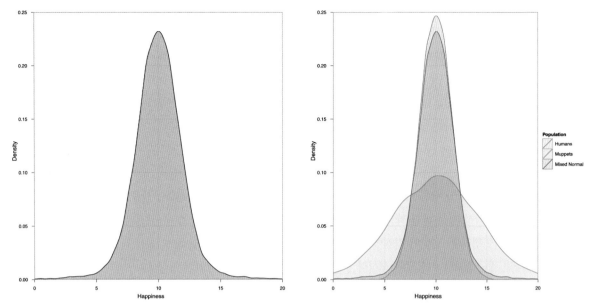

FIGURE 5.6 An apparently normal distribution (left), which is actually a 'mixed normal' distribution made up of two populations (right)

5.2.5. 등분산성/분산의 동질성 ②

두 번째 가정은 분산에 대한 것이다. 분산은 자료에 대한 모형의 적합성을 보는 모수 추정과 유의성 검정에 영향을 미칠 수 있다.

- **모수(parameters)**: 모형의 모수를 추정하기 위해서 최소제곱법을 사용한다면, 결과변수의 분산은 예측변수의 값과 상관없이 동질하다.
- **귀무가설 유의성 검정(null hypothesis significance testing)**: 통계에서는 보통 결과변수의 분산이 예측변수의 값과 상관없이 동질하다는 가정하에 수행되므로, 가정이 위배되면 검정통계량은 부정확해질 것이다.

따라서 모수의 추정치가 모형을 규명한다는 확신과 유의성 검정을 정확하게 하기 위해 등분산성 가정을 충족해야 한다.

5.2.5.1. 등분산성/분산의 동질성은 무엇인가? ②

두 집단 이상의 연구설계에서 등분산 가정은 이들 집단의 각 표본은 동일 분산을 가진 모집단에서부터 얻어진 것임을 의미한다. 상관 연구설계에서 등분산 가정은 결과변수의 분산은 예측변수의 모든 수준에서 안정성이 있어야 함을 의미한다. 즉, 예측변수의 수준에 따라 검토했을 때 결과변수의 분산은 변화하지 않는다. 예를 들어, 시끄러운 음악이 사람의 청력에 미치는 영향을 파악하고자 한다. 연구자는 10명의 대상자를 뽑아 각 지역 Brixton (London), Brighton, Bristol, Edinburgh, Newcastle, Cardiff, Dubin에서 열리는 가장 시끄러운 콘서트에 보내고, 콘서트를 다녀온 후 몇 시간 동안 귀가 울리는지 측정했다.

Figure 5.7은 각 대상자가 콘서트에 다녀온 후 몇 시간 동안 귀울림 증상이 있었는지를 나타낸다. 사각형의 표시는 각 콘서트를 다녀온 후 귀가 울린 시간의 평균이다. 평균을 연결한 선을 통해 일반적인 경향을 볼 수 있다. 각 콘서트에 대해, 동그라미 표시는 각 콘서트에 대한 귀가 울린 시간의 평균점수들이다. 두 그래프에서 콘서트에 간 횟수가 많을수록 귀가 울린 시간의 평균이 증가하는 것을 볼 수 있다. 평균을 보면 대략적으로 비슷하지만 평균 둘레에 점수가 퍼져 있는 정도는 다르다. Figure 5.7의 아래쪽 그래프는 위쪽 그래프의 각각의 점수 대신에 점수의 범위를 보여주는 막대로 대치했다. 왼쪽 그래프의 녹색 막대는 대략적으로 같은 길이이고 이것은 평균 둘레의 점수 분포로 등분산성/분산의 동질성(homogeneity of variance or homoscedasticity)을 의미한다.[4] 청력소실에 대한

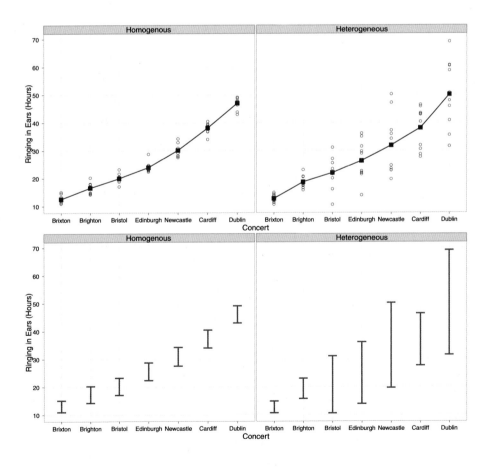

FIGURE 5.7
Graphs illustrating data with homogeneous (left) and heterogeneous (right) variances

---

[4] 보통 모형의 오차에 대해 가정을 만들기 때문에 설명은 간단하지만, 자료 자체에 대해서는 간단하지 않다. 그러나 이들은 서로 연관되어 있다.

점수의 분포는 각 지역에서 같았다. Figure 5.7의 오른쪽 그래프는 Brixton 콘서트를 다녀온 사람의 귀 울림은 평균 둘레에 밀집해 있는 반면에(최저점과 최고점의 수직 거리가 짧음), Dublin 콘서트를 다녀온 사람의 귀울림 점수는 평균 둘레에서 산재해 분포되어(최저점과 최고점의 수직 거리가 깊) 있었다. 오른쪽에 있는 그래프의 녹색 막대의 길이는 달라 각 콘서트마다 점수의 분포가 다름을 보여주고 있어 분산의 이산성/분산의 이질성(heterogeneity of variance or heteroscedasticity)이 의심된다.

5.2.5.2. 언제 등분산성/분산의 동질성이 문제가 되나? ②

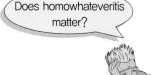

선형 모형의 모수를 추정하기 위해서 분산의 동질성을 가정한다면 최소제곱법을 사용하는 것이 최적일 것이다. 결과변수에 대한 분산이 예측변수의 점수가 변하면서 달라진다면 모형 내의 모수 추정치는 최적의 추정치가 아닐 것이다. 최소제곱법은 분산의 동질성을 가정할 수 없을 때도 모수의 '편향되지 않은(unbiased)' 추정치를 산출하기는 하지만, 각 사례에 분산의 함수에 의해 가중치를 주는 가중치 최소제곱법(weighted least square)과 같은 추정치를 사용할 수도 있을 것이다. 그러므로 표본에서 모형의 모수를 추정하는 것에 대해 신경을 써야 하며, 최소제곱법은 편향되지 않은 추정치를 산출할 것이므로(Hayes & Cai, 2007) 모든 사례의 분산 동질성에 대해 염려를 할 필요는 없다.

그러나 이분산성/분산의 이질성은 모형에 대한 모수 추정치의 표준오차를 추정하는데 편향과 불일치성을 초래한다(Hayes & Cai, 2007). 모수 추정에 대한 신뢰구간과 유의성 검정은 표준오차를 사용하여 계산되므로 편향될 것이다. 신뢰구간은 등분산성/분산의 동질성을 가정할 수 없을 때 '매우 부정확' 할 수 있다(Wilcox, 2010). 그러므로 모형의 모수 추정에 대한 신뢰구간을 보기를 원할 때나 모형의 유의성 검정을 할 때 분산의 동질성은 문제가 된다. 등분산 가정이 위반되었을 때도 모수를 정확하게 추정할 수 있는 검정통계량에 대해서는 다른 장에서 다루어질 것이다.

5.2.6. 독립성 ②

독립성(independence) 가정은 모형의 오차(방정식 2.4)가 서로 관련성이 없다는 것을 의미한다. 친구인 철이와 영희가 '특정 사진을 본 것에 대해 기억하는지'에 대해 실험을 한다고 가정하자. 만일 철이와 영희가 자신들이 본 사진에 대해서 상의를 했다면 그들의 답변은 독립적이지 않다. 즉, 질문에 대한 영희의 답변은 철이의 답변에 의해 영향을 받을 수 있다. 이들의 반응을 예측하는 모형을 추정한다면 철이와 영희의 점수가 독립적이지 않으므로 예측치와 관련된 오차도 독립적이지 않을 것이기 때문에 그 예측에는 오차가 있을 것이라는 것을 알 수 있다. 만일 철이와 영희가 서로 상의를 하는 것이 불가능한 상황이라면 오차항은 독립적이어야 한다. 철이의 반응을 예측하는데 있어 오차는 영희의 반응을 예측하는 오차에 영향을 받지 말아야 한다.

표준오차를 추정하는데 사용했던 방정식(2.8)은 관찰치가 독립적일 때만 유효하다. 신뢰구간과 유의성 검정을 계산하는데 표준오차를 사용하기 때문에 독립성의 가정이 위반된다면 신뢰구간과 유의성 검정은 실효성이 없을 것이다. 최소제곱법을 사용한다면 모형에 대한 모수 추정은 가능하기는 하지만 최적의 방법은 아니다. 일반적으로, 독립성 가정이 위반된다면, 다른 방법을 적용해야 하므로 (제20장) 독립성 가정을 위반했는지 여부를 밝히는 것은 중요하다.

5.3. 편향을 점도표로 그리기 ②

5.3.1. 이상값을 점도표로 그리기 ②

따로 떨어져 있는 극단적인 사례나 이상값은 히스토그램과 상자도표 등을 통해 찾아내기 쉽지만 잘 드러나지 않는 이상값의 경우는 찾기 힘들기 때문에 이때 z-점수를 사용하는 것이 유용하다(브레인 5.4). 예를 들어 콘서트가 건강에 미치는 잠재적인 영향에 대해 관심이 있는 연구자가 이를 조사하기 위해 영국에서 3일 동안 개최되는 Download 콘서트에 가서[5] 이 콘서트에 3일 이상 참여하는 810명의 위생 상태를 측정했다. 모든 사람의 위생 상태를 매일 측정하려 했지만 사람을 쫓아다니는 것이 어려웠기 때문에 2일 째와 3일 째에는 결측치가 있었다. 위생 상태는 표준화된 도구를 사용하여 4점 척도(0점 = 시체 썩는 것과 같은 나쁜 냄새, 4점 = 상큼한 봄날의 향긋한 장미향과 같은 좋은 냄새)로 측정했다. 연구자는 이전 경험상 콘서트 장소의 위생시설이 항상 좋지 않다는 것을 알았기 때문에 개인 위생은 콘서트가 진행되는 3일이 지나면 극적으로 나빠진다는 것을 예측할 수 있었다. 자료는 DownloadFestival.sav에서 볼 수 있다.

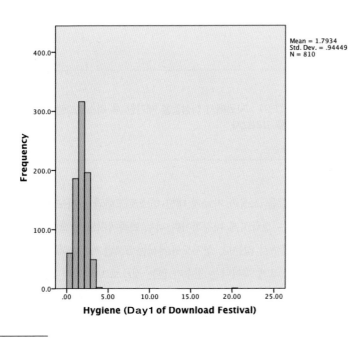

FIGURE 5.8

Histogram of the day 1 Download Festival hygiene scores

5 http://www.downloadfestival.co.uk

SELF-TEST   Section 4.4에서 배운 것을 사용하여, 콘서트 첫 날(day1)의 위생점수에 대한 히스토그램을 그려보자.

Figure 5.8의 히스토그램을 보면, 한 사례의 점수가 다른 사례의 점수와 매우 차이가 나는 것을 볼 수 있다. 한 사례가 20점인 것을 제외하고는 나머지 점수는 모두 5점보다 적어 분포의 한쪽 끝에 몰려 있었다. 위생 상태 측정도구의 가능 점수 범위가 0~4이었으므로 20점이라는 점수는 점수 범위 최고인 4점보다 매우 높아 명백한 이상값이다. 이상값을 찾아내기 위해 상자도표를 그려보면 이상값을 쉽게 발견할 수 있다.

SELF-TEST   Section 4.5에서 배운 것을 사용하여, 콘서트 첫 날(day1)의 위생점수에 대한 상자도표를 그려보자.

Figure 5.9는 상자도표를 그린 것이다. 히스토그램에서 발견된 이상값은 상자도표의 위쪽에 극단적인 이상값(*)으로 제시되었다. SPSS 결과물에는 케이스 611번이 이상값으로 나타나 있다. 자료 편집 창에서 ▨ 를 클릭하면 직접 대화창에 케이스 611로 가게 되는데 점수가 2.02를 20.02로 잘못 입력한 것임을 발견할 수 있다. 이런 경우 원자료로 돌아가서 확인 후 20.02를 2.02로 대치해야 한다.

SELF-TEST   자료에서 이상값을 제거한 후 히스토그램과 상자도표를 그려보자.

Figure 5.10은 극단적인 이상값을 교정한 자료에 대한 히스토그램과 상자도표이다. 분포는 놀랍게도 정상으로 보인다. 이 그래프는 정확하게 대칭적이며 너무 뾰족하지도 납작하지도 않다. 두 개의 그래프 모두 극단적인 점수를 보여주지 않는다. 상자도표에서는 574번 케이스가 약간 이상값처럼 보이지만 히스토그램은 다른 값들에 크게 벗어나는 점수가 없는 것으로 나타났다.

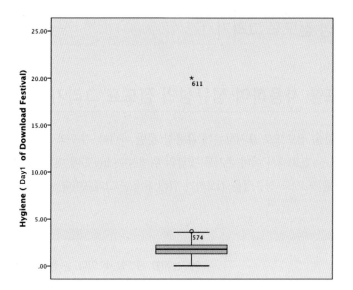

FIGURE 5.9
Boxplot of hygiene scores on day 1 of the Download Festival

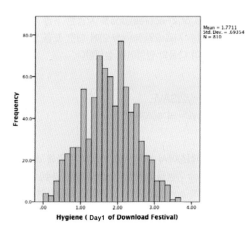
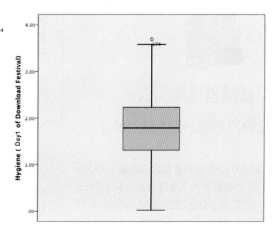

FIGURE 5.10
Histogram (left) and boxplot (right) of hygiene scores on day 1 of the Download Festival after removing the extreme score

SELF-TEST day 2와 day 3의 위생점수에 대한 상자도표를 그리고 해석해 보자.

SELF-TEST **성별(Gender)**에 따라 자료를 나누어서 이들 점수를 다시 그래프로 그려보자. 남자와 여자 사이에 차이가 있는가?

5.3.2. 정규성 점도표 그리기 ①

5.3.2.1 그래프를 사용하여 정규성의 점도표 그리기 ①

빈도분포는 이상값을 점도표로 표시하는데 유용할 뿐만 아니라, 분포의 모양을 전체적으로 보기 위해 선택한다. Figure 5.10에서 이미 콘서트 첫날의 위생점수(day 1)에 대한 히스토그램을 그렸다. P-P 도표(확률-확률 도표)도 정규성을 검토하기 위해 유용한 그래프이다. 특정 분포의 누적확률에

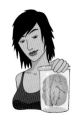

브레인 5.4

이상값을 발견하기 위해 z-점수의 사용 ③

z-점수는 평균 0과 표준편차 1의 분포에 대한 점수를 나타내는 것이다. 점수를 z-점수로 변환을 하면 자료의 평균과 표준편차와 상관없이 어떤 자료일지라도 이상값을 발견하는데 사용할 수 있다. 변환을 위해 SPSS의 Analyze Descriptive Statistics ▶ Descriptives... 대화창을 사용한다. 변환할 변수[도표 내의 2일째 위생 상태(day2)와 같은]를 선택하고 변수 선택으로서 표준화값을 변수로 저장(*Save standardized values*)에 체크 표시를 하면 (Figure 5.11), SPSS 데이터 편집창에 새로운 변수가 생성된다. 이상값을 보기 위해서 얼마나 많은 z-점수가 특정 범위 안에

들어오는지를 계산할 수 있다. z-점수는 5%가 1.96(또는 2)보다, 1%는 2.58보다 큰 절대값을 가질 것임을 기대하고 어떤 점수도 3.29보다 크지 않을 것을 기대한다. SPSS에서 명령파일로 **outliers(Percentage of Z-scores).sps**를 사용한다(웹 사이트 참고). 콘서트 위생점수 자료 2일 째(day 2)에 대한 표를 만들기 위해 파일을 다운 받아 다음의 명령어를 실행한다.

```
DESCRIPTIVES
VARIABLES= day2/SAVE.
COMPUTE zday2= abs(zday2).
EXECUTE.
```

이 명령어는 자료 편집창에서 z-점수를 저장하기 위해 **day2**라는 변수에 *descriptives* 기능을 사용한다(**zday2**라는 변수). **day2**로 변경하기 위해 *compute(계산)* 명령어를 사용하며 이 값은 절대값을 포함한다.

```
RECODE
zday2 (3.29 thru highest = 1)(2.58 thru highest = 2)
(1.96 thru highest = 3)(Lowest thru 1.95 = 4).
EXECUTE.
```

이 명령어는 **zday2**라는 변수로 재부호화를 한다. 만일 값이 3.29보다 크면 1로, 2.58보다 크면 2, 1.96보다 크면 3, 1.95보다 작으면 4로 재부호화를 한다.

```
VALUE LABELS zday2
4 'Normal range' 3 'Potential Outliers (z > 1.96)' 2
'Probable Outliers (z > 2.58)' 1 'Extreme (z-score > 3.29)'.
```

위의 명령어를 실행하면 위에서 정의한 변수에 적절한 라벨이 적용된다.

```
FREQUENCIES
VARIABLES= zday2
/ORDER=ANALYSIS.
```

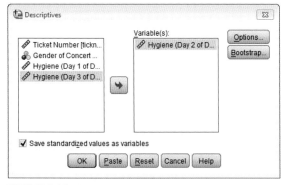

FIGURE 5.11 Saving z-scores

마지막으로, 이 명령은 변수 zday2라는 변수에 대한 표(Output 5.1)를 만들기 위해 *frequencies(빈도)* 명령어를 사용한다. z-점수의 절대값에 대해 5%(또는 그 이하)의 자료가 1.96보다 큰 값을 가질 것을 기대하고, 1%(또는 그 이하)의 값만이 2.58보다 큰 값을 가질 것을 기대하며, 매우 적은 케이스만이 3.29보다 큰 값을 가질 것으로 기대한다. *cumulative percent(누적 퍼센트)*라는 칸은 2 일 째의 위생점수에 해당하는 백분율을 의미한다. 케이스의 0.8%가 3.29 이상이고(극단적인 케이스), 2.3%(기대했던 1%와 비교)가 2.58보다 큰 값을 가졌고, 6.8%(기대했던 5%와 비교)가 1.96보다 큰 값을 가졌다. 나머지 케이스들은(유효 *퍼센트*를 보면 93.2%) 정상 범위 내에 있다. 약 95%가 정상범위 내에 있어 정규분포에서 기대하는 것과 거의 일치한다.

Zscore: Hygiene (Day 2 of Download Festival)

		Frequency	Percent	Valid Percent	Cumulative Percent
Valid	Extreme (z-score > 3.29)	2	.2	.8	.8
	Probable Outliers (z > 2.58)	4	.5	1.5	2.3
	Potential Outliers (z > 1.96)	12	1.5	4.5	6.8
	Normal range	246	30.4	93.2	100.0
	Total	264	32.6	100.0	
Missing	System	546	67.4		
Total		810	100.0		

OUTPUT 5.1

대응하여 일 변수의 누적확률을 그려준다. 자료는 서열화되어 분류되고, z-점수에 대응하는 각 서열에 대해 점수가 정규분포에서 가져야만 하는 '기대값'을 만들기 위해 계산된다. 다음에는 그 점수 자체가 z-점수로 변환된다. 실제적인 z-점수가 기대되는 z-점수에 대응하여 그려진다. 자료가 정규분포를 한다면 실제 z-점수는 기대되는 z-점수와 같을 것이고, 멋진 직선 대각선을 갖게 될 것이다. 만일 점들이 대각선에 위치한다면 그 변수는 정규분포를 하는 것이지만, 자료들이 대각선의 위, 아래에 지속적으로 놓인다면 정규분포와는 다른 첨도를 보이는 것이다. 자료들이 S자 모양을 보인다면 정규분포와 다른 왜도를 보인다.

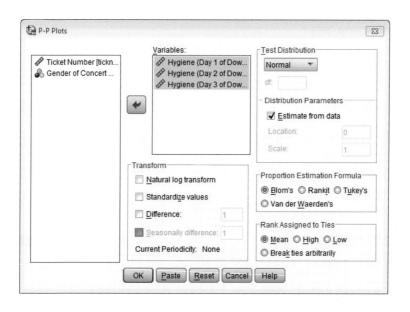

FIGURE 5.12
Dialog box for obtaining P-P plots

Analyze Descriptive Statistics ▶ Frequencies... 를 클릭하여 P–P 도표를 얻기 위한 대화창(Figure 5.12)을 연다.[6] 변수 목록에서 3개의 위생점수를 선택한다. ■를 눌러서 변수들을 선택된 변수 칸으로 이동시키고, 그래프를 그리기 위해 OK 를 누른다.

> SELF-TEST Section 4.4에서 배운 것을 이용하여, 콘서트 2
> 일 째(day 2)와 3일 째(day 3)의 위생점수에 대한 히스토그램
> 을 그려보자.

Figure 5.13은 히스토그램(SELF–TEST 과제)과 그에 대응하는 P–P 도표를 보여준다. P–P 도표는 이상적인 대각선에 매우 가깝게 자료가 있음을 보여준다. 그러나 day 2와 day 3의 분포는 day 1만큼 대칭적이지 않고 양의 왜도가 있는 것으로 나타났다. 다시 말해, P–P 도표의 대각선에서 멀리 떨어져 위치한 자료가 존재한다. 전반적으로 이것은 day 2와 day 3의 위생점수가 낮은 점수 둘레에 많이 모여 있음을 제시한다. 낮은 점수를 가진 위생 상태가 좋지 않은 사람들은 콘서트가 진행되는 기간 동안 여전히 나쁜 위생 상태를 보였기 때문에 이런 치우침이 발생한 것이다.

5.3.2.2. 숫자를 이용하여 정규성의 점도표 그리기 ①

표본의 크기가 큰 경우에는 정규성을 확인하기 위해 도표가 유용하게 사용되지만, 표본의 크기가 작은 경우에는 *frequencies(빈도)* 명령어를 사용하여 변수의 분포를 쉽게 확인할 수 있다 (Analyze Descriptive Statistics ▶ Frequencies...).

Figure 5.14에 제시한 주요 대화창을 보면, 데이터 편집창의 변수는 왼쪽에 나열되어 있고, 원하는 변수로 이동하기 위해 ■를 클릭한다. 초기설정에 의해 SPSS는 모든 점수에 대한 빈도표를 만든다. 통계 대화창과 도표 대화창을 선택할 수도 있다. 통계 대화창은 Statistics... 를 그리고 도표 대화창은 Charts... 를 클릭하면 된다.

더모아

빈도분포에 대해
더 알기를 원한다면?

각 변수에 대한 빈도분포표는 온라인의 추가자료에서 볼 수 있다.

---

[6] Q–Q 도표라고 불리는 매우 유사한 같은 메뉴도 있는데, 이에 대해서는 다음에 설명할 것이다.

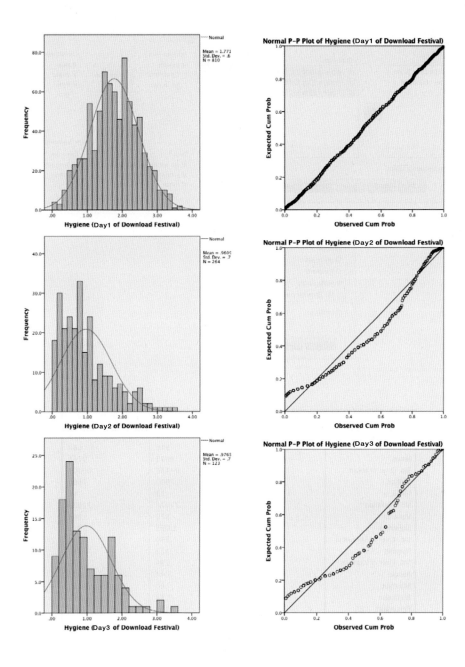

FIGURE 5.13
Histograms
(left) and P–P
plots (right)
of the hygiene
scores over the
three days of
the Download
Festival

통계 대화창은 중심경향성(평균, 최빈값, 중앙값), 분포의 산포성(범위, 표준편차, 분산, 사분위수), 분포 모양의 측정(첨도와 왜도)과 같이 분포를 보기 위해 선택한다. 평균, 최빈값, 중앙값, 표준편차, 분산과 범위를 선택한다. 점수의 분포가 정상인지를 검토하기 위해 첨도와 왜도값을 볼 수 있다. *Chart* option(도표 선택)을 통해 점수의 빈도 분포(막대그래프, 원그래프, 히스토그램 등)를 그릴 수 있다. 원하는 option을 선택하고, Continue 를 클릭하면 주요 대화창으로 돌아간다. 주요 대화창에서 분석을 위해 OK 를 클릭한다.

Output 5.2는 예제의 3개 변수에 대한 기술통계표이다. day 1의 위생점수의 평균은 1.77이지만

FIGURE 5.14
Dialog boxes for the *frequencies* command

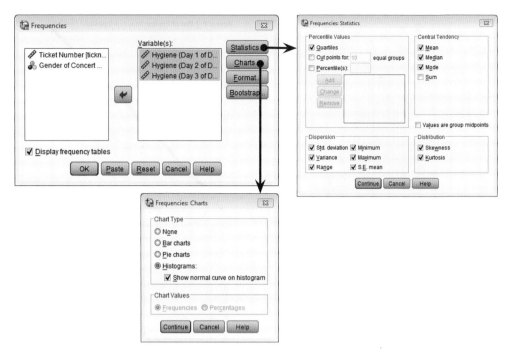

OUTPUT 5.2

Statistics

		Hygiene (Day 1 of Download Festival)	Hygiene (Day 2 of Download Festival)	Hygiene (Day 3 of Download Festival)
N	Valid	810	264	123
	Missing	0	546	687
Mean		1.7711	.9609	.9765
Std. Error of Mean		.02437	.04436	.06404
Median		1.7900	.7900	.7600
Mode		2.00	.23	.44[a]
Std. Deviation		.69354	.72078	.71028
Variance		.481	.520	.504
Skewness		-.004	1.095	1.033
Std. Error of Skewness		.086	.150	.218
Kurtosis		-.410	.822	.732
Std. Error of Kurtosis		.172	.299	.433
Range		3.67	3.44	3.39
Minimum		.02	.00	.02
Maximum		3.69	3.44	3.41
Percentiles	25	1.3050	.4100	.4400
	50	1.7900	.7900	.7600
	75	2.2300	1.3500	1.5500

a. Multiple modes exist. The smallest value is shown

day 2와 day 3는 각각 0.96과 0.98로 위생점수가 낮아졌다. 정규성을 나타내는 중요한 측정치는 왜도와 첨도인데 이 두 측정치 모두 표준오차와 관련이 있다.

왜도와 첨도를 계산하기 위한 여러 방법이 있지만, SPSS는 정규분포에 0값을 주는 방법을 사용한다. 왜도의 양수값은 분포의 좌측에 점수들이 몰려있음을 나타내는 반면에, 음수값은 우측에 점수들이 몰려있음을 나타낸다. 첨도에 대한 양수값은 분포가 뾰족하고 꼬리 부분이 두꺼운 분포를 그리고 음수값은 분포가 납작하고 꼬리 부분이 가는 분포를 나타낸다. 0에서 먼 값일수록 자료는 더 정규적으로 분포하지 않을 것이다. day 2의 왜도값은 0에 매우 근접하는 값이고 첨도값은 작은 음수이다. day 2와 day 3의 왜도값은 약 1 정도의 양수값을 보인다.

이들 값을 z-점수로 변환할 수 있는데, 장점은 1) 다른 측정도구를 사용한 다른 표본의 왜도와 첨도값을 비교할 수 있으며 2) 왜도와 첨도값이 정규분포(0점)와 의미있게 다른 값인지를 말해주는 p 값을 계산할 수 있다. 브레인 5.5에서 설명한 것처럼 원하는 경우 점수에서 분포의 평균(0)을 빼서 그 것을 분포의 표준오차로 나누면 계산할 수 있다.

$$z_{skewness} = \frac{S - 0}{SE_{skewness}} \qquad z_{kurtosis} = \frac{K - 0}{SE_{kurtosis}}$$

위의 방정식에서 S 값(왜도)과 K 값(첨도) 그리고 그 값들 각각의 표준오차는 SPSS에서 계산된다. 이 z-점수는 왜도와 첨도값이 0과 다르다면 기대되는 값과 대응하여 비교될 수 있다. 절대값이 1.96보다 크면 $p < .05$에서 유의하고, 2.58이면 $p < .01$에서 그리고 3.29 이상이면 $p < .001$에서 유의하지만, 이들 기준은 표본 수가 작을 때만 사용한다. 표본 수가 클 때는 시각적으로 분포 모양을 점검한 후 왜도와 첨도의 통계값을 해석하게 되며 일반적으로 정규성 가정은 문제되지 않는다(브레인 5.5).

위생점수에 대한 왜도의 z-점수는 day 1에 $-0.004/0.086 = 0.047$, day 2에 $1.095/0.150 = 7.300$ 그리고 day 3에 $1.033/0.218 = 4.739$이다. day 1의 점수는 한쪽으로 치우치지 않았지만 day 2와 day 3의 점수는 히스토그램에서 보이는 것처럼 유의하게 확실한 양의 왜도를 보인다. 첨도의 z-점수는 day

Did someone say Smirnov? Great, I need a drink after all this data analysis!

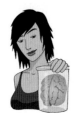

브레인 5.5
유의성 검정과 가정 ②

이 section에서는 가정이 위반되었는지 여부를 보기 위한 여러 유의성 검정을 살펴볼 것이다. 분포가 정규분포인지 여부에 대한 검정인 콜모고로프–스미르노프 검정(Kolmogorov–Smirnov tests)과 샤피로–윌크 검정(Shapiro–Wilk test)을 포함하여 등분산 가정 검정(Levene's test, 레빈의 등분산 검정), 그리고 왜도와 첨도에 대한 유의성 검정에 대해 살펴볼 것이다. 유의성 검정에 대한 설명이 대부분의 통계책에서 다루어지고 있지만 이런 검정들을 적용하는데는 근본적인 문제가 있다. 이들 검정은 모두 귀무가설 유의성 검정에 기반을 두고 있으므로 (1) 표본 수가 큰 경우에는 작은 효과에도 유의하다고 나올 수 있으며, (2) 표본 수가 작을 때는 오히려 가정이 위반되었음을 발견하기 위한 검정력이 부족하게 된다.

중심극한정리에 의하면 표본 수가 커짐에 따라 그 표본분포가 모집단의 자료가 어떠한지에 상관없이 정규분포를 할 것이기 때문에 정규성 가정은 문제가 되지 않는다. 특히 표본이 큰 경우, 정규성 검정은 더 유의할 것이므로 정규성에 대해 걱정할 필요가 없지만, 그럼에도 교정을 하는 경향이 있다는 것이 더 문제이다. 반대로, 정규성에 대해 걱정이 필요할 수도 있는 작은 표본에서 유의성 검정은 비정규성을 발견할 수 있는 검정력을 가지지 못할 것이므로, 정규성 가정이 위반되었음에도 불구하고 유의한 차이가 없다고 나와 교정없이 지나가기도 한다. 그러므로 만일 표본의 크기가 큰 경우는 정규성에 대한 유의성 검정을 사용하지 말 것을 권한다. 오히려 표본의 크기가 적은 경우에는 유의성 검정이 유의한 경우는 물론, 유의하지 않다고 나오더라도 정규성 위반에 대해 세심하게 살펴보아야 한다.

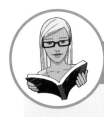

핵심녀의 힌트   왜도와 첨도

- 점수가 대략적으로 정규분포를 하는지 검토하기 위해 결과물에서 왜도값과 첨도값을 볼 필요가 있다.
- 왜도값이 양수이면 분포에 낮은 점수가 많음을 나타내고, 왜도값이 음수이면 높은 점수가 많음을 나타낸다.
- 첨도값이 양수이면 뾰족하고 꼬리가 두꺼운 분포를 나타내고, 첨도값이 음수이면 납작하고 꼬리가 가는 분포를 나타낸다.
- 값이 0에서 멀리 떨어지면, 자료는 정규분포를 하지 않을 가능성이 더 많다.
- 왜도값과 첨도값을 표준오차로 나누면 z-점수로 변환할 수 있다. 만일 계산된 점수(절대값)가 1.96보다 크면 $p < .05$에서 유의한 것이다.
- 왜도와 첨도의 유의성 검정은 표본이 클 때는 왜도와 첨도가 정규분포와 크게 다르지 않을 때도 유의한 것으로 나타나기 때문에 사용되지 않는다.

1에 $-0.410/0.172 = -2.38$, day 2에 $0.822/0.299 = 2.75$ 그리고 day 3에 $0.732/0.422 = 1.69$ 이다. 이 값들은 3일 모두 왜도, 첨도 또는 두 가지 모두에 대해 $p < .05$에서 유의하게 문제가 있음을 나타내지만, 표본이 크기 때문에 중심극한정리에 근거하여 마음을 놓을 수가 있다.

    다른 방법에는 비교할 만한 정규분포에서 벗어난 점수의 분포 여부를 보는 것이다. 콜모고로프-스미르노프 검정(Kolmogorov-Smirnov test)과 샤피로-윌크 검정(Shapiro-Wilk test)이 있다. 이 방법은 표본의 점수를 같은 평균과 표준편차를 가진 정규분포를 하는 점수의 세트와 비교하여, 표본에서 얻어진 데이터 분포가 정규분포에 이론적으로 근사하고 있는가를 검정하는 방법이다. 검정이 유의하지 않다면($p > .05$), 표본의 분포가 정규분포와 유의하게 다르지 않음을 말하는 것이다. 그러나 검정이 유의하다면 ($p < .05$) 표본의 분포가 정규분포와 유의하게 다름을 의미하는 것이다. 이 방법은 자료가 정규분포를 하는지 여부를 알려주는 훌륭하고 쉬운 절차이지만,

Is it possible to test whether I am normal?

브레인 5.5에서 권장하는 바와 같이 표본의 크기가 큰 경우에는 이 검정 방법을 사용하기보다 정규성 검정 결과를 도표로 그려보고 왜도값과 첨도값과 연결하여 해석해야만 한다.

    콜모고로프-스미르노프(K-S, Figure 5.15) 검정은 Analyze Descriptive Statistics ▶ 🔍 Explore... (탐색명령어)를 사용하여 수행할 수 있다. Figure 5.16은 이 명령어에 대한 대화창이다. 먼저, 관심이 있는 변수를 왼쪽에서 하이라이트하고 ▣를 클릭하여 *Dependent List*(종속변수)라는 대화상자에 입력한다. 예로 3일 동안의 위생점수를 선택한다. Statistics 를 클릭하면 대화창이 나타나지만 초기설정에 의해 평균, 표준편차 등이 계산될 것이다. 정규성을 살펴보고자 하면 Plots... 을 클릭하면 된다. 이 대화상자에서 검정과 함께 ☑ Normality plots with tests (정규성도표) option을 선택하면 이것이 K-S 검정과 정규 Q-Q 도표(사분위수 도표)를 만들 것이다. 자료의 모든 개별점수 대신에 사분위수를 점으로 나타내는 것만을 제외하고는 Q-Q 도표는 P-P 도표와 매우 비슷하다. 기대 사분위수는 똑바른 대각선인 반면에 관찰된 사분위수는 개별점수에 대한 점들이 찍힌다. Q-Q 도표는 P-P 도표와 같

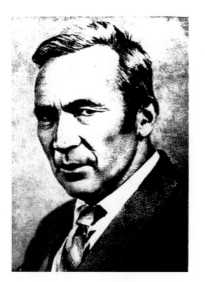

FIGURE 5.15
Andrei Kolmogorov, wishing he had a Smirnov

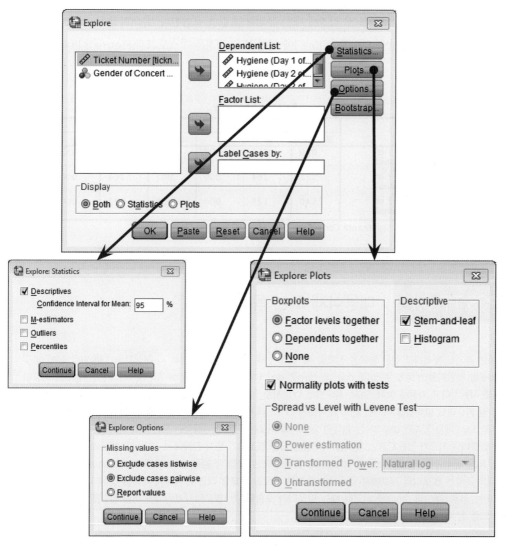

FIGURE 5.16
Dialog boxes for the *explore* command

은 방법으로 해석하는데 대각선으로부터 점의 이탈은 정규성으로부터의 이탈을 나타낸다. 첨도는 선의 위 또는 아래에 점들이 처치는 것에 의해 나타나는 반면, 왜도는 S자 모양을 가진 선 주변에 점들이 보인다. 많은 점수를 가지고 있다면, Q–Q 도표는 더 적은 수의 값들이 나타날 것이기 때문에 P–P 도표보다 해석하기가 더 쉬울 수 있다.

초기 설정에 따라 SPSS는 상자도표와 줄기–잎 그래프를 만들 것이다. ⬚Options... 을 클릭하면 SPSS가 어떻게 결측치를 다루는지 볼 수 있다. 자료창에는 day 1에 810개의 점수가 day 2에는 264개, day 3에는 123개의 점수만이 입력되어 있다. 초기 설정에 의해 SPSS는 선택된 변수 모두에 대해 유효한 점수가 입력된 사례만을 사용할 것이다. day 1에 810명의 점수가 있다 할지라도 3일 동안 점수가 모두 있는 123명의 자료만을 사용할 것이다. 이것이 목록별(listwise) 삭제 방법이다. 그러나 특정한 날의 점수를 모두 사용하기를 원한다면 대응별(pairwise) 삭제 방법을 사용한다. SPSS TIP 5.1에 이 두 방법에 대한 추가 정보가 있다. ⬚Options... 을 클릭하고, 대응별 삭제를 선택하고 ⬚Continue 을 누르면 주요 대화창으로 돌아갈 것이고 여기서 ⬚OK 를 누르면 분석이 이루어질 것이다.

SPSS는 기술통계에 대한 표를 만들 것이다. 중요한 표는 K–S 검정에 대한 표이다(Output 5.3). 이 표는 검정통계, 자유도, K–S 검정에 대한 유의확률 값을 포함한다. 유의확률이 .05보다 작은 값은 정규성으로부터 벗어남을 의미한다. day 1에 대한 K–S 검정은 히스토그램(Figure 5.13)에서 day 1의

OUTPUT 5.3

Tests of Normality

	Kolmogorov–Smirnov[a]			Shapiro–Wilk		
	Statistic	df	Sig.	Statistic	df	Sig.
Hygiene (Day 1 of Download Festival)	.029	810	.097	.996	810	.032
Hygiene (Day 2 of Download Festival)	.121	264	.000	.908	264	.000
Hygiene (Day 3 of Download Festival)	.140	123	.000	.908	123	.000

a. Lilliefors Significance Correction

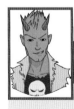

SPSS TIP 5.1　　대응삭제 또는 목록삭제? ①

⬚Options... 을 클릭하면 추가로 분석하고 싶은 항목을 선택할 수 있다. 선택 대화상자에서 분석 시 대상자를 '대응별로 삭제'할 것인지 '목록별로 삭제'할 것인지를 선택할 수 있다. day 1과 day 2, day 1과 day 3 그리고 day 2와 day 3의 평균 점수를 비교하기 위해 위생점수를 사용한다고 가정해 보자. 먼저, 목록별로 대상자를 삭제할 수 있다. 목록별 삭제(excluded cases listwise)는 어떤 대상자가 일 변수라도 결측값을 가지면 전체 분석에서 그 대상자를 제외함을 의미한다. 예를 들어, 멜로디라는 사람의 위생점수가 day 1과 day 2에는 있지만 day 3에는 없다면 멜로디의 자료는 위에서 언급했던 모든 비교에서 제외될 것이다. day 1과 day 2에 대한 멜로디의 자료가 있을지라도, 목록별 삭제를 한다면 멜로디가 분석 전체에서 제외되기 때문에 점수에 대한 비교를 하지 않는다. 다른 변수 선택 방법은 대응별 삭제(분석 대 분석 또는 검정 대 검정, excluded cases on a pairwise)로 이 방법에서는 멜로디의 자료는 멜로디의 자료에서 결측값이 발생한 자료를 비교할 때만 분석에서 제외될 것이다. 따라서 대응별 삭제 방법을 사용하는 경우 day 1과 day 2를 비교할 때는 멜로디가 포함되지만 멜로디가 day 3에 대한 점수를 가지고 있지 않기 때문에 다른 비교를 할 때 멜로디는 분석에서 제외된다.

더모아

*정규성을 검정하기 위한
또 다른 검정에 대해 좀 더
알기를 원한다면?*

이 책의 참고 웹 사이트에는 K–S 검정, Lilliefors correction과 샤피로–
윌크 검정에 대해 좀 더 많은 정보를 얻을 수 있을 것이다.

점수가 정규분포에 근접함을 보여주었던 것처럼 유의하지 않았다(p = .097). 그러나 day 1의 표본의
크기는 매우 컸으므로(N = 810), 이 자료에 대한 K–S 검정의 유의수준은 큰 표본에서 정규성으로
부터 작고 중요하지 않은 이탈조차도 이 검정에서 의미가 있는 것처럼 간주될 수 있다(브레인 5.5).
day 2와 day 3에서 K–S 검정은 매우 유의했는데 이것은 분포가 Figure 5.13의 히스토그램에서 왜
도가 있는 분포를 보여주었던 것처럼 분포가 정규분포가 아님을 나타낸다.

5.3.2.3. K-S 검정의 보고 ①

K–S 검정에 대한 검정통계량은 D라고 표시하고 D와 함께 괄호 안에 자유도(df)를 보고해야 한다.
Output 5.3의 결과는 다음과 같이 보고한다.

✓ day 1의 위생점수 $D(810)$ = 0.029, p = .097로 정규분포에서 유의하게 벗어나지 않았다. 그러
나 day 2의 위생점수 $D(264)$ = 0.121, p < .001 그리고 day 3의 위생점수 $D(123)$ = 0.140, p
< .001로 day 2와 day 3의 점수는 모두 정규분포에서 유의하게 벗어났음을 나타낸다.

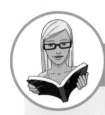

핵심녀의 힌트 　정규성 검정

- K–S 검정은 점수의 분포가 정규분포와 유의하게 다른지를 보기 위해 사용할 수 있다.
- K–S 검정이 유의하다면(SPSS 표 내의 유의확률이 .05보다 작다면) 점수는 정규분포와 유의하게 다른 것이다.
- 유의하지 않다면 점수는 대략적으로 정규분포함을 의미한다.
- 샤피로–윌크 검정은 정규성으로부터의 차이를 발견하는데 민감하므로, K–S 검정이 유의하지 않는 경우에도 유의하게 나타나
  기도 한다.
- **경고**: 표본의 수가 클 때 이들 검정은 점수가 정규분포와 단지 약간의 차이가 있을지라도 유의하게 나타날 수가 있기 때문에
  정규성 검정을 하는 것을 권장하지 않으며, 정규성 검정 결과는 항상 히스토그램, P–P 도표, Q–Q 도표 그리고 왜도값과 첨도
  값과 연결하여 해석해야만 한다.

5.3.2.4. 집단 내의 정규성과 파일 분할 명령어 ①

앞에서 예측변수가 범주형 변수인 경우 정규성 가정을 검토하기 위해 각 집단별로 분리하여 각 집단 내에서 정규성 가정을 검토해야 함을 알았다(브레인 5.1). 예를 들어 위생점수 자료에 성별(남성과 여성)이 있을 때, 콘서트에서 성별에 따라 위생에 차이가 있는지 보고 싶다면 남자와 여자를 분리해서 정규성 분포를 보아야 한다. 집단을 분리하는 여러 가지 방법 중 *Split File(파일 분할)* 기능이 있다. 이 기능은 SPSS에서 과정을 수행할 때 해당 변수의 *범주별로 분할하여 분석이 수행되도록 한다.*

콘서트 위생점수에 대해 남성과 여성을 나누어서 따로 기술통계치를 구하려면 *frequencies(빈도)* 명령어를 사용하여 파일을 분할할 수 있다. 파일을 분할하기 위해 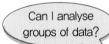 또는 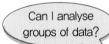 을 선택한다. 다음에 나타난 대화상자에서 *Organize output by groups(각 집단별로 출력결과를 나타냄)*을 선택한다(Figure 5.17). 이것이 선택되면 박스에 *Groups based on(분할집단변수)*라는 부분이 활성화된다. 분석을 반복하기 원하는 집단의 기호를 포함한 변수를 선택하여 박스에 끌어다 넣거나 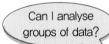 을 클릭한다(이 예에서는 **Gender**를 선택한다). 초기설정에 의해 SPSS는 이들 집단에 의해 파일을 분류할 것이다. 파일이 분할되었을 때 빈도 명령어를 사용한다. Figure 5.14에서와 같이 전체 3일에 대한 통계치를 구해보자.

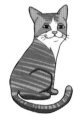

Can I analyse groups of data?

Output 5.4는 남성과 여성의 결과로 분할된 2개의 결과표를 보여준다. 3일 자료 모두 남성의 점수는 여성보다 낮았다. 왜도와 첨도값은 day 2와 day 3에서 남성과 여성이 비슷했지만 day 1에 있어서는 약간 차이가 있었다. 남성은 약간 양의 왜도를 보였지만 (0.200) 여성은 약간 음의 왜도(−0.176)를 보였다. Figure 5.18은 콘서트에 갔던 사람의 성별에 따라 분할한 위생점수의 히스토그램이다. 남성과 여성 자료는 유사한 분포를 가졌다. day 1에 대한 자료는 정규분포를 보였다. day 2와 day 3에는 남성과 여성 모두에서 양의 왜도를 가진 분포의 특성을 보였다.

FIGURE 5.17
Split File dialog box

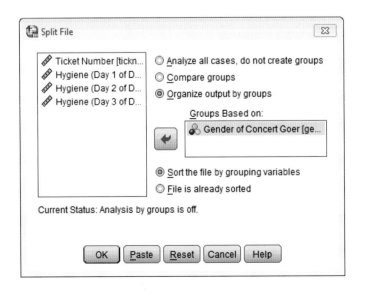

OUTPUT 5.4

Male

Statistics[a]

		Hygiene (Day 1 of Download Festival)	Hygiene (Day 2 of Download Festival)	Hygiene (Day 3 of Download Festival)
N	Valid	315	104	56
	Missing	0	211	259
Mean		1.6021	.7733	.8291
Std. Error of Mean		.03620	.05847	.07210
Median		1.5800	.6700	.7300
Mode		2.00	.23	.44
Std. Deviation		.64241	.59630	.53954
Variance		.413	.356	.291
Skewness		.200	1.476	.719
Std. Error of Skewness		.137	.237	.319
Kurtosis		-.101	3.134	-.268
Std. Error of Kurtosis		.274	.469	.628
Range		3.47	3.35	2.09
Minimum		.11	.00	.02
Maximum		3.58	3.35	2.11

a. Gender of Concert Goer = Male

Female

Statistics[a]

		Hygiene (Day 1 of Download Festival)	Hygiene (Day 2 of Download Festival)	Hygiene (Day 3 of Download Festival)
N	Valid	495	160	67
	Missing	0	335	428
Mean		1.8787	1.0829	1.0997
Std. Error of Mean		.03164	.06078	.09896
Median		1.9400	.8900	.8500
Mode		2.02	.85	.38
Std. Deviation		.70396	.76876	.81001
Variance		.496	.591	.656
Skewness		-.176	.870	.869
Std. Error of Skewness		.110	.192	.293
Kurtosis		-.397	.089	.069
Std. Error of Kurtosis		.219	.381	.578
Range		3.67	3.38	3.39
Minimum		.02	.06	.02
Maximum		3.69	3.44	3.41

a. Gender of Concert Goer = Female

동일한 방법으로 집단별 K–S 검정을 수행할 수 있다(Figure 5.16). 파일분할 명령어가 켜져 있는 상태이기 때문에, 남성과 여성에 대해 따로 K–S 검정을 수행했다. 또 다른 방법은 탐색 명령어 자체 내에 있는 집단에 따른 분석을 통해 분석을 하는 것이다. 먼저 Figure 5.17의 대화창을 활성화하기 위해 Data ☰ Split File... (또는 🖩)을 클릭함에 의해 파일 분할 스위치를 끈다. 집단을 나누지 말고 *A nalyze all cases(모든 케이스를 분석)*을 하도록 선택하고, OK 를 누르면 전체 자료에 대해 분석 이 수행될 것이다. 이후 Analyze Descriptive Statistics ▶ 🔍 Explore... (탐색 명령어)를 활성화시킨다. Figure 5.21에서처럼 *Factor List(요인목록)*이라는 창에 성별을 넣고 남성과 여성에 대해 나누어서 분석할 수 있다. day 1 점수에 대해 이것을 수행을 한다. 위생점수의 분포는 남성에 대해서는 정상으로 나타 났지만($p > .05$), 여성에 대해서는 정상이 아닌 것으로 나타났다($p < .05$보다 작음)(Output 5.5).

SPSS는 정규분포를 하는 Q–Q 도표를 만든다(Figure 5.19). K–S가 남성과 여성에 대해 완전히 다른 결과를 보여주었음에도 불구하고, Q–Q 도표는 매우 유사하다. 첨도에 문제가 있는 것처럼 보 이지 않지만(선의 위아래로 특별히 떨어져 있지 않음), 왜도는 약간 치우친 것이 보인다(여성의 도표 가 약간 S자 모양을 가짐). 그러나 두 그래프 모두 완벽한 정규분포를 나타냄을 제시하듯 사분위수 가 대각선에 매우 밀접하게 위치한다. 여성에 대해 그래프는 유의한 K–S 검정결과를 나타내는데 이 는 K–S와 같은 검정은 표본이 큰 경우 정규분포로부터 약간만 벗어나도 '유의'하다는 결론이 나올 수 있다.

OUTPUT 5.5

Tests of Normality

	Kolmogorov-Smirnov[a]			Shapiro-Wilk		
Gender of Concert Goer	Statistic	df	Sig.	Statistic	df	Sig.
Hygiene (Day 1 of Download Festival) Male	.035	315	.200*	.993	315	.119
Female	.053	495	.002	.993	495	.029

*. This is a lower bound of the true significance.

a. Lilliefors Significance Correction

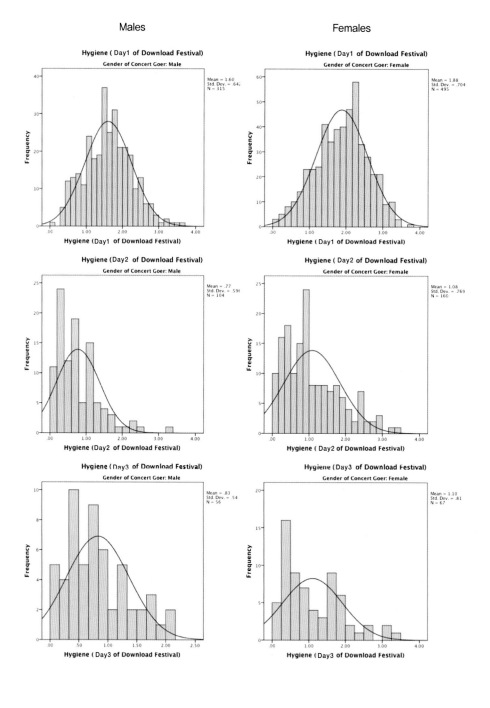

FIGURE 5.18

Distributions of hygiene scores for males (left) and females (right) over three days (top to bottom) of a music festival

SELF-TEST 콘서트의 day 2와 day 3에 남성과 여성에 대한 K–S 검정과 Q–Q 도표를 그리고 해석해 보자.

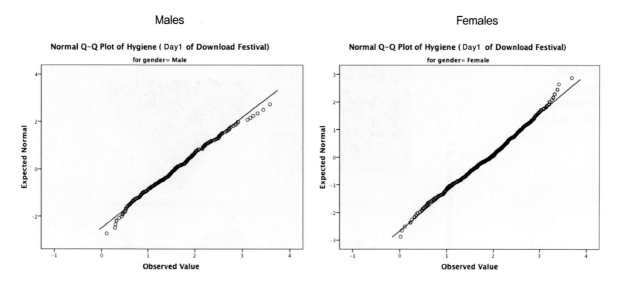

FIGURE 5.19 Normal Q–Q plots of hygiene scores for day 1 of the music festival

5.3.3. 선형성과 이분산성/분산 이질성의 점도표 ②

5.3.3.1. 선형성 또는 등분산성을 확인하기 위한 점도표 ②

도표를 이용하여 선형성 또는 등분산성 가정에 대해 파악할 수 있다. 이들 가정은 모두 자료의 모형 내 오차와 관련이 있다. 모형에 의해 예측되는 결과의 값에 대응하는 잔차의 산점도를 만들어서 모형의 예측치와 모형의 오차 간에 체계적인 관계가 있는지 여부를 볼 수 있다. z-점수[7]로 예측치와 오차를 변환한다. 이 점도표를 *zpred vs. zresid*로 나타낸다. 만일 선형성과 등분산성이 사실로 나타나면 모형의 오차와 모형이 예측하고자 하는 것 간의 체계적인 관계는 없어야 한다. 그래프 모양이 깔때기 모양이면 자료에 이산성이 있을 가능성이 있고, 그래프의 모양이 곡선이면 자료는 선형성 가정에 위반되었을 가능성이 있다.

Figure 5.20은 표준화 예측치에 대한 표준화 잔차를 점으로 나타낸 여러 예다. 상단 좌측은 선형성과 등분산성 가정을 만족한 경우를 나타내는 그래프이고, 상단 우측은 등분산성 가정을 위반한 자료와 유사한 그래프이다. 깔때기를 형성하는 점들을 잘 보면 그래프를 가로질러 더 흩어져 있다. 깔때기 모양은 이산성의 전형적인 형태이고 잔차에 대한 변이가 증가함을 보여준다. 하단 좌측은 결과변수와 예측변수 간에 비선형성 관계가 있는 자료를 점으로 그린 것이며 잔차에 명확한 곡선이 있다. 마지막으로 하단 우측은 비선형 관계뿐만 아니라 이분산성을 보여주는 자료에 대한 그래프이다. 잔차의 선형성 경향을 먼저 파악하고 점들이 찍힌 한쪽 끝이 밀접하게 모여 있는지 아니면 넓게 퍼져

---

[7] 이 표준오차는 제8장에서 논의할 것인데 이를 표준화 잔차라고 한다.

FIGURE 5.20
Plots of standardized residuals against predicted (fitted) values

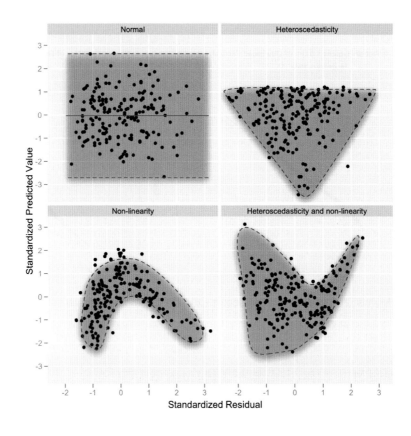

있는지를 파악한다. 가정이 위반되었을 때 여기서 제시한 그래프들처럼 명확한 양상은 보이지 않을 것이지만, 이 그래프들은 일반적인 비정상 상태를 이해하는데 도움을 준다.

5.3.3.2. 숫자를 이용한 이분산성/분산의 이산성의 점도표 ②

등분산성/분산의 동질성은 한 변수의 모든 수준에서 다른 변수의 분산이 같아야 함을 의미한다. 자료를 여러 집단에서 수집한다면, 결과 변수 또는 변수들의 분산은 이들 집단 각각에서 같아야만 한다. "다른 집단 간에 분산이 같을 것이다" 라는 귀무가설을 검정하기 위한 레빈의 등분산 검정 (Levene's test) (Levene, 1960)은 매우 간단하고 우수한 검정으로 각 점수와 집단 평균 간의 절대적인 차이 즉, 이탈점수에 대해 일원분산분석(제11장)에 포함되는 분석이다(Glass, 1966). 레빈의 등분산 검정이 유의수준 .05에서 유의하면, 귀무가설이 틀리다는 결론을 내리고 분산에 의미있는 차이가 있음을 말한다. 즉, 등분산 가정이 위반되었음을 의미한다. 그러나 레빈의 등분산 검정이 유의하지 않다면(p > .05) 분산은 대략적으로 같다는 것이고, 등분산 가정은 지지된 것이다. 레빈의 등분산 검정을 여러 가지 가능한 통계검정 중 한 방법으로 선택할 수 있지만, 이 방법이 모형의 적절성에 대한 정보를 주기 때문에 자료를 탐색하기에 가장 좋은 방법이다. K-S 검정과 다른 정규성 검정처럼 표본 크기가 클 때 집단 분산의 작은 차이가 레빈 검정을 유의하게 할 수도 있어(브레인 5.5), 이 방법을 사용하지 말아야 한다는 주장도 있다(브레인 5.6).

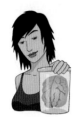

브레인 5.6

레빈의 등분산 검정을 할 가치가 있는가? ②

통계학자는 레빈의 등분산 검정을 사용하여 분산의 동질성 검정을 하는 것을 추천하고, 등분산 가정이 위반되었다면 교정을 통

해 조정된 점수를 사용할 것을 권한다. 그러나 두 가지 이유 때문에 이 방법의 사용을 중지했다. 첫째, 이 가정이 위반되었더라도 단지 집단의 크기가 다를 때만 문제가 된다: 집단의 크기가 같다면 이 가정은 크게 관련성이 없으므로 무시할 수 있다. 둘째로, 레빈 검정과 같은 등분산 검정은 집단 간의 표본 수가 같고 표본 수가 클 때 민감도가 높은 경향이 있고, 표본 수가 같지 않거나 표본 수가 적을 때는 잘 맞지 않는 경향이 있다. 이 가정이 위반된 경우 그것을 교정할 수 있는, 자주 사용되는 방법이 있는데 컴퓨터로 쉽게 할 수 있다. 대부분의 사례에서 가정이 위반된 경우 이 방법을 이용한 교정을 한다. 만일 가정이 위반되지 않았다면 교정은 이루어지지 않는다. 추가정보는 Zimmerman (2004)에 설명되어 있다.

분산 비율(variance ratio) (Pearson & Hartley, 1954)로 알려진 하틀리의 F_{max} (Hartley's F_{max})를 보기도 한다. 이것은 여러 집단의 분산 중 가장 큰 값과 가장 작은 값의 비율을 구하는 방법이다. 이 비율은 하틀리가 만든 표 내의 임계치와 비교된다. 임계치는 집단 당 케이스의 수와 비교되는 분산의 수에 의해 결정된다. 예를 들어, 집단 당 표본 수가 10이고, 10보다 F_{max}가 크거나 작으면 항상 유의하지 않고, 집단 당 표본 수가 15~20이면 비율은 5보다 작고, 집단당 표본 수가 30~60이면 비율은 약 2 또는 3보다 작아야 한다.

5.3.3.3. 레빈의 등분산 검정을 하기로 결정했다면 ②

탐색 메뉴를 사용하여 레빈의 등분산 검정을 할 수 있다. 콘서트 day 1 위생점수에 대해 남성과 여성의 분산을 비교할 것이다. Figure 5.21의 대화창을 열기 위해 Analyze Descriptive Statistics ▶ Explore... 를 사용한다. 왼쪽의 나열된 변수로부터 day 1의 변수를 *Dependent List(종속변수 목록)* 상자로 ➡를 클릭하여 이동한다. 집단별로 결과물을 분할하여 보기를 원하기 때문에 성별 변수를 선택하여 ➡를 클릭하여 *Factor List(요인 목록)* 박스로 이동시킨다. 그리고 Figure 5.21의 다른 대화 상자를 열기 위해 Plots... 을 클릭한다. 레빈의 등분산 검정을 하기 위해 *Spread vs. level with Levene test*이라고 쓰인 곳에서 하나를 선택해야 한다. 만일 ◉ Untransformed 를 선택한다면 레빈의 등분산 검정은 원자료에 대해 검정을 수행할 것이다. Continue 를 클릭하여 대화창을 끝내고 주요 탐색 대화창으로 돌아가 OK 를 눌러 분석을 수행한다.

Output 5.6은 레빈의 등분산 검정에 대한 결과표를 보여준다. 이 검정은 점수와 평균, 점수와 중앙값 간의 차이에 기반을 둔 검정이다. 중앙값이 이상값에 의해 영향을 덜 받기 때문에 중앙값을 더 선호한다. 평균($p = .030$)과 중앙값($p = .037$)을 사용할 때 모두 유의확률이 .05보다 적은데 이것은

남성과 여성의 분산에 유의한 차이가 있음을 나타낸다. 분산 비율을 계산하기 위해 가장 작은 분산에 의해 가장 큰 분산을 나눈다. 분산은 Output 5.4에서 얻을 수 있다. 남성의 분산은 0.413이고 여성의 분산은 0.496이므로 분산의 비율은 0.496/0.413 = 1.2이므로 분산은 실제적으로 유사하다. 그런데 왜 레빈의 등분산 검정은 의미 있는 차이가 있다고 말하는 것일까? 답은 표본의 수가 너무 크기 때문이다. 315명의 남성과 495명의 여성이 포함된 큰 표본이므로 매우 작은 차이가 있음에도 불구하고 레빈의 등분산 검정에 의해 유의한 것으로 나타날 수 있다(브레인 5.5). 이 예를 통해서 레빈의 등분산 검정을 주의해서 사용해야만 한다는 점을 확인할 수 있다.

더모아

하틀리의 F_{max} 검정에 대해 좀 더 알기를 원한다면?

하틀리의 검정에 대한 임계치 표는 companion 웹 사이트를 참고하세요.

FIGURE 5.21
Exploring group of data and obtaining Levene's test

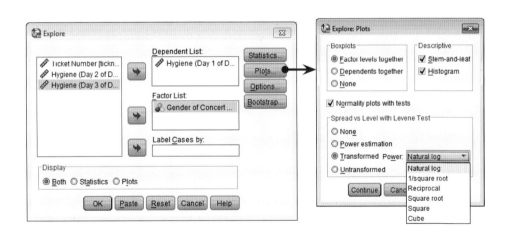

OUTPUT 5.6

Test of Homogeneity of Variance

		Levene Statistic	df1	df2	Sig.
Hygiene (Day 1 of Download Festival)	Based on Mean	4.736	1	808	.030
	Based on Median	4.354	1	808	.037
	Based on Median and with adjusted df	4.354	1	805.066	.037
	Based on trimmed mean	4.700	1	808	.030

5.3.3.4. 레빈의 등분산 검정의 보고 ①

레빈의 등분산 검정은 F 값과 2개의 자유도가 표기된다. $F(df_1, df_2) = xxx$ 값과, $p = xxx$ 값과 같은 일반적인 형태로 보고한다. Output 5.6의 결과는 다음과 같이 해석한다.

✓ 콘서트 day 1의 위생점수에 대해, 분산은 $F(1, 808) = 4.74$, $p = .03$으로 남성과 여성의 분산은 동일하지 않다.

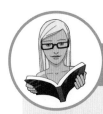

핵심녀의 힌트 ─ 분산의 동질성

- 분산의 동질성/등분산성은 '결과변수의 분산은 예측변수의 값과 관계없이 대략적으로 같다'는 가정이다.
- 이것은 표준화 잔차에 대해 모형으로 부터 표준화 예측값을(*zpred vs. zresid*) 도표로 그려서 검정할 수 있다.
- 집단을 비교할 때, 이 가정은 레빈의 등분산 검정과 분산비(하틀리의 F_{max})에 의해 검정할 수 있다.
- 만일 레빈의 등분산 검정이 유의하다면(SPSS 표에서 $p < .05$) 분산은 집단별로 유의하게 다르다는 것이다.
- 유의확률이 .05보다 크면 분산의 동질성을 인정한다.
- 분산의 비율은 가장 작은 분산에 의해 가장 큰 분산의 값을 나누는 것이다. 이 값은 부록에서 찾을 수 있는 임계치보다 작아야 한다.
- **경고**: 레빈의 등분산 가정은 주의해서 적용해야 할 타당한 이유가 있다. 표본이 큰 경우 레빈의 등분산 검정은 집단의 분산이 조금만 달라도 유의하게 나타날 수 있다. 따라서 분산의 비율과 연계하여 해석해야 한다.

5.4. 편향의 감소 ②

편향의 영향을 감소하는 4가지 방법은 다음 TWAT로 설명된다.

- **자료의 절삭(Trim the data)**: 특정 양의 극단값을 삭제한다.
- **윈저화(Winsorizing)**: 최고의 이상값을 이상값이 아닌 최고의 값으로 대치한다.
- **로버스트 방법으로 분석(Analyze with robust methods)**: 붓스트랩 기법(bootstrapping)으로 알려져 있다.
- **자료의 변환(Transform data)**: 자료가 가진 문제를 교정하기 위해 수학적 함수를 적용하는 방법이다.

위 4가지 방법 중 가장 좋은 방법은 정규성 가정이 만족되지 않았을 때도 적용할 수 있는 로버스트 검정(robust test)이다(Section 5.4.3). 각 방법에 대해 좀 더 구체적으로 살펴보면 다음과 같다.

5.4.1. 자료의 절삭 ②

자료의 절삭이란 극단값의 일부를 삭제하는 것으로, 여러 가지 방법이 있다. 간단한 방법으로 이 상값을 가진 케이스의 자료를 삭제하는 방법이 있는데, 이 방법은 이 케이스가 표본을 뽑은 모집단에서 나온 케이스가 아니라는 적절한 이유가 있을 때만 사용할 수 있다. 예를 들어, 고양이가 얼마나 가르릉 거리는지에 영향을 주는 요인을 조사하는데 한 마리의 고양이가 전혀 가르릉 거리지 않는다면 이 한 마리는 이상값일 것이다. 만일 이 고양이가 실제로는 고양이가 아니고 고양이 복장으로 분장을 한 개라면 이 고양이는 표적 모집단과 다른 모집단에서 온 것이기 때문에 이 고양이의 자료는 삭제를 하는 적절한 근거가 있다.

극단적인 점수의 제거 시 자료를 절삭하기 위해 일반적으로 다음의 두가지 원칙을 사용한다. (1) 백분율에 근거를 둔 원칙, (2) 표준편차에 근거를 둔 원칙.

백분율에 근거를 둔 원칙은 상위와 하위의 10% 극단값을 제거하는 것이다. 예를 들어, Meston과 Frohlich (2003)는 이성애자가 롤러코스터를 타기 전과 비교해서 롤러코스터를 탄 후에 다른 성을 가진 사람의 사진을 매력적으로 평가하는 비율을 조사하기 위해 올란도(Orlando)의 유니버셜 스튜디오에서 롤러코스터를 타고 내린 20명을 대상으로 사진에서 어떤 사람이 매력적인지를 0점부터 10점까지 점수화했다. 대부분의 사람들은 척도의 중간점수로 평가했지만, 2명은 0점으로 평가했다. 만일 자료의 양쪽 끝의 5%를 절삭한다면 양쪽 끝 각각에서 한 개씩의 점수(20개의 점수 중 5%는 1개이므로)가 삭제될 것이고, 0점과 8점이 삭제되었다(Figure 5.22). 2명의 자료가 삭제된 자료세트의 평균을 계산하면 5% 절삭평균을 계산할 수 있다. 같은 방법으로 Figure 5.22에서 10% 절삭은 각 극단값에서 2개의 점수를 삭제하고, 20% 절삭은 각 극단값에서 4개의 점수를 삭제하게 된다. 극단값을 절삭한다면 중앙값은 가운데 위치하는 숫자이기 때문에 남겨지게 된다. 이와 같은 방법으로 절삭된 표본으로부터 평균을 계산하는 것을 절삭평균(trimmed mean)이라고 한다. 절삭평균과는 달리 경험적으로 절삭의 양을 결정하는 M-추정량(M-estimator)이라는 방법도 있다. M-추정량은 분석전에 자료를 얼마만큼 절삭할 것인지를 결정하기보다는, 평균의 가장 강한 추정치를 만들기 위해 필요한 최적의 절삭의 양을 결정한다. 이 방법은 자료를 너무 많이 또는 너무 적게 절삭하지 않는다는 장점이 있지만, 절삭의 양을 적절하게 결정하는 것이 항상 가능한 것은 아니다.

FIGURE 5.22
Illustration of
trimming data

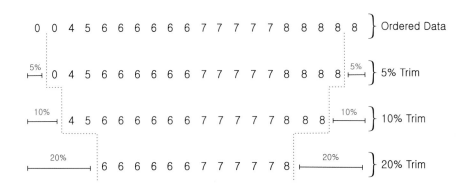

SELF-TEST 매력 평가점수의 평균과 분산을 계산해 보자. 다음에 5%, 10%, 그리고 20%를 절삭한 자료에 대한 평균과 분산을 계산해 보자.

SELF-TEST에 대한 평균은 6점, 분산은 5.37로 나왔을 것이다. 5% 절삭평균은 6.22이고, 10% 절삭평균은 6.50 그리고 20% 절삭평균은 6.58이다. 절삭 과정을 통해 극단값의 영향을 줄였기 때문에 평균이 더 커진 것을 확인할 수 있다. 전체 표본에 대한 분산은 5.37, 5%, 10%, 그리고 20% 절삭 표본에 대한 분산은 각각 3.59, 1.20, 그리고 0.45이다. 분산은 이상값에 대한 영향을 덜 받기 때문에 점점 더 작아짐을 알 수 있다. 평균과 분산의 정확성은 분포의 대칭성에 의해 좌우되지만, 절삭평균(그리고 분산)은 분포의 끝에 있는 점수를 삭제함으로서 평균을 편향시키는 이상값과 치우침을 제거하기 때문에 분포가 대칭적이지 않을때 조차도 상대적으로 정확하다는 장점이 있다.

표준편차에 근거를 둔 원칙은 점수 세트의 평균과 표준편차를 계산한 후, 평균보다 더 큰 표준편차를 가진 일정한 수의 값을 제거하는 것이다. 일반적으로 평균에다 표준편차를 2.5배한 값을 더한 점수보다 더 큰 점수를 삭제한다(Ratcliff, 1993). 롤러코스터 자료에서 표준편차는 2.32이므로, 2.5배 표준편차는 5.8이다. 평균은 6이므로 6 + 5.8 = 1 1.8이므로 11.8보다 큰 점수는 삭제된다(10점 척도이므로 실제로 제거될 점수는 없다). 6 − 5.8 = 0.2보다 작은 점수도 제거된다. 실제로 0.2보다 작았던 2개의 점수가 제거되었다. 이 2개의 점수를 제거하고 다시 계산을 한다면 평균은 6.67, 분산은 1.29로, 극단점수의 영향이 감소되었음을 볼 수 있다. 그러나 표준편차에 근거를 둔 절삭 방법의 근본적인 문제는 평균과 표준편차는 이상값에 의해 영향을 많이 받기 때문에 자료 내에 이상값이 있는 경우 이상값들의 영향을 감소하기 위해 사용하는 기준 자체가 이상값에 의해 이미 편향되었다는 것이다.

SPSS에서 표준편차에 근거를 둔 절삭 방법을 사용하는 것은 그리 간단하지 않다. SPSS에서 탐색 명령어를 사용하여 5% 절삭평균을 계산한다 할지라도(Figure 5.16), 자료의 세트에서 실제적인 케이스가 제거되지 않으므로, 수동으로 자료를 삭제하거나 케이스 선택 명령어를 사용하면 된다.

5.4.2. 윈저화 ①

자료의 윈저화는 이상값을 이상값이 아닌 바로 다음의 최고의 값으로 대치하는 것이다. 이 방법은 수집된 자료를 다른 값으로 변경한다는 점에서 마치 속이는 것처럼 느껴져 불편할 수도 있지만, 자료의 정확성을 향상시킨다는 점[8] 그리고 편향을 유발할 수 있는 극단값을 다루지 않는 것 또는 편향을 줄이기보다는 가설의 지지를 위해 체계적인 방법으로 점수를 변화시키는 것이 오히려 문제임을 명심

---

[8] 이상값 자체에 대해 관심을 가질 필요가 있다. 자료가 모집단을 대표하지 않는다면 왜 다른지에 대해 생각해 보아야 한다. 이 질문에 대한 답변은 추후 연구를 할 만한 주제일 것이다.

해야 한다.

원저화의 다른 변형 방법은 극단값을 평균에서 표준편차 3에 해당하는 점수로 대체하는 것이다. z-점수 3.29는 이상값을 포함하고 있으므로 z-점수 방정식$[X = (z \times s) + \bar{X}]$을 이용하여 어떤 점수가 z-점수에 영향을 주었는지 계산할 수 있다. 우선 자료의 평균$(\bar{X})$과 표준편차(s)를 구한 후 평균에 표준편차 3배 값을 더한 값으로 이상값을 대치하는 것이다. 절삭과 마찬가지로 이상값 대치 과정은 SPSS에서 수동으로 하거나 케이스 선택 명령어를 사용하여 시행할 수 있다.

오영상

케이스 선택

오영상의 케이스 선택을 참고하시오.

5.4.3. 로버스트 방법 ③

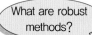

What are robust methods?

자료에 문제가 있는 경우, 즉 가정이 위반되었고 이상값이 있는 경우에는 이러한 자료에 의해 비교적 덜 영향을 받는 로버스트 통계방법을 사용하는 것이 가장 좋다. 비모수 검정은 자료의 정규분포에 영향을 받지 않는다.[9] 비모수 검정에 대해 명심해야 할 것은 비모수 검정은 일부 상황에 국한되어 사용하도록 개발되었기 때문에 상황에 따라 적용이 안 될 수 있다는 것이다.

더 확실한 방법은 로버스트 방법을 사용하는 것이고, 이 검정은 컴퓨터를 사용하여 쉽게 수행할 수 있다. 이 책에서는 로버스트 검정에 대해 아이디어를 제공하기 위해 두 가지 간단한 개념만을 다룰 것이다. 첫 번째는 평균과 M-추정량과 같이 분포의 중앙에 강한 측정치이다. 두 번째는 매우 간단하고 정교한 아이디어를 가진 붓스트랩(bootstrap)이다(Efron & Tibshirani, 1993). 표본분포의 모양은 모르지만 자료의 정규성이 표본분포가 정규분포를 할 것임을 추측하게 한다. 정규성이 부족한 경우 표본 수가 크지 않다면 표본분포의 모양을 아는 것은 어렵다.

붓스트랩은 표본자료로부터 표본분포의 특성을 예측하여 이러한 문제를 해결할 수 있다. Figure 5.23은 붓스트랩 과정을 보여준다. 붓스트랩 표본이라고 불리는 작은 표본으로부터 모집단으로 여겨지는 표본자료를 추출한다. 관심이 있는 모수(예를 들면, 평균)를 각 붓스트랩 표본으로부터 계산한다. 이 과정이 2,000번 반복될 것이고, 최종 단계에서 각 붓스트랩 표본으로부터 나온 2,000개의 모수 추정치를 가지게 된다. 이 추정치를 다음과 같이 활용할 수 있다. 첫 번째는 95% 신뢰구간의 추정

---

[9] 편리성을 위하여 많은 문헌에서 비모수 검정을 가정과 무관한 검정(assumption-free tests)이라고 따로 분리하여 다룬다. 사실 어떤 검정도 가정과 무관한 검정이 아니므로 실제로 적절한 표현은 아니다. 이 책에서도 관례적으로 제6장에 비모수 검정을 모아 놓았다.

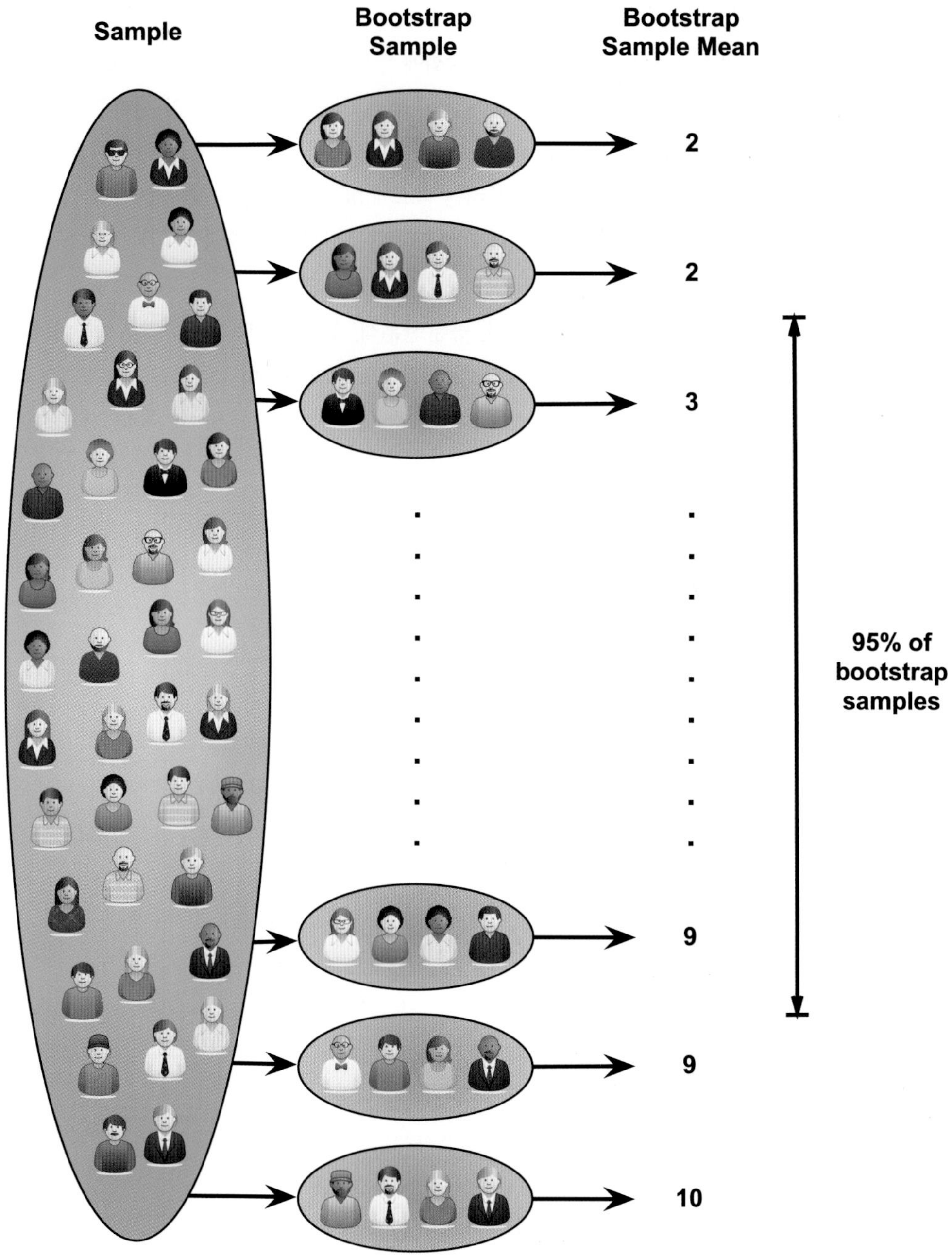

FIGURE 5.23
Illustration of
the percentile
bootstrap

값으로 사용하는 것이다. 예를 들어, Figure 5.23에서 붓스트랩 표본 평균은 2와 9 사이에 있는데, 이들 값을 모수의 95%의 신뢰구간의 추정값으로 사용할 수 있으며, 이는 백분위 붓스트랩 신뢰구간 으로 알려져 있다. 두 번째로는 붓스트랩 표본으로부터 모수의 표준편차를 계산하는 것이고 이를 모 수 추정치의 표본오차로 사용하는 것이다. 붓스트랩을 사용할 때, 표본자료를 컴퓨터로 효과적으로 활용하기 위해 제2장에서 기술된 표본추출 과정을 적용할 수 있다. 붓스트랩핑은 수집한 자료로부터 의 무작위 표본을 얻는데 기초하는 것이기 때문에, 추정치는 매번 약간 다를 것임을 기억해야 한다

(Wright, London, & Field, 2011).

　　SPSS에서 붓스트랩핑을 수행할 수 있다. 분석 방법에 있는 Bootstrap... 을 클릭하면 대화창이 활성화된다. ☑ **Perform bootstrapping** 을 선택하면, SPSS는 ◉ Per**c**entile (95% 백분위 신뢰구간)을 계산할 것이다. 그러나 ◉ **Bias corrected accelerated (BCa)** (편향을 수정한 가속 신뢰구간)이라는 좀 더 정확한 방법을 사용할 수도 있다. *Level(%)*이라고 불리는 박스에 95 대신에 다른 숫자를 직접 기록해 넣으면 신뢰수준을 변화시킬 수 있다. 초기 설정에 의해 SPSS는 바람직한 숫자인 1,000 붓스트랩 표본을 사용하며, 확실하게 2,000보다 더 큰 표본을 사용할 필요는 없다.

　　절삭평균과 붓스트랩핑에 기반을 둔 분산분석, 공분산분석, 상관분석과 다중회귀분석을 SPSS에서 직접 수행할 수는 없지만 Wilcox (2012)가 소개한 검정으로 가능하며, 이 검정은 R이라는 무료 통계 프로그램(www.r-project.org)을 사용하여 수행할 수 있다(Field, Miles, & Field, 2012).

FIGURE 5.24
Dialog box for the standard bootstrap

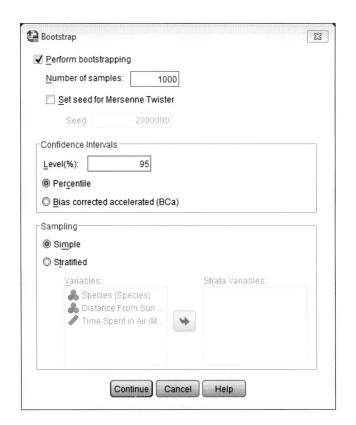

오영상　　　오영상 붓스트랩핑을 참고하시오.

붓스트랩핑

5.4.4. 자료의 변환 ②

정규성과 선형성과 관련된 문제를 해결하는 마지막 방법은 자료를 변환하는 것이다. 자료의 변환은 분포의 문제, 이상값, 선형성의 부족 또는 비동등성 분산을 교정하기 위해 모든 점수를 사용하는 방법이다. 이 방법은 속임수를 쓴다기보다는 자료의 활용성을 높이기 위한 교정 방법 중 하나이다. 자료를 변환하는 것은 변수들 간의 관계의 형태를 변화시키지만 주어진 변수에 대한 사람들 간의 상대적인 차이는 그대로 남아있기 때문에 이들 간의 관계를 여전히 수량화할 수 있다. 그러나 이 방법은 측정 단위를 변화시키기 때문에 다른 변수들 간의 차이도 변화시킬 수 있다. 그러므로 변수들 간의 관계를 보기를 원한다면(예를 들어, 회귀분석) 문제가 있는 변수만을 변환하지만, 변수들 간의 차이를 보기를 원한다면(예를 들어, 시차에 따른 일 변수의 변화) 비교 대상이 되는 변수 전부를 변환할 필요가 있다.

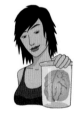

브레인 5.7

변환을 해야 할지 말아야 할지 그것이 문제 ③

모든 사람이 자료의 변환을 좋은 아이디어라고 생각하지 않는다. Glass, Peckham과 Sanders (1972)는 '정규성 분포에 근접시키려고 자료를 변환하는 것에 대한 성과는 낮고, 변환을 하는 노력은 거의 가치가 없는 것으로 여겨진다(p.241)'고 비평을 했다. 자료변환 문제는 매우 복잡하지만 근본적으로 적용할 통계 모델이 자료의 변환을 하지 않아 가정을 위반했을 때보다 자료를 변환했을 때 더 장점이 있는지 여부를 파악할 필요가 있다. 변환을 할지 여부에 대한 질문은 자료에 대해 어떤 검정을 할 것인지와 그 분석 방법이 로버스트한지 여부와 연관이 있다(Section 5.4).

분산분석에서의 F−검정(제11장)이 보통 로버스트 방법으로 주장된다(Glass et al., 1972). 초기에는 자료가 왜도를 가진 분포인 경우 F−검정으로 자료를 변환하는 것은 거의 도움이 안 되고 F의 정확성을 저해한다고 주장했다(Games & Lucas, 1966). 그러나 Levine과 Dunlop (1982)은 실제로 왜도의 변환이 F의 수행

을 향상시켰음을 보여주었다. Games (1983)는 Levine과 Dunlop (1982)의 결론이 틀리다고 반박을 했고, Levine과 Dunlop (1983)은 이 반박에 대해 반박을 했다. 최종적으로 Games (1984)는 여러 가지 중요한 문제를 지적했다.

1 앞에서 살펴본 것처럼, 중심극한정리(Section 5.2.4.2)는 표본의 수가 충분히 큰 경우 표본분포는 정규분포를 할 것임을 말해준다. 많은 초기 연구들이 표본 수가 40인 경우 표본분포는 예측했던 것처럼 정규분포를 했다. 그러나 이 연구는 꼬리가 가는 분포에 초점이 맞추어져 있었고 꼬리가 두꺼운 표본 수가 큰 표본에 대해 중심극한정리를 적용할 필요가 있다(Wilcox, 2012). 변환은 이런 분포에 유용할 수도 있다.

2 자료를 변환함에 의해 검증되는 가설은 변한다(로그 변환을 사용할 때, 평균 비교시 산술평균의 비교에서 기하평균의 비교로 변경). 변환을 한다는 것은 또한 원래 측정을 했던 구성개념과는 다른 구성개념을 다루게 됨을 의미하며 이것은 자료의 해석에 명백하게 적용되어야 한다(Grayson, 2004).

3 표본 수가 작은 경우 한 가지 방법 또는 다른 방법으로 정규성을 결정하는 것은 힘들다(브레인 5.5).

4 '잘못된' 변환을 적용한 통계 모형의 결과는 변환하지 않은 즉, 정규분포를 하지 않는 자료를 분석했을 때의 결과보다 더 나쁠 수도 있다.

이러한 문제 때문에, 선형성의 부족에 대해 교정을 하지 않았다면 로버스트 방법을 사용하며, 가능하다면 자료의 변환을 선호한다.

예를 들어, 콘서트 day 2와 day 3의 위생자료는 정규분포를 보이지 않았다. 만일 3일간 위생점수가 어떻게 변화되는지를 보기 위해 day 1과 day 2와 day 3의 평균을 비교하고 싶다면, day 2와 day 3에 대한 자료만 변환하는 것이 아니라 나중에 day 1의 점수와 비교하기 위해 비교하려는 모든 자료를 변환해야 한다. 만일 day 1의 자료를 바꾸지 않는다면, day 1 위생점수 day 2 또는 day 3 위생점수와의 차이는 변환시키지 않았기 때문에 차이가 나타날 수 있다. 그러나 day 1과 day 2 점수 간의 관계를 본다면 day 1의 점수를 그대로 두고 day 2의 점수만을 변환하면 된다.

5.4.4.1. 변환의 선택 ②

자료를 변환할 수 있는 여러 가지 변환 방법이 있지만, 이들 변환이 필요한지 또는 유용한지는 신중히 생각해야 한다(브레인 5.6).[10] Table 5.1은 일반적으로 사용되는 변환방법과 용도이다.[11] 어떤 방법이 좋은지는 시행착오에 의해 결정되므로, 한가지 방법을 사용하여 도움이 되면 그 방법을 사용하고 그렇지 않으면 다른 방법을 사용한다.

변환을 수행하는 것은 시간 소모적이지만, 등분산 가정이 성립되지 않았을 때 변환을 하면 빠르게 효과를 볼 수 있다. 레빈의 등분산 검정을 위해 자료의 변환없이 원점수를 선택하여 분석을 하거나(◉ Untransformed), 분산이 동질하지 않은 경우에는 대화창에서 ◉ Transformed 를 선택한다(Figure 5.21). 이 과정을 진행하면 drop-down 목록이 활성화되고 이것을 클릭하면 앞에서 사용했던 것을 포함해서 다양한 변환방법이 나열되어 있는데 이 목록에서 변환방법을 선택하면(자연로그 또는 제곱근) SPSS는 이 방법을 사용하여 자료를 변환하여 레빈의 등분산 검정을 수행한다.

5.4.4.2. 계산 함수 ②

SPSS에서 변환을 하기 위해 자료 편집창에서 더하기, 곱하기와 같은 함수를 수행하도록 하는 compute(변수계산) 명령어를 사용할 수 있다. Transform ▤ Compute Variable... 을 선택하여 변수계산 대화창에 접근한다. Figure 5.25는 주요 대화상자이다: 오른쪽에 함수 목록이 있고, 중앙에 계산기와 같은 자판과 공백(명령어 영역)이 있다. Target variable(대상변수)라는 영역에 새로운 변수의 이름을 써 넣고 새 변수 생성방법에 대해 지시하는 명령어를 명령어 영역에 쓴다. 왼쪽의 목록에서 선택한 기존의 변수와 숫자 표현을 병합하여 사용한다. 기존의 변수들을 사용하지 않고 자료를 생성할 수도 있다. SPSS에는 이미 설정되어 있는 수백 개의 함수가 있다. 이들 함수 목록은 대화창에 Function group(함수 집단)이라는 영역에 있다. 함수 집단을 선택함에 의해 집단 내의 가능한 함수의 목록이 Function and Special Variables(함수 및 특수변수) 라는 상자에 나타날 것이다. 함수를 선택하면, 선택된 함수의 설명이 흰 색의 상자에 나타난다(Figure 5.25). 변수 목록에서 필요

---

[10] 자료의 변환은 통계적 결과가 아닐지라도 통계적 이점을 초과하는 경험적 또는 과학적 적용이 있을 수 있다(브레인 5.7).

[11] X_i는 i번째 대상자에 대한 관찰점수를 의미한다(따라서 i는 특정한 대상자의 이름으로 대체될 수 있다. 그래서 그라함(Graham)의 점수는 Graham, $X_i = X_{Graham}$이고 캐롤(Carol)의 점수는 Carol, $X_i = X_{Carol}$이다.

TABLE 5.1 자료 변환과 사용 방법

자료변환	가능한 교정(용도)
로그 변환(Log transformation: $\log(X_i)$): 분포의 오른쪽이 길게 늘어진 자료에 로그를 취한다. 양의 왜도가 있는 자료 교정에 좋은 방법이다. 이 방법은 선형성 문제를 가진 자료의 변환에도 유용하다(곡선적인 관계를 가진 자료를 선형 자료로 변환할 수 있다). 그러나 0또는 음수에 대한 로그값을 얻을 수 없으므로 만일 자료가 0이거나 음수인 경우에는 자료를 변환하기 전에 먼저 모든 자료에 상수를 더해 양수를 만들어 준다. 예를 들어, 자료에 0이 있다면 $\log(X_i + 1)$ 또는 음수라면 자료를 최소한의 크기의 양수로 만들 수 있는 만큼의 어떤 수를 더해준다.	양의 왜도, 양의 첨도, 이분산, 선형성의 부족
제곱근 변환(Square root transformation: $\sqrt{X_i}$): 큰 수에 제곱근을 취하는 것은 작은 수에 제곱근을 취하는 것보다 더 효과가 있다. 결과적으로, 로그 변환보다 점수에 제곱근을 취하여 중앙에 더 가까운 어떤 큰 점수를 가질 것이다. 이 방법은 양의 왜도를 가진 경우 유용하지만 로그 변환과 마찬가지로 음수인 경우 여전히 문제가 된다(음수는 제곱근을 가지지 않음).	양의 왜도, 양의 첨도, 이분산, 선형성의 부족
역수 변환(Reciprocal transformation: $1/X_i$): 큰 수의 영향을 감소시키기 위해 각 점수에 역수를 취한다. 변환된 변수는 0의 하한선 값을 가질 것이다(매우 큰 수는 0에 가까운 값이 될 것이다). 이 변환과 관련해서 명심해야 할 한 가지는 역수를 취한다는 것이다. 자료세트에 있는 원래 큰 자료가 변환을 한 후에는 작게(0에 가깝게) 된다. 예를 들어, 1과 10 두 개의 점수가 있다고 가정하자. 변환을 한 후에 1은 1/1 = 1이 되고, 10은 1/10 = 0.1이 된다. 원래 작았던 점수가 변환 후에 큰 점수보다 더 큰 점수가 된다. 그러나 역수로 변환할 때 발생하는 이러한 현상은 변환 전에 변수의 최고 점수를 각 개별 점수에서 빼서 변환시킨 후, 그 점수를 역수로 변환하게 되면 해결할 수 있다. 그래서 $1/(X_{highest} - X_i)$로 변환을 한다. 로그 변환과 같이 0의 역수를 취할 수 없기 때문에 (1/0 = 무한대이기 때문에) 자료에서 0을 역수로 변환하고자 할 때는 변환을 하기 전에 모든 점수에 상수를 더한다.	양의 왜도, 양의 첨도, 이분산
역점수 변환(Reverse score transformation): 위의 변환들 중 어떤 변환은 음의 왜도를 가진 자료를 변환하는데 사용할 수 있지만, 그렇게 하기 위해서는 먼저 점수를 역수로 만들어야 한다. 이를 위해 얻어진 최고의 점수로부터 각 점수를 빼거나(이 경우 최저 점수가 0이 됨), 또는 최고의 점수 + 1을 한다(이 경우 최저 점수가 1이 됨). 이렇게 하기 위해, 역방향으로 점수에 역수를 취해야 함을 명심해야 한다. 큰 수들은 작아지고 작은 수들은 커지게 될 것이다.	음의 왜도

한 변수를 선택하여 명령어 영역에 변수 이름을 넣을 수 있고 변수를 선택한 다음 ⏩를 클릭한다. 이와 같이 가능한 함수의 목록으로부터 특정 함수를 선택하여 ⏫ 를 클릭하여 명령어 영역에 넣는다.

Target variable(대상변수) 상자에 변수 이름을 쓰고 [Type & Label...] 을 클릭하면 그 변수를 설명하고 그 변수가 숫자 또는 문자변수인지를 지정할 수 있는 다른 대화창이 나타난다. 명령어를 수행하여 새로운 변수를 만들기 위해 [OK] 를 클릭한다. 자료 편집창에 이미 존재하는 변수명을 쓰면 SPSS는 이 변수로 이미 존재하는 변수를 대체하기를 원하는지 물을 것이다. '아니요'라고 대답하고 대상변수에 새로운 이름을 만든다. 여러 개의 새로운 변수들에 대해 계산을 하는 경우 명령문을 사용하는 것이 더 빠를 수 있다(SPSS TIPS 5.2).

FIGURE 5.25
*Compute
Variable* dialog
box commend

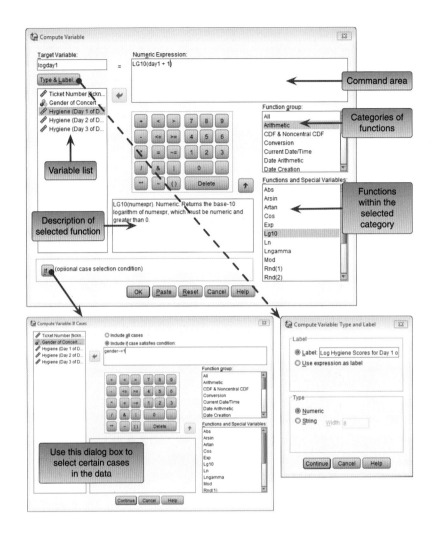

간단한 함수를 살펴보면 다음과 같다.

더하기: 명령어 영역에 더하기 표시를 하는 단추이다. 예를 들어, 위생 자료를 사용하여 day 1 의 위생점수 칸의 점수와 day 2의 위생점수 칸의 점수를 더하여 'day 1 + day 2' 점수를 새로 만든다(예: 대상자 1번에 대해 2.65 + 1.35 = 4).

빼기: 명령어 영역에 빼기 부호를 표기하는 단추이다. 예를 들어, day 1과 day 2의 위생점수의 변화를 계산한다면 'day2 − day1'이라고 쓴다. 각 줄에 day 1 칸의 점수에서 day 2 칸의 점수를 뺀 점수를 포함하는 한 개의 칸을 새로 만든다(예: 대상자 1번에 대해 2.65 − 1.35 = 1.30).

곱하기: 명령어 영역에 곱하기 부호를 표기하는 단추이다. 예를 들어, 'day1 * day2'는 day1 칸의 점수에 day2 칸의 점수를 곱해서 만들어진 점수를 가진 한 개의 칸을 새로 만든다(예: 대상자 1에 대해 2.65 × 1.35 = 3.58).

나누기: 명령어 영역에 나누기 부호를 표기하는 단추이다. 예를 들어, 'day1/day2'는 day1 점수를 day2 점수로 나누어 만들어진 한 개의 칸을 새로 만든다(예: 대상자 1에 대해 2.65/1.35 = 1.96).

지수: 제곱근 표기를 하게 하는 단추이다. 그래서 'day1**2'는 day1 점수에 대한 제곱근을 적용하여 만들어진 한 개의 칸을 새로 만든다(예: day1 점수의 제곱근을 적용하는 경우 대상자 1에 대해 $2.65^2 = 7.02$). 같은 방법으로 'day1**3'은 day1 값의 세제곱 값에 대한 칸을 새로 만든다.

~보다 작은: 이 연산은 '케이스 포함' 함수를 만들 때 사용한다. 조건(If...) 단추를 클릭하면, 이 연산을 수행하는데 어떤 케이스를 선택할 것인지를 허용할지 나타내는 대화창이 나온다. 여기에 'day 1 < 1'이라고 쓴다면 SPSS는 day1의 점수가 1보다 작은 대상자들만을 선택하여 계산 함수를 수행한다(예를 들어, day1의 점수가 0.99 이하). 콘서트 첫날에 이미 냄새가 나는 지저분한 케이스만을 선택하여 분석하기를 원한다면 이 연산을 사용할 수 있다.

~보다 작거나 같은: 이 연산은 정확하게 점수가 1인 케이스도 포함한다는 것만을 제외하고는 < 의 예와 같다.

~보다 큰: 이 연산은 어떤 특정값 이상의 케이스를 포함할 때 사용된다. 따라서 조건(If...) 단추를 클릭하고 'day 1 > 1'이라고 쓰면, SPSS는 콘서트 day1의 위생점수 중 위생점수가 1보다 큰 점수만을 포함하여 분석을 수행할 것이다(예를 들어, 1.01 이상). 콘서트 시작 시점에서부터 이미 지독한 악취가 나는 사람들을 포함하는 경우 자료를 오염시키기 때문에 이들을 제외하고 분석하려면 이 연산을 사용할 수 있다.

~보다 크거나 같은: 이 연산은 정확하게 점수가 1인 케이스도 포함한다는 것을 제외하고는 > 의 예에서와 같다.

~과 같은: 이 연산은 특정값을 가진 케이스만을 선택하기를 원할 때 사용할 수 있다. 조건 (If...) 단추를 클릭하고 'day1 = 1'이라고 쓰면 day1의 점수가 정확하게 1인 케이스만 포함된다. 이것은 어떤 변수 내에서 단지 한 집단만을 보기를 원할 때 가장 유용하다. 예를 들어, 콘서트에서 여성만을 보기를 원한다면 '성별 = 1'이라고 쓰면 자료에서 성별이 1이라고 코딩되어진 여성만을 선택하여 분석이 수행된다.

~와 같지 않은: 이 연산은 특정값을 가진 케이스만을 제외하고 모두 포함할 것이다. 따라서 '성별 = 1'이라고 쓰고 명령어를 수행하면 남성만을 분석에 포함하고 여성은 분석에서 제외한다.

자주 사용하는 함수를 Table 5.2에 제시했다. 왜도를 가진 자료를 변환하는데 유용한 제곱근과 로그와 같은 함수도 포함되어 있다. 대화창에서 [Help] 를 클릭하면 사용 가능한 모든 함수를 자세히 볼 수 있다.

5.4.4.3. SPSS에서 로그 변환 ②

자료를 변환할 때는 *compute(변수계산)* 명령어를 사용한다. [Transform] ▦ Compute Variable... 을 선택하여 *compute* 대화창을 연다. *Target variable(대상변수)* 상자에 **logday1**이라는 이름의 변수를 넣고 [Type & Label...] 을 클릭한다. 변수 이름에 콘서트 day 1에 대한 로그 변환된 위생점수를 표시하기 위해서 좀 더 자세하게 변수 이름을 기술한다. *Function group(함수집단)*이라고 명명된 상자 내에서 *Arithmetic*을 클릭하고 *Function and Special Variables(함수 및 특수변수)* 상자에서 *Lg10*을 클릭한다(밑수가 10인 로그 변환. *Ln*은 자연로그이다). 그리고 ⬆ 를 클릭하여 명령어 영역으로 이동시키면, 명령어 영역에 'LG10(?)'과 같은 명령어가 나타나는데, 물음표는 변수명을 직접 써주거나(예: day1) 변수 목록에서 선택한 변수를 이동시켜서 변수명을 넣어준다.

원자료에서 0점인 day 2의 위생점수에 대한 로그값은 없다. 이 문제를 해결하기 위해서 이들 점수에 로그를 취하기 전 각 점수에 상수를 더한다. 자료 내의 가장 작은 수가 0이므로 모든 수가 0보다 큰 점수를 갖게 하기 위해 각 점수에다 1을 더한다. day 1 점수와 같은 방법으로 day 2 점수에도 적용한다. 커서를 괄호 안에 두고 ➕ 를 클릭한 후 ① 을 클릭한다. 마지막 대화상자는 Figure 5.25와 같아야 한다. LG10(day1 + 1)이라고 표현되며, SPSS는 day1 점수에 1을 더해서 그 값에 대한 로그값을 취할 것이다. 변환된 값을 포함한 새로운 변수인 **logday1**의 값을 생성하기 위해 [OK]를 클릭한다.

TABLE 5.2 유용한 계산 함수들

함수	이름	입력 예	결과물
MEAN(?, ?, ..)	평균	Mean(day1, day2, day3)	SPSS는 *day1, day2, day3* 변수에 대한 평균 위생점수를 계산한다.
SD(?, ?, ..)	표준편차	SD(day1, day2, day3)	SPSS는 *day1, day2, day3* 변수에 대한 표준편차를 계산한다.
SUM(?, ?, ..)	합계	SUM(day1, day2)	SPSS는 *day1*과 *day2* 변수의 값을 더한다.
SQRT(?)	제곱근	SQRT(day2)	*day2* 변수값의 제곱근을 포함한 새로운 변수를 만든다.
ABS(?)	절대값	ABS(day1)	*day1* 변수값의 절대값을 포함한 새로운 변수를 만든다(예, 부호는 무시해서 −5는 +5가 되고, +5는 +5로 남는다).
LG10(?)	밑수가 10인 지수	LG10(day1)	로그값을 포함한 새로운 변수를 만든다.
RV.NORMAL (mean, stddev)	정상 무작위 수	Normal(20, 5)	평균 20과 표준편차 5를 가진 정규분포로부터 위–무작위수 (pseudo–random number)의 변수를 만든다.

SELF-TEST day 2와 day 3 자료에 대해 logday2와 log-day3 변수를 만들어 보자. 3일 동안의 변환점수의 히스토그램을 그려보자.

5.4.4.4. SPSS에서 제곱근 변환 ②

로그변환과 같은 방법으로 *Target Variable(대상변수)*상자에서 sqrtday1과 같은 이름을 사용하여 제곱근 변환을 할 수 있다. 더 자세한 설명을 포함한 변수명을 주기 위해 [Type & Label...] 을 클릭한다. *Function group(함수집단)*이라는 상자에서 *Arithmetic*을 클릭하고 *Functions and Special Variables(함수 및 특수변수)*라는 상자에서 *Sqrt*를 클릭한 후 명령어 영역으로 끌어서 이동시키거나 [↑] 를 클릭한다. 명령이 전달되면 명령어 영역에 SQRT(?)가 나타난다. 변수 목록에서 변수명을 선택을 하여 이를 드래그하고 [→] 를 클릭하거나 물음표 부분에 'day1'을 직접 기록하여 day1으로 물음표를 대체한다. 마지막 표현식은 *SQRT(day1)*이 될 것이다. 변수를 만들기 위해 [OK] 를 클릭한다.

SELF-TEST sqrtday2와 sqrtday3라는 변수를 생성하기 위해 day2와 day3에 대해 이 과정을 반복해 보자.

5.4.4.5. SPSS에서 역수 변환 ②

day 1 자료에 대한 역수 변환을 하기 위해 *Target Variable(대상변수)* 상자에서 recday1과 같은 이름을 사용한다. 그 다음 [1] 을 클릭하고 [/] 를 한다. 보통 변수 목록에서 변환하고자 하는 변수명을 선택하여 드래그하고 [→] 을 클릭하거나 변수명에 변수의 이름을 직접 쓴다. 그러나 day 2의 자료가 0을 포함했고 0으로 1을 나누는 것은 불가능하므로 시도를 하면 오류 메시지가 나올 것이다. 로그 변환 시와 마찬가지로 변수에 상수를 더해준다. 어떤 상수도 상관이 없지만 1은 편리한 숫자이다. 변환하기를 원하는 변수를 선택하는 대신에 [()] 을 클릭하면 *Numeric expression(숫자표현식)*이라는 상자에 한 쌍의 괄호 표시가 나타난다. 그러면 커서를 괄호의 가운데 위치하고 변환하기를 원하는 변수를 선택하여 [→]를 클릭하거나 변수의 이름을 직접 써준다. [+] 를 클릭하고 [1] 을 클릭하거나 자판을 이용하여 '+1'을 써준다. 숫자표현식 상자에는 *1/(day1 + 1)*이라고 나타난다. 변환된 값을 포함한 새로운 변수를 만들기 위해 [OK] 를 클릭한다.

SELF-TEST day2와 day3에 대해 이 과정을 반복하고, 3일 동안의 변환된 점수의 히스토그램을 그려 보자.

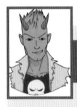

SPSS TIP 5.2 새 변수를 만들기 위한 계산 명령문 ③

여러 개의 변수를 새로운 변수로 **변환**하기 위해 계산할 때는 명령문을 사용하는 것이 더 수월할 수 있다. 앞에서 논의했던 9개 변수 모두를 변환하기 위해 **Transformations.sps**를 썼다. 이 파일을 열면 명령문 창에 다음과 같은 명령어를 이용할 수 있다.

COMPUTE logday1 = LG10(day1 + 1).
COMPUTE logday2 = LG10(day2 + 1).
COMPUTE logday3 = LG10(day3 + 1).
COMPUTE sqrtday1 = SQRT(day1).
COMPUTE sqrtday2 = SQRT(day2).
COMPUTE sqrtday3 = SQRT(day3).
COMPUTE recday1 = 1/(day1+1).
COMPUTE recday2 = 1/(day2+1).
COMPUTE recday3 = 1/(day3+1).
EXECUTE.

위의 각 변수계산 명령어는 Figure 5.25의 변수계산 대화상자를 사용하는 것과 같다. 처음 3줄은 **day1, day2, day3** 변수에 0을 더한 변수에 로그 변환을 한 3개의 새로운 변수(**logday1, logday2, logday3**)를 생성하도록 SPSS에 명령을 전달한다. 그 다음 3줄은 day1, day2, day3 변수에 제곱근을 하기 위해 *SQRT* 함수를 사용하여 **sqrtday1, sqrtday2**와 **sqrtday3**라 불리는 새로운 변수를 만든다. 다음 3줄은 같은 방법으로 역수 *변환*을 한다. 마지막 줄은 명령어를 *execute(수행)*하라는 지시이며 모든 변수계산 명령어에는 *execute*가 들어가야 수행된다. 모든 명령어의 마지막에는 마침표를 찍는다.

5.4.4.6. 변환의 효과 ②

Figure 5.26은 3가지 종류의 변환 후 콘서트 day 1과 day 2의 분포이다. 이 분포를 Figure 5.13의 변환 이전의 분포와 비교해보자. 3종류 변환에서 day 2 위생점수가 양의 왜도가 감소하여(특히 제곱근 변환은 매우 효과가 좋았다) 적절히 변환이 되었음을 확인할 수 있다. 그러나 day 1 위생점수는 시작 시에 다소 대칭적이었는데 로그 변환과 제곱근 변환에 의해 약간 음의 왜도를 보이고, 역수 변환에 의해 약간 양의 왜도가 되었다.[12] 변수 간의 관계를 볼 때는 변환된 점수를 사용하여 분석하

---

[12] 역수 변환에 의해 왜도의 방향이 바뀌는 것은, 앞에서 말한 것처럼, 역수는 점수를 뒤집는 효과가 있기 때문이다.

는데 별 문제가 없지만, 원 점수에 비해 해석하는 것이 어렵기 때문에 점수를 변환하려고 할 때 변환 시의 이점과 변환으로 인해 초래되는 해석의 문제를 고려하여 시행 여부를 결정하도록 한다.

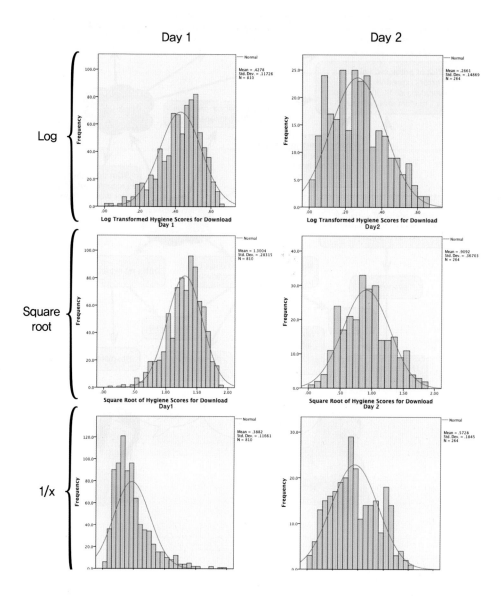

FIGURE 5.26
Distributions of the hygiene data on day 1 and day 2 after various transformations

5.5. 개념에 대한 요약도 ①

FIGURE 5.27
What Brian
learnt from this
chapter

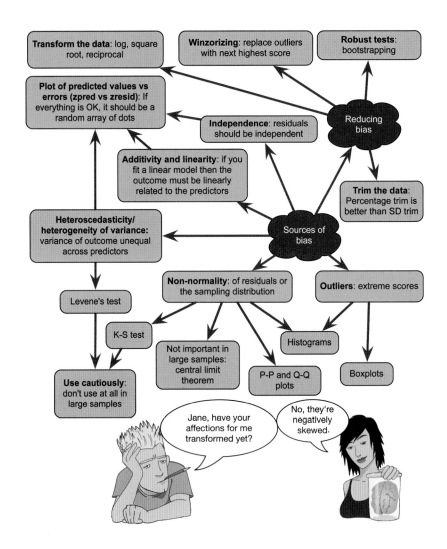

5.6. 다음 장은? ①

이 장에서는 편향에 대한 설명을 했다. 이 장을 읽고 나는 할아버지에 대한 맹목적인 숭배로 인해 골키퍼가 되는 것보다는 훌륭한 중간 수비수가 되었어야 했음을 깨달았다. 그랬다면 나는 분명 축구로 성공했을 것이다. 자료에서 편향을 찾아 교정하는 것이 정확한 현실을 받아들이기 위한 전제조건이 될 것이다. 다음 장에서는 비모수 검정에 대한 내용을 다룰 것이다.

5.7. 주요 용어

Bootstrap (붓스트랩)
Contaminated normal distribution (오염 정규분포)
Hartley's F_{max} (하틀리의 F_{max})
Heterogeneity of variance (분산 이질성)
Heteroscedasticty (이분산성)
Homogeneity of variance (분산 동질성)
Homoscedasticity (등분산성)
Independence (독립성)
Kolmogorov–Smirnov test (콜모고로프–스미르노프 검정)
Levene's test (레빈의 등분산 검정)
M-estimator (M–추정량)

Mixed normal distribution (혼합정규분포)
Normally distributed data (정규적으로 분포된 자료)
Outlier (이상값)
P–P plot (P–P 도표: 확률–확률 도표)
Parametric test (모수검정)
Q–Q plot (Q–Q 도표: 사분위수 도표)
Robust test (로버스트 검정)
Shapiro–Wilk test (샤피로–윌크 검정)
Transformation (변환)
Trimmed mean (절삭평균)
Variance ratio (분산비)
Weighted least square (가중치 최소제곱법)

5.8. 스마트 알렉스의 과제

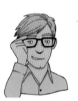

- **과제 1:** 4장의 ChickFlick.sav 자료를 사용하여 두 필름에 대한(성별을 무시하고) 정규성 가정과 분산의 동질성을 검토하고 가정이 충족되었는지 확인하시오. ①

- **과제 2:** SPSSExam.sav 파일은 SPSS exam에서 학생들의 수행능력에 관한 자료가 포함되었다. 측정할 4개의 변수는 exam(첫 1년의 백분율로서의 SPSS exam 점수), computer(%로 컴퓨터 문해 측정), lecture(SPSS 강의에 참여한 백분율)와 numeracy(숫적 능력의 측정)이다. 학생들이 Sussex 대학 또는 Duncetown 대학에 참여하는지 여부에 대한 uni라는 변수가 있다. 전체 자료를 이용해서 exam, computer, lecture, numeracy에 대해 기술통계를 돌려 해석하시오. ①

- **과제 3:** 모든 변수에 대한 왜도를 보기 위해 z–점수를 계산하고 해석하시오. ①

- **과제 4:** 모든 변수에 대한 첨도를 보기 위해 z–점수를 계산하고 해석하시오. ①

- **과제 5:** *split file(파일 분할)* 명령어를 사용하여 numeracy와 exam에 대한 기술통계를 수행하고 해석하시오. ①

- **과제 6:** 컴퓨터 문해와 강의에 참여한 비율에 대해 과제 5번을 반복하시오. ①

- **과제 7:** numeracy와 exam에 대해 K–S 검정을 수행하고 해석하시오. ①

- **과제 8:** numeracy와 exam에 대해 레빈의 등분산 검정을 수행하고 해석하시오. ①

- **과제 9:** 이 장에서 설명된 변환 중 한 가지 변환방법을 사용하여 numeracy 점수(양의 왜도를 가진)를 변환하시오. ②

- **과제 10:** SPSSExam.sav내에 측정된 4개의 변수에 자연 로그가 어떤 영향을 미치는지를 보기 위해 *explore(탐색)* 명령어를 사용하시오.

과제의 정답은 웹 사이트에서 찾을 수 있다.

5.9. 참고도서

Tabachnick, B. G., & Fidell, L. S. (2012). *Using multivariate statistics* (6th ed.). Boston: Allyn & Bacon. (They have the definitive guide to screening data.)

Wilcox, R. R. (2005). *Introduction to robust estimation and hypothesis testing* (2nd ed.). Burlington, MA: Elsevier. (Quite technical, but this is the definitive book on robust methods.)

Wilcox, R. R. (2010). *Fundamentals of modern statistical methods: Substantially improving power and accuracy*. New York: Springer-Verlag. (A fantastic book on bias in statistical methods that expands upon many of the points in this chapter and is written by someone who actually knows what he's talking about.)

비모수 모형

6

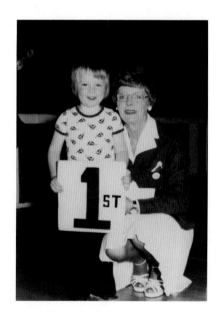

FIGURE 6.1
I came first in
the competition
for who has the
smallest brain

6.1. 이 장에는 어떤 내용이 있을까? ①

안데르센의 유명한 동화에 나오는 '미운 오리 새끼'는 회색의 크고 못생긴 새로, 불쌍하게도 다른 오리새끼들로부터 놀림과 외면을 받고 괴롭힘을 당했다. 너무나 힘들어 하던 미운 오리 새끼는 마침 내 자신의 마을을 떠나 백조가 있는 마을로 갔고 거기서 아름다운 백조의 모습을 보고는 감탄하며 자신의 모습을 비관했다. 어느 날 미운 오리 새끼는 물 속에 비친 자신의 모습이 더 이상 크고 못생 긴 회색의 새가 아니라 아름다운 백조임을 보았다. 자료도 이와 마찬가지이다. 때로 자료는 미운 오리 새끼 같으며 그 자료를 가지고 원하는 어떤 분석도 할 수가 없다. 이런 자료에 대해 미운 오리 새끼처 럼 욕을 하면서 외면해 버릴 수도 있지만, 다른 한편으로 자료를 아름다운 백조와 같이 만들기 위해 노력을 할 수도 있다. 이 장에서는 미운 오리 새끼처럼 보이는 자료를 백조와 같은 자료로 만들기 위한 노력에 대해 살펴볼 것이다.

6.2. 비모수 검정은 언제 사용하나? ①

앞 장 통계모형에서 결론이 편향될 수 있는 다양한 원인이 있음을 알았다. 이러한 편향은 여러 방법을 통해 감소시킬 수 있지만 어떤 경우에는 노력을 해도 자료 자체가 가진 문제로 인해 해결할 수 없는 경우가 있다. 특히 표본 수가 작으면 중심극한정리를 따를 수 없기 때문에 문제를 해결하기 어렵다. 그러나 가설검정을 할 때 앞 장에서 배운 여러 가정을 충족하지 못한 경우에도 사용할 수 있는 검정 방법이 있다. 이것을 비모수검정(non-parametric tests) 또는 다른 검정보다 요구하는 가정이 적으므로 '가정으로부터 자유로운 검정(assumption-free tests)'이라고 부른다.[1] 일반적으로 비모수 검정보다 더 로버스트한 검정을 사용하는 것이 좋지만, (1) SPSS에서 가능한 로버스트 검정의 범위가 제한적이고 2) 비모수 검정은 가설을 평가하기 위해 통계적 검정을 하기 위한 조건이 덜 까다로운 방법이기 때문에 비모수 검정을 사용한다.

이 장의 모든 검정은 자료의 순위(ranking)를 사용함으로써 점수 분포 모양의 문제를 극복하고자 한다. 가장 작은 수에 순위 1을 부여하고 다음으로 큰 점수에 순위 2를 부여하는 등의 과정을 통해

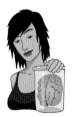

브레인 6.1

비모수 검정과 통계적 검정력 ②

자료를 서열화하는 것은 이상값과 정규성에서 벗어난 분포의 영향을 줄이는 유용한 방법이지만, 자료를 서열화함으로써 점수 간 차이의 크기에 대한 정보를 잃을 수 있다는 점을 감수해야 한다. 결과적으로, 비모수 검정은 모수 검정에 비해 검정력이 떨어질 수도 있다. 통계적 검정력은 실제로 존재하는 효과를 발견하기 위한 검정 능력(Section 2.6.1.7)이므로, 자료에 실제로 효과가

있다면 모수 검정이 비모수 검정보다 효과를 더 잘 발견한다고 말할 수 있지만, 이는 제5장에서 기술한 가정을 만족한 경우에만 해당된다. 따라서 같은 자료에 모수 검정과 비모수 검정을 모두 사용할 때, 만일 자료가 적절한 가정을 만족한다면, 모수 검정이 비모수 검정보다 더 검정력이 클 것이다.

검정력을 규명하기 위해서는 1종 오류(귀무가설이 참일 때, 귀무가설을 기각할 확률—Section 2.6.1.5 참고)를 조절해야만 한다는 것이 문제이다. 일반적으로 1종 오류는 5%로 설정한다. 표본 분포가 정규분포를 한다면, 이 분포에 근거를 둔 검정의 제1종 오류는 실제 5%이므로 검정력을 계산할 수 있다. 그러나 표본분포가 정규분포를 하지 않을 때, 이 분포에 근거를 둔 검정의 제1종 오류는 5%가 아닐 것이고(분포의 모양에 의존하기 때문에 사실은 확신할 수 없음), 검정력을 계산할 수가 없다(검정력은 제1종 오류와 관련이 있다—Section 2.6.1.7). 따라서, 비모수 검정이 검정력이 떨어진다는 말을 자주 하지만(예를 들어, 제2종 오류 증가) 그것은 표본분포가 정규분포를 할 때만 해당된다.

---

[1] 어떤 사람들은 비모수 검정이 자료의 정규분포를 요구하지 않으므로 '분포에 자유로운 검정'이라고 말하지만, 비모수 검정도 정규분포는 아니지만 분포에 대한 가정이 있다. 예를 들어, 여기서 소개하는 모든 비모수 검정은 연속분포를 가정한다.

가장 높은 점수가 가장 높은 순위를 갖게 된다. 비모수 검정은 실제 자료보다는 순위에 근거해 분석을 수행한다. 순위를 사용해 이상값이 미치는 영향을 감소시킬 수 있다. 20개의 점수가 있다고 가정하자. 가장 높은 2개의 점수는 30과 60(차이 30)이다. 이들 점수의 순위는 19와 20이다(순위 차이 1). 같은 방법으로, 순위를 사용함으로써 자료의 치우침으로 인한 문제를 해결할 수도 있다. 어떤 사람은 비모수 검정이 모수 검정보다 검정력이 떨어진다고 믿지만 항상 그렇지는 않다(브레인 6.1). 이 장에서는 가장 일반적으로 사용되는 맨-위트니 검정(Mann-Whitney test), 윌콕슨 부호-순위 검정(Wilcoxon signed-rank test), 프리드만 검정(Friedman's test), 크러스칼-윌리스 검정(Kruskal-Wallis test)의 비모수 검정을 수행하고 해석할 것이다.

6.3. SPSS에서 비모수 검정의 일반적인 절차 ①

이 장에서 다루는 모든 비모수 검정을 위한 윈도우 창은 비슷하다. 각 비모수 검정을 돌리기 전에 이 장에서 다룰 모든 비모수 검정에 대한 일반적인 절차를 살펴볼 것이다. 독립적인 두 집단을 비교하기 원한다면, 분석/비모수 검정/독립표본 **Analyze Nonparametric Tests** ▶ **Independent Samples...**을 선택한다. 그러나 관련성이 있는 두 집단을 비교하기 원한다면 분석/비모수 검정/대응표본 **Analyze Nonparametric Tests** ▶ **Related Samples...**을 선택한다. 두 메뉴는 모두 세 가지 탭(**Objective Fields Settings** 목표, 필드, 설정)을 가진 대화 상자에서 선정한다.

Objective Fields Settings 이(목표) 대화상자는 관련성 여부와 상관없이 매우 비슷하다. Figure 6.2에 볼 수 있는 것처럼, 두 경우 모두 점수를 비교하는 방법을 컴퓨터가 자동으로 선택하게 하는 방법(SPSS가 연구자 대신 검정 방법을 선택하도록 하는 방법이므로 권장하지 않음) 또는 분석자 자신이 검정 방법을 선택하는 사용자 정의(◉ **Customize analysis**)를 선택할 수 있다.

Objective Fields Settings 이(필드) 탭을 선택하면 분석을 원하는 변수를 선택할 수 있는 화면이 나타날 것이다. Section 3.5.2의 자료 편집창에 변수를 정의해 놓았다면, SPSS가 알아서 사전 정의된 역할(◉ **Use predefined roles**)을 사용할 것이지만, 변수를 정의해 놓지 않았다면 SPSS는 연구자가 사용자 정의 필드 할당(◉ **Use custom field assignments**) 사용을 원한다고 가정한다. 이 탭에서 보여지는 것은 독립표본 검정인지 대응표본 검정인지에 따라 다르기는 하지만, 이 두 가지 모두 왼쪽 필드(*Feild*)라고 명명된 곳에서 변수목록을 볼 수 있다. 초기 설정에 의해 모든 변수가 보이거나(**All**), 명목/범주형 변수(🎲)만을 선택적으로 필터해 보거나 연속변수(📏)만을 필터해 볼 수도 있다. 일반적으로 결과변수는 연속변수(📏)일 것이고 예측변수는 명목변수(🎲)이므로, 이들 필터가 적절한 변수를 선택하는데 도움을 줄 수 있다. (🏷)를 클릭해 변수명과 변수값 설명 사이를 왔다 갔다 할 수 있다. 오른쪽에는 검정 필드(*Test Fields*)라고 명명된 상자가 보일 것이다. 여기에는 분석하고자 하는 결과변수가 들어갈 것이고 때로는 범주형 변수가 들어갈 *집단(Groups)*이라고 명명된 상자가 있을 것이다.

Objective Fields Settings 이(설정) 탭을 선택하면 수행하려는 검정을 선택할 수 있다. SPSS가 자료에 근거해 검정 방법을 자동 선택하게 할 수도 있지만(⦿ Automatically choose the tests based on the data) 사용자가 검정 방법을 선택할 것을(⦿ Customize tests) 권장한다. 검정 방법과 상관없이 검정 옵션을 클릭해 유의수준(초기 설정은 .05), 신뢰구간(초기 설정은 95%), 목록별(listwise) 결측값 제외 또는 검정별(test-by-test) 결측값 제외 (SPSS Tip 5.1)를 설정할 수 있다 (Figure 6.3). 비슷하게, 범주형 변수 그리고 결측값을 가진 경우 범주형 필드 사용자 *결측값(User-Missing Values)*을 선택하고 적절한 옵션을 체크하여 결측값을 제외할지 포함할지를 선택할 수 있다(Figure 6.3). 사용자 결측값에 대한 초기 설정은 제외로 되어 있다.

대화 상자는 독립표본인지 대응표본인지에 따라 다르지만, 모든 비모수 검정의 일반적 과정은 다음과 같이 요약할 수 있다.

1 SPSS에서 자동으로 선택을 하기보다는 Objective Fields Settings 탭에서 사용자 정의(⦿ Customize analysis)를 선택한다.

2 Objective Fields Settings 탭을 사용해 예측변수와 결과변수를 선택한다.

3 Objective Fields Settings 탭을 사용해 분석하고자 하는 검정 방법을 선택한다. 초기설정을 사용하거나 필요하면 검정 옵션을 변경한다(Figure 6.3).

FIGURE 6.2
Dialog boxes for the *Objective* tab of the Non-parametric Tests menu

Scores from different entities

Scores from the same entities

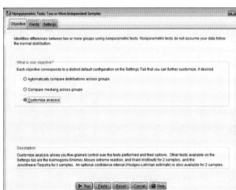
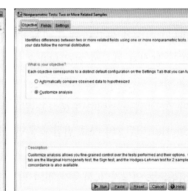

오영상

비모수 검정

정규분포 하지 않는 자료에 대해 어떤 의미가 있는지 알고 싶다면 본 장에서 소개하는 다양한 비모수 통계기법을 적용해 본다.

Test options   User- missing values

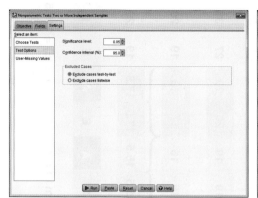 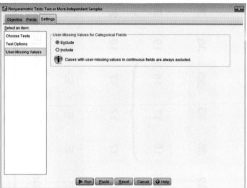

FIGURE 6.3
Dialog box for
the *Settings* tab
when choosing
Test Options
and
User–Missing
Values

6.4. 두 독립적인 조건의 비교: 윌콕슨 순위합 검정과 맨–위트니 검정 ①

'독립적인 두 집단이 어떤 변수에 대해 서로 다를 것이다'라는 가설을 세웠다. 예를 들어, 신경과 의사가 특정 환각제가 우울에 미치는 효과를 보기 위해 20명의 클럽회원 모두를 대상자로 선정했다고 하자. 일요일 밤 10명에게는 환각제를 주었고, 10명에게는 술만 마시도록 했다. 일요일과 수요일에 Beck의 우울 측정도구(Beck Depression Inventory, BDI)를 사용해 우울 수준을 측정했다. 수집한 자료는 Table 6.1과 같다. 이 연구에서 두 가지 가설을 세울 수 있다. 제1가설은 환각제를 복용한 집단과 술을 마신 집단의 일요일에 측정한 우울 수준은 다를 것이다. 제2가설은 환각제를 복용한 집단과 술을 마신 집단의 수요일에 측정한 우울 수준은 다를 것이다. 이 가설들을 검정하기 위해, 먼저 알코올 집단과 환각제 집단의 분포를 비교한다.

SELF-TEST   위의 예에서 귀무가설을 서술해 보자.

이 두 가지 조건의 분포를 비교할 때 이들 두 집단은 서로 독립적이므로 두 가지 분석 방법을 선택할 수 있다. 맨–위트니 검정(Mann–Whitney test) (Mann & Whitney, 1974)과 윌콕슨 순위합 검정(Wilcoxon's rank–sum test) (Wilcoxon, 1945)이다. 이 두 검정은 비슷하며 다른 검정 방법으로 윌콕슨 검정(Wilcoxon test)이 있다. 이들 검정은 t–검정에 대한 비모수 검정 방법이다.

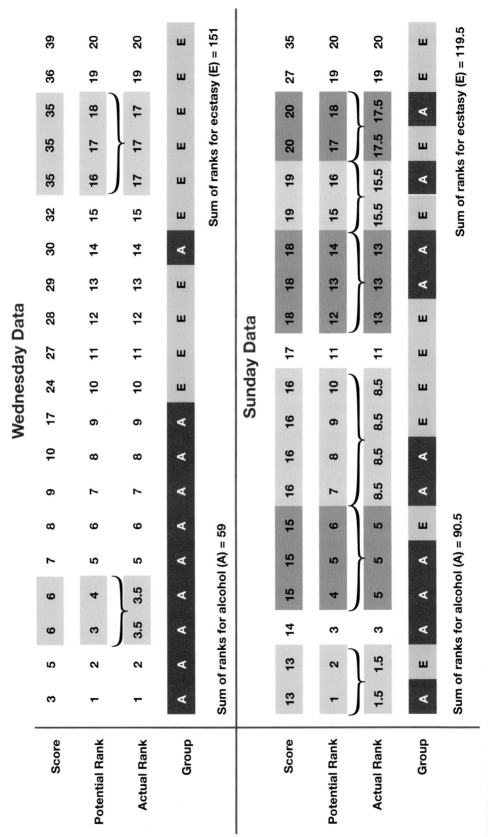

FIGURE 6.4 Ranking the depression scores

TABLE 6.1 Data for drug experiment

Participant	Drug	BDI(Sunday)	BDI(Wednesday)
1	Ecstasy	15	28
2	Ecstasy	35	35
3	Ecstasy	16	35
4	Ecstasy	18	24
5	Ecstasy	19	39
6	Ecstasy	17	32
7	Ecstasy	27	27
8	Ecstasy	16	29
9	Ecstasy	13	36
10	Ecstasy	20	35
11	Alcohol	16	5
12	Alcohol	15	6
13	Alcohol	20	30
14	Alcohol	15	8
15	Alcohol	16	9
16	Alcohol	13	7
17	Alcohol	14	6
18	Alcohol	19	17
19	Alcohol	18	3
20	Alcohol	18	10

6.4.1. 이론 ②

 윌콕슨 순위합 검정과 맨-위트니 검정의 원리는 아주 단순하다. 첫째, 환각제와 알코올 사용자 간 우울 수준에 차이가 없다는 시나리오를 상상해보자. 만일 집단을 무시하고 가장 낮은 순위에 해당하는 사람과 가장 높은 순위에 해당하는 사람에게 순위를 부여했다고 하자. 집단 간에 차이가 없다면, 각 집단에 높은 순위와 낮은 순위에 비슷한 수를 발견해야 한다. 특히 순위를 더한다면 각 집단의 전체 서열의 합은 같을 것으로 기대한다. 만일 각 집단 간에 차이가 있다면, 어떤 일이 생길지를 생각해보자. 환각제 복용 집단이 알코올 집단보다 더 우울하다고 가정해보자. 앞에서와 마찬가지로 순위를 부여한다면 환각제 집단에서 높은 순위가 그리고 알코올집단에서 낮은 순위가 매겨질 것이다. 다시 말해서 각 집단의 순위를 더한다면 환각제 집단의 순위의 합은 알코올집단의 순위의 합보다 높을 것이다. 윌콕슨 순위합 검정과 맨-위트니 검정은 모두 이 원리에 의해 작용한다. 사실, 윌콕슨 순위합 검정에 대한 통계량인 W_s는 집단 참여자의 수가 다른 경우에는 단순히 참여자가 적은 집단의 순위의 합이 된다. 집단의 크기가 같은 경우에는, 더 작은 순위합이 W_s가 된다.

 Figure 6.4에 수요일과 일요일 자료에 대한 순위 과정이 나와 있다. 수요일 자료에서 일차적으로

How do I rank data?

SMART ALEX ONLY

FIGURE 6.5
Frank Wilcoxon

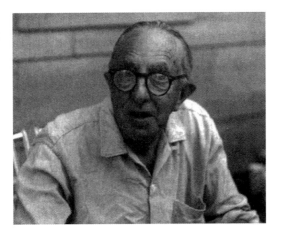

작은 수에서 큰 수의 순서대로 나열하고 각 수에 대해 어느 집단인지를 표시한다(알코올 집단은 A로, 환각제 집단은 E로 표기). 그 다음에 작은 수에서부터 높은 수로 잠재적인 순위를 1번부터 올라가면서 표기한다. 잠재적인 순위라고 한 이유는 어떤 점수는 2개 이상일 수가 있기 때문이다(예를 들면, 6점인 사람이 2명, 35점인 사람은 3명). 이런 순위를 동점순위(tied ranks)라고 하며 동점인 사람에게는 같은 순위를 주어야 한다. 따라서 6점인 두 명이 잠재적 순위는 3, 4이지만 실제 순위는 이들 순위값의 평균인 3.5를 부여하고, 35점인 3명의 잠재적 순위는 16, 17, 18이지만 세 순위의 평균인 17점((16 + 17 + 18)/3)이 실제 순위가 된다. 자료의 순위를 만들 때 두 집단의 순위를 모두 더한다. 알코올 집단의 순위를 더한 값은 59이고, 환각제 집단의 순위를 더한 값은 151이다. 이들 합 중 더 적은 점수를 통계량으로 채택하므로, W_s = 59가 된다.

SELF-TEST   앞에서 배운 내용에 근거해, 일요일 자료의 순위를 부여해 보자.

일요일 자료를 보면, 알코올 집단의 순위합은 90.5이고, 환각제 집단의 순위합은 119.5이다. 따라서 적은 순위합을 통계량으로 채택하므로 W_s = 90.5가 된다. 다음 문제는 이 통계량이 통계적으로 유의한지를 어떻게 결정하느냐 하는 것이다. 각 집단의 표본 크기로부터 평균, 통계량의 표준오차를 쉽게 구할 수 있다(n_1은 집단 1의 표본 수이고, n_2는 집단 2의 표본 수).

$$\bar{W}_s = \frac{n_1\left(n_1 + n_2 + 1\right)}{2}$$

$$SE_{\bar{W}_s} = \sqrt{\frac{n_1 n_2 \left(n_1 + n_2 + 1\right)}{12}}$$

이 자료에서 두 집단은 각각 10명씩으로 표본 수가 같으므로, n_1과 n_2는 모두 10이다. 그러므로 평균과 표준편차는 다음과 같다.

$$\bar{W}_s = \frac{10\left(10 + 10 + 1\right)}{2} = 105$$

$$SE_{\overline{W}_s} = \sqrt{\frac{(10 \times 10)(10 + 10 + 1)}{12}} = 13.23$$

검정통계량의 평균과 표준오차를 알면 검정통계량을 z-점수로 쉽게 변환할 수 있다.

$$z = \frac{X - \overline{X}}{s} = \frac{W_s - \overline{W}_s}{SE_{\overline{W}_s}}$$

위의 공식으로 수요일과 일요일의 우울 점수를 계산하면 다음과 같다.

$$z_{\text{Sunday}} = \frac{W_s - \overline{W}_s}{SE_{\overline{W}_s}} = \frac{90.5 - 105}{13.23} = -1.10$$

$$z_{\text{Wednesday}} = \frac{W_s - \overline{W}_s}{SE_{\overline{W}_s}} = \frac{59 - 105}{13.23} = -3.48$$

이들 값이 절대값 1.96보다 크면 검정은 유의수준 .05에서 통계적으로 유의하게 된다. 따라서 수요일에는 두 집단의 우울 점수에 유의한 차이가 있고, 일요일에는 유의한 차이가 없다.

앞에서 윌콕슨 순위합 검정에 대해 설명을 했지만 맨-위트니 검정도 여러 면에서 윌콕슨 순위합 검정과 비슷하다. 맨-위트니 검정은 U 통계량에 기초하며 윌콕슨 순위합 검정과 매우 비슷한 방법으로 계산된다. 표본 수가 같은 두 집단(n_1과 n_2 집단)의 U 통계량을 계산하면 R_1은 집단 1에 대한 순위의 합이다.

$$U = n_1 n_2 + \frac{n_1(n_1 + 1)}{2} - R_1$$

자료에 대입하면 각 집단의 표본 수가 10이고 집단 1 즉, 환각제 집단의 일요일의 순위합은 119.5이고 수요일의 순위합은 151이므로 U 통계량은 다음과 같다.

$$U_{\text{Sunday}} = (10 \times 10) + \frac{10(11)}{2} - 119.50 = 35.50$$

$$U_{\text{Wednesday}} = (10 \times 10) + \frac{10(11)}{2} - 151.00 = 4.00$$

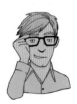

EVERYBODY

SPSS에서 위의 두 가지 통계량을 모두 제공하므로 어떤 통계량을 선택해도 상관이 없다.

6.4.2. 자료 입력과 탐색 ①

SELF-TEST Table 6.1의 자료를 SPSS에 입력해 보자.

자료가 각 집단별로 수집되면 코딩변수를 사용해 자료를 입력한다. 따라서 자료 편집창은 3개의 열을 갖게 된다. 첫 번째 열은 코딩변수로, 이 경우에는 2개의 코드(1 = 환각제 집단, 2 = 알코올 집단)를 가질 것이다. 두 번째 열은 일요일에 측정한 종속변수인 BDI(변수명 Sunday_BDI)이고, 세 번째 열은 수요일에 측정한 점수인 Wednesday_BDI라는 변수이다. SPSS에 자료를 입력할 때 컴퓨터가 1이라는 숫자는 환각제 집단임을 그리고 2라는 숫자는 알코올 집단임을 나타내는 것으로 기억하도록 한다(Section 3.5.2.3). Drug.sav라는 이름으로 파일을 저장한다.

첫째, 자료에 대한 탐색적 분석을 한다. 각 집단의 표본 수가 10명으로 작기 때문에 정규성과 분산의 동질성 검정을 시행하는 것이 필요할 것이다(브레인 5.5). 여기서는 집단 차이를 보는 것이기 때문에 정규성 검증은 각 집단별로 분리해 시행한다.

SELF-TEST 이 자료의 정규성과 분산의 동질성을 검증하기 위한 분석을 수행해 보자(Section 5.3.2와 5.3.3).

FIGURE 6.6
Normal Q-Q plots
of depression
scores after
ecstasy and
alcohol on
Sunday and
Wednesday

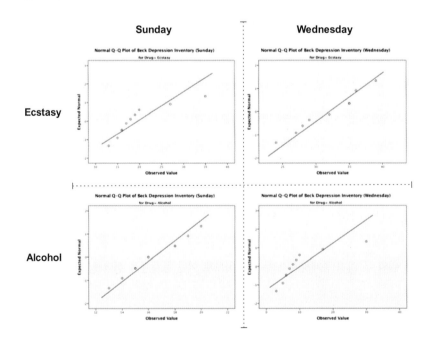

Tests of Normality

	Type of Drug	Kolmogorov-Smirnov[a]			Shapiro-Wilk		
		Statistic	df	Sig.	Statistic	df	Sig.
Beck Depression Inventory (Sunday)	Ecstasy	.276	10	.030	.811	10	.020
	Alcohol	.170	10	.200[*]	.959	10	.780
Beck Depression Inventory (Wednesday)	Ecstasy	.235	10	.126	.941	10	.566
	Alcohol	.305	10	.009	.753	10	.004

*. This is a lower bound of the true significance.

a. Lilliefors Significance Correction

Test of Homogeneity of Variance

		Levene Statistic	df1	df2	Sig.
Beck Depression Inventory (Sunday)	Based on Mean	3.644	1	18	.072
	Based on Median	1.880	1	18	.187
	Based on Median and with adjusted df	1.880	1	10.076	.200
	Based on trimmed mean	2.845	1	18	.109
Beck Depression Inventory (Wednesday)	Based on Mean	.508	1	18	.485
	Based on Median	.091	1	18	.766
	Based on Median and with adjusted df	.091	1	11.888	.768
	Based on trimmed mean	.275	1	18	.606

Output 6.1과 Figure 6.6은 탐색적 분석을 한 결과이다. 정규성 Q-Q 도표는 일요일에 환각제를 복용한 집단과 수요일에 알코올을 섭취한 집단 자료들이 대각선으로부터 벗어났기 때문에 정규성으로부터 벗어났음을 보여준다. Output 6.1의 표는 Q-Q 도표에서 관찰한 것을 확인할 수 있는 결과이다. 일요일의 환각제 집단의 분포값 $D(10) = 0.28$, $p = .02$로 정규분포를 하지 않는 것으로 나타난 반면, 알코올 집단의 분포값 $D(10) = 0.17$, $p = .78$로 정규분포를 하는 것으로 나타났다. 수요일 자료에서는 환각제 집단의 분포값 $D(10) = 0.24$, $p = .556$으로 정규성을 보인 반면에, 알코올 집단의 분포의 값 $D(10) = 0.31$, $p = .004$로 정규분포를 하지 않는 것으로 나타났다. K-S 검정과 사피로-윌크 검정의 유의확률이 .05보다 작으면 유의한 것이고, .05보다 크면 유의하지 않음을 의미한다. 이 결과에 의하면 표본 수가 작아서 일요일과 수요일 자료가 정규분포를 보이지 않으므로 비모수 검정이 적절하다는 것을 알 수 있다. Output 6.1의 두 번째 표는 Levene 검정 결과를 보여준다. 일요일 자료에 대한 결과는 $F(1, 18) = 3.64$, $p = .072$, 수요일 자료에 대한 결과는 $F(1, 18) = 0.51$, $p = .485$로 두 집단 간 분산은 유의한 차이가 없어 분산의 동질성에 대한 가정을 만족한다.

6.4.3. SPSS를 사용한 맨-위트니 검정 ①

맨-위트니 검정은 Section 6.3의 일반적 절차를 따른다. 먼저 Analyze Nonparametric Tests ▶ ▲ Independent Samples... 을 선택한다. Objective Fields Settings 라는 탭으로 가서 필드(*Fields*) 상자에 있는 편집창의 모든 변수를 본다. 만일 자료 편집창에 사전에 정의한 변수가 있는 경우 사전 정의된 역할 사용(◉ Use predefined roles)을 선택하면 SPSS는 자동적으로 변수를 선정할 것이다. 만일 사전에 정의한 변수가 없다면 사용자 정의 필드 할당(◉ Use custom field assignments)을 선택할 것이고, 이 경우 연구

FIGURE 6.7
Dialog boxes
for the Mann –
Whitney test

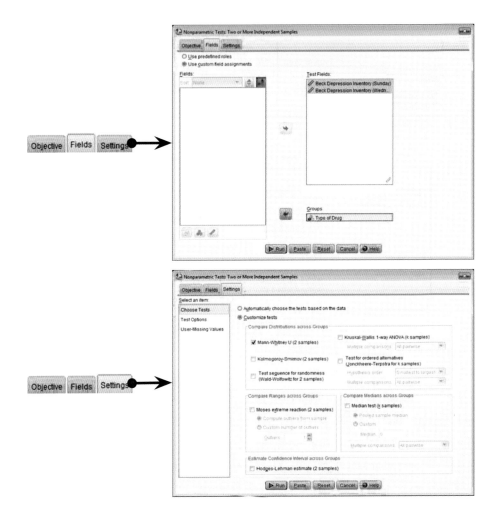

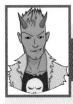

맨–위트니 검정을 위한 다른 선택 ②

주 대화상자에서 다음과 같은 검정을 선택할 수 있다.

• Kolmogorov – Smirnov Z(콜모고로프–스미르노프 Z): 제5장의 정규분포를 검정하기 위한 콜모고로프–스미르노프 검정과는 다른 검정이다. 콜모고로프–스미르노프 Z는 두 집단이 같은 모집단으로부터 나왔는지 여부를 검증하는 것으로써 맨–위트니 검정과 매우 비슷하지만, 이 검정은 표본의 수가 25보다 적을 때는 맨–위트니 검정보다 더 강력하다.

• Moses extreme reactions(모제스 극단 반동): 비모수 레빈 검정과 유사한 방법이다(Section 5.3.3.2). 기본적으로 두 집단내 점수의 다양성을 비교하는 것이다.

• Wald – Wolfowitz runs(왈드–울프위츠 런 검정): 이 검정은 맨–위트니 검정의 또 다른 유형이다. 맨–위트니 검정처럼 점수에 대한 순위를 부여하지만, 이 검정은 순위를 분석한다기보다는 사례의 발생 순서가 무작위(runs)로 선택되었는지를 검정한다. 두 표본이 같은 모집단에서 비롯된 경우 두 집단은 순위 전반에 걸쳐 무작위로 흩어져 있게 된다. 그러나 만일 점수가 다른 모집단에서 나온 것이라면, 아래쪽 부분에 하나의 집단으로부터 나온 점수에 대한 순위가 많이 있고 위쪽 부분에 다른 집단으로부터 나온 점수에 대한 순위가 많이 있게 된다. 이 검정은 이런 방법으로 점수가 몰려있는 것을 봄으로써 집단 간에 차이가 있는지 결정한다.

자 자신이 변수를 선택한다. 목록에서 종속변수인 BDI(Sunday)와 BDI(Wednesday)를 선택해 *검정 필드(Test Fields)*로 드래그하거나 (▣)를 눌러 이동시킨다. 다음으로 독립변수를 이동시키는데 이 경우는 **약물의 유형(Type of Drug)**이며, 이 변수를 *Groups*라는 상자로 이동시킨다. Figure 6.7은 여기까지 진행한 대화상자이다.

다음으로 검정 선택을 활성화하기 위해 Objective Fields Settings 을 선택한다. SPSS가 데이터를 기준으로 분석 방법을 자동으로 선택하게 할 수 있지만 (◉ Automatically choose the tests based on the data), 사용자 정의 (◉ Customize tests)를 선택하면 사용자가 더 많은 선택을 할 수 있다. 맨-위트니 검정을 하고자 한다면 (☑ Mann-Whitney U (2 samples))에 체크를 하면 된다. 대화상자에는 맨-위트니 검정 이외에도 여러 검정 방법이 있는데 이들 대안적 방법에 대한 설명은 SPSS Tip 6.1에 제시되어 있다. 분석을 위해 (▶ Run)을 클릭한다.

6.4.4. 맨-위트니 검정의 결과물 ①

모든 비모수 검정에서, SPSS는 결과물 창에 분석요약표를 제시하지만, 분석 결과를 더 자세히 보려면 이 표를 더블클릭해 모형 뷰어창을 연다(Figure 6.8). 이 창은 두 개의 패널로 나뉜다. 왼쪽 패널은 실행한 분석의 요약표를, 오른쪽 패널은 분석을 자세하게 보여준다. 이 사례에서, 일요일과 수요일에 대한 집단 간의 차이를 분석했기 때문에 요약표는 두 줄로 제시되었다. 한 줄은 일요일의 결과이고, 다른 한 줄은 수요일의 결과이다. 오른쪽 패널에 나타나는 일요일의 결과를 보려면 왼쪽 패널의 분석을 선택할 필요가 있다. 선택하면, 그 줄은 음영이 생기면서 두 개의 패널이 나타난다(Figure 6.8). 만일 수요일 자료에 대한 분석 결과를 보기 원한다면 두 번째 줄의 왼쪽 패널을 클릭하고, 이 줄에 음영이 생기면서 오른쪽 패널에 자세한 결과가 나타난다.

맨-위트니 검정은 다른 집단 내의 점수 순위의 위치 차이를 살펴보는 방법이다. 그러므로 결과물의 첫 번째 부분은 순위를 지정한 후 자료를 요약한 그래프이다. SPSS는 두 집단(환각제 집단과 알코올 집단)에서 순위의 분포와 각 조건의 평균 순위를 보여준다(Output 6.2). 맨-위트니 검정은 낮은 순위로부터 높은 순위로 순위가 지정된 점수에 의존하므로 가장 낮은 평균 순위를 가진 집단은 그 집단 내에서 낮은 점수의 가장 큰 빈도수를 가진 집단이다. 마찬가지로, 가장 높은 평균 순위를 가진 집단은 집단 내에서 높은 점수의 가장 큰 빈도수를 가져야만 한다. 그러므로 이 그래프는 어느 집단이 가장 높은 점수를 가졌는지를 확인하기 위해 사용할 수 있어 의미있는 결과를 해석하는데 유용하다. 예를 들어 일요일 자료에서 두 집단의 분포가 거의 유사하며(환각제 집단에 두 개의 높은 순위가 있지만 다른 막대는 거의 유사함) 평균 순위는 비슷하다(9.05와 11.95). 반대로 수요일 자료 순위의 분포는 환각제 집단이 알코올 집단에 비해 더 위쪽에 분포되어 있어 이것은 환각제 집단이 더 큰 평균 순위를 보임을 반영한다(15.10 vs. 5.90).

그림 아래에 표는 맨-위트니 검정, 윌콕슨 절차와 그에 대응하는 z-값에 대한 검정통계량을 제시한다. U, W와 z-값은 Section 6.4.1에서 계산했던 것과 같다. *점근 유의확률(Asymptotic Sig.)*과

FIGURE 6.8
With
nonparametric
tests you must
double–click
the
summary table
within the
viewer
window to
open
up the model
viewer window

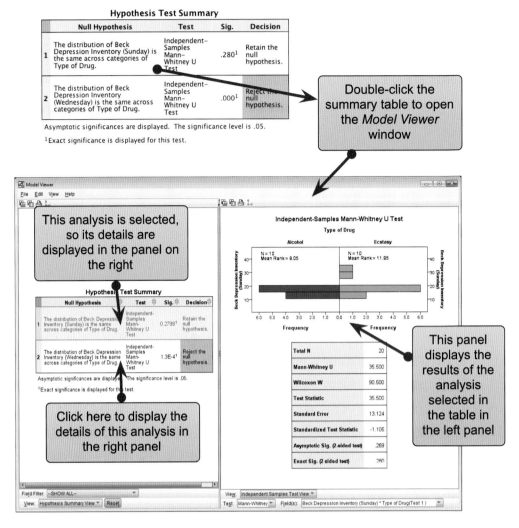

정확한 유의확률(Exact Sig.)값은 집단 간의 차이가 없을 때 발생할 수 있는 최소 크기의 검정통계량을 제시한다. 이 두 개의 p 값은 단지 계산하는 방법이 다른 두 가지 방법이다. 표본 수가 매우 작아서 정확도 검정을 사용할 것이다(브레인 6.2). 일요일에 측정한 자료 우울 점수에 대한 맨–위트니 검정은 p 값이 .280으로 임계치인 .05보다 크기 때문에 집단 간에 유의한 차이가 없다. 이 결과에서 환각제는 복용을 한 다음 날 알코올보다 더 우울을 유발하지는 않음을 의미한다. 양 쪽 집단은 모두 유사한 우울 수준을 보였다. 이것은 평균 순위와 순위의 분포에서도 확인할 수 있다. 주중에 측정한 우울 점수는 정확한 p 값이 .000으로 임계치인 .05보다 작으므로 두 집단의 우울 점수는 유의한 차이가 있음을 나타낸다. 이 경우 관찰된 p 값이 매우 적으므로 유의수준 .001에서 유의한 차이가 있다고 할 수 있다. 이것은 평균 순위와 순위의 분포에서도 확인할 수 있다. 환각제 집단(평균 순위 = 15.10)은 알코올 집단(평균 순위 = 5.90)보다 주중 우울 수준이 통계적으로 유의하게 높았다.

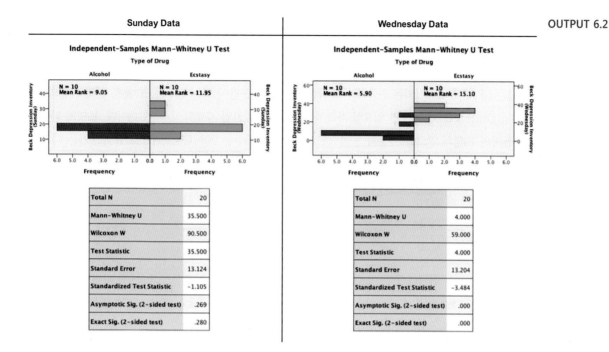

첫 번째 방법은 *점근적 방법*(*asymptotic* method)으로 표본 수가 클 때 유용한 결과를 제공하지만 표본 수가 작을 때나 분포가 정규분포를 하지 않는 경우 결과가 부정확하다. *정확한 방법*(*exact* method)은 계산하기가 더 어렵지만 컴퓨터가 알아서 계산을 해주며 이 방법이 더 정확한 값을 제공하므로 표본 수가 적을 때는 (50 미만으로) 정확도 검정 사용을 권한다. 또 다른 한 가지 방법은 몬테칼로 방법(Monte Carlo method)으로 비모수 검정의 메뉴를 통해서는 사용할 수가 없지만 다른 검정에서는 가능하다. 정확한 방법보다 계산하기가 수월하다. 이 방법은 붓스크랩 방법과 같이(Section 5.4.3) 표본에서 발견되는 분포와 비슷한 분포를 만들고 이 분포로부터 여러 표본(초기 설정 10,000)을 얻는다. 이들 표본으로부터 평균 유의수준 값과 신뢰구간을 구한다.

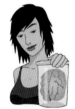

브레인 6.2

정확한 검정 ②

SPSS에서 비모수 분석에 대한 *p* 값이 두가지 방법으로 계산된다.

6.4.5. 효과크기 계산 ②

효과크기 보고는 중요하다. 연구자들은 관찰한 효과크기를 표준화하여 다른 연구와 비교한다. SPSS는 효과크기를 계산해 주지 않지만 검정통계량을 *z*-점수로 변환하면 쉽게 대략적인 효과크기를 계산할 수 있다. *z*-점수를 사용해 효과크기(*r*)를 추정하는 공식은 다음과 같다(Rosenthal, 1991, p.19).

$$r = \frac{z}{\sqrt{N}}$$

z는 SPSS에서 계산되는 z-점수이고 N은 z-점수의 근간이 되는 연구의 크기(예, 전체 관찰의 수)이다. Output 6.2에서 보면 일요일 자료의 $z = -1.11$, 수요일 자료의 $z = -3.48$이다. 10명의 환각제 사용자와 10명의 알코올 사용자가 있으므로 전체 관찰 수는 20이다. 그러므로 효과크기는 다음과 같다.

$$r_{Sunday} = \frac{-1.11}{\sqrt{20}} = -.25$$

$$r_{Wednesday} = \frac{-3.48}{\sqrt{20}} = -.78$$

일요일 자료는 작거나 중간 정도의 효과크기(중간 효과크기의 기준은 .3 이하)를 나타내고, 수요일 자료는 큰 효과크기(큰 효과크기는 .5 이상)를 나타낸다. 일요일 자료는 큰 효과크기임에도 불구하고 표본 수가 작으면 유의하지 않을 수 있음을 보여준다(Section 2.6.1.10).

6.4.6. 결과 작성 ①

맨-위트니 검정에 대해 검정통계량 U와 유의확률을 보고한다. 또한 Section 2.8에서 배운 것처럼 효과크기와 p의 실제 값($p < .05$보다는 실제 값으로 보고할 것)을 보고해야 하며, 다음과 같이 보고할 수 있다.

✓ 환각제를 복용한 다음날 $U = 35.50$, $z = -1.11$, $p = .280$, $r = -.25$로 환각제 사용자들의 우울 수준(중앙값 $Mdn = 17.50$)은 알코올 사용자의 우울 수준(중앙값 $Mdn = 16.00$)과 유의한 차이가 없었다. 그러나 수요일에는 $U = 4.00$, $z = -3.48$, $p = < .001$, $r = -.78$로 환각제 사용자들(중앙값 $Mdn = 33.50$)은 알코올 사용자(중앙값 $Mdn = 7.50$)보다 우울 수준이 유의하게 더 높았다.

비모수 검정에서는 평균보다 중앙값이 더 적절하므로 중앙값을 보고한다. 중앙값은 기술통계를 통해 얻을 수 있고(Section 5.3.2.2) 또한 중앙값 대신에 평균 순위를 보고할 수도 있다. 맨-위트니 U 통계량 대신 윌콕슨 검정을 보고할 수 있으며, 다음과 같이 보고한다.

✓ 환각제를 복용한 날에는 $W_s = 90.50$, $z = -1.11$, $p = .280$, $r = -.25$로 환각제 사용자들의 우울 수준(중앙값 $Mdn = 17.50$)은 알코올 사용자의 우울 수준(중앙값 $Mdn = 16.00$)과 유의한 차이가 없었다. 그러나 수요일에는 $W_s = 59.00$, $z = -3.48$, $p = < .001$, $r = -.78$로 환각제

사용자(중앙값 Mdn = 33.50)가 알코올 사용자(중앙값 Mdn = 7.50)보다 우울 수준이 유의하게 더 높았다.

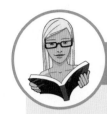

핵심녀의 힌트　　맨–위트니 검정

- 맨–위트니 검정과 윌콕슨 순위합 검정은 서로 독립적인 두 집단을 비교할 때 자료가 정규분포를 하지 않거나 제5장에서 살펴본 자료의 가정을 위반한 경우에 사용한다.
- 점근적 유의확률 또는 정확한 유의확률(표본 수가 작은 경우)을 본다. 만일 이 값이 .05보다 적다면 두 집단은 유의하게 다른 것이다.
- 평균 순위값은 집단이 어떻게 다른지를 알려준다(높은 점수를 가진 집단은 높은 평균 순위를 가진다).
- U 또는 W_s 통계량과 이에 대한 z–값과 유의확률을 보고한다. 또한 중앙값과 그에 해당하는 범위를 제시하거나 박스도표를 그린다.
- 효과크기를 계산하여 보고한다.

6.5. 두 개의 연관된 조건의 비교: 윌콕슨 부호–순위 검정 ①

윌콕슨 부호–순위 검정(Wilcoxon signed–rank test)(Wilcoxon, 1945)은 앞에서 배운 순위합 검정과는 다르다. 윌콕슨 부호–순위 검정은 서로 관련성이 있는 두 집단에서 나온 자료의 점수 간 차이가 있는지를 비교할 때 사용한다. 이 검정은 대응표본 t–검정에 대한 비모수 검정 방법이다(제9장). 같은 집단 내에서 두 약물에 대한 측정 시점에 따른 차이에 흥미가 있을 때 사용한다. 일요일과 수요일의 BDI 점수를 비교하기 원하는 경우 만일 두 약물에 대한 각 점수의 분포 중 한 가지가 정규분포를 하지 않는다는 것은 표본분포 또한 정규분포를 하지 않을 것이므로(표본 수가 적기 때문에) 비모수 검정을 사용한다.

6.5.1.　윌콕슨 부호–순위 검정의 이론 ②

윌콕슨 부호–순위 검정은 비교하고자 하는 두 조건의 점수 간의 차이에 근거한다. Section 6.4.1 과 같은 방법으로 차이를 계산해 순위를 지정하지만, 차이의 부호(+ 또는 −)가 순위에 부여된다. 앞에서 사용한 자료의 두 약물에 대해 따로 분리해서 일요일과 수요일의 우울 점수를 비교할 수 있다.

Table 6.2는 이 자료에 대한 순위를 제시한 것이다. 두 약물을 따로 분리해 순위를 지정하는 것이 중요하다. 첫 번째로, 일요일과 수요일 점수의 차이(수요일 점수−일요일 점수)를 계산한다. 만일 차이가 0이면 순위에서 이들 자료를 제외한다. 차이가 있는 경우 차이에 대한 부호를 나타내고 부호는

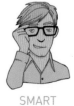

SMART
ALEX
ONLY

무시하고 차이가 적은 것에서부터 차이의 순위를 부여한다. 순위는 Section 6.4.1과 정확하게 같은 방법으로 부여된다. 마지막으로 양의 부호를 가진 순위끼리 모아서 순위를 합산한다(T_+). 또한 음수의 부호를 가진 순위끼리 모아서 순위를 합산한다(T_-). 환각제 집단의 T_+ = 36이고 T_- = 0이고, 알코올집단은 T_+ = 8이고 T_- = 47이다. T_+ 검정통계량은 환각제 집단에서는 36이고 알코올 집단에서는 8이다.

TABLE 6.2 Ranking data in the Wilcoxon signed-rank test

BDI Sunday	BDI Wednesday	Difference	Sign	Rank	Positive Ranks	Negative Ranks
Ecstasy						
15	28	13	+	2.5	2.5	
35	35	0	Exclude			
16	35	19	+	6	6	
18	24	6	+	1	1	
19	39	20	+	7	7	
17	32	15	+	4.5	4.5	
27	27	0	Exclude			
16	29	13	+	2.5	2.5	
13	36	23	+	8	8	
20	35	15	+	4.5	4.5	
					Total = 36	0
Alcohol						
16	5	−11	−	9		9
15	6	−9	−	7		7
20	30	10	+	8	+8	
15	8	−7	−	3.5		3.5
16	9	−7	−	3.5		3.5
13	7	−6	−	2		2
14	6	−8	−	5.5		5.5
19	17	−2	−	1		1
18	3	−15	−	10		10
18	10	−8	−	5.5		5.5
					Total = 8	47

검정통계량(T)의 유의성을 계산하기 위해 앞에서 배운 맨-위트니 검정과 순위합 검정에서와 같이 T의 평균($\bar{T}$)과 표준오차($SE_{\bar{T}}$)를 구한다. 공식은 다음과 같다.

$$\bar{T} = \frac{n(n+1)}{4}$$

$$SE_{\bar{T}} = \sqrt{\frac{n(n+1)(2n+1)}{24}}$$

두 집단 모두에서 $n = 10$이다. 환각제 집단에서 참여자 2명이 일요일과 수요일의 차이가 0이므로 제외되었기 때문에 환각제 집단의 n은 10이 아니고 8이 된다. 따라서 다음과 같이 계산된다.

$$\bar{T}_{\text{Ecstasy}} = \frac{8(8+1)}{4} = 18$$

$$SE_{\bar{T}_{\text{Ecstasy}}} = \sqrt{\frac{8(8+1)(16+1)}{24}} = 7.14$$

알코올 집단에서는 제외된 참여자가 없기 때문에 다음과 같이 계산된다.

$$\bar{T}_{\text{Alcohol}} = \frac{10(10+1)}{4} = 27.50$$

$$SE_{\bar{T}_{\text{Alcohol}}} = \sqrt{\frac{10(10+1)(20+1)}{24}} = 9.81$$

앞에서처럼, 검정통계량의 평균과 표준오차를 알기 때문에 제1장과 앞부분에서 배운 공식을 사용해 다음과 같은 검정통계량을 z−점수로 쉽게 변환할 수 있다.

$$z = \frac{X - \bar{X}}{s} = \frac{T - \bar{T}}{SE_{\bar{T}}}$$

환각제 집단과 알코올 집단의 우울 점수에 대한 z−값은 다음과 같이 계산된다.

$$z_{\text{Ecstasy}} = \frac{T - \bar{T}}{SE_{\bar{T}}} = \frac{36 - 18}{7.14} = 2.52$$

$$z_{\text{Alcohol}} = \frac{T - \bar{T}}{SE_{\bar{T}}} = \frac{8 - 27.5}{9.81} = -1.99$$

만일 이 값이 부호와 상관없이 1.96보다 크면 이 검정은 $p < .05$에서 유의한 것이다. 따라서 환각제 집단과 알코올 집단 모두에 대해서 수요일과 일요일의 우울 점수의 차이는 유의한 차이가 있는 것으로 본다.

EVERYBODY

6.5.2. 분석하기 ①

SPSS에서 분석할 때와 같은 자료를 사용할 것이지만, 분석 전에 각 약물 집단의 자료를 *파일 분할(split file)* 명령어를 사용해 **약물의 유형**(Type of Drug)에 따라 파일을 분할해 추후 분석을 할 때 환각제 집단과 알코올 집단을 따로 분석을 하자.

SELF-TEST 약물의 유형(**Drug**)에 따라 파일을 분할해 보자
(Section 5.3.2.4).

윌콕슨 검정은 Section 6.3에서 설명한 일반적 절차를 따른다. 첫 번째로, `Analyze Nonparametric Tests ▶ Related Samples...` 를 선택한다. `Objective Fields Settings` 탭으로 가면 *Fields*(필드)라는 상자에서 자료 편집창에 나열되어 있는 변수를 볼 수 있을 것이다. 만일 자료 편집창에 사전에 정의한 변수가 있다면 사전 정의된 역할 사용(◉ Use predefined roles)을 선택한다. 그러면 SPSS는 자동적으로 변수를 선정할 것이다. 만일 사전에 정의한 변수가 없다면 사용자 정의 필드 할당(◉ Use custom field assignments)을 선택할 것이고, 이 경우에는 연구자가 변수를 선택한다. 목록에서 2개의 종속변수 Beck Depression Inventory(Sunday)와 Beck Depression Inventory(Wednesday)를 선택해 *검정 필드(Test Fields)*로 드래그하거나 `➡`로 이동시킨다. 다음으로 검정 선택을 활성화시키기 위해 `Objective Fields Settings`을 선택한다. SPSS가 데이터를 기준으로 분석방법을 사동 선택할 수 있지만 (◉ Automatically choose the tests based on the data) 사용자 정의(◉ Customize tests)를 선택하여 검정을 할 수 있다. 윌콕슨 검정을 수행하려면 ☑ Wilcoxon matched-pair signed-rank (2 samples) 을 체크하고(Figure 6.9), `▶ Run`를 클릭하면 분석이 진행된다.

6.5.3. 환각제 집단의 결과물 ①

파일 분할을 했다면, 이 결과물의 첫 번째 세트는 환각제 집단이다(Output 6.3). 요약표를 보면 검정의 유의확률은 .012이고 귀무가설이 기각되었음을 의미한다. 모형 뷰어창에 들어가기 위해 이 표를 더블클릭하면 차이의 분포에 대한 히스토그램을 볼 것이다. 이 차이는 수요일의 점수에서 일요일의 점수를 뺀 점수이고 Table 6.2의 차이 칸에 이 값이 제시되어 있다.

차이값이 양수인 경우에는 일요일보다 수요일의 우울 점수가 더 높았음을, 차이값이 음수인 경우는 수요일보다 일요일의 우울 점수가 높았음을 그리고 차이가 0인 경우는 일요일과 수요일의 우울 점수가 똑같았음을 의미한다. 히스토그램은 차이값이 양수인지 음수인지에 따라 색깔을 다르게 표기했다. 차이가 양수인 경우는 갈색 막대, 차이가 음수인 경우는 청색 막대로 표기하지만, 차이가 음수

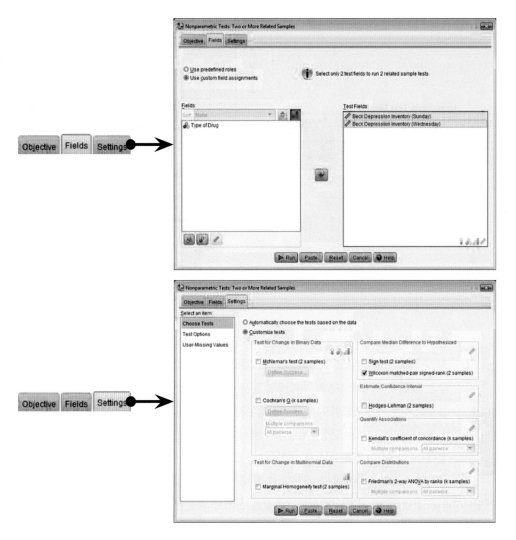

FIGURE 6.9
Dialog boxes for
the Wilcoxon
signed-rank test

SPSS TIP 6.2   윌콕슨 부호-순위 검정에 대한 다른 선택 ②

주 대화상자에는 선택할 수 있는 몇 가지 다른 검정이 있다.

- 부호 검정(Sign test): 부호 검정은 차이(양수 또는 음수)의 방향에 근거한 것만을 제외하고는 윌콕슨 부호-순위 검정과 같다. 변화의 크기는 전적으로 무시한다(순위가 차이의 상대적인 크기를 말해 주는 윌콕슨 검정과는 다름). 이러한 이유로 부호 검정은 표본 수가 매우 작지 않다면(6 이하) 검정력이 부족하다.
- 맥니마 검정(McNemar's test): 맥니마 검정은 서열 자료보다 명목 자료인 경우 유용하다. 점수의 변화를 보고자 할 때 그리고 점수 변화의 어떤 방향인 사람(예. 점수가 증가하는)과 반대 방향인 사람(예. 점수가 감소하는)의 수를 비교하고자 할 때 유용하다. 그래서 이 검정은 두 개의 관련된 이분변수를 가진 경우 사용된다.
- 주변 동질성 분석(Marginal homogeneity test): 맥니마 검정과 유사한 방법으로 서열변수인 경우 사용한다. 윌콕슨 검정과 매우 유사하다.

OUTPUT 6.3

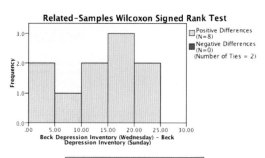

Hypothesis Test Summary

	Null Hypothesis	Test	Sig.	Decision
1	The median of differences between Beck Depression Inventory (Sunday) and Beck Depression Inventory (Wednesday) equals 0.	Related-Samples Wilcoxon Signed Rank Test	.012	Reject the null hypothesis.

Asymptotic significances are displayed. The significance level is .05.

Total N	10
Test Statistic	36.000
Standard Error	7.124
Standardized Test Statistic	2.527
Asymptotic Sig. (2-sided test)	.012

What are the effects of ecstasy?

인 경우가 없었기 때문에 청색 막대는 보이지 않는다. 그러므로 히스토그램은 양수와 음수 순위의 비율을 빠르게 보여준다. 이 자료의 경우 모든 순위는 양수이거나 0이었고 음수는 없었다. 히스토그램의 범례에도 같은 설명이 되어 있다. 차이가 양수인 경우가 8개, 음수인 경우는 없었으며 차이가 0인 경우가 2개 있었다.

Section 6.5.1에는 검정통계량 T가 제시되어 있고, 양수 순위의 합이 36으로 제시되어 있다. 또한 이 값을 z-점수로 변환하는 방법을 보여주었고 그렇게 함으로써 정규분포에 근거해 정확한 유의확률을 계산할 수 있다. Output 6.3의 히스토그램 아래 표에는 검정통계량(36)과 z-값(2.53)이 제시되어 있다. 이 값은 손으로 계산한 z-값과 유사하다. 이 z-값에 대한 유의확률 p = .012이다. 이 값은 임계치인 .05보다 작으므로 수요일과 일요일의 우울 점수의 변화는 귀무가설을 기각하고 유의하다는 결론을 내릴 수 있다. 히스토그램을 보면 이 검정통계량은 많은 양수에 근거하므로 환각제를 복용하는 경우 복용한 다음 날부터 주중까지 BDI에 의해 측정한 우울 점수가 유의하게 증가한다는 결론을 내릴 수 있다.

6.5.4. 알코올 집단의 결과물 ①

알코올 집단에 대한 결과물에 대해 살펴보자(Output 6.4). 요약표는 검정의 유의확률이 .047로 귀무가설이 기각되었음을 말해준다. 모형 뷰어창을 보기 위해 표를 더블클릭한다. 환각제 집단과는 다르게 알코올 집단은 다른 색의 막대를 가지고 있다. 갈색 막대는 차이가 양수임을, 청색 막대는 차이가 음수임을 나타낸다. 환각제 집단에서는 갈색 막대만이 있었지만, 알코올 집단은 반대로 청색이 압도적이다. 이는 수요일과 일요일 점수 차이의 대부분이 음수임을 나타내며, 일반적으로 점수가 수요일보다 일요일에 더 높았음을 의미한다. Table 6.2에 점수 차이가 제시되어 있고, 히스토그램의 범례

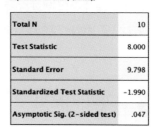

OUTPUT 6.4

Hypothesis Test Summary

	Null Hypothesis	Test	Sig.	Decision
1	The median of differences between Beck Depression Inventory (Sunday) and Beck Depression Inventory (Wednesday) equals 0.	Related-Samples Wilcoxon Signed Rank Test	.047	Reject the null hypothesis.

Asymptotic significances are displayed. The significance level is .05.

Total N	10
Test Statistic	8.000
Standard Error	9.798
Standardized Test Statistic	-1.990
Asymptotic Sig. (2-sided test)	.047

를 통해 차이가 양수인 것은 1개뿐이고 차이가 음수인 경우가 9개 그리고 차이가 0인 경우는 없었음을 확인할 수 있다.

앞에서처럼, 히스토그램 아래 표는 검정통계량이 8이고 이에 대한 표준오차는 9.80, 이에 대한 z-점수는 -1.99로 Section 6.5.1에서 직접 계산한 값과 같다. z-점수에 대한 p 값은 .047로 임계치인 .05보다 작으므로 우울 점수에는 유의한 차이가 있다는 결론이다. 히스토그램에 근거해 대부분의 차이가 음수였으므로 수요일보다 일요일의 우울 점수가 높았음을 알 수 있어 알코올 집단에서는 약을 복용한 다음 날 아침부터 주중까지 우울 점수가 유의하게 감소했음을 알 수 있다.

환각제 집단과 알코올 집단의 결과는 알코올을 복용했을 때와 환각제를 복용했을 때는 반대의 효과가 있음을 보여준다. 알코올을 복용한 후 주중보다 다음 날 아침에 우울 점수가 높은 반면, 환각제을 복용한 후에는 복용한 다음날 부터 주중까지 우울 점수가 증가했다. 집단 간 또는 조건 간의 다른 효과는 상호작용으로 알려져 있다(예, 상황에 따라 다른 효과가 있음). 비모수 검정을 사용해 직접적으로 상호작용 효과를 볼 수는 없지만 제10장과 제13장에서 좀 더 일반적인 모형을 통해 상호작용 효과에 대해 살펴볼 것이다.

6.5.5. 효과크기 계산 ②

효과크기는 맨-위트니 검정과 같은 방법으로 계산할 수 있다(Section 6.4.5). Output 6.3과 6.4에서 환각제 집단의 z = 2.53, 알코올 집단의 z = -1.99였다. 양쪽 집단 모두 관찰치가 20개 이므로 (각 집단의 대상자는 각 10명이었지만 각 대상자 자료를 2번씩 측정했고, 여기서는 대상자 수가 중요한 것이 아니고 관찰을 한 수가 중요함) 효과크기는 다음과 같이 계산한다.

$$r_{Ecstasy} = \frac{2.53}{\sqrt{20}} = .57$$

$$r_{Alcohol} = \frac{-1.99}{\sqrt{20}} = -.44$$

이 결과는 환각제 집단에서는 우울 수준의 변화가 크고(Cohen의 기준인 큰 효과크기 .05 이상), 알코올 집단의 우울 수준의 변화는 중간이거나 큰 변화(Cohen의 기준에서 .03이 중간 효과크기, .05 큰 효과크기)를 보이는 것으로 나타났다.

6.5.6. 결과의 기술 ①

윌콕슨 검정에서는 검정통계량으로 T와 정확한 유의확률과 효과크기를 보고한다(Section 2.8). 따라서 다음과 같이 보고할 수 있다.

✓ 환각제 집단에서, 우울 수준은 일요일($Mdn = 17.50$)보다 수요일($Mdn = 33.50$)에 유의하게 더 높았다($T = 36$, $p = .012$, $r = .57$). 그러나 알코올 집단의 경우는 반대로, 우울 수준이 일요일($Mdn = 16.0$)보다 수요일($Mdn = 7.50$)에 유의하게 더 낮았다($T = 8$, $p = .047$, $r = -.44$).

중앙값은 기술통계를 돌리면 구할 수 있다. T 값 대신에 z 값을 보고할 수도 있다.

✓ 환각제 집단에서, 우울 수준은 일요일($Mdn = 17.50$)보다 수요일($Mdn = 33.50$)에 유의하게 더 높았다($z = 2.53$, $p = .012$, $r = .57$). 그러나 알코올 집단의 경우는 반대로, 우울 수준이 일요일($Mdn = 16.0$)보다 수요일($Mdn = 7.50$)에 유의하게 더 낮았다($z = -1.99$, $p = .047$, $r = -.44$).

핵심녀의 힌트   윌콕슨 부호-순위 검정

- 윌콕슨 부호-순위 검정은 같은 대상자의 두 가지 조건을 비교할 때 그리고 조사한 자료가 정규분포를 하지 않거나 제5장에서 제시한 가정을 위반할 경우 사용한다.
- 점근적 유의확률 값을 읽어준다(양측 검정). 유의확률이 .05보다 작으면 두 조건은 유의하게 차이가 있는 것이다.
- 두 집단이 어떻게 다른지 보기 위해 히스토그램과 차이가 양수인 것의 개수와 음수인 것의 개수를 본다(특정 방향의 차이를 가진 수가 많은 것은 결과의 방향을 말해준다).
- T 값 또는 z-값, 정확한 유의확률의 실제 값, 효과크기를 보고한다. 중앙값과 그에 해당하는 범위를 보고한다(또는 상자 도표를 그린다).

나자료 6.1

메추라기를 연구한다면? ①

'조건화'가 수컷 메추라기의 정자 생산에 영향을 주는 지에 대한 연구가 있었다. 이 연구의 기본적 아이디어는 수컷이 교미를 위해 특정 챔버의 암컷에게 접근하도록 하고 다른 환경의 챔버에서는 암컷에게 접근하지 못하게 하는 것이다. 예를 들어, 수컷 메추라기는 녹색 챔버에 있을 때 행운 속에 있다고 학습되었지만 다른 챔버에서는 좌절감이 있다고 학습되었다. 다른 수컷 메추라기들에게는 반대의 상황을 학습시켰다. 실험을 위해 수컷들은 양쪽 챔버에서 교미를 했다. 연구문제는 수컷이 특정 상황에서 교미를 할 수 있다는 것을 학습한 후, 그들이 대조군과 비교해서 특정 상황에 있을 때 더 많은 양질의 정자를 생산하는가? 이다.

Mike Domjan과 동료들은 조건화가 관여한다면 이전에 특정 상황에서 교미를 했던 경험을 가진 수컷은 대조적인 상황에서 교미를 한 수컷보다 번식이 증가할 것으로 예측했다(Mathews, Domjan, Ramsey & Crews, 2007). 가설을 검증하기 위해 훈련을 한 후, 2마리의 수컷이 14마리의 암컷과 교미를 하도록 했다. 한 마리의 수컷이 이전에 긍정적인 경험을 했던 챔버에서 한 마리의 암컷과 교미를 했다(**신호군 Signalled**). 반면에 다른 수컷은 같은 암컷과 교미를 했지만 그 챔버는 이전에 좌절을 경험했던 챔버였다(**대조군 Control**). 교미를 한 10일 후 암컷으로부터 난자를 채취해 수정을 시킨 수컷이 어떤 수컷이었는지를 확인하기 위해 유전자 분석을 했다.

이 연구의 자료는 **Mathews et al. (2007).sav**이다. 신호군의 수컷의 교미시 수정 성공률이 대조군의 수정 성공률보다 높은지 여부를 보기 위해 윌콕슨 부호-순위 검정을 수행하였다.

정답은 companion 웹 사이트의 추가 자료에 있다(또는 학술잡지 760쪽에서 볼 수 있다).

6.6. 여러 독립 집단의 비교: 크러스칼-월리스 검정 ①

앞에서 두 집단 또는 두 가지 조건 간의 차이를 검정하는 통계에 대해 배웠다. 그렇다면 두 집단보다 집단 또는 조건이 더 많은 경우에는 어떤 통계를 사용해야 할까? 이런 경우에는 크러스칼 월리스 검정과 프리드만 검정을 사용할 수 있다. 크러스칼 월리스 검정은 집단 또는 조건이 서로 독립적인 경우에, 프리드만 검정은 집단 또는 조건이 관련이 되어 있는 경우 사용한다. 먼저 크러스칼 월리스 검정 (Kruskal & Wallis, 1952)을 살펴보자. 이 방법은 서로 독립적인 여러 집단의 점수 차이를 보고자 하는 가설을 검정하며, 조사한 자료가 정규분포를 하지 않고 제5장에서 배운 가정 중 한 가지를 위반한 경우 사용한다. William Kruskal (Figure 6.10)에 대해서 좀 더 알기를 원한다면 Fienberg, Stigler와 Tamur (2007)이 쓴 전기를 읽어보기 바란다.

신문에서 한 과학자가 서양 남성의 정자 수를 낮추는 것과 관련이 있는 콩에 있는 화학물질인 제니스테인(genistein)을 발견했다는 기사를 읽었다. 이 연구

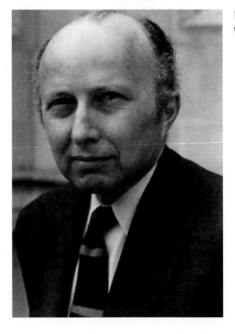

FIGURE 6.10
William Kruskal

는 실험용 쥐를 통해 나온 결과이며 정자 수를 낮추는 것과 관계가 없음이 밝혀졌지만 수컷 쥐의 비정상적 성 발달을 유발한다는 근거가 있었다(아마도 이 화학물질이 estrogen 역할을 하는 것으로 추정). 기자는 이 연구결과를 콩에 있는 화학물질인 제니스테인이 남성의 정자 수를 명백하게 감소시키는 것으로 잘못 해석했다. 연구자는 쥐가 아닌 인간을 대상으로 이 아이디어를 검증하고자 한다. 80명의 남성을 네 집단으로 나누어서 1년 동안 각 집단에 주당 콩 제품 먹는 횟수를 다르게 했다. 첫 번째 집단은 1년 동안 주당 콩 제품을 전혀 먹지 않았고, 두 번째 집단은 주당 1번, 세 번째 집단은 주당 4번, 그리고 마지막 집단은 주당 7번 먹었다고 가정해 보자. 이 실험을 시작한 후 1년이 되었을 때 모든 참여자의 정자 수를 검사해 보았다.

6.6.1. 크러스칼-윌리스 검정의 이론 ②

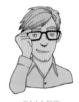

SMART
ALEX
ONLY

크러스칼-윌리스 검정에 대한 이론은 맨-위트니 검정과 윌콕슨 순위합 검정에 대한 이론과 비슷하다(Section 6.4.2). 맨-위트니 검정과 같이 크러스칼-윌리스 검정은 순위에 기초를 한다. 따라서 자료가 어느 집단에 속하는지와 상관없이 낮은 순서에서 높은 순서로 나열하고 가장 낮은 순위의 점수에 1, 그 다음 점수에 2를 부여한다(Section 6.4.1). 수집한 자료의 순서를 정한 다음 각 집단으로 돌아가 각 집단의 순위를 더한다. 각 집단의 순위합은 R_i로 표기한다(i는 특정 집단을 나타낼 때 사용). Table 6.3은 수집한 자료에 순위를 표기한 자료의 예이다.

SELF-TEST 자료에 대한 순위를 만들어보고 Table 6.3과 같은지 알아보자.

각 집단의 순위합을 계산한 다음, 검정통계량 H를 다음과 같이 계산한다.

$$H = \frac{12}{N(N+1)} \sum_{i=1}^{k} \frac{R_i^2}{n_i} - 3(N+1) \tag{6.1}$$

이 수식에서 R은 각 집단 순위의 합이고, N은 전체 표본 수이고, n은 특정 집단의 표본 수이다. 위의 예에서 $N = 80$이고 $n = 20$이다. 각 집단에 대해 순위의 합의 제곱을 각 집단의 표본의 수로 나눈 후, 이들 값을 더해준다. 이 값이 수식의 중간 부분이고 나머지 부분은 전체 표본 수에 기초를 둔 여러 값을 계산하는 것과 관련이 된다. 예제에 대한 검정통계량은 다음과 같이 계산된다.

$$H = \frac{12}{80(81)}\left(\frac{927^2}{20} + \frac{883^2}{20} + \frac{883^2}{20} + \frac{547^2}{20}\right) - 3(81)$$

$$= \frac{12}{6480}(42966.45 + 38984.45 + 38984.45 + 14960.45) - 243$$

$$= 0.0019(135895.8) - 243$$

$$= 251.66 - 243$$

$$= 8.659$$

이 검정통계량은 카이제곱 분포에서 파생된 분포이다. 표준정규분포가 평균값 0과 표준편차 1에 의해 만들어진 분포인 반면, 카이제곱 분포는 자유도[집단 수 − 1 즉 k − 1)]에 의해 정의된 분포이다. 이 예에서 자유도는 3이다.

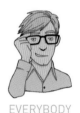

EVERYBODY

TABLE 6.3 Data for the soya example with ranks

No Soya		1 Soya Meal		4 Soya Meals		7 Soya Meals	
Sperm (millions)	Rank	Sperm (millions)	Rank	Sperm (millions)	Rank	Sperm (millions)	Rank
0.35	4	0.33	3	0.40	6	0.31	1
0.58	9	0.36	5	0.60	10	0.32	2
0.88	17	0.63	11	0.96	19	0.56	7
0.92	18	0.64	12	1.20	21	0.57	8
1.22	22	0.77	14	1.31	24	0.71	13
1.51	30	1.53	32	1.35	27	0.81	15
1.52	31	1.62	34	1.68	35	0.87	16
1.57	33	1.71	36	1.83	37	1.18	20
2.43	41	1.94	38	2.10	40	1.25	23
2.79	46	2.48	42	2.93	48	1.33	25
3.40	55	2.71	44	2.96	49	1.34	26
4.52	59	4.12	57	3.00	50	1.49	28
4.72	60	5.65	61	3.09	52	1.50	29
6.90	65	6.76	64	3.36	54	2.09	39
7.58	68	7.08	66	4.34	58	2.70	43
7.78	69	7.26	67	5.81	62	2.75	45
9.62	72	7.92	70	5.94	63	2.83	47
10.05	73	8.04	71	10.16	74	3.07	51
10.32	75	12.10	77	10.98	76	3.28	53
21.08	80	18.47	79	18.21	78	4.11	56
Total (R_i)	927		883		883		547
Average ($\bar{R}_i$)	46.35		44.15		44.15		27.35

6.6.2. 추가 검정 ②

크러스칼-윌리스 검정을 통해서는 전체적으로 집단이 다른 모집단으로부터 나왔다는 것만을 알 뿐 예제의 네 집단에서 특별히 어떤 집단 간에 차이가 있는지는 알 수 없다. 네 집단 모두가 다른지 아니면 네 집단 중 단지 두 집단만이 다른지? 따라서 어느 집단 간에 차이가 발생했는지를 알아보기 위해 추가 분석이 필요하다. 가장 간단한 방법은 두 집단씩 짝을 지어 모든 쌍을 비교하는 것이다(대응 비교 pairwise comparisons). 사례에서는 총 6개의 대응 비교가 필요하며 전혀 안 먹은 집단 vs. 1번 먹은 집단, 전혀 안 먹은 집단 vs. 4번 먹은 집단, 전혀 안 먹은 집단 vs. 7번 먹은 집단, 1번 먹은 집단 vs. 4번 먹은 집단, 1번 먹은 집단 vs. 7번 먹은 집단, 4번 먹은 집단 vs. 7번 먹은 집단이다. 우선적으로 각 대응 집단별로 6번의 맨-위트니 검정을 수행한다. 그러나 Section 2.6.1.7에서 본 것처럼 같은 자료에 대해 여러 번의 검정을 실시하는 것은 1종 오류가 증가해 우연에 의한 차이를 발견할 확률이 높아진다. 이상적인 것은 시행한 전체 검정의 1종 오류를 5%로 유지하는 것이다. 1종 오류를 5%로 유지하기 위한 방법으로 유의성의 역치로서 더 낮은 확률을 사용할 수 있다. 즉, 크러스칼-윌리스 검정 집단의 모든 쌍의 대응 비교를 한 후 효과를 따로 보기 위한 한 방법으로 p 값을 조정해서 전체적으로 모든 검정을 통해 제1종 오류를 5%로 유지한다.

그러나 Section 2.6.1.8에서 p 값을 엄격하게 적용하면 검정력이 유의하게 감소되므로 이에 대한 대안으로 단계적 방법을 사용한다. SPSS에서 가장 낮은 순위합으로부터 가장 높은 순위합 집단의 순서를 만든다. 예제에서는 7번 먹은 집단(순위합 = 547, 중앙값 = 1.33), 4번 먹은 집단(순위합 = 883, 중앙값 = 2.90), 1번 먹은 집단(순위합 = 883, 중앙값 = 2.60), 전혀 먹지 않은 집단(순위합 = 927, 중앙값 = 3.1)이다. 그러므로 집단의 순서는 7번 먹은 집단, 1번 먹은 집단, 4번 먹은 집단, 전혀

FIGURE 6.11
The nonparametric step-down procedure

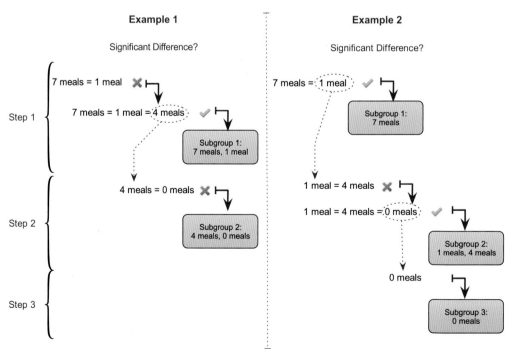

먹지 않은 집단 순이다. Figure 6.11은 단계적 과정이 어떻게 수행되는지를 보여준다. 1단계는 첫 번째와 두 번째 순위의 집단이 같은지 여부를 본다(예, 유의한 차이가 있는지?). 만일 두 집단이 같다면 세 번째 집단을 넣고 세 집단 모두가 같은지 여부를 본다. 세 집단이 모두 같다면 네 번째 집단을 넣고 네 집단 모두가 같은지를 본다. 어디서든 유의한 차이를 발견한다면 거기서 멈추고, 마지막에 포함시킨 집단을 빼고 그 집단은 모두 같은 집단에 포함시키지 않는다. 2단계에서 같은 과정을 반복한다. Figure 6.11의 예 1의 순위 목록에서 첫 두 집단인 7번과 1번 먹은 집단으로 시작한다. 두 집단은 유의하게 다르지 않았기 때문에 세 번째 집단으로 4번 먹은 집단을 더했다. 4번 먹은 집단을 넣었을 때 집단이 유의하게 차이가 있었기 때문에 4번 먹은 집단을 2단계로 가져 왔다. 2단계에서 4번 먹은 집단과 나머지 집단인 전혀 먹지 않은 집단을 비교했다. 이들 집단은 유의하게 다르지 않았기 때문에 여기에서 과정을 멈추었다. 예 2에서는 순서상 첫 두 집단인 7번 먹은 집단과 1번 먹은 집단으로 시작했고 이 두 집단이 유의하게 차이가 있었기 때문에 1번 먹은 집단을 2단계로 가지고 왔고, 7번 먹은 집단이 다른 한 집단이라는 결론을 내렸다. 2단계로 1번 먹은 집단과 4번 먹은 집단을 비교했는데 유의하게 다르지 않았기 때문에 전혀 먹지 않은 집단을 추가했더니 유의한 차이가 발생했으므로, 전혀 먹지 않은 집단을 3단계로 가져왔고, 4번 먹은 집단과 1번 먹은 집단은 동질한 집단이라는 결론을 내렸다, 3단계에서 한 집단만이 남았고 비교할 다른 집단이 없기 때문에 전혀 먹지 않은 집단이 다른 한 집단이라는 결론을 내렸다.

집단 수가 더 많은 경우 집단 간에 차이가 있을 때 그 차이가 정확하게 어디서 발생했는지 발견하기 위해 추가 검정을 할 필요가 있다.

6.6.3. 자료 입력과 탐색 ①

SELF-TEST SPSS에 Table 6.3의 자료를 입력하고 그 자료에 대해 탐색적 분석을 수행해 보자(Section 5.3.2와 5.3.3).

각 집단의 다른 참여자로부터 자료를 수집했을 때, 코딩변수를 사용해 자료를 입력한다. 따라서 자료 편집창은 자료에 대해 2개의 열을 가지게 될 것이다. 첫 번째 열은 코딩변수로(예를 들어 콩과 같은) 이 예에서는 4가지의 코드를 가질 것이다(1 = 콩 제품을 전혀 먹지 않은 집단, 2 = 주당 1번 먹은 집단, 3 = 주당 4번 먹은 집단, 4 = 주당 7번 먹은 집단). 두 번째 열은 종속변수로 1년 후 측정한 정자의 수이다(Sperm). SPSS에 자료를 입력할 때, 어떤 집단이 어떤 코드에 의해 표기되는지를 기억해야 한다(Section 3.5.2.3). 자료는 **Soya.sav**라는 이름의 파일로 저장되었다.

Figure 6.12와 Output 6.5는 탐색적 분석 결과이다. 정규 Q-Q 도표는 대각선으로부터 이탈되어 있는 점을 통해 네 집단이 정규성으로부터 얼마나 벗어났는지를 명확하게 보여준다. 비정규성의 근거는 이 그래프를 통해 볼 수 있고, 브레인 5.5에서 제시한 것처럼 정규성 검정에 문제가 있으므로 그

FIGURE 6.12
Normal Q–Q
plots of sperm
counts after
different doses
of soya meals
per week

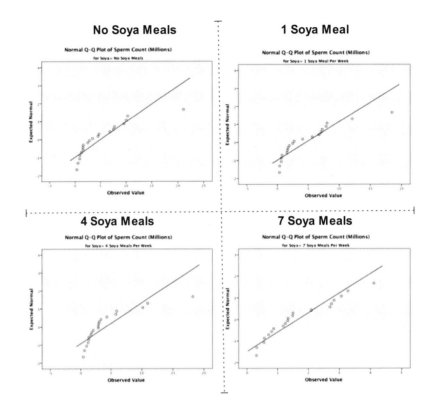

래프를 보는 것 말고 다른 어떤 것을 할 필요는 없지만, 각 집단의 정규성을 각각 사정하고, 각 집단의 표본 수가 매우 작고(*n* = 20), 정규성 검정이 유의하다면, 비정규성의 근거로 채택될 수 있다. 검정결과(Output 6.5), 콜모고로프–스미르노프 검정은 대조군에서 유의하지 않았고(*D*(20) = .181, *p* = .085), 더 정확한 사피로–윌크 검정은 *p* = .001로 유의했다. 주당 1번 콩 제품을 먹은 집단과 주당 4번 먹은 집단(*D*(20) = .267, *p* < .001), 주당 7번을 먹은 집단(*D*(20) = .204, *p* = .028)은 정규분포와 유의하게 달랐다(*D*(20) = .207, *p* = .002). 동질성 검증인 레빈 검정에서도 분산의 동질성 가정은 *p* 값이 .05보다 작아 위배되었다(*F*(3, 76) = 5.12, *p* = .003). 이와 같이 이 자료는 정규분포를 하지 않았고, 집단 간 이분산성을 보였다.

OUTPUT 6.5

Tests of Normality

	Number of Soya Meals Per Week	Kolmogorov–Smirnov[a]			Shapiro-Wilk		
		Statistic	df	Sig.	Statistic	df	Sig.
Sperm Count (Millions)	No Soya Meals	.181	20	.085	.805	20	.001
	1 Soya Meal Per Week	.207	20	.024	.826	20	.002
	4 Soya Meals Per Week	.267	20	.001	.743	20	.000
	7 Soya Meals Per Week	.204	20	.028	.912	20	.071

a. Lilliefors Significance Correction

Test of Homogeneity of Variance

		Levene Statistic	df1	df2	Sig.
Sperm Count (Millions)	Based on Mean	5.117	3	76	.003
	Based on Median	2.860	3	76	.042
	Based on Median and with adjusted df	2.860	3	58.107	.045
	Based on trimmed mean	4.070	3	76	.010

6.6.4. SPSS에서 크러스칼–월리스 검정의 수행 ①

크러스칼–월리스 검정을 수행하기 위해서, Section 6.3에서 제시한 일반적인 절차를 따른다. 첫 번째로, Analyze Nonparametric Tests ▶ ▲ Independent Samples…를 선택한다. Objective Fields Settings 필드 탭으로 가서 *Fields*라는 상자에 자료 편집창에 나열되어 있는 변수를 볼 수 있을 것이다. 만일 자료 편집 창에 사전에 정의한 변수가 있다면 사전 정의된 역할 사용 (◉ Use predefined roles)을 선택하고 그러면 SPSS는 자동적으로 변수를 선정할 것이다. 만일 사전에 정의한 변수가 없다면 사용자 정의 필드 할 당(◉ Use custom field assignments)을 선택하고 연구자 자신이 변수를 선택한다. 목록에서 종속변수 (Sperm Count(Millions))을 선택해 검정 필드(*Test Fields*)를 드래그 하거나 (➡)로 이동시킨다. 그 다음 독립변수(집단을 나타내는 변수), 이 예서는 콩 제품을 선택해 집단이라고 명명된 상자에 드래 그한다. Figure 6.13에 완성된 대화상자를 제시했다.

다음으로 검정 선택을 활성화하 위해 Objective Fields Settings 설정을 선택한다. SPSS가 데이터를 기준으로

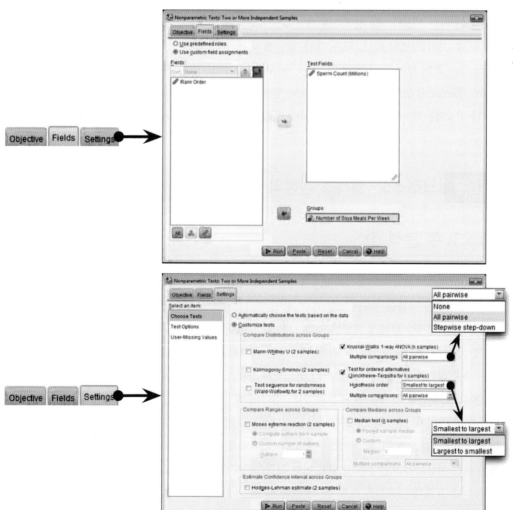

FIGURE 6.13
Dialog boxes for the Kruskal – Wallis test

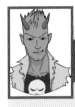

SPSS TIP 6.3   크러스칼-월리스 검정에 대한 다른 선택 ②

주 대화상자에는 선택할 수 있는 다른 검정이 있다.

- **중앙값 검정(Median test):** 표본이 같은 중앙값을 가진 모집단으로부터 나왔는지 여부를 검정하는 것으로, 이 검정은 크러스칼-월리스 검정과 같은 효과를 가진다. 이 검정은 전체 자료 세트의 관찰된 중앙값의 위와 아래에 배치된 점수의 수에 의해 각 집단으로 나누는 분할표를 만드는 것에 근거하는 방법이다. 만일 같은 모집단으로부터 나온 집단이라면 이들 빈도는 모든 조건에서 같을 것으로 기대한다(약 50%는 위에 약 50%는 아래에).
- **순위 지정된 대체 검정 (Jonckheere–Terpstra):** 자료의 경향을 보기 위한 검정이다(Section 6.6.6)

분석 방법을 자동으로 선택하게 할 수 있지만(◉ A̲utomatically choose the tests based on the data), 사용자 정의 (◉ C̲ustomize tests)를 선택한다면 더 많은 선택을 할 수 있다. 크러스칼-월리스 검정을 돌리기를 원한다 면 ☑ Kruskal-W̲allis 1-way ANOVA (k samples) 에 체크를 한다(Figure 6.13). 다음으로 *다중 비교(Multiple comparisons)*라는 드롭박스를 선택하면 개별 집단 간의 차이를 볼 수 있다. 이 목록에는 앞에서 언급한 것처럼 두 가지 방법이 있다. 모든 다른 집단에 대해 모든 집단을 비교하는 모든 *대응별 방법(All pairwise)* 또는 *단계적 하향방법(Stepwise step-down)*. 또한 순위 지정된 대체 검정인 Jonckheere–Terpstra trend test를 선택할 수도 있다. 이 방법은 집단의 중앙값이 선형적인 방법으로 증가 하거나 감소하는지 여부를 보는 데 유용하다. (▶ Run)을 클릭하면 분석이 진행된다.

6.6.5. 크러스칼-월리스 검정의 결과물 ①

6.6.5.1. 주 분석 ①

Output 6.6은 요약표로 유의확률 p = .034이고, 귀무가설이 기각되었다는 간단한 메시지만을 준 다. 이 요약표를 더블클릭하면 모형 뷰어 창이 열리고 똑같은 요약표뿐 만 아니라 크러스칼-월리스 검정에 대한 통계량(앞에서 계산된 것과 같은 값 8.659, 자유도[4 − 1 = 3]), 유의확률을 포함해 더 자세한 정보를 제공한다. 중요한 것은 .034라는 유의확률이다. 이 값이 .05보다 작기 때문에 정자의 수는 주당 섭취한 콩 제품의 양에 따라 유의하게 차이가 있다는 결론을 내릴 수 있다.

앞에서도 언급한 것처럼 이 결론은 어느 집단에서인가 차이가 있다는 정보만을 줄 뿐 어느 특정 집단 간에 차이가 있는지는 알 수가 없다. 집단의 차이를 보는 한 가지 방법은 집단의 상자도표를 보 는 것이다(Section 5.3.2.2). SPSS는 Output 6.6과 같은 상자도표를 제시한다. 상자도표에서 눈에 띄는 것은 이상값이 보인다는 것이다. 어떤 사람은 일반적인 사람보다 상당히 많은 양의 정자를 생산 했다. 박스 도표의 기준선을 통해 볼 때 처음 세 집단의 중앙값은 거의 비슷하지만 콩 제품을 일주일 에 7번 먹은 집단의 중앙값은 약간 낮아 아마도 4번째 집단에 의해 차이가 발생했다고 생각할 수 있

OUTPUT 6.6

Independent-Samples Kruskal-Wallis Test

Hypothesis Test Summary

	Null Hypothesis	Test	Sig.	Decision
1	The distribution of Sperm Count (Millions) is the same across categories of Number of Soya Meals Per Week.	Independent-Samples Kruskal-Wallis Test	.034	Reject the null hypothesis.

Asymptotic significances are displayed. The significance level is .05.

Total N	80
Test Statistic	8.659
Degrees of Freedom	3
Asymptotic Sig. (2-sided test)	.034

1. The test statistic is adjusted for ties.

다. 그러나 이 결론은 주관적이므로 정확한 결론을 얻기 위해 Section 6.6.2에서 언급한 추가 분석이 필요하다.

6.6.5.2. 추가 분석 ②

Section 6.6.2에서 본 것처럼, SPSS에는 크러스칼–월리스 검정에 대한 두 가지 추가 분석 방법이 있다. *모든 대응별 분석* 또는 *단계별 하향 분석* 방법을 선택했는지에 따라 Output은 다르게 나온다(Figure 6.13). 추가 분석에 대한 결과는 두 가지 추가 분석 방법 모두 모형 뷰어 창에 바로 나타나지 않는다. 오른편의 모형 뷰어 창은 초기 설정으로 독립표본 *검정보기(Independent Samples Test View)*에 대한 주요 결과물을 보여주지만, 오른편 창의 맨 아래 쪽에 보면 보기라고 되어 있는 drop-down 목록에서 추가 분석을 선택할 수 있다. 모든 대응별 비교 방법을 원한다면 선택할 수 있는 *대응별 비교(Pairwise Comparisons)*나 *단계적 하향방법(Stepwise step-down)*을 원할 때 선택하는 동일 *집단군(Homogenous Subsets)*을 포함해 여러 옵션이 있다. Figure 6.14와 같이 보기(view)에서 어떤 옵션을 선택하느냐에 따라 Output은 다르게 나타난다.

먼저 대응별 비교를 보자. Output 6.7이 대응별 비교에 대한 결과물이다. 위쪽의 그림은 각 집단의 평균 순위를 보여 준다. 이 예에서 주당 7번 콩 제품을 섭취한 집단의 평균 순위는 27.35이고 주당 전혀 콩 제품을 섭취하지 않은 집단의 평균 순위는 46.35이다. 이 그림에서는 집단을 연결하는 다른 색을 사용함으로써 차이를 강조할 것이다(현재의 예에서 모든 연결선이 검은색인 이유는 집단 간에 유의한 차이가 없기 때문이다). 그림 아래 표에는 모든 가능한 대응 비교를 보여준다. 주당 콩 제품 섭취 빈도 7 vs. 1, 7 vs. 4, 7 vs. 0, 1 vs. 4, 1 vs. 0, 4 vs. 0 각각에 대한 검정통계량은 그들 집단의 평균 순위 간의 차이이다. 콩 제품 섭취 빈도 7 vs. 1에 대해서는 $44.15 - 27.35 = 16.80$이고, 콩 제품 섭취 빈도 0 vs. 4에 대해서는 $46.35 - 44.15 = 2.20$ 등과 같다. 이들 검정통계량을 각각에 해당되는 표준오차로 나눠주면 z-값으로 변환되고, z-값은 그것과 관계된 정확한 p 값을 가진다. 예를 들어, 콩 제품 섭취 빈도 7 vs. 1 비교에서 z-값 = 2.286이고 정확한 p 값은 .022이다. 그러나 Section 6.6.2에서 언급한 것처럼, 수행한 검정 횟수에 따라 p 값을 수정해야 한다. *Adj Sig.*라고 표기된 칸은 수정된 p 값을 나타내며 이 값을 통해 해석할 필요가 있다. 이 칸의 값을 보면 모든 값이 .05 보다 크므로 유의한 차이가 없음을 제시한다(비록 7 vs. 0 비교 집단의 p 값이 .058로 .05에 근접하지만 이것은 유의성 검증이 흑백논리에 의해 결정됨을 환기시켜주는 결론이고 효과크기가 유용할 수도 있음을 보여준다).

요약하면, 전체 효과가 유의함에도 불구하고, 집단별로 대응-비교 분석을 했을 때 콩 제품 섭취량의 차이에 따라 정자 수가 유의한 차이를 보이지 않았다. 콩 제품을 주당 7번 먹는 집단과 전혀 먹지 않는 집단의 비교가 통계적으로 유의하지 않았음에도 불구하고 콩 제품을 주당 7번 먹는 경우 전혀 먹

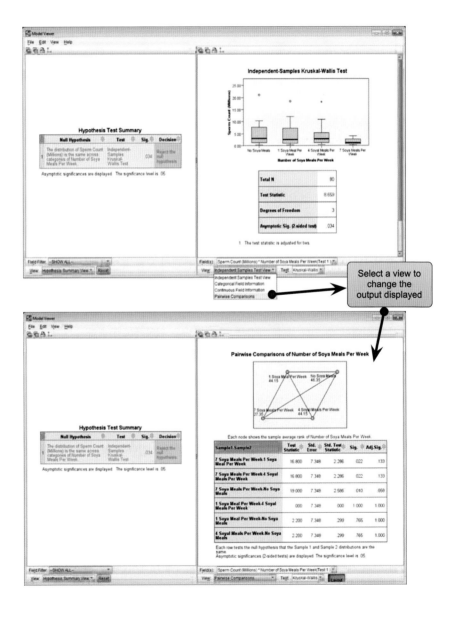

FIGURE 6.14
Changing the main output view to the pairwise comparisons view

Pairwise Comparisons of Number of Soya Meals Per Week   OUTPUT 6.7

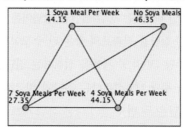

Independent Samples Test View
Categorical Field Information
Continuous Field Information
Pairwise Comparisons

Each node shows the sample average rank of Number of Soya Meals Per Week.

Sample1-Sample2	Test Statistic	Std. Error	Std. Test Statistic	Sig.	Adj.Sig.
7 Soya Meals Per Week-1 Soya Meal Per Week	16.800	7.348	2.286	.022	.133
7 Soya Meals Per Week-4 Soya Meals Per Week	16.800	7.348	2.286	.022	.133
7 Soya Meals Per Week-No Soya Meals	19.000	7.348	2.586	.010	.058
1 Soya Meal Per Week-4 Soya Meals Per Week	.000	7.348	.000	1.000	1.000
1 Soya Meal Per Week-No Soya Meals	2.200	7.348	.299	.765	1.000
4 Soya Meals Per Week-No Soya Meals	2.200	7.348	.299	.765	1.000

Each row tests the null hypothesis that the Sample 1 and Sample 2 distributions are the same.
Asymptotic significances (2-sided tests) are displayed. The significance level is .05.

Homogeneous Subsets based on Sperm Count (Millions)   OUTPUT 6.8

Independent Samples Test View
Categorical Field Information
Continuous Field Information
Homogeneous Subsets

		Subset	
		1	2
Sample[1]	7 Soya Meals Per Week	27.350	
	1 Soya Meal Per Week		44.150
	4 Soya Meals Per Week		44.150
	No Soya Meals		46.350
Test Statistic		.[2]	.118
Sig. (2-sided test)		.	.943
Adjusted Sig. (2-sided test)		.	.943

Homogeneous subsets are based on asymptotic significances. The significance level is .05.

[1]Each cell shows the sample average rank of Sperm Count (Millions).

[2]Unable to compute because the subset contains only one sample.

지 않는 집단과 비교해 정자 수가 적어짐을 반영하는 것으로 보인다.

크러스칼-월리스 검정에 대한 추가 분석으로 단계별 하향방법을 선택한다면 Output은 모든 대응별 방법과는 다른 Output이 보인다. 이 방법은 다른 집단과 모든 집단을 비교하는 것이 아니므로, 여러 번 대응 비교를 하지 않아 p 값을 수정하는데 그렇게 엄격할 필요가 없다. Output 6.8은 단계별 하향 방법의 결과물로 보기 drop down 목록에서 동일 집단군이라는 방법의 결과물이다(추가 분석 방법은 대응별 비교이든 동일 집단군 방법이든 단지 한 가지 방법만을 수행할 수 있다). 이 결과물은 비슷한(동일) 집단을 결과표의 같은 칸에 모이게 하고 색깔을 통해 그 차이를 명백하게 보여준다. 첫 번째 칸은 주당 7번의 콩 제품을 섭취하는 집단만이 있다. 다시 말해서, 다음으로 높은 순위의 집단인 콩 제품을 주당 1회 섭취하는 집단과 비교해 유의한 차이를 보인다. 결과적으로, 주당 1회 콩 제품을 먹는 집단은 두 번째 칸의 다른 하위 세트로 이동시켜, 그 다음의 상위 순위 집단과 비교하게 되고(주당 4번 콩 제품을 먹는 집단) 이것은 유의한 차이가 없어 이들 집단은 콩 제품을 전혀 먹지 않는 집단과 비교하게 되는데 이 또한 유의한 차이가 없다(Figure 6.11). 이들 세 집단(1, 4, 전혀 먹지 않는 집단)은 같은 칸에 모이게 되고 같은 색깔의 배경을 가지게 되고 동일집단임을 보여준다. 세 집단(1, 4, 전혀 먹지 않는 집단)의 비교에 대한 *수정된 유의확률(Adjusted Sig.)*은 .943으로 세 집단의 차이가 유의하지 않음을 말해준다. 이 결과는 주당 7번 콩 제품을 먹는 집단이 다른 모든 집단에 비해 유의하게 정자 수를 낮추는 것으로 보이지만 다른 콩 제품 빈도 집단은 모두 정자 수에 유의한 영향이 없다고 요약할 수 있다.

6.6.6. 자료의 경향을 보기 위한 검정: Jonckheere-Terpstra test ②

Section 6.6.4.1에서 언급한 것처럼 ☑ Test for ordered alternatives (Jonckheere-Terpstra for k samples) (Jonckheere, 1954; Terpstra, 1952)에 대한 옵션을 선택할 수 있다. 이 통계는 비교하는 집단의 중앙값에 대한 순위 유형에 대한 검정이다. 이 방법은 크러스칼-월리스 검정과 근본적으로 같은 방법(집단의 중앙값 간의 차이에 대한 검정)이지만 집단의 순위에 의미가 있는지 여부에 대한 정보를 포함한다. 이와 같이 이 방법은 비교하고자 하는 집단의 중앙값의 의미있는 순위가 나왔는지를 비교하고자 할 때 사용해야 한다. 현재의 예에서 콩 제품을 더 많이 먹는 집단의 정자 수가 증가할 것으로 기대하므로, 콩 제품을 전혀 먹지 않은 대조군이 정자 수가 가장 많고, 주당 1번의 콩 제품을 섭취하는 집단, 주당 4번 콩 제품을 섭취하는 집단 순으로 정자 수가 감소하고, 주당 7번 콩 제품을 섭취하는 집단은 정자 수가 가장 적을 것이다. 그러므로 중앙값에는 순위가 있고 이 순위는 콩 제품을 섭취하는 횟수가 많을수록 감소한다. 반대로, 중앙값이 증가할 것으로 기대되는 상황이 있을 수 있다. 예를 들어, 심리학에는 '단순노출효과(mere exposure effect)'라고 알려진 현상이 있는데 이것은 근본적으로 어떤 것에 노출이 많이 될수록 더 그것을 좋아하게 되는 현상을 의미한다. 음반회사에서 음반 출시 2개월 전에 라디오에서 해당 음악을 사람들에게 들려줌으로써 음반이 출시될 때에는 사람들이 노래를 좋아하게 되어 음반을 구매하게 하는 전략으로 사용한다. 만일 세 집단이 있고 각각 10번, 20번, 30번 노래에 노출시키고 나중에 그 노래를 얼마나 좋아하는지 조사를 하면 중앙값이 증가할 것을 기대한다. 음악을 10번 들은 사람은 조금, 20번 들은 사람은 그보다 조금 더, 그리고 30번 들은 사람이 가장 많이 그 음악을 좋아하게 된다.

Jonckheere-Terpstra 검정(순위 지정된 대체 검정)은 이와 같은 상황을 위한 분석이다. SPSS에서는 두 가지 옵션 중 선택할 수 있다(Figure 6.13).

- *가장 작은 값에서 가장 큰 값.* 첫 번째 집단이 두 번째 집단과 다른지, 세 번째 집단과 다른지, 4번째⋯ 마지막 집단까지 다른지 여부를 검증하는 방법.
- *가장 큰 값에서 가장 작은 값.* 마지막 집단이 그 앞의 마지막 집단과 다른지, 또 그 앞의 집단⋯ 첫 번째 집단까지 다른지 여부를 검증하는 방법.

두 경우 모두 검정은 단지 지정된 집단 간의 차이를 보는 것이다. 이것은 전체 집단이 증가하는지 또는 감소하는지 여부를 구별하지는 않는다. 검정은 코딩변수에 의해 지정된 집단의 중앙값이 상승하는지 감소하는지 여부를 결정한다. 그러므로 중앙값이 변화할 것으로 기대하는 순서대로 집단을 코딩하는 것이 중요하며 *증가할 것으로* 또는 *감소할 것으로* 기대하는지 여부는 중요하지 않다. 콩 제품의 예에서, 주당 콩 제품을 전혀 먹지 않는 집단 = 1, 1번 먹는 집단 = 2, 4번 먹는 집단 = 3, 7번 먹는 집단 = 4로 코딩을 했고, 이 상황에서 우리가 정한 순서에 따라 정자 수의 중앙값이 증가하는지 감소하는지 여부를 검증한다. 코딩 체계를 변화하여 중앙값의 순서가 달라지는지 여부를 검증한다. Figure 6.13은 검정의 조건을 명시하는 방법을 보여준다. 크러스칼–윌리스가 아니라 Jonckheere–Terpstra 검정을 선택해 분석을 다시 돌린다(Section 6.6.4).

Output 6.9는 콩 제품 자료에 대한 Jonckheere–Terpstra 검정 결과이다. 크러스칼–윌리스 검정과 같이 보기 창에 p 값은 .013이고 귀무가설이 기각되었다는 요약표만 제시된다. 더 자세한 결과를 알고 싶으면 이 표를 더블클릭하면 모형 뷰어창이 나타나는데 검정통계량이 912이다. 집단의 표본 수가 큰 경우(집단당 8명 이상) 표본분포는 정규분포를 할 것이고 평균과 표준편차는 쉽게 정의되고 계산된다. 이런 것들을 알기 때문에, z–점수(−2.476)로 변환할 수 있다. 다른 z–점수처럼, 이와 관련된 p 값은 이 경우 .013이다. 이 값은 임계치인 .05보다 작기 때문에 중앙값 내에 의미 있는 경향이 있음을 나타낸다. z–점수의 부호는 유용한 정보를 말해준다. 만일 부호가 양수이면 중앙값이 증가하는 경향이 있음을 나타내고(코딩변수의 값이 커지면 중앙값이 커짐), 만일 부호가 음수이면 중앙값이 감소하는 경향이 있음을 나타낸다(코딩변수의 값이 커지면 중앙값은 작아짐). 이 예에서 검정 옵션은 가장

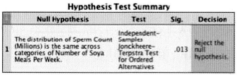

Hypothesis Test Summary

	Null Hypothesis	Test	Sig.	Decision
1	The distribution of Sperm Count (Millions) is the same across categories of Number of Soya Meals Per Week.	Independent-Samples Jonckheere-Terpstra Test for Ordered Alternatives	.013	Reject the null hypothesis.

Asymptotic significances are displayed. The significance level is .05.

Total N	80
Test Statistic	912.000
Standard Error	116.333
Standardized Test Statistic	−2.476
Asymptotic Sig. (2-sided test)	.013

OUTPUT 6.9

작은 값에서 가장 큰 값이고(Figure 6.13) 전혀 먹지 않는 집단 = 1, 1번 먹는 집단 = 2, 4번 먹는 집단 = 3, 7번 먹는 집단 = 4로 코딩을 했기 때문에 음수인 z-점수는 콩 제품의 섭취 빈도가 전혀 없는 것에서 1, 4, 7번으로 증가하면서 중앙값은 작아짐을 의미한다.

더모아

Jonckheere-Terpstra 검정에 대해 좀 더 알려 주세요.

Jonckheere-Terpstra 검정이 어떻게 이루어지는지 좀 더 자세하게 알고 싶다면 Companion 웹사이트를 참고하시오.

6.6.7. 효과크기의 계산 ②

아쉽게도 효과크기 r에 대해 자유도 1보다 큰 크러스칼–월리스 검정통계량을 변환하는 쉬운 방법이 없다. 부록에 제시된 정규분포에 대한 확률값 표에서 z에 관련되는 값을 찾아 크러스칼–월리스 검정통계량의 유의확률 값으로 사용할 수 있다. Section 6.4.5에서 사용했던 r로의 변환을 사용할 수 있다. 그러나 이런 유형의 효과크기는 일반적인 효과로 요약되기 때문에 거의 유용하지 않다. 대부분의 중점을 둔 비교 집단에 대한 효과크기에 더 관심이 있다. 이러한 이유로, 주 분석 후의 추가 분석을 하기 위해 사용하는 대응별 비교 검정에 대한 효과크기만을 계산할 것을 권장한다. Table 6.4는 이들 자료에 대해 어떻게 효과크기를 계산하는지 보여준다. 각 비교에 대해 Output 6.7에 *Std. Test statistic*이라고 명명된 칸으로 z-점수를 구한다. 20명씩의 표본을 가진 각각의 두 집단을 비교하므로, 각 집단에 대한 전체의 N은 40이다. r 값($z/\sqrt{N}$)을 계산하기 위해 N에 제곱근 값 ($\sqrt{40} = 6.32$)을 사용한다. Table 6.4에서 일주일에 콩 제품을 7번 먹는 집단과 대응 비교를 한 모든 집단에 대한 효과크기는 중간에서 큰 효과크기를 가진 것을 볼 수 있다. 이러한 효과크기에도 불구하고 이들 비교에 대한 유의성 검정은 유의하지 않으므로, 여기에는 어떤 의미 있는 것이 진행되고 있음을 알 수 있다. 모든 다른 비교는 r 값이 .1보다 작은, 매우 작은 효과크기가 산출되었다.

원한다면 같은 공식을 사용해 Jonckheere-Terpstra의 검정에 대한 효과크기도 계산할 수 있다. Output 6.9에서 볼 때, z 값은 -2.476이고 N은 80이므로 다음과 같이 계산된다.

$$r_{\text{Jonckheere}} = \frac{-2.476}{\sqrt{80}}$$
$$= -.28$$

TABLE 6.4 Calculating effect sizes for pairwise comparisons

Comparison	z	$\sqrt{N}$	r
7 vs. 1 meal	2.286	6.32	.362
7 vs. 4 meals	2.286	6.32	.362
7 vs. no meals	2.586	6.32	.409
1 vs. 4 meals	0.000	6.32	.000
1 vs. no meals	0.299	6.32	.047
4 vs. no meals	0.299	6.32	.047

6.6.8. 결과의 기술과 해석 ①

크러스칼–월리스 검정에 대해, 검정통계량(H)과 더불어 자유도와 유의확률을 보고해야 하며, 다음과 같이 보고할 수 있다.

✓ 정자 수는 콩 제품을 먹는 횟수에 따라 유의하게 영향을 받는다. $H(3) = 8.66$, $p = .034$. 그러나 효과크기를 포함해 추가 검정 결과를 보고할 필요가 있다.

✓ 정자 수는 콩 제품을 먹는 횟수에 따라 유의하게 영향을 받는다. $H(3) = 8.66$, $p = .034$. 수정된 p 값을 가진 대응 비교는 주당 7번 콩 제품을 먹는 집단과 4번 먹는 집단($p = .133$, $r = .36$), 1번 먹는 집단($p = .133$, $r = .36$), 전혀 먹지 않는 집단($p = .058$, $r = .41$)과 유의한 차이가 없었다. 또한 주당 4번 콩 제품을 먹는 집단과 1번 먹는 집단($p = 1.00$, $r = .00$), 전혀 먹지 않는 집단($p = 1.00$, $r = .05$)과 유의한 차이가 없었다. 마지막으로, 주당 1번 콩 제품을 먹는 집단($p = 1.00$, $r = .00$)과 전혀 먹지 않는 집단($p = 1.00$, $r = .05$)과 유의한 차이가 없었다.

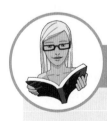

핵심녀의 힌트　　크러스칼–월리스 검정

- 크러스칼–월리스 검정은 서로 다른 참여자들이 두개 이상의 조건에 노출되었을 때 비교하는 검정으로, 수집한 자료의 분포가 치우치거나 모수 통계를 위한 기본가정을 위반한 경우 적용한다.
- 점근적 유의확률을 본다. 유의확률이 .05보다 작으면 집단 간에 유의한 차이가 있는 것이다.
- 주 분석 후 각각의 집단을 대응별로 비교하는 추가 검정을 할 수 있지만, 추가 검정을 하는 경우 각 검정의 p 값을 보정하여 전체 오류율을 5%로 유지한다.
- 만일 평균이 집단에 따라 특정 순서를 가지고 증가하거나 감소하는 경향이 예측되는 경우 Jonckheere의 검정을 수행한다.
- 주 분석에 대해 검정통계량(H), 자유도, 유의확률과 효과크기(또는 그에 대응하는 z 값과 유의확률)를 보고한다. 또한 중앙값과 그에 해당하는 범위(또는 상자도표를 그림)를 보고한다.

✓ 정자 수는 콩 제품을 먹는 횟수에 따라 유의하게 영향을 받는다. $H(3) = 8.66$, $p = .034$. 단계적 하향방법(Stepwise step-down) 추가 분석은 콩 제품을 매일 먹는다면 먹지 않는 집단과 비교해 유의하게 정자 수가 감소됨을 보여준다. 그러나 매일 콩 제품을 주당 4번 또는 1번 먹는 집단은 정자 수에는 유의하게 영향을 미치지 않았다($p = .943$).

또는 경향성을 가지고 결과를 보고하기를 원할 수도 있다.

✓ 정자 수는 콩 제품을 먹는 횟수에 따라 유의하게 영향을 받는다. $H(3) = 8.66$, $p = .034$. Jonckheere의 검정은 자료에서 유의한 경향을 발견한다. 콩 제품을 더 많이 먹을수록, 정자 수의 중앙값은 감소한다, $J = 912$, $z = -2.48$, $p = .013$, $r = -.28$).

6.7. 여러 개의 관련성 있는 집단 간의 차이: 프리드만의 분산분석 ①

클러스컬-윌리스 검정은 서로 다른 대상자로부터 나온 독립적인 여러 집단 간의 점수를 비교할 수 있지만 만일 같은 대상자로부터 나온 서로 관련이 있는 집단 간의 비교를 하기 원한다면 프리드만의 분산분석(Friedman's ANOVA)(Friedman, 1937)을 사용할 수 있다. 프리드만 검정은 관련성이 있는 즉, 같은 대상자로부터 나온 2가지 이상의 조건을 가진 자료를 비교할 때 그리고 자료에 비정상적인 사례가 있거나 제5장에서 제시한 가정을 위반하는 자료를 가진 경우에 사용할 수 있다.

나자료 6.2
기이한 연구 ①

나자료의 연구 6.1에서 수컷 메추라기에게 교미의 기회가 일어날 것임을 예측하도록 훈련했을 때 번식의 기회가 증가함을 보았다. 앞의 예에서 수컷에게 예측 요인으로 작용을 한 것은 구획의 유형이었지만 물체가 신호자극이 될 수도 있다.

Hakan Cetinkaya와 Mike Domjan은 성적으로 조건화된 수컷 메추라기에 대한 연구를 수행했다(Cetinkaya & Domjan, 2006). 모든 메추라기는 천조각을 이용하여 신호 자극을 경험했고 교미의 기회를 가졌는데 일부 메추라기는 자극 직후 교미의 기회를 주고(대응 집단), 다른 메추라기는 2시간 후에 교미를 경험했다(대조군).

실험기간 동안 메추라기는 암컷과 교미를 했고 연구자는 수정란의 백분율, 신호자극에 노출된 시간, 교미 시작하기 전 잠재기, 교미 효율성을 측정했다. 만일 신호자극이 효과적이면 메추라기는 더 많은 수정란을 가질 것이고, 교미가 더 빨리 시작될 것이며, 교미의 효율성은 증가할 것이다.

이 연구의 자료는 **Çetinkaya & Domjan (2006).sav**에 있다. 어느 집단의 메추라기가 더 많은 수정란을 만들고 더 빨리 짝짓기를 시작하는지 여부를 검증하기 위해 크러스칼-윌리스 검정을 수행한다.

정답은 companion 웹 사이트의 추가 자료에 있다(또는 학술잡지 429~430쪽에 있다).

젊은 사람들은 자신의 체중과 다이어트에 집착할 수가 있다. 대중매체는 비쩍 마른 몸매에 대한 멋진 이미지를 보여주며 날씬한 몸매가 매력적인 것으로 믿도록 세뇌하기 때문에 많은 사람은 자신이 완벽하지 않다고 생각하고 우울해한다. 다이어트 산업은 이런 잘못된 신체에 대한 이미지로 취약해진 사람의 몸을 아름답게 만드는 것을 돕는다는 명목하에 이런 사람의 생각에 편승한다. 사람의 취약점을 이용해 기회를 놓치지 않으려고 나는 Andikins 다이어트를 만들었다. 이 다이어트의 원칙은 자신의 생활습관을 따르는 것이다. 고기는 먹지 않고, 다즐링 차를 많이 마시고, 유럽 치즈를 여러 장 먹고, 갓 구운 딱딱한 빵을 먹고, 파스타를 먹고, 매번 기회가 될 때 초콜릿을 먹고, 주말에는 약간의 맥주를 즐기고, 일주일에 2번 축구를 하고, 하루에 1시간 정도 강렬하게 드럼을 친다. 내가 개발한 이 훌륭한 다이어트 방법이 효과가 있는지를 검증하기 위해 2개월 동안 이 다이어트를 할 의사가 있는 10명을 모집해 다이어트 시작 전과 다이어트 후 1개월과 2개월에 각각 체중을 측정했다.

6.7.1. 프리드만의 분산분석의 이론 ②

SMART
ALEX
ONLY

프리드만의 분산분석 이론은 이 장의 앞에서 살펴본 다른 검정의 이론과 매우 유사하다. 이 검정은 순위 자료에 기초한다. 먼저, 각기 다른 칸에 다른 조건을 가진 자료에 대해 각각 순위를 지정하는데 이 자료의 경우 세 가지 각기 다른 조건이 있으므로 세 칸을 가지게 된다. 다이어트 예에 대한 자료는 Table 6.5에 제시했다. 자료는 각기 다른 칸에 제시했고 각 줄은 각기 다른 사람의 체중을 나타낸다. 다음으로 각 사람들의 체중에 대해 순위를 지정한다. 따라서 첫 번째 대상자의 체중은 시작 시점에 63.75 kg, 1개월에 65.38 kg, 2개월에 81.34 kg이므로 이 사람에 대한 순위는 체중이 가장 작은 시점이 1이고 가장 체중이 많이 나가는 시점을 3으로 지정했다. 다음 두 번째 사람의 자료도 같은 방법으로 순위를 지정하여 10명의 자료에 대해 각각 순위를 지정한다. 그 다음 각 조건에 대한 모든 사람의 순위를 더해준다. 이 값을 R_i라고 표기하며 i는 특정 집단을 표기하기 위해 사용한다.

SELF-TEST 자료에 서열을 매기고 그 결과가 Table 6.5와 같은지 알아보자.

각 집단에 대한 순위합을 계산한 후에 검정통계량 F를 다음과 같이 계산한다.

$$F_r = \left[\frac{12}{Nk(k+1)} \sum_{i=1}^{k} R_i^2 \right] - 3N(k+1) \tag{6.2}$$

TABLE 6.5 Data for the diet example with ranks

	Weight			Start (Ranks)	Weight Month 1 (Ranks)	Month 2 (Ranks)
	Start	*Month 1*	*Month 2*			
Person 1	63.75	65.38	81.34	1	2	3
Person 2	62.98	66.24	69.31	1	2	3
Person 3	65.98	67.70	77.89	1	2	3
Person 4	107.27	102.72	91.33	3	2	1
Person 5	66.58	69.45	72.87	1	2	3
Person 6	120.46	119.96	114.26	3	2	1
Person 7	62.01	66.09	68.01	1	2	3
Person 8	71.87	73.62	55.43	2	3	1
Person 9	83.01	75.81	71.63	3	2	1
Person 10	76.62	67.66	68.60	3	1	2
			R_i	19	20	21

이 공식에서 R_i는 각 집단의 순위의 합이고, N은 전체 표본의 수로 이 예에서는 10이고, k는 조건의 수로 이 예에서는 3이다. 이 공식은 크러스칼–월리스 검정의 공식과 매우 비슷하다(공식 6.1과 6.2를 비교해 보시오). 각 조건에 대해 필요한 것은 순위합의 제곱이고 이들 값을 더해 준다. 이 부분은 공식의 중간에 해당된다. 나머지 부분은 전체 표본 수와 조건의 수에 근거를 둔 다양한 값과 관련이 된다.

$$
F_r = \left[\frac{12}{(10 \times 3)(3+1)} \left(19^2 + 20^2 + 21^2 \right) \right] - (3 \times 10)(3+1)
$$

$$
= \frac{12}{120}(361 + 400 + 441) - 120
$$

$$
= 0.1(1202) - 120
$$

$$
= 120.2 - 120
$$

$$
= 0.2
$$

EVERYBODY

검정에 포함된 대상자 수가 10보다 더 많을 때(이전에 크러스칼–월리스 검정과 마찬가지로) 프리드만 검정은 카이제곱 분포를 가지고(제18장), 이 분포는 자유도[집단수 − 1 즉, $(k − 1)$]에 의해 결정된다. 이 예에서 $k = 2$이다.

6.7.2. 자료 입력과 탐색 ①

SELF-TEST SPSS에 이 자료를 입력하고 탐색적 분석을
수행해 보자.

자료를 각 조건에서 같은 대상자에게 수집한 후, 자료는 각기 다른 칸에 입력한다. 자료 편집창은
3개의 칸이다. 첫 번째 칸은 다이어트 **시작 시점의 체중이고(Start)**, 두 번째 칸은 다이어트 시작 후
1개월 시점의 체중(Month1), 세 번째 칸은 다이어트 시작 후 **2개월 시점(Month2)**의 체중이다. 자료
는 Diet.sav로 저장되었다.

탐색적 분석의 결과는 Figure 6.15와 Output 6.10에 제시했다. 정규 Q-Q 도표는 대각선으로부
터 점들이 이탈되었기 때문에 모든 세 시점에 대해 정규분포로부터 벗어났음을 보여준다. 이 그래프

Baseline

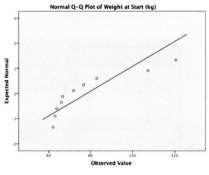

1 Month　　　　　　　　　**2 Months**

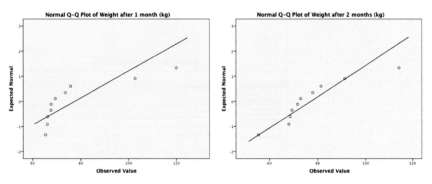

FIGURE 6.15
Q-Q plots of
the
diet data

OUTPUT 6.10

Tests of Normality

	Kolmogorov-Smirnov[a]			Shapiro-Wilk		
	Statistic	df	Sig.	Statistic	df	Sig.
Weight at Start (kg)	.228	10	.149	.784	10	.009
Weight after 1 month (kg)	.335	10	.002	.685	10	.001
Weight after 2 months (kg)	.203	10	.200[*]	.877	10	.121

*. This is a lower bound of the true significance.

a. Lilliefors Significance Correction

는 자료가 정규분포를 하지 않는다는 충분한 근거이고 표본 수가 작으므로 중심극한정리에 의존할 수 없다. 표본 수가 작기 때문에 정규성 검정에서 유의하지 않은 결과가 가지는 의미가 없기 때문에 정규성 검정을 시행하지 않는다. 정규성 검정을 시행한다면(Output 6.10) 콜모고로프−스미르노프 검정은 $D(10) = .23$, $p = .15$로 다이어트 시작 전에 유의하지 않지만, 더 정확한 샤피로−윌크 검정은 $p = .009$로 유의하다. 1개월 시점의 자료는 $D(10) = .34$, $p = .002$로 정규분포와 유의하게 달랐다. 다이어트 시작 후 2개월 시점의 자료는 $D(10) = .20$, $p = .200$으로 정규분포와 유의하게 다르지 않았지만, 이 결과는 표본 수가 작았기 때문에 의미가 없다(Section 2.6.1.10). 종합하면, 정규성 검정과 Q−Q 도표는 비정규분포 자료 또는 모든 시점에서 비정상적인 사례가 있음을 보여준다.

6.7.3. SPSS에서 프리드만 분산분석의 수행 ①

Section 6.3에서 제시한 일반적인 절차를 따른다. 첫 번째로, **Analyze Nonparametric Tests** ▶ **Related Samples...** 를 선택한다. Objective Fields Settings 필드 탭으로 가서 *Fields*라는 상자에 자료 편집창에 나열되어 있는 변수를 볼 수 있을 것이다. 만일 자료 편집창에 사전에 정의한 변수가 있다면 사전 정

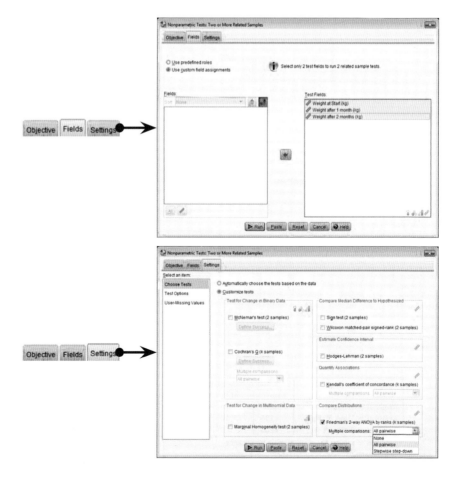

FIGURE 6.16
Dialog boxes for Friedman's ANOVA

의된 역할 사용(◉ Use predefined roles)을 선택하고 그러면 SPSS는 자동적으로 변수를 선정할 것이다. 만일 사전에 정의한 변수가 없다면 사용자 정의 필드 할당(◉ Use custom field assignments)을 선택할 것이고, 이 경우에는 연구자 자신이 변수를 선택할 필요가 있다. 그 다음 목록에서 독립변수(각 집단을 나타내는 변수)의 다른 수준에 종속변수를 나타내는 세 개의 변수를 선택한다. Start, Month1, Month2를 클릭해 검정 필드로 드래그하거나 🡢로 이동시킨다. Figure 6.16에 완성된 대화상자를 제시한다.

다음으로 검정 선택을 활성화하기 위해 Objective Fields Settings 설정을 선택한다. SPSS가 자동적으로 데이터를 기준으로 분석 방법을 자동으로 선택하게 할 수 있지만(◉ Automatically choose the tests based on the data), 사용자 정의(◉ Customize tests)를 선택한다면 사용자가 더 많은 선택을 할 수 있다(SPSS tip 6.4). 프리드만 검정을 돌리기 원한다면 ☑ Friedman's 2-way ANOVA by ranks (k samples) 에 체크를 한다. 다음으로 크러스칼-월리스 검정에서처럼 *다중 비교(Multiple comparisons)*라는 드롭박스를 선택한다(Figure 6.16). 이 선택은 개별 집단 간의 차이를 볼 수 있도록 한다. 이 목록에는 앞에서 언급한 것처럼 두 가지 방법이 있다. 모든 다른 집단에 대해 모든 집단을 비교하는 *모든 대응별 방법(All pairwise)* 또는 *단계적 하향방법(Stepwise step-down)*. ▶ Run 을 클릭하면 분석이 진행된다.

6.7.4. 프리드만의 분산분석 결과물 ①

Output 6.11은 요약표로 검정에 대한 유의확률 p 값이 .905임과 귀무가설이 채택되었음을 말해준다. 모형 뷰어창을 열기 위해 이 요약표를 더블클릭하면 같은 요약표와 더불어 프리드만 검정 통계량 $Fr(0.2)$, 자유도 $(3 - 1 = 2)$, 유의확률을 포함한 좀 더 자세한 결과를 보여준다. 유의확률은 .905로 .05보다 크므로 Andikins 다이어트는 어떤 효과도 없다는 결론을 내린다. 체중은 다이어트 과정에 따라 유의한 변화가 없다.

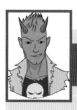

SPSS TIP 6.4   프리드만의 분산분석의 다른 선택 ②

주 대화상자에서 몇 가지의 다른 선택을 할 수 있다.

- Kendall's *W*(켄달의 *W*): 프리드만의 분산분석과 유사하지만 측정자 간의 일치도를 볼 때 사용된다. 예를 들어, 10명의 여성에게 Justin Timberlake, David Beckham과 Barack Obama의 매력에 대해 평가를 요청했다면, 그 여성들의 일치도 범위를 보기 위해 이 검정을 사용할 수 있다. 이 검정은 0(판정자 간의 일치도가 없음)에서 1(판정자 간의 완전한 일치) 범위의 일치도 계수, Kendall's *W*를 제시해 주기 때문에 유용하다.
- Cochran's *Q*(코크란 *Q*): 맥니마 검정(McNemar's test)의 확장이고(SPSS Tip 6.2) 이분 자료를 가졌을 때에 대한 프리드만 검정이다. 그래서 Justin Timberlake, David Beckham과 Barack Obama의 매력에 대해 10명의 여성에게 매력 평가를 요청하고 응답자는 아니오(0)와 예(1)로만 대답할 수 있다면 이런 자료에 대해서는 코크란 검정을 사용할 수 있다.

OUTPUT 6.11

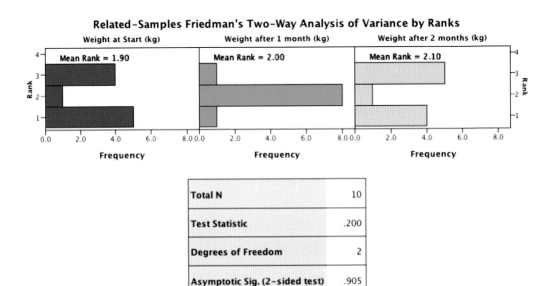

Output은 세 집단에 대한 순위의 분포도 보여준다. 평균 순위는 세 시점에 따라 매우 유사하다. 다이어트 시작시 1.90, 1개월 후 2.00, 2개월 후 2.10으로 시간의 변화에 따라 변화가 매우 적은데 이것은 검정통계량의 유의성이 부족함을 나타낸다.

6.7.5. 프리드만 분산분석의 추후 분석 ②

크러스칼–월리스 검정과 같이, 프리드만 검정에 대한 추가 검정도 두 가지 방법이 있다. 모든 대응 집단을 비교하는 방법 또는 하향 분석 방법의 선택에 따라(Section 6.6.2) 결과물은 다르다(Figure 6.16). 크러스칼–월리스 검정에서처럼, 모형 뷰어창에 바로 보이지 않는다. 이 결과물을 보기 위해 오른편 창의 맨 아래쪽의 보기라고 되어 있는 drop-down 목록에서 추가 분석을 선택할 수 있다. drop-down 목록에서 모든 대응별 비교 방법을 원할 때 선택하는 *대응별 비교(Pairwise Comparisons)*나 *단계적 하향방법(Stepwise step-down)*을 원하는 경우 선택하는 *동일집단군 (Homogenous Subsets)*을 포함해 여러 가지 옵션을 선택할 수 있다. 그러나, 이들 자료에 대해 drop-down 목록에서 모든 것을 볼 수는 없다. SPSS는 전체 분석이 유의한 경우에만 이들 검정을 수행하기 때문이다. 본 예의 경우 전체 분석이 유의하지 않았기 때문에 추가 검정이 없다. 그러나 전체 효과가 유의하다면, 크러스칼–월리스 검정에서 했던 것과 같은 방법으로 추가 분석을 수행할 수 있다.

6.7.6. 프리드만 효과크기의 계산 ②

분산분석 후 수행하는 비교에 대한 효과크기를 계산하는 것이 합리적이다. 위의 자료에서는 총 효과가 유의하지 않았기 때문에 어떤 추가 분석도 수행하지 않았다. 그러나 추후 비교에 대한 효과 크기는 집단 간 차이의 크기를 볼 수 있기 때문에 여전히 유용하다. SPSS에서는 유의하지 않은 프리드만 검정에서는 추가 분석을 수행하지 않기 때문에 z-점수를 구할 수 있는 일련의 월콕슨 검정을 수행한다. 세 집단이므로 모든 집단을 비교하기 위해서 세 가지 비교를 수행한다.

● 검정 1. 다이어트 시작 시점과 다이어트 시작 후 1개월 시점의 체중
● 검정 2. 다이어트 시작 시점과 다이어트 시작 후 2개월 시점의 체중
● 검정 3. 다이어트 시작 후 1개월 시점과 2개월 시점의 체중

SELF-TEST 위에서 제시한 세 가지 월콕슨 검정을 수행해 보자.

Output 6.12는 세 가지 비교를 수행한 것에 대한 월콕슨 부호–순위 검정 결과를 보여준다. Section 6.5.5에서 보았던 것처럼, 월콕슨 부호–순위 검정으로부터 효과크기를 직접적으로 구한다. 첫 번째 비교에서(다이어트 시작 시점과 다이어트 시작 후 1개월 시점의 체중) Output 6.12에 대한 $z = -0.051$이고, 각 조건에 대해 각각 포함된 10명의 관찰치에서 두 가지 조건의 비교에 근거하므로, 총 20개의 관찰치를 가진다(관찰치가 같은 대상자로부터 나왔다는 것은 고려하지 않는다). 그러므로 효과크기는 다음과 같이 계산된다.

Baseline - 1 Month

Total N	10
Test Statistic	27.000
Standard Error	9.811
Standardized Test Statistic	-.051
Asymptotic Sig. (2-sided test)	.959

Baseline - 2 Months

Total N	10
Test Statistic	25.000
Standard Error	9.811
Standardized Test Statistic	-.255
Asymptotic Sig. (2-sided test)	.799

1 Month - 2 Months

Total N	10
Test Statistic	26.000
Standard Error	9.811
Standardized Test Statistic	-.153
Asymptotic Sig. (2-sided test)	.878

OUTPUT 6.12

$$r_{\text{Start-1 Month}} = \frac{-0.051}{\sqrt{20}} = -.01$$

두 번째 비교에 대해(다이어트 시작 시점과 다이어트 시작 후 2개월 시점의 체중) Output 6.12는 $z = -0.255$임을 보여주고, 이것은 역시 20개의 관찰치에 기초한다. 그러므로 효과크기는 다음과 같다.

$$r_{\text{Start-2 Months}} = \frac{-0.255}{\sqrt{20}} = -.06$$

세 번째 비교에 대해(다이어트 시작 후 1개월 시점과 2개월 시점의 체중) Output 6.12는 $z = -0.513$임을 보여주고, 이것은 역시 20개의 관찰치에 기초한다. 그러므로 효과크기는 다음과 같다.

$$r_{\text{1 Month-2 Months}} = \frac{-0.153}{\sqrt{20}} = -.03$$

당연히, 프리드만 검정의 유의성 부족에서 보여주었던 것처럼 모든 세 집단의 차이는 존재하지 않는다. 모두가 0에 가깝다.

6.7.7. 결과의 기술과 해석 ①

프리드만의 분산분석에 대해 χ_F^2 라는 검정통계량[2]과 그에 대한 자유도와 유의확률을 보고한다. 따라서 다음과 같이 보고할 수 있다.

✓ 참여자의 체중은 다이어트를 하는 2개월에 거쳐 유의한 변화가 없었다. $\chi^2(2) = 0.20$, $p = .91$.

초기 분석 결과가 유의하지 않아 이들 자료에 대한 추가 검정의 결과를 보고할 필요가 없을지라도, 필요한 경우에 다음과 같이 보고할 수 있다.

✓ 참여자의 체중은 다이어트를 하는 2개월에 걸쳐 유의한 변화가 없었다. $\chi^2(2) = 0.20$, $p = .91$. 이 결과에 대한 추가 검정을 위해 윌콕슨 부호-순위 검정이 사용되었다. 체중은 다이어트 시작 시점에서부터 다이어트 시작 후 1개월 시점까지($T = 27$, $r = -.01$), 다이어트 시작 시점에서부터 다이어트 시작 후 2개월 시점까지($T = 25$, $r = -.06$), 다이어트 시작 후 1개월 시점부터 2개월 시점까지($T = 26$, $r = -.03$) 유의한 변화를 보이지 않았던 것으로 나타났다. 따라서 Andikins 다이어트는 효과가 없다.

---

[2] 검정통계량은 χ^2과 같이 F 없이 표기하기도 한다.

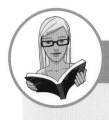

핵심녀의 힌트 프리드만의 분산분석

- 프리드만의 분산분석은 동일한 참여자가 여러 조건에 노출된 후 비교하는 것으로, 수집된 자료의 분포가 비정규성을 보이거나 모수통계를 위한 가정을 위반했을 때 사용한다.
- 점근적 유의확률을 본다. 유의확률이 .05보다 작으면 집단 간에 유의한 차이가 있는 것이다.
- 주 분석 후 각각의 집단을 대응별로 비교하는 추가 검정을 할 수 있지만, 추가 검정을 하는 경우 각 검정의 p 값 결과를 수정해서 전체 오류율을 5%로 유지한다.
- 주 분석에 대한 χ^2 통계량, 자유도와 유의확률을 보고한다. 추가 분석에 대해 효과크기를 보고한다(대응하는 z−값과 유의확률 값을 보고할 수도 있다).
- 중앙값과 중앙값에 대한 범위를 보고한다(또는 상자도표를 그림).

6.8. 개념에 대한 요약도 ①

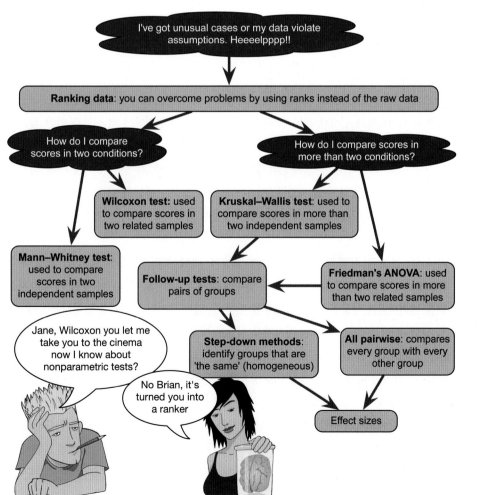

FIGURE 6.17
What Brian learnt from this chapter

6.9. 다음 장은? ①

다음 장에서는 상관분석에 대해 살펴볼 것이다.

6.10. 주요 용어

Cochran's Q (코크란 Q)
Friedman's ANOVA (프리드만의 분산분석)
Jonckheere – erpstra tes (순위 지정된 대체 검정)
Kendall's W (켄달의 W)
Kolmogorov–Smirnov Z (콜모고로프–스미르노프 Z)
Kruskal – Wallis test (크러스칼–월리스 검정)
Mann – Whitney test (맨–위트니 검정)
McNemar's test (맥니마 검정)
Median test (중위수 검정)

Monte Carlo method (몬테칼로 방법)
Moses extreme reactions (모제스 극단 반동)
Non–parametric tests (비모수 검정)
Pairwise comparisons (대응 비교)
Ranking (순위)
Sign test (부호 검정)
Wald – Wolfowitz runs (왈드 울프위츠 런 검정)
Wilcoxon rank–sum test (윌콕슨 순위합 검정)
Wilcoxon signed–rank test (윌콕슨 부호–순위 검정)

6.11. 스마트 알렉스의 과제

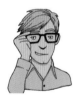

- **과제 1:** 심리학자가 인간과 개를 비교하기 위해 자연적인 환경에서 개 집단과 인간 집단을 관찰했다(각각 20명). 개같은 여러 행동을 분류했다(나무나 가로등의 기둥에 소변 보는 것, 움직이는 어떤 것과 교미하는 시도, 자신의 성기를 핥으려는 시도). 각 인간과 개에 대해 24시간 동안 나타난 개같은 행동의 수를 세었다. 개가 사람보다 개같은 행동을 더 많이 할 것이라고 가정했다. 수집한 자료는 **MenLikeDogs.sav**라는 파일에 있다. 맨–위트니 검정으로 자료를 분석해 보시오. ①
- **과제 2:** 음반의 잠재의식적 메시지의 영향에 대해 여러 해 동안 추측을 해왔다. Ozzy Osbourne과 Judas Priest는 자신의 앨범에 잠재의식적으로 청소년이 총을 가지고 자신의 머리를 날려버리는 행동을 하는데 영향을 미칠 수 있는 숨겨진 메시지를 담았다는 이유로 고소를 당했다. 심리학자는 숨겨진 메시지가 정말로 영향이 있는지 여부에 대해서 연구했다. Britney Spears의 'Baby one more time'이라는 노래를 선택해 코러스에 반복적으로 "deliver your soul to the dark lord(당신의 영혼을 어두움의 군주에게 전달)"이라는 숨겨진 메시지를 넣어 개작을 했다. 원작곡과 개작곡을 무작위로 각기 다른 집단에 들려주었다(각 집단의 수 32명). 한 집단에 6개월 동안 원작곡 또는 개작곡을 듣도록 한 후 그 다음 이전에 듣지 않았던 곡을 듣도록 했다. 두 집단은 원작곡과 개작곡 모두를 들었지만 각기 다른 시점에 들었다. 심리학자는 대상자들이 각각의 음악을 들은 후 주당 희생된 양의 수를 측정했다. 숨겨진 메시지가 담

긴 곡을 들은 집단이 더 많은 수의 양을 희생했을 것이라고 가정했다. 수집한 자료는 Dark-Lord.sav라는 파일에 있다. 이 자료를 윌콕슨 부호-순위 검정을 사용해 분석해 보시오. ①

- **과제 3:** 심리학자가 가정생활에 대한 텔레비전 프로그램의 영향을 연구했다. 사람은 학습을 하기 때문에 어떤 프로그램을 보면서 그 프로그램에 나오는 사람의 성격과 같이 행동을 한다고 가정했다. 따라서 프로그램에서 가정생활이 화목한 관계인지 불화가 있는 관계인지가 시청자의 관계에 영향을 줄 수 있다고 가정했다. 세 개의 유명한 TV 쇼의 에피소드를 선택해서 54쌍의 연인에게 보여 주었고, 그 후 한 시간 동안 방에 연인끼리만 남아있도록 했다. 실험자는 연인끼리 논쟁을 벌인 수를 측정했다. 각 연인은 일주일 간격으로 세 가지 프로그램을 다른 시점에 보았고, 프로그램을 본 순서는 연인마다 균형을 맞추었다. 선택한 TV 프로그램은, 한 가지는 *EastEnders*(극도로 불쌍하고, 말다툼을 하고, 서로 치고 받고, 서로에게 거짓말을 하고 서로의 부인과 잠을 자고, 서로 간의 인간적인 고려를 하지 않는 그런 삶을 그린 프로그램), 다른 프로그램은 *Friends*(비현실적일 정도로 서로를 배려하고 매우 사랑하는 집단을 묘사한 프로그램)이었고, 다른 한 프로그램은 대조군으로 선택한 프로그램으로 네셔널 지오그래픽이었다. 수집한 자료는 Eastenders.sav라는 파일에 있다. 이 자료를 프리드만 검정을 사용해 분석해 보시오. ①

- **과제 4:** 연구자가 광대공포증(coulrophobia)을 예방하기 위해 실험으로 각 집단에 15명씩의 아동을 광대에 대해 다른 형태의 긍정적인 정보에 노출시켰다. 첫 번째 집단은 맥도날드의 마스코트인 Ronald McDonald가 아이들과 뛰어놀고 아이들이 얼마나 엄마를 사랑하는지 보여주는 맥도날드 광고를 보았다. 두 번째 집단은 아이들이 숲 속에서 길을 잃었을 때 도와주는 광대에 대한 이야기였다. 세 번째 집단은 교실에 와서 아이들에게 동물 풍선을 만들어 주는 광대였다. 마지막 집단은 대조 집단으로 아동에게 아무것도 해주지 않았다. 연구자는 아이들이 광대를 얼마나 좋아하는지에 대해 0점(광대를 전혀 무서워 하지 않음)부터 5점(광대를 매우 무서워 함)으로 자가보고하도록 했다. 수집한 자료는 coulophobia.sav라는 파일에 있다. 이 자료를 크러스칼-월리스 검정을 사용해 분석해 보시오. ①

- **과제 5:** 나자료의 연구 3.1에서 Bon Scott를 듣는 사람과 Brian Johnson을 듣는 사람의 수가 유의하게 다른지 여부를 검증했다. 자료는 Oxoby (2008) Offers.sav이다. 분석결과를 Oxoby(2008)이 보고한 결과와 비교하시오. ①

- **과제 6:** 위의 분석을 반복하시오. (단, 최소 수용 가능한 제안에 대해서) 자료는 Oxoby (2008) MAO.sav에 있다. 제3장의 과제 3 참고. ①

- **과제 7:** Shopping Exercise.sav(제3장 과제 4)의 자료를 사용해, 남성과 여성의 쇼핑 시간이 유의하게 다른지 검정하시오. ①

- **과제 8:** 같은 자료를 사용해, 남성과 여성의 쇼핑하는 동안의 거리가 유의하게 다른지 검정하시오. ①

- **과제 9:** Goat or Dog.sav 자료(제3장, 과제 5)를 사용해, 양과 개와 결혼을 하는 사람이 삶의 만족도가 다른지 여부를 검정하시오. ①

- **과제 10:** SPSSExam.sav 자료(제5장, 과제 2)를 사용해 Sussex와 Duncetown 대학의 학생들의 SPSS 시험 점수, 산술 능력, 컴퓨터 문해, 참가한 강의 수가 유의하게 다른지 검정하시오. ①
- **과제 11:** 제5장의 DownloadFestival.sav 자료를 사용해 공연이 진행되는 3일 동안 위생수준이 유의하게 변화하는지 검정하시오. ①

과제의 정답은 웹 사이트에서 찾을 수 있다.

6.12. 참고도서

Siegel, S., & Castellan, N. J. (1988). *Nonparametric statistics for the behavioral sciences* (2nd ed.). New York. McGraw-Hill. (This is a seminal text on non-parametric statistics, and is the only book seriously worth recommending as 'further' reading. It is probably not a good book for statsphobes, but if you've coped with my chapter then this book will be an excellent next step.)

Wilcox, R. R. (2010). *Fundamentals of modern statistical methods. Substantially improving power and accuracy.* New York. Springer. (A fantastic book that looks at lots of other approaches to dealing with problem data beyond the ones I have covered in this chapter.)

상관분석

7

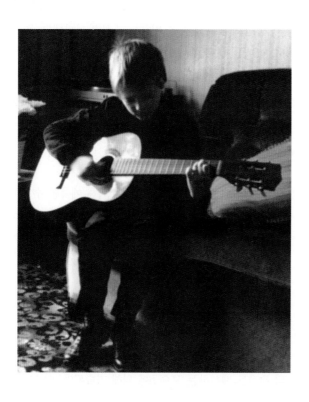

7.1. 이 장에는 어떤 내용이 있을까? ①

8살 때 부모님께서 크리스마스 선물로 기타를 사주셨다. 기타는 몇 년 동안 간절하게 원했던 선물이었지만, 기타 연주하는 방법을 몰랐기 때문에 배워보려고 해도 어려워서 연주를 할 수 없었다. 아버지는 나를 위로하면서 "모든 것이 처음 시작할 때는 어렵지만, 연습을 하면 할수록 쉬워진단다"라는 말씀을 해주셨다. 아버지가 내게 해주신 말씀을 통해 두 변수 간의 관계 또는 상관관계에 대해 생각해 보면 두 변수는 3가지 방법으로 관련이 있을 수 있다. (1) *양의 관계*. 기타 연주 연습을 하면 할 수록 기타 연주 실력이 향상된다. (2) *전혀 관계가 없음.* 기타 연습을 해도 기타를 연주하는 실력은 그대로 유지된다. (3) *음의 관계.* 기타 연주 연습을 하면 할수록 기타 연주 실력이 더 형편 없어진다는 것을 의미한다. 이 장에서는 *공변량(covariance)*과 *상관계수(correlation coefficient)*를 통해서 통계적으로 변수 간의 관계를 나타내는 방법에 대해 살펴보고, SPSS를 통해 상관분석을 어떻게 시행하고 해석하는지 배울 것이다. 상관관계를 이해하는 것은 나중에 더 복잡한 관계를 보는 다중회귀분석을 이해하는 기초가 될 것이다.

7.2. 관계에 대한 모형 ①

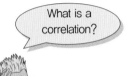

제4장에서 자료분석을 시행하기 전 그래프를 그려 자료를 살펴보는 것이 중요함을 강조했다. 상관관계에서도 먼저 측정한 변수에 대한 산점도를 그려볼 것을 권장한다. SPSS에서 산점도를 그리는 방법에 대해서는 이미 앞에서(Section 4.8) 언급했다.

자료의 적합한 모형은 검증을 원하는 가설로 나타낸다. 비모수 통계는 서열자료에 적용하거나(제6장), 이상값을 포함한 자료(제5장) 또는 모수 통계에서 요구되는 가정을 위반한 경우 적용할 수 있다. 그러나 가정을 만족하는 연속 자료를 가진 경우에는 일반선형모형을 사용할 수 있다. 일반선형모형은 다음과 같은 방정식으로 나타낸다(2.1).

$$outcome_i = (model) + error_i$$

이 방정식에 의하면 관찰 자료는 선택된 모형에 오차를 더해 예측할 수 있다. 방정식에서 '모형'은 연구설계와 자료의 유형 그리고 모형을 통해 보고자 하는 것에 따라 다를 것이다. 모형을 통해 변수 간의 관계를 보기 원한다면 예측변수로부터 결과변수를 예측하려고 할 것이므로 모형에 예측변수가 필요하다. 예측변수는 보통 문자 X로 표기하므로, 모형은 다음과 같다.

$$outcome_i = (bX_i) + error_i$$

즉, 위의 공식에 의하면 결과변수는 예측변수에 오차를 더함으로써 예측할 수 있다. 모형은 예측변수(X)와 결과변수 간의 관계를 제시하는 모수 b에 의해 기술된다. 이 모수를 예측하기 위해 표본의 자료를 사용한다. 그러므로 이것은 변수 간의 선형적인 관계를 볼 때 적합한 모형이다. b 값은 예측변수와 결과변수 간에 얼마나 강한 관계가 있는지를 말해주기 때문에 b 값을 예측하는데 관심이 있다. 한 개의 예측변수를 가진 모형에서, b는 피어슨 적률 상관계수(Pearson product-moment correlation coefficient)로 알려져 있고 문자 r로 표기한다.

7.2.1. 공변량이란? ①

두 변수 간의 관련이 있는지 여부를 보는 가장 간단한 방법은 변수 간에 공변(*covary*)이 있는지 보는 것이다. 공변량(covariance)이 무엇인지 이해하기 위해서 분산의 개념(제2장)을 이해할 필요가 있다. 한 변수의 분산은 자료가 평균으로부터 얼마나 떨어져 있는지에 대한 평균량으로, 수식으로 나타내면 다음과 같다.

$$\text{variance}\left(s^2\right) = \frac{\sum_{i=1}^{n}\left(x_i - \bar{x}\right)^2}{N-1} = \frac{\sum_{i=1}^{n}\left(x_i - \bar{x}\right)\left(x_i - \bar{x}\right)}{N-1} \tag{7.1}$$

표본의 평균은 $\bar{x}$로 표기하고, x_i는 수집된 자료의 점수이고, N은 관찰의 수이다(Section 2.4.1). 두 변수가 관련이 있다면, 한 변수 내의 변화는 다른 변수 내의 변화와 비슷해야만 한다. 그러므로 한 변수가 그 변수의 평균으로부터 떨어져 있을 때 다른 변수도 비슷한 정도로 평균으로부터 떨어져 있을 것을 기대한다. 예를 들어, 사탕을 판매하기 위해 5명을 모집해 일정 수의 광고를 보여주고, 그 다음 주에 이들이 각각 몇 봉지의 사탕을 샀는지 조사했다고 가정해 보자. 수집한 자료에 대한 각 변수의 평균과 표준편차는 다음과 같다(Table 7.1).

TABLE 7.1

Participant:	1	2	3	4	5	Mean	s
Adverts Watched	5	4	4	6	8	5.4	1.67
Packets Bought	8	9	10	13	15	11.0	2.92

이들 두 변수 즉, 시청한 광고의 수와 구매한 사탕 봉지 수 간에 관련성이 있다면, 한 변수가 평균으로부터 떨어진 정도만큼 다른 한 변수도 같은 방향 또는 정반대의 방향으로 떨어져 있어야만 한다. Figure 7.2는 각 참여자에 대한 자료를 보여준다(녹색 점이 참여자가 구입한 사탕 봉지 수를 나타내고 파란 점이 시청한 광고의 수를 나타낸다). 녹색 선은 구입한 사탕 봉지 수의 평균이고 파란색 선은 시청한 광고 수의 평균이다. 수직선은 관찰값과 관련된 변수의 평균과의 차이를 나타내며, 이 차이를 *이탈(deviations)* 또는 *잔차(residuals)*라고 한다. Figure 7.2에서 가장 먼저 알아야 하는 것은 두 변수에 대한 이탈이 매우 비슷한 양상을 보인다는 것이다. 처음 3명의 관찰치는 두 변수 모두에 대해 평균값 아래에 있고, 나머지 2명의 관찰치는 두 변수 모두에서 평균값보다 위에 있다. 이 양상은 이들 두 변수 간의 잠재적 관련성을 나타낸다(한 참여자의 한 변수에 대한 점수가 평균보다 작으면 다른 한 변수의 점수도 평균보다 작을 것임을 의미한다).

Figure 7.2에 제시된 두 변수 차이의 양상이 정확히 어떻게 연관되는지 계산할 수 있을까? 한 가지 가능한 방법은 편차의 전체 양을 계산하는 것이지만, 단일-변수 사례에서와 같이 양적 그리고 음

FIGURE 7.2
Graphical display of the differences between the observed data and the means of two variables

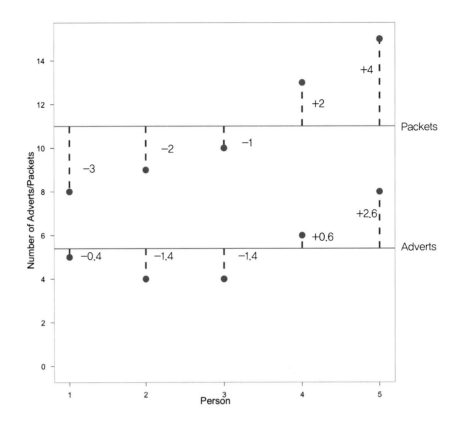

적 편차는 상쇄되는 문제가 있다(Section 1.6.3). 또한 편차를 더함에 의해 변수 간의 관계에 대한 통찰력이 감소될 수 있다. 단일–변수 사례에서 양적 그리고 음적 편차가 서로 상쇄되는 문제를 해결하기 위해서 편차를 제곱한다. 두 변수가 있을 때는, 각 편차를 제곱하는 것보다, 한 변수의 편차를 두 번째 변수의 대응하는 편차와 곱해줄 수 있다. 만일 두 편차가 모두 양수 또는 모두 음수라면 양수 값이 나올 것이지만(이탈이 같은 방향임을 나타냄), 한 변수의 편차가 양수이고 다른 변수의 편차는 음수라면 음수가 나올 것이다(반대 방향의 이탈을 가짐을 나타냄). 한 변수의 편차에 다른 변수의 대응하는 편차를 곱했을 때, 교차곱 편차(교적편차 cross–product deviations)라는 값을 얻게 될 것이다. 분산을 가지고 두 변수에 대해 결합편차의 평균값을 구하기를 원한다면 이 값을 관찰 수로 나누어야만 한다(실제로 브레인 2.2에서 설명했던 이유 때문에 $N − 1$로 나누어 줌). 결합편차의 평균합은 공변량(covariance)으로 알려져 있다. 공변량은 방정식으로 다음과 같이 쓸 수 있다.

$$\text{covariance}(x, y) = \frac{\sum_{i=1}^{n}(x_i - \bar{x})(y_i - \bar{y})}{N - 1} \tag{7.2}$$

이 방정식은 차이를 제곱한 것을 제외하고는 분산의 방정식과 같음을 알 수 있을 것이다(방정식 1.5). 공분산에 대한 방정식은 한 변수의 분산과 대응하는 다른 변수의 차이를 곱해준다. Figure 7.1과 Figure 7.2의 자료에 대해 다음의 값을 구할 수 있다.

$$\text{covariance}(x,y) = \frac{\sum_{i=1}^{n}(x_i - \bar{x})(y_i - \bar{y})}{N-1}$$

$$= \frac{(-0.4)(-3) + (-1.4)(-2) + (-0.4)(-1) + (0.6)(2) + (2.6)(4)}{N-1}$$

$$= \frac{1.2 + 2.8 + 1.4 + 1.2 + 10.4}{4}$$

$$= \frac{17}{4}$$

$$= 4.25$$

공변량을 계산하는 것은 두 변수가 서로 관련이 있는지 여부를 사정하는 좋은 방법이다. 양의 공변량(positive covariance)은 한 변수가 평균으로부터 이탈하는 방향과 다른 한 변수가 이탈하는 방향이 같음을 나타내는 반면, 음의 공변량(negative covariance)은 한 변수의 평균으로부터의 이탈과 다른 한 변수가 평균으로부터 이탈하는 방향이 반대 방향임을 나타낸다. 그러나 공변량은 사용하는 측정척도에 따라 다를 수 있고 표준화된 측정치는 아니다. 예를 들어, 위의 자료에서 두 변수의 공변량을 마일로 나타내면 공변량은 4.25 평방마일이다. 만일 이 자료를 킬로미터로 변환한다면 모든 값에 1,609를 곱해 계산할 수 있고 공변량을 다시 계산해 보면 11 평방킬로미터로 증가될 것이다. 측정척도가 다른 경우 공변량을 객관적으로 비교할 수 없기 때문에 두 개의 자료 세트가 같은 단위 내에서 측정했음에도 불구하고 공변량이 다른 자료 세트와 비교해 상대적으로 큰지 또는 작은지는 말할 수 없다.

7.2.2. 표준화와 상관계수 ①

공변량이 측정척도에 의존하는 문제를 극복하기 위해서 공변량을 단위의 표준 세트로 변환할 필요가 있는데, 이 과정을 표준화(standardization)라고 한다. 측정 단위와 상관없이 모든 측정척도를 변환시킬 수 있는데 *표준편차(standard deviation)*를 사용한다. 표준편차는 평균으로부터 어느 정도 이탈했는지 측정한다. 만일 표준편차로 평균으로부터 모든 거리를 나눈다면, 표준편차 단위 내의 거리가 나온다. 예를 들면, Table 7.1의 자료에 대해, 구입한 사탕 봉지의 표준편차는 약 3.0(정확하게는 2.91)이다. Figure 7.2에서 참가자 1번이 구입한 사탕 봉지 수는 평균보다 3봉지가 적어서 −3 사탕 봉지의 오차가 있었다. 만일 이 −3의 이탈을 표준편차 약 3으로 나눈다면 −1이라는 값을 가질 것이다. 이는 참가

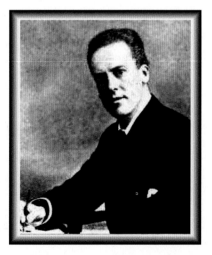

FIGURE 7.3
Karl Pearson

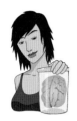

브레인 7.1

누가 통계학을 재미없다고 했나? 2부 ①

브레인 2.3에서 Fisher와 Neyman은 가설검정에 대해 다른 견해를 가지고 있어 갈등이 있었음을 보았다. 통계학의 유명한 두 학자인 Fisher와 Pearson도 견해 차이가 있어 함께 일을 하지 못하고 적대감을 가지고 있었다. 이들은 상대방이 기고한 글에 대해 비평을 써서 상대방의 견해를 비판했으며, 서로의 아이디어를 반박하는 논문을 내기도 했다. Pearson은 자신의 잡지에 Fisher의 이론에 대한 명백한 오류를 비판하는 글을 쓰기도 했다(Barnard, 1963; Field, 2005c; Savage, 1976).

자 1과 평균 간의 차이는 −1 표준편차임을 말해준다. 따라서 한 관찰값이 평균으로부터 이탈한 정도를 표준편차 단위로 표현하기 위해서는 해당 이탈값을 구해 표준편차로 나누면 된다.

동일한 논리로 표준 단위에서 공변량을 구하려면 간단하게 표준편차로 나누면 된다. 그러나 변수가 두 개 있으므로 표준편차도 두 개가 있다. 공변량을 계산할 때 각 변수의 표준편차를 구해 두 표준편차를 곱해주었는데 같은 방법을 적용해 표준편차를 곱한 후 곱한 값으로 공변량을 나누어 주면 표준화 공변량이 된다. 표준화 공변량은 상관계수로 알려져 있고 다음과 같이 정의한다.

$$r = \frac{\text{cov}_{xy}}{s_x s_y} = \frac{\sum_{i=1}^{n}(x_i - \bar{x})(y_i - \bar{y})}{(N-1)s_x s_y} \tag{7.3}$$

s_x는 첫 번째 변수의 표준편차이고, s_y는 두 번째 변수의 표준편차이다. 계수 r은 피어슨 적률 상관계수(Pearson product-moment correlation coefficient) 또는 피어슨의 상관계수(Pearson's correlation coefficient)로 알려져 있는데('적률 상관 product-moment correlation'이라고 부르는 이유에 대한 설명은 Miles & Banyard, 2007을 참고) 이것은 Karl Pearson에 의해 고안되었다(Figure 7.3과 브레인 7.1).[1] Table 7.1에서 광고를 시청한 수에 대한 표준편차는 1.67이었고, 구입한 사탕 봉지 수에 대한 표준편차는 2.92였다. 이 두 변수의 표준편차를 곱하면 1.67 × 2.92 = 4.88이고, 공변량은 앞에서 4.25였다. 이 공변량을 두 변수의 표준편차를 곱한 값으로 나누면 r = 4.25/4.88 = .87이 나온다.

공변량을 표준화하면 그 값은 −1에서 +1의 범위를 가지게 된다. 상관계수 +1은 완전하게 양의 상관관계가 있음을 의미하고, 한 변수가 증가하면 다른 한 변수도 같은 비율에 의해 증가한다. 반대로

---

[1] 피어슨 적률 상관계수는 r 또는 R 두 가지 방법으로 표기할 수 있다. 일반적으로 대문자 R은 다중상관계수를 나타내기 때문에 회귀분석에서 사용된다. 그러나 r의 제곱시에는(7.4.2.2에서처럼) 대문자 R을 사용한다. 그 이유는 매우 복잡하고 혼동을 줄 수 있기 때문에 여기서는 설명하지 않을 것이다.

상관계수가 −1이면 완전한 음의 상관관계가 있음을 의미하고, 만일 한 변수가 증가하면, 다른 한 변수는 같은 비율에 의해 감소한다. 상관계수가 0이면 두 변수 간에 전혀 선형적인 관계가 없음을 나타내고, 따라서 한 변수가 변한다면 다른 한 변수는 그대로 유지된다. Section 2.7.1에서 본 것처럼, 상관수는 관찰된 효과의 표준화된 측정이기 때문에 효과의 크기를 측정할 때 일반적으로 사용되고 이 값은, ±.1은 작은 효과크기, ±.3은 중간 효과크기, ±.5는 큰 효과크기를 나타낸다.

상관분석에는 두 가지 유형이 있다. 바로 앞에서 설명했던 두 변수 간의 상관관계를 보는 이변량 상관(bivariate correlation)과 한 개 또는 그 이상의 변수의 효과를 '통제'하면서 두 변수 간의 상관관계를 보는 편상관(partial correlation)이다.

7.2.3. 상관계수의 의미 ③

상관계수의 크기를 직접적으로 해석을 할 수도 있지만(Section 2.7.1) 제2장에서 본 것처럼, 과학자들은 확률을 사용해 가설을 검증하는 것을 좋아한다. 상관계수의 경우에는 상관관계가 0과 다르다는 가설을 검증할 수 있다.

이 가설을 검증하는 두 가지 방법이 있다. 한 가지 방법은 z−점수를 사용하는 것이다. z−점수는 정규분포시 z 발생의 주어진 값에 대한 확률을 알수 있기 때문에 유용하다. 피어슨의 r이 가진 한 가지 문제는 분포가 정규분포가 아닌 표본분포라는 점이다. 그러나 다행히 Fisher 통계학자는 수정 r(adjusted r) 값을 통해 이 표본분포를 다음과 같이 Fisher의 z로 변환을 한다(Fisher, 1921).

$$z_r = \frac{1}{2}\log_e\left(\frac{1+r}{1-r}\right) \tag{7.4}$$

z−값은 표준오차를 가진다.

$$SE_{z_r} = \frac{1}{\sqrt{N-3}} \tag{7.5}$$

이전에 본 광고의 예에서, $r = .87$의 z−점수는 1.33이고, 표준오차는 .71이다.

앞에서 원점수, 첨도와 왜도점수를 변환한 것과 같은 방법으로 수정 r 값은 z−점수로 변환할 수 있다. 만일 z−점수가 특정값에 대해 상관관계의 상대적 크기를 반영하도록 하고 싶다면 검증하고자 하는 값과 표준오차를 사용해 z−점수를 계산할 수 있다. 보통 상관관계가 0과 다른지 여부를 보기를 원하는 경우 r의 관찰값으로부터 0을 빼주고 표준오차로 나눈다(즉, z−값을 표준오차로 나눈다).

$$z = \frac{z_r}{SE_{z_r}} \tag{7.6}$$

광고자료에 대한 값은 1.33/.71 = 1.87이다. 이 z-값(1.87)은 부록의 정규분포표에서 찾을 수 있고, 'smaller portion'이라고 명명된 칸에서 단측 확률값을 얻을 수 있다. 이 경우 단측 확률값은 .0307이다. 양측 확률을 보기 원한다면 단측 확률값에 2를 곱해주기만(.0614) 하면 된다. 상관관계는 $p > .05$로 유의하지 않다.

사실 상관계수는 0과 다르다는 가설을 검정할 때 보통 z-점수를 사용하지 않고 $N - 2$ 자유도를 가진 t-통계량(t-statistic)이라는 다른 검정통계를 사용한다. 이 통계량은 r로부터 다음과 같이 직접 계산할 수 있다.

$$t_r = \frac{r\sqrt{N-2}}{\sqrt{1-r^2}} \tag{7.7}$$

그렇다면 왜 z-값에 대해 언급했는지 의아할 것이다. 그러나 t-통계량, r 값, z-값에 대한 개념을 파악하는 것이 다음 장을 이해하는데 도움이 될 것이다.

7.2.4. r에 대한 신뢰구간 ③

제2장에서 본 것처럼, 신뢰구간은 모집단의 값에 대한 범위를 말해준다. r에 대한 신뢰구간을 계산하기 위해, 앞에서 배운 r을 z로 변환하는(표본분포를 정상으로 만들기 위해) 과정이 도움이 될 수 있으며 해당 표준오차를 사용한다. 보통 95% 신뢰구간은 다음과 같이 계산한다.

신뢰구간의 하한경계 $= \bar{X} - (1.96 \times SE)$
신뢰구간의 상한경계 $= \bar{X} + (1.96 \times SE)$

변환된 상관계수에 대한 방정식은 다음과 같다.

신뢰구간의 하한경계 $= z_r - \left(1.96 \times SE_{z_r}\right)$
신뢰구간의 상한경계 $= z_r + \left(1.96 \times SE_{z_r}\right)$

광고 자료에 해당되는 신뢰구간의 하한경계값은 1.33 − (1.96 × .71) = −0.062이고 상한경계값은 1.33 + (1.96 × .71) = 2.72 이다. 이것은 z-값이지만 다음과 같이 r 값으로 다시 전환할 수 있다.

$$r = \frac{e^{2z_r} - 1}{e^{2z_r} + 1} \tag{7.8}$$

더모아

신뢰구간에 대해
좀 더 알고 싶다면?

SPSS에서 신뢰구간을 구할 수는 없을까? r에 대한 신뢰구간을 계산할 수 있는 SPSS 명령문을 소개했다. 이에 대해 더 자세하게 알고 싶으면 웹 사이트에서 이 장에 대한 추가자료를 읽어보기 바란다.

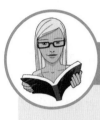

핵심녀의 힌트   상관관계

- 공변량은 변수 간의 관계를 측정한 것이다.
- 이 값을 표준화하면 피어슨 상관계수 r을 얻을 수 있다.
- 상관계수의 범위는 −1에서 +1이다.
- 상관계수 +1은 완전한 양의 상관관계이고, −1은 완전한 음의 상관관계를 나타내며, 0은 선형적인 관계가 전혀 없음을 의미한다.
- 상관계수는 효과크기를 측정할 때 흔히 사용된다: ±.1은 작은 효과크기, ±.3은 중간 효과크기, ±.5는 큰 효과크기이다. 하지만 상관관계의 크기는 이러한 기준을 무작정 따르기보다 연구의 맥락에서 해석하는 것이 좋다.

변환된 값의 상한경계는 $r = .991$ 그리고 하한경계는 $r = -0.062$이며 z 변환이 영향을 주지 않기 때문에 0에 가까운 값이 된다.

SPSS에서는 신뢰구간을 계산해 주지 않지만, 유용한 붓스트랩 신뢰구간을 계산해준다. 백분율 붓스트랩 신뢰구간은 실제 자료에서 나온 것이므로 r의 표본분포가 정규분포를 하지 않을 때도 정확하다.

7.2.5. 해석시 주의할 점: 인과성 ①

상관계수는 *인과성(causality)*의 방향을 제시하지 않음을 명심해야 한다. 앞에서 제시한 예에서 시청한 광고의 수가 증가함에 따라 사탕 봉지를 구매하는 수가 증가한다고는 말할 수 있지만 광고의 시청이 사탕 봉지 구매의 원인이라고는 말할 수 없다. 거기에는 두 가지의 문제가 있다.

- **제3의 변수 문제:** Section 1.5.5에서도 설명한 것처럼, 상관관계에서는 결과에 영향을 미치는 측정된 또는 측정되지 않은 다른 변수들이 있기 때문에 두 변수 간의 인과성을 가정할 수 없다.

- **인과성의 방향**: 상관계수는 두 변수 중 어떤 변수가 다른 변수의 변화를 일으켰는지에 대한 정보를 제공하지 않는다(브레인 1.4). 제3의 변수가 없다고 할지라도 두 관련된 변수가 중요하다는 것을 보여줄 뿐, 인과성의 방향을 제시하지는 않는다. 따라서 광고를 시청한 것이 사탕 봉지를 구매하게 한 것 같다는 생각이 들지라도, 사탕 봉지를 구매하는 것이 더 많은 광고를 보게 만드는 것이 아니라는 통계적인 이유는 없다. 후자의 결론이 말이 안 된다고 느끼더라도 통계적으로는 두 결론 모두 참일 수 있다.

7.3. SPSS를 사용해 상관분석을 위한 자료 입력하기 ①

변수 간의 관계를 보기 위한 자료 입력은 편집창에 변수별로 변수명을 입력한 후, 대상자의 자료를 하나씩 입력한다. 성별과 같은 범주형 변수도 한 칸에 변수명을 만들어 입력할 수 있다. 다만, 각 변수에 대해 적절한 변수 수준을 정의해야 한다. 예를 들어, Table 7.1의 두 변수 간의 관계를 계산하기를 원한다면, Figure 7.4처럼 자료를 입력한다. 각각의 변수를 다른 칸에 입력했음을 볼 수 있고, 각 줄은 한 대상자 개인의 자료를 나타낸다(대상자 1번은 5개의 광고를 시청했고, 사탕 8봉지를 샀다).

FIGURE 7.4
Data entry for correlation

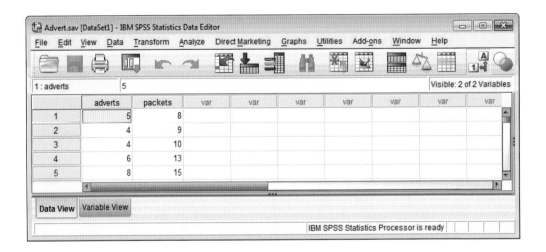

SELF-TEST 광고 자료를 입력하고 차트 편집창을 사용하여 자료에 대한 산점도를 그려보자(*y* 축: 사탕 봉지의 수, *x* 축: 시청한 광고의 수).

7.4. 이변량 상관분석 ①

Figure 7.5는 이변량 상관분석(bivariate correlation)을 수행하는 일반적인 과정을 보여준다. 먼저, 제5장에서 살펴본 것처럼 편향을 줄 수 있는 요인에 대해 검토해보아야 한다. 상관분석에서 가

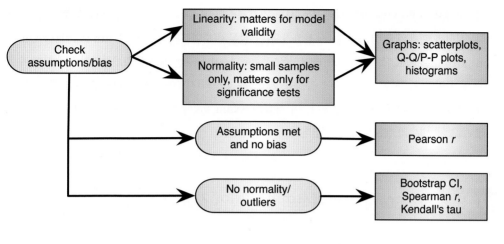

FIGURE 7.5
The general
process for
conducting
correlation
analysis

SELF-TEST   Revise.Exam과 Anxiety 변수에 대한 P–P 도
표를 만들어 보자.

장 중요한 두 가지는 선형성(linearity)과 정규성(normality)이다. 자료에 대한 선형모형이 적절한
지 보는 것이기 때문에 두 변수 간 관계가 선형이 아니면 모형은 유효하지 않으므로 이 경우 자료를
변환할 필요가 있을 수 있다. 이 요구를 충족하기 위해 결과변수와 예측변수 모두 등간변수로 측정
해야 할 필요가 있다(단, 2개의 범주만을 가진 범주형 변수는 예외일 수 있다. Section 7.4.5에서 다
시 언급하겠다). 정규성은 신뢰구간 또는 유의성 검증을 원하거나 표본의 크기가 작은 경우에만 문
제가 된다.

자료가 이상값을 가지거나 정규분포를 하지 않는다면 순위자료(ranked data)에 적용할 수 있는
상관계수 즉, 스피어만의 로우(Spearman's rho) (Section 7.4.3)와 켄달의 타우(Kendall's tau)를
이용할 수 있다(Section 7.4.4). 자료의 순서를 매김으로써(ranking), 이상값의 영향을 감소시킬 수
있다. 그러나 정규성은 유의성을 추론할 때와 신뢰구간을 계산하는 경우에만 문제가 되며, 신뢰구간
을 계산하기 위해 붓스트랩 방법을 사용할 수도 있으므로 분포에 대해 걱정을 할 필요가 없다.

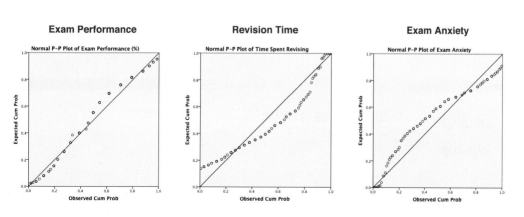

FIGURE 7.6
P–P plots for
the exam
anxiety
variables

제4장에서 시험불안에 관한 예에서는 시험 스트레스와 복습이 시험 성적에 영향을 주는지 알아보았다. 시험과 관계된 불안 상태를 사정하기 위한 설문지(시험불안 설문지 Exam Anxiety Questionnaire 또는 EAQ)를 개발했고 타당성을 검증했다. 이 도구는 불안을 100점까지 점수화할 수 있도록 되어 있었다. 불안은 시험 전에 측정을 했고, 각 학생의 시험에 대한 백분율로 시험 성적을 사정했다. 복습에 소요된 시간도 측정했다. 이 자료는 **Exam.sav**에 있다. 이 자료에 대한 산점도(4.8)를 통해 주요 세 변수의 분포를 볼 수 있다.

7.4.1. SPSS에서 상관분석의 일반적인 절차 ①

이변량 상관분석을 수행하기 위해 분석 메뉴에서 상관분석을 선택한다. 주 대화상자에서 Analyze Correlate ▶ Bivariate... (분석-상관분석-이변량)을 선택한다(Figure 7.7). 대화창을 사용해 세 가지 상관관계 통계량 중 수행하고자 방법을 선택할 수 있다. 초기설정으로 피어슨 상관분석이 설정되어 있지만 스피어만 상관분석과 켄달 상관분석을 선택할 수도 있으며 이들 상관계수 간의 차이를 비교할 수 있다.

주 대화상자를 보면, 자료 편집창의 왼쪽에 변수들이 나열되어 있다(Figure 7.7). 오른쪽에 *Variables*(변수)라고 쓰인 빈 상자가 있다. 마우스를 사용해 변수 목록에서 원하는 변수를 선택해 오른쪽 변수 상자로 끌어다 넣거나 ➡를 클릭해 옮길 수 있다. SPSS는 변수의 모든 조합에 대해 상관계수를 산출할 것이다. 이 표를 상관 매트릭스라고 부른다. 현재의 예에서는 **Exam performance, Exam anxiety, Time spent revising** 변수를 선택하고 ➡를 클릭하여 변수 상자로 이동했다. 변수를 지정한 후 다음 3개의 상관계수 즉, 피어슨 적률상관계수(☑ Pearson), 스피어만의 로우 (☑ Spearman), 켄달의 타우(☑ Kendall's tau-b) 중에서 마우스로 적절한 틱-상자를 클릭해 선택할 수 있다.

또한 일측 검정과 양측 검정을 지정할 수도 있다. 지시적(방향성) 가설(시험에 대해 불안 수준이 높은 사람은 시험 점수가 더 나쁠 것이다)을 검증한다면 일측 검정(one-tailed test)을 클릭하고, 반면에 비지시적(비방향성) 가설(시험불안 점수가 시험 점수를 향상시킬지 또는 저하시킬지에 대한 확신은 없다)을 검증하려면 양측 검정(two-tailed test)을 클릭한다. Section 2.6.1.5에서 일측 검정에 대한 반론을 주장했으므로 초기설정인 양측 검정을 유지했다.

Options... (선택)을 클릭하면 두 개의 통계량과 결측값과 관련된 두 가지의 선택이 있는 대화상자가

오영상

상관관계

오영상의 상관관계를 참조하시오.

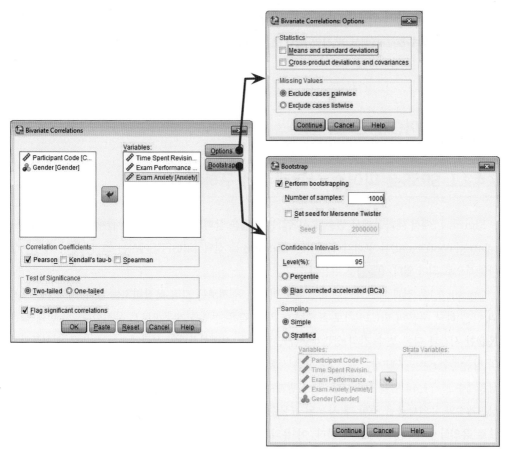

FIGURE 7.7
Dialog box for conducting a bivariate correlation

나타난다. 통계량 선택은 등간자료인 경우만 의미가 있으므로 피어슨 상관분석을 선택했을 때만 활성화된다. 평균과 표준편차(*Means and standard deviations*)를 클릭하면 선택한 모든 변수에 대해 평균과 표준편차를 구할 수 있다. 교차곱 편차와 공분산(*Cross-product deviations and covariances*)을 클릭하면 모든 개별 변수에 대한 교차곱 편차와 공분산이 제공된다. 앞에서 설명한 공식(7.2)과 같이, 공변량은 교차곱 편차를 $N - 1$로 나눈 값으로 표준화된 상관계수를 나타낸다. 항상 모든 통계를 구할 필요는 없지만, 때로 유용한 경우가 있다(더모아). 또한 결측치를 어떻게 처리할지 결정할 수 있다(SPSS TIP 5.1).

마지막으로, Bootstrap 을 클릭해서 상관계수에 대한 신뢰구간을 구할 수 있다. 상관계수에 대한 붓

더모아

상관분석에 대해 좀 더
알기를 원한다면?

상관분석의 Options 에 대해 더 알기를 원한다면 관련 웹사이트에 있는 추가 자료를 참고한다.

스트래핑을 활성화하기 위해 ☑ **P̲erform bootstrapping** (붓스트랩 수행)을 선택하고, 95% 신뢰구간을 구하기 위해 ◉ **Per̲centile** (백분위 신뢰구간) 또는 ◉ **B̲ias corrected accelerated (BCa)** (가속 신뢰구간)을 클릭한다.

7.4.2. 피어슨 상관계수 ①

7.4.2.1. SPSS로 피어슨 상관계수(*r*) 구하기 ①

Figure 7.7에서 대화창에서 변수를 선택하는 방법을 살펴보았다. 피어슨 상관계수(Pearson correlation coefficient)를 구하기 위해서는 ☑ **Pearso̲n** 를 선택하고(SPSS에서는 초기설정이 피어슨 상관분석으로 되어 있다) ⬛ **OK** 를 누른다.

Output 7.1은 결과 매트릭스로 복잡해 보이지만, 실제로는 그리 복잡하지는 않다. 표 상단 부분의 반은 하단 부분의 반(그림자로 표시해 놓은)과 같은 정보를 제공하므로 무시한다. 첫 번째 줄은 복습한 시간과 다른 변수 간의 상관계수를 말해준다. 시험성적과의 상관계수 *r* = .397, 시험불안과의 상관계수 *r* = −.709이다. 두 번째 줄은 시험성적에 대한 정보를 주는데 시험성적과 시험불안과의 상관계수 *r* = −.441임을 보여준다. 각 상관계수 바로 아래의 값은 유의확률이고 그 아래의 수는 각 상관계수와 유의확률을 구할 때 사용된 표본수 *N*을 의미한다. 상관계수 값 뒤에 **으로 표시되었으므로 유의확률이 모두 .001보다 작다. 이 유의확률 값은 103명의 표본에서 이 크기의 상관계수라면

Output 7.1
Output for
a Pearson's
correlation

Correlation
coefficients

Correlations

			Time Spent Revising	Exam Performance (%)	Exam Anxiety
Time Spent Revising	Pearson Correlation		1	.397**	−.709**
	Sig. (2-tailed)			.000	.000
	N		103	103	103
	Bootstrap^c	Bias	0	−.002	−.004
		Std. Error	0	.070	.112
	BCa 95% Confidence Interval	Lower	Confidence intervals	.245	−.863
		Upper		.524	−.492
Exam Performance (%)	Pearson Correlation		.397**	1	−.441**
	Sig. (2-tailed)		.000		.000
	N		103	103	103
	Bootstrap^c	Bias	−.002	0	.004
		Std. Error	.070	0	.065
	BCa 95% Confidence Interval	Lower	.245	.	−.564
		Upper	.524	.	−.301
Exam Anxiety	Pearson Correlation		−.709**	−.441**	1
	Sig. (2-tailed)		.000	.000	
	N		103	103	103
	Bootstrap^c	Bias	−.004	.004	0
		Std. Error	.112	.065	0
	BCa 95% Confidence Interval	Lower	−.863	−.564	.
		Upper	−.492	−.301	.

**. Correlation is significant at the 0.01 level (2-tailed).
*. Correlation is significant at the 0.05 level (2-tailed).
c. Unless otherwise noted, bootstrap results are based on 1000 bootstrap samples

귀무가설이 참(이들 변수 간에는 관련성이 없다)일 확률이 매우 낮음(0에 거의 가까움)을 말해준다. 유의확률이 모두 유의수준인 .05보다 작으므로 '통계적으로 유의한 관계'가 있음을 나타낸다.

변수의 일부가 정규분포를 하지 않았으므로, 유의확률보다는 붓스트랩 신뢰구간을 살펴보아야 한다. 이것은 유의확률은 점수의 분포에 영향을 받지만 붓스트랩 신뢰구간은 분포의 영향을 덜 받기 때문이다. 붓스트랩 신뢰구간은 BCa 95% 신뢰구간으로 명명되며 상한값과 하한값을 준다. 복습시간과 시험성적 간의 신뢰구간은 .245에서 .524이고, 복습시간과 시험불안 간의 신뢰구간은 −.863과 .492, 시험불안과 시험성적 간의 신뢰구간은 −.564와 −.301이다. 붓스트랩 신뢰구간에는 두 가지의 중요한 점이 있다. 첫째, 신뢰구간은 무작위 표집 과정(예, 붓스트랩핑)을 사용해 나오는 것이기 때문에 결과는 분석할 때마다 약간 다를 것이다. 그러므로 신뢰구간은 Output 7.1과 같지는 않을 것이지만 이것은 정상이므로 걱정할 필요가 없다. 두 번째, 상관관계가 0으로 나왔다고 해보자. 이것은 아무튼 효과가 없다는 것이다. 신뢰구간은 모집단의 95%가 포함될 구간으로 이 구간에 0이 포함되어 있다면 모집단의 값이 0이 될 수 있다는 것 즉, 전혀 효과가 없다는 것을 의미한다. 0이 구간 안에 포함된다는 것은 모집단의 값이 음수(예, 음의 상관관계) 또는 양수(예, 양의 상관관계)인지 확신할 수 없게 된다. 위의 예에서는 3개의 변수에 대한 상관계수 신뢰구간 범위에 모두 0을 포함하지 않으므로 모집단 내에서 두 변수 간의 상관이 있다고 확신할 수 있다. 즉, 시험에 대한 불안이 증가함에 따라 시험 점수는 감소할 것이며, 복습시간이 늘어날수록 시험점수는 증가한다. 마지막으로 복습시간이 늘어날수록 시험에 대한 학생들의 불안은 감소할 것이다. 그래서 세 변수 간에는 복잡한 상호 관련성이 있다.

7.4.2.2. 해석을 위해 R^2 사용하기 ①

상관관계로부터 인과에 대한 직접적인 결론을 내릴 수는 없지만, 상관계수를 제곱하면 추가 정보를 얻을 수 있다. 결정계수(coefficient of determination)로 알려진 상관계수의 제곱 즉, R^2는 한 변수가 다른 변수와 공유하는 변이의 측정치이다. 예를 들어, 시험불안과 시험성적 간의 관계를 볼 수 있다. 시험성적은 여러 가지 요인(능력 차이, 준비에 따른 차이수준 등)으로 인해 사람마다 다를 것이다. 이 변이를 모두 더한다면(1.6.3에서 제곱합을 계산할 때처럼) 시험성적 내에 얼마나 변이가 있는지를 추정할 수 있다. R^2는 이 변이의 얼마만큼을 시험불안에 의해 공유하는지를 말해준다. 이들 두 변수 간의 상관계수는 −0.4410이었고 따라서 R^2 값은 $(-0.4410)^2 = 0.194$가 되고 시험성적 변이의 0.194만큼을 시험불안이라는 변수가 공유함을 의미한다. 이 값에다 100을 곱해서 비율보다는 백분율과 같이 이 값을 생각하는 것이 이해하기가 더 쉽다. 예를 들어, 시험불안이 시험성적 변이의 19.4%를 공유한다고 생각한다. 또한 나머지 80.6%는 다른 변수들에 의해 설명되어질 것이라는 것을 알 수 있다.

R^2는 인과성을 암시하는 것으로 자주 쓰인다. 'x에 의해 설명되는 y의 변이'라고 쓰거나 또는 '다른 변수에 의해 설명되는 한 변수의 변이'라고 쓴다. 그러나 R^2 값은 효과의 실제적 중요성을 설명하는데 매우 중요한 측정이기는 하지만 인과관계를 추론하기 위해서는 사용할 수는 없다. 시험불안이 시험성

적 변이의 19.4%를 공유할 수는 있지만, 시험불안이 시험성적 변이의 필연적인 원인은 아니다.

7.4.3. 스피어만의 상관계수 ①

스피어만의 상관계수(Spearman's correlation coefficient) r_s (Figure 7.8)는 서열자료에 기초한 비모수 통계이다(제6장). 따라서 극단값의 영향 또는 가정 위반의 영향을 최소화하기 위해 유용하게 사용할 수 있는 방법으로 '스피어만의 로우'라고도 한다. 스피어만의 검정은 자료를 서열화한 다음, 서열에 대해 피어슨 방정식을 적용한다(Spearman, 1910).

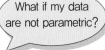

What if my data are not parametric?

어떤 연구자가 '창조적인 사람일수록 거짓말을 잘 한다'라는 이론 검정하기를 원한다고 가정해보자. 연구자는 영국에서 전통적으로 매년 개최되는 거짓말 경연대회에서 과거에 참여했던 68명의 경연자에 대해 몇 등을 했었는지 조사했고, 설문지로 창조성(최고 60점)을 조사했다. 경연대회의 등수는 범주형이지만 순서가 있기 때문에 서열변수이므로 스피어만의 상관분석을 사용한다(피어슨 상관분석은 등간 또는 비율변수인 경우 사용). 이 연구를 위한 자료는 **The biggest Liar.sav** 파일에 있다. 자료에는 2개의 칸이 있는데 첫 번째 칸은 **창의성(Creativity)**이고 두 번째 칸은 **등수(Position)**이다. Position 변수는 등수를 숫자 값으로 코딩하고 변수 이름(value label)을 지정했으며, 측정수준은 ⬛Ordinal (서열)이다.

스피어만 상관분석의 절차는 이변량 상관분석 대화창에서 피어슨 상관분석과 같은 방법으로 하면 된다(Figure 7.7). 피어슨 상관분석에 있는 초기설정을 지우고 ☑ **Spearman** (스피어만)을 선택한다. 피어슨 상관분석에서와 마찬가지로 로버스트 신뢰구간을 얻기 위한 선택으로 [Bootstrap] (붓스트랩)을 사용해야 한다.

Output 7.2는 **창의성(Creativity)**과 **등수(Position)** 변수에 대한 스피어만의 상관분석 결과물인데

FIGURE 7.8
Charles
Spearman,
ranking
furiously

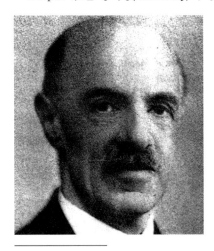

피어슨 상관분석의 결과물과 매우 유사하다. 매트릭스는 두 변수 간의 상관계수(−.373)를 보여주고 그 아래는 이 상관계수에 대한 유의확률 값이고(.002), 마지막에는 표본수(68)가 제시되어 있다.[2] 또한 BCa 95% 신뢰구간은 −.604에서 −.114이다.[3] 신뢰구간에 0이 포함되지 않고 유의확률이 .05보다 작았으므로, 창의성 점수와 거짓말 경연대회의 등수 간에는 의미있는 음의 상관관계가 있다는 것을 말해준다. 즉, 창의성이 증가하면 등수는 낮아지게 된다.

---

[2] 자료는 어떤 이유로 제외될 수도 있기 때문에 관찰이 이루어진 수에 대응하는 *N*의 값인지를 체크하는 것이 좋다.

[3] 신뢰구간은 무작위 표집과정에 기초를 둔다는 것을 명심하자. 따라서 신뢰구간 값은 분석을 다시 돌릴 때마다 약간의 차이가 있을 것이다.

Output 7.2

Correlations

				Creativity	Position in Best Liar Competition
Spearman's rho	Creativity	Correlation Coefficient		1.000	-.373**
		Sig. (2-tailed)		.	.002
		N		68	68
		Bootstrap[c]	Bias	.000	.007
			Std. Error	.000	.125
			BCa 95% Confidence Interval Lower	.	-.604
			Upper	.	-.114
	Position in Best Liar Competition	Correlation Coefficient		-.373**	1.000
		Sig. (2-tailed)		.002	.
		N		68	68
		Bootstrap[c]	Bias	.007	.000
			Std. Error	.125	.000
			BCa 95% Confidence Interval Lower	-.604	.
			Upper	-.114	.

**. Correlation is significant at the 0.01 level (2-tailed).

*. Correlation is significant at the 0.05 level (2-tailed).

c. Unless otherwise noted, bootstrap results are based on 1000 bootstrap samples

등수가 낮을수록 경쟁에서 잘한 것을 의미한다는 것을 기억하면(즉, 가장 낮은 숫자 1이 1등을 의미한다) 가설은 지지되었다. 창의성이 높을수록, 거짓말을 잘 한다.

 SELF-TEST 창의성이 세계 최고 거짓말쟁이 선발대회의 성공을 이끌었는가?

7.4.4. 켄달의 타우(비모수) ①

켄달의 타우(Kendall's tau), τ는 비모수 상관분석으로 같은 순위에 여러 개의 점수가 있고 표본수가 작으면 스피어만의 계수가 아닌 켄달의 타우를 사용해야 한다. 즉, 모든 점수를 서열화했을 때 여러 개의 점수가 같은 순위 내에 있다면 켄달의 타우를 사용해야만 한다. 두 개의 상관계수 중 스피어만의 로우가 더 유명하지만, 켄달의 타우가 실제로 모집단의 상관관계를 더 잘 추정한다는 주장도 있다(Howell, 1997). 스피어만의 로우보다 켄달의 통계량으로부터 더 정확한 일반화를 이끌어낼 수 있다. 세계 최고의 거짓말쟁이 경연대회에 대한 켄달의 상관관계 분석을 수행하기 위해서 ☑ Kendall's tau-b를 선택한다. 결과물은 스피어만 상관분석과 매우 유사하다.

Output 7.3을 보면 상관계수의 실제값은 -.300으로 스피어만 회귀계수인 -.373보다 0에 더 가깝다. 상관계수의 차이에도 불구하고, 유의확률이 .001로 .05보다 작고 신뢰구간은(-.491에서 -.100)으로 0을 포함하지 않으므로 여전히 매우 유의한 상관관계를 가진 것으로 해석할 수 있으며, 켄달 값이 모집단의 상관관계를 더 정확하게 추정한다. 그러나 피어슨 상관분석과 마찬가지로, 창의성이 세계 최고의 거짓말쟁이 경쟁대회의 성공 원인임을 가정할 수는 없다.

Output 7.3

Correlations

				Creativity	Position in Best Liar Competition
Kendall's tau_b	Creativity	Correlation Coefficient		1.000	-.300**
		Sig. (2-tailed)		.	.001
		N		68	68
		Bootstrap^c	Bias	.000	.001
			Std. Error	.000	.098
			BCa 95% Confidence Interval Lower	.	-.491
			Upper	.	-.100
	Position in Best Liar Competition	Correlation Coefficient		-.300**	1.000
		Sig. (2-tailed)		.001	.
		N		68	68
		Bootstrap^c	Bias	.001	.000
			Std. Error	.098	.000
			BCa 95% Confidence Interval Lower	-.491	.
			Upper	-.100	.

**. Correlation is significant at the 0.01 level (2-tailed).

*. Correlation is significant at the 0.05 level (2-tailed).

c. Unless otherwise noted, bootstrap results are based on 1000 bootstrap samples

SELF-TEST   이 장에서 사용된 광고 자료에 대한 피어슨 상관분석을 수행해 보자.

7.4.5. 이연 상관과 점-이연 상관 ③

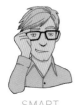

SMART
ALEX
ONLY

이연 상관계수와 점-이연 상관계수는 개념적 차이(이분형 변수 vs. 연속형 이분변수)에 의해서만 구별되나 통계적 계산은 매우 다르다. 이들 상관계수는 두 변수 중 한 개의 변수가 이분형일 때 사용한다(예, 2개의 범주만을 가진 범주형 변수). 이분형 변수의 예는 성별, 임신 여부 등이 있다. 때로 두 변수 중 한 변수가 이분형인 변수와의 관련성을 봐야 하는 경우가 있다. 이연 또는 점-이연 상관을 적용할지에 대한 결정은 이분형 변수가 이산변수인지 연속변수인지에 달려있다. 이 차이는 매우 미묘하다. 이산변수는 범주 간에 연속성이 없음을 의미한다. 예를 들어 생존 여부와 같은 변수가 여기에 해당된다. 사람은 생존이나 사망으로 규명될 수 있으며, 그 중간은 있을 수 없으므로 두 개의 범주 간에는 연속성이 없다. 그러나 연속성이 존재하는 이분형 변수가 있을 수도 있다. 예를 들어 통계 시험을 통과했는지 실패했는지와 같은 변수의 경우 어떤 사람은 아깝게 실패를 한 반면, 어떤 사람은 많은 점수의 차이로 실패를 했을 수 있다. 어떤 사람은 간신히 통과를 한 반면, 어떤 사람은 매우 탁월하게 통과가 되었을 수도 있다. 그래서 참여자들이 실패 또는 통과의 두 범주로 구분될지라도 그들이 놓여 있는 위치는 연속선 상에 있다. 어떤 사람은 다른 사람보다 더 극적으로 통과를 했거나 더 극적으로 실패를 했을 수도 있기 때문에 이분형인 경우일지라도 일종의 연속성이 있는 것으로 볼 수 있음을 의미한다. 점-이연 상관 계수(point-biserial correlation coefficient)(r_{pb})는 한 변수가 이산형 이분변수(예, 임신 여부)일 때 사용하는 반면, 이연 상관계수(biserial correlation coefficient)(r_b)

는 한 변수가 연속형 이분변수인 경우 사용한다. 이연 상관계수는 SPSS에서 직접적으로 계산할 수 없다. 먼저 점-이연 상관계수를 계산해야 하고 조정값을 얻기 위해 방정식을 사용한다.

고양이의 성별과 집으로부터 떨어져서 얼마만큼 시간을 보내는지 간의 관계에 흥미가 있다고 상상해보자. 수컷 고양이는 집으로부터 멀리 떨어져서 상당한 시간을 보내는 반면, 암컷 고양이는 집 근처에 더 머무는 경향이 있는 것으로 들었다. 성별을 조사하고 고양이의 주인에게 일주일에 각 고양이가 집을 떠나서 보내는 시간을 적도록 요청했다. 집을 떠나서 보내는 시간은 정확하게 등간 수준으로 측정했다. 모수 자료의 다른 가정은 만족했다고 가정하자. 반면에 고양이의 성별은 이산형 이분변수이므로, 점-이연 상관계수가 계산되는데 이것은 이분변수가 한 범주는 0, 다른 한 범주는 1로 코딩되었을 때는 단순히 피어슨 상관분석이 된다(실제로 어떤 값을 사용하더라도 SPSS는 계산을 할 때 작은 값은 0으로 큰 값은 1로 변화시킬 것이다). SPSS에서 이 상관분석을 수행하기 위해 수컷 고양이는 1로 그리고 암컷 고양이는 0으로 코딩한 자료를 저장한다. **시간(Time)**변수는 그냥 시간이다. 이들 자료는 pbcorr.sav에 있다.

SELF-TEST Section 7.4.2.1에서 처럼 고양이 자료에 대한 피어슨 상관분석을 수행해 보자.

SELF-TEST로 점-이연 상관분석을 수행해 보자. 점-이연 상관분석은 매우 쉽게 수행할 수 있다. Output 7.4와 같은 **시간**과 **성별**의 상관 매트릭스에 대한 결과물이 나와야 한다. 점-이연 상관계수는 r_{pb} = .378이고 유의확률은 .003이다. 이 상관분석에 대한 유의성 검정은 독립표본 t-검정을

Correlations　　　　　　　　　　　　Output 7.4

			Time away from home (hours)	Gender of cat
Time away from home (hours)	Pearson Correlation		1	.378**
	Sig. (2-tailed)			.003
	N		60	60
	Bootstrap^c	Bias	0	-.004
		Std. Error	0	.114
		BCa 95% Confidence Interval	Lower	.	.160
			Upper	.	.584
Gender of cat	Pearson Correlation		.378**	1
	Sig. (2-tailed)		.003	
	N		60	60
	Bootstrap^c	Bias	-.004	0
		Std. Error	.114	0
		BCa 95% Confidence Interval	Lower	.160	.
			Upper	.584	.

**. Correlation is significant at the 0.01 level (2-tailed).

*. Correlation is significant at the 0.05 level (2-tailed).

c. Unless otherwise noted, bootstrap results are based on 1000 bootstrap samples

수행하는 것과 실제로 같다(제9장). 상관계수의 부호는 이분변수를 어떻게 코딩했느냐에 전적으로 달려있다. 이를 증명하기위해 pbcorr.sav 자료 파일에는 **성별변수(Gender)**를 여성 = 1, 남성 = 0으로 역코딩을 한 Recode라는 추가 변수가 있다. **성별변수(Gender)** 대신에 Recode라는 변수를 사용해 피어슨 상관분석을 다시 수행하면 상관계수가 −0.378로 나옴을 발견할 것이다. 상관계수의 부호는 각각의 범주에 대해 어떤 코드를 배정했느냐에 전적으로 의존하기 때문에 관계의 방향에 대한 모든 정보는 무시해야만 한다. 그러나 R^2는 여전히 이전과 같은 방법으로 해석할 수 있다. 이 예에서 R^2 = 0.378^2 = .143이다. 즉, 고양이의 성별이 집으로부터 떠나서 보내는 시간 변이의 14.3%를 설명한다는 결론을 내릴 수 있다.

EVERYBODY

더모아
더 많은 것을 알고 싶다면?

점–이연 상관을 이연 상관계수(r_b)로 변환하는 방법에 대해 더 알고 싶다면 관련 웹 사이트를 참고한다.

핵심녀의 힌트 상관분석

- 상관계수를 사용하여 두 변수 간의 관계를 측정할 수 있다.
- 상관계수의 범위는 −1에서 +1이다.
- 피어슨 상관계수 r은 모수 통계이고 두 변수 모두 등간자료를 요구한다. 또한 상관계수에 대한 유의성 검증을 하기 위해서는 정규성이 가정되어야 한다.
- 스피어만의 상관계수 r_s는 비모수 통계량으로 두 변수 모두 서열자료가 요구된다.
- 캔달의 상관계수, τ는 스피어만의 r_s 와 같으나 표본 수가 작은 경우 더 좋다.
- 점–이연 상관계수 r_{pb}는 연속변수와 이산형 이분변수(예: 죽음과 삶 같이 두 변수 간에 연속성이 없는 변수)의 관계를 수량화한다.
- 이연 상관계수, r_b는 연속변수와 연속형 이분변수(예: 시험에 통과 또는 실패와 같이 두 범주 간에 연속성이 있음) 간의 관계를 수량화한다.

7.5. 편상관 ②

7.5.1. 부분상관과 편상관에 대한 이론 ③

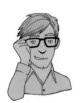

　제3의 변수의 효과를 통제했을 때 두 변수 간의 관계를 볼 수 있는 상관관계가 있다. 예를 들어, 시험불안 자료(Exam Anxiety.sav)의 분석에서 시험점수는 시험불안과 음의 관계가 있지만, 복습시간과는 양의 관계가 있고, 복습시간 자체는 시험불안과 음의 관계가 있다. 이 시나리오는 복잡하지만 복습시간이 시험불안과 시험성적 두 변수 모두와 관계가 있다는 것을 알았고, 만일 순수하게 시험불안과 시험성적과의 관계만을 알기를 원한다면, 복습시간의 영향을 통제할 필요가 있다. 이들 관계에 대해 R^2 값을 계산해보면 시험불안 점수가 시험성적 변이의 19.4%를 설명했고, 복습시간이 시험성적

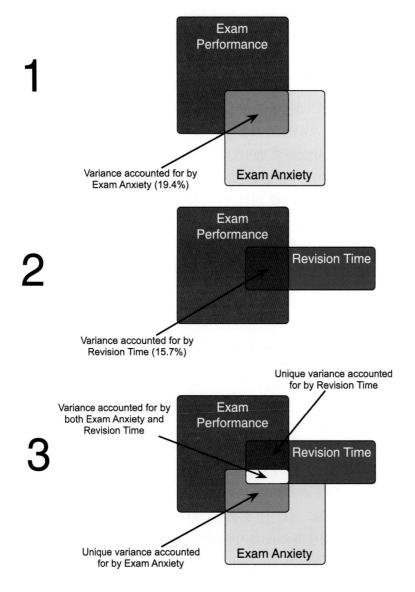

FIGURE 7.9
Diagram showing the principle of partial correlation

변이의 15.7%, 시험불안 변이의 50.2%를 설명함을 알았다. 만일 복습시간이 시험불안 변이의 반을 설명한다면 불안에 의해 설명되는 시험점수 19.4%의 적어도 얼마만큼은 개정시간에 의해 설명되는 것과 같은 변이에 의해 설명될 것이다. 이와 같이, 시험불안에 의해 설명되는 시험성적 변이의 일부는 단독적인 것이 아니고 복습시간에 의해 설명되어질 수 있다. 다른 변수의 영향을 통제한 상태에서 두 변수 간의 관계는 편상관(partial correlation)으로 알려져 있다.

편상관 분석의 원칙을 설명하기 위해 시험성적, 복습시간과 시험불안의 예를 다시 살펴보자(Figure 7.9). 첫 번째 그림은 시험성적의 전체 변이를 나타내는 시험성적에 대한 상자가 있고 또 다른 상자는 시험불안을 나타낸 상자이다. 시험불안과 시험성적은 변이의 19.4%를 공유하고 있다(이 값은 상관계수를 제곱한 것이다). 그러므로 이 두 변수의 변이는 서로 공유하는 부분이 있어 겹치게 되고 이는 오렌지 색의 세 번째 상자를 형성한다. 이 오렌지색의 겹치는 상자 부분은 시험성적과 시험불안의 공통 변이를 나타낸다. 같은 방법으로, 두 번째 그림은 시험성적과 복습시간이 공유하는 변이를 설명한다. 복습시간은 시험성적 변이의 15.7%를 공유한다. 이 공유하는 변이는 보라색 상자로 그려진 서로 겹치는 부분에 의해 나타난다. 복습시간과 시험불안 역시 그들 변이의 50%를 공유하므로, 시험불안에 의해 공유하는 시험성적 변이의 일부는 복습시간과 공유하는 변이와 겹칠 것이다.

세 번째 그림은 완성된 그림을 보여준다. 먼저 시험불안과 복습시간을 나타내는 상자는 변이의 50%를 공유하므로 겹치는 면적이 큼을 알 수 있다. 어떻게 복습시간과 불안이 시험성적에 기여하는 지를 볼 때 흰색으로 나타난 시험불안과 복습시간 모두에 의해 공유하는 시험성적의 영역을 보는 것이 중요하다. 그러나 여전히 시험성적의 변이의 작은 부분은 다른 두 변수에 의해서만 설명되는 부분이다. 그래서 첫 번째 그림에서 시험불안이 시험성적 변이에서 많은 부분을 공유할지라도, 이들 변이의 일부는 복습시간의 변이와 겹쳐진다. 만일 시험불안과 복습시간에 의해 공유되는 부분을 제거한다면, 시험성적과 시험불안 두 변수만의 관계를 측정할 수 있을 것이다. 그러므로 복습시간의 효과를 통제한 상태에서 시험불안과 시험성적 간의 편상관 분석을 수행한다. 같은 방법으로 시험불안의 영향을 통제한 상태에서 복습시간과 시험점수 간의 편상관 분석을 수행한다.

7.5.2. SPSS에서 편상관분석 ③

Exam Anxiety.sav 파일을 사용해 복습시간의 영향을 '통제'한 상태에서 시험불안과 시험성적 간의 편상관 분석을 수행할 수 있다. 편상관 분석 대화창을 열기 위해서 분석, **Analyze** **Correlate** ▶ **Partial...**(편상관 분석)을 선택한다. 이 대화창의 왼쪽에는 자료 편집창의 모든 변수가 나열되고 오른쪽에는 2개의 빈 공간이 있다. 변수라고 명명된 공간에는 상관관계를 보고자 하는 변수를 넣는 곳이고 통제변수라고 명명된 다른 한 공간은 통제하기를 원하는 변수를 넣는 것이다. 따라서 위 자료를 가지고 복습시간을 통제한 상태에서 시험불안과 시험성적 간의 상관관계를 보기 원한다면 변수란에 **시험성적**(exam)과 **시험불안**(anxiety) 변수를 넣고, 통제변수란에 **복습시간** (revise) 변수를 넣으면 된다. Figure 7.10은 이 분석을 수행한 대화창이다.

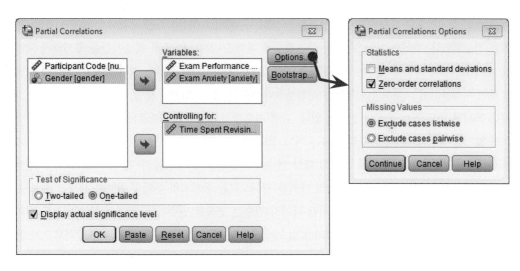

FIGURE 7.10
Main dialog box
for conducting
a partial
correlation

이변량 상관분석과 마찬가지로 Bootstrap...을 클릭하면 이 대화창 안에서 다른 변수를 통제하지 않은 피어슨 상관계수인 *0차 상관(Zero-order correlations)*을 선택할 수 있다. 이 예에서, 0차 상관이라 는 틱상자를 선택하면 SPSS는 anxiety, exam, revise에 대한 상관 매트릭스를 만들 것이다. 편상관 을 수행하기 전 이 방법은 통제가 이루어지지 않은 상태에서 상관관계를 비교하기 위해 유용한 방법 으로 다른 변수들의 기여에 대한 일부 정보를 얻을 수 있다. Output 7.1에서 이미 0차 상관분석에 대 한 결과를 보았으므로 여기서는 0차 상관 상자를 클릭하지 않았다. 마지막으로 다른 상관분석에서와 마찬가지로 로버스트 신뢰구간을 구하기 위해 Bootstrap...을 사용할 수 있다. 한 개의 변수를 통제하는 경우 1차 편상관이라고 하고, 만일 2개의 변수의 영향을 통제하면 2차 편상관이라 하고, 3개의 변수 를 통제하면 3차 편상관이라 한다.

Output 7.5는 복습시간을 통제한 상태에서 시험불안과 시험성적 간의 편상관분석에 대한 결과물 이다. 상관 매트릭스 표 위쪽과 아래쪽에 같은 값을 나타내므로 반쪽은 무시할 수 있다. 먼저, 시험 성적과 시험불안 간의 편상관계수는 −.247로 복습시간을 통제하지 않았을 때의 상관계수인 −.441보 다 현저하게 작다. 실제로, 상관계수는 이전 계수의 거의 반이다. 이 상관계수는 *p* 값이 .05보다 작

Correlations

Control Variables					Exam Performance (%)	Exam Anxiety
Time Spent Revising	Exam Performance (%)	Correlation			1.000	−.247
		Significance (2–tailed)			.	.012
		df			0	100
		Bootstrap[a]	Bias		.000	.010
			Std. Error		.000	.102
			BCa 95% Confidence Interval	Lower	.	−.434
				Upper	.	−.005
	Exam Anxiety	Correlation			−.247	1.000
		Significance (2–tailed)			.012	.
		df			100	0
		Bootstrap[a]	Bias		.010	.000
			Std. Error		.102	.000
			BCa 95% Confidence Interval	Lower	−.434	.
				Upper	−.005	.

a. Unless otherwise noted, bootstrap results are based on 1000 bootstrap samples

Output 7.5
Output from
a partial
correlation

아 여전히 통계적으로 유의하고 신뢰구간은 [-.434, -.005]로 여전히 0을 포함하지 않지만, 이들 관계는 감소되었다. 변이를 보았을 때, 편상관계수에 대한 R^2 값은 .06으로 복습시간을 통제하지 않았을 때의 19.4%와 비교해 이제는 시험성적의 변이의 단지 6%만을 공유함을 의미한다. 이 분석을 돌림으로써 시험불안에 의해서만 설명되는 시험성적의 변이를 볼 수 있지만 불안, 복습시간, 시험점수 간에는 무시될 수도 있는 복잡한 관계가 있다. 관련 변수들이 포함되었기 때문에 여전히 인과성은 확실하지 않지만 적어도 제3의 변수의 문제는 어느 정도 다루어졌다.

편상관 분석은 제3의 변수를 포함해 대상 변수가 이분형일 때 사용할 수 있다. 예를 들어, 거미에 대한 두려움을 통제한 상태에서 사람의 다리를 기어오르는 독거미의 수와의 관계를 본다고 해보자. 여기서 요실금 여부는 이분형 변수이지만 나머지 변수는 연속형 변수이다. 앞에서 본 예에서도 대회 참가 경험 여부를 통제한 상태에서 창의성 점수와 거짓말 경연대회의 등수 간 관계를 살펴보고자 한다면, 통제변수는 이분형 변수이다.[4]

7.5.3. 준편상관(또는 부분상관) ②

다음 장에서는, 준편상관(semi-partial correlation) 또는 부분상관(part correlation)으로 알려진 또 다른 형태의 상관분석을 알아보고자 한다. 편상관분석과 준편상관분석 간의 차이를 설명할 필요가 있다. 변수 간의 편상관을 볼 때는 제3의 변수 영향을 통제한다. 특별히, 제3의 변수 영향은 상관관계에 있어 두 변수에 대해 통제를 한다. 준편상관분석에서는 상관관계를 보는 두 변수 중 한 변수에 대해서만 제3의 변수를 통제한다. Figure 7.11은 시험성적 자료에 대해 이 원칙을 설명한다. 편상관에서는 시험성적에 대한 복습시간에 대한 영향뿐만 아니라 불안에 대한 복습시간의 영향을 고려해 계산을 한다. 만일 같은 자료를 가지고 준편상관계수를 계산한다면 시험불안에 대한 복습시간의 영향은 무시하고 시험성적에 대한 복습시간의 영향만을 통제한다. 편상관분석은 다른 변수 영향을 제거했을 때 두 변수 간의 관계를 보는데 가장 유용하다. 그러므로 준편상관분석은 예측변수들의 세트에서 어떤 특정한 변수의 변이를 설명하고자 할 때 유용하다(제8장을 공부할 때 이것을 명심해야 한다).

FIGURE 7.11
The difference between a partial and a semi-partial correlation

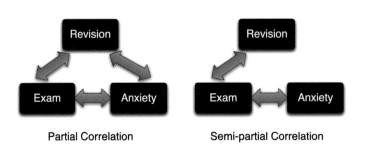

Partial Correlation   Semi-partial Correlation

---

[4] 이 두 예 모두는 위계적 회귀분석과 공변량 분석에서 사용한 예이다. 지금 혼동이 될 수도 있지만 같은 선형적 모형의 변이를 가진 모든 통계적 모형에 대해 반복해서 설명한다.

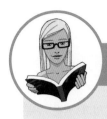

| 핵심녀의 힌트 | 편상관과 준편상관 |

- 편상관분석은 원래의 상관관계를 보는 두 변수에 대한 제3의 변수의 효과를 고려하면서 두 변수 간의 관계를 수량화한다.
- 준편상관은 원래의 상관관계를 보는 두 변수 중 한 개의 변수에 대한 제3의 변수의 효과를 고려하면서 두 변수 간의 관계를 수량화한다.

7.6. 독립적인 상관관계 ③

7.6.1. 독립적인 rs의 비교 ③

때로는 한 상관계수가 다른 상관계수보다 큰지 알고 싶을 때가 있다. 예를 들어, 시험성적에 대한 시험불안의 영향을 보았을 때, 이 상관관계가 남자와 여자 간에 차이가 있는지를 알고자 할 수도 있다. 이 두 표본에 대한 상관계수를 계산하지만 차이가 의미가 있는지 어떻게 사정할 수 있을까?

SELF-TEST 파일분할 명령어를 사용하여 남자와 여자에 있어 시험불안과 시험성적 간의 상관계수를 계산해 보자.

만일 이것을 알기를 원한다면, 남자에 대한 상관계수 $r_{남자}$ = −.506이고 여자에 대한 상관계수 $r_{여자}$ = −.381이었음을 발견했다. 이들 표본은 서로 독립적이다. 이들 상관계수를 비교하기 위해 7.2.3에서 배운 상관계수를 z로 변환하는 방법을 다시 사용할 수 있다. z 변환은 표본분포를 정상으로 만들어 표본오차를 알 수 있다는 것을 기억하라. 이 변환을 한다면 z_r(남자) = −.557이고 z_r(여자) = −.401 이 된다. 이들 상관 간 차이의 z−점수를 다음과 같이 계산할 수 있다.

$$z_{\text{Difference}} = \frac{z_{r_1} - z_{r_2}}{\sqrt{\dfrac{1}{N_1 - 3} + \dfrac{1}{N_2 - 3}}} \tag{7.9}$$

52명의 남자와 51명의 여자에 대한 차이에 대한 z−점수를 구할 수 있다.

$$z_{\text{Difference}} = \frac{-0.557 - (-0.401)}{\sqrt{\dfrac{1}{49} + \dfrac{1}{48}}} = \frac{-0.156}{0.203} = -0.768$$

부록에 있는 정규분포표에서 z-값(0.768, −부호는 무시할 수 있다)을 볼 수 있고 '작은 부분 Smaller Portion'이라 명명된 칸으로 부터 단측 확률을 얻을 수 있다. 이 예에서 z-값은 .221이다. 양측 확률을 구하기를 원한다면 단측 확률값에 2를 곱해주면 되며 따라서 그 값은 .442이다. 시험불안과 시험성적 간의 상관관계와 같이 남자와 여자의 차이는 통계적으로 유의하지 않다.

7.6.2. 상호관련성이 있는 rs의 비교 ③

만일 같은 집단에서 나온 자료에 대한 상관계수를 비교하기 원한다면 약간 더 복잡해진다. 같은 표본으로부터 두 개의 상호관련성이 있는 상관계수 간의 차이가 유의한지를 검증하기 위해 t-통계량을 사용할 수 있다. 예를 들어, 시험불안 자료에서 시험불안(x)과 시험성적(y) 간의 관계가 복습시간 (z)과 시험성적 간의 관계보다 더 강한지 여부를 보기 원한다고 해보자. 이를 계산하기 위해, 변수들 간의 관계를 수량화하는 3개의 r 값이 요구된다. 시험불안과 시험성적 간의 관계를 나타내는 $r_{xy} = -.441$, 복습시간과 시험성적 간의 관계를 나타내는 $r_{zy} = .397$, 시험불안과 복습시간 간의 관계를 나타내는 $r_{xy} = -.709$. t-통계량은 다음과 같이 계산된다(Chen & Popovich, 2002).

$$t_{\text{Difference}} = \left(r_{xy} - r_{zy}\right)\sqrt{\frac{(n-3)(1 + r_{xz})}{2\left(1 - r_{xy}^2 - r_{xz}^2 - r_{zy}^2 + 2r_{xy}r_{xz}r_{zy}\right)}} \tag{7.10}$$

방정식이 복잡해 보이지만 실제로는 3개의 상관계수값과 표본수 N만을 사용하므로 그리 복잡하지 않다. 시험불안의 예에 대한 수를 넣으면($N = 103$) 다음과 같이 계산된다.

$$t_{\text{Difference}} = (-.838)\sqrt{\frac{29.1}{2\left(1 - .194 - .503 - .158 + 0.248\right)}} = -5.09$$

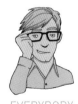

EVERYBODY

이 값은 $N - 3$의 자유도(이 경우 100)를 가지고 부록에서 적절한 임계치를 구할 수 있다. 표에서 양측 검정에 대한 임계치는 1.98($p < .05$)과 2.63($p < .01$)이다. 시험불안과 시험성적 간의 상관관계는 복습시간과 시험성적 간의 상관관계보다 통계적으로 유의하게 높다고 말할 수 있다.

더모아

*상관계수를 비교하는 것에
대해 더 알기를 원한다면?*

여기서 언급된 상관계수를 비교하기 위한 SPSS 명령문에 대해서는 이
장에 대한 추가 자료를 참고한다.

7.7. 효과크기의 계산 ①

상관분석의 효과크기는 상관계수가 곧 효과크기이기 때문에 따로 계산할 필요가 없
다. 그러나 스피어만과 켄달 상관분석은 비록 검정력은 피어슨 상관분석과 유사하지만
두 가지 면에서 차이가 있다(Strahan, 1982).

Can I use r^2
for non-parametric
correlations?

첫째, 공유된 분산의 부분을 구하기 위해 피어슨 r을 제곱할 수 있다(R^2). 스피어만
의 r은 이것이 피어슨 r과 같은 방정식을 사용하기 때문에 역시 피어슨 r을 제곱하면
된다. 그러나 이것은(R_s^2) 두 변수 간의 순위 내 변이의 부분이기 때문에 R^2 결과를 약
간 달리 해석할 필요가 있다. R_s^2는 보통 정규분포에 근접하는 조건이라면 R^2과 매우 유사하다. 그러
나 켄달의 타우(τ)는 r 또는 r_s와 수적으로 유사하지 않으며, 그래서 τ^2은 두 변수에 의해 공유하는
변이의 부분(또는 이들 두 변수의 서열)에 대해 말해주지 않는다. 두 번째, 켄달의 τ는 스피어만의 r_s
와 피어슨의 r보다 66~75% 작지만, r과 r_s는 일반적으로 비슷한 크기이다(Strahan, 1982).

그래서 τ를 효과크기로 사용한다면 r과 r_s는 유사하지 않다는 것을 명심해야만 하고 r을 제곱해서
는 안된다. 또한 점-이연 상관과 이연 상관 역시 크기가 다르다(이연 상관이 점-이연 상관보다 크다).
이 상황에서는 이분형 변수가 연속형인지 이산형 변수인지 여부를 주의깊게 결정해야 한다. 일반적으
로, 효과크기로서 상관계수를 사용할 때 어떤 유형의 상관계수를 선택하는가에 따라 효과크기가 현
저히 달라질 수 있다는 것을 기억해야 한다.

7.8. 상관계수를 보고하는 방법 ①

상관계수를 보고하는 것은 매우 쉽다. 단지 상관계수의 크기, 신뢰구간, 그리고 유의확률(유의확
률 값은 상관계수 자체가 효과크기이므로 그렇게 중요하지는 않다)을 보고하면 된다. 상관계수의 보
고 시 일반적으로 주의해야 할 몇 가지는 다음과 같다. (1) 미국심리학회(American Psychological
Association)의 투고규정을 따른다면 상관계수나 확률값을 보고할 때 값이 1을 넘지 않으므로 소수
점 앞에 0을 쓰지 않는다. (2) 상관계수는 정확성이 요구되기 때문에 보통 소수점 아래 두자리나 세
자리수까지 보고한다. (3) 95% 신뢰구간을 보고한다. (4) 각 상관계수는 다른 문자에 의해 표기한다.
(5) 정확한 p 값을 보고한다. 이 장에서 다룬 자료결과에서 몇 가지 예를 들어보면 다음과 같다.

✓ 시청한 광고 수와 구매를 한 사탕 봉지 수 간에는 유의한 관련성이 없었다($r = .87$, $p = .054$).

✓ 편향 수정(bias corrected)과 가속 붓스트랩(accelerated bootstrap)은 각괄호[ ]내에 보고한다. 시험점수는 시험불안($r = -.44[-.564, -.301]$), 그리고 복습하는데 사용한 시간($r = .40[.245, .524]$)과 유의하게 관련이 있다. 또한 복습하는데 사용한 시간과 시험불안은 관련이 있었다 ($r = -.71 [-.863, -.492]$) (모두 $ps < .001$).

✓ 창의성은 거짓말 경연대회에서 사람들이 얼마나 잘했는지와 유의하게 관련이 있었다($r_s = -.37$, 95% 가속 신뢰구간 BCa CI$[-.604, -.114]$, $p = .002$).

✓ 창의성은 거짓말 경연대회에서 몇 등을 했는지와 유의하게 관련이 있었다($\tau = -.30$, 95% 가속 신뢰구간 BCa CI$[-.491, -.100]$, $p = .001$).

✓ 고양이의 성별은 고양이가 집에서 나가 보낸 시간과 유의하게 관련성이 있었다($r_{pb} = .38$, 95% 가속 신뢰구간 BCa CI$[.160, .584]$, $p = .003$).

✓ 고양이의 성별은 고양이가 집에서 나가 보낸 시간과 유의하게 관련성이 있었다($r_b = .48$, $p = .003$).

한 개의 표에 여러 개의 상관계수가 있을 때 주의할 필요가 있다. 시험불안은 표 7.2에 보고했다. 대각선 위에는 상관계수를 보고하고 유의수준의 다른 정도를 나타내기 위해 부호를 사용했다. 신뢰구간은 아래에 보고했다. 표 밑에는 표에서 사용한 표시에 대한 설명이 있다. 마지막으로, 표의 아랫부분에는 표본 수가 보고되어 있다. 여기서는 모두 103으로 같지만 결측값이 있을 때는 각 상관계수마다 다른 표본 수에 근거를 둘 수 있기 때문에 표본 수를 보고하는 것이 유용하다. 또는 표의 아랫부분에 정확한 p 값을 보고할 수도 있다.

TABLE 7.2 An example of reporting a table of correlations

	Exam Performance	Exam Anxiety	Revision Time
Exam Performance	1	−.44*** [−.564, −.301]	.40*** [.245, .524]
Exam Anxiety	103	1	−.71*** [−.863, −.492]
Revision Time	103	103	1

ns = not significant ($p > .05$), * $p < .05$, ** $p < .01$, *** $p < .001$. BCa bootstrap 95% CIs reported in brackets.

나자료 7.1

어떤 교수를 선호하는가? ①

학생은 학기말에 교수에 대한 평가를 한다. 학생은 어떤 교수는 좋아하지만 어떤 교수는 싫어할 것이다. 학생이 교수 강의를 선택할 때 열정적이고 의사소통이 잘된다고 생각하는 교수를 선택하는 경향이 있다. Tomas Chamorro-Premuzic과 동료들은(Chamorro-Premuzic, Furnham, Christopher, Garwood & Martin, 2008) 학생은 자신이 좋아하는 성향의 교수를 좋아한다는 가설을 검증했다. 연구자는 학생들 자신의 성격을 NEO-FFI라는 매우 잘 만들어진 도구(5가지 기본 성격을 측정하는 도구: 신경증적 성격, 외향성, 경험에 대한 개방성, 친절함, 성실성)를 사용하여 측정했다. 학생도 자신의 성격을 묘사(예: 따뜻함, 친절함, 따뜻함, 사교적임, 즐거움, 감성적인, 외향적인)하도록 하는 설문지를 완성하도록 했고, 그들이 교수에게서 각 성격을 얼마나 원하는지 −5부터 +5점 사이로(−5 = 나는 그런 성격의 교수는 전혀 원하지 않는다, 0 = 그런 성격은 중요하지 않다, +5 = 나는 정말 그런 성격의 교수를 원한다) 평가하도록 했다. 성격의 특성은 NEO-FFI에서 측정한 성격과 같은 것이었다.

연구자는 학생의 5가지 핵심 성격을 측정했을 뿐만 아니라 학생이 교수가 어떤 성격이기를 원하는지 측정했다. 그리고 Tomas와 동료 연구자들은 외향적 성격을 가진 학생이 외향적 성격을 가진 교수를 원하는지 여부를 검증했다. 이 연구에 대한 자료는 **Chamorro-Premuzic.sav** 파일에서 찾을 수 있다. 특정 성격을 가진 학생은 그들의 교수에게도 그런 성격을 가지기를 원하는지를 보기 위해 피어슨 상관분석을 돌려보자. 어떤 결론이 나왔는가? 이에 대한 답은 관련 웹 사이트에서 볼 수 있다.

7.9. 개념에 대한 요약도 ①

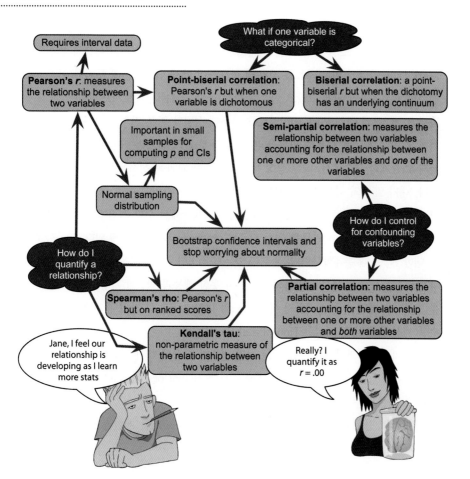

FIGURE 7.12
What Brian learnt from this chapter

7.10. 다음 장은? ①

본 장에서는 상관분석에 대해 살펴보았다. 다음 장에서는 회귀분석에 대해 알아볼 것이다.

7.11. 주요 용어

Biserial correlation (이연 상관)

Bivariate correlation (이변량 상관)

Coefficient of determination (결정계수)

Covariance (공분산)

Cross-product deviations (교차곱 편차(교적편차))

Kendall's tau (켄달의 타우)

Part correlation (부분상관)

Partial correlation (편상관)

Pearson correlation coefficient (피어슨 상관계수)

Point-biserial correlation (점-이연 상관)

Semi-partial correlation (준편상관)

Spearman's correlation coefficient (스피어만의 상관계수)

Standardization (표준화)

7.12. 스마트 알렉스의 과제

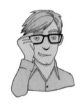

- **과제 1:** 한 학생이 에세이를 쓰는데 투자한 시간과 점수와의 관련성에 관심이 있다. 자신의 친구 45명으로부터 에세이를 작성하는데 투자한 **시간(hours)**과 그 에세이에 대해 받은 점수의 **백분율(essay)**을 조사했다. 또한 백분율을 3개 범주형 **학점(grade)**으로 변환했다. Essay-Marks.sav 파일에 있는 자료를 사용해 학생들이 에세이를 쓰는데 투자한 시간과 그들이 받은 점수의 백분율과의 관계 그리고 범주형 학점 간의 관계를 구해보시오. ①
- **과제 2:** 제3장의 ClickFlick.sav 자료를 사용해 성별과 흥분 간의 관계를 알아보시오. ①
- **과제 3:** 같은 자료를 사용해 필름을 본 것과 흥분 간의 관계는 어떠한가요? ①
- **과제 4:** 통계학 교수로서, 나는 항상 학생이 통계학 교과목 성적에 영향을 미치는 요인에 흥미가 있다. 내가 25명의 학생을 뽑아서 1학년 말에 통계학 강의에 대한 그들의 성적(상, 중상, 중하, 하)을 보았다고 가정해 보자. 또한 학생들이 고등학교에서 수학 시험에서 받은 학점(A, B, C, D, E, F)을 물어보았다. 이 연구를 위한 자료는 grades.sav라는 파일에 있다. 고등학교 때 수학성적이 대학 1학년 때 통계학 성적과 관련이 있는지 적절한 분석방법을 통해 알아보시오. ①
- **과제 5:** Figure 2.3에서 사람들의 정직하지 못한 행동과 범인일 가능성 간의 관계에 대한 자료를 보았다(브레인 2.1). 정직하지 못한 정도와 범인의 가능성 간의 관계에 대한 스피어만 상관계수를 계산해 보시오. 자료는 HonestyLab.sav에 있다. ①
- **과제 6:** 제3장의 과제 5에서 양 또는 개와 결혼한 사람에 대한 자료를 보았고 삶의 만족도와 그들이 얼마나 동물을 좋아하는지에 대해 조사했다(Goat or Dog.sav). 삶의 만족도와 사람이 결혼을 한 동물의 유형은 유의한 관련성이 있는가? ②
- **과제 7:** 삶의 만족도와 사람이 결혼을 한 동물의 간의 관계를 계산할 때 동물을 좋아하는 정도

를 고려한 상태에서 위의 분석을 반복해 보시오. ②

- **과제 8:** 제3장의 과제 6에서 마신 차의 잔 수와 인지기능과의 관계에 대한 자료를 보았다(Feng et al., 2010). 자료는 **Tea Makes You Brainy 15.sav**에 있다. 차를 마시는 것과 인지기능 간에는 무슨 관계가 있는지 알아보시오. ①

- **과제 9:** 이전 예에 대한 연구를 표본 수가 큰 경우($N = 716$)의 자료(**Tea Makes You Brainy 716.sav**)를 이용해서 반복을 해보자. 차를 마시는 것과 인지기능 간의 상관분석을 해보자. 이전에 결과와 표본 수 큰 자료를 가지고 분석을 했을 때의 결과에 대한 상관계수와 유의확률을 비교해보자. 결과는 어떤 통계적인 측면을 설명하는지 알아보시오. ②

- **과제 10:** 제5장에서 3일간의 콘서트에 대한 위생자료를 보았다(**Download Festival.sav**). 스피어만 상관분석을 사용할 때, 첫 번째 날의 위생점수와 세 번째 날의 위생점수는 유의한 관계가 있는지 살펴보시오. ①

- **과제 11:** **Shopping Exercise.sav**자료를 사용할 때(제3장 과제 4) 쇼핑을 하며 보낸 시간과 걸은 거리와는 유의한 관계가 있는지 알아보시오. ①

- **과제 12:** 쇼핑을 하며 보낸 시간과 걸은 거리 간의 관계에서 성별의 영향은 어떤 효과가 있는지 알아보시오. ②

과제의 정답은 웹 사이트에서 찾을 수 있다.

7.13. 참고도서

Chen, P. Y., & Popovich, P. M. (2002). *Correlation. Parametric and nonparametric measures.* Thousand Oaks, CA. Sage.

Howell, D. C. (2012). *Statistical methods for psychology* (8th ed.). Belmont, CA. Duxbury. (An excellent text that is a bit more technical than this book, so is a useful next step.)

Miles, J. N. V., & Banyard, P. (2007). *Understanding and using statistics in psychology. A practical introduction.* London. Sage. (A fantastic and amusing introduction to statistical theory.)

Wright, D. B., & London, K. (2009). *First steps in statistics* (2nd ed.). London. Sage. (This book is a very gentle introduction to statistical theory.)

8 회귀분석

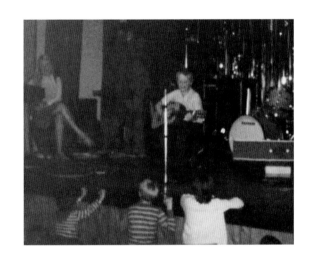

FIGURE 8.1
Me playing
with my ding–
a–ling in the
Holimarine Talent
Show. Note the
groupies queuing
up at the front

8.1. 이 장에는 어떤 내용이 있을까? ①

　　8살 때 크리스마스 선물로 기타를 선물 받고 휴가지 캠프에서 열렸던 장기자랑에서 기타를 치며 노래를 불렀는데 놀랍게도 우승을 차지했다. 이로 인해 또래들로부터 영웅 대접을 받게 되었고, 이것은 정말 행복한 경험이었다. 나는 그 다음 주에 열리는 장기자랑에 또 참가하고 싶었다. 이번에도 우승을 하기 위해서는 지난주에 어떻게 우승을 했는지 알아야 했다. 한 가지 방법은 자료수집을 통해서 어떤 변수가 어린이 장기자랑에서 우승자를 선발하는데 중요한 변수인지를 파악하는 것이다. 나이, 발표의 유형(노래, 개그, 마술 등), 얼마나 귀여워 보이는지 이런 자료에 대한 회귀분석은 다음 장기자랑에서의 성공 예측을 가능하게 한다. 만일 노래를 부르는 것이 우승자가 되는 중요한 예측 요인이면, 다음 장기자랑에서 나는 다시 노래를 해야 할 것이고, 개그를 하는 것이 중요한 요인이면 노래 대신에 개그를 해야 할 것이다. 당시 회귀분석에 대해서 알지 못했지만, 나는 아버지가 추천해 준 노래를 불러 또 다시 우승을 했다.

8.2. 회귀분석의 소개 ①

8.2.1. 공변량이란? ①

두 변수의 관계를 보기 원한다면 방정식(2.3) 모형을 사용할 수 있다.

$$\text{outcome}_i = (bX_i) + \text{error}_i$$

이 모형에서 b는 상관계수로(흔히 r로 표기) 표준화된 측정이다. 비표준화 버전 b를 사용할 수도 있지만, 이 경우 모형에 무엇인가를 추가할 필요가 있다.

$$\text{outcome}_i = (b_0 + b_1X_i) + \text{error}_i$$
$$y_i = (b_0 + b_1X_i) + \varepsilon_i \tag{8.1}$$

이 방정식의 결과는 괄호 안에 있는 모형에 의해 예측되고, 이 예측에는 약간의 오차(ε_i)가 있다는 것을 말해준다. 우리는 여전히 예측변수(X_i)에 의해 결과변수(y_i)를 예측하고, 예측변수와 관련된 모수인 b_1은 예측변수와 결과변수와의 관계를 수량화한 것이다. 이 모형은 관계의 비표준화 측정에만 사용하는 상관관계(b)와는 다르다. 예측요인이 0일 때, 결과의 값을 말하는 계수 b_0를 포함한다.[1]

모형이 b_0 대신에 문자 c를 사용하고, b 대신에 문자 m을 사용한다고 가정해보자. 그리고 오차항을 잠깐 무시해보자. 결과는 다음과 같이 예측할 수 있다.

$$\text{outcome}_i = mx + c$$

또한 만일 독자가 미국인, 캐나다인 또는 호주인이라면 c 대신에 문자 b를 사용하자.

$$\text{outcome}_i = mx + b$$

프랑스인, 독일인 또는 브라질 사람이라면 m 대신에 문자 a를 사용하자.

$$\text{outcome}_i = ax + b$$

---

[1] 상관계수를 계산할 때처럼 표준화 b에 관심이 있는 경우, 예측변수와 결과변수의 표준화된 b를 추정한다(예를 들어 이들 변수에서는 평균 0과 표준편차 1을 가진). b_0인 상황에서는 예측변수 값이 0인 경우 결과변수 값이므로, 예측변수와 결과변수를 표준화한다면 예측변수는 0일 것이고, 결과변수(b_0) 또한 0이 될 것이다.

방정식에서 사용한 기호와 문자들은 변화시킬 필요가 없다.[2] $mx + c$ 또는 $b_1X + b_0$라고 쓰던지 간에 그것은 문제가 되지 않고, 중요한 것은 그 기호가 무엇을 나타내는가이다.

'선형모형'에서 선형이란 '직선'을 의미하므로 우리가 사용한 방정식은 직선을 나타내는 것이다. 직선은 다음 두 가지에 의해 정의된다. (1) 보통 b_1으로 표기하는 선의 기울기(또는 경사)와 (2) b_0로 표기하는 절편(intercept)이라고 알려진 좌표 평면상의 직선이 x-축과 만나는 점의 x 좌표 및 y-축과 만나는 점의 y 좌표. 이 b_1과 b_0는 회귀계수(regression coefficient)라고 한다. 일반적으로 아래 첨자 없이 b라고 표기하기도 하고 bn(변수 n과 관련된 b를 의미)으로 표기한다. 특정 선(모형)은 특정한 절편과 기울기를 갖게 된다.

Figure 8.2의 (왼쪽 그림)은 같은 절편을 가졌지만 기울기가 다른 선을 보여준다. 이 두 개의 모형에서 절편 (b_0)는 같지만, 기울기 (b_1)은 서로 다른 값을 가지고 있다. 또한 Figure 8.2의 (오른쪽 그림)은 기울기는 같지만 절편이 다른 선을 보여준다. 이 모형들은 각 모형마다 기울기(b_1)는 서로 같지만, 절편 (b_0)는 각기 다르다. 일 모형에서 기울기(b_1)가 양수이면 두 변수의 관계는 양적인(positive) 관계를, 기울기(b_1)가 음수이면 이들 두 변수의 관계는 부적인(negative) 관계를 나타내는 것이다. Figure 8.2의 왼쪽 그림에서 빨간 선은 양적인 관계를 나타내는 반면에 녹색 선은 부적인 관계를 나타낸다. 이렇게 두 변수의 관계를 요약하기 위해 선형모형을 사용한다. 기울기(b_1)는 모형의 모양이 어떠한지를 보여주고, 절편(b_0)은 모형의 위치(기하학적인 공간의 위치)가 어디인지를 말해준다.

예를 들어 보자. 음악 앨범을 광고하는데 사용한 비용(예측변수)과 앨범 다운로드 판매 실적(결과변수) 간의 관계를 예측하는데 관심이 있다고 하자. 방정식 8.1에 이 사례의 변수를 대치하여 선형모형을 사용하여 관계를 다음과 같이 요약할 수 있다.

$$y_i = b_0 + b_1X_i + \varepsilon_i$$
$$\text{album sales}_i = b_0 + b_1\text{advertising budget}_i + \varepsilon_i$$

(8.2)

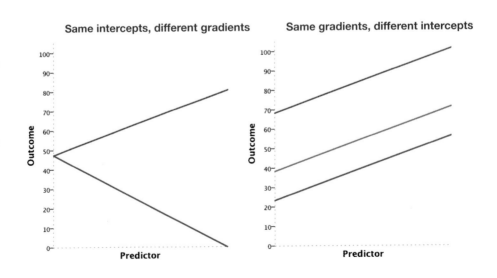

FIGURE 8.2
Lines that share the same intercept but have different gradients, and lines with the same gradients but different intercepts

---

[2] 예를 들어 8.1과 같이 $Y_i = (\beta_0 + \beta_1X) + \varepsilon_i$라고 쓰여진 방정식을 볼 수 있을 것이다. 단지 차이는 방정식에 bs 대신에 βs을 가졌다는 것이다. 두 가지는 모두 같은 것이고 단지 계수를 나타내는 문자만이 다른 것이다.

bs 값을 예측하고자 한다면 앨범 광고를 위해 얼마의 비용을 썼는지를 나타내는 수로 '광고'를 대치시켜 앨범 판매에 대한 예측을 할 수 있다. 예를 들어 b_0가 50이고, b_1이 100이라면, 모형은 다음과 같다.

$$\text{album sales}_i = 50 + \left(100 \times \text{advertising budget}_i\right) + \varepsilon_i \tag{8.3}$$

표준화 회귀계수(베타)에 숫자를 대치했음을 알 수 있다. 광고를 위해 5파운드를 쓰기를 원한다면 이 값으로 '광고 예산'이라는 변수를 대치할 수 있고 얼마나 많은 개수의 앨범을 판매했는지 예측하기 위해 방정식을 풀 것이다.

$$\begin{aligned}\text{album sales}_i &= 50 + \left(100 \times 5\right) + \varepsilon_i \\ &= 550 + \varepsilon_i\end{aligned}$$

이와 같이, 방정식에 근거해서 5파운드를 광고비로 사용한다면 550개의 앨범을 판매할 것을 예측할 수 있다. 이 값을 예측값(predicted value)이라 한다. 이 예측이 완벽하게 정확하지는 않을 것이라는 것을 상기시키기 위해 오차항을 남겨두었다.

8.2.2. 여러 예측 요인을 가진 선형 모형 ②

위에서 두 변수의 관계에 대한 모형으로 직선을 그려보았지만, 보통 관심있는 결과에 여러 개의 변수가 관련이 되어 있으므로 실상은 이보다 더 복잡하다. 앨범 판매의 사례에서도 광고 비용 이외의 다른 변수가 앨범 판매에 영향을 줄 수도 있다. 예를 들어, 라디오에서 그 앨범의 노래를 얼마나 많이 틀었는지, 그 밴드의 연주를 본 사람이 얼마나 되는지 등이 영향을 미칠 수 있다. 방정식의 장점 중 하나는 원하는 만큼의 예측요인을 포함하여 확장할 수 있다는 것이다. 모형에 변수를 추가하면 예측요인과 결과변수 간의 관계를 예측하는 b를 부여해야 한다. 예를 들어, 라디오에서 주 당 이 밴드의 노래를 틀어준 횟수를 추가한다면, 두 번째 예측요인을 다음과 같이 추가할 수 있다.

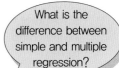

What is the difference between simple and multiple regression?

$$Y_i = \left(b_0 + b_1 X_{1i} + b_2 X_{2i}\right) + \varepsilon_i \tag{8.4}$$

변한 것은 두 번째 예측요인(X_2)과 이와 관련된 계수(b_2)를 추가한 것뿐이다. 좀 더 구체적으로 나타내기 위해, 변수명을 사용하여 방정식을 만들어 보면 다음과 같다.

$$\text{album sales}_i = b_0 + b_1\text{advertising budget}_i + b_2\text{airplay}_i + \varepsilon_i \tag{8.5}$$

이 새로운 모형에는 두 개의 예측요인에 대한 b-값이 포함되었다(물론, 상수 b_0도 포함). 만일 b-값을 알면, 앨범의 판매량은 광고에 소비한 비용은 물론 라디오에서 그 음악이 나온 횟수(airplay)까지 포함하여 앨범 판매량을 예측할 수 있다. 이 모형에는 두 개의 예측요인이 있으므로, 모형을 기하학적인 3차원으로 나타낼 수 있다(Figure 8.3).

도면에서 색깔이 있는 사다리꼴(회귀평면 regression *plane*으로 알려진)은 방정식(8.5)으로 나타낼 수 있고, 점은 관찰된 자료의 측정치를 나타낸다. 회귀선과 같이, 회귀평면은 관찰된 자료에 대해 최적의 예측을 하기 위한 것이다. 그러나 모형과 실제 자료 간에는 예외없이 약간의 차이가 존재한다 (일부 점이 그래프의 색깔이 있는 영역에 정확하게 놓이지 않았음이 입증). 회귀평면과 각 자료의 점 간의 수직의 차이는 모형의 오차 또는 잔차이다. 광고에 대한 b-값은 왼쪽의 기울기와 회귀평면의 오른쪽을 말하는 반면, 방송시간에 대한 b-값은 회귀평면의 위와 아래의 기울기를 말한다. 단순회귀와 마찬가지로, 이들 두 기울기는 모형이 어떤 모양인지에 대해 말해주고, 절편은 공간의 회귀평면에 위치한다.

두 개의 예측요인을 가진 회귀모형을 시각화하는 것은 3차원 산점도(3-D scatterplot)를 사용하여 회귀평면을 그릴 수 있으므로 비교적 쉽게 그릴 수 있지만, 다중회귀분석은 3~4 또는 10개 이상의 예측요인을 사용할 수도 있다. 이렇게 복잡한 모형이 어떻게 생겼는지 시각화한다거나 b-값을 나타내는지 시각화할 수는 없을지라도, 기본 모형의 원칙을 적용할 수 있어야 한다. 사실, 일반적으로 우리가 원하는 만큼 예측요인을 추가할 수 있고, 선형모형은 그에 따라 확장될 것이다.

FIGURE 8.3

Scatterplot of the relationship between album sales, advertising budget and radio play

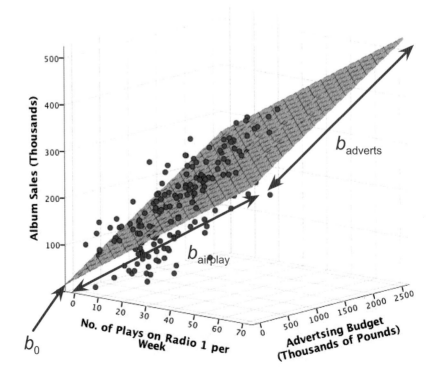

$$Y_i = \left(b_0 + b_1 X_{1i} + b_2 X_{2i} + \ldots + b_n X_{ni} \right) + \varepsilon_i \tag{8.6}$$

Y는 결과변수이고, b_1은 첫 번째 예측요인(X_1)의 계수, b_2는 두 번째 예측요인(X_2)의 계수이고, bn은 n번째 예측요인(X_{ni})의 계수이고, ε_i는 i번째 참여자에 대한 오차이다. 이 방정식은 마지막 예측요인(X_n)에 이를 때까지 많은 예측요인을 추가할 수 있지만, 각 예측요인을 추가할 때마다 회귀계수(b)를 부과한다.

요약하여 정리하면, 회귀분석은 자료가 선형모형에 맞는지 그리고 한 개 혹은 그 이상의 예측변수(독립변수)로부터 결과변수(outcome variable 또는 종속변수)의 예측값을 얻기 위해 사용한다. 한 개의 예측변수(predictor variable 또는 독립변수)를 가진 경우 단순회귀(simple regression)라 하고, 모형에 여러 개의 예측요인이 있을 때 다중회귀(multiple regression)라고 부른다. 회귀분석은 수집한 자료를 통해 한 단계 더 나아갈 수 있는 아주 유용한 통계 방법이다.

8.2.3. 모형 예측 ②

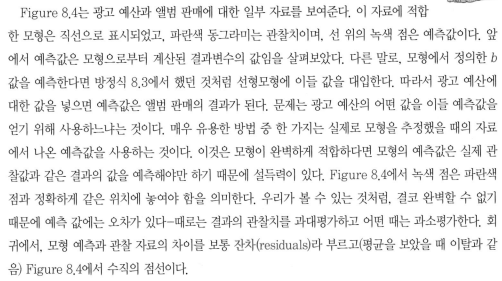

선형모형은 한 개 혹은 그 이상의 예측변수와 결과변수의 관계를 요약할 수 있는 다양한 기능을 가진 모형이다. 예측변수의 수와 상관없이, 이 모형은 상수항(b_0)과 각 예측변수와 관련된 계수(bs)에 의해 나타낼 수 있다. 계수는 Section 2.4.3에서 언급했던 것처럼 최소 제곱법을 사용하여 추정한다. 모형과 실제로 수집한 자료 간의 이탈 정도를 보아 모형이 적합한지 사정한다. 이 이탈은 예측된 모형과 실제로 관찰된 각 자료의 점 간의 수직 거리이다.

Figure 8.4는 광고 예산과 앨범 판매에 대한 일부 자료를 보여준다. 이 자료에 적합한 모형은 직선으로 표시되었고, 파란색 동그라미는 관찰치이며, 선 위의 녹색 점은 예측값이다. 앞에서 예측값은 모형으로부터 계산된 결과변수의 값임을 살펴보았다. 다른 말로, 모형에서 정의한 b 값을 예측한다면 방정식 8.3에서 했던 것처럼 선형모형에 이들 값을 대입한다. 따라서 광고 예산에 대한 값을 넣으면 예측값은 앨범 판매의 결과가 된다. 문제는 광고 예산의 어떤 값을 이들 예측값을 얻기 위해 사용하느냐는 것이다. 매우 유용한 방법 중 한 가지는 실제로 모형을 추정했을 때의 자료에서 나온 예측값을 사용하는 것이다. 이것은 모형이 완벽하게 적합하다면 모형의 예측값은 실제 관찰값과 같은 결과의 값을 예측해야만 하기 때문에 설득력이 있다. Figure 8.4에서 녹색 점은 파란색 점과 정확하게 같은 위치에 놓여야 함을 의미한다. 우리가 볼 수 있는 것처럼, 결코 완벽할 수 없기 때문에 예측 값에는 오차가 있다−때로는 결과의 관찰치를 과대평가하고 어떤 때는 과소평가한다. 회귀에서, 모형 예측과 관찰 자료의 차이를 보통 잔차(residuals)라 부르고(평균을 보았을 때 이탈과 같음) Figure 8.4에서 수직의 점선이다.

제2장의 방정식(2.6)을 생각해보자. 모형에서 전체 오차를 계산하기 원한다면 결과의 관찰치와 모형으로부터의 예측치 간의 차이를 제곱한다.

FIGURE 8.4

A scatterplot of some data with a line representing the general trend. The vertical lines (dotted) represent the differences (or residuals) between the line and the actual data

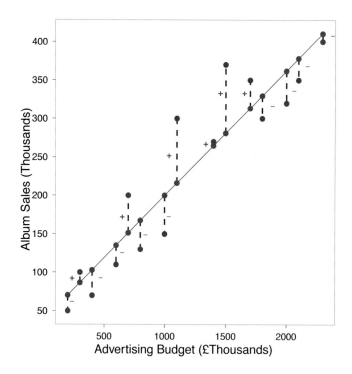

$$\text{Total error} = \sum_{i=1}^{n} \left(\text{observed}_i - \text{model}_i \right)^2$$

(8.7)

어떤 경우에는 결과의 예측값이 실제값보다 작고 어떤 경우에는 실제값보다 커서 경우에 따라서는 잔차가 양수가 되기도 하고 음수가 되기도 한다. 잔차를 더하면, 양의 잔차는 음의 잔차에 의해 상쇄될 것이다. 따라서 잔차를 제곱하기 전에 잔차들을 모두 더해준다. 회귀모형의 오차를 사정하기 위해 분산을 사용하여 평균의 적합성을 사정할 때와 마찬가지로 회귀에서 오차제곱의 합을 사용해 이것을 오차잔차(errors residuals)라 하고, 이 전체를 *제곱합잔차(sum of squared residuals)* 또는 잔차제곱합(residual sum of squares (SS_R)이라 한다. 잔차제곱합은 자료가 어떤 특정 선에 얼마나 잘 맞는지를 측정하는 것이다. 제곱의 차이가 크다면 이 선은 자료의 대표성이 없는 것이고, 제곱의 차이가 작다면 이 선은 자료를 잘 대표하는 것이다.

어떻게 자료 요약에 적합한 모형을 찾을 수 있을까? 시간이 많다면 자료에 적합한 모든 가능한 선에 대해 잔차제곱합을 계산해서 이들의 '적합도(goodness-of-fit)'를 비교할 수 있다. 가장 작은 잔차제곱합이 최적의 모형이 될 수 있다. 그러나 더 좋은 방법은 평균을 추정할 때와 마찬가지로, 오차제곱합을 최소로 할 수 있는 모형 규명을 위해 계수(b)를 추정하기 위해 최소 제곱법을 사용할 수 있다. 이 방법은 최소제곱(ordinary least square, OLS) 회귀(regression)로 알려져 있다.

간단하게 말해서, b 값을 추정하기 위해 자료에 가장 적합한 회귀모형(regression model)을 나타내기 위해 최소 제곱법을 사용한다.

8.2.4. 적합도, 제곱합, 회귀계수(R)와 결정계수(R^2)의 사정 ①

어떤 모형이 최적의 모형이라고 생각할지라도 여전히 자료에 잘 맞지 않을 수 있으므로, 실제 자료에 얼마나 잘 맞는 모형인지를 보기 위해 모형의 적합도를 사정하는 것은 중요하다. 위에서 예측을 하는데 모형에 얼마나 오차가 있는지를 말해주는 잔차제곱합(SS_R)을 보았다. 그러나 단순히 잔차제곱합을 계산하는 것만으로 모형의 적합도를 판단하는 것은 충분하지 않다. 만들어진 모형이 결과 예측을 잘할 수 있는지 여부를 보기 위해 기준선과 비교를 할 필요가 있다. 그래서 우리가 만들 수 있는 가장 기본 모형을 만들고, 이 기본 모형의 적합도를 계산하기 위해 방정식을 사용한다. 최적의 모형을 만들고 또한 방정식 8.7을 사용하여 그에 대한 오차(SS_R)를 계산한다. 기본적으로 최적의 모형이 좋다면 이 모형 내의 오차는 기본 모형의 오차보다 유의하게 적어야만 한다.

How do I tell if my model is good?

앨범 광고 비용(X)으로부터 앨범 판매(Y)를 예측하는 사례를 가지고 생각해보자. 어느 날, 사장이 "앨범을 광고하는데 10만 파운드를 사용한다면, 앨범을 얼마나 팔 수 있을까?"라고 물었다. 광고 비용과 앨범 판매량 간의 관계를 예측할 수 있는 정확한 모형이 없다면, 어떻게 그것을 예측할 수 있을까? 아마도 가장 쉬운 답은 앨범 판매에 대한 평균일 것이다. 정확한 정보가 없을 때, 가장 좋은 추측은 앨범 판매의 평균값이 될 것이지만 여기에는 문제가 있다. 광고 비용으로 얼마를 사용하는지와 상관없이 항상 같은 수준의 판매량을 예측한다는 점이다. 평균은 가장 간단한 모형이지만, 두 변수 간의 관계를 반영하지 못한다.

평균은 비교적 결과를 잘 추측할 수 있기 때문에 결과예측의 기본 전략으로, 평균을 사용할 수 있다. 평균을 사용하여, 우리는 모형과 관찰치간의 차이를 계산할 수 있고, 이를 통해 결과가 예측된다(방정식 8.7). Section 2.4.1에서 본 것처럼, 차이의 제곱합을 사용하기 위해 이들 차이의 모두를 제곱한다. 이 차이의 제곱합은 가장 기본 모형을 자료에 적용할 때 나타나는 차이의 전체 양이기 때문에 전체제곱합(total sum of squares, SS_T)으로 알려져 있다. 이 값은 관찰된 자료의 모형으로서 평균이 얼마나 좋은지를 나타낸다. 회귀모형과 같이 자료에 더욱 정교한 모형을 찾으려면 이 새로운 모형과 관찰된 자료 간의 차이를 가지고 구한다(방정식 8.7). 이 값은 앞에서 논의한 잔차제곱합(SS_R)이다. 이 값은 최적의 모형이 자료에 적합할 때의 부정확성 정도를 나타낸다. 이 두 개의 값은 회귀모형이 평균 같은 기본 모형을 사용하는 것보다 얼마나 더 나은지를 계산하는데 사용된다(가능한 최고의 모형이 최악의 모형보다 얼마나 더 나은지). 평균보다 회귀모형을 사용하는 것이 얼마만큼 예측을 향상할 수 있는지는 SS_T와 SS_R 간의 차이를 계산함으로써 계산할 수 있다. 이 차이는 자료에 대한 회귀모형의 적합성의 결과로, 모형의 부정확성의 감소를 의미한다. 이것이 모형제곱합(model sum of squares, SS_M)이다. Figure 8.5는 예측요인이 한개 일 때 각 제곱합이 회귀모형의 직선에 어떻게 위치해 있는지 보여주지만, 여러 개 예측요인을 가진 경우에도 같은 원칙이 적용된다.

SS_M 값이 크다면, 회귀모형은 결과변수를 예측하기 위해 평균을 사용하는 것과 비교하여 예측력을 크게 높였음을 암시한다. 그러나 SS_M 값이 작다면 회귀모형을 사용하는 것이 평균을 사용하는

것보다 별로 나은 것이 없음을 의미한다. 이들 제곱합으로부터 얻을 수 있는 중요한 정보는 결정계수 (R^2)로 아래와 같이 계산한다.

$$R^2 = \frac{SS_M}{SS_T} \tag{8.8}$$

FIGURE 8.5
Diagram showing from where the regression sums of squares derive

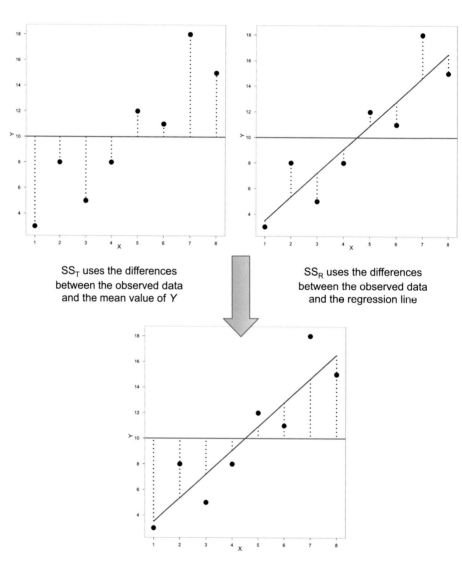

SS_T uses the differences between the observed data and the mean value of Y

SS_R uses the differences between the observed data and the regression line

SS_M uses the differences between the mean value of Y and the regression line

백분율로 이 값을 표현하려면 이 값에 100을 곱해준다. R^2는 결과변수에 대한 전체 변동량(SS_T) 중 모형에 의해 설명되는 결과변수의 변동량(SS_M)을 나타낸다. 제7장(Section 7.4.2.2)에서 보았던 R^2와 같은 것이고, 같은 방법으로 백분율로 해석한다. 이것은 결과변수의 변동 중 모형에 의해 설명되는 백분율을 나타낸다. 이 값에 제곱근을 씌우면 모형에 의해 예측되는 결과변수의 값과 실제로 관찰한 결과변수의 값 간의 관계에 대한 피어슨 상관계수를 얻을 수 있다.[3] 이와 같이 상관계수는 회귀모형의 전반적인 적합성에 대한 좋은 추정을 제공해 주고(예를 들어 결과변수의 예측값과 실제값 간의 대응) R^2는 모형 적합성의 실제적인 크기에 대한 측정을 의미한다.[4]

모형 사정을 위해 F-검정을 할 때도 제곱합을 사용한다. 제2장에서 언급했던 것처럼 F 검정통계는 일반적으로 체계적인 변이의 양을 비체계적인 변이의 양으로 나눈 것 또는 모형을 모형의 오차와 비교하는 것이다. F는 모형으로 인해 향상된 것(SS_M)과 모형과 관찰된 자료 간 차이(SS_R)의 비다. 실제로, 제곱합은 우리가 더한 차이의 수에 의존하기 때문에, 평균제곱합을 사용한다(평균제곱, mean squares 또는 MS). 따라서 평균제곱합을 구하기 위해 자유도로 나눈다(이것은 Section 2.4.2에서 살펴본 제곱합의 변이를 계산하는 것과 비교할 만하다). SS_M에 대한 자유도는 모형 내의 변수의 수이고, SSR에 대한 자유도는 관찰의 수 – 추정된 계수의 수이다(예를 들어 상수를 포함한 베타 계수의 수). 결과는 모형에 대한 평균제곱(MS_M)과 잔차평균제곱이다(MS_R). F-비(F-ratio)는 모형의 부정확성의 수준과 비교하여 모형이 얼마나 결과변수 예측을 향상시키는지에 대한 측정으로 이해하는 것이 중요하다. 좋은 모형이라면 모형에 의한 예측력이 높아지므로 MS_M은 커지고 모형과 관찰값의 차이(MS_R)는 작아질 것이다.

$$F = \frac{MS_M}{MS_R} \tag{8.9}$$

요약하면, 좋은 모형은 방정식(8.9)의 분자가 분모보다 클 것이기 때문에 F-비가 커야만 한다(최소한 1 이상). 이 F값의 정확한 크기는 자유도에 대응하는 임계치를 사용하여 사정될 수 있다(부록). F-통계량은 또한 다음과 같은 방정식을 통해 유의성을 계산하기 위해 사용될 수도 있다.

$$F = \frac{(N - k - 1)R^2}{k(1 - R^2)} \tag{8.10}$$

여기서 N은 사례 또는 참여자의 수이고, k는 모형의 예측요인 수이다. 이 F-검정에 대한 귀무가설은 '$R^2 = 0$'이다.

---

[3] 이것은 Figure 8.4에서 녹색 점과 파란색 점 간의 상관관계이다. 모형에 단지 한 개의 예측요인을 가질 때 이 값은 예측요인과 결과변수 간의 피어슨 상관계수와 같을 것이다.

[4] 모형이 두 개 이상의 예측요인을 포함할 때, R^2의 의미와 해석은 모형에 예측요인이 얼마나 많은지와 또는 여러 개의 R^2라고 부르기 위한 선택을 하는지와 상관없이 같다. 이것은 모형에 의해 예측된 결과의 값과 자료에서 관찰된 값 간의 상관계수의 제곱이다.

8.2.5. 개별적 예측요인의 사정 ①

회귀분석 모형에서 예측요인은 계수(b_1)를 가지는데 이것은 단순회귀에서 회귀선의 기울기를 나타낸다. b 값은 예측요인이 한 단위 변화함에 의해 발생한 결과변수 내의 변화를 나타낸다. 만일 모형이 나빠서 결과변수를 예측하는데 쓸모가 없다면, 결과변수 내의 변화는 0이 될 것이다. 평균을 사용하여 결과를 예측한다면 Figure 8.5에서 평편한 선으로 표시되고 모형은 평균과 같은 예측요인이 0의 회귀계수를 가지게 된다. 회귀계수가 0이라는 것은 다음을 의미한다. (1) 예측변수가 한 단위 변화하는 것이 결과변수의 예측값에 변화를 가져오지 않는다. (2) 회귀직선의 기울기가 0이며, 이것은 회귀직선이 평편함을 의미한다. 논리적으로 본다면 일 변수가 결과변수를 유의하게 예측한다면 b-값은 0과 달라야만 할 것이다. 이 가설은 t-검정(제9장)을 사용해서 검증한다. t-검정(t-statistic)의 귀무가설은 'b-값은 0 이다.' 그러므로 가설에서 b-값이 0과 유의하게 다른지를 검정하며 예측변수가 결과변수의 값을 추정하는데 유의하게 기여를 해야 한다.

F와 같이, t-통계량 역시 설명이 되는 변이와 설명이 되지 않는 변이 또는 오차의 비에 기초한다. 실제로 우리가 관심이 있는 것은 변이에 대한 관심이 아니라 오히려 우리가 가진 b가 추정에서의 오차의 양과 비교하여 큰지 여부에 관심이 있다. b에서 발견되기를 기대하는 오차가 얼마나 큰지 추정하기 위해 표준오차를 사용한다. 표준오차는 표본에 따라 b-값이 어떻게 다른지 말해준다(Section 2.5.1). 만일 b-값이 매우 작다면 대부분 표본에서 평균이 우리 표본에서의 평균과 비슷함을 의미한다(표본에 따른 차이가 거의 없기 때문에). t-검정은 b-값이 표본에 따른 b-값의 변이와 비교하여 0과 다른지 여부를 말해준다. b는 가능한 표본의 대부분을 대표하기 때문에 표준오차가 작을 때는 0으로부터 작은 이탈조차도 의미 있는 차이를 반영할 수 있다.

방정식(8.11)은 t-검정이 어떻게 계산되는지를 보여준다. $b_{기대값}$은 귀무가설이 참인 경우 얻을 것으로 기대하는 b 값이다. 앞에서 말했던 것처럼 귀무가설은 b는 0이고 그래서 이 값은 0에 의해 대체될 수 있다. 방정식은 b의 관찰치를 표준오차에 의해 나누는 것으로 간소화한다.

$$t = \frac{b_{observed} - b_{expected}}{SE_b}$$
$$= \frac{b_{observed}}{SE_b}$$

(8.11)

t 값은 검정에 대한 자유도에 따라 다른 특별한 분포를 가진다. 이 상황에서 자유도는 $N - p - 1$이고, N은 전체 표본수, p는 예측요인의 수이다. 한 개의 예측요인을 가진 단순회귀에서는 $N - 2$가 된다. 어떤 t-분포를 사용할 필요가 있느냐에 따라 t의 관찰된 값은 만일 효과가 없을 때(예, $b = 0$) 발견될 것으로 기대하는 값과 비교될 수 있을 것이다. 만일 t가 매우 크다면 효과가 없을 가능성은 없다. SPSS는 b가 0이라면 t의 관찰치가 발생할 수 있는 정확한 확률을 제공한다. 일반적인 원칙으

로, 관찰값의 유의수준이 .05보다 작다면, 과학자는 b는 0과 유의하게 다른 것으로 가정한다. 즉, 예측요인은 결과변수를 예측하는데 의미있는 기여를 한다.

8.3. 회귀모형에서의 편향 ②

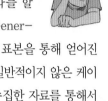

제5장에서 통계적 모형이 이상값 또는 특정 가정을 만족하지 못해 편향될 수 있음을 살펴보았다. 그러므로 자료의 표본에 기초를 둔 모형을 만들 때 적합성을 사정한다. 여기에는 의문을 가져야 할 두 가지 중요한 것이 있다. (1) 그 모형이 작은 표본 수에 의해 영향을 받는가? (2) 모형이 다른 표본에서도 일반화될 수 있는가?

모형이 관찰치에 잘 맞으면 표본을 넘어선 결론을 이끌어낼 수 있지만(일반화를 할 수 있지만) 모형이 나쁜 경우에 일반화를 하는 실수를 해서는 안 된다. 일반화(Generalization)는 중요한 추가적인 단계이고, 만일 우리 모형을 일반화할 수 없다면 표본을 통해 얻어진 모형에 근거하여 결론을 내리는 것을 제한해야 한다. Section 8.3.1에서 모형이 일반적이지 않은 케이스에 의해 편향이 되었는지를 볼 것이고, Section 8.3.2에서 모형이 표본에서 수집한 자료를 통해서 추론을 하는데 사용할 수 있는지 여부를 사정하는 방법에 대해 알아 볼 것이다.

8.3.1. 모형이 이상값에 의해 편향되는가? ②

모형이 몇 개의 케이스에 의해 영향을 받는지에 대한 답을 보기 위해, 이상값과 영향을 가진 케이스(브레인 8.1)에 대해 살펴볼 것이다.

8.3.1.1. 이상값과 잔차 ②

이상값은 자료의 주요 추세와 확연하게 다른 케이스이다. 이상값은 회귀계수를 추정하는데 영향을 줄 수 있다. 예를 들어, Figure 8.6은 앨범을 판매한 액수에 대한 이상값을 변화시킨 것만을 제외하고는(이 케이스는 광고 비용으로 상당히 많은 비용을 썼음에도 불구하고 상대적으로 적은 수의 앨범을 팔았음) Figure 8.4와 같은 자료이다. 녹색의 직선은 원래 모형을 보여주고, 빨간색 직선은 이상값을 포함한 모형을 보여준다. 이상값은 회귀모형에 극적인 영향을 미친다. 직선은 기울기가 더 완만해졌고(b_1이 더 작아짐) 절편은 증가했다(b_0는 커짐). 만일 이상값이 bs의 추정에 영향을 미친다면, 이상값을 발견하는 것이 중요하다.

어떻게 이상값을 발견할 수 있을까? 이상값은 다른 모든 점수와 매우 다른 성격을 가지므로, 만일 수집한 자료와 모형에 의해 예측된 점수 간에 커다란 차이가 있다면 이상값을 의심할 수 있다. 이것은 모형을 부정확하게 예측하는 케이스를 찾는 것과 같은 과정이다. 앞에서 모형에 의해 예측되는 결과의 값과 표본에서 관찰된 결과의 차이를 *잔차(residuals)*라고 했다. 이들 잔차들은 모형 내에서 나타나는 오차이다. 만일 모형이 자료에 잘 맞는다면 모든 잔차는 작게 될 것이다(만일 모형이 표본 자료에 완벽하게 적합하다면—모든 자료의 점은 회귀선에 위치한다—그렇다면 모든 잔차는 0이 된다). 만일 하나의 모형이 표본 자료에 잘 맞지 않는다면 잔차가 커질 것이다. 만일 어떤 케이스가 두드러지게 큰 잔차를 가진다면 이는 이상값이 될 수 있다.

SELF-TEST   잔차는 세 개의 제곱합 중 무엇을 계산하는데 사용되었나?

위에서 언급한 *정규* 또는 비표준화 잔차(*normal* or unstandardized residuals)는 결과변수와 같은 단위에서 측정되기 때문에 다른 모형에서는 해석하기가 어렵다. 우리가 할 수 있는 것은 특이하게 큰 잔차를 발견하는 것이다. 큰 잔차로 간주되는 보편적인 단절값(cut-off point)은 없다. 따라서 이 문제를 극복하기 위해, 잔차를 z-점수로 변환한 표준화 잔차(standardized residuals)를 사용할 수 있다(Section 1.6.4). 표준화 잔차는 잔차를 표준 이탈 단위로 변환한 것을 의미한다(평균 0과 표준편차 1 범위에서 분포됨). 잔차를 z-점수로 변환(표준화 잔차)함에 의해 다른 모형과 잔차를 비교할 수 있고, 어떤 값이 수용 가능한 값인지 여부에 대한 보편적인 지침을 고안하기 위해 z-점수의 특성에 대해 알고 있는 것을 사용한다. 예를 들어, 제1장에서 공부한 것처럼, 정규분포를 하는 자료는 z-점수의 95%가 −1.96과 +1.96 사이에, 99%는 −2.88과 +2.58 사이에 그리고 99.9%는 −3.29와 +3.29 사이에 있다. 표준화 잔차에 대한 해석의 일반적인 원칙은 다음에 근거한다. (1) 절대값

FIGURE 8.6

Graph demonstrating the effect of an outlier. The green line represents the original regression line for these data, whereas the red line represents the regression line when an outlier is present

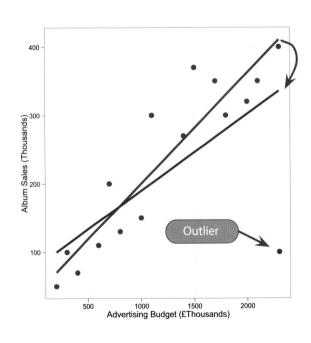

3.29(약 3을 사용할 수도 있음)보다 큰 표준화 잔차는 평균 표본 내에서 이렇게 큰 값이 보통은 발생하지 않으므로 우려되는 점이다. (2) 만일 표본 케이스의 1% 이상이 절대값 2.58(보통 2.5로 말함)보다 큰 표준화 잔차를 가진다면, 모형 내의 오차 수준은 수용불가능하다는 증거가 된다(모형은 표본의 자료에 적합하지 않음). (3) 만일 케이스의 5% 이상이 절대값 1.96(편의상 2를 사용할 수 있음)보다 큰 표준화 잔차를 가진다면, 모형은 실제 자료를 잘 대표하지 못한다는 증거가 된다.

잔차의 세 번째 형태는 스튜던트화 잔차(Studentized residual)로 비표준화 잔차를 점수에 따라 다른 표준편차의 추정치에 의해 나눈 값이다. 이들 잔차는 표준화 잔차와 같은 특성을 갖지만, 보통 특정 케이스의 오차 변이의 추정치를 더 정밀하게 추정한다.

8.3.1.2. 영향 케이스 ③

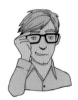

모형 내의 오차를 통해 이상값을 검증하는 것뿐만 아니라, 어떤 특정 케이스가 모형의 모수에 지나치게 영향을 주는지에 대한 여부도 확인해야 한다. 그래서 만일 우리가 어떤 특정 케이스를 삭제한다면, 회귀계수가 변하는지 사정해야 한다. 이 분석은 회귀모형이 표본과 상관없이 안정적인지 또는 소수의 영향을 주는 케이스에 의해 편향되는지 여부를 결정하는데 도움을 줄 수 있다. 다시 말해, 특정 케이스의 영향을 사정하기 위해 사용할 수 있는 여러 잔차 통계량이 있다. 한 가지는 케이스가 분석에서 삭제될 때 그 케이스에 대한 수정된 예측값(adjusted predicted value)이다. 컴퓨터는 이 특정 케이스가 제외된 새로운 모형을 만들고 제외된 사례에 대한 결과변수의 값을 예측하기 위해 새로운 모형을 사용한다. 만일 한 케이스가 모형에 커다란 영향을 미치지 않는다면 수정된 예측값은 그 케이스가 포함되었을 때의 예측값과 매우 비슷할 것이다. 간단히 말해, 만일 모형이 안정적이라면, 케이스의 예측값은 그 케이스가 모형을 예측하는데 사용되었는지 여부에 상관없이 같아야만 한다. 또한 수정된 예측값에 기초한 잔차를 볼 수 있다. 이것은 수정된 예측값과 원 관찰치 간의 차이로 삭제된 잔차(deleted residual)라고 한다. 삭제된 잔차는 스튜던트화 삭제된 잔차(Studentized deleted residual)로 알려진 표준화 값을 구하기 위해 표준오차로 나눈다. 이 잔차는 표준화 단위로 측정되었기 때문에 서로 다른 회귀분석 간 비교가 가능하다.

삭제된 잔차는 케이스를 예측하기 위한 모형의 능력에 일 케이스의 영향을 사정하는데 매우 유용하다. 그러나 한 케이스가 어떻게 모형 전체에 영향을 미치는지에 대한 정보는 제공하지는 않는다. 전체적으로 모형에 한 케이스가 미치는 영향을 고려한 통계량은 쿡의 거리(Cook's distance)이다. 쿡의 거리는 모형에 한 케이스의 전체적인 영향에 대한 측정이고, Cook과 Weisberg(1982)는 이 값이 1보다 큰 것이 있는지 확인할 것을 제안했다. 케이스의 영향을 보기 위한 두 번째 측정 방법은 레버리지(leverage 때로는 hat value 라고도 함)로 이것은 결과변수의 관찰치가 모형의 적합도에 미치는 상대적인 영향에 대한 측정치이다. 평균 레버리지 값은 $(k + 1)/n$으로 정의하며, 여기서 k는 모형의 예측요인의 수이고, n은 참여자의 수이다.[5] 레버리지의 최대치는 $(N - 1)/N$이다. 그러나 SPSS는 레버리

---

[5] 레버리지의 평균은 p/n 으로 표기하는데, 여기서 p는 추정되는 모수의 수이다. 회귀에서 우리는 각 예측요인에 대한 모수를 추정하고 또한 상수를 추정한다. 그래서 p는 예측요인의 수에 1을 더한 것$(k + 1)$과 같다.

지의 최대치를 1(1은 케이스가 예측에 완전한 영향력을 가짐)로 계산한다.

- 모형에 지나치게 영향을 주는 케이스가 없다면, 모든 레버리지 값은 평균값$((k + 1)/n)$에 근접할 것이다.
- Hoaglin과 Welsch(1978)는 평균보다 2배 더 큰 값$(2(k + 1)/n)$을 가진 케이스를 발견할 것을 권장한다.
- Stevens(2002)는 지나친 영향을 가진 케이스를 발견하기 위한 절단점으로 평균의 3배수 $(3(k + 1)/n)$ 사용을 권장한다.

추후에 이들 절단점을 어떻게 사용할지에 대해 알아볼 것이다. 그러나 레버리지 값은 예측요인보다는 결과변수에 대한 측정이기 때문에, 레버리지(leverage) 값이 큰 케이스라고 하여 회귀계수에 커다란 영향을 갖는다는 것은 아니다.

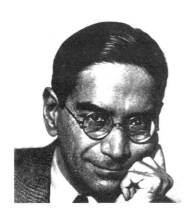

FIGURE 8.7
Prasanta
Chandra
Mahalanobis
staring into his
distances

레버리지 값과 관련하여, 예측변수의 평균으로부터 거리를 측정한 마하라노비스의 거리(Mahalanobis distance)가 있다. 최고의 값을 가진 케이스를 보자. 이들 거리는 예측요인의 수와 같은 자유도를 가진 카이제곱 분포를 가진다(Tabachnick & Fidell, 2012). 절단점을 정하는 한 가지 방법은 원하는 제1종 오차 수준에 대한 카이제곱의 임계치를 찾는 것이다(p = .05와 p = .01에 대한 값은 부록). 예를 들어, 예측변수가 3개인 모형에서 마할라노비스 거리가 7.81 (p = .05), 11.34 (p = .01) 보다 크다면 문제가 될 수 있다. Barnett와 Lewis (1978)는 예측요인의 수와 표본 수에 따른 임계치에 대한 표를 만들었다. 표본의 크기가 크고(N = 500) 5개의 예측요인을 가진 경우라도 25 이상의 값은 분명하게 문제가 된다. 표본 수가 작고(N = 100) 적은 수의 예측요인을 가진 경우(예, 3개), 15보다 큰 값은 문제가 있고, 단지 2개의 예측요인을 매우 작은 표본(N = 30)이 11 이상의 값을 가졌다면 자료를 점검해보아야 한다.

먼저 영향력을 가진 케이스를 포함하여 회귀분석을 돌린 다음, 그 케이스를 제외하고 다시 회귀분석을 돌린다. 이렇게 했다면, 2개의 회귀방정식의 b 간에는 차이가 있다. 이 차이는 어떤 특정 케이스가 회귀모형의 모수에 얼마나 많은 영향을 가지는지를 말해준다. 가설적인 예에서 두 변수가 한 케이스(30번)를 제외하고는 완벽한 음의 상관관계를 가졌다고 해보자. 만일 29개의 케이스에 대한 회귀분석 결과 완벽한 선형적 관계가 있다면 예측요인 X가 결과변수인 Y를 완벽하게 예측하는 하나의 모형을 얻을 것이고, 오차는 없다. 만일 30번 케이스를 포함하여 회귀분석을 돌렸다면, 모형은 다른 모수를 가지게 되는 결과를 가진다. 그런 상황을 설명하는 가설자료가 **DFBeta.sav**라는 파일명으로 제시되어 있다.

SELF-TEST   Section 8.4를 읽고 먼저 모든 케이스를 포함하여 회귀분석을 돌리고 그 다음에는 케이스 30번을 빼고 회귀분석을 돌려보자.

결과는 Table 8.1에 요약되어 있는데 (1) 극단적인 케이스를 포함 또는 제외했을 때의 회귀모형에 대한 모수. (2) 회귀모형. (3) 30번째 참가자에 대한 X 값으로부터 예측된 Y의 값(회귀방정식의 X 값에 30번째 참가자의 X 값인 1을 대입하여 얻은 값)이다.

케이스 30번을 제외했을 때, 자료는 완벽한 음의 상관관계가 된다. 따라서 예측요인에 대한 계수(b_1)는 −1이고(단순회귀에서 계수는 피어슨 상관계수와 같은 것임을 기억하라), 상수에 대한 계수는(기울기 b_0) 31이다. 그러나 30번 케이스가 포함되었을 때 두 모수는 감소하고,[6] 모수 간 차이도 나타난다. 모수 간 차이는 모든 케이스를 사용하여 추정되고, 한 케이스가 제외되었을 때 추정된 것은 DFBeta로 알려져 있다. DFBeta는 모든 케이스에 대해 계산되고, 모형 내의 각 모수에 대해 계산된다. 그래서 가설적인 예에서 상수에 대한 DFBeta는 −2이고, 예측변수에 대한 DFBeta는 0.1이다. DFBeta 값을 보는 것에 의해 회귀모형의 모수에 큰 영향을 주는 케이스를 발견할 가능성이 있다. 다시 말해, 사용한 측정 한 단위는 이들 값에 영향을 줄 것이고 그래서 SPSS는 표준화 DFBeta(standardzed DFBeta) 계산한다. 이들 표준화 값은 공통의 절단점을 적용할 수 있기 때문에 사용하기가 더 쉽다. 이 값이 절대값 1 이상이면 모형 모수에 큰 영향을 주는 케이스임을 나타낸다. Stevens (2002)는 절대값이 2보다 큰 케이스를 모형 모수에 큰 영향을 주는 케이스라고 했다.

또 다른 관련 통계량은 모형에 케이스를 포함했을 때 계산된 케이스에 대한 예측값과 모형에 케이스를 제외했을 때 계산된 값 간의 차이인 DFFit이다. 이 예에서 이 값은 −1.90이다(Table 8.1). 만일 케이스가 영향력이 없다면, DFFit는 0이어야 한다−그래서 우리는 영향력이 없는 케이스는 작은 DFFit 값을 가질 것으로 기대한다. 그러나 이 통계량은 결과의 측정 단위에 따라 다르기 때문에 문제가 있고 따라서 만일 결과가 1에서 100의 범위에 있다면 0.5의 DFFit는 매우 작은 것이 될 것이고, 만일 결과가 0에서 1의 범위에 있다면 이 값은 매우 큰 것이다. 그러므로 SPSS는 이 DFFit 값에 대한 표준화 값을 계산한다(표준화 DFFit. Standardized DFFit).

극단치 탐색을 위한 마지막 측정치는 회귀계수 변이에 영향을 미치는 케이스가 있는지 여부를 측정하는 공변량비(covariance ratio. CVR)이다. 이 통계량의 계산은 복잡하지만, 이 비가 1에 가까우면 케이스는 모형 모수의 변이에 거의 영향을 미치지 않는 것이라고 말할 수 있다. Belsey, Kuh와 Welsch(1980)는 다음과 같이 제안했다.

- $CVR_i > 1 + [3(k + 1)/n]$이면 i번째 케이스를 제외하는 것은 모형 모수의 정밀성에 손상을 줄 것이다.

---

[6] b_1의 값은 자료가 더 이상 선형적인 관계를 가지지 않기 때문에 감소하고 따라서 거기에는 모형이 설명할 수 없는 변이가 있다.

TABLE 8.1 The difference in the parameters of the regression model when one case is excluded

Parameter (b)	Case 30 Included	Case 30 Excluded	Difference
Constant (intercept)	29.00	31.00	−2.00
Predictor (gradient)	−0.90	−1.00	0.10
Model (regression line)	$y = -0.9x + 29$	$y = -1x + 31$	
Predicted Y	28.10	30.00	−1.90

- $CVR_i < 1 - [3(k + 1)/n]$이면 i번째 케이스를 제외하는 것은 모형 모수의 정밀성을 증진할 것이다.

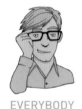

EVERYBODY

두 방정식에서 k는 예측요인의 수이고, CVR_i는 i번째 참여자에 대한 공변량비이고, n은 표본 크기 이다.

8.3.1.3. 회귀 진단 통계량에 대한 최종 정리 ②

회귀분석을 수행한 후에 점검을 해야 하는 여러 진단 통계량이 있는데 이들 통계량에 의해 명확한 결론을 내리는 것은 어렵다. Belsey 등(1980)은 회귀진단 과정이 근본적으로 위험하다는 견해를 피력 했었다. 진단 통계량은 표본 자료의 적합성 측면에서 모형이 좋은지 여부를 가능하게 하는 모형 사정 의 한 가지 방법이지만, 회귀 모수에 어떤 바람직한 변화에 영향을 주는 자료를 제거하는 것을 정당화 하는 방법은 아니다(예를 들어, 케이스를 제거하는 것은 의미있는 결과를 의미가 없는 것으로 변화시 킬 수 있음). Stevens (2002)는 아래와 같이 충고 했다. 만일 한 점수가 Y에 대해 의미 있는 이상값이 지만, 쿡의 거리(Cook's distance)가 1보다 작으면 이 점은 회귀분석에 큰 영향을 가지지 않을 것이므 로 이 점을 제외할 필요가 없다. 그러나 어떤 사람은 모형이 적합하지 않은 이유를 이해하기 위해 그러 한 점수들에 대해서 관심을 가질 수도 있다.

8.3.2. 모형의 일반화 ②

회귀분석을 했을 때, 방정식은 관찰치의 표본에 대해 회귀모형이 정확한지 볼 수 있다. 그러나 보 통 회귀모형을 일반화하는데 관심이 있다. 회귀모형을 일반화하기 위해서는 중요한 가정을 만족해야 하고 모형을 일반화할 수 있는지 여부를 교차검증해야 한다.

8.3.2.1. 선형모형 가정 ②

선형모형의 주요 가정과 이들을 사정하는 중요한 방법들을 다시 살펴보자(Gelman & Hill, 2007).

- *가법성과 선형성(Additivity and linearity)*. 실제로, 여러 예측요인을 가진 결과변수는 어떤 예측요인과 선형적으로 관련이 되어야 한다. 그들의 결합된 효과는 효과를 함께 더함에 의해 가장 잘 기술된다. 다른 말로, 모형을 만들기 위해 노력하는 과정은 선형모형에 의해 설명될 수 있다. 가정이 만족되지 않는다면 모형은 소용이 없다. 어떤 경우에는 변수의 관계를 선형으로 만들기 위해 때로는 변수를 변환할 수 있다.

- 오차의 독립성(independent errors). 어떤 두 관찰에 대해 잔차는 서로 관련성이 없어야 한다(잔차의 독립성). 오차의 자기상관(autocorrelation)없이 독립적이어야 한다. 독립성 가정이 위반된다면 신뢰구간과 유의성 검정은 의미가 없을 것이다. 이 가정은 오차 간의 관련성을 보는 Durbin-Watson 검정으로 검증할 수 있다. 이 검정은 인접한 오차 간의 관련성이 있는지 여부를 검증한다. 이 검정통계량의 범위는 0에서 4이며, 2는 잔차가 관련이 없음을 의미한다. 이 값이 2보다 크면 잔차 간에 음의 상관관계가 있음을, 2보다 작으면 잔차 간에 양의 상관관계가 있음을 의미한다. Dubin Watson 검정의 크기는 모형의 예측요인의 수와 관찰치의 수에 의해 영향을 받는다. 정확한 정보를 원하면 Dubin과 Waston (1951)의 논문을 보아야 한다. 매우 보수적인 기준으로 1보다 작거나 3보다 크다면 오차의 자기상관이 염려가 되지만 2에 가까운 값을 가진 경우에도 표본과 모형에 따라서는 여전히 문제가 될 수도 있다.

- *등분산성(Homoscedasticity)*(Section 5.2.5): 예측변수의 각 수준에서 잔차의 변이는 일정해야 한다. 이것은 예측요인의 각 수준에서 잔차는 같은 변이를 가져야만 함을 의미한다(homoscedasticity 등분산성). 변이가 같지 않을 때를 이분산(heteroscedasticity)이라 한다. 이 가정을 위반하면 신뢰구간과 유의성 검정이 틀렸음을 입증한다. 그러나 최소 자승법을 사용한 모형 모수(b)의 추정은 여전히 가치가 있지만 적절하지는 않다. 이 문제는 각 케이스에서 가중 최소 자승을 사용하여 그것의 변이의 함수에 의한 가중에 의해 극복할 수 있다.

- *정규적으로 분포된 오차(Normally distributed errors)* (Section 5.2.4): 모형의 잔차는 무작위이며, 0의 평균을 가지고 정규분포를 해야 함을 가정한다. 이 가정은 모형과 관찰자료 간 차이는 대부분 0이거나 0에 매우 가까움을 의미하며, 0보다 매우 큰 차이는 아주 드물게 발생한다. 이 가정은 예측요인에 대한 가정으로 혼동이 되기도 하지만 사실 예측변수가 반드시 정규분포할 필요는 없다. 물론 적은 수의 표본이 정규분포하지 않았다면 신뢰구간과 유의성 검정이 문제가 된다. 그러나 큰 표본에서는 중심극한정리에 의해 정규분포에 별 영향을 받지 않는다. 붓스트랩 신뢰구간을 사용한다면 예측변수에 대한 정규분포는 걱정하지 않아도 된다.

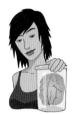

브레인 8.1

잔차와 영향 통계량의 차이 ③

잔차와 영향 통계량이 어떻게 다른지 설명하기 위해, 런던 시장이 음주가 사망률에 미치는 영향에 대해 관심이 있었다고 가정해 보자. 그래서 일정 기간 동안 각 자치구의 술집 수와 사망자 수를 조사했다. 자료 파일은 **pubs.sav**이다.

이 자료의 산점도(Figure 8.8)는 마지막 케이스를 제외하면 완벽한 선형적인 관계를 나타낸다(점선으로 된 직선). 그러나 마지막 케이스인 8번을 포함하면 직선관계는 극적으로 달라진다(이 직선은 여전히 자료에 적합하기는 하지만–회귀분석을 돌려서 직접 보시오).

이 자료에 대해 관심은 잔차와 영향 통계량을 볼 때 이다. 케이스 8번에 대한 표준화 잔차는 두 번째로 작다. 이 이상값은 자료에 적합한 선에 매우 가까이 위치하기 때문에 매우 작은 잔차를 가진다(이상값이 아닌 대부분의 케이스는 더 큰 잔차를 가진다). 어떻게 이렇게 될까? 아래의 영향 통계량을 보면 케이스 8번에 대해 매우 큰 것을 볼 수 있다. 이 케이스는 모형에 엄청난 영향을 미친다.

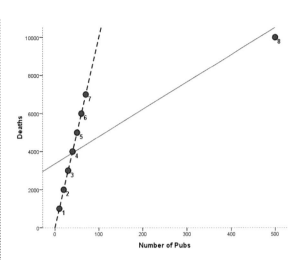

FIGURE 8.8 With non-parametric tests you must double-click the summary table within the viewer window to open up the model viewer window

통계적 기괴함을 볼 때 실제 현실에서 무엇이 일어나는지를 질문해야 한다. 8번 케이스는 런던의 중심지에서 단지 1마일 정도 떨어진 아주 작은 마을로 매우 인구가 적지만 일을 하기 위해 그리고 점심을 먹기 위해 술집에 사람이 많이 오가는 지역이다. 그래서 이 술집은 장사를 거주 인구에만 의존하는 것이 아니며 거주자가 그 술집에서 파는 모든 술을 소비하는 것은 아니다. 그러므로, 그 지역에는 술집이 상당히 많다. 이것은 커다란 영향력을 가진 하나의 케이스가 작은 잔차를 만들 수 있음을 설명한다– 그래서 잔차와 영향 통계량 두 가지를 모두 보아야 한다.

Case Summaries[a]

	Standardized Residual	Mahalanobis Distance	Cook's Distance	Centered Leverage Value	DFFIT	DFBETA Intercept	DFBETA pubs
1	-1.33839	.28515	.21328	.04074	-495.72692	-509.65184	1.39249
2	-.87895	.22370	.08530	.03196	-305.09716	-321.12768	.80153
3	-.41950	.16969	.01814	.02424	-137.20167	-147.10661	.33016
4	.03995	.12314	.00015	.01759	12.38769	13.45081	-.02658
5	.49940	.08403	.02294	.01200	147.81622	161.44976	-.27267
6	.95885	.05237	.08092	.00748	273.00807	297.67748	-.41116
7	1.41830	.02817	.17107	.00402	391.72124	422.81664	-.44422
8	-.27966	6.03375	227.14286	.86196	-39478.58473	3351.95531	-85.66108
Total N	8	8	8	8	8	8	8

a. Limited to first 100 cases.

다음과 같은 점도 고려해 보자(Berry, 1993).

- *외생변수(external variables)와 관련없는 예측변수*: 외생변수는 회귀모형에는 포함되지 않았지만 결과변수에 영향을 미치는 변수이다.[7] 이들 변수는 상관분석에서 언급했던 '제3의 변수'와 비슷한 것으로 생각할 수 있다. 이 가정은 회귀분석모형에 포함된 변수와 연관이 되는 외적변수가 없어야만 함을 의미한다. 분명하게, 외생변수가 예측요인과 상관이 있다면, 다른 변수 또한 결과변수를 예측할 수 있으므로 모형으로부터 이끌어낸 결론은 신뢰할 수가 없다.
- *변수 형태(Variable type)*: 모든 예측요인은 양적 또는 범주형이어야 하고, 결과변수는 양적, 연속형이며 무한(unbounded)이어야 한다. '양적'이라는 말은 등간수준으로 측정되어야 함을 그리고 '무한'이라는 의미는 결과의 다양성을 제한받지 말아야 함을 의미한다. 결과가 1에서 10의 범위이지만 자료가 3과 7 사이로 수집되었다면 이들 자료는 제한된 것이다.
- *다중공선성(multicollinearity)이 없어야 한다*: 모형이 두 개 이상의 예측요인을 가졌다면, 두 개 또는 그 이상의 예측요인 간의 완벽한 선형적 관계는 없어야 한다. 즉, 예측변수 간에 너무 높은 상관관계가 아니어야 한다.
- *변이가 0이 아니어야 한다*: 예측요인은 값에 변이가 있어야만 한다.

제5장에서 보았던 것처럼, 이들 가정의 위반은 유의성 검정과 신뢰구간에 주로 영향을 미친다. bs의 추정치는 이들 가정에 영향을 받지 않는다(단, 최소제곱법에 근거한 통계에서는 이들 가정이 충족되었을 때 최적의 결과를 기대할 수 있다). 그러나 b에 대한 신뢰구간은 b가 위치할 것 같은 모집단 값의 경계를 말해주므로, 신뢰구간이 부정확하다면(가정을 위반했을 때와 같이) 모집단 값을 정확하게 추정할 수 없다. 이 의미는 모형을 모집단에 일반화할 수 없음을 의미한다. 가정을 충족했을 때, 표본으로부터 회귀모형의 평균은 모집단의 평균과 같다. 그러나 가정을 충족했을 때조차도, 표본으로부터 만들어진 모형이 모집단의 모형과 같지 않을 가능성도 있다.

8.3.2.2. 모형의 교차검증 ③

표본으로부터 만들어진 모형이 전체 모집단을 대표하는지 확신할 수 없을지라도, 모형이 다른 표본에서 얼마나 결과를 잘 예측할 수 있는지 사정할 수 있다. 다른 표본에서 모형의 정확성을 사정하는 것을 교차검증(cross-validation)이라고 한다. 모형이 일반화될 수 있다면, 다른 집단에서도 같은 세트의 예측요인으로부터 같은 결과변수를 정확하게 예측할 수 있어야만 한다. 모형을 다른 표본에 적용할 때 예측력이 현격하게 감소한다면, 모형을 일반화할 수 없다. 첫 번째 신뢰성있는 회귀모형을 얻기 위해서는 충분한 자료를 수집해야 한다. 회귀모형을 위한 두 가지의 교차검증 방법이 있다.

---

7 일부 저자는 이들 외생변수가 결과를 다르게 하는 방법에 어떤 무작위요인을 포함한 오차항의 일부라고 말한다. 그러나 회귀방정식에서 오차항과의 혼동을 피하기 위해 여기에서 '외생 변수'라는 용어로 사용한다.

- 수정 R^2(*Adjusted R^2 수정 결정계수*). SPSS는 수정 결정계수(Adjusted R^2)를 계산한다. 결정계수는 표본으로부터 얻어진 회귀모형이 Y의 변이에 대해 얼마만큼 설명을 해주는지 말해주며, 수정 결정계수는 만일 모형이 표본을 얻은 모집단으로부터 만들어진다면 Y 변이를 얼마만큼 설명할지 말한다. 그러므로 수정값은 예측력의 상실 또는 축소(shrinkage)를 나타낸다. SPSS는 Wherry의 방정식을 사용하여 수정 결정계수를 계산한다. 이 방정식은 회귀모형이 같은 모집단으로부터 나온 다른 표본의 점수를 얼마나 잘 예측하는지에 대해 아무것도 말해주지 않기 때문에 비판을 받아왔다. 결정계수는 모형이 Stein의 공식(Stevens, 2002)을 사용했을 때 얼마나 교차검증을 잘 하는지 말해준다.

$$\text{adjusted } R^2 = 1 - \left[\left(\frac{n-1}{n-k-1} \right) \left(\frac{n-2}{n-k-2} \right) \left(\frac{n+1}{n} \right) \right] (1 - R^2) \qquad (8.12)$$

Stein의 방정식에서, 결정계수는 수정되지 않은 값이고, n은 참여자의 수, k는 모형의 예측요인수이다.

- *자료 분할(Data splitting)*. 표본 자료를 무작위로 분할하여 분할한 두 자료에 대해 회귀방정식을 계산하고 결과 모형을 비교하는 방법이다. 단계적 방법을 사용할 때(Section 8.5.1.3), 특히 중요하다. 케이스의 약 80%를 무작위로 선택하여 단계적 회귀분석을 돌려야 한다. 그리고 나머지 20%의 자료에 이 모형을 적용한다. 결정계수의 값 그리고 두 표본에서의 b 값을 계산함으로써, 원래의 모형이 얼마나 잘 일반화되는지를 말해줄 수 있다.

8.3.3. 회귀분석의 표본크기 ③

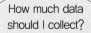

앞에서(Section 5.2.4.2) 신뢰할 수 있는 회귀모형을 얻기 위해 충분한 크기의 자료를 수집하는 것이 중요하다고 했다. 또한 표본의 크기가 크다는 것은 bs가 중심극한정리에 따라 정규분포된 표본분포로부터 bs 가정을 가능하도록 해준다. 그렇다면, 충분한 표본 수는 어느 만큼을 의미하는가?

여러 원칙 중 가장 일반적인 기준은 각 예측요인당 10개에서 15개의 케이스를 가져야 한다는 것이다. 따라서 5개의 예측요인이 있다면 어떤 원칙을 사용하는지에 따라 각각 50~75 케이스가 필요하다. 이는 매우 일반적으로 알려져 있는 원칙이지만, 너무 단순화했다는 문제가 있다. 사실 표본 수는 발견하고자 하는 효과크기와 이 효과를 발견하기 위해 어느 정도 크기의 검정력을 원하는지에 따라 다르다.

표본 수가 많을수록 더 좋다는 것이 매우 잘 알려져 있지만 더 구체적인 지침이 필요하다. 앞에서 말한 것처럼, 표본의 크기는 효과크기와 이 효과를 발견하기 위해 원하는 통계적 검정력과 검정하는 것(b 값의 유의성 또는 모형 전체의 유의성)에 달려있다. Figure 8.9는 전반적으로 모형이 유의한지 검증하기 위해(결정계수가 0이 아니다) 검정력 .80(Cohen, 1988)에서 요구되는 표본의 수를 보여준다. Cohen (1988)의 기준에 따르면 효과크기는 다음과 같다. R^2 = .02 (작은), .13(중간), .26(큰)이다. 만일 모형이 전체적으로 적합한지 보기를 원한다면, (1) 큰 효과크기에서 표본 수는 77이면 충분하고(예측요인 20개까지), 예측요인의 수가 적다면 좀 더 적은 수의 표본만 있어도 가능하다. (2) 중간 효과크기에서 예측요인 20개까지는 표본 수가 160이면 충분하다. 항상 55 이상의 표본크기를 가져야 한다. 6개 이하의 예측요인을 가졌다면, 표본크기는 100이면 괜찮다. (3) 작은 효과크기에서 표본 수는 수백 개가 필요하고, 이 자료를 수집하기 위해서는 시간과 자원이 요구된다.

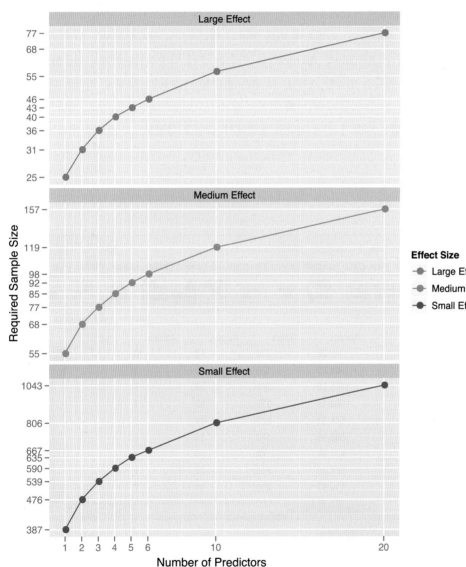

FIGURE 8.9

The sample size required to test the overall regression model depending on the number of predictors and the size of expected effect, R^2 = .02 (small), .13 (medium) and .26 (large)

8.4. SPSS를 사용한 회귀분석: 한 개의 예측요인 ①

지금까지 배운 것을 예제를 통해 살펴보자. 여러 예측요인을 가진 모형을 보기 전에 먼저 한 개의 예측요인을 가진 단순회귀분석의 예를 들어보자. 앞에서 음반 회사에서 광고비용이 앨범 판매량을 예측하는지에 대해 알아보았다. 이 예제는 **Album Sales.sav**라는 파일에 있다. 이 자료 파일은 200개의 줄이 있고 각각은 다른 앨범을 나타내며, 여러 개의 열이 있고 한 개의 **열(Sales)**에는 음반이 나온 한 주 후에 각 앨범의 판매량(단위 1,000)이 입력되었고, 다른 한 개의 열(Adverts)에는 음반이 나오기 전에 앨범 판매를 위해 홍보에 사용한 비용(단위 1,000 파운드)이 입력되었다. 또 다른 **열(Airplay)**에는 음반이 나오기 전 주에 그 앨범의 노래를 라디오에서 틀어준 횟수를, 그리고 한 개의 열은 사람들이 그 밴드에 대해 얼마나 매력적으로 생각하는지를 10점 만점의 **점수(Attract)**로 입력했다. Airplay와 Attract라는 변수는 후에 다중회귀분석에서 언급하도록 한다. Figure 8.10은 이 예제를 입력한 것이다. 각 열은 변수를 나타내고, 각 줄은 각각의 다른 앨범을 나타낸다. 자료에서 볼 수 있듯이 첫 번째 앨범은 광고비로 10,260파운드를 썼고, 앨범은 330,000장이 팔렸으며, 앨범이 나오기 전에 라디오 방송에서 43번을 틀었고, 그 밴드에 대해 매력적으로 평가했다.

FIGURE 8.10

Data layout for regression

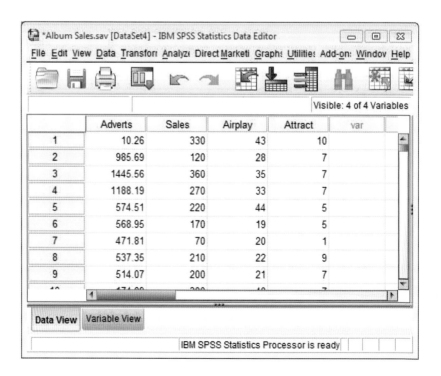

8.4.1. 회귀분석: 일반적인 절차 ①

Figure 8.11은 회귀분석을 수행하는 일반적인 과정을 보여준다. 첫 번째로, 선형성 가정을 만족하는지 여부와 이상값과 비정상인 케이스가 있는지 알아보기 위해 산점도를 그려보아야 한다. 이 단계에서 자료에 문제가 있는 경우 변환을 할 수도 있다. 다음으로 모형에 대해 Section 8.3에서 살펴본 여러 회귀진단 통계를 본다. 먼저 동질성을 검증하기 위해 잔차, 정규성, 독립성과 선형성을 살펴봐야한다. 문제가 있다면 수정을 하기 위한 노력을 하고, 모형을 다시 추정해야 한다. 모형을 추정할 때 붓스트랩 신뢰구간을 사용하는 것이 정규성에 대해 신경을 쓰지 않을 수 있기 때문에 더 현명한 방법일 수도 있다.

 SELF-TEST 광고비에 대한 판매량에 대한 점도표를 회귀선을 포함하여 만들어 보자.

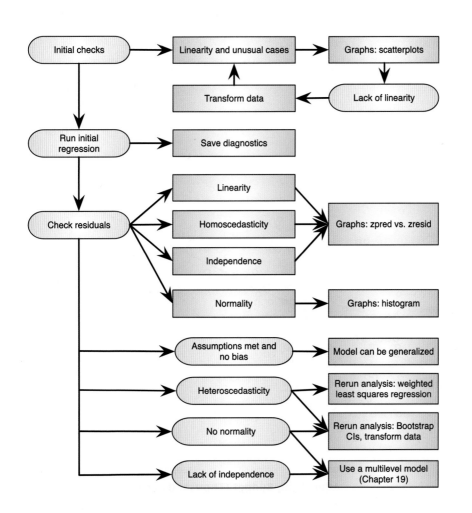

FIGURE 8.11
The process of fitting a regression model

Figure 8.12는 자료의 유형에 양의 관계가 있음이 명백하다. 광고 비용을 증가시키면 앨범이 더 많이 팔린다는 것을 보여준다. 물론 어떤 앨범은 광고와 상관없이 잘 팔린 경우도 있지만(산점도의 좌측의 맨 위) 광고를 많이 한 경우 판매량이 나빴던 경우는 없다(산점도의 우측 아래). 산점도는 또 한 이들 자료에 대한 최적의 적합선을 보여준다.

8.4.2. SPSS를 사용한 단순회귀분석 수행 ①

회귀분석을 돌리기 위해 Analyze Regression ▶ Linear... 분석−회귀분석−선형을 선 택하여 대화상자를 연다. Figure 8.13은 대화상자이다. 결과변수를 넣는 *Dependent*(종속변수)라고 명명된 공간이 있다(이 예에서는 Sales). 왼쪽의 변수 목록에서 Sales를 선택하여 드래그하여 이동하 거나 를 클릭하여 이동한다. 또 하나의 공간이 있는데 이곳은 예측변수를 넣는 공간으로 *Independent*(독립변수)라고 명명되어 있다. 단순회귀분석은 한 개의 예측요인(이 예에서는 Adverts) 을 사용하므로 목록에서 Adverts를 선택하고 를 클릭하여 예측요인 목록으로 이 변수를 이동한 다. 다양한 옵션이 있지만 다중회귀분석에서 더 알아볼 것이다. 여기서는 Bootstrap... 을 클릭하여 회귀계 수에 대한 붓스트랩 신뢰구간을 얻을 수 있다(Section 5.4.3). 붓스트랩을 활성화하기 위해 ☑ Perform bootstrapping 을 선택하고, 95% 신뢰구간을 구하기 위해 편향수정가속 ◉ Bias corrected accelerated (BCa)를 클릭한다. 기본분석을 위해 주 대화상자의 OK 를 클릭한다.

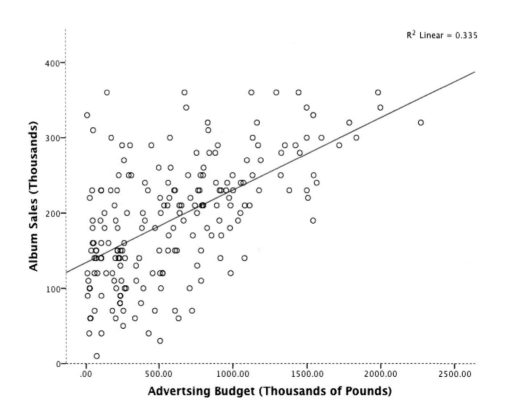

FIGURE 8.12
Scatterplot showing the relationship between album sales and the amount spent promoting the album

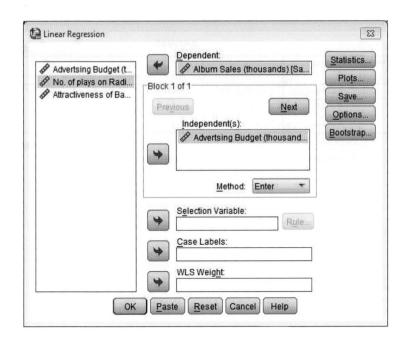

FIGURE 8.13
Main dialog box
for regression

8.4.3. 단순회귀분석의 해석 ①

8.4.3.1. 모형의 적합성 ①

SPSS에서 제공되는 첫 번째 표는 모형의 요약표이다(Output 8.1). 이 요약표는 모형에 대한 R 값과 R^2 값을 제공한다. 여기서 R은 .578이다. 예측요인이 한 개이므로, 이 값은 광고시 사용한 비용과 앨범 판매수 간의 단순상관관계를 의미한다. R^2은 .335로 이 값은 광고비가 앨범 판매 변이의 33.5%를 설명한다는 것을 말한다. 앨범 판매의 변이를 설명하는데 여러 요인이 있을 수 있지만 이 모형에서는 단지 광고 비용만이 포함되었고 이 요인이 앨범 판매의 약 33.5%를 설명했다. 이것은 앨범 판매 변이의 66%는 광고 비용만으로는 설명될 수 없기 때문에, 앨범 판매량에는 다른 변수의 영향이 있음을 나타낸다.

다음으로 Output 8.2는 분산분석을 보고한다. 요약표는 Figure 8.5에 제시한 것처럼 여러 제곱합과 각각에 대한 자유도를 보여준다. 이들 두 가지 값으로부터 평균제곱합은 자유도에 의해 제곱합을 나눔으로써 계산할 수 있다. 표에서 가장 중요한 부분은 방정식(8.9)을 사용하여 계산되는 F 값이고 이와 관련된 유의성 값이다. 본 사례에서 F 값은 99.59이고, 이것은 유의수준 .001에서 유의하다

OUTPUT 8.1

Model Summary

Model	R	R Square	Adjusted R Square	Std. Error of the Estimate
1	.578[a]	.335	.331	65.991

a. Predictors: (Constant), Advertsing Budget (thousands of pounds)

OUTPUT 8.2

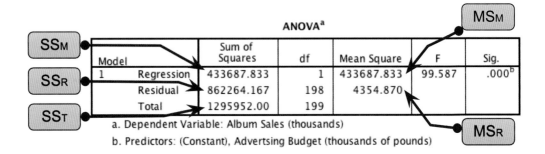

ANOVA[a]

Model		Sum of Squares	df	Mean Square	F	Sig.
1	Regression	433687.833	1	433687.833	99.587	.000[b]
	Residual	862264.167	198	4354.870		
	Total	1295952.00	199			

a. Dependent Variable: Album Sales (thousands)
b. Predictors: (Constant), Advertsing Budget (thousands of pounds)

($p < .001$). 이 결과는 귀무가설이 참일 확률이 0.1%보다 적음을 말해준다. 그러므로 회귀모형은 앨범 판매를 유의하게 잘 예측할 수 있음을 보여준다.

8.4.3.2. 모형 모수 ①

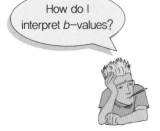

How do I interpret b–values?

ANOVA는 모형이 결과변수를 예측하는 유의한 정도에 대해 말해주지만 모형 내의 변수 각각의 기여에 대한 정보를 주지 않는다. Output 8.3의 표는 모형 계수의 추정치(베타값)와 이들 값에 대한 유의성을 제시한다. 방정식 8.1에서 본 것처럼 b_0는 Y 절편이었고, 이 값은 상수에 대한 B 값(SPSS 결과물에서)이다. 따라서, 이 표에서부터, b_0는 134.14이고 광고를 위해 돈을 사용하지 않았을 때, 모형은 앨범 134,140장(앨범 판매량의 단위가 1,000이었으므로)이 팔릴 것으로 예측한다는 의미로 해석될 수 있다. 또한 표로부터 b_1의 값을 읽을 수 있는데 이 값은 회귀선의 기울기를 나타낸다. 이 값은 0.096로 예측요인이 한 단위 변할 때 결과변수의 변화를 나타내므로 예측변수가 한 단위 변한다면(만일 광고 예산이 1이 증가한다면), 모형은 0.096배의 앨범을 추가로 판매할 것임을 예측한다. 측정 단위는 천 파운드였고, 1,000개의 앨범을 팔았으므로 광고비가 1,000파운드 증가하면, 96장(0.096 × 1,000)의 앨범 추가 판매를 예측한다. 이 투자는 앨범 회사 입장에서는 좋은 것이 아니다. 다행히도 광고비는 앨범 판매량의 단지 1/3만(33.5%)을 설명한다.

OUTPUT 8.3

Coefficients[a]

Model		Unstandardized Coefficients		Standardized Coefficients	t	Sig.
		B	Std. Error	Beta		
1	(Constant)	134.140	7.537		17.799	.000
	Advertsing Budget (thousands of pounds)	.096	.010	.578	9.979	.000

a. Dependent Variable: Album Sales (thousands)

Bootstrap for Coefficients

Model		B	Bootstrap[a]				
			Bias	Std. Error	Sig. (2–tailed)	BCa 95% Confidence Interval	
						Lower	Upper
1	(Constant)	134.140	.356	8.214	.001	117.993	151.258
	Advertsing Budget (thousands of pounds)	.096	.000	.009	.001	.080	.113

a. Unless otherwise noted, bootstrap results are based on 1000 bootstrap samples

앞에서 보았듯이, 일반적으로 회귀계수 b 값은 예측요인이 한 단위 변화할 때 나타나는 결과변수의 변화를 나타내고, 만일 예측요인이 결과변수를 예측하는데 의미있는 영향이 있다면 b는 0이 아니어야 하며 그것의 표준오차에 비해 커야한다. 또한 t-검정은 b 값이 0과 다른지 여부를 말해준다. SPSS는 만일 모집단의 b 값이 0일때 t의 관찰치가 발생할 정확한 확률을 제공한다. 만일 이 관찰된 유의확률이 .05보다 작다면, 그 결과는 진짜 효과가 있음을 나타낸다. 두 개 t 값에 대해 유의확률은 .000이므로 만일 모집단에서 b 값이 0이라면 이들 t 값(또는 더 큰)이 발생할 확률은 .001보다 적음을 말해준다. 그러므로, bs는 0과는 유의하게 다르다. 광고 예산에 대한 b의 경우에는 이 결과는 광고 예산이 앨범 판매를 예측하는데 의미있는 기여(p < .001) 함을 의미한다.

붓스트랩 신뢰구간은 광고 예산에 대한 b의 모집단 값은 .08에서 .11 사이에 있을 것임을 말해주고, 이 구간이 0을 포함하지 않으므로 모집단에서 광고 예산과 앨범 판매량은 진짜 양의 관련성이 있다는 결론을 내릴 수 있다. 또한 이 신뢰구간의 유의확률 p = .001로 매우 유의했다. 또한 붓스트랩 과정은 표준오차를 다시 추정하는 것과 관련이 된다(원래 표에서 .01이었으나 붓스트랩 추정치는 .009로 변화됨). 이것은 매우 작은 변화이다. 상수에 대해서는, 표준오차는 7.537이고 붓스트랩 추정치인 8.214와 비교하면 0.677의 차이가 있다. 붓스트랩 신뢰구간과 유의성 값은 정규성 또는 동질성의 가정에 영향을 받지 않으므로 보고하고 해석하기에 유용하다.

SELF-TEST Output 8.3의 t 값은 어떻게 계산되는가? 표의 값을 사용하여 SPSS에서와 같은 값이 나오는지 알아보자.

8.4.4. 모형의 사용 ①

첫 번째 단계는, output의 값을 가지고 방정식(8.1)에서 b 값을 대체하여 모형을 정의하는 것이다. 변수명을 가지고 X와 Y를 대체할 수 있으며 다음과 같다.

$$\begin{aligned} \text{album sales}_i &= b_0 + b_1\text{advertising budget}_i \\ &= 134.14 + \left(0.096 \times \text{advertising budget}_i\right) \end{aligned} \tag{8.13}$$

이제 관심있는 값으로 광고 예산을 대체하여 앨범 판매에 대한 예측을 만드는 것이 가능하다. 예를 들어, 음반 회사 대표가 새로운 앨범 광고로 앨범을 100,000 파운드어치를 팔았다고 가정해 보자. 단위가 1,000이므로, 광고 예산을 쉽게 100으로 대체할 수 있다. 이는 앨범 판매가 판매 첫 주에 약 144,000장이었음을 알 수 있다.

$$album\ sales_i = 134.14 + (0.096 \times advertising\ budget_i)$$
$$= 134.14 + (0.096 \times 100) \tag{8.14}$$
$$= 143.74$$

핵심녀의 힌트   단순회귀분석

- 단순회귀분석은 한 변수를 가지고 다른 변수의 값을 예측하는 방법이다.
- 선형으로 자료에 대한 모형을 만들어 회귀분석을 한다.
- 선형은 자료의 유형을 가장 잘 요약한다.
- 다음의 방법을 사용하여 그 선이 얼마나 적합한지를 사정해야 한다.
  ○ R^2는 결과변수의 변량이 모형에 의해 얼마만큼 설명되는지 말해준다. 이것은 예측변수와 공유하는 결과변수 변이의 비율이다.
  ○ F는 모형이 설명할 수 있는 변이와 설명할 수 없는 변이의 상대적인 비교에 대해 말해준다. 즉, 모형이 얼마나 좋은지와 모형이 얼마나 나쁜지에 대한 비율이다.
  ○ b 값은 회귀선의 기울기와 예측변수와 결과변수 간 관계의 강도를 말해준다. 만일 b 값이 유의하면(SPSS 표에서 .05보다 작으면) 예측변수는 결과변수를 유의하게 예측하는 것이다.

SELF-TEST   만일 블랙메탈밴드 Abgott의 가장 최신 CD 광고에 666,000파운드를 투자한다면, 몇 장의 앨범을 팔 수 있을까?

8.5. 다중회귀분석 ②

　음반회사 대표가 다른 변수를 포함한 앨범 판매 모형에 관심이 있다고 가정해 보자. 음반을 내놓기 전에 대표는 광고에 사용한 비용, 음반이 나오기 전에 라디오에서 노래를 틀어 준 **횟수(Airplay)**, 밴드의 **매력(Attract)**이 음반 판매에 미치는 영향에 관심이 있다. 음반회사 대표는 각각 다른 밴드에 의해 만들어진 200개의 다른 앨범을 가지고 있다. 음반회사 대표는 청중 표본에게 밴드의 매력을 0점(매력이 전혀 없음)에서 10점(아주 매력적임) 범위의 점수로 평가하도록 했다. 표본에 의해 평가된 매력의 중앙값을 회귀분석에 사용했다(평균이 아니라 중앙값을 사용한 이유는 음반회사 대표는 사람 의견의 평균값보다는 대부분 사람의 생각에 관심이 있기 때문이다).

　여러 변수를 가진 모형을 만들고자 할 때, 지금까지 논의해 왔던 것을 적용할 수 있다. SPSS가 훌륭한 프로그램이지만 결국은 연구자가 입력한 변수에 기초하여 결과를 만들어 낸다는 것을 명심해야 한다. SPSS는 모형이 가치가 있는지 또는 일반화할 수 있는지에 대한 어떠한 판단 또는 지표를 제공하지 않는다. 모형의 평가는 연구자에게 의존하므로 연구자 역할이 중요하다.

회귀계수를 추정하는 것은 모형의 변수에 의해 결정이 되므로 제일 먼저 모형에 넣을 예측변수를 선택하는데 아주 신중을 기해야 한다. 포함시킬 예측요인과 모형에 입력하는 방법은 결과에 커다란 영향을 미친다. 수백 개의 무작위 예측요인을 선택하지 말고 모든 것을 모형에 넣지 말고, 최선의 예측요인만을 포함해야 한다. 모형에 포함되는 변수의 중요성에 대한 이론적인 근거 또는 선행 연구에 근거해서 예측요인을 선택해야 한다.[8] 밴드의 이미지와 공중파에서 노래를 틀어준 것이 음반 판매에 영향을 미친다는 것은 논리적으로 합당하므로 이들 변수는 합리적인 예측요인이라 할 수 있다. 만일 새로운 어떤 예측요인을 추가한다면 새로운 변수는 이론적 중요성에 근거하여 선택한다.

8.5.1. 회귀분석의 방법 ②

선택한 예측요인을 모형에 투입하는 여러 방법이 있다. 예측요인들이 서로 전혀 관련이 없다면, 변수의 입력 순서는 모수를 계산하는데 거의 영향력을 가지지 않지만 예측요인 간에 관련성이 없는 경우는 거의 없으므로, 예측요인을 모형에 투입하는 방법의 선택은 매우 중요하다.

8.5.1.1. 위계적 방법(블럭별 입력) ②

위계적 회귀분석(Hierarchical regression, 블럭별 입력 blockwise entry)에서 예측요인은 모형 내로 입력하기 위한 순서를 선행 연구와 연구자 결정에 근거하여 선택한다. 일반적인 원칙으로, 다른 연구로부터 알려진 예측요인은 결과변수를 예측하는데 중요하므로 제일 먼저 입력해야 한다. 알려진 예측요인을 입력한 다음 연구자는 모형에 새로운 예측요인을 추가할 수 있다. 새로운 예측요인은 모두 한번에 입력을 할 수도 있고 또는 위계적으로 새로운 예측요인 중 가장 중요하다고 생각하는 것을 제일 먼저 입력을 할 수도 있다.

8.5.1.2. 강제 입력법 ②

SPSS에서 입력(enter) 방법으로 알려진 방법으로, 모든 예측요인을 동시에 모형 내로 입력하는 방법이다. 위계적 방법과 같이, 이 방법은 이론적 근거에 따라 선택된 예측요인을 포함하지만, 위계적인 방법과는 달리 변수 입력하는 순서에 대해 고민하지 않는다.

---

[8] 선행 연구의 결과에 근거하여 예측요인을 선택할 수도 있다. 예측요인을 선택할 때 회귀분석을 사용한 선행 연구가 회귀분석을 적절하게 사용했는지 그리고 모형이 신뢰할 수 있고, 일반화할 수 있는 모형이었는지에 근거하여 결정한다.

8.5.1.3. 단계적 방법 ②

일반적으로 통계학자는 단계적 방법 사용을 권장하지 않는다. 그럼에도 불구하고, SPSS에서 단계적 회귀분석을 쉽게 수행할 수 있으므로, *자동선형모델링(Automatic Linear Modelling)* 과정에서는 이 방법을 권장한다. 그러나 단계적 방법은 다음과 같은 이유로 사용에 주의한다.

단계적 회귀분석(stepwise regression)에서는 예측요인을 모형에 넣는 입력 순서의 결정이 단지 수학적인 기준에 근거하여 이루어진다. 전진 입력 방법에서, 최초 모형은 단지 상수(b_0)만을 포함한다. 컴퓨터는 결과변수를 가장 잘 예측하는 요인을 찾는데 이것은 결과변수와 가장 높은 단순상관관계를 가진 예측요인이다. 만일 이 예측요인이 결과변수를 예측하기 위한 모형의 능력을 유의하게 증가시킨다면, 이 예측요인은 모형에 남아 있게 되고 컴퓨터는 두 번째 예측요인을 찾는다. 두 번째 예측요인을 선택하기 위해 사용하는 기준은 결과변수와 가장 큰 준부분 상관(semi-partial correlation)을 가진 변수이다. 만일 첫 번째 예측요인이 결과변수의 40%의 변이를 설명할 수 있다면 여전히 설명되지 않은 60%가 있다. 컴퓨터는 나머지 60%를 설명할 가장 큰 예측요인을 찾는다(이미 설명된 40%에는 관심이 없음). 이와 같이 준부분 상관관계는 각 나머지 예측요인에 의해 결과에 대한 '새로운 변이'를 얼마만큼 설명할 수 있는지에 대한 측정을 한다(Section 7.5). 새로운 변이에 대해 가장 큰 비중을 가진 예측요인이 모형에 더해진다. 만일 이 예측요인이 모형의 예측력에 유의한 기여를 한다면 그 예측요인은 모형에 포함되고 다른 예측요인이 고려된다.

SPSS에서 *단계적* 방법(*stepwise* method)은 매번 예측요인이 방정식에 추가되고, 이 예측요인이 추가되면서 필요가 없게 되는 예측요인이 있을 경우 그 예측요인을 제거하는 것이라는 점을 제외하고는 *전진* 방법(*forward* method)과 같다. 이와 같이, 회귀방정식은 어떤 중복되는 예측요인이 제거될 수 있는지 보기 위해 지속적으로 재사정된다. *후진* 방법(*backward* method)은 컴퓨터가 모형에 먼저 모든 예측요인을 집어 넣은 후, 각 예측요인에 대한 t 검정의 유의성 값을 봄으로써 각 변수가 모형에 기여 정도를 계산한다는 점에서 전진 방법과 반대이다. 유의성 값은 제거 기준(검정통계의 절대값 또는 검정통계의 확률값이 될 수 있음)에 의해 비교된다. 만일 한 예측요인이 제거 기준에 맞는다면 그 예측요인은 모형에서 제거되고(예. 만일 모형이 결과변수를 얼마나 잘 예측하는지에 대해 통계적으로 유의한 기여를 하지 못한다면), 모형은 남아있는 예측요인을 위해 다시 추정된다. 이때 남겨진 예측요인의 기여 정도가 다시 사정된다.

오영상

자동선형모형

자동선형모형은 생각없이 모형을 만들기 때문에 그 사용에 주의를 기울어야 함을 경고한다. 때로는 좋은 모형인 것처럼 보이지만 그렇지 않을 수 있음을 명심해야 한다.

8.5.1.4. 변수입력 방법의 선택 ②

SPSS는 변수입력 방법을 선택하도록 되어있으며, 적절한 방법을 선택하는 것이 중요하다. 중요한 것은 단계적 선택 방법은 컴퓨터가 수학적 기준에 의해 변수를 선택하도록 하는 방법이므로 '단계적인 방법을 선택하지 않는 것'이다. 많은 연구자는 변수입력 방법의 결정에 대해 논쟁을 한다. 더군다나, 컴퓨터에 의해 나온 모형은 무작위 표본 변이의 장점을 가지기 때문에 어떤 변수를 포함해야 할지에 대한 결정은 준부분 상관의 근소한 차이에 의해 결정될 것이다. 그러나, 이 통계학적 차이는 모형에 대한 예측요인의 이론적 중요성과는 상당히 다를 수도 있다. 또한 과대적합 모형(결과를 예측하는데 거의 기여하지 않는 예측요인까지도 포함한 너무 많은 변수를 가진 모형)과 과소적합 모형(중요한 예측요인을 제거)의 위험이 있다.

단계적 방법이 가진 중요한 문제는 모형 내의 다른 변수에 기초하여 한 변수의 적합성을 사정한다는 것이다. Jeremy Miles는 이 문제를 옷을 입는 것에 비유했다. 아침에 일어나서 옷을 입으려고 한다. 옷장에 속옷, 바지, 티셔츠 그리고 자켓이 있다. 이들 품목이 예측요인이라고 상상을 해보자. 추운날 따뜻하게 옷을 입으려고 한다. 단계적 방법으로 최선의 목표달성을 위해 바지를 먼저 입을 것이다. 그리고 나서 둘러보고 다른 옷을 시도할 것이다. 속옷을 입으려 시도를 하지만 바지 위에는 속옷이 맞지 않을 것이므로 '잘 맞지 않는다'는 결정을 하고 이것을 버릴 것이다. 그러므로 속옷을 입지 않고 집을 나서게 되는 결과를 유발한다. 이 상태로 강단에 서서 강의를 하는데 만일 바지가 흘러내린다면 강의실의 상황은 엉망이 될 것이다. 이 문제는 먼저 바지를 입은 다음에 그것을 입으려 했을 때만 잘 맞지 않는다는 것이다. 단계적 방법에서, 어떤 변수는 단지 어떤 다른 변수가 이미 모형에 들어갔기 때문에 나쁜 예측요인으로 고려될 수도 있다.

이러한 이유 때문에, 단계적 방법은 설명적 모형을 만드는 경우를 제외하고는 피해야 하는 방법이다. 어떤 예측요인이 효과가 있지만 단지 다른 변수가 일정한 경우에만 발생하는 억압효과(suppressor effect)를 최소화하기 위해 전진 방법보다 후진 방법을 사용한다. 전진 선택은 후진 제거보다 억압효과에 의해 예측요인을 제거하는 경향이 있다. 이렇듯, 전진 방법은 중요한 예측요인임에도 불구하고 예측요인을 놓치는 제2종 오류를 유발할 수 있는 위험성이 높다. 자료 분할을 통해 모형을 교차검증할 것을 권장한다.

8.5.2. 모형의 비교 ②

위계적과 단계적 방법은 예측요인을 추가하는 것이 모형을 향상시키는지 여부를 알기 위해 유용하다. R^2 값이 크다는 것은 적합함을 나타내는 것이고 모형에 예측요인을 추가함으로써 모형이 향상되었는지 보는 간단한 방법으로 이전 모형보다 새로운 모형의 R^2 값이 증가했는지 보는 것이다. 사실, 모형에 변수를 추가하면 R^2 값은 항상 커지므로, 유의할 정도로 커지는지 여부를 보는 것이 중요하다. 방정식(8.10)을 사용하여 R^2 값 변화가 유의한지 사정할 수 있지만 모형의 변화를 보기 때문에

R^2 값의 변화(R^2_{change})와 새로운 모형의 R^2 (R^2_{new})를 사용한다. 또한 새로운 모형의 예측요인 수 (k_{new})뿐만 아니라 예측요인 수의 변화(k_{change})를 사용한다. 방정식은 다음과 같다.

$$F_{change} = \frac{(N - k_{new} - 1) R^2_{change}}{k_{change} \left(1 - R^2_{new}\right)}$$

(8.15)

F-비를 사용하여 모형을 비교할 수 있다. R^2가 가진 문제는 모형에 예측요인을 더할수록 R^2가 증가한다는 것이다. 그래서 두 개의 모형 중 어느 것이 더 적합한지 결정한다면, 항상 많은 예측요인을 가진 모형이 더 적합하게 된다. 아카이케 정보 기준(Akaike information criterion, AIC)[9]은 더 많은 변수를 가진 모형에 벌칙을 가하는 방식으로 모형의 적합성을 측정하는 방법이다. 만일 AIC가 크다면 적합성이 나쁜 것이고 만일 AIC가 작다면 적합성이 좋은 것을 의미한다. 만일 SPSS에서 자동선형 모형을 사용한다면 모형을 선택하기 위해 R^2의 변화보다는 AIC를 사용할 수 있다. AIC 자체는 어떤 의미를 가지지 않는다. 10이라는 AIC 값이 작다고 말할 수 없으며, 또한 1,000이라는 AIC 값이 크다고 말할 수 없다. 단지 같은 결과변수를 가진 모형 간의 AIC 값을 서로 비교하는 것이다. 만일 AIC가 작아진다면 모형의 적합성이 향상되는 것이다.

8.5.3. 다중공선성 ②

모형에 두 개 이상의 예측요인이 포함될 때 추가적으로 고려해야 할 것은, 둘 또는 그 이상의 예측요인 간의 강한 상관관계가 존재하는 다중공선성이다. 완전 공선성(perfect collinearity)이란 적어도 한 개의 예측요인이 다른 예측요인과 완벽한 선형적 상관관계가 있는 경우이다. 만일 예측요인 간에 완벽한 공선성이 있다면, 동등하게 잘 작용할 수 있는 회귀계수 고유의 추정을 얻는 것이 불가능하다. 만일 두 예측요인이 완벽하게 관련성이 있다면 각 변수의 b 값은 공유가 가능하다. 다행인 것은 실제 일상에서 볼 수 있는 자료는 완벽하게 공선성이 있는 경우는 거의 없다. 하지만 완벽한 공선성은 아니지만 공선성을 현실적으로 피할 수는 없다. 낮은 수준의 공선성은 모형 추정에 영향이 적지만, 공선성이 증가하면 발생할 수 있는 세 가지 문제가 있다.

- **신뢰할 수 없는 bs(untrustworthy bs):** 공선성이 증가함에 따라 b 계수의 표준오차도 증가한다. b 계수의 표준오차가 크면 bs는 표본에 따라 더 변화가 많음을 의미하므로, 표본에서 b 계수는 모집단에 대한 대표성이 떨어질 것이다. 다중공선성이 있다는 것은 b 값의 신뢰성이 떨어짐을 의미한다. 물론 b가 표본마다 변화가 있다면, 그 결과로 나오는 예측 방정식 또한 표본에 따라 안정적이지 못할 것이다.

---

[9] Hirotsugu Akaike는 다양한 분야에서 적용되고 있는 AIC에 자신의 이름을 부여한 일본 통계학자이다.

- R **크기의 제한:** R은 결과의 예측값과 관찰값 간 상관관계이고, R^2는 모형이 설명하는 결과변수의 변량을 나타낸다. 어떤 상황에서 한 변수가 결과변수를 비교적 잘 예측한다고(예, R = .80) 가정해보고, 두 번째 예측요인을 모형에 추가했다고 가정해보자. 이 두 번째 변수가 결과변수의 많은 변이를 담당할 수도 있지만 어떤 경우에는 첫 번째 예측요인이 담당한 것과 별 차이가 없는 변이를 담당할 수도 있다. 다시 말해, 첫 번째 예측요인이 담당했던 변이를 제거했을 때, 두 번째 예측요인이 나머지 변이의 매우 작은 부분만 담당할 수 있다. 즉, 두 번째 변수는 매우 적은 고유의 변이만을 가진다. 그래서 두 개의 예측요인에 의해 설명되는 결과변수의 전체 변이는 한 개의 예측요인을 사용했을 때와 거의 차이가 없다(R이 .80에서 .82로 증가). 그러나, 만일 두 변수가 완벽하게 상관관계를 가지지 않는다면 두 번째 예측요인은 결과변수에 첫 번째 예측요인에 의해 설명되는 것과는 다른 변이에 대해 책임이 있을 것이다. 그래서 두 번째 변수가 결과변수 변이에 비록 적은 부분에 책임을 가진다 할지라도, 이것이 담당하는 변이는 다른 예측요인의 변이와는 다른 것이다(두 개의 예측요인이 포함되었을 때, R은 .95로 상당히 커짐). 그러므로 예측요인간의 관련성을 가지지 않은 것이 유익하다.
- **예측요인의 중요성:** 다중공선성은 예측요인의 개별적 중요성을 사정하기 어렵게 한다. 만일 예측요인이 강하게 관련성이 있고 각 예측요인이 결과변수에 유사한 변이를 담당한다면, 두 변수 중 어떤 변수가 중요한지 알 수가 없다.

다중공선성을 밝히는 한 가지 방법은 예측요인 변수 간의 상관관계 매트릭스를 살펴보는 것이다. 두 예측요인 간의 상관관계가 매우 높다면(상관관계가 .80 또는 .90 이상) 다중공선성을 의미한다. SPSS는 공선성을 진단할 수 있는 여러 방법을 가지고 있는데, 그 중 한 방법이 분산팽창인자(variance inflation factor, VIF)이다. VIF는 예측요인이 다른 예측요인과 강한 선형적인 관계를 가졌는지 여부를 나타낸다. VIF와 관련된 호환성(1/VIF)인 공차(tolerance) 통계가 있다. VIF 값은 일반적으로 다음과 같은 지침에 의해 평가한다.

- VIF가 10 이상이면, 공선성을 의심한다(Bowerman & O'Connell, 1990; Myers, 1990).
- VIF가 1보다 확연하게 크면 회귀분석은 편향된다(Bowerman & O'Connell, 1990).
- 공차가 0.1보다 작으면 심각한 문제가 있다.
- 공차가 0.2보다 작으면 잠재적 문제가 있다(Menard, 1995).

예측요인이 관련이 있는지 발견하는 또 다른 유용한 방법에는 측정된 *아이겐 값(eigen values of the scaled)*, *비중심 교차곱 매트릭스(uncentred cross-products matrix)*, *조건 인덱스(condition indexes)*, *분산비율(variance proportions)*등이 있다.

8.6. SPSS를 사용한 다중회귀분석 ②

회귀분석은 Figure 8.11에서 제시한 일반적인 절차를 따른다. 첫 번째로, 결과변수와 예측요인 간 관계의 산점도를 본다. Figure 8.14는 앨범 판매에 대한 산점도를 그린 것이다. 예측요인과 결과 변수(앨범 판매) 간의 관계에 초점을 둘 필요가 있고, Figure 8.14는 다른 변수 간의 산점도는 음영 으로 처리했고 앨범 판매와 관련된 세 변수에 초점을 맞추었다. 여기서 초점을 맞추어 보는 세 예측 변수는 결과변수(앨범 판매)와 비교적 선형적인 관계를 가지며 명백한 이상값은 없다.

FIGURE 8.14

Matrix
scatterplot
of the
relationships
between
advertising
budget,
airplay, and
attractiveness
of the band and
album sales

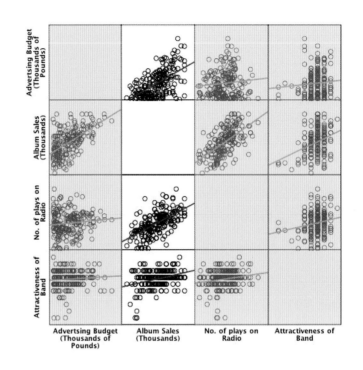

SELF-TEST 회귀선을 포함하여 **Sales, Adverts, Airplay**와 **Attract** 간의 산점도 매트릭스를 만들어 보자.

8.6.1. 주요 선택 ②

음반회사 사장은 선행 연구에서 광고 예산이 앨범 판매의 유의한 예측요인임을 알기 때문에 모 형에 먼저 이 변수를 포함했다. 그러므로 새로운 변수(**Airplay**와 **Attract**)는 광고 예산 다음으로 모형에 투입되어야 한다. 이 방법은 위계적인 방법이다(선행 연구에 근거하여 모형에 들어갈 변수 의 순서를 결정한다). SPSS에서 위계적 회귀분석을 돌리기 위해 블록 내로 변수를 집어넣어야 한다. 각 블럭은 위계적으로 한 단계를 말한다. 주요 회귀분석 대화상자에서  <u>Analyze</u> <u>Regression</u> ▶ 🔣 <u>Linear...</u> 를 선택한다. Figure 8.13의 대화상자 를 보면 한 개 예측변수만이 모형에 들어간 것을 볼 수 있다. 필수적으로, 첫 번째 블럭을 만들기 위해 정확히 이전에 했던 그대로를 한다. 결과변수(앨범 판매 album sales)를 선택하고 *Dependent*(종속변수)라고 명명된 상자 내로 드래그 또는 🔽 을 한다. 또한 첫 번째 블럭에 예측변수를 구체화해야 한다. 광고 예산을 모형에 첫 번째로 넣기로 결정을 했으므로 목록에서 이 변수를 선택하여 그 변수를 *Independent(s)* (독립변수)라고 명명된 곳으로 드래그하거나 🔽 을 한다. *Independent(s)* (독립변수) 아래에는 회귀분석 방법을 구체화하기 위한 drop-down 메뉴가 있다(Section 8.5.1). 각 블럭에 대해 변수입력 방법을 *Method* 옆에 위치한 Enter ▼ 를 클릭하여 선택할 수 있다. 초기설정은 입력 방법으로 되어있지만 원한다면 다른 방법(전진법, 후진법, 단계적 또는 제거) 중 한 가지를 선택할 수 있다.

위계상에서 첫 번째 블럭을 구체화했으면 두 번째로 이동한다. 다음 새로운 블럭을 구체화하기 원한다는 것을 컴퓨터가 알도록 Next 를 클릭해야만 한다. 이 과정은 *Independent(s)* (독립변수) 상자를 명확하게 해서 새로운 예측요인을 입력할 수 있다(이 상자의 위에 블럭 2 대상 2 (Block 2 of 2) 는 지금 2번째 블럭에 있음을 말해준다). 두 번째 블럭은 새로운 예측요인 두 개를 모두 포함하기로 결정을 했고 변수목록에서 **Airplay**와 **Attract**를 클릭하여 독립변수 상자로 드래그하거나 🔽 을 클릭한다. 대화상자는 Figure 8.15와 같이 나타나야 한다. Previous (이전) 과 Next (다음) 단추를 사용하여 블럭을 이동한다(Previous).

위계에서 다른 블럭에 변수를 입력하기 위해 다른 방법을 선택하는 것이 가능하다. 첫 번째 블럭에 강제 입력을 했을지라도, 두 번째는 단계적 방법을 사용할 수 있다. 앨범 판매에 대한 매력과 라디오 방송의 영향에 관한 이전의 연구가 없으므로 블럭에 단계적 방법을 요구하는 것이 적절할 수도 있다. 그러나, 단계적 방법이 가진 문제점 때문에 이 예에서는 두 블럭에 모두 강제 입력 방법을 고수할 것이다.

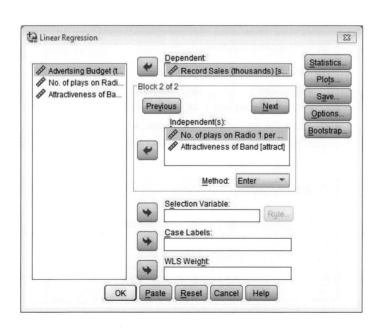

FIGURE 8.15
Main dialog box for block 2 of the multiple regression

8.6.2. 통계량 ②

주 회귀분석 대화상자에서 모형과 관계가 되는 여러 가지 중요한 선택을 하기 위한 대화상자를 열기 위해 Statistics...를 클릭한다(Figure 8.16). 이들 대부분 선택은 모형의 계수와 관련이 있다. 그러나 다중공선성이 없다는 가정을 체크하기 위한 절차(공선성 진단)와 잔차의 독립성을 확인하기 위한 절차(Durbin-Watson)가 있다. 일반적인 원칙으로 공분산 행렬을 제외하고는 모든 것을 선택한 후, 주 대화상자로 돌아가기 위해 Continue를 클릭한다.

- *추정값(Estimates)*: 추정값은 회귀모형의 추정된 계수(예 추정된 b-값)를 구해 주기 때문에 초기설정에 의해 선택되어 있다. 각 회귀계수에 대해 검정통계량과 유의성을 구한다. t-검정은 각 b가 0과 유의하게 다른지 여부를 보기 위해 사용한다(Section 8.2.5).
- *신뢰구간(Confidence Intervals)*: 이 선택은 비표준화 회귀 계수 각각에 대해 신뢰구간을 구한다. 회귀분석의 가정을 충족하지 못한다면 이들 신뢰구간은 부정확하고 대신에 붓스트랩 신뢰구간을 사용해야 한다.
- *공분산 행렬(Covariance matrix)*: 이 선택은 모형 내의 각 변수의 회귀계수 간의 공분산 매트릭스, 상관계수와 분산을 구한다. 분산-공분산 매트릭스는 대각선을 따라 위치한 분산을 구하고 공분산은 대각선 요인을 벗어난 것으로 제시된다. 상관관계는 별개의 매트릭스로 만들어진다.
- *모형 적합(Model fit)*: 중요하기 때문에 초기설정에 의해 선택된다. 이것은 결과변수를 예측하는 모형의 능력에 대한 통계적 검증뿐만 아니라(Section 8.2.4에서 설명한 F-검정) R 값, R^2 값과 수정된 R^2를 제시한다.

FIGURE 8.16
Statistics
dialog box for
regression
analysis

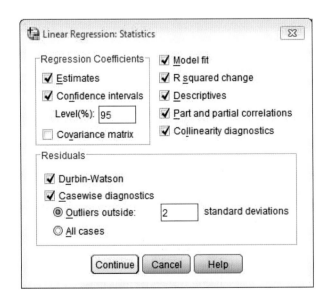

- R^2 변화량(R _squared change)_: 이 선택은 새로운 예측요인을 포함한 결과로 나타나는 R^2의 변화를 제시한다. 이 측정은 결과변수의 변이를 설명하기 위해 새로운 예측요인(또는 블록)의 기여를 사정하기 위한 유용한 방법이다.

- 기술통계(_Descriptives_): 이 선택은 분석에 포함된 변수 모두에 대한 평균, 표준편차와 관찰의 수를 제시한다. 또한 상관관계 매트릭스는 모든 변수 간의 상관관계를 제시하고 각 상관계수에 대한 일측 확률을 제시한다. 이 선택은 상관관계 매트릭스가 다중공선성 여부를 사정하기 위해 사용될 수 있기 때문에 아주 유용하다.

- 부분상관 및 편상관계수(_Part and partial correlations_): 이 선택은 각 예측요인과 결과변수 간의 영순위상관(피어슨 상관)을 제시한다. 이것은 또한 모형 내의 모든 다른 예측요인을 통제한 상태에서 각 예측요인과 결과변수 간의 부분상관을 제시한다. 마지막으로 각 예측요인과 결과변수 간의 부분상관(또는 준부분상관)을 제시한다. 이 상관관계는 모형에서 다른 예측요인에 의해 설명되지 않는 결과변수의 부분과 각 예측요인과의 관계를 제시한다. 이와 같이 이것은 예측요인과 결과변수 간의 특유한 관계를 측정한다(Section 7.5).

- 공선성 진단(_Collinearity diagnostics_): 이 선택은 분산팽창지수(VIF), 공차(tolerance), 고유치(eigenvalues of the scaled), 비중심 교차곱 매트릭스, 상태지수(condition indexes)와 분산비율과 같은 공선성 진단을 포함한다(Section 8.5.3).

- 더빈-왓슨 검정(_Durbin-Watson_): 이 선택은 오차의 독립성 가정을 검증하기 위해 더빈-왓슨 검정을 제시한다. 불행하게도, SPSS는 이 검정의 유의성 값을 제공하지 않으므로 이 값이 2와 많이 다른지 여부에 따라 연구자 자신이 결정을 해야 한다(Section 8.3.2.1).

- 케이스별 진단(_Casewise diagnostics_): 이것을 선택했다면 결과변수의 관찰치, 결과변수의 예측치, 이들 값(잔차)과 표준화 잔차 값의 차이를 나열한다. 또한, 이것은 모든 케이스에 대해 이들 값 또는 표준화 잔차가 3보다 큰 케이스만을 나열할 것이다. 3이라는 기준치는 변할 수 있고 2가 좀 더 명확할 것이므로 이 기준을 2로 변화할 것을 권한다. 잔차 통계량의 요약표는 모형에 의해 예측한 값과 잔차에 의해 생성된 최소값, 최대값, 평균과 표준편차를 보여준다.

8.6.3. 회귀분석 도표 ②

주 대화상자로 돌아갔을 때 Figure 8.17에서 보여준 대화상자의 회귀 도표를 활성화하기 위해 Statistics... 을 클릭한다. 이 대화상자는 일부 회귀분석 가정의 타당성 입증을 도울 수 있는 여러 그래프를 제시하는 방법을 제시한다. 이들 그래프의 대부분은 Section 8.6.4에서 좀 더 자세하게 설명할 여러 가지 잔차값과 관련된다.

대화상자의 좌측에 여러 변수들이 나열되어 있다.

- DEPENDNT(결과변수).

- *ZPRED(모형에 근거한 종속변수의 표준화 예측값). 이 값은 모형에 의해 예측한 값의 표준화 된 형태이다.
- *ZRESID(표준화 잔차 또는 오차). 이 값은 관찰자료와 모형 예측값 간의 표준화된 차이이다.
- *DRESID(삭제된 잔차).
- *ADJPRED(수정된 예측값).
- *SRESID(스튜던트화 잔차).
- *SDRESID(스튜던트화 삭제된 잔차). 이 값은 잔차를 그것의 표준오차로 나눈 값이다.

이 대화상자에 나열된 변수는 잔차의 일반적인 제목 아래 모두 나온다. Section 5.3.3.1에서 *ZPRED(x 축)에 대항하는 *ZRESID(y 축)의 도표가 오차의 독립성, 등분산과 선형성 가정을 검증 하는데 유용하다는 것을 살펴보았다. *ZPRED(x 축)에 대항하는 *ZRESID(y 축)의 도표는 이분산 성도 보여줄 것이다. 때로는 이들 두 도표가 실제적으로 동등할지라도, 후자가 케이스 대 케이스에 더 민감하다. 이들 도표를 만들기 위해 간단하게 목록에서 한 개의 변수를 선택하여 ➡️를 클릭하여 X 또는 Y라고 명명된 공간으로 보낸다. Figure 8.17의 경우처럼 첫 번째 도표를 그리기 위해 두 개 의 변수를 선택했을 때 Next를 클릭함에 의해 새로운 도표를 설정할 수 있다. 이 과정은 변수를 설정하기 위한 새로운 공간을 제공한다. Next를 클릭하고 그리고 최종적으로 설정한 도표로 돌아 가기를 원한다면 Previous를 클릭하기만 하면 된다. 9개의 도표까지 설정할 수 있다.

결과변수와 두 변수가 나머지 예측요인에 따라 회귀되었을 때 예측요인 각각에 대한 잔차의 산점도 를 출력할 _Produce all partial plots_(편회귀잔차도표 모두 출력)이라고 명명된 상자를 표시할 수도 있다. 이들 도표는 다음과 같은 여러 중요한 특성이 있으므로 살펴볼 것을 권장한다. 첫 번째로, 두 잔차 변수 간의 회귀선의 기울기는 회귀방정식 예측요인의 계수와 같다. 이와 같이, 편회귀잔차도표 에서 명백한 이상값은 예측요인의 회귀계수에 지나치게 영향을 가질 수도 있는 케이스를 나타낸다. 두 번째, 이들 도표를 사용하면 예측요인과 결과변수 간의 비선형적인 관계가 훨씬 더 잘 발견될 것 이다. 마지막으로, 공선성을 발견하기 위한 유용한 방법이다.

표준화 잔차의 도표에 대한 여러 선택이 있다. 첫 번째, 표준화잔차도표(이것은 오차의 정규성 가 정을 체크하는데 유용하다)의 히스토그램을 선택할 수 있다. 두 번째, 모형의 잔차가 정규적으로 분

FIGURE 8.17
The _Plots_
dialog box

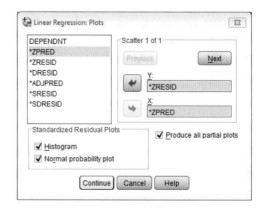

포되었는지 여부에 대한 정보를 제공할 수 있는 정규확률도표를 선택할 수도 있다. 원하는 옵션을 선택했으면 주 회귀 대화상자로 돌아가기 위해 [Continue]를 클릭한다.

8.6.4. 회귀진단의 저장 ②

Section 8.3에서 두 가지 유형의 회귀진단 (1) 모형이 표본에 얼마나 적합한지 사정하는 것 (2) 모형에 영향을 주는 케이스 발견을 살펴보았다. SPSS에서 자료 편집창은 이 진단적 변수를 저장하기 위한 선택을 할 수 있다(SPSS가 이것을 계산하여 자료의 편집창에 이 값이 위치할 새로운 칸을 만든다).

회귀진단 통계치를 저장하기 위해 주 회귀 대화상자의 [Save...]를 클릭한다. 이 과정은 대화상자에 새 변수를 저장하는 것을 활성화한다(Figure 8.18). 이 대화상자가 활성화되었을 때, 필요한 통계에 대해 옆의 상자에 체크만 하면 된다. 가능한 옵션의 대부분은 Section 8.3에서 설명했고 Figure 8.18은 진단통계의 기본 세트를 보여준다. 이들 진단통계의 표준화(스튜던트화) 버전은 일반적으로 해석하기가 좀 더 쉬워서 비표준화 버전보다 더 우선적으로 선택할 것을 제안한다. 회귀분석을 시행했을 때, SPSS는 요구되는 각 통계량을 위하여 자료 편집창에 한 개의 칸을 만든다. 변수명 다음에 분석을 돌린 횟수를 표기하는 숫자가 생길 것이다. 그래서 첫 번째 회귀분석을 돌린 경우 변수명 뒤에 1이 따라 나올 것이고, 만일 두 번째 회귀분석을 한다면 변수의 새로운 세트가 만들어질 것이고 이 변수 뒤에 2가 나타날 것이다. 만들어질 변수명은 아래와 같다. 적당한 상자를 클릭하여 요구하는 진단통계량을 선택했을 때, 주 대화상자로 돌아가기 위해 [Continue]를 클릭한다.

- **pre_1:** unstandardized predicted value. 비표준화 예측값
- **zpr_1:** standardized predicted value. 표준화 예측값
- **adj_1:** adjusted predicted value. 수정된 예측값
- **sep_1:** standard error of predicted value. 예측값의 표준오차
- **res_1:** unstandardized residual. 비표준화 잔차
- **zre_1:** standardized residual. 표준화 잔차
- **sre_1:** Studentized residual. 스튜던트화 잔차
- **dre_1:** deleted residual. 삭제된 잔차
- **sdr_1:** Studentized deleted residual. 스튜던트화 삭제된 잔차
- **mah_1:** Mahalanobis distance. 마할라노비스의 거리
- **coo_1:** Cook's distance. Cook의 거리
- **lev_1:** centred leverage value. 중앙 레버리지 값
- **sdb0_1:** standardized DFBETA (intercept). 표준화 DFBETA (절편)
- **sdb1_1:** standardized DFBETA (predictor 1). 표준화 DFBETA (예측요인 1)
- **sdb2_1:** standardized DFBETA (predictor 2). 표준화 DFBETA (예측요인 2)

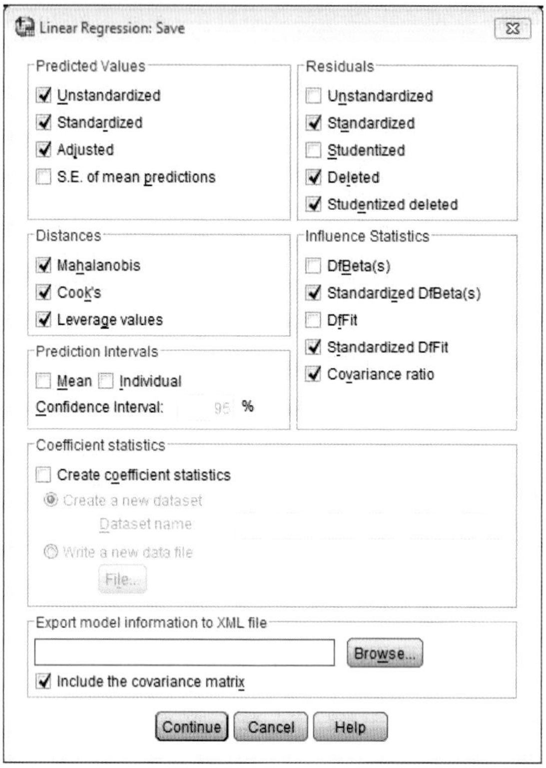

FIGURE 8.18
Dialog box
for regression
diagnostics

- **sdf_1:** standardized DFFIT. 표준화 DFFIT
- **cov_1:** covariance ratio. 공분산 비율

8.6.5. 추가 옵션 ②

옵션 대화상자를 열기 위해 Options 을 클릭할 수 있다(Figure 8.19). 첫 번째 옵션은 단계적 회귀분석에 변수를 입력하기 위해 사용되는 기준 변화를 가능하게 한다. 단계적 회귀분석을 고집한다면, 변수의 진입과 제거 기준을 초기설정기준인 .05로 남겨두는 것이 최상이다. 그러나 이 기준을 좀 더 엄격하게 할 수 있다(.01). 또한 방정식에 상수항을 포함하지 않는 모형(예 Y 절편을 가지지 않은)을 만들기 위한 옵션이 있다. 이 옵션은 또한 단독으로 남겨져야만 한다. 마지막으로, 결측치를 다루는 방법을 선택할 수 있다(SPSS TIP 5.1). 초기설정에서는 어떤 변수 한 개라도 결측값을 가진다면 전체 분석에서 제외시키는 목록별 결측값 제외를 하게 되어 있다. 다른 옵션은 어떤 대상자가 특정 변수에 대해 결측값을 가졌다면 점수가 없는 그 특정변수가 포함된 계산에서만 제외하는 대응별 결측값 제외 방법이 있다. 그러나 이 옵션을 사용한다면 변수마다 케이스 수가 일치하지 않는 등 많은 변수가 앞뒤가 맞지 않으며, R^2 값이 음수이거나 1.0보다 큰 이상한 결과를 갖게 될 수 있으므로 이것은 좋은 옵션이 아니다.

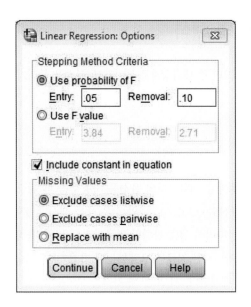

FIGURE 8.19
Options
for linear
regression

다른 가능성은 이 변수의 평균점수로 결측값을 대체하여 분석에 그 케이스를 포함하는 것이다. 마지막 선택이 가진 문제는 표준편차의 참값이 억압된다는 것이다. 표준편차는 평균과 점수 간에 차이가 없을 어떤 값으로 케이스가 대체되기 때문에 억압될 것이다. 반면에 만일 자료가 케이스에서 얻어졌다면, 대부분의 경우 확실하게 점수와 평균 간에는 어떤 차이를 가질 것이다. 만일 표본이 크고 결측값의 수가 적다면 이것은 심각한 고려사항이 아니지만, 결측값이 많다면 더 작은 표준오차는 실제 효과보다 자료 대체시 더 의미있는 결과를 이끌어 낼 수 있기 때문에 위험이 잠재되어 있다. 마지막 옵션은 SPSS에서 결측값 분석을 사용하는 것으로, 전문가를 위한 방법이다. 두 개 또는 그 이상의 변수가 존재한다면 그리고 파일 내 대부분의 케이스와 관계가 될때 하나의 변수 값이 결측된다면 결측값은 평균보다 더 나은 추정치로 대체할 수 있다(Tabachnick & Fidell, 2012).

8.6.6. 로버스트 회귀분석 ②

Bootstrap...을 클릭하여 회귀계수에 대한 붓스트랩 신뢰구간을 구할 수 있다(Section 5.4.3). 그러나 이 기능은 잔차를 저장하기 위해 Save... 옵션을 사용하면 작용하지 않는다. Section 8.8의 로버스트 회귀분석을 참조한다.

오영상
회귀분석

오영상을 참고하시오.

8.7. 다중회귀분석의 해석 ②

관련된 옵션을 모두 선택했으면 주 대화상자로 돌아가서, 분석을 돌리기 위해 OK 를 선택한다.

8.7.1. 기술통계 ②

여기서 제시한 결과물은 통계량 대화상자의 옵션을 사용했을 때 나오는 것이다(Figure 8.16). 기술통계 옵션을 선택했다면 SPSS는 Output 8.4와 같은 표를 제시할 것이다. 이 표는 자료 각 변수의 평균과 표준편차를 제시한다. 따라서 앨범 판매의 평균이 193,200임을 알 수 있다. 이 표는 회귀모형을 해석하는데 필요한 것은 아니지만 자료를 요약하는데 유용하다. 기술통계에 추가하여 옵션을 선택하고 상관관계 매트릭스를 제시한다. 이 표는 세 가지를 보여준다. 첫 번째, 변수의 모든 쌍에 대한 피어슨 상관계수 값을 나타낸다(예. 광고 예산은 앨범 판매와 양의 상관관계를 보인다, $r = .578$). 두 번째로, 각 상관분석의 단측 유의성을 나타낸다(예. 위의 상관관계는 $p < .001$에서 유의하다). 마지막으로, 각 상관에 기여하는 케이스의 수($N = 200$)를 보여준다.

매트릭스 대각선의 상관계수 값은 각 변수 자신 간의 상관을 나타내므로 모두 1.00이다(완전한 양의 상관). 상관 매트릭스는 예측요인과 결과변수 간 관계의 대략적인 아이디어를 얻는데 매우 유용한 방법이고 변수 간의 다중공선성을 보기 위한 예비적인 방법이다. 자료 내에 다중공선성이 없다면 예측요인 간에 강한 상관관계($r > .9$)가 없어야 한다.

OUTPUT 8.4
Descriptive
statistics for
regression
analysis

Descriptive Statistics

	Mean	Std. Deviation	N
Album Sales (Thousands)	193.20	80.699	200
Advertsing Budget (Thousands of Pounds)	614.4123	485.65521	200
No. of plays on Radio	27.50	12.270	200
Attractiveness of Band	6.77	1.395	200

Correlations

		Album Sales (Thousands)	Advertsing Budget (Thousands of Pounds)	No. of plays on Radio	Attractiveness of Band
Pearson Correlation	Album Sales (Thousands)	1.000	.578	.599	.326
	Advertsing Budget (Thousands of Pounds)	.578	1.000	.102	.081
	No. of plays on Radio	.599	.102	1.000	.182
	Attractiveness of Band	.326	.081	.182	1.000
Sig. (1-tailed)	Album Sales (Thousands)	.	.000	.000	.000
	Advertsing Budget (Thousands of Pounds)	.000	.	.076	.128
	No. of plays on Radio	.000	.076	.	.005
	Attractiveness of Band	.000	.128	.005	.
N	Album Sales (Thousands)	200	200	200	200
	Advertsing Budget (Thousands of Pounds)	200	200	200	200
	No. of plays on Radio	200	200	200	200
	Attractiveness of Band	200	200	200	200

앨범 판매는 무시하고 예측요인만을 볼 때, 가장 높은 상관관계는 밴드의 매력과 방송시간 간의 관계로 .01 수준에서 유의하다($r = .182$, $p = .005$). 이 상관관계가 유의함에도 불구하고, 상관계수는 작으므로 예측요인으로 관련성이 없는 다른 것을 측정했는지 본다. 라디오에서 음반을 틀어준 횟수가 모든 예측요인 중 결과변수와 가장 상관관계가 높았고($r = .599$, $p < .001$) 그래서 이 변수가 앨범 판매를 가장 잘 예측할 것이다.

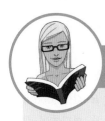

핵심녀의 힌트　　기술통계

- 다중공선성에 대한 상관관계 매트릭스를 체크하기 위해 기술통계를 사용하여 예측 요인 간의 너무 강한 상관관계($r > .9$)를 확인한다.

8.7.2. 모형의 요약 ②

결과물의 다음 부분은 전체 모형에 대한 기술을 통해 모형이 앨범 판매를 예측하는데 성공적인지 여부를 말해준다. 위계적 방법을 선택했으므로 요약 통계량의 각 세트는 위계 내의 각 단계에 대해 보고한다. Output 8.5를 보면 두 개의 모형이 있다. 모형 1은 위계 내의 첫 단계로 단지 광고 예산만을 예측요인으로 사용했을 때이다. 모형 2는 세 개의 예측요인을 모두 사용했을 때를 의미한다. Output 8.5는 모형의 요약이고 이 표는 모형 적합성 옵션을 사용하여 만들었다. 이 옵션은 모형에 대한 매우 중요한 정보를 제공하기 때문에 SPSS에서 초기설정에 의해 선택된다. R, R^2, 수정 R^2 값. 만일 R^2 변화와 더빈-왓슨 옵션이 선택된다면 이들 값 또한 포함한다.

Output 8.5의 모형 요약표는 종속변수(결과변수)가 무엇이었는지, 두 모형 각각에서 예측요인은 무엇이었는지에 대한 정보를 준다. R이라고 명명된 칸에는 예측요인과 결과변수 간의 다중상관계수 값이 제시되어 있다. 광고 예산만이 예측요인으로 사용되었을 때, 광고와 앨범 판매 간은 단순상관이다(.578). 사실, 모형 1에 대한 모든 통계량은 앞에서 살펴본 단순회귀 모형과 같다(Section 8.4.3).

Model Summary[c]

Model	R	R Square	Adjusted R Square	Std. Error of the Estimate	R Square Change	F Change	df1	df2	Sig. F Change	Durbin-Watson
					Change Statistics					
1	.578[a]	.335	.331	65.991	.335	99.587	1	198	.000	
2	.815[b]	.665	.660	47.087	.330	96.447	2	196	.000	1.950

a. Predictors: (Constant), Adverting Budget (Thousands of Pounds)
b. Predictors: (Constant), Adverting Budget (Thousands of Pounds), Attractiveness of Band, No. of plays on Radio
c. Dependent Variable: Album Sales (Thousands)

OUTPUT 8.5 Regression model summary

다음 칸에는 R^2 값이 제시되어 있는데 이것은 예측요인에 의해 설명되는 결과변수의 변이가 얼마나 되는지에 대한 측정값이다. 첫 번째 모형에서 이 값은 .335로 광고 예산이 앨범 판매량 변이의 33.5%를 설명함을 의미한다. 그러나 다른 두 개의 예측요인이 추가되었을 때(모형 2)는 이 값이 66.5로 증가하여 앨범 판매량 변이의 66.5%를 설명한다. 그러므로 광고가 33.5%를 설명한다면 두 개의 새로운 예측요인인 매력과 라디오 방송이 추가로 33% [10]를 설명한다고 말할 수 있다. 그래서 두 개의 새로운 예측요인의 포함은 앨범 판매 변이의 매우 큰 비중을 설명한다.

수정된 R^2는 모형을 얼마나 잘 일반화할 수 있는지에 대한 아이디어를 준다. 이상적으로 이 값은 R^2 값과 같거나 매우 유사해야 할 것이다. 이 예에서 최종 모형에 대한 차이는 작다(사실 값들 간의 차이는 .665 − .660 = .005 또는 0.5%). 이 차이는 모형이 표본보다 모집단에서 나왔다면 결과변수에 약 0.5%보다 더 작은 책임이 있음을 의미한다. 만일 Stein의 공식을 적용한다면 R^2 값이 .665와 매우 유사한 .653이라는 수정된 값을 가질 것이며(브레인 8.2), 이것은 이 모형의 교차−타당도가 매우 좋음을 나타내는 것이다.

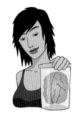

브레인 8.2

수학적 열광 ③

결과물의 어떤 값은 이론적인 부분에 의해 계산되었음을 볼 수 있다. 예를 들어, 첫 번재 모형의 R^2 변화를 보았을 때, 단지 한 개의 예측요인을 가졌고 케이스 수는 200이므로, 따라서 F는 방정식으로부터 계산된다(8.10).[11]

$$F_{Model 1} = \frac{(200-1-1)0.334648}{1(1-0.334648)} = 99.59$$

Output 8.5의 모형 2에서 두 개의 예측요인(매력과 방송시간)이 더해졌을 때, 새 모형은 세 개의 예측요인(k_{new})을 가지고 이전의 모형은 단지 한 개의 예측요인을 가져 예측요인 수의 변화는 2이다(k_{change}). 두 개의 예측요인을 더함에 의해 R^2 값의 변화(R^2_{change})는 .330이 일어나 새로운 모형의 R^2는 .665가 되었다 (R^2_{new}).[12] 이 변화의 F 비는 방정식(8.15)로 계산할 수 있다.

$$F_{change} = \frac{(N-3-1)0.33}{2(1-0.664668)} = 96.44$$

다른 표본에서 이 값이 어떻지에 대한 아이디어를 얻기 위해 R^2에 대한 Stein의 공식을 적용할 수 있다. 표본의 크기인 200으로 n을 그리고 예측요인의 수 3으로 k를 대체했다.

$$\begin{aligned}
\text{adjusted } R^2 &= 1 - \left[\left(\frac{n-1}{n-k-1}\right)\left(\frac{n-2}{n-k-2}\right)\left(\frac{n+1}{n}\right)\right](1-R^2) \\
&= 1 - \left[(1.015)(1.015)(1.005)\right](0.335) \\
&= 1 - 0.347 \\
&= .653
\end{aligned}$$

---

[10] 33% = 66.3% − 33.5% (이 값은 표에서 R^2 변화이다)

[11] SPSS에서와 같은 값을 얻기 위해 R^2의 정확한 값(0.3346480676231)을 사용해야 한다.

[12] 더 자세한 값은 0.664668이다.

통계량의 변화는 요구한 경우에만 제시되고 R^2의 변화가 유의한지 여부를 말해준다. Output 8.5에서, 변화는 위계에 따라 각 블럭별로 보고했다. 그래서 모형 1에서 R^2는 0에서부터 .335로 변화했고, 이 설명되는 변이의 변화에 대한 F 비는 99.59로 올라갔고 이에 대한 유의확률이 .001보다 작다. 예측요인으로 매력과 라디오 방송이 추가된 모형 2에서 R^2 값이 .330이 증가하여 새로운 모형의 R^2은 .665가 되었다. 이것은 96.44라는 F 비가 되었고(브레인 8.2), 유의수준 .001에서 유의했다. 그러므로 통계량의 변화는 모형에 새로운 예측요인을 더함으로써 만들어진 차이에 대해 말해준다.

마지막으로, 더빈-왓슨 통계량을 보기 원했다면 Output 8.5의 표의 마지막 칸에서 볼 수 있다. 이 통계량은 오차의 독립성 가정을 만족했는지 여부에 대한 정보를 준다(Section 8.3.2.1). 보수적인 원칙으로서 1보다 작은 값 또는 3보다 큰 경우 독립성 가정을 만족하지 못했다는 기준으로 사용할 것을 제안한다. 이 값이 2에 가까우면 더 좋은 것이고, 이 자료에 대한 값은 1.950으로 2에 가까워서 오차의 독립성에 대한 가정을 거의 확실하게 만족한 것으로 나타났다.

Output 8.6은 모형이 결과를 예측하는데 유의한지 여부를 검증하는 ANOVA를 포함한 결과물이다. 특별하게, F 비는 모형에 아직까지도 존재하는 부정확성(Section 8.3.2.1)과 비교해서 모형 적합성의 결과로 예측이 향상된 비를 나타낸다. 이 표는 다시 두 부분으로 나누어진다. 모형의 제곱합의 값(이 값은 Section 8.2.4의 SS_M 값이고, 결과를 예측하는데 평균을 사용하기보다는 자료의 회귀선의 적합함에 의해 예측의 향상을 나타낸다)과 잔차제곱합(이 값은 Section 8.2.4의 SS_R 값이고, 모형과 관찰된 자료 간의 차이를 나타낸다). 또한 각각에 대한 자유도를 보여준다. 모형이 향상된 경우 자유도 값은 예측요인의 수와 같고(첫 번째 모형에서는 1이고, 두 번째 모형에서는 3), SS_R과 관련해서는 관찰의 수에서 회귀모형 계수의 수이다. 첫 번째 모형은 2개의 계수(예측요인에 대한 계수와 상수항에 대한 계수)를 가진 반면 두 번째 모형은 4개의 계수(3개의 예측요인 각각에 대한 계수와 상수항)를 가진다. 그러므로, 모형 1은 자유도가 198이고, 모형 2는 196이다. 평균 교차합(MS)은 자유도에 의해 제곱합을 나눈 값이다. F 값은 모형과 관찰 자료(MS_R) 간의 평균 차이에 의해 모형에 의한 예측의 평균 향상(MS_M)을 나눔으로써 계산된다. 회귀모형 적합의 향상이 모형 내의 부정확성보다 더 크다면 F 값은 1보다 클 것이고, SPSS는 우연에 의해 F 값을 획득할 정확한 확률을 계산한다. 초기 모형에 대한 F 값은 99.59이고, $p < .001$이다. 두 번째 모형에 대한 F 값은 129.498이고 매우 유의하다($p < .001$). 두 개의 모형이 적합하지 않은 것과 비교하여 결과변수를 예측하는 능력이 유의

ANOVA[a]

OUTPUT 8.6

Model		Sum of Squares	df	Mean Square	F	Sig.
1	Regression	433687.833	1	433687.833	99.587	.000[b]
	Residual	862264.167	198	4354.870		
	Total	1295952.00	199			
2	Regression	861377.418	3	287125.806	129.498	.000[c]
	Residual	434574.582	196	2217.217		
	Total	1295952.00	199			

a. Dependent Variable: Album Sales (Thousands)

b. Predictors: (Constant), Advertsing Budget (Thousands of Pounds)

c. Predictors: (Constant), Advertsing Budget (Thousands of Pounds), Attractiveness of Band, No. of plays on Radio

- 회귀모형의 적합성은 SPSS로부터 모형 요약 ANOVA 표를 사용하여 사정될 수 있다.
- 모형에 의해 설명되는 변이의 비율을 말하기 위해 R^2를 본다.
- 위계적 회귀분석을 한다면 R^2 값의 변화를 봄으로써 분석의 각 단계에서 모형의 향상을 사정하고 이 변화가 유의한지 본다 (*Sig F Change*라고 명명된 칸의 값이 .05보다 작은 값인지를 봄).
- ANOVA 또한 모형이 자료 전체에 유의하게 적합한지 여부를 말해준다(*Sig.*라고 명명된 칸의 값이 .05보다 작은 값인지를 봄).
- Dubin–Watson 값이 2에 가깝다면(1과 3 사이) 오차는 독립적이라는 가정을 충족한 것이다.

하게 향상되었는지를 보는 수단으로 이들 결과를 해석할 수 있다.

8.7.3. 모형 계수 ②

지금까지 모형이 결과 예측력을 향상시키는지 여부를 보았다. 결과물의 다음 부분은 모형계수에 대한 것이다. Output 8.7은 위계의 두 단계에 대한 모형 계수를 보여준다. 위계의 첫 단계는 광고 예산을 첫 모형에 대한 계수는 Output 8.3에서 얻어진 계수와 같으므로, 모든 예측요인을 포함한 두 번째 모형의 계수에 대해서만 언급을 할 것이다. 계수의 표 형식은 선택한 옵션에 따라 다를 것이다. 만일 Figure 8.16의 대화상자만을 선택했다면 b 값에 대한 신뢰구간, 공선성 진단 통계 그리고 부분 또는 편상관이 제시될 것이다.

모형의 다중회귀는 방정식의 유형을 따르고 그 방정식에는 여러 가지 알지 못하는 계수가 있다(b 값). 이 표의 첫 번째 부분은 이들 b 값에 대한 예측값을 제공하고 이들 값은 모형에 각 예측요인이 개별적으로 기여한 것을 제시한다. 방정식(8.6)에 b 값을 대입하여 구체적인 모형을 정의할 수 있다.

$$\text{sales}_i = b_0 + b_1\text{advertising}_i + b_2\text{airplay}_i + b_3\text{attractiveness}_i$$
$$= -26.61 + (0.08\ \text{advertising}_i) + (3.37\ \text{airplay}_i) + (11.09\ \text{attractiveness}_i) \tag{8.16}$$

b 값은 앨범 판매와 예측요인 간의 관계에 대해 말해준다. 이 값이 양수이면 예측요인과 결과변수 간에는 양의 관계가 있음을 나타내는 반면, 음수이면 음의 관계가 있음을 나타낸다. 세 개의 예측요인 모두에 대한 자료에서 b 값은 모두 양수로 양의 관계를 나타냈다. 따라서 광고 예산이 증가하면, 앨범 판매가 증가한다. 방송에서 틀어주는 횟수가 증가하면 앨범 판매가 증가한다. 그리고 좀 더 매력적인 밴드이면 앨범 판매가 증가한다. b 값은 이 이외에도 모든 다른 예측요인의 영향이 일정하다

Coefficients[a]

Model		Unstandardized Coefficients		Standardized Coefficients	t	Sig.	95.0% Confidence Interval for B	
		B	Std. Error	Beta			Lower Bound	Upper Bound
1	(Constant)	134.140	7.537		17.799	.000	119.278	149.002
	Advertsing Budget (Thousands of Pounds)	.096	.010	.578	9.979	.000	.077	.115
2	(Constant)	-26.613	17.350		-1.534	.127	-60.830	7.604
	Advertsing Budget (Thousands of Pounds)	.085	.007	.511	12.261	.000	.071	.099
	No. of plays on Radio	3.367	.278	.512	12.123	.000	2.820	3.915
	Attractiveness of Band	11.086	2.438	.192	4.548	.000	6.279	15.894

a. Dependent Variable: Album Sales (Thousands)

Coefficients[a]

Model		Correlations			Collinearity Statistics	
		Zero-order	Partial	Part	Tolerance	VIF
1	Advertsing Budget (Thousands of Pounds)	.578	.578	.578	1.000	1.000
2	Advertsing Budget (Thousands of Pounds)	.578	.659	.507	.986	1.015
	No. of plays on Radio	.599	.655	.501	.959	1.043
	Attractiveness of Band	.326	.309	.188	.963	1.038

a. Dependent Variable: Album Sales (Thousands)

고 볼 때 각 예측요인이 결과에 미치는 영향의 정도를 말해준다.

- **광고 예산**($b = 0.085$): 이것은 광고 예산이 한 단위 증가함에 따라 앨범 판매량이 0.085 단위 증가함을 나타낸다. 두 변수 모두 단위가 1,000이므로 광고비에 1,000파운드가 증가하면 앨범 판매량이 0.085(단위 1,000이므로 85개의 앨범) 추가로 판매된다. 이 해석은 밴드의 매력과 방송시간이 일정하다는 전제하에서만 참이다.
- **방송시간**($b = 3.367$): 이것은 음반이 출시되기 1주 전에 라디오에서 틀어준 횟수가 1 증가하면 앨범 판매가 3.367 단위 증가함을 나타낸다. 그러므로 라디오에서 음반이 나오기 1주일 전에 이 곡을 추가로 한 번 더 틀어주면 앨범이 추가로 3.367(단위 1,000이므로 3,367개의 앨범) 판매된다. 이 해석은 밴드의 매력과 광고 비용이 일정하다는 전제하에서만 참이다.
- **매력**($b = 11.086$): 이것은 밴드의 매력 척도 점수가 한 단위 높으면 앨범이 추가로 11.086 단위 판매됨을 기대할 수 있음을 나타낸다. 그러므로 밴드의 매력이 매 한 단위 증가함에 따라 앨범의 판매량은 추가로 11.086(단위 1,000이므로 11,086개의 앨범) 판매된다. 이 해석은 라디오 방송과 광고 비용이 일정하다는 전제하에서만 참이다.

각 베타값은 이들 값이 다른 표본에서 어느 정도 다를지에 대한 범위를 나타내는 표준오차와 관련되며, 이들 표준오차는 b 값이 0과 유의하게 다른지 여부를 결정하기 위해 사용한다. Section 8.4.3.2.에서 본 것처럼, t-통계량은 b 값이 0과 유의하게 다른지에 대한 검정을 이끌어낼 수 있다. 단지 한 개의 예측요인을 가졌을 때, t의 유의성 값은 회귀선의 기울기가 수평선과 유의하게 다른지 나타내지만 여러 개의 예측요인을 가졌을 때는 이 값이 말하고자 하는 것을 시각적으로 보여주는 것은 쉽지 않다. 대신에, 예측요인이 모형에 유의하게 기여하는지 여부에 대한 측정으로 t-검정을 개념화하는 것이 가장 쉽다. 그러므로, 만일 b 값과 관련된 t 값이 유의하면(유의확률이 .05보다 작으면) 모형에 유의한 기여를 하는 것이다. 이 모형에서 광고 예산에 대한 $t(196) = 12.26$, $p < .001$이고, 음반 출시 전에 라디오에서 틀어준 횟수에 대한 $t(196) = 12.12$, $p < .001$이고, 밴드의 매력에 대한 $t(196) = 4.55$, $p < .001$로 모두가 앨범 판매에 유의한 예측요인이었다.[13] 이들 유의성 검정은 제5장에서 보았던 가정을 충족했을 때에 한해서만 정확함을 기억해야 한다. t 통계량의 크기로 볼 때 광고 예산과 라디오 방송은 유사한 영향을 가진 반면에 밴드의 매력은 영향이 적었다.

b 값과 그 값에 대한 유의성은 살펴보아야 할 중요한 통계량이다. 그러나 b 값을 표준화한 값이 아마 해석하기가 더 쉽다(표준화시킨 값은 변수의 측정 단위와 독립적이므로). 표준화 베타값(Beta, β_i)은 예측요인에 대한 표준편차의 변화에 대한 결과로 결과변수가 변하는 표준편차의 수에 대한 것이다. 표준화 베타값은 모두 표준편차 단위에서 측정되고 그래서 직접적인 비교가 가능하다. 그러므로, 모형 내의 한 개 예측요인의 '중요성'에 대한 이해를 더 잘 할 수 있도록 한다. 라디오 방송과 광고 예산에 대한 표준화 베타값은 실제로 유사하여(각각 .512와 .511로) 두 변수가 모형 내에서 중요한 정도가 비슷함을 나타낸다(이것은 t 값의 크기가 말해주는 것과 일치). 이 값에 대한 해석을 위해 모든 변수의 표준편차를 알아야 하고 이들 값은 Output 8.4에서 볼 수 있다.

- **광고 예산**(표준화 $\beta = .511$): 이 값은 광고 예산이 일 표준편차 증가에 따라(485,655파운드) 앨범 판매가 0.511 표준편차 증가함을 나타낸다. 앨범 판매에 대한 표준편차는 80,699이고 그래서 이것은 41,240의 변화를 차지한다(0.511 × 80,699). 그러므로 광고 비용으로 485,655 파운드를 더 쓰면 앨범은 추가로 41,240개 더 팔린다. 이 해석은 밴드의 매력과 방송시간이 일정하다는 전제하에서만 참이다.

- **방송시간**(표준화 $\beta = .512$): 이 값은 음반이 출시되기 1주일 전에 라디오에서 틀어준 횟수가 일 표준편차 증가하면(12.27), 앨범 판매량은 0.512 표준편차만큼 증가한다는 것을 나타낸다. 앨범 판매에 대한 표준편차는 80,699이고 이것은 판매량의 41,320(0.512 × 80,699) 변화를 차지한다. 그러므로, 음반이 출시되기 1주일 전에 라디오에서 추가로 12.27번 틀어주면, 앨범은 추가로 41,240개 더 팔린다. 이 해석은 밴드의 매력과 광고 비용이 일정하다는 전제하에서만 참이다.

- **매력**(표준화 $\beta = .192$): 이 값은 밴드의 매력에 대해 한 표준편차(1.40 단위) 더 높게 점수를 준다면(1.40 단위) 앨범 판매량은 0.192 표준편차만큼 증가한다는 것을 나타낸다. 이것은 판매량의 15,490(0.192 × 80,699) 변화를 차지한다. 그러므로 다른 밴드보다 매력을 1.40배 더 높게 점수를 받은 밴드는 앨범이 추가로 15,490개 더 팔릴 것이다. 이 해석은 라디오 방송과 광고 비용이 일정하다는 전제하에서만 참이다.

---

[13] 이들 모든 예측요인에 대해서 $t(196)$라고 썼다. 괄호 안의 숫자는 자유도이다. Section 8.2.5에서 보았듯이 자유도는 $N - p - 1$ 이며, 여기서 N은 전체 표본 수(여기서는 200), p는 예측요인의 수(여기서는 3)이다. 따라서 자유도는 200 − 3 − 1 = 196이다.

SELF-TEST 평균의 신뢰구간의 의미가 무엇인지 되새겨 보자(Section 2.5.2.). *b*에 대한 신뢰구간은 무엇을 나타내는가?

또한 베타에 대한 신뢰구간을 구할 수 있다(이것은 제5장에서 언급된 가정을 충족했을때만 해당됨). 우리의 현재 모형과 같은 변수를 측정한 자료 100개의 표본에 대한 자료를 수집했다고 상상해 보자. 각각의 표본에 대해 자료를 나타내기 위한 회귀모형을 만든다. 만일 모형이 신뢰할 만하다면, 모든 표본에서 매우 유사한 계수(*b*s)를 발견할 것이다. 비표준화 베타의 신뢰구간은 *b*의 모집단 값의 95%가 이 신뢰구간의 범위에 포함된 값이다(Section 2.5.2). 그러므로 100개의 표본에 대한 자료를 수집하고 *b*에 대한 신뢰구간을 계산했다면 이들 신뢰구간의 95%가 *b*의 참값을 포함한다고 말할 것이다. 그러므로 이 표본에 대해 얻게 되는 신뢰구간은 모집단 *b*의 참값을 포함할 것이다. 그렇게 함으로써, 좋은 모형은 작은 신뢰구간을 가질 것이고 이 표본의 *b* 값은 모집단의 *b*의 참값과 매우 유사하다. *b* 값의 부호(양수 또는 음수)는 예측요인과 결과 간 관계의 방향을 나타낸다. 그러므로 모형의 신뢰구간 안에 0을 포함하는 경우 모집단에서 예측요인이 결과변수에 대해 음의 관계를 가지지만 양의 관계도 가질 수 있다는 것을 나타내므로 매우 나쁜 모형일 것임을 기대한다. 이 모형에서 두 개의 최고의 예측요인(광고와 방송시간)은 매우 좁은 신뢰구간을 가지며 이것은 현재 모형에 대한 추정이 모집단 참값을 잘 대표할 가능성이 많다. '매력'에 대한 신뢰구간은 넓을 것이고(그러나 여전히 신뢰구간에 0을 포함하지는 않음) 이것은 이 변수에 대한 계수가 대표성이 부족하지만(그럼에도 불구하고) 유의함을 나타낸다.

부분 상관과 편상관을 선택했다면, 표의 분리된 칸에 결과물이 나타날 것이다. 영−순위 상관은 단순 피어슨 상관계수이다(Output 8.4의 값에 대응). 편상관은 다른 두 개 예측요인의 영향을 조절한 상황에서 각 예측요인과 결과변수 간의 관계를 나타낸다. 부분 상관은 다른 두 개의 변수가 결과에 가지는 효과를 조절한 상황에서 각 예측요인과 결과변수 간의 관계를 나타낸다. 이들 부분 상관은 각 예측요인이 결과변수에 가지는 고유의 관계를 나타낸다. 단계적 회귀분석을 시행한다면, 변수

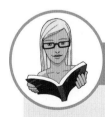

핵심녀의 힌트   모형 계수

- 회귀모형에 대한 각 변수가 얼마나 기여하는지는 SPSS 계수 표에서 볼 수 있다. 위계적 회귀분석을 했다면 최종 모형에 대한 값을 본다.
- 각 예측변수에 대해, 유의확률(*Sig.*)이라고 명명된 칸을 봄으로써 결과 예측에 유의한 기여를 했는지 볼 수 있다.
- 표준화된 베타값은 각 예측요인의 중요성을 말해준다.
- 공차와 분산팽창인자값은 나중에 유용할 것이므로 잘 적어둔다.

입력이 처음에는 가장 큰 영–순위 상관을 가진 변수에 근거하여 입력되고 그리고 나서 나머지 변수의 부분 상관에 근거하여 입력되는 것을 발견할 것이다. 그러므로 방송시간 변수가 가장 큰 영순위 상관을 가졌기 때문에 이 변수가 가장 먼저 입력되고 그 다음으로 광고 예산의 부분 상관이 매력보다 더 크기 때문에 광고 예산 변수가 들어가고, 마지막으로 매력이 들어가게 된다. 마지막으로, 공선성 진단에 대한 자세한 결과가 나올 것이고, 이것은 Section 8.7.5에서 다루어질 것이다.

8.7.4. 제외된 변수 ②

SPSS에서 회귀분석의 각 마지막 단계에서는 모형 내로 들어가지 못한 변수에 대한 요약을 제시한다. 위계적 모형에서는, 이 요약은 단계별로 입력된 변수에 대해 자세하게 제시하고 단계적 회귀분석에서 이 표는 SPSS가 모형에 들어갈 것으로 고려한 변수의 요약을 포함한다. 이 예에서, 위계의 첫 단계에서 제외된 변수의 요약이 제시되었다(Output 8.8). 모든 예측요인이 모형에 있기 때문에 두 번째 모형에 대한 요약은 없다. 요약은 각 시점에서 방정식 내로 입력이 되었을 때, 각 예측요인의 베타값 추정치를 제시하고 이 값에 대한 t 통계량을 계산한다. 단계적 회귀분석에서, SPSS는 가장 큰 t 통계량을 가진 예측요인을 입력해야만 하고 유의확률이 .05보다 작은 t 통계량이 남겨지지 않을 때까지 예측요인이 계속 입력될 것이다. 편상관은 제외된 변수가 만일 모형에 들어갔었다면 어떤 기여를 했었을 것인지 나타낸다.

OUTPUT 8.8

Excluded Variables[a]

Model		Beta In	t	Sig.	Partial Correlation	Collinearity Statistics		
						Tolerance	VIF	Minimum Tolerance
1	No. of plays on Radio	.546[b]	12.513	.000	.665	.990	1.010	.990
	Attractiveness of Band	.281[b]	5.136	.000	.344	.993	1.007	.993

a. Dependent Variable: Album Sales (Thousands)
b. Predictors in the Model: (Constant), Advertsing Budget (Thousands of Pounds)

8.7.5. 다중공선성의 사정 ②

Output 8.7은 자료에 공선성이 있는지 여부에 대한 측정 결과로, 분산팽창지수와 공차 통계량을 보여준다(1을 가진 공차가 분산팽창지수에 의해 나누어짐). 이 모형에 대해 Section 8.5.3의 지침을 적용할 수 있다. 분산팽창지수 값은 모두 10 미만이고 공차 통계량은 모두 0.2 이상이므로, 자료에 공선성이 없다고 결론을 내릴 수 있다. 평균 분산팽창지수를 계산하기 위해 각 예측요인의 분산팽창지수를 더해서 예측요인의 수(k)로 나누었다.

$$\overline{\text{VIF}} = \frac{\sum_{i=1}^{k} \text{VIF}_i}{k} = \frac{1.015 + 1.043 + 1.038}{3} = 1.032$$

평균 분산팽창지수는 1과 매우 가깝고 이것은 이 모형에서는 공선성이 문제가 되지 않음을 확인한다.

또한 SPSS는 고유치(eigenvalues of the scaled), 비중심 교차곱 매트릭스, 상태지수(condition indexes)와 분산비율을 제시한다. Section 19.8.2에 공선성에 대해 그리고 분산비율을 사용하여 공선성을 어떻게 발견하는지에 대한 자세한 설명이 있으므로, 여기서는 간단하게 설명할 것이다(브레인 8.3). 분산비율의 범위는 0에서 1이며 각 예측요인에 대해서 다른 영역(또는 고유치)을 통해 분포되어야 한다. 이 모형에서, 각 예측요인은 그들의 분산 loading의 대부분을 다른 영역과 공유한다(광고는 영역2에서 분산의 96%를, 방송시간은 영역 3에서 분산의 93%를, 그리고 매력은 영역 4에서 분산의 92%를 차지한다).

이들 자료는 다중공선성이 없는 예다. 자료에 공선성이 존재할 때 무엇을 해야 할지에 대한 제안은 제19장의 Section 19.8.2와 17장의 Section 17.3.3.3을 참고하기 바란다.

OUTPUT 8.9

Collinearity Diagnostics[a]

Model	Dimension	Eigenvalue	Condition Index	Variance Proportions			
				(Constant)	Advertsing Budget (Thousands of Pounds)	No. of plays on Radio	Attractivenes s of Band
1	1	1.785	1.000	.11	.11		
	2	.215	2.883	.89	.89		
2	1	3.562	1.000	.00	.02	.01	.00
	2	.308	3.401	.01	.96	.05	.01
	3	.109	5.704	.05	.02	.93	.07
	4	.020	13.219	.94	.00	.00	.92

a. Dependent Variable: Album Sales (Thousands)

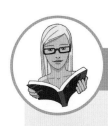

핵심녀의 힌트 다중공선성

- 다중공선성 검토를 위해 SPSS 결과물에 계수라고 명명된 표에서 분산팽창지수를 검토한다.
- 분산팽창지수가 10 미만이면 다중공선성에 대해 걱정을 하지 않아도 된다.
- 분산팽창지수의 평균값을 사용하는데 1보다 많이 크지 않으면 다중공선성에 대해 걱정을 하지 않아도 된다.

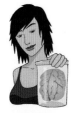

브레인 8.3

고유값 벡터와 고유값은 무엇인가? ④

고유값과 고유값 벡터의 정의는 매우 복잡하다. 수학적으로 어렵지만 시각적으로 설명해 보자. 두 개 변수(슈퍼모델의 연봉, 슈퍼모델의 매력)가 있다. 이 두 변수가 정규분포되었고 그래서 이변량 정규분포로 고려될 수 있다. 이 변수가 관련성이 있다면, 타원형의 산점도가 형성된다. 만일 산점도의 가장자리 점 둘레에 점선을 그린다면 타원형 모양이 형성될 것이다(Figure 8.20). 이 타원의 길이와 높이를 측정하기 위한 두 선을 그릴 수 있다. 이 두 선은 두 변수에 대한 상관 매트릭스의 고유값이다(벡터는 단지 기하학적 공간에서 선의 위치를 말해주는 일련의 수이다). 두 개의 선(한 개는 타원의 높이이고 한 개는 타원의 넓이)은 수직이며 서로 90도 각도이므로 두 변수가 서로 독립적임을 의미한다. 따라서 고유값은 자료의 산점도를 둘러싼 타원의 길이와 높이를 측정하는 것이다.

만일 제3의 변수가 더해진다면(예, 슈퍼모델 경력 기간) 발생하는 모든 것은 제3의 영역을 갖게 되고, 타원은 럭비공과 같은 어떤 모양으로 바뀌고, 이제 3차원의 높이, 넓이, 깊이가 생기므로 이 추가의 영역을 측정하기 위한 추가 고유벡터를 가진다. 만일 4번째 변수가 추가된다면(시각화하기는 어렵지만) 같은 논리가 적용된다. 추가 영역을 가질 것이며, 영역을 측정하기 위한 고유벡터를 가진다. 각 고유벡터는 한 개의 고유벡터의 끝에서 다른 고유벡터의 끝까지 거리를 반영하는 고유값을 가진다. 그래서

자료세트에 대한 모든 고유값을 살펴보면 타원 또는 럭비공의 영역 즉, 자료의 영역을 알 수 있다. 그러므로 고유값은 매트릭스의 변이가 얼마나 고르게 분포되었는지 여부를 보여준다.

두 변수를 가진 경우, 자료의 조건은 더 큰 고유값과 더 작은 고유값의 비이다. Figure 8.21은 두 개의 극단적인 경우를 보여준다. 변수 간의 전혀 관련성이 없을 때(왼쪽)와 완벽한 상관관계를 가질 때(오른쪽)다. 상관관계가 없을 때, 산점도는 원 내에 고르지 않게 흩어져 포함될 것이다(만일 3개의 변수를 포함한다면 구 모양으로). 이 원의 높이와 길이를 측정하기 위해 선을 그린다면, 이들 선이 같은 길이를 가진 것을 발견할 것이다. 고유값이 길이를 측정하므로 고유값은 같을 것이다. 가장 큰 고유값을 가장 작은 고유값으로 나눌 때 두 고유값이 같기 때문에 1이 된다. 변수들이 완벽하게 상관관계를 가질 때 산점도는 직선을 형성하고 이 직선을 둘러싼 타원은 직선에 가깝게 일그러질 것이다. 그러므로 타원의 높이는 매우 작을 것이다(0에 가깝게). 그러므로 가장 큰 고유값을 가장 작은 고유값으로 나눌 때 가장 작은 고유값이 거의 0에 가까우므로 이 값은 무한대의 값을 가질 것이다. 그러므로 무한 조건 지수는 문제의 심각성을 보여주는 것이다.

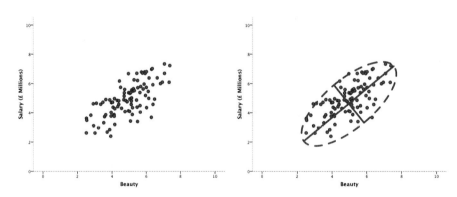

FIGURE 8.20 A scatterplot of two variables forms an ellipse

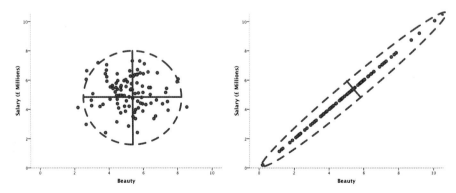

FIGURE 8.21 Perfectly uncorrelated (left) and correlated (right) variables

8.7.6. 모형의 편향: 사례별 진단 ②

Figure 8.11에 제시한 일반적인 절차의 마지막 단계는 편향을 밝히기 위해 잔차를 체크하는 것이다. 이것은 두 단계를 통해 이루어진다. 첫 번째 단계는 사례별 진단통계이고, 두 번째는 제5장에서 다루었던 가정을 검토하는 것이다. SPSS는 잔차 통계량의 요약표를 만들고, 이를 통해 극단적인 케이스가 검토된다. Output 8.10은 −2보다 작은 또는 2보다 큰 표준화 잔차를 가진 케이스를 보여준다(Figure 8.16에서 초기설정이 3으로 되어 있는 것을 2로 변경했음을 기억하자). Section 8.3.1.1에서 평범한 표본에서 케이스의 95%가 ±2 이내의 표준화 잔차를 가질 것이다. 200개의 표본을 가졌으므로 이 범위를 벗어난 표준화 잔차를 가진 케이스는 약 10개의 케이스(5%)가 바람직할 것이다. Output 8.10으로부터 12개의 케이스(6%)가 범위를 벗어났음을 볼 수 있다. 그러므로 표본은 기대했던 1% 이내이다. 추가로, 케이스의 99%는 ±2.5 범위 내에 놓여야 하고 그래서 케이스의 단지 1%만이 이 범위의 밖에 놓일 것이다. 여기에 나열된 케이스로부터 2개의 케이스(1%)가 범위를 벗어났음이 명백하다(케이스 164와 169). 그러므로 표본은 기대했던 모형에 매우 일치하는 것으로 나타났다. 이들 진단통계는 케이스 169가 3보다 큰 표준화 잔차(추가 검사가 필요할 정도로 큰)를 가진 것을 제외하고는 염려할 것이 없음을 알려준다.

Casewise Diagnostics[a]

OUTPUT 8.10

Case Number	Std. Residual	Album Sales (Thousands)	Predicted Value	Residual
1	2.125	330	229.92	100.080
2	-2.314	120	228.95	-108.949
10	2.114	300	200.47	99.534
47	-2.442	40	154.97	-114.970
52	2.069	190	92.60	97.403
55	-2.424	190	304.12	-114.123
61	2.098	300	201.19	98.810
68	-2.345	70	180.42	-110.416
100	2.066	250	152.71	97.287
164	-2.577	120	241.32	-121.324
169	3.061	360	215.87	144.132
200	-2.064	110	207.21	-97.206

a. Dependent Variable: Album Sales (Thousands)

Section 8.6.4에서 SPSS에 여러 진단 통계량을 저장하도록 했기 때문에, 자료 편집창에 이들 변수에 대한 칸이 포함되어 있다. 원하는 변수를 나열하기 위해 Analyze Reports ▶ Case Summaries... 를 선택하면 나타나는 *Case Summaries* command(SPSS 요약 명령어)를 사용한다. Figure 8.22는 이 기능에 대한 대화상자이다. 나열하기를 원하는 변수를 선택하고 ⬚를 클릭하여 *Variables*라고 명명된 상자로 이동한다. 초기설정에 의해, SPSS는 처음 100 케이스에 대해 output을 제한할 것이지만 만일 모든 케이스에 대해 나열을 원한다면 이 옵션을 지우면 된다(SPSS Tip 8.1). 어떤 문제가 있는 케이스의 수를 말해 줄 수 있는 *Show case numbers* 옵션을 선택하는 것도 매우 중요하다.

Output 8.11은 선택한 12 케이스에 대한 영향 통계량을 보여준다. 그들 중 어떤 것도 1보다 큰 쿡

FIGURE 8.22
The *Summarize
Cases* dialog
box

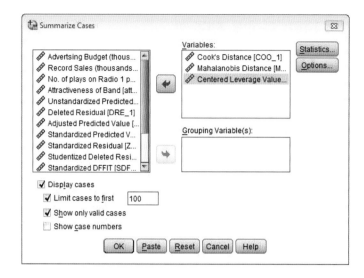

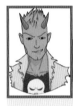

SPSS TIP 8.1 케이스 선택 ③

자료가 큰 경우, 케이스를 요약하기 위해 SPSS의 *Select Cases*(케이스 선택) 기능(Section 5.4.2)을 사용하는 것이 유용한 전략이다. 또한 조건을 설정하면 문제가 있는 케이스를 찾아낼 수 있을 것이다. 예를 들어 다음의 구문을 돌리면 변수에서 쿡의 거리가 1보다 큰 케이스를 찾을 수 있다

```
USE ALL.
COMPUTE cook_problem=(COO_1 > 1).
VARIABLE LABELS cook_problem 'Cooks distance greater than 1'.
VALUE LABELS cook_problem 0 'Not Selected' 1 'Selected'.
FILTER BY cook_problem.
EXECUTE.
```

이 구문은 쿡의 거리가 1보다 큰지 여부에 따라 **cook_problem** 이라는 변수를 새로 만든다.
Variable label(변수설명) 명령어에서 이 변수를 '쿡의 거리가 1보다 큼(Cooks distance greater than 1)' 이라고 설명한다. Value Labels(변수 값)은 1 = 포함, 0 = 제외로 설정하고, 마지막으로 명령어에 따라 자료를 *필터*한다. 케이스 선택을 통해 설정한 조건에 맞는(이 경우는 쿡의 거리가 1보다 큼) 케이스를 보기 위해 케이스 요약을 사용할 수 있다.

의 거리를 가지지 않았으므로 어떤 케이스도 모형에 지나친 영향을 미치지 않았다. 평균 레버리지는 $(k + 1)/n = 4/200 = 0.02$로 계산되며 기준에 따라 2배(0.04) 또는 3배(0.06) 값을 찾는다(Section 8.3.1.2). 모든 케이스가 평균의 3배 범위에 있고 단지 한 케이스만이 평균의 2배 근처에 있다.

마지막으로, Mahalanobis에 대한 지침에 의해 100개 표본과 3개 예측요인을 가진 경우 값이 15보다 큰지 확인한다. 3개 예측요인을 가진 경우 7.81보다 큰 값은 유의하다($p < .05$). 단지 몇 개의 케이스만이 유의한 것처럼 생각되지만(예 케이스 1번) 여기서 케이스 중 15 기준을 넘은 것은 한 케이스도

Case Summaries[a]

	Case Number	Standardized DFBETA Intercept	Standardized DFBETA Adverts	Standardized DFBETA Airplay	Standardized DFBETA Attract	Standardized DFFIT	COVRATIO
1	1	-.31554	-.24235	.15774	.35329	.48929	.97127
2	2	.01259	-.12637	.00942	-.01868	-.21110	.92018
3	10	-.01256	-.15612	.16772	.00672	.26896	.94392
4	47	.06645	.19602	.04829	-.17857	-.31469	.91458
5	52	.35291	-.02881	-.13667	-.26965	.36742	.95995
6	55	.17427	-.32649	-.02307	-.12435	-.40736	.92486
7	61	.00082	-.01539	.02793	.02054	.15562	.93654
8	68	-.00281	.21146	-.14766	-.01760	-.30216	.92370
9	100	.06113	.14523	-.29984	.06766	.35732	.95888
10	164	.17983	.28988	-.40088	-.11706	-.54029	.92037
11	169	-.16819	-.25765	.25739	.16968	.46132	.85325
12	200	.16633	-.04639	.14213	-.25907	-.31985	.95435
Total N	12	12	12	12	12	12	12

a. Limited to first 100 cases.

Case Summaries[a]

	Case Number	Cook's Distance	Mahalanobis Distance	Centered Leverage Value
1	1	.05870	8.39591	.04219
2	2	.01089	.59830	.00301
3	10	.01776	2.07154	.01041
4	47	.02412	2.12475	.01068
5	52	.03316	4.81841	.02421
6	55	.04042	4.19960	.02110
7	61	.00595	.06880	.00035
8	68	.02229	2.13106	.01071
9	100	.03136	4.53310	.02278
10	164	.07077	6.83538	.03435
11	169	.05087	3.14841	.01582
12	200	.02513	3.49043	.01754
Total N	12	12	12	12

a. Limited to first 100 cases.

없어, 자료 내에 영향력을 가진 큰 문제를 가진 케이스는 없음을 보여준다.

또한 어떤 케이스가 회귀계수에 큰 영향을 가지는지 여부를 보기 위해 DFBeta 통계량을 볼 수 있다. 절대값이 1보다 큰 경우 문제가 되고 모든 케이스의 이 값은 ±1 범위 내에 있어 이들 자료가 회귀계수에 과도한 영향력이 없음을 보여주었다.

공분산비를 보여주는 칸을 살펴보자. Section 8.3.1.2에서 다음의 기준을 사용할 필요가 있다.

- $CVR_i > 1 + [3(k + 1)/n] = 1 + [3(3 + 1)/200] = 1.06,$
- $CVR_i < 1 - [3(k + 1)/n] = 1 - [3(3 + 1)/200] = 0.94.$

이들 경계에서 심각하게 벗어난 케이스가 있는지 본다. 12개의 잠재적 이상값 대부분은 이들 경계 내 또는 이들 경계에서 약간 벗어난 CVR 값을 가진다. 염려가 되는 케이스 한 개는 케이스 169로 CVR 값이 하한 경계보다 약간 아래에 있다. 그러나 이 케이스에 대한 쿡의 거리는 약간 경계를 유발하는 값이다.

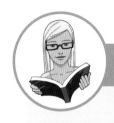

핵심녀의 힌트   잔차

회귀모형에 영향을 줄 수 있는 케이스에 대해 살펴볼 필요가 있다.

- 표준화 잔차를 보고, 5% 이하의 케이스가 절대값 2 이상인지, 1% 이하의 케이스가 절대값 2.5 이상인지 체크한다. 3 이상의 값을 가진 케이스는 이상값이다.
- 쿡의 거리 값을 보기 위해 자료 편집창을 본다. 1 이상의 값을 가진 경우 케이스가 모형에 영향을 미칠 수도 있음을 나타낸다.
- 평균 레버리지를 계산하고[(예측요인의 수 + 1/표본수)] 이 평균값의 2배 또는 3배보다 큰 값이 있는지 본다.
- Mahalanobis 거리가 큰 표본(500)에서 25 이상, 작은 표본(100)에서 15 이상의 값을 체크한다. 그러나, Barnett와 Lewis(1978)는 더 자세한 분석이 필요함을 주장했다.
- DFBeta의 절대값이 1보다 큰지 본다.
- 공분산비, CVR에 대한 수용 가능한 값의 상한과 하한 경계를 계산한다. 상한 경계값은 1 + 3배의 평균 레버리지 값인 반면, 하한 경계값은 1 − 3배의 평균 레버리지 값이다. 이 경계를 벗어난 CVR 값은 문제가 될 수도 있다.

8.7.7. 모형의 편향: 가정 ②

Figure 8.11에서 제시한 절차에 따라 모형이 적합한 경우 편향이 있는지 살펴보고 다음 단계로 가정을 확인하도록 한다. 이미 자료 내의 공선성을 보았고 모형 내 잔차의 독립성 여부를 체크하기 위해 더빈-왓슨을 사용했다. Section 5.3.3.1에서 표준화 예측값에 대항하는 표준화 잔차의 도표를 사용하여 이분산성과 비선형성을 보았다. 모든 것이 괜찮다면 그래프의 점은 무작위로 놓일 것이고, 만일 그래프가 깔대기 모양이면 이분산성과 비선형적 징후이다(Figure 5.20). Figure 8.23(상단 좌쪽)은 모형에 대한 그래프이다. 점이 무작위로 골고루 흩어져 있으므로, 이 양상은 선형성과 등분산성 가정이 만족되었음을 의미한다. 이것을 Figure 5.20의 예와 비교해 보자.

Figure 8.23은 또한 두 변수가 나머지 예측요인과 별개로 회귀되었을 때 결과변수와 각 예측요인 잔차의 산점도인 편회귀잔차도표를 보여준다. 편회귀잔차도표는 명확한 이상값 케이스로 예측요인 회귀계수에 지나친 영향력을 가질 수 있는 케이스를 나타내고, 이들 도표를 잘 사용하면 비선형적 관계와 이분산성을 발견할 수 있다. 편회귀잔차도표는 광고 예산에 대해(Figure 8.23, 상단 우측) 앨범 판매량과 강한 양의 상관관계를 보여준다. 이 도표에는 명확한 이상값은 없고 점 무리가 선 둘레에 골고루 분포되어 있어 등분산성을 나타낸다. 라디오 방송과 앨범 판매량은 강한 양의 상관관계를 보여주는 편회귀잔차도표이다(Figure 8.23, 하단 좌측). 잔차의 양상이 광고와 유사하므로 두 예측요인의 표준화 베타가 유사할 것으로 기대할 수 있다. 이 도표에는 명확한 이상값은 없고 점의 무리가 선 둘레에 골고루 분포되어 등분산을 나타낸다. 매력에 대한 도표(Figure 8.23, 하단 우측)도 앨범 판매량과 양의 관계를 보여준다. 이 관계는 다른 예측요인보다는 선형성이 떨어짐을 보이고 점들

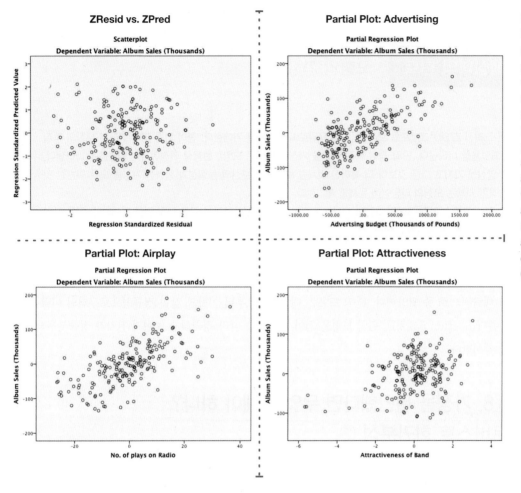

FIGURE 8.23

Plot of standardized predicted values against standardized residuals (top left), and partial plots of album sales against advertising (top right), airplay (bottom left) and attractiveness of the band (bottom right)

이 약간 깔때기 모양을 보여 매력의 수준이 높은 경우 자료가 더 흩어져 있음을 나타낸다.

잔차의 정규성을 검증하기 위해 Figure 8.17에서 히스토그램과 정규성 확률을 살펴보자. Figure 8.24는 현재의 예에 대한 자료의 히스토그램과 정규성 확률을 보여준다. Section 5.3.2.1에 나타난 비정규성의 예와 비교해 보자. 앨범 판매 자료에 대해, 분포는 매우 정상이다. 히스토그램은 대칭이

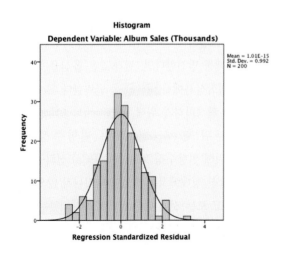
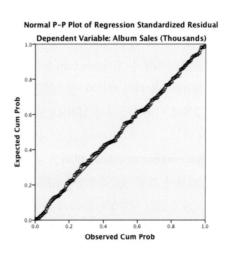

FIGURE 8.24

Histograms and normal P–P plots of normally distributed residuals (left–hand side) and non–normally distributed residuals (right–hand side)

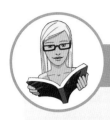

핵심녀의 힌트 　모형의 가정

- ZPRED*에 대해 그려진 ZESID*그래프를 보자. 점이 무작위로 나타나기를 기대한다. 점이 다소 퍼져 있다면 분산의 동질성 가정이 위반되었음을 나타낸다. 만일 점이 특정 양상을 가진다면(굽은 모양), 선형성 가정이 위반되었음을 나타낸다. 만일 점이 특정 양상을 가지고 다른 것보다 더 흩어진 것처럼 보인다면 분산의 동질성과 선형성 가정을 모두 위반한 것을 반영한다. 이러한 사례는 모형의 타당성에 문제를 제기한다.
- 히스토그램과 P–P 도표를 보아라. 히스토그램이 정규분포하고 P–P 도표가 대각선 같아 보일 것을 기대한다. 작은 표본에서는 분포가 정규분포를 할 때조차도 정규분포가 아닌 것으로 보일 수도 있다.

고 대략적으로 종 모양이다. P–P 도표는 대각선으로부터 이탈과 같이 정규성으로부터의 이탈을 보여준다(Section 5.3.2.1). 위의 모형은 점이 대각선을 따라 정확하게 놓여져 잔차가 정규분포되었음을 제시한다.

8.8. 가정을 위반했다면 무엇을 해야 하나?
로버스트 회귀분석 ②

　위의 모형은 대부분의 측면에서 정확하고 모집단에 일반화하는 것으로 요약할 수 있다. 단지 한 가지 작은 문제는 매력 점수가 등분산 가정을 위반했는지 여부에 대해 약간의 우려가 있다. 그러므로 여기 표본에서 광고 예산과 라디오 방송이 앨범 판매를 예측하는데 거의 비슷한 정도로 중요하다는 결론이다. 밴드의 매력은 앨범 판매의 유의한 예측요인이지만 다른 두 가지 예측요인보다 덜 중요하다. 가정이 충족된 것으로 보여 이 모형이 음반 출시현상을 예측하는데 일반화할 수 있다고 가정할 수 있다. 그러나 모든 경우가 항상 이렇게 되지는 않는다. 발견되지 않는 문제가 있는 경우가 있을 것이다. 가정이 위반된다면 유의성 검정, 신뢰구간, 모형의 일반화에 대한 가치가 떨어진다. 이들 문제는 모형 계수의 신뢰구간과 유의성 검증을 하기 위해 붓스트랩과 같은 로버스트 방법을 사용함에 의해 많이 극복될 수 있다(Section 5.4.3). 그러므로 이 문제를 발견한다면, 전과 같은 옵션을 선택하여 회귀분석을 다시 해보자. 붓스트랩을 시행하려면 주 대화상자에서 Bootstrap 을 클릭한다. Section 5.4.3에서 이 대화상자를 살펴보았던 것처럼 붓스트랩을 활성화하기 위해 ☑ Perform bootstrapping 을 선택하고, 95% 신뢰구간을 선택하기 위해 백분위 ◉ Percentile 또는 편향수정가속 ◉ Bias corrected accelerated (BCa) 을 클릭한다. 이 분석을 위해 편향수정 또는 가속(BCa) 신뢰구간을 요청해보자. 또한 붓스트랩핑은 SPSS에 진단통계를 저장한 상태에서는 작업이 나타나지 않으므로 Figure 8.18의 대화상자를 열기 위해 Save... 를 클릭하고 모든 것에 대한 선택이 해제되었는지 확인한다. 주 대화상자로 돌아가서 분석을 돌리기 위해 OK 를 클릭한다.

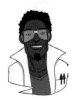

나자료 8.1

페이스북에서 사랑받기를 원함 ①

Ong 등(2011)은 청소년 275명의 자아도취와 페이스북에서 하는 행동 간의 관련성에 대해 연구를 했다. 연구자는 외향적인 성향, 자아도취는 물론 **연령(Age), 성별(Gender), 성적(Grade)**을 측정했다. 또한 대상 청소년이 주당 몇 번 페이스북을 업데이트하는지(FB_Status)와 4개의 영역(차분함, 매력적임, 세련됨, 매력적임)에 대해 자신의 프로필 사진을 어떻게 평가하는지를 조사했다.

각 영역에 대한 등급을 합산한 점수(FB-Profile_TOT)를 자신을 얼마나 긍정적으로 인식하는지에 대한 점수로 사용했다. 연구자는 자아도취는 연령, 성별, 성적, 페이스북의 업데이트의 빈도, 자신의 프로필 사진을 얼마나 긍정적으로 평가하는지에 의해 예측될 것으로 가설을 세웠다. 이 가설을 검증하기 위해 두 번의 위계적 회귀분석을 수행했다. 한 번은 결과변수로 **FB_Status**를 다른 한 번은 결과변수로 **FB-Profile_TOT**를 수행했다. 두 가지 모형 모두에서 Age, Gender, Grade를 첫 번째 블럭에 투입했고 그 다음에 **외향적 성향(NEO_FFI)**을 두 번째 블럭에 투입했고, 마지막으로 세 번째 블럭에 **자아도취(NPQC_R)**를 투입했다. 이 연구의 자료는 **Ong et el. (2011).sav** 파일에 있다. 두 위계적 분석을 반복해 보고 각각의 분석 결과를 표로 그려보자. 정답은 관련 웹 사이트 또는 원 논문의 표 2에서 볼 수 있다.

주요 차이는 각 예측요인에 대한 붓스트랩 신뢰구간과 유의성 값의 표가 될 것이다.[14] 이 표는 광고, $b = 0.09$ [0.07, 0.10], $p = .001$, 라디오 방송, $b = 3.37$ [2.74, 4.02], $p = .001$, 밴드의 매력, $b = 11.09$ [6.46, 15.01], $p = .001$로 모두 앨범 판매량을 유의하게 예측한다. 이전에서 보았던 것처럼,

OUTPUT 8.12

Coefficients[a]

Model		Unstandardized Coefficients B	Std. Error	Standardized Coefficients Beta	t	Sig.	95.0% Confidence Interval for B Lower Bound	Upper Bound
1	(Constant)	134.140	7.537		17.799	.000	119.278	149.002
	Advertsing Budget (Thousands of Pounds)	.096	.010	.578	9.979	.000	.077	.115
2	(Constant)	-26.613	17.350		-1.534	.127	-60.830	7.604
	Advertsing Budget (Thousands of Pounds)	.085	.007	.511	12.261	.000	.071	.099
	No. of plays on Radio	3.367	.278	.512	12.123	.000	2.820	3.915
	Attractiveness of Band	11.086	2.438	.192	4.548	.000	6.279	15.894

a. Dependent Variable: Album Sales (Thousands)

Bootstrap for Coefficients

Model		B	Bootstrap[a] Bias	Std. Error	Sig. (2-tailed)	BCa 95% Confidence Interval Lower	Upper
1	(Constant)	134.140	-.116	7.952	.001	120.108	148.793
	Advertsing Budget (Thousands of Pounds)	.096	.000	.008	.001	.079	.112
2	(Constant)	-26.613	.489	16.295	.097	-55.403	8.595
	Advertsing Budget (Thousands of Pounds)	.085	.000	.007	.001	.072	.098
	No. of plays on Radio	3.367	.010	.321	.001	2.735	4.022
	Attractiveness of Band	11.086	-.119	2.221	.001	6.458	15.013

a. Unless otherwise noted, bootstrap results are based on 1000 bootstrap samples

14 결과물 붓스트랩은 매번 분석을 돌릴 때마다 달라질 수 있다.

붓스트랩핑 과정은 표준오차의 재평가와 관련이 있기 때문에 이들은 각 예측요인에 따라 변화를 가진다. 붓스트랩 신뢰구간과 유의값의 잇점은 정규성 또는 등분산성 가정에 의존하지 않으므로 각 예측요인에 대한 b의 참 모집단 값의 정확한 예측을 한다는 것이다.

8.9. 다중회귀분석 보고 방법 ②

모형에 여러 개의 예측요인이 있다면 이 모형을 보고하기 위해 요약 표를 모두 제시할 수는 없다. 따라서 최소한 베타, 베타의 신뢰구간, 유의성 값과 모형에 대한 일부 일반적인 통계량(R^2와 같은)을 보고한다. 표준화 베타값과 표준오차 또한 유용할 수 있다. 개인적으로 상수항도 제시하는 것을 권한다. 위계적 회귀분석에서는 위계의 각 단계에 대한 값을 보고해야만 한다. 이 장의 예에 대해 Table 8.2와 같은 표를 만들 수도 있다.

보고해야 하는 것은 다음과 같다. (1) 변수 측정을 정밀하게 제시하기 위해 소수점 아래 둘째 자리까지 반올림한다. (2) 표준화 베타는 1을 넘지 않는 값이기 때문에 소수점 앞자리에 0을 표기하지 않지만, 다른 값은 1을 넘을 수 있는 값이므로 소수점 앞에 0을 표기한다. (3) 가끔 변수의 유의성을 표시하기 위해 * 표시를 하고 표 아래 주석을 다는 방법을 사용하기도 하지만 정확한 p 값을 보고하는 것이 더 나은 방법이다. (4) 초기 모형에 대한 R^2와 모형의 각 단계에 대한 R^2 값의 변화(ΔR^2로 표기)를 표 아래 부분에 표기한다. 그리고 (5) 표 제목에 붓스트랩핑에 근거하여 신뢰구간과 표준오차를 구했음을 표기했는데 이 정보는 독자에게 알리기 위해 중요하다.

TABLE 8.2 Linear model of predictors of album sales, with 95% bias corrected and accelerated confidence intervals reported in parentheses. Confidence intervals and standard errors based on 1000 bootstrap samples

	b	SE B	β	p
Step 1				
Constant	134.14 (120.11, 148.79)	7.95		$p = .001$
Advertising Budget	0.10 (0.08, 0.11)	0.01	.58	$p = .001$
Step 2				
Constant	−26.61 (−55.40, 8.60)	16.30		$p = .097$
Advertising Budget	0.09 (0.07, 0.10)	0.01	.51	$p = .001$
Plays on BBC Radio 1	3.37 (2.74, 4.02)	0.32	.51	$p = .001$
Attractiveness	11.09 (6.46, 15.01)	2.22	.19	$p = .001$

Note. $R^2 = .34$ for Step 1; $\Delta R^2 = .33$ for Step 2 ($ps < .001$).

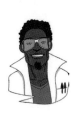

나자료 8.2

학생은 어떤 교수를 좋아하는가? ①

Chamorro–Premuzic 등의 연구에서는 학생이 자신이 선호하는 성향의 교수를 좋아한다는 가설을 검증하였다. 이 두 변수의 점수는 상관관계가 있었는데 한 단계 더 나아가 학생의 개인적 성격이 좋아하는 교수의 성격을 예측하는지 보고자 하였다.

이 연구의 자료는 **Chamorro–Premuzic.sav** 파일에서 찾을 수 있다. 다섯 번의 다중회귀분석을 수행하고자 하였다. 각 분석의 결과변수는 얼마나 많은 학생이 신경증적 성격, 외향성, 경험에 대한 개방성, 친절함, 성실성을 원하는지 등급화하는 것이다. 이들 다섯 결과변수에 대해 첫 번째 위계의 단계에 연령과 성별을 입력했고, 두 번째 블럭에 학생 성격의 5가지 성향(신경증적 성격, 외향성, 경험에 대한 개방성, 친절함, 성실성)을 입력했다. 각 분석에 대해 결과표를 만들었다. 정답은 관련 웹 사이트 또는 원 논문의 Table 4를 참조한다.

8.10. 개념에 대한 요약도 ①

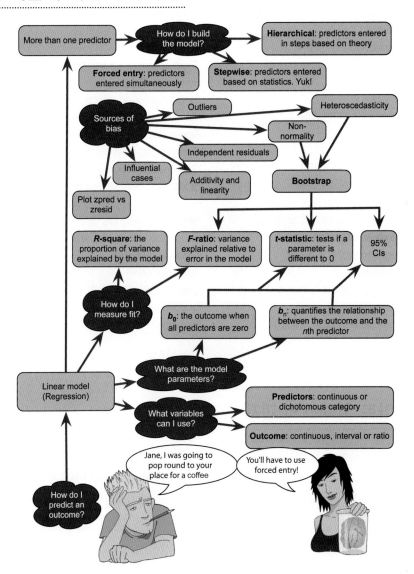

FIGURE 8.25

What Brian learnt from this chapter

8.11. 다음 장은? ①

이 장을 통해 통계에 대해 많은 것을 알게 되었을 것으로 생각한다. 다음 장에서는 두 집단의 평균을 비교하는 통계에 대해 배울 것이다.

8.12. 주요 용어

Adjusted predicted value (수정 예측값)
Adjusted R^2 (수정 결정계수)
Autocorrelation (자동 상관)
b_i (회귀계수)
βi (표준화 회귀계수)
Cook's distance (쿡의 거리)
Covariance ratio (CVR) (공분산비)
Cross-validation (교차-검증)
Deleted residual (삭제된 잔차)
DFBeta
DFFit
Dummy variables (가변수)
Durbin–Watson test (더빈-왓슨 검정)
F-ratio (F-비)
Generalization (일반화)
Goodness of fit (적합도)
Hat values
Heteroscedasticity (이분산성)
Hierarchical regression (위계적 회귀분석)
Homoscedasticity (등분산성)
Independent errors (오차의 독립성)
Leverage (레버리지)
Mahalanobis distances (마하라노비스의 거리)
Mean squares (평균제곱)
Model sum of squares (모형 제곱합)

Multicollinearity (다중공선성)
Multiple r (다중 상관)
Multiple regression (다중 회귀)
Ordinary least squares (OLS) (최소제곱)
Outcome variable (결과변수)
Perfect collinearity (완전 공선성)
Predicted value (예측값)
Predictor variable (예측변수)
Residual (잔차)
Residual sum of squares (잔차제곱합)
Shrinkage (축소)
Simple regression (단순회귀)
Standardized DFBeta (표준화 DFBeta)
Standardized DFFit (표준화 DFFit)
Standardized residuals (표준화 잔차)
Stepwise regression (단계적 회귀)
Studentized deleted residuals (스튜던트화 삭제된 잔차)
Studentized residuals (스튜던트화 잔차)
Suppressor effects (억압효과)
t-statistic (t-통계량)
Tolerance (공차)
Total sum of squares (총 제곱합)
Unstandardized residuals (비표준화 잔차)
Variance inflation factor (VIF) (분산팽창지수)

8.13. 스마트 알렉스의 과제

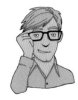

- **과제 1:** 제3장에서 차를 마시는 정도와 인지기능이 관련이 있는지에 대해 조사한 결과를 보았다(Feng et al., 2010). 자료파일은 **Tea Makes You Brainy 716.sav**이다. 차를 마시는 횟수로부터 인지기능을 예측하는 모형을 사용하여, 차를 10잔 마신다면 인지기능이 어떻게 될까? 유의한 효과가 있을까? ①

- **과제 2:** 술집의 수에 의해 사망률을 예측하는 브레인 8.1의 자료 pubs.sav를 사용하여 회귀분석을 돌리시오. 붓스트랩 신뢰구간을 사용하여 분석을 반복해 보시오. ②

- **과제 3:** 브레인 2.1에서 정직하지 못한 행동과 범죄자에 대한 호감이 관련이 있는지에 대한 자료(HonestyLab.sav)를 보았다. 범죄자에 대한 호감으로부터 부정직한 정도를 예측하기 위해 붓스트랩을 사용하여 회귀분석을 돌리시오. ②

- **과제 4:** 패션을 공부하는 학생이 패션쇼 무대에 서는 모델 월급의 예측 요인에 흥미가 있다. 231명의 모델로부터 자료를 수집했다. 각 모델으로부터 모델료 **일당**(Salary), **연령**(Age), **모델 경력년수**(Years), 각 모델이 모델링 기관의 전문가로부터 100%가 만점으로 할 때 모델으로서의 매력 점수를 받은 **퍼센트**(Beauty)에 대한 자료를 수집했다. 이 자료의 파일은 Supermodel.sav이다. 불행하게도 이 패션을 공부하는 학생은 수준 이하의 통계학 교재를 구입했고 자료를 어떻게 분석을 하는지에 대한 방법을 알지 못했다. 독자는 모델의 월급 예측 요인을 보기 위해 회귀분석을 수행하는 것을 도울 수 있는가? ②

- **과제 5:** 손위 형제를 가진 666명의 아동의 공격성과 여러 가지 잠재적인 예측요인 간의 관계를 탐색하고자 연구가 수행되었다. **자녀 양육 유형**(Patenting_Style, 높은 점수 = 나쁜 자녀 양육 수행), **컴퓨터 게임**(Computer_Games, 높은 점수 = 컴퓨터 게임에 더 많은 시간을 보냄), **텔레비전**(Television, 높은 점수 = 텔레비전을 보는데 보내는 시간이 더 많음), **식이**(Diet, 높은 점수 = 유해한 첨가물이 적은 좋은 식이), **형제자매 공격성**(Sibling_Aggression, 높은 점수 = 손위 형제자매에게 더 공격성을 보임)을 측정했다. 과거 연구는 자녀 양육의 유형과 형제자매 공격성은 어린 아동의 공격성 수준의 좋은 예측요인이었음을 보여주었다. 모든 다른 변수는 탐색적인 방식으로 다루어졌다. 자료는 Child Aggression.sav 파일에 있다. 이 자료를 이용하여 다중회귀분석을 하시오. ②

- **과제 6:** 붓스트랩 신뢰구간을 사용하여 나자료 8.1의 분석을 반복하시오. 회귀계수의 신뢰구간은 무엇인가? ①

- **과제 7:** Coldwell, Pike와 Dunn (2006)은 자녀양육의 유형에 추가하여 가정의 혼란이 아동의 문제행동을 예측할 수 있는지 여부를 조사했다. 118명의 가족으로부터 **아동의 연령**(Child_age), **아동의 성별**(Child_gender)을 조사했다. 그리고 Berkeley Puppet Interview (BPI)를 사용하여 아동과 어머니의 관계에 대해 면담을 했다. (1) **따뜻함/즐거움**(Child_warmth) (2) **분노/적대감**(Child_anger) 관계인지를 측정. 높은 점수는 더 분노/적대감과 따뜻함/즐거움을 나타낸다. 각 어머니는 자녀와의 관계에 대해 면담을 했고 그 점수를 **긍정성**(Mum_pos) 관계와 **부정성**(Mom_neg) 관계로 측정했다. 가정의 **혼란**(Chaos)은 Confusion, Hubbub, and Order Scale을 사용하여 사정했다. 결과변수는 아동의 적응이다(sdq). 높은 점수는 아동이 더 많은 문제 행동을 나타냈음을 보고한 것이다. 자료는 Coldwell et al. (2006).sav이다. 3단계의 위계적 회귀분석을 수행하시오. (1) 연령과 성별을 입력한다. (2) 부모–자녀 긍정성, 부모–자녀 부정성, 부모–자녀 따뜻함과 부모–자녀 분노 변수를 추가한다. (3) 혼란을 추가한다. 가정의 혼란은 자녀양육 유형에 추가하면 아동의 문제행동을 예측하는가? ③

과제의 정답은 웹 사이트에서 찾을 수 있다.

8.14. 참고도서

Baguley, T. (2012). *Serious stats. A guide to advanced statistics for the behavioural sciences.* Basingstoke. Palgrave Macmillan.

Bowerman, B. L., & O'Connell, R. T. (1990). *Linear statistical models. An applied approach* (2nd ed.). Belmont, CA. Duxbury. (This text is only for the mathematically minded or postgraduate students, but provides an extremely thorough exposition of regression analysis.)

Miles, J. N. V., & Shevlin, M. (2001). *Applying regression and correlation. A guide for students and researchers.* London. Sage. (This is an extremely readable text that covers regression in loads of detail but with minimum pain – highly recommended.)

두 개의 평균 비교하기

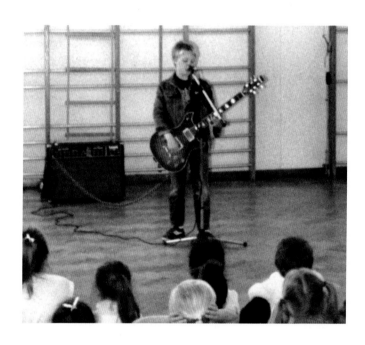

FIGURE 9.1
Practising for my career as a rock star by slaying the baying throng of Grove Primary School at the age of 10 (note the girl with her hands covering her ears)

9.1. 이 장에는 어떤 내용이 있을까? ①

　9살이 되었을 때 나는 노래를 부르고 기타를 치며 록스타가 되는 꿈을 꾸었다. 한번은 스키를 타러 갔는데 상급자 코스에서 스노우보드를 타고 내려가다가 어른들과 계속 부딪친 적이 있었다. 어른들은 당시 걱정스러운 표정으로 커서 무엇이 되고 싶은지 물어보았다. 솔직히 나는 9살이었고 너무 멀게만 느껴지는 미래에 '어른'이 되면 무엇이 될지에 대해서는 전혀 관심이 없었다. 훌륭한 과학자처럼 당시의 나는 과거에 경험한 사실에 대한 자료를 보고 미래를 예측했다. 나는 의사, 과학자나 선생님 등의 역할을 경험한 적이 없었고, 단지 노래하고 기타를 친 경험만이 있었으므로 기존 경험을 근거로 하자면 미래에 록스타가 될 것으로 예측할 수 있다. 그러나 어린 시절이었음에도 내가 가지고 있는 록스타로서의 재능을 전혀 인정해주지 않는다는 것을 깨달았다. 나는 어른을 설득해야만 했다. 어른이 원하는 직업인 선생님과 내가 되고 싶은 직업인 록스타에 대한 자료를 수집해 비교하고 싶었다. 선생님과 록스타의 연봉을 비교하려면 t-검정이 필요할 것이다. 이번 장에서는 두 개의 평균을 비교하는 방법에 대해 알아보겠다.

9.2. 두 집단 간 차이에 대해 알아보기 ①

앞 장에서는 변수의 관계에 초점을 두었지만, 이번 장에서는 두 집단의 차이에 대해 알아보고자 한다. 실험연구는 실험조작을 한 후에 대상자에게 나타나는 변화를 확인함으로써 인과적 추론을 내리는 것이 목적이다. 실험의 가장 단순한 형태는 하나의 독립변수를 두 상황으로 조작하고 결과변수를 측정하는 것이다. 독립변수를 조작하는 것보다 더 흔한 방법은 실험군과 대조군을 두는 것으로(Field & Hole, 2003) 다음과 같은 예를 들 수 있다.

- 영화 스크림과 속편인 스크림 2 중 어떤 것이 더 무서운가? 이를 위해 영화를 보는 동안 대상자의 불안을 나타내는 맥박 수를 측정하고 비교할 수 있다.

- 선호하는 음악을 듣는 것이 일의 효율성을 높일 수 있을까? 대상자에게 음악을 들으면서 글 쓰는 작업을 하도록 하고, 이후 음악 없이 고요한 상황에서 글을 쓰게 한 후 두 글에 대한 평가점수를 비교할 수 있다.

- 살 빼는 약이 효과가 있는가? 대상자를 뽑아 무작위 배정으로 한 집단에는 살 빼는 약을 주고, 다른 대상자에게는 자신이 살 빼는 약이라고 믿고 있는 위약(설탕정)을 준다. 만일 살 빼는 약을 복용한 대상자가 위약군보다 체중이 더 많이 감소했다면 살 빼는 약이 체중감소에 효과가 있다고 추론할 수 있다.

독립변수를 체계적으로 조작하는 것은 관찰하는 것보다 한 단계 더 나아간 강력한 연구방법이다.[1] 본 장에서는 이런 유형의 연구 시나리오에서 첫 번째 가장 단순한 형태인 두 집단의 평균 비교에 대해 살펴보겠다. 자료를 수집하는 방법은 두 가지가 있는데, 다른 대상자를 각각의 실험조작에 노출시키는 것(집단간 설계 또는 독립설계) 또는 하나의 집단 대상자를 한 실험조작에 노출시키고 시간을 달리해 다른 실험조작에 다시 노출시키는 것(반복 측정 또는 집단내 설계)이다. 때로 연구자는 임의로 배정을 한 대상자(예로서 중앙값을 중심으로 두 집단으로 나누는 것)를 비교하려고 하는데 이는 브레인 9.1에서 설명한 것처럼 일반적으로 추천되지 않는다.

---

[1] 때로 연구자는 인과적 추론이 통계적 방법에 따라 결정된다고 생각하는 오류를 범한다(브레인 1.4).

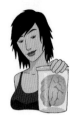

브레인 9.1

중앙값으로 집단을 나누는 것 ②

가끔 논문에서 자료를 '중앙값 분리'해 분석하는 것을 볼 수 있다. 예를 들어 일반인은 공상과학의 광팬을 사회성 하나 없는 은둔자처럼 취급하는 경향이 있다. 이것을 검정하고 싶다면 대상자에게 *Star Wars* 영화에 대한 지식과 사회성을 측정할 수 있다. 이후 영화에 대한 지식의 중앙값을 기준으로 '*Star Wars* 광팬'과 팬이 아닌 두 집단으로 나눈다. 연속변수인 영화에 대한 지식을 이지변수로 만든 것이다. 연구에서 흔하게 쓰이는 이 방법이 과연 합리적일까?
MacCallum 등(2002)은 완전한 연속변수를 분류형 변수로 만드는 것과 관련된 다양한 문제를 명료하게 지적하고 있다.

1 4명의 대상자(영희, 순희, 철수, 영수)가 있을 때 *Star Wars* 영화에 대한 지식 점수가 영희(100%), 순희(60%), 철수

(40%)와 영수(0%)로 분포되어 있다고 하자. 대상자를 중앙값(50%)으로 분리하는 경우 영희와 순희는 광팬(yes = 1), 철수와 영수는 팬이 아님(no = 0)의 값으로 분류된다. 현실에서 순희와 철수는 영화에 대한 지식 측면에서 가장 유사한 대상자이지만, 분류형 자료로 만들면서 다른 집단에 속하게 된다. 오히려 철수와 영수는 현실에서 매우 다른 성향이었지만 같은 집단에 속하게 되는 것이다. 이렇게 중앙값 분리는 원 자료를 크게 왜곡할 수 있다.

2 효과크기가 작아진다. 두 연속변수의 상관관계에 대한 효과크기가 같은 변수 중 하나를 이분형으로 만들어 상관관계를 보았을 때의 효과크기보다 더 크다. 분산분석이나 회귀분석에서도 효과크기는 작아진다.

3 분석을 통해 잘못된 효과를 발견할 위험이 높아진다.

따라서 연구 자료에 대해 중앙값 분리를 하고자 생각했다면 자료를 분류형 자료로 만들기에 적절한지에 대해 다시 고민해보고 참고자료(DeCoster, Gallucci & Iselin, 2011; DeCoster, Iselin & Gallucci, 2009; MacCallum et al., 2002)를 숙독하도록 한다. 연속변수를 분류형 자료로 변환시킬 수 있는 상황 중 하나는 명백한 이론적 근거하에 중앙값이 아닌 cut off 점수가 제시된 경우이다. 예를 들어 불안 점수에 대해 특정 점수 이상에서 공포병 여부를 진단하는 기준점이 실증적으로 제시되어 있다면 이를 기준으로 집단을 분리할 수 있다.

9.2.1. 문제 예시: 투명인간은 장난을 좋아하는가? ①

물리학 연구와 관련된 신문기사 중 관심을 끌었던 내용은 영국 신문 *Daily Mirror*에 2010년 11월에 실린 "과학자들이 해리포터의 투명 망토를 만들었다(Di Falco, Ploschner & Krauss, 2010)"라는 머리기사이다. 나는 해리포터의 열성팬은 아니지만[2] 투명 망토를 걸치고 사람의 눈에 보이지 않게 되어 온갖 장난을 할 수 있다는 것이 내 관심을 끌기에 충분했다. 과학자가 만들었다는 이 망토를 어디서 살 수 있는지 궁금했다. 2011년 2월에 같은 신문에서 다른 연구팀(Chen et al., 2011)에 대한 기사가 실렸는데 "해리포터 스타일의 투명 망토를 과학자가 개발하다"라는 조금은 점잖은 표현의 머리기사였다. 말할 것도 없이 과학자가 진짜 해리포터의 투명 망토를 만든다는 것은 불가능한 일이다. Di Falco 등 연구팀은 Metaflex라고 불리는 유연한 물질을 개발했는데 이 물질은 주변의 빛을 굴절

---

[2] 영국 신문에서 이전에 나를 "사회과학의 해리포터"라고 칭했던 것을 고려하면 열성팬이라고 인정해야 하는지도 모르겠다. 나를 호칭했던 용어의 의미가 '통계라는 악마에 대항하는 위대한 마법사'라는 의미인지, '11세 정신연령을 가진 어른'을 뜻하는 것인지는 확실하지 않다.

시킬 수 있는 시각적 효과가 있다고 한다. 망토와 같은 옷이라는 개념보다는 구부릴 수 있는 유연성을 가졌다는 의미로 해석할 수 있다. 그래서 몇 센티미터 크기의 물체를 감출 수 있다고 한다.

신문기사가 좀 과장되기는 했지만 투명 망토와 관련해 재미있는 연구주제가 떠올랐다. "투명 망토를 입으면 장난을 치고 싶어지는가?" 24명의 지원자를 선정해 외부와 접촉이 되지 않는 곳에 있게 했다. 그 장소의 곳곳에 몰래 카메라를 설치하고 장난치는 행위를 기록했다. 참여자를 두 집단으로 나누어 한 집단은 투명 망토를 걸치도록 하고 아무에게도 자신이 투명 망토를 입었는지 알리지 않도록 했다. 일주일 동안 이들의 장난 행위에 대한 자료는 표 9.1과 같다.

TABLE 9.1 Data from **Invisibility.sav**

Participant	Cloak	Mischief
1	0	3
2	0	1
3	0	5
4	0	4
5	0	6
6	0	4
7	0	6
8	0	2
9	0	0
10	0	5
11	0	4
12	0	5
13	1	4
14	1	3
15	1	6
16	1	6
17	1	8
18	1	5
19	1	5
20	1	4
21	1	2
22	1	5
23	1	7
24	1	5

SELF-TEST 위의 자료를 SPSS에 입력해 보자.

자료파일 Invisibility.sav을 참고해 자료를 어떻게 입력하는지 확인한다. 변수 Cloak은 대상자가 망토를 입었는지에 따라 1(입었음)과 0(입지 않음)으로 코딩되었고, 변수 Mischief는 이들이 수행한 장난 행위의 횟수이다.

SELF-TEST 위의 자료에 대해 탐색(*Explore*) 명령어를 이용해 서술통계를 수행해 보자.

Output 9.1은 자료의 서술통계 결과를 보여준다. 투명 망토를 입은 대상자의 장난 행위 횟수($M = 5$, 95% 신뢰구간[3.95, 6.05], $SD = 1.65$)가 대조군의 점수($M = 3.75$, 95% 신뢰구간[2.53, 4.97], $SD = 1.91$)에 비해 더 많았다. 두 집단의 점수 분포가 K–S 검정의 유의수준 (> .05)에 근거할 때, 모두 정규분포하는 것으로 나타났으므로 이 결과는 신뢰할 만하다.

Descriptives

OUTPUT 9.1

Cloak of invisibility				Statistic	Std. Error
Mischievous Acts	No Cloak	Mean		3.75	.552
		95% Confidence Interval for Mean	Lower Bound	2.53	
			Upper Bound	4.97	
		5% Trimmed Mean		3.83	
		Median		4.00	
		Variance		3.659	
		Std. Deviation		1.913	
		Skewness		-.789	.637
		Kurtosis		-.229	1.232
	Cloak	Mean		5.00	.477
		95% Confidence Interval for Mean	Lower Bound	3.95	
			Upper Bound	6.05	
		5% Trimmed Mean		5.00	
		Median		5.00	
		Variance		2.727	
		Std. Deviation		1.651	
		Skewness		.000	.637
		Kurtosis		.161	1.232

Tests of Normality

		Kolmogorov–Smirnov[a]			Shapiro–Wilk		
	Cloak of invisibility	Statistic	df	Sig.	Statistic	df	Sig.
Mischievous Acts	No Cloak	.219	12	.118	.913	12	.231
	Cloak	.167	12	.200[*]	.973	12	.936

*. This is a lower bound of the true significance.

a. Lilliefors Significance Correction

9.2.2. 선형모형의 분류형 예측변수 ①

두 집단의 평균을 비교한다는 것은 두 집단 구성원의 자료를 통해 결과를 예측한다는 의미이다. 투명 망토에 대한 연구를 예로 들면, 개인이 투명 망토를 입었는지 여부에 따라 장난 행위의 횟수를 예측하게 된다는 것이다. 이것은 이지 예측변수를 가진 회귀분석이다. 모형의 b는 두 집단 간 장난 행위의 평균점수 차이를 반영하는 것이며, t-검정의 결과를 통해 평균의 차이가 0으로부터 유의하게 다른지 알 수 있다.

회귀방정식의 b가 평균 차이값이 아닌 연관성을 보여주는 것이라고 기억하고 있겠지만 Cohen(1968)이 말한 것처럼 평균의 비교를 위해 역시 선형모형이 필요하다. 제8장에서 언급한 것처럼 b_0는 예측변수가 0일 때 결과변수의 값을 의미하며, b_1은 예측변수(X_i)와 결과변수(Y_i)간의 관계를 수량화한 것이다. 투명 망토 자료에 공식을 대입해보자.

$$Y_i = \left(b_0 + b_1 X_{1i}\right) + \varepsilon_i$$
$$\text{Mischief}_i = \left(b_0 + b_1 \text{Cloak}_i\right) + \varepsilon_i \tag{9.1}$$

여기서 문제는 투명 망토(**Cloak**)라는 변수가 '망토를 입었다' 또는 '입지 않았다'의 명목변수라는 것이다. 통계모형에 명목변수를 대입할 수 없으므로 이것을 가변수(dummy variable)를 이용해 숫자화해야 한다. 망토를 입지 않은 상태를 기본 점수 0으로 하고, 망토를 입은 대상자에게 1을 배정해 가변수화한 후 모형에 대입한다.

우선 한 대상자가 망토를 입지 않았다면 장난 행위(**Mischief**)를 얼마나 할까 예측해보자. 최상의 예측은 망토를 입지 않은 집단의 장난 행위에 대한 평균점수일 것이다. 따라서 Y 값은 망토를 입지 않은 집단의 평균 $\overline{X}_{\text{No Cloak}}$이며, 망토에 대한 값은 0이다. 따라서 9.1의 공식은 다음과 같다.

$$\text{Mischief}_i = b_0 + b_1 \text{Cloak}_i$$
$$\overline{X}_{\text{No Cloak}} = b_0 + \left(b_1 \times 0\right)$$
$$b_0 = \overline{X}_{\text{No Cloak}}$$
$$b_0 = 3.75$$

따라서 b_0(상수)는 망토를 입지 않은 집단의 평균과 같다. 다음은 망토를 입은 집단에서 장난 행위를 어느 정도 할 것인지 예측해보자. 결과변수는 역시 망토를 입은 집단의 평균 장난 행위 $\overline{X}_{\text{Cloak}}$ 점수(9.1의 공식에 의하면 평균 = 5)로 예측할 수 있으며, 망토변수는 1이 된다. b_0가 망토를 입지 않은 집단의 평균점수임을 기억하면 공식은 다음과 같다.

$$\text{Mischief}_i = b_0 + b_1 \text{Cloak}_i$$
$$\overline{X}_{\text{Cloak}} = b_0 + \left(b_1 \times 1\right)$$

$$\overline{X}_{\text{Cloak}} = b_0 + b_1$$
$$\overline{X}_{\text{Cloak}} = \overline{X}_{\text{No Cloak}} + b_1$$
$$b_1 = \overline{X}_{\text{Cloak}} - \overline{X}_{\text{No Cloak}}$$

따라서 b_1은 두 집단 평균의 차(위의 예에서는 5 − 3.75 = 1.25)를 의미한다. 이렇게 두 집단 비교를 위해 동일한 선형모형을 이용할 수 있다. 위의 모형에서 b_1은 두 집단 평균의 차이를 반영하며, b_0는 망토를 입지 않은 집단, 즉 0으로 배정된 집단의 평균과 같다. 여기서 t-검정으로 회귀계수(b_0)가 0인지를 확인하며, 위의 예에서는 두 집단 평균차가 0인지 여부를 검정하게 된다.

SELF- TEST   가변수화 시킨 망토변수(Cloak)를 예측변수로 하고 장난 행위 횟수(Mischeif)를 결과변수로 코딩한 자료 Invisibility.sav를 이용해 위에서 언급한 회귀분석을 돌려보자.

SPSS로 분석한 회귀분석 결과요약을 결과표 9.2에서 보여준다. 우선 상수(b_0)값을 보면 3.75로 망토를 입지 않은 집단의 평균과 같다. 다음으로 회귀계수 b_1의 값은 1.25로서 두 집단 평균값 차이 (5 − 3.75 = 1.25)와 같다. 마지막으로 t-검정은 b_1가 0과 유의하게 다른지 보여주는데 유의수준이 .05보다 크므로 유의하지 않은 것으로 나타났다. 즉, 평균값의 차이 (1.25)는 0보다 유의하게 다르지 않음을 의미한다. 결론적으로 두 집단 평균 차이는 선형모형을 통해 나타낼 수 있으며, 이는 추후 설명되는 다양한 일반 선형모형의 기본 개념으로서 중요하다.

OUTPUT 9.2

Coefficients[a]

Model		Unstandardized Coefficients		Standardized Coefficients	t	Sig.
		B	Std. Error	Beta		
1	(Constant)	3.750	.516		7.270	.000
	Cloak of invisibility	1.250	.730	.343	1.713	.101

a. Dependent Variable: Mischievous Acts

9.3. t-검정 ①

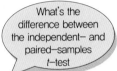

지금까지 두 평균의 차이를 검정하기 위해서 선형모형의 분류형 예측변수를 적용하는 방법을 살펴보았다. 이 방식은 선형모형의 간단한 적용을 보여주기에 유용하지만 집단의 평균 차이를 검증하기 위한 일반적인 방법은 아니며, 반복측정의 경우에는 설명이 복잡해진다. 따라서 대부분 t-검정을 선형모형과 분리해서 생각하게 된다. 이 장에서는 두 가지 유형의 t-검정에 대한 이론적 기반을 살펴보겠다.

FIGURE 9.2

Thanks to the Confusion Machine there are lots of terms for the paired samples *t*-test

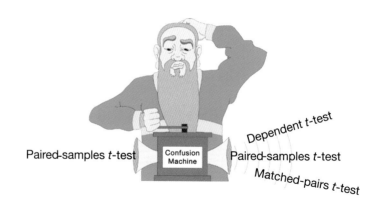

- **독립 *t*-검정**: 서로 다른 대상자가 두 개의 실험상황에 각각 배정되었을 때 적용되며, 독립 측정 또는 독립 평균 *t*-검정이라고도 한다.
- **짝비교 *t*-검정**: 동일한 대상자가 두 개의 실험상황에 참여한 경우 (Figure 2.5)에 적용된다.

9.3.1. *t*-검정에 대한 이론적 원리 ①

두 유형의 *t*-검정 모두 유사한 이론적 원리를 가지고 있으며, 다음과 같은 가설검정에 기초한다.

- 두 집단의 자료를 수집해 평균을 계산한다. 각 집단의 평균은 어느 정도 다를 수 있다.
- 두 집단이 같은 모집단에서 표집되었다면 평균은 대략 동일할 것으로 기대한다. 두 집단의 평균이 우연히 약간 다를 수는 있으나 두 집단 간 평균이 큰 차이가 있는 경우는 매우 드물다. 귀무가설에서 실험조작이 대상자에게 전혀 효과가 없다고 가정하므로, 두 집단의 평균이 매우 유사할 것으로 기대한다.
- 실제 측정된 표본평균의 차이값과 효과가 없다고 가정할 때(즉, 귀무가설이 사실일 때) 측정될 것으로 기대되는 평균의 차이값을 비교한다. 표본평균 간의 변이에 대한 척도로 표준오차 (Section 2.5.1)를 이용한다. 표준오차가 작으면 대부분의 표본이 매우 유사한 평균을 가질 것으로 기대한다. 표준오차가 크다면 표본평균의 차이가 클 것이다. 실제 측정한 표본평균 간의 차이가 귀무가설에 따라 예상한 표본평균보다 크다면 표준오차를 기준으로 다음 둘 중 하나를 고려할 수 있다.
  - 효과가 없으며, 모집단의 표본평균 변이가 컸고, 같은 모집단에서 측정되었지만 두 표본이 모집단의 속성을 반영하지 않은 독특한 표본을 우연히 표집한 것이다.
  - 두 표본이 각 모집단의 속성을 반영하지만 서로 다른 모집단에서 표집된 것이다. 이 상황에서 표본의 차이는 표본평균 간의 실제 차이를 반영하는 것이므로 귀무가설이 기각될 것이다.
- 표본평균 간의 측정된 차이값이 크면 위의 해석 중 두 번째 상황이라고 확신할 수 있다. 귀무가설이 거짓이라면 두 표본평균이 다른 이유가 두 표본에 각기 다른 실험처치가 주어졌기 때문이

라고 확신할 수 있다.

Section 2.6.1.4에서 신호-잡음 비율(signal-to-noise ratio) 즉, 모형에 의해 설명된 변이를 모형이 설명할 수 없는 변이로 나눈 것에 대해 설명했다. 다시 말해서 효과(effect)를 오차(error)로 나눈 값이다. 두 개의 평균을 비교할 때 자료에 대한 모형(효과)는 두 집단 평균 간의 차이를 의미한다. 제2장에서 언급했듯이 평균은 표본에 따라 다르며(표본 변이), 표준오차는 표본평균의 변이 정도에 대한 척도이다. 즉, 평균 추정치상의 오차를 말한다. 따라서 두 집단 평균의 차이값에 대한 표준오차는 자료에 대한 모형의 오차 추정치로 이용할 수 있다. t-검정은 다음 식으로 계산한다.

$$t = \frac{\text{observed difference between sample means} - \begin{array}{c}\text{expected difference} \\ \text{between population means} \\ \text{(if null hypothesis is true)}\end{array}}{\begin{array}{c}\text{estimate of the standard error of the} \\ \text{difference between two sample means}\end{array}} \tag{9.2}$$

분자식은 자료에 대한 모형을 의미하며, 평균 간의 차이값이 귀무가설을 기준으로 예상한 차이값보다 크다는 것을 가정하는데 일반적으로 0(즉, 귀무가설 = 두 집단간의 차이는 0과 같다)이다. 분모식은 오차이다. 따라서 t-검정 공식은 모형(또는 효과)을 오차로 나눈 값으로 같거나 다른 대상자가 각각의 실험조건에 노출되었는지 여부를 기준으로 계산한다.

9.3.2. 독립 t-검정 공식 ①

우선 독립표본에게 서로 다른 실험처치를 적용한 상황을 살펴보자. 이때 독립 t-검정이 적용된다. t-검정의 통계값은 두 집단이 구성된 수에 영향을 받는 서로 다른 두 개의 공식(9.2)으로부터 계산된다. 즉, 모형이나 효과를 오류값에 대해 비교하게 된다. 서로 다른 대상자가 두 개의 조건에 노출되면 두 세트의 점수는 실험조건에 영향을 받을 뿐 아니라 다른 여러 가지 변인에 의해서도 영향을 받게 된다(예, 참여동기에 대한 개인차, IQ 등). 따라서 여기서의 비교는 각 조건에서의 전체적인 효과를 보는 조건에 따른 비교(*per-condition* basis)이다.

$$t = \frac{(\bar{X}_1 - \bar{X}_2) - (\mu_1 - \mu_2)}{\text{estimate of the standard error}} \tag{9.3}$$

두 집단의 총평균 간의 차이를 비교함으로써 표본이 대표하는 두 모집단의 차이를 추정하게 된다. 귀무가설이 사실이라면 두 표본은 동일 모집단에서 표집된 것이다. 따라서 귀무가설에서는 $\mu_1 = \mu_2$이므로, $\mu_1 - \mu_2 = 0$이 된다. 따라서 귀무가설에서 공식은 다음과 같다.

$$t = \frac{\overline{X}_1 - \overline{X}_2}{\text{estimate of the standard error}} \tag{9.4}$$

독립 t–검정에서는 집단 간 차이를 보기 위해서 집단 간의 평균 차이값을 두 집단차의 표준편차로 나눈다. 표본분포의 원리를 이 상황에 적용해 볼 수 있다. 서로 다른 모집단으로부터 표본을 한 명씩 뽑는다고 가정하고 두 표본의 평균을 비교해보자. 표본분포의 원리에 의하면 같은 모집단에서 나온 대부분의 표본은 상당히 유사한 평균값을 가질 것이다. 따라서 서로 다른 두 모집단으로부터 뽑은 표본쌍은 각 집단 내에 유사한 점수로 분포하게 된다. 그러나 두 표본의 평균차이는 주로 적으며, 가끔만 큰 차이를 보인다. 표본쌍의 평균차이값에 대해 표본분포를 그래프로 나타내면 정규분포함을 볼 수 있으며, 평균은 두 모집단 평균차이($\mu_1 - \mu_2$)와 같을 것이다. 표본분포는 두 개 이상의 표본평균이 어떻게 다른지를 보여준다. 표본분포의 표준편차(즉, 표준오차)는 표본평균 간의 차이가 우연에 의한 것인지 알려준다. 표준편차가 크면 표본평균 간의 차이가 우연에 의해서 나타날 수 있음을 의미하며, 작은 경우에는 표본평균 간의 차이가 작을 것으로 기대할 수 있다. 따라서 표본분포의 표준오차를 이용해 두 표본평균 간의 차이가 통계적으로 의미있는지, 아니면 단지 우연에 의한 것인지 사정할 수 있다.

그렇다면 두 표본평균 간의 차이값에 대한 표본분포의 표준편차를 어떻게 구할 수 있을까? 이때 "변량합법칙(variance sum law)", 즉 두 독립변수 간의 차이에 대한 분산이 각 변수 분산값의 합과 같다(Howell, 2012)는 법칙을 이용할 수 있다. 이 법칙은 표본분포의 분산이 각 표본을 추출한 두 모집단의 변량을 합한 값과 동일하다는 것을 의미한다. 앞에서 기술했듯이 표준오차는 모집단에서 추출한 표본분포의 표준편차이다. 표본의 표준편차를 이용해 각 모집단의 표본분포의 표준오차를 계산할 수 있다.

$$\textit{SE of sampling distribution of population } 1 = \frac{s_1}{\sqrt{N_1}}$$

$$\textit{SE of sampling distribution of population } 2 = \frac{s_2}{\sqrt{N_2}}$$

분산은 곧 표준편차의 제곱이므로, 각 표본분포의 분산을 계산할 수 있다.

$$\text{variance of sampling distribution of population } 1 = \left(\frac{s_1}{\sqrt{N_1}}\right)^2 = \frac{s_1^2}{N_1}$$

$$\text{variance of sampling distribution of population } 2 = \left(\frac{s_2}{\sqrt{N_2}}\right)^2 = \frac{s_2^2}{N_2}$$

변량합법칙에 의하면 차이값에 대한 표본분포의 분산을 계산하기 위해서는 두 모집단의 표본분포의 분산을 더하면 된다.

$$\text{variance of sampling distribution of differences} = \frac{s_1^2}{N_1} + \frac{s_2^2}{N_2}$$

차이값에 대한 표본분포의 표준오차를 계산하기 위해서는 분산이 표준편차를 제곱한 값이므로 반대로 분산의 제곱근을 구하면 된다.

$$SE \text{ of sampling distribution of differences} = \sqrt{\frac{s_1^2}{N_1} + \frac{s_2^2}{N_2}}$$

따라서 공식 9.4는 다음과 같이 바꿀 수 있다.

$$t = \frac{\bar{X}_1 - \bar{X}_2}{\sqrt{\frac{s_1^2}{N_1} + \frac{s_2^2}{N_2}}} \tag{9.5}$$

공식 9.5는 표본 크기가 동일한 경우에만 적용된다. 그러나 현실적으로 탈락률을 고려할 때 실험이 끝난 후 두 집단의 표본크기가 동일하기는 쉽지 않다. 대상자 수가 다른 두 집단을 비교하려면 공식 9.5는 사용할 수 없고 대신 동일분산 t-검정을 사용하는데 이 공식은 두 집단의 분산에 가중치를 두어 표본크기의 차이를 고려할 수 있다. 제1장에서 언급한 것처럼 표본 수가 많은 경우 표본이 모집단과 유사하게 되므로, 표본크기를 고려해 분산에 가중치를 준다. 가중치는 자유도 즉, 표본크기 −1을 이용한다. 따라서 등분산 공식은 다음과 같다.

$$s_p^2 = \frac{(n_1 - 1)s_1^2 + (n_2 - 1)s_2^2}{n_1 + n_2 - 2} \tag{9.6}$$

공식 9.6은 각 분산을 가중치를 주기 위해 자유도로 곱한 후 가중치 합(즉, 두 개의 자유도 합)으로 나눈 것이다. 그 결과 가중치를 준 평균변량은 다음과 같은 t-검정 공식으로 대치될 수 있다.

$$t = \frac{\bar{X}_1 - \bar{X}_2}{\sqrt{\frac{s_p^2}{n_1} + \frac{s_p^2}{n_2}}} \tag{9.7}$$

계산된 t 값은 귀무가설이 사실인 경우 t-분포에서 동일한 자유도일 때 기대할 수 있는 최대값(부록참고)과 비교하게 된다. 만일 계산된 t-값이 최대값보다 크면 독립변수의 효과가 있음을 확신할 수 있다. t-검정의 계산에서 눈에 띄는 사항은 t-값을 계산하기 위해 원자료가 필요하지 않다는 점이다. 계산을 위해 필요한 것은 평균, 표준편차와 표본크기이다(SPSS Tip 9.1).

위에서 t-통계 공식에 대한 설명을 한 것은 SPSS에서 t-검정을 할 때 어떤 과정이 진행되는지에 대한 개념적 그림을 제공하기 위한 것이다. 통계의 실제적 수행은 SPSS에서 이루어지므로 어떻게 결과가 나오는지에 대한 개념만 파악하면 된다.

9.3.3. 짝비교 *t*−검정 공식 설명하기 ①

독립 *t*−검정과 마찬가지로 짝비교 *t*−검정은 공식 9.2를 수치로 나타낸 것이다. 이것은 차이값의 표준오차를 고려하면서 두 표본의 평균차이($\overline{D}$)와 두 모집단 평균(μ_D)의 차이값($s_D / \sqrt{N}$)을 비교하는 것이다.

$$t = \frac{\overline{D} - \mu_D}{s_D / \sqrt{N}} \tag{9.8}$$

귀무가설이 사실이라면 모집단 평균간에 차이가 없을 것으로 기대할 수 있다($\mu_D = 0$). 위 공식 9.8의 분모는 차이값의 표준오차이다. 표준오차는 Section 2.5.1에서 언급한 것처럼 표본분포의 표준편차를 의미한다. 표본분포는 중요한 몇 가지 특성이 있는데, 하나는 모집단이 정규분포하면 표본도 정규분포를 보인다는 것이다. 표본분포의 평균은 모집단의 평균과 동일하다. 따라서 일반적으로 표본의 평균은 모집단의 평균과 매우 유사하며, 드문 경우에만 유의하게 다르게 나타난다. 마지막 특성은 표본분포의 표준편차는 모집단의 표준편차를 표본의 관찰수 제곱근으로 나누어 구할 수 있다는 것이다. 앞에서 언급했듯이 표본분포의 표준편차는 곧 표준오차이다.

위에서 언급한 속성들은 표본의 평균 간 차이를 볼 때 적용되는 것이다. 그러나 모집단에서 여러 쌍의 표본을 추출해 그 평균을 계산하면 각 평균 간의 차이값을 계산할 수 있다. 일반적으로 표본평균은 모집단 평균과 매우 유사하므로, 평균적으로 대부분의 표본은 유사한 평균값을 보일 것이다. 따라서 대부분 동일한 모집단에서 추출한 표본평균 간의 차이는 0 또는 0에 가까울 것이다. 그러니 때로 하나 또는 두 표본 모두 모집단 평균에서 상당히 벗어날 수 있으므로 드물지만 우연히 두 쌍의 표본평균 차이가 클 수 있다.

사실 표본평균 간의 차이값을 히스토그램으로 표현하면 위에서 언급한 모든 속성과 함께 표본분포를 얻을 수 있다. 차이값에 대한 표본분포의 표준편차가 차이값의 표준오차인데, 표준오차가 작으면 대부분의 표본쌍이 한 모집단에서 나온 것이며 쌍들이 유사한 평균을 가지고 있음을 의미한다. 표준오차가 크면 표본의 평균이 모집단에서 상당히 떨어져 있어 차이값도 우연히 상당히 커질 수 있음을 의미한다.

실험에서 조건 1의 대상자 점수는 조건 2와 다를 것이며 두 조건 간의 점수 차이는 클 수도 있고 작을 수도 있다. 각 조건들에서 개인의 점수 차를 계산해 합하면 차이값의 총합이 되며, 이것을 대상자 수로 나누면 평균 차이값을 구할 수 있다. 즉, 조건 1과 조건 2에서 개인의 차이가 평균적으로 어느 정도 되는지 알 수 있게 된다. 평균차이($\overline{D}$)를 구하는 공식은 9.8에 제시되어 있으며, 연구자가 자료에서 예상할 수 있는 체계적 변이를 의미한다(실험연구에서 체계적 변이는 실험효과를 의미한다). 체계적 변이를 자연적으로 우연히 나타나는 변이와 비교하게 된다.

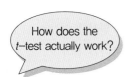

제2장에서 설명한 것처럼 표준오차는 표본이 모집단을 얼마나 반영하는지 나타내는 척도이다. 한 모집단에서 무작위로 두 표본을 추출하고 아무런 처치를 주지 않았

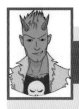

SPSS TIP 9.1 평균, 표준편차, 표본크기로 t 계산하기 ③

명령어 파일에서 두 집단 평균, 표준편차, 두 집단 표본크기로부터 독립 t-검정을 계산할 수 있다. 자료 편집창을 열고 6개의 새 변수 **x1**(집단 1의 평균), **x2**(집단 2의 평균), **sd1**(집단 1의 표준편차), **sd2**(집단 2의 표준편차), **n1**(집단 1의 표본크기), **n2**(집단 2의 표본크기)를 만든다. 자료 편집기의 첫 번째 열에 각 변수값을 입력한다. 명령어 창을 열고 다음 명령어를 입력한다.

```
COMPUTE df = n1 + n2 - 2.
COMPUTE poolvar = (((n1 - 1)*(sd1 ** 2)) + ((n2 - 1)*(sd2 ** 2)))/df.
COMPUTE t = (x1 - x2)/sqrt(poolvar*((1/n1) + (1/n2))).
COMPUTE sig = 2*(1 - (CDF.T(abs(t),df))).
Variable labels sig 'Significance (2 - tailed)'.
EXECUTE.
```

첫 번째 줄은 자유도를 계산하며, 두 번째는 줄은 등분산 S^2_p을 계산한다. 세 번째는 t-값. 4번째 줄은 양측검정 유의성을 보여준다. 모든 값은 자료 편집창의 새로운 열에 나타난다. 'Variable Label's로 시작되는 명령어는 유의한 변수를 표시해 양측검정임을 알 수 있도록 한다. SPSS Output 창에 결과가 나타나도록 하고 싶으면 다음 명령어를 입력한다.

```
SUMMARIZE
 /TABLES= x1 x2 df t sig
 /FORMAT=VALIDLIST NOCASENUM TOTAL LIMIT = 100
 /TITLE='T-test'
 /MISSING=VARIABLE
 /CELLS=NONE.
```

이 명령어를 통해 변수 **x1, x2, df, t**와 **sig**가 들어있는 표가 생성되는데, 두 집단의 평균, 자유도, t-값과 양측검정 유의성이 제시된다. 평균, 표준편차, 표본크기를 다른 열에 입력해 다수의 t-검정을 동시에 수행할 수 있다. 이때 문자변수 **Outcome**을 만들어 t-검정으로 무엇을 비교하는지 알 수 있도록 하는 것이 편리하다. 웹 사이트에 제공된 **Independent t from means.sps.** 파일에서 위 명령어를 참고할 수 있다. 파일에는 효과크기(Cohen's d)를 계산하기 위한 공식도 들어있다.

다 면 두 집단의 평균 차이는 단지 우연에 의한 것이 된다. 이 표준오차는 얼마나 두 집단이 자연적으로 다를 수 있는지 알려준다. 작은 표준오차는 두 집단의 평균이 유사함을 의미하므로 두 집단 간의 평균이 크게 나타날 가능성이 적어진다. 반대로 표준오차가 큰 경우 무작위 추출된 두 집단의 평균차이가 클 것으로 예상할 수 있다. 따라서 차이검정에서는 표본에서 측정한 평균 차이값을 차이값의 표준오차와 비교하게 되는데, 앞장에서 반복해서 언급했던 모형/오차의 공식이 그것이다. 원하는 모형은 두 조건 간 측정점수의 평균 차이값으로 표준오차로 나누면 해당 모형의 오차를 의미한다(즉, 모집단에서 무작위로 추출한 두 표본이 어느 정도 유사한지를 보여준다).

따라서 표준오차로 나누는 것은 두가지 의미를 갖는다. (1) 두 조건 간 평균 차이값을 표준화시키

나자료 9.1

일에 미치는 것이 효율적인가? ③

영국에서 "이곳에서 일하기 위해 미쳐야 할 필요는 없지만 때로 일하는데 도움이 된다"는 선전 문구를 흔히 볼 수 있다. Board와 Fritzon (2005)은 대규모 영국 회사에 근무하는 39명의 경영진을 대상으로 이 선전 문구가 사실인지 측정하는 연구를 했다.

도구는 성격검사를 위해 타당도가 검증되어 있는 간이정신검사 (MMPI-PD)로 자아도취형, 경계성 반사회형, 의존형, 충동형, 수동-공격형, 편집증형, 정신분열형, 분열 및 회피형 등 11개 유형의 성격장애를 측정할 수 있다. 대조군으로 317명의 현재 병원에서 정신병으로 진단받은 환자를 선택해 비교했다.

연구자는 결과를 평균, 표준편차를 표 2에 보고했고 독립 *t*-검정을 수행했다. **Board and Fritzon 2005.sav** 파일에서 자료를 찾아 독립 *t*-검정을 수행해보자. 결과가 어떻게 나왔는가? 원 논문의 표 2 또는 웹 사이트에서 해답을 찾을 수 있다.

는 것(즉, 결과변수의 측정단위를 고려하지 않고 *t*-점수를 비교할 수 있음), (2) 표본에서 측정한 차이평균값과 모집단에서 추출된 표본에서 자연적으로 예상될 수 있는 차이값을 비교하는 것이다. 표본에서 나타난 표준오차가 작았다면 표본분포가 0에 가깝게 분포하고 있다는 의미이므로 표본평균 간에 큰 차이를 보이는 것이 흔하지 않은 일이므로, 표본에서 측정된 차이값이 우연에 의한 것이 아니라고 확신하게 된다. 이 경우 처치의 효과가 의미있는 수준이라고 판단할 수 있다.

앞에서 설명했듯이 표준오차를 직접 측정할 수 없으므로 추출된 자료에서부터 공식을 사용하거나 붓스트래핑을 통해 표본오차를 추정해야 한다. Section 2.5.1에 제시된 것처럼 표준오차는 표준편차를 표본크기의 제곱근으로 나눈 것이며 차이값의 표준오차 $\sigma_{\bar{D}}$는 표본에서 계산한 차이값의 표준편차(s_D)를 표본크기(N)의 제곱근으로 나눈 것이다.

$$\sigma_{\bar{D}} = \frac{s_D}{\sqrt{N}} \tag{9.9}$$

차이값의 표준오차가 자료에 나타난 체계적이지 않은 변이를 측정한 것이라면 차이값의 합은 체계적 변이를 반영하는 것이다. *t*-검정에서는 비체계적 변이를 기준으로 실험에 의해 초래된 체계적 변이의 비율을 보여준다. 실험처치가 어떤 효과를 초래했다면 체계적 변이가 우연히 나타나는 비체계적 변이에 비해 훨씬 클 것(적어도 1보다는 클 것)으로 기대할 수 있다. 실험처치가 효과적이 아니었다면 개인차로 나타나는 변이가 실험처치에 의한 변이보다 더 클 것(즉, *t*-값이 1보다 작을 것)으로 예상할 수 있다. 이를 통해 최대로 예상되는 *t*-값(부록)에 비교해 실제 얻어진 *t*-값이 어느 정도인지 비교할 수 있으며 최대치보다 계산된 *t*-값이 크면 실험처치가 효과가 있음을 의미한다.

9.4. *t*-검정 수행을 위한 가정 ①

독립 *t*-검정과 대응 *t*-검정은 모두 모수통계이므로 정규분포를 기본으로 한다. 따라서 제5장에서 언급된 편의조건들을 모두 고려해야 한다(제5장). 단, 주의할 것은 짝 t-검정에서 정규분포의 의미는 차이값의 표본분포가 정규성을 갖는 것이며, 개별 점수의 정규분포를 의미하는 것이 아니다.

9.5. SPSS를 이용한 독립 t-검정 ①

9.5.1. 일반적 절차 ①

위에서 언급한 공식은 SPSS에서 간단하게 수행할 수 있다. 투명 망토 자료에서 두 집단 중 12명은 투명 망토를 입었고, 12명은 입지 않았다(Cloak). 결과변수는 이들이 수행한 장난 행위의 수(Mischief)이다. 자료에 편의를 초래할 요소가 있는지 확인한 후 Figure 9.3과 같이 t-검정을 수행한다. t-검정을 위한 가정이 충족되는지 확인해, 충족되지 않은 가정을 위해 붓스트래핑을 이용할 수 있다. 마지막으로 효과크기를 계산한다.

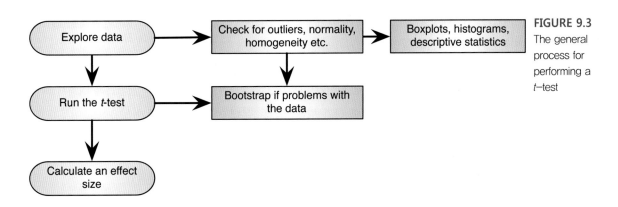

FIGURE 9.3
The general process for performing a t-test

9.5.2. 자료탐색과 t-검정 가정 확인 ①

Section 9.2.1에서 자료에 대한 기술통계를 수행해 분포에 대한 가정을 확인한 결과 각 집단은 정규분포하고 있었다. 투명 망토를 입은 집단이 장난 행위를 한 수($M = 5$)는 투명 망토를 입지 않은 집단($M=3.75$)에 비해 더 많았다. t-검정을 수행할 때 분산의 동질성(Section 5.3.3)을 보기 위해 SPSS에서 Levene 검정을 확인한다.

SELF-TEST Invisibility.sav 자료를 이용해 error bar chart 를 만들어보자. 이때 x-축은 망토(Cloak)로 두고 y-축은 장난 행위(Mischief)로 지정한다.

9.5.3. 독립 *t*–검정 계산하기 ①

독립 *t*–검정을 수행하기 위해 대화상자에서 Analyze Compare Means ▶ Independent-Samples T Test...
를 선택한다(Figure 9.4). 대화상자가 활성화되면, 종속변수(**Mischief**)를 리스트에서 선택해서
*Test Variable(s)*라고 명명된 박스로 끌어 옮기거나 ➡를 클릭한다. 여러 종속변수를 선택하면 한
번에 여러 개의 *t*–검정을 수행할 수 있다. 여러 *t*–검정을 수행함에 따르는 문제점은 Section 2.6.1.7
에 설명되어 있다.

다음은 독립변수(집단변수)를 선택한다. 위의 자료에서는 망토 착용 여부(**Cloak**)가 집단변수이므
로 *Grouping Variable*이라고 명명된 박스로 끌어 옮긴다. 집단변수가 선택된 후 Define Groups... 버튼이
활성화되면 집단을 지정하기 위한 대화상자가 열린다. SPSS에 어떤 집단을 어떻게 숫자화시켰는지
해당집단별로 숫자를 입력한다. 위의 자료에서 망토를 입지 않은 집단을 0으로, 망토를 입은 집단은
1로 코딩했다. 연속변수인 경우에 *기준점*(*Cut point*)를 지정해주면 SPSS가 알아서 해당 점수 이상
인 경우를 한 집단, 미만인 경우는 다른 집단으로 배정하기도 한다. 이 기능은 집단의 중앙값 등을
기준으로 집단배정을 하는 경우에 유용하게 쓰일 수 있다(브레인 9.1). 집단을 정의한 후 Continue 를 클
릭하면 주 대화상자로 돌아간다.

Options... 을 누르면 또 다른 대화상자가 열리는데 여기에서 계산된 신뢰구간의 간격을 변경할 수 있
다. 초기설정은 95% 신뢰구간으로 되어있으므로 그대로 두어도 무방하다. 분석결과에 대해서 더 엄
격하게 적용하고 싶은 경우 99%의 신뢰구간을 지정하는데, 이때 실제 효과가 있음에도 귀무가설을

FIGURE 9.4
Dialog boxes
for the
independent–
samples
t–test

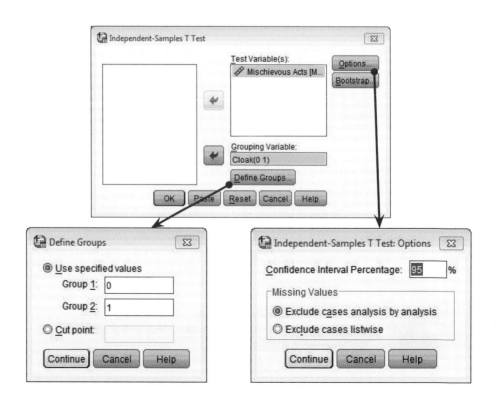

기각하지 못하게 되는 제2형 오류가 커질 위험이 있다. 또한 결측자료를 어떻게 처리할 것인지(SPSS Tip 5.1)를 지정할 수 있다. 분석을 실행하기 위해 주 대화상자에서 [OK]를 누른다.

자료에서 편향 위험성이 있다고 판단되면 평균 차이에 대한 신뢰구간을 계산하기 위해 붓스트래핑을 이용해 편향 위험을 줄일 수 있다. 이를 위해 주 대화상자에서 [Bootstrap...]을 클릭하여 붓스트랩 기능 리스트를 볼 수 있다. Section 5.4.3에서 설명한 바와 같이 ☑ P̲erform bootstrapping 을 선택하여 붓스트래핑을 활성화시키고, ◉ Per̲centile 또는 ◉ B̲ias corrected accelerated (BCa) 를 클릭해 95% 신뢰구간을 얻는다. 이 분석을 위해 편향 위험이 수정된 가속형(BCa) 신뢰구간을 선택했다. 주 대화상자로 돌아가서 [OK]를 눌러 분석을 시행한다.

9.5.4. 독립 t-검정의 결과 ①

독립 t-검정을 수행하면 표가 3개 제공되며(붓스트래핑을 선택하는 경우에는 표 2개) 두 실험조건에 대한 요약이 주어진다. 표에 의하면 두 집단 모두 12명의 대상자가 있다(N이라고 쓰여진 열). 투명 망토를 입지 않은 집단은 평균적으로 3.75개의 장난 행위를 했고 표준편차는 1.913이다. 이 집단의 표준오차는 0.552(SE = 1.913/√12= 1.913/3.464 = 0.552). 붓스트랩 SE 추정치는 0.53이며, 평균에 대한 붓스트랩 신뢰구간은 2.92에서 4.58까지 범위에 있다. 투명 망토를 입은 집단은 평균 5개(표준편차 1.651)의 장난을 했고, 표준오차는 0.477(SE = 1.651/√12= 1.651/3.464 = 0.477)이다. 붓스트랩 표준오차는 이보다 약간 낮은 0.46이며, 평균에 대한 신뢰구간은 4.33에서 5.67이었다. 두 집단의 신뢰구간이 겹쳐지므로 두 집단이 동일 모집단에서 추출되었음을 추측할 수 있다.

결과의 두 번째 표(Output 9.4)는 주 분석결과를 나타낸다. 분석결과에 대한 수치가 첫 두 개 행에 나타나있다. 첫 번째 행은 *Equal variances assumed*로 명명되어 있고, 두 번째 행은 *Equal*

OUTPUT 9.3

Paired Samples Statistics

				Bootstrap[a]			
						BCa 95% Confidence Interval	
			Statistic	Bias	Std. Error	Lower	Upper
Pair 1	Mischief (No Invisibility Cloak)	Mean	3.75	.01	.53	2.92	4.58
		N	12				
		Std. Deviation	1.913	-.127	.354	1.311	2.229
		Std. Error Mean	.552				
	Mischief (Invisibility Cloak)	Mean	5.00	.00	.46	4.33	5.67
		N	12				
		Std. Deviation	1.651	-.117	.307	1.168	1.881
		Std. Error Mean	.477				

a. Unless otherwise noted, bootstrap results are based on 1000 bootstrap samples

OUTPUT 9.4

Independent Samples Test

		Levene's Test for Equality of Variances		t-test for Equality of Means						
		F	Sig.	t	df	Sig. (2-tailed)	Mean Difference	Std. Error Difference	95% Confidence Interval of the Difference	
									Lower	Upper
Mischievous Acts	Equal variances assumed	.545	.468	-1.713	22	.101	-1.250	.730	-2.763	.263
	Equal variances not assumed			-1.713	21.541	.101	-1.250	.730	-2.765	.265

variances not assumed 라고 명명되어 있다. 제5장에서 모수검정은 실험집단의 분산이 대략 유사하다고 가정하고 있음을 설명했다. 브레인 5.6에서 언급했듯이 분산이 동질하지 않은 경우 보정이 이루어져야 한다. 표의 행렬에서는 이 가정이 충족되었는지 보여준다.

Section 5.3.3.에서 언급한 Levene 검정은 두 집단의 분산이 유사한지 분석한다. SPSS는 이 검정을 통해 두 집단의 분산이 동일하다는 귀무가설을 검정하므로 $p \leq .05$ 이면 Levene 검정은 두 집단이 유의하게 다르므로 분산의 동질성 가정이 위배되었음을 알 수 있다. 그러나 Levene 검정이 유의하지 않으면 ($p > .05$), 두 집단의 분산이 유사하다는 의미이므로 t-검정을 위한 가정이 충족되었음을 나타낸다. 이때 Output에서 '등분산 가정충족(*Equal variances assumed*)'이라고 쓰여진 칸의 t-검정 값을 찾는다. 위의 자료를 예로 들면 Levene 검정의 유의수준이 .468로서 유의하지 않아 가정이 충족되었으므로 등분산 가정충족이라고 쓰여진 칸의 t-검정값을 확인할 수 있다. 평균 차이 ($\bar{X}_{\text{No Cloak}} - \bar{X}_{\text{Cloak}} = 3.75 - 5 = -1.25$)와 표준오차값을 구하기 위해 9.5 공식에서 계산식을 확인할 수 있다.

$$\sqrt{\frac{s_1^2}{N_1} + \frac{s_2^2}{N_2}} = \sqrt{\frac{1.913^2}{12} + \frac{1.651^2}{12}}$$
$$= \sqrt{0.305 + 0.227}$$
$$= \sqrt{0.532}$$
$$= 0.730$$

t-검정값은 평균차이를 차이값의 표본분포에 대한 표준오차로 나누면 얻을 수 있다. 위의 자료에서 $t = -1.25/0.730 = -1.71$ 을 구할 수 있다. 이때 t-값은 주어진 자유도에서 모집단에 전혀 효과가 없다면 얻을 수 있는 최대 t-값과 비교해 평가된다. 독립 t-검정에서 자유도는 두 표본크기를 더한 후 표본 수를 뺀 숫자로 ($df = N_1 + N_2 - 2 = 12 + 12 - 2 = 22$)가 된다. SPSS에서 t-값에 대한 유의수준을 제공하므로 이 값이 .05보다 작은지 여부를 확인하면 된다. 양측 검정에서 p 값이 .101 이면 .05보다 크므로 두 집단의 평균 차이가 유의하지 않다고 결론내리게 된다. 실험연구에서는 투명 망토를 입은 군과 입지 않은 군 사이에 장난 행위의 횟수가 유의하게 다르지 않았음을 의미한다. t-값과 유의수준이 회귀분석을 시행했을 때와 동일한 수치를 보이고 있다 (Output 9.2)[3].

OUTPUT 9.5

Bootstrap for Independent Samples Test

		Mean Difference	Bootstrap[a]			
			Bias	Std. Error	BCa 95% Confidence Interval	
					Lower	Upper
Mischievous Acts	Equal variances assumed	-1.250	.003	.726	-2.606	.043
	Equal variances not assumed	-1.250	.003	.726	-2.606	.043

a. Unless otherwise noted, bootstrap results are based on 1000 bootstrap samples

---

[3] 사실 t-검정값은 동일하나 음의 값이 아닌 양의 값으로 나타난다. Section 7.4.5에서 점이연상관에 대해 논의한 바와 같이 이지변수의 상관방향은 전적으로 어느 집단에 어떤 사례를 배정하느냐에 따라 달라진다. 이와 같이 t-검정의 방향도 두 집단 중 어느 집단을 기준군(부호 = 0)으로 선택하느냐에 따라 달라지게 된다.

나자료 9.2

방광조절을 통한 억제효과 ①

방광조절 능력이 다른 영역의 억제능력에 관련되는가를 알고자 한다. Tuk 등(2011)은 대상자를 모집해 한 집단에게는 5컵의 물을 모두 마시게 하고 대조군은 물을 몇 모금만 마시도록 제한한 후, 방광이 찰 때까지 기다리도록 했다(Drink-

Group). 이후 대상자 집단으로 해금 8개의 상황에서 즉시 소량의 금전적 보상(SS) 또는 지연된 다량의 금전적 보상 (LL) 중에서 선택하도록 했다. 지연된 다량의 금전적 보상 (LL)을 선택하는 경우를 억제적 조절(LL–Sum)로 측정했다. 방광이 찬 대상자가 대조군에 비해 억제적 조절 능력이 큰지 여부를 (**Tuk et al. (2011). sav**) 자료를 이용해 t–검정으로 분석해보자답은 홈페이지나 논문 629쪽을 참고한다.

때로 단측 검정을 통해 구체적인 예측을 할 수 있는데, 예를 들면 '두 집단이 다른지'를 예측하지 않고, 더 구체적으로 '투명 망토를 입은 집단이 장난 행위를 더 많이 하는지' 예측하는 것이다. 단측 검정의 유의수준은 양측 검정일 때의 값을 2로 나누어 얻을 수 있으며, 위의 예에서는 .101/2 = .0505로 유의하지 않은 것으로 나타났다. 그러나 단측 검정은 Section 2.6.1.5에서 설명한 이유로 권장되지 않는다.

Output 9.5는 붓스트래핑을 선택한 경우의 결과를 보여준다. 붓스트래핑 절차가 적용되어 평균 차이에 대한 표준오차를 재계산했을 때 Output 9.4에서 나타난 .730이 아니라 .726으로 나타났다[4]. SPSS에서는 평균 간의 차이에 대한 붓스트래핑 신뢰구간도 제공해준다. 평균 간의 차이는 −1.25이며, 신뢰구간은 −2.606에서 0.043이다. 신뢰구간에 0이 포함되어 있으므로 이 의미는 모집단에서 평균 간의 차이가 음수, 양수 또는 심지어 0일 수도 있음을 보여준다. 즉, 평균 차이가 0, 즉 두 집단의 차이가 없을 수도 있다는 의미이다. 따라서 붓스트랩 신뢰구간을 고려할 때 투명 망토를 쓴 집단이 쓰지 않은 집단과 비교해 장난 행위 횟수에서 유의한 차이가 없는 것으로 결론지을 수 있다.

9.5.5. 효과크기 계산 ②

위의 자료에서 t–검정값이 통계적으로 유의하지 않은 것으로 나타났지만, 실질적으로 중재효과가 중요하지 않다는 의미는 아니다. 효과가 어느 정도 실질적인지를 확인하기 위해서 효과크기를 계산한다(Section 2.7.1). t–값을 r–값으로 변환하는 것은 다음 공식(Rosenthal, 1991; Rosnow & Rosenthal, 2005)을 이용해 쉽게 할 수 있다.

$$r = \sqrt{\frac{t^2}{t^2 + df}}$$

(9.10)

---

[4] 붓스트래핑의 방식이 매번 달라지게 되므로 정확히 동일한 수치가 나오지 않을 수 있다.

SPSS Output에서 t-값과 자유도(df)를 얻을 수 있으므로 r을 다음과 같이 계산할 수 있다.

$$r = \sqrt{\frac{-1.713^2}{-1.713^2 + 22}} = \sqrt{\frac{2.93}{24.93}} = 0.34$$

효과크기 0.34는 중간크기를 의미하므로, 비록 유의하지 않았다 하더라도 상당히 의미있는 정도의 효과를 나타낸다. 위에서 제시된 두 집단의 평균(5와 3.75)과 대조군(투명 망토를 입지 않은 집단)의 표준편차를 이용해 Cohen의 d(Section 2.7.1.1)를 구할 수 있다.

$$\hat{d} = \frac{\bar{X}_{\text{Cloak}} - \bar{X}_{\text{No Cloak}}}{s_{\text{No Cloak}}} = \frac{5 - 3.75}{1.91} = 0.65$$

즉, 두 집단 간 장난 행위를 한 횟수는 0.65 정도의 표준편차 차이가 있으며, 이것은 상당히 의미있는 차이임을 알 수 있다.

9.5.6. 독립 t-검정 보고하기 ①

통계분석 결과를 보고하기 위한 표준형식은 통계검정과 관련된 결과를 서술한 후, 통계값, 자유도, 통계값의 유의수준을 포함해 효과크기를 보고한다. 위의 자료를 분석한 SPSS Output은 t-값이 -1.71, 자유도는 22이며, 유의수준은 p = .101로 통계적으로 유의하지 않았음을 보여준다. 또한 각 집단의 평균값이 제시되어 있다. 위의 Output을 보고 다음과 같이 서술한다.

✓ 평균적으로 투명 망토를 입은 참가자가 행한 장난 행위(M = 5, SE = 0.48)는 투명 망토를 입지 않은 참가자(M = 3.75, SE = 0.55)에 비해 더 많았던 것으로 나타났다. 집단 간 차이 −1.25, BCa 95% CI[−2.606, 0.043]는 유의하지 않았으며 $t(22)$ = −1.71, p = .101이었다. 그러나 효과크기는 d = 0.65로 중간크기를 보였다.

위와 같이 각 집단 평균과 표준오차와 함께 평균 차이, 붓스트래핑 신뢰구간, 검정통계값, 자유도와 유의수준을 보고했다. 명확하게 결과를 보고 하기 위해 다음과 같은 기술은 피하도록 한다.

* 투명 망토를 입은 집단이 장난 행위를 더 많이 하지 않았다(t = −1.71).

위와 같은 결과 서술로는 누구보다 장난을 더 많이 하지 않았다는 것인지? 자유도는 얼마인지? 위의 결과가 통계적으로 유의한 것인지? 위에서 보고한 효과는 의미있는 수준인지에 대해 알 수 없기 때문이다.

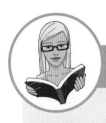

핵심녀의 힌트   독립 *t*-검정

- 독립 *t*-검정은 서로 다른 모집단에서 추출된 두 집단의 평균을 비교하는 것이다.
- 등분산 가정을 확인하기 위해 우선 Levene 검정 결과를 본다. 유의수준이 .05보다 적으면 등분산가정이 위배되었으므로 '등분산이 충족되지 않은 경우'의 *t*-검정값을 읽는다. 유의수준이 .05보다 크면 '등분산이 충족된 경우'의 *t*-검정값을 읽는다.
- 다음에 *t*-검정의 유의수준을 확인한다. .05보다 작으면 두 집단의 평균이 유의하게 다르다는 것을 의미한다.
- 붓스트래핑 독립표본 검정 Output을 보고 두 평균 차에 대한 강력한 신뢰구간을 얻을 수 있다.
- 평균값을 통해 두 집단의 평균이 어느 정도인지 파악한다.
- 평균 차이와 신뢰구간, *t*-통계값, 자유도, 유의수준과 함께 평균과 표준오차를 기술한다.
- 효과크기를 계산해 보고한다.

9.6. SPSS를 이용한 짝 *t*-검정 ①

9.6.1. 자료 입력하기 ①

분석을 위해서 투명 망토에 대한 자료를 반복측정설계로 수집했다고 가정해보자. 자료는 동일하지만 이 시나리오에 의하면 한 집단이 행한 장난 행위를 일주일 동안 측정한 후, 이들에게 투명 망토를 나누어 주고 다음 일주일 동안 행한 장난 행위를 기록하게 된다.[5]

SELF-TEST   Table 9.1에 있는 자료를 SPSS에 반복 측정자료 형식으로 입력해보자.

짝 *t*-검정을 위한 자료는 SPSS에서 다르게 입력된다. 하나의 열에 부호화된 자료를 입력하는 대신 이번에는 두 열에 망토를 입었을 때의 자료와 입지 않았을 때의 자료를 각각 입력한다. 웹 사이트에 이미 입력되어 있는 Invisibility RM.sav를 이용할 수 있다.

---

5   이론상으로는 참가자 일부는 투명 망토를 입게 하고 장난 행위를 측정한 후 망토를 벗고 측정하는 한편, 일부는 투명 망토가 없는 상태에서의 장난 행위 수행을 측정한 후 망토를 주고 측정하게 해 망토를 입었는지 여부의 순서에 대한 편향 가능성을 배제할 수 있다. 본 연구 시나리오에서는 편의를 위해 모든 사람이 망토를 입지 않은 상태에서 장난 행위를 측정해 기본선을 정한 후 모든 사람에게 투명 망토를 주고 한 주 동안 측정하는 것으로 했다.

9.6.2. 자료 탐색과 분석을 위한 가정 확인하기 ①

제5장에서 언급했듯이 짝 t-검정과 같은 모수통계에서는 표본의 정규분포를 가정으로 한다. 따라서 표본 수가 작은 경우 자료의 정규분포 여부를 확인하게 되는데, 표본 자료가 정규분포하는 경우 표본분포의 정규성도 인정되기 때문이다. 짝 t-검정을 통해 두 점수 간의 차이를 분석하게 되는데, 이때 두 원점수가 아닌 차이값에 대한 표본분포가 정규분포하는지 확인해야 한다. 표본 수가 큰 경우에는 정규분포 가정이 위반되는지 걱정하지 않아도 된다. 때로 원점수 두 개는 모두 극히 치우친 분포를 보이면서도 차이값은 정규분포를 보이는 경우도 있다.

SELF-TEST Invisibility RM.sav 자료를 이용해 망토을 입었을 때와 입지 않았을 때 자료값의 차이를 계산하고 차이값에 대한 정규성 가정을 확인해보자.

9.6.2.1. 반복측정설계의 오차막대도표와 관련된 문제 ①

제4장에서 오차막대를 이용해 집단 간의 차이를 가시화하는 방법을 제시했다. 반복측정 오차막대를 도표로 그릴 때의 문제를 살펴보도록 한다.

SELF-TEST Invisibility RM.sav 자료를 이용해 망토 변수를 X-축, 장난 행위 변수를 Y-축으로 지정한 후 오차막대도표를 그려보자.

앞에서 독립표본에 대한 오차막대도표를 만들어 보았고, 이번에는 반복측정설계에서 오차막대도표를 그려보도록 한다. Figure 9.5에 동일한 자료를 가지고 반복측정설계 형태로 만들어 본 도표가 있다. 제1장에서 언급했듯이 반복측정설계에서는 연령, IQ 등과 같은 일반적 특성이 동일하므로 이로 인한 차이가 제거되므로 자료의 민감성이 좋아진다. 따라서 오차막대도표도 동일 자료이지만 반복측정설계로 설정했을 때 자료의 민감성이 높아지므로 독립 설계에 비해 다소 달라지게 된다. 이제 Figure 9.5에 제시된 두 개의 오차막대도표에서 차이점을 발견할 수 있는지 살펴보자.

예상과 달리 두 개의 오차막대도표는 전혀 다르지 않다. 이유는 반복측정설계로 지정해 오차막대도표를 만들어도 SPSS에서는 두 점수군이 마치 다른 집단인 것처럼 취급하기 때문이다. 즉, 오차막대는 반복측정된 평균에 대한 '진짜' 오차를 반영하지 않는다는 의미이다. 이 문제는 수동으로 다음 단계를 거쳐서 해결할 수 있다.

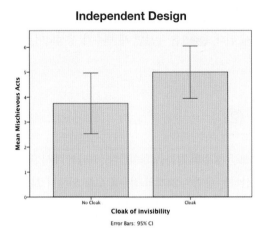

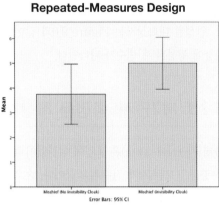

FIGURE 9.5

Two error bar graphs of the invisibility data. The data on the left are treated as though they are different participants, whereas those on the right are treated as though they are from the same participants

9.6.2.2. 제1단계: 각 대상자의 평균 계산하기 ②

반복측정설계의 오차막대도표를 수정하기 위해 제5장에서 언급한 *compute* 명령어를 사용한다. 우선 각 참가자의 장난 행위 평균을 계산하기 위해 *Mean* 기능을 이용한다. *Compute* 대화상자에서 Transform ▦ Compute Variable... 를 선택한다. *Target Variable*이라고 쓰여진 칸에 **Mean**(평균)이라고 입력한 후, *Function group*에서 *Statistical*을 선택한다. 이후 *Funtions and Special Variables*의 목록에서 *Mean*을 선택한다. 이후 ➡를 눌러 선택한 명령문 목록을 명령어 창에 이동시킨다. 명령문이 명령어 창에 이동되면, *MEAN(?,?)*이라고 나타나는데 여기서 ?를 변수명으로 대치해야 한다. 목록에

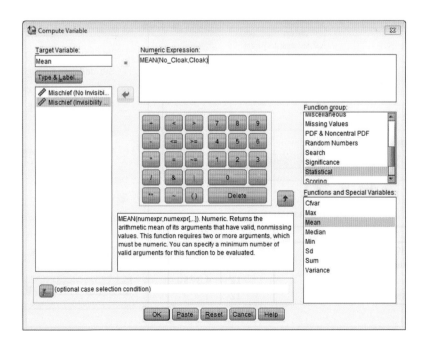

FIGURE 9.6

Using the *compute* function to calculate the mean of two columns

서 변수명을 찾거나 직접 입력할 수 있다. 첫 번째 ? 대신 **No_Cloak**, 두 번째 ? 대신 **Cloak**을 입력한다. 완성된 대화상자는 Figure 9.6과 같이 보이게 된다. (OK)를 누르면 새 변수가 생성되며, 자료편집창에 생성된 새 변수가 나타난다.

9.6.2.3. 제2단계: 총평균 계산하기 ②

총평균(grand mean)은 조건에 상관없이 측정된 모든 점수의 평균을 의미한다. 따라서 예시 자료에서 총평균은 모든 24개 점수의 평균이다. 손으로 계산하는 방법은 24개의 점수를 모두 더해서 24로 나눈다. 그러나 쉬운 방법은 1단계에서 생성한 새 변수 Mean 값의 평균을 구하면 된다. 1단계에서 생성된 Mean 전체 24개 점수의 평균을 구하면 총평균이 된다. 이를 위해서 *descriptives*(서술통계) 명령문 [*explore*(탐색) 또는 *frequencies*(빈도)기능]을 사용할 수 있다. 우선 Analyze Descriptive Statistics ▶ Descriptives... 을 선택하면 Figure 9.7이 나타날 것이다. 서술통계 명령문으로 변수의 기본 서술통계를 구할 수 있으며, Options... 을 누르면 두 번째 대화상자가 활성화된다. 변수 목록에서 **Mean**을 선택해 *Variable(s)*라고 명명된 박스로 를 눌러 이동시킨다. *Options*(선택) 대화상자의 초기설정이 평균으로 되어 있으므로 평균만 얻고 싶으면 그대로 두고 진행한다. 분석결과 투명 망토를 입지 않은 경우의 평균, 망토를 입은 경우의 평균과 두 조건의 평균(**Mean**)이 제공된다. 이때 Mean의 평균, 즉 총평균이 제공되는데 요약표에서 총평균값을 4.375로 확인할 수 있다. 이 값을 이용해서 다음 단계를 진행하도록 한다.

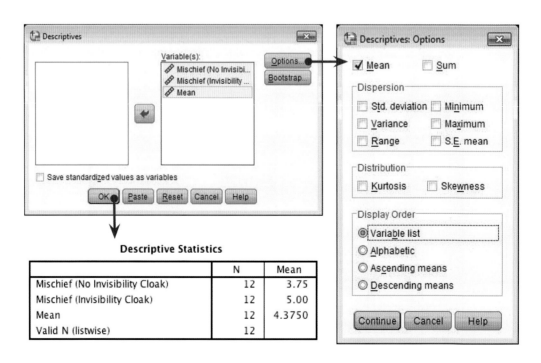

FIGURE 9.7
Dialog boxes and output for descriptive statistics

Descriptive Statistics

	N	Mean
Mischief (No Invisibility Cloak)	12	3.75
Mischief (Invisibility Cloak)	12	5.00
Mean	12	4.3750
Valid N (listwise)	12	

9.6.2.4. 제3단계: 조정요소 계산하기 ②

1단계에서 생성한 변수 **Mean**을 살펴보면 각 대상자의 값이 다르다. 이는 설정된 두 조건에서 어떤 대상자는 장난 행위를 다른 사람보다 더 많이 했음을 의미한다. 대상자들의 평균 장난 행위 점수가 다르다는 것은 대상자 간의 개인차가 있음을 나타낸다. 대상자가 보이는 장난 행위 점수로 나타나는 자연적인 개인차는 오차막대도표에 영향을 주게 된다. 이것이 제시된 오차막대도표 값을 조정하려는 이유이다. Loftus와 Masson (1994)은 자연적인 개인차로 인한 영향을 삭제하기 위해 대상자 간의 평균값을 평준화해야 한다고 주장했다. 즉, 각 조건에서 대상자에 대한 점수를 조정한 후 조건 간의 점수평균을 비교하는 것이다. 이를 위해 총평균에서 각 대상자의 평균점수를 빼서 조정요소를 계산한다. *Compute* 대화상자를 활성화시켜 target variable 칸에 생성할 변수 이름(예, **Adjustment**)을 입력한 후 명령어 '4.375−mean'을 이용한다. 이 명령어는 총평균(4.375)을 각 대상자의 평균 장난 행위 점수에서 빼기 위한 것이다(Figure 9.8).

Figure 9.8의 분석과정을 통해 자료 편집창에 새 변수 **Adjustment**가 생성된다. **Adjustment** 열의 점수는 장난 행위 총평균 점수에서 각 대상자의 평균 장난 행위 점수를 뺀 것이다. 일부 점수는 양수인데 이들의 장난 행위 점수가 총 평균보다 적음을 의미한다. 평균보다 더 장난 행위를 많이 한 대상자의 **Adjustment** 점수는 음수를 보인다. 이 조정점수를 이용해 장난 행위 변수에 나타난 대상자 간의 개인차를 제거할 수 있다.

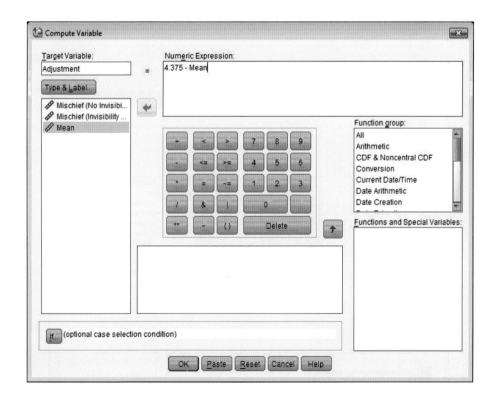

FIGURE 9.8
Calculating the adjustment factor

9.6.2.5. 제4단계: 각 변수의 수정값 만들기 ②

지금까지 각 대상자 평균점수와 모든 대상자의 평균(총평균) 간의 차이를 계산했다. 이 차이는 기존 변수에서 각 대상자의 자연적인 개인차를 조정하기 위해 사용될 수 있다. 우선 투명 망토를 입지 않은 조건 (No_Cloak)에서 측정한 점수를 조정하기로 하자. *Compute* 대화상자를 활성화한 후 새 변수 이름을 No_Cloak_Adjusted로 입력한다. 명령어에 입력할 내용은 No_Cloak 조건에서의 점수에 미리 구해놓은 조정점수를 더하는 것이다. 이를 위해 변수 No_Cloak을 선택하고 를 눌러 명령어 창으로 이동시킨 후 ▣를 누른다. 완성된 대화상자는 Figure 9.9에 나타나 있다. 위의 단계를 변수 Cloak에도 동일하게 실행해 Cloak 변수점수에 조정점수가 더해진 값을 가진 Cloak_Adjusted 변수를 생성한다.

생성된 변수 Cloak_Adjusted와 No_Cloak_Adjusted는 각 조건에서 측정된 장난 행위 점수에서 자연적으로 존재하는 대상자 차이를 조정한 점수를 반영한다. *compute* 명령어를 이용해 Section 9.6.2.2에서 시행한 것과 동일한 방법으로 Mean2 변수를 생성해 Cloak_Adjusted와 No_Cloak_Adjusted의 평균값을 구해보면 모든 대상자들의 값이 동일하게 나타남을 알 수 있다. 즉, 대상자 간의 개인차가 사라졌으므로 모든 대상자 값은 총평균인 4.375가 된다.

SELF-TEST 망토를 입은 조건에서의 값(**Cloak_Adjusted**)과 망토를 입지 않았을 때의 값(**No_Cloak_Adjusted**)에 대해 조정값의 평균에 대한 오차막대 차트를 만들어보자.

FIGURE 9.9
Adjusting
the values of
No_Cloak

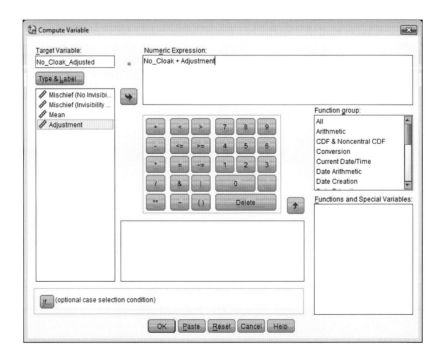

　Figure 9.10에 분석결과 생성된 오차막대도표가 나타나 있다. 이 도표와 Figure 9.5에 있는 도표를 비교해보자. 어떤 차이가 있는가? 첫 번째 중요한 점은 두 도표의 평균에 변화가 없다는 것이다. 그러나 오차도표는 더 작아졌다. Figure 9.5에는 오차막대가 겹치는 부분이 있었지만 새로운 오차막대는 겹치지 않아 표본이 동일 모집단에서 나온 것이 아님을 확인할 수 있다. 따라서 동일 자료가 독립표본설계에서는 유의한 차이를 보이지 않더라도, 반복측정 자료를 위한 오차막대도표를 민감성을 살려 제대로 그린다면 표본오차가 줄어들어 두 조건 간 차이는 유의하게 나타난다.

9.6.3. 짝 *t*–검정 계산하기 ①

　짝 *t*–검정을 수행하기 위해 Analyze Descriptive Statistics ▸ Descriptives... 를 선택해 주 대화상자를 활성화시킨다(Figure 9.11). 대화상자가 활성화되면 분석한 변수쌍을 선택한다. 이 경우 가능한 변수쌍(Cloak, No_Cloak)에서 Cloak을 먼저 선택하고 이어서 *ctrl* 키를 누른 상태에서 No_Cloak을 클릭하면 두 변수가 동시에 선택된다. 두 변수를 *Paired Variables* 창으로 ▶를 눌러 이동시킨다. 하나씩 선택해서 ▶를 클릭해 이동시킬 수도 있다. 여러 *t*–검정을 동시에 수행하려 할 때 다른 변수쌍을 선택해 같은 방법으로 박스로 이동시키면 된다. 이후 Options... 를 클릭하면 또 다른 대화상자가 활성화되어 독립 *t*–검정과 동일한 선택 리스트를 제공한다. 붓스트랩 기능(Section 5.4.3)을 위해 Bootstrap... 을 선택할 수 있다. 독립 *t*–검정에서 설명한 방법과 동일하게 ☑ Perform bootstrapping 또는 ◉ Bias corrected accelerated (BCa)를 선택한다. 주 대화상자로 돌아가서 분석을 시행하기 위해 OK 를 누른다.

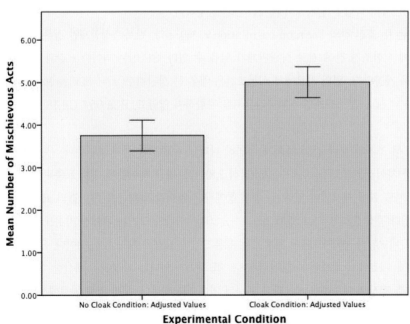

FIGURE 9.10
Error bar graph of the adjusted values of the data in **Invisibility RM.sav**

FIGURE 9.11
Main dialog box
for paired–
samples
t–test

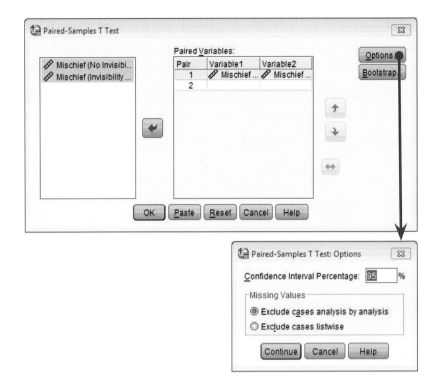

9.6.3.1. 짝 *t*-검정의 Output ①

짝 *t*-검정의 Output은 4개의 표(붓스트래핑 표 포함)가 제공된다. Output 9.6에 두 실험조건에서의 요약 통계표가 제시되어 있다. 각 소선에서 평균, 대상사 수(N), 표준편차와 표준오차를 보여준다. 이 값은 Section 9.5.4의 독립 *t*-검정에서 제시된 값과 동일하다.

Output 9.6에는 두 조건 간의 Pearson correlation도 제공된다. 반복측정설계인 경우 대상자가 동일인이기 때문에 실험조건 간에 서로 상관관계가 있을 수 있다. SPSS는 피어슨 *r* 값과 양측검정 유의수준(제7장)을 제공한다. 위의 자료에서 실험조건은 매우 큰 상관계수(r = .806)를 보이고 있으며, 유의수준은 p = .002, 붓스트래핑 신뢰구간은 0을 포함하지 않았고, BCa 95% CI[.185, .965]로 나타났다.

Output 9.7은 두 조건의 평균 간의 차이가 우연히 나타난 수준보다 큰지 보여준다. 우선 표에서 각 조건의 평균 간 차이값은 3.75 - 5 = -1.25 (공식 9.8)이다. 평균 차이값에 대한 표준편차와 함께 더 중요한 표준오차도 표에 제시되어 있다. *t*-검정 통계량은 차이값의 평균을 차이값의 표준오차를 나누어 구할 수 있다(공식 9.8: t = -1.25/0.329 = -3.804). *t*-값의 크기는 주어진 자유도에서 정해진 값을 기준으로 비교된다. 본 자료에서 자유도는 표본크기 - 1($df = N - 1$ = 11)이다. SPSS에서는 자유도를 이용해 자료에서 계산된 *t*-값이 두 조건 간 차이가 없다는 가정에서 계산할 수 있는 최대값과 비교해 양측 검정 유의수준을 *Sig.*라고 표시된 열에 제시해준다. 투명 망토 자료에서 양측 검정 유의수준은 매우 낮아 (p =. 003), *t*-검정값이 귀무가설이 사실이기 위해서는 0.3%의 가능성밖에 없음을 보여준다. p 값이 .05보다 작으므로 두 조건의 점수 차이가 유의하게 다르다고 결론내릴 수 있다. 실험설계에서 투명 망토를 입었다는 조건이 대상자의 장난 행위 점수에 유의한 영향을 미친 것($t(11) = -3.80$, $p = .003$)으로 설명할 수 있다. 이 결과는 Figure 9.10의 오차막대도표에 의해 예측된다.

마지막으로 Output은 평균 차이에 대한 95% 신뢰구간을 제시해준다.[6] 그러나 붓스트래핑을 이용한 강력한 신뢰구간이 Output 9.8에 제시되어 있다. 95% 신뢰구간이란 95%의 표본에서 이 구간 안에 참값이 포함되어 있다는 의미이다. 따라서 본 표본의 95%에서 모집단의 값이 신뢰구간인 −1.67과 −0.83 사이에 있다고 말할 수 있다. 본 자료에서 계산된 신뢰구간에서 중요한 것은 이 구간에 0이 포함되지 않았다는 것으로, 즉 모집단의 평균 차이가 0이 아닐 가능성이 높음을 의미한다. 즉 투명 망토를 입은 경우 장난 행위를 더 수행하게 되는 차이(효과크기)가 모집단에 존재함을 의미한다.

OUTPUT 9.6

Paired Samples Statistics

| | | | | Bootstrap[a] | | | |
| | | | | | | BCa 95% Confidence Interval | |
			Statistic	Bias	Std. Error	Lower	Upper
Pair 1	Mischief (No Invisibility Cloak)	Mean	3.75	-.02	.52	2.83	4.50
		N	12				
		Std. Deviation	1.913	-.110	.341	1.311	2.234
		Std. Error Mean	.552				
	Mischief (Invisibility Cloak)	Mean	5.00	.00	.46	4.17	5.75
		N	12				
		Std. Deviation	1.651	-.087	.309	1.114	1.992
		Std. Error Mean	.477				

a. Unless otherwise noted, bootstrap results are based on 1000 bootstrap samples

Paired Samples Correlations

| | | | | | Bootstrap for Correlation[a] | | | |
| | | | | | | | BCa 95% Confidence Interval | |
		N	Correlation	Sig.	Bias	Std. Error	Lower	Upper
Pair 1	Mischief (No Invisibility Cloak) & Mischief (Invisibility Cloak)	12	.806	.002	-.019	.160	.185	.965

a. Unless otherwise noted, bootstrap results are based on 1000 bootstrap samples

OUTPUT 9.7

Paired Samples Test

| | | Paired Differences | | | | | | | |
| | | | | | 95% Confidence Interval of the Difference | | | | |
		Mean	Std. Deviation	Std. Error Mean	Lower	Upper	t	df	Sig. (2-tailed)
Pair 1	Mischief (No Invisibility Cloak) – Mischief (Invisibility Cloak)	-1.250	1.138	.329	-1.973	-.527	-3.804	11	.003

OUTPUT 9.8

Bootstrap for Paired Samples Test

| | | | Bootstrap[a] | | | | |
| | | | | | | BCa 95% Confidence Interval | |
		Mean	Bias	Std. Error	Sig. (2-tailed)	Lower	Upper
Pair 1	Mischief (No Invisibility Cloak) – Mischief (Invisibility Cloak)	-1.250	-.019	.323	.004	-1.667	-.833

a. Unless otherwise noted, bootstrap results are based on 1000 bootstrap samples

---

6 이 구간은 표본분포의 평균 양측의 두 표준오차(1.96) 값을 반영한다. 투명 망토 자료에서 평균 차이는 −1.25이며 표준오차는 0.329이므로 −1.25 + (1.96 × 0.329)가 구간의 한계이다. 그러나 정규분포와 다른 t−분포를 적용하면 t−값을 신뢰구간 계산에 사용하게 된다. 본 자료에서 자유도 $df = 11$이므로 t−값은 2.201(양측 검정), 따라서 구간 한계값은 −1.25 + (2.201 × 0.329)가 된다.

9.6.4. 효과크기 계산하기 ①

Rosenthal (1991)에 근거해 독립 t-검정에서 한 것처럼 t-값으로부터 직접 효과크기를 계산할 수 있다. 이 경우 SPSS Output에 제시된 t-값과 df(자유도)를 가지고 다음과 같이 r 값을 계산한다.

$$r = \sqrt{\frac{(-3.804)^2}{(-3.804)^2 + 11}} = \sqrt{\frac{14.47}{25.47}} = .75$$

이 값은 .5 이상으로 큰 효과크기이다. 따라서 통계적으로 유의할 뿐 아니라 의미있는 결과이기도 한다. 독립 표본으로 계산했을 때는 효과크기가 .34이었으나 반복측정 설계에서는 오히려 효과크기가 커짐을 볼 수 있다. 동일한 자료를 입력했음을 고려하면 이 결과가 이상하게 보일 수 있다. Dunlap 등(1996)은 이 점을 지적하면서 짝 t-검정의 t-값을 가지고 모집단의 효과크기를 계산하는 경우 과대추정됨을 보고했다. r-값 대신에 Section 9.5.5에서 언급한 d 값을 구해보도록 하자.

$$\hat{d} = \frac{\bar{X}_{\text{Cloak}} - \bar{X}_{\text{No Cloak}}}{s_{\text{No Cloak}}} = \frac{5 - 3.75}{1.91} = 0.65$$

설계를 달리 해도 계산식은 동일하다. 따라서 효과크기는 설계가 달라져도 같은 값을 제시하므로 d 값이 r 값보다 효과크기로 선호된다.

9.6.5. 짝 t-검정 결과 보고하기 ①

짝 t-검정의 결과는 독립 t-검정에서와 동일한 내용을 보고하게 되지만, 신뢰구간, 자유도, t-값과 p 값은 달라지게 된다.

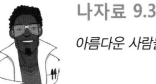

나자료 9.3

아름다운 사람들 ①

이 세상에는 잘생긴 남자보다 예쁜 여자가 더 많다. Satoshi Kanazawa는 잘생긴 부모가 남자아이보다는 여자아이를 갖는 경우가 더 많다고 설명한다. 역설적으로 아름다움은 남자보다 여자에게 더 가치있는 것으로 여겨지는 것이 그 원인일 수도 있다(Kanazawa, 2007).

Andrew Gelman과 David Weakliem은 위의 이론에 대해 다양한 통계적 오류와 오해에 대해 설명하는 매우 흥미있는 논문을 발표했다. 논문에서 1995년에서 2000년 사이 People 잡지에 실린 50명의 가장 아름다운 유명인들에게 자료를 수집했다고 보고했다. 2007년까지 이들의 자녀 성별을 조사했다. Kanazawa의 이론이 맞다면 자녀 중 남자아이보다 여자아이가 더 많아야 한다. **Gelman & Weakliem (2009).sav** 자료가 웹 사이트에 제시되어 있다. 자료를 이용해 t-검정을 시행해 이론이 맞는지 확인해보자. 답은 웹 사이트에서 찾을 수 있다.

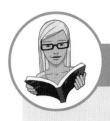

핵심녀의 힌트 　짝 *t*-검정

- 짝 *t*-검정은 같은 모집단에서 추출한 표본이 서로 다른 조건에 노출되었을 때 측정된 두 평균을 비교하는 것이다.
- *Sig.*라고 명시된 열의 값이 .05 이하이면 두 조건에서의 평균이 유의하게 다름을 의미한다.
- 평균값은 두 조건이 얼마나 다른지 보여준다.
- 짝 *t*-검정을 위한 붓스트래핑 표로부터 평균 간의 차이값에 대한 강력한 신뢰구간을 확인할 수 있다.
- 평균차, 신뢰구간, *t*-검정, 자유도 및 유의수준을 보고한다. 또한 서술통계로 각 조건에서 측정된 평균과 표준오차를 보고한다.
- 효과크기를 계산해 보고한다.

✓ 평균적으로 대상자는 투명 망토를 입었을 때($M = 5$, $SE = 0.48$) 수행한 장난 행위 횟수가 망토를 입지 않았을 때($M = 3.75$, $SE = 0.55$)보다 많았다. 이 차이는 -1.25, BCa 95% CI $[-1.67, -0.83]$로 유의했으며 $t(11) = -3.80$, $p = .003$으로 중간크기의 효과크기($d = 0.65$)이었다.

9.7. 집단 간 또는 반복 측정 ①

본 장에서 사용한 연구자료는 흥미로운 고려사항을 제시하고 있다. 동일한 자료를 사용한 두 가지 분석에서 동일 대상자에게 조건을 달리해 두 번 측정했을 때의 차이값과 서로 다른 두 집단에게 측정했을 때의 차이값이 제시되었다. 자료가 동일집단이라고 가정했을 때 결과는 두 평균 간에 유의한 차이가 있었으나, 자료를 독립적인 두 집단으로부터 측정했다고 가정했을 때 집단 평균 간에 유의한 차이를 보이지 않았다. 수수께끼처럼 들리겠지만 두 집단의 평균값과 효과크기는 동일했으며 오직 유의성 여부만 달랐다. 이것은 짝 *t*-검정의 상대적 검정력을 보여주는 것이다. 동일 대상자를 조건만 달리해 측정하게 되면 오차변이가 극적으로 감소하게 되어 실험을 통해 추구하는 체계적 변이를 찾기가 쉬워진다. Erlebacher (1977)의 연구에서 동일한 대상자에게 조건을 달리해 자료를 측정한 후, 서로 다른 집단을 표본으로 뽑아서 동일한 자료를 측정하고 자료수집 방법을 하나의 독립변수로 넣어 분석해 보았다. 그 결과 자료수집 방법이 연구결과와 유의하게 상관되고 있음을 발견했다.

9.8. 검정을 위한 가정이 위배되었다면? ②

제5장에서 다양한 유형의 편향(bias)의 존재와 교정하는 방법을 살펴보았다. 두 평균을 비교할 때 등분산 가정이 위배되었다면 교정을 통해 *t*-검정을 수행할 수 있다. 분석을 위한 다른 가정이 위배되

었다면 *t*-검정 대신 *Wilcoxon signed-rank* test (Section 6.5)와 *Mann-Whitney test* (Section 6.4)를 이용해 두 집단을 비교할 수 있다. 그러나 이 분석방법을 이용하기보다 *t*-검정을 적용할 수 있는 방법을 찾도록 권한다. 자료에서 눈에 띄는 이상값을 조정하고, 본 장에서 언급했던 편향에 비교적 강한 평균 차이에 대한 붓스트래핑 신뢰구간을 이용하도록 한다.

9.9. 개념에 대한 요약도 ①

FIGURE 9.12
What Brian
learnt from
this chapter

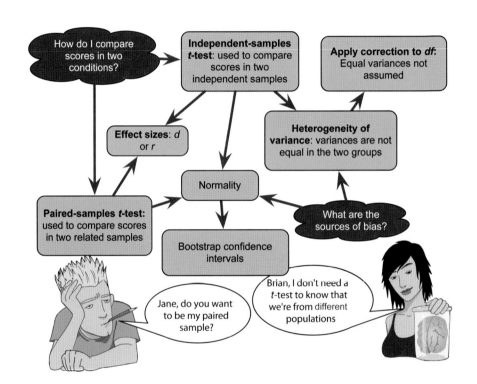

9.10. 다음 장은? ①

내가 록스타가 되겠다고 부모님께 선언했을 때만 해도 선생님이 되었을 때와 비교해서 록스타가 얼마나 돈을 많이 버는지 *t*-검정을 이용한 결과는 제시하지 못했다. 하지만 음악을 좋아하셨던 부모님은 통계적 자료가 뒷받침되지 않았어도 나의 꿈에 대해 만족해 하셨다. 다음 장에서는 회귀분석에서 다루는 매개 또는 조절변수에 대해 살펴보기로 한다.

9.11. 주요 용어

Dependent *t*-test (종속 *t*-검정)
Dummy variables (가변수)
Grand mean(총평균)
Independent *t*-test (독립 *t*-검정)

Paired-samples *t*-test (짝 *t*-검정)
Standard error of differences (차이의 표준오차)
Variance sum law (변량합법칙)

9.12. 스마트 알렉스의 과제

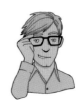

- **과제 1:** 거미에 대한 공포증이 있는 경우, 실제 거미를 보았을 때의 공포와 그림에 있는 거미를 보았을 때의 공포가 어떻게 다를까? 12명의 거미공포증 환자에게 크고 털이 많은 무시무시한 타란튤라 거미와 같이 있게 한 후 이번에는 동일한 모습의 타란튤라 거미 사진을 보여주었다. 각 상황에서 대상자의 불안 정도를 측정했다. 이 자료는 **Big Hairy Spider.sav**에 제시되어있다. 두 조건에서 실제 거미에 대한 불안도가 거미 그림에 대한 불안도와 어떻게 다른지 *t*-검정을 하시오. ①

- **과제 2:** 1의 자료에 대해 오차막대도표를 그리시오. 이때 반복측정설계로부터 측정된 자료라는 점을 고려해 필요한 조정을 하시오. ②

- **과제 3:** 나는 대중심리학 책을 싫어한다. 그 책은 과학적으로 근거가 없는 이야기로 가득 차 있어 심리학의 명성을 떨어뜨린다. 대중 심리학책에 대한 반감으로 작은 실험연구를 기획했다. 애인이 있는 대상자 두 집단을 선정해 무작위로 두 상황에 배정했다. 한 집단은 유명한 대중심리학 책인 '남자와 여자의 차이'를 읽게 하고, 다른 집단은 '마리 클레어'라는 유명한 패션잡지를 읽도록 한 후 애인과의 관계에서 어느 정도 행복하다고 느끼는지 객관적으로 측정했다. 이 자료는 **Penis.sav**에 제시되어 있다. 적절한 *t*-검정으로 자료를 분석하시오. ①

- **과제 4:** '남자와 여자의 차이'를 쓴 저자가 이번에는 500명의 대상자를 선정해 자신의 책을 읽은 후 관계에 대한 행복을 측정하고, 시점을 달리해 이번에는 내가 저술한 통계책을 읽은 후 관계에 대한 행복을 측정했다. 순서에 대한 편향을 줄이기 위해 일부는 내 책을 먼저 읽고, 일부는 자신의 책을 먼저 읽도록 했으며, 두 시점의 차이는 6개월이었다. 심리학 책과 통계학 책을 읽는 두 가지 조건 간에 관계에 대한 행복 점수에 차이가 있을지 분석하시오. 자료는 **Field&Hole.sav**에 제시되어 있다. ①

- **과제 5:** 제3장 과제 5에서 염소와 개랑 결혼한 사람의 동물 선호도와 삶의 만족도의 관계를 측정하는 자료를 언급했다(Goat or Dog.sav). 결혼한 동물의 유형(염소 또는 개)에 따라 사람이 느끼는 삶의 만족도에 차이가 있는지 *t*-검정하시오. ①

- **과제 6:** 과제 5에서 수행한 *t*-값과 제8장 과제 2에서 수행한 회귀분석 값을 비교했을 때 어떤 차이가 있는가? ①

- **과제 7**: 제5장에서 콘서트 3일 동안 변화되는 위생점수에 대한 자료(Download Festival.sav)를 언급했다. 첫날의 위생점수와 3일째 위생점수가 어떻게 다른지 짝 t-검정을 수행하시오. ①
- **과제 8**: 제6장 과제 1에서 사람과 개의 행동(MenLikeDogs.sav)이 어떻게 다른지 독립 t-검정으로 붓스트래핑을 이용해 분석하시오. 결과가 제6장 과제 결과와 동일한가? ②
- **과제 9**: 제6장 과제 2의 자료(DarkLord.sav)를 이용해 음악의 유형에 따라 염소 희생 행위에 영향을 주는지 짝 t-검정으로 분석하시오. 결과가 제6장 과제 결과와 동일한가? ②
- **과제 10**: 나자료 3.1에서 Bon Scott을 들은 사람과 Brian Johnson을 듣는 사람의 차이에 대해 독립적 t-검정과 붓스트래핑을 이용해 분석하시오. 결과가 Oxoby(2008)와 다른가? 자료는 **Oxoby (2008) Offers.sav**에 제시되어 있다. ②

과제의 정답은 웹 사이트에서 찾을 수 있다.

9.13. 참고도서

Field, A. P., & Hole, G. (2003). *How to design and report experiments.* London: Sage. (In my completely unbiased opinion this is a useful book to get some more background on experimental methods.)

Miles, J. N. V., & Banyard, P. (2007). *Understanding and using statistics in psychology: A practical introduction.* London: Sage. (A fantastic and amusing introduction to statistical theory.)

Wilcox, R. R. (2010). *Fundamentals of modern statistical methods: Substantially improving power and accuracy.* New York: Springer. (Looks at robust approaches to analysing differences between means.)

Wright, D. B., & London, K. (2009). *First steps in statistics* (2nd ed.). London: Sage. (This book has very clear introductions to the t-test.)

조절효과, 매개효과 및 기타 회귀분석

10

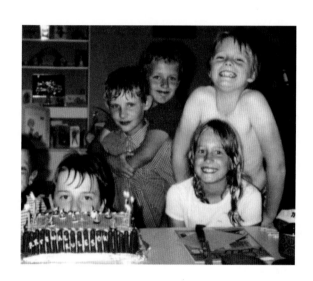

10.1. 이 장에는 어떤 내용이 있을까? ①

회귀분석을 통해 관계 만족도와 같은 개념을 예측할 수 있다. 예를 들어, 서로 사랑하는 연인이 헤어지게 되면 관계 만족도가 낮아지는 이유가 무엇일까를 예측하고 싶다. 두 사람이 취미로 록음악을 좋아했다면, 같은 종류의 음악에 대한 애정이 두 사람 관계를 더욱 돈독하게 만들 수 있을 것이다(조절효과). 혹은 남자의 록음악에 대한 애정과 두 사람 관계 만족도가 여자의 록음악에 대한 선호도에 의해 설명될 수 있을 것이다(매개효과). 앞 장에서 회귀분석에 이지형 예측변수(예, 록음악 선호 여부)를 포함할 수 있음을 언급했다. 그러나 만일 음악 선호도를 3개 이상의 분류변수(록음악, 힙합, 알앤비 등)로 나누면 어떻게 할 것인가? 본 장에서는 3개 이상의 분류형 변수를 포함한 좀 더 복잡한 상황에서 적용하는 회귀분석에 대해서 알아보도록 한다. 먼저 회귀분석 모형 중 조절효과와 매개효과 분석에 대해 살펴보겠다.

10.2. SPSS에서 대화상자 설정하기 ②

조절과 매개분석은 SPSS에서 수동으로 시행할 수 있으나 '*compute*' 명령어를 이용해 새로운 변수를 만들어야 하며, 매개분석 시행에도 상당한 제약이 따른다. 가장 좋은 방법은 '*PROCESS*' 명령어를 이용하는 것이나 이것은 SPSS 메뉴가 아니라 Andrew Hayes와 Kristopher Preacher에 의해 개발된 일련의 명령문이 요구된다.

PROCESS 도구란 사용자가 만든 대화상자이다. SPSS에는 사용자가 메뉴와 대화상자를 추가할 수 있는 기능이 있어 syntax(명령문) 창에 원하는 기능을 할 수 있는 명령어를 작성해 후에 자신이 만든 메뉴를 클릭하도록 해준다. 이 기능을 이용해 Andrew Hayes는 파일(**process.spd**)을 만들어 제공함으로써 사용자가 다운로드 받으면 회귀분석 메뉴에 새로운 메뉴가 설정되도록 했다. 이 메뉴를 통해 사용자는 대화상자를 열고 조절과 매개분석을 할 수 있다.

PROCESS 설치를 위한 세 가지 단계는 다음과 같다(Mac 사용자는 두 번째 단계를 무시한다).

1 웹 사이트 http://www.afhayes.com/spss-sas-and-mplus-macros-and-code.html에서 조절/매개 효과 설명 창을 열고 zip 파일을 다운받아 압축을 풀면 그 안에 파일이 들어있다.

2 Window 사용자의 경우 IBM SPSS를 설치한다. 먼저 *IBM SPSS Statistics* 폴더를 열어 💠 IBM SPSS Statistics 20 라고 표시된 아이콘을 찾는다. 아이콘을 우클릭해 Figure 10.2처럼 메뉴 창을 활성화시킨다. 관리자 권한으로 열기를 선택하면, SPSS를 열고 난 후 원하는 대로 설정

FIGURE 10.2
Installing the
PROCESS
menu

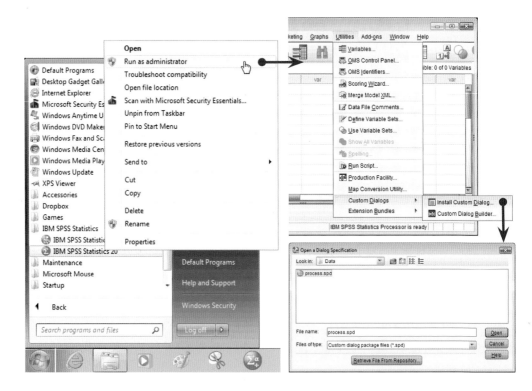

을 변경시킬 수 있다. SPSS가 컴퓨터를 변경시키도록 허용하겠느냐를 물어보는 대화상자가 나타나면 Yes를 클릭한다.

3 SPSS가 설치되면 유틸리티(U) 메뉴에서 '사용자 정의 대화상자' → '사용자 정의 대화상자 설치'를 클릭한다. 이때 파일을 열 수 있는 표준형 대화상자가 나타난다. 파일(**process.spd**)을 저장한 경로를 찾아 '열기'를 클릭한다. 이때 *PROCESS* 메뉴와 대화상자가 SPSS 프로그램에 설치된다. 오류 메시지가 뜨는 경우는 대부분 SPSS를 관리자 권한으로 열지 않았기 때문이다. 일단 설치가 완료되면 기존의 분석-회귀분석 메뉴에 *PROCESS* 메뉴가 추가된다(Figure 10.3).

10.3. 조절: 회귀분석에서의 교호작용 ③

10.3.1. 개념모형 ③

지금까지의 선형모형에서는 개별 예측변수를 다루었지만, 두 개 이상의 예측변수가 결과변수에 미치는 결합효과를 보는 것도 가능하다. 하나의 결과변수에 대한 두 변수의 결합효과를 조절(moderation)이라고 하며, 통계적으로는 교호작용효과(interaction effect)라고 한다. 개념적으로 조절을 설명하기 위해 폭력형 비디오 게임이 사람들을 반사회적으로 만드는지 여부를 예로 들 수 있다. 비디오 게임은 젊은 사람이 선호하는 대표적인 온라인 활동으로 5~16세의 60%와 8~15세 소년의 88%

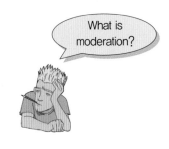

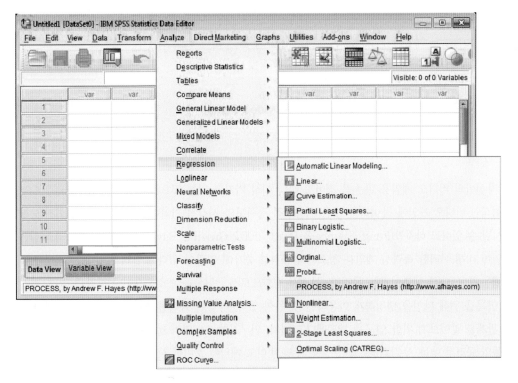

FIGURE 10.3
After installation, the *PROCESS* menu appears as part of the existing *Regression* menu

FIGURE 10.4
Diagram of the *conceptual* moderation model

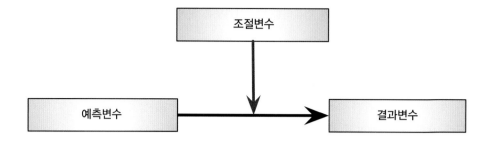

FIGURE 10.5
A categorical moderator (callous traits)

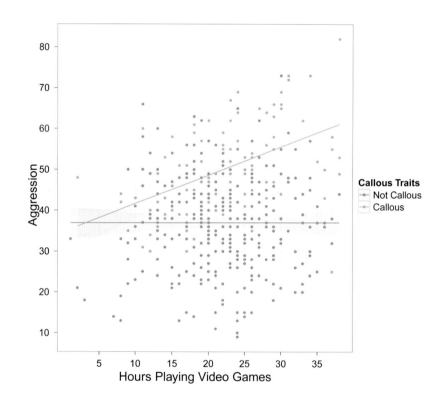

가 자신만의 비디오 게임용 콘솔을 적어도 하나 이상 가지고 있는 것으로 보고된다(Ofcom, 2008). 폭력적인 비디오 게임에 참여하는 것은 시공간적 정확도와 시각적 기억력, 추론능력과 뇌 회전을 향상시킬 수 있다고 하지만(Feng, Spence & Pratt, 2007, Green & Bavelier, 2007), 테트리스 같은 게임에 비해 이러한 폭력성 게임은 청소년의 공격성 증가에 연관이 있다고 알려져 있다. 공격성과 문제행동의 또 다른 예측인자는 무감각—무정서 성향으로서, 예를 들어 죄책감이나 공감력 결핍, 자신의 이득을 위해 타인을 냉정하게 이용하는 것 등이 있다. 다양한 폭력형 비디오 게임과 공격 행위 간의 관계를 알아보기 위한 연구를 계획했다고 하자. 연구자는 442명의 청소년으로부터 자료를 수집해 그들의 공격적 행동, 무감각—무정서 성향, 주당 비디오 게임에 소비한 시간을 측정했다.

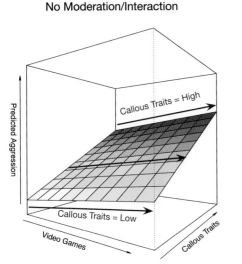

No Moderation/Interaction

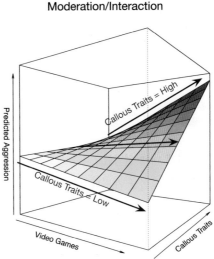

Moderation/Interaction

FIGURE 10.6
A continuous
moderator
(callous traits)

연구의 초점은 폭력형 비디오 게임 시간(예측변수)과 공격 행위(결과변수) 간의 관계이다. Figure 10.4에 나타난 조절의 개념적 모형은 조절(mediator) 변수가 예측변수와 결과변수 간의 관계에 영향을 주고 있음을 보여준다. 무감각–무정서적 성향이 조절변수라면, 폭력형 게임을 하는 것과 공격 행위 간의 관계는 무감각–무정서적 성향에 의해 영향을 받게 된다.

대상자를 무감각–무정서적 성향 여부에 따라 분류했을 때 Figure 10.5에 나타난 것처럼 무감각–무정서적 성향이 없는 대상자는 비디오 게임 시간과 공격 행위 간에 관련성이 없었다. 반면 무감각–무정서적 성향이 나타난 대상자의 경우 두 변수 간에 긍정적 상관, 즉 게임을 많이 할수록 공격 행위가 자주 보이는 것을 알 수 있다. 따라서 무감각–무정서적 성향이 비디오 게임과 공격 행위 간 관계를 조절하게 되어 두 변수의 관계는 무감각–무정서적 성향 여부에 따라 달라지게 된다. 이것이 조절효과에 대한 가장 단순한 설명이다. 그러나 조절효과가 한 집단에만 나타나고 다른 집단에는 나타나지 않아야 하는 것은 아니며, 단지 두 변수 간의 관계가 조절변수에 따라 변화되는가에 초점을 두는 것으로 관계는 약화되거나 방향이 변화될 수도 있다.

만일 조절변수가 연속변수라면 표현하기가 더 복잡하지만 해석은 유사하다. Figure 10.6은 비디오 게임 시간과 공격 행위, 무감각–무정서적 성향(연속변수)의 관계를 보여주고 있다. 이때 초점은 비디오 게임 시간과 공격 행위 간의 관계가 무감각–무정서적 성향에 의해 어떻게 달라지는지 파악하는 것이다. 이를 위해 무감각–무정서적 성향의 낮을 때와 높을 때 각각의 비디오 게임 시간이 공격 행위에 미치는 영향에 대한 회귀분석 판의 각도를 Figure 10.6에 그려진 청색 화살표로 비교할 수 있다. 좌측 그래프에서는 무감각–무정서적 성향 척도가 낮을 때 비디오 게임 시간과 공격 행위 간에 약한 긍정적 상관을 보이고 있으며, 무감각–무정서적 성향 척도가 높을 때도 유사한 각도를 보이므로 조절효과 또는 교호작용 효과가 없는 것으로 나타났다. 반면, 오른쪽 그래프에서는 무감각–무정서적 성향이 낮을 때 비디오 게임 시간과 공격 행위 간의 관계는 약한 부정적 상관을 보였으며, 무감각–무정서적 성향의 중간 지점에서는 상대적으로 무상관 기울기를 보이고 있다. 무감각–무정서적 성향이 높을 때 비디오 게임 시간과 공격 행위 간의 관계는 강한 긍정적 상관으로 나타났다. 따라서 무감각-무정서적 성향이 낮음에서 중간, 높음으로 이동함에 따라 게임 시간과 공격 행위 간의 관계는 약한 부정적 상관에서 무상관, 강한 긍정적 상관으로 변화되었으므로, 두 변수 간의 관계는 무감각-무정서적 성향에 의해 조절된다고 말할 수 있다.

10.3.2. 통계모형 ②

조절의 개념에 대해 설명했으니 통계모형에서 조절효과를 알아보도록 하자. Figure 10.7에서는 어떻게 통계적으로 조절을 개념화하는지 보여주는데, 결과변수를 예측변수, 조절변수, 그리고 예측과 조절변수의 교호작용으로 예측하는 것이다. 조절효과 여부는 두 변수의 교호작용에 의해 결정되나, 반드시 예측변수와 조절변수도 식에 포함해야 하는 것을 잊지 말아야 한다. 예를 들어 결과변수인 공격 행위를 예측하기 위해 비디오 게임 시간과 무감각-무정서적 성향을 비롯해 두 변수의 교호작용을 포함해야 한다.

일반적 선형모형에서 다음과 같은 식이 이용된다.

$$\text{outcome}_i = (\text{model}) + \text{error}_i$$

제8장에서 다중회귀분석을 설명할 때 다음과 같은 식이 적용되었다.

$$Y_i = \left(b_0 + b_1 X_{1i} + b_2 X_{2i} + \cdots + b_n X_{ni}\right) + \varepsilon_i$$

따라서 위의 예제를 기본 회귀방정식으로 표현하면 다음과 같다.

$$\text{Aggression}_i = \left(b_0 + b_1 \text{Gaming}_i + b_2 \text{Callous}_i\right) + \varepsilon_i$$

그러나 조절효과를 검증하기 위해 게임 시간과 무감각-무정서적 성향간의 교호작용을 고려해야 한다. 이 변수를 포함하기 위해서는 선형모형을 확장해 다음과 같이 표현한다.

FIGURE 10.7
Diagram of the *statistical* moderation model

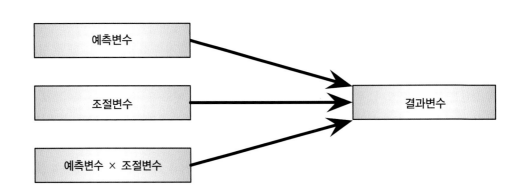

$$Y_i = (b_0 + b_1 A_i + b_2 B_i + b_3 AB_i) + \varepsilon_i$$

$$\text{Aggression}_i = (b_0 + b_1 \text{Gaming}_i + b_2 \text{Callous}_i + b_3 \text{Interaction}_i) + \varepsilon_i \qquad (10.1)$$

10.3.3. 중심화 변수 ②

모형에 교호작용 효과가 포함되면 b 계수는 특별한 의미를 갖게 된다. 개별 예측변수의 회귀계수는 다른 예측변수가 0일 때 결과변수에 대한 회귀 정도를 반영한다. 따라서 10.1의 공식에서 b_1은 무감각-무정서적 성향이 0일 때 공격 행위와 게임 시간 수 간의 관계를 반영하며, b_2는 게임을 하는 시간이 0일 때 공격 행위와 무감각-무정서적 성향의 관계를 의미한다. 위의 예는 0이라는 점수가 실제 존재하는 변수(즉, 어린이가 주당 게임을 전혀 안 하거나, 무감각-무정서적 성향을 전혀 가지고 있지 않을 수 있음)이므로 해석하는데 문제가 없다. 그러나 예측변수가 0점을 갖는 것이 불가능한 상황도 있다. 예를 들어, 주당 비디오 게임 시간이라는 변수 대신에 생리적 반응지수로서 심박동 수를 넣었다고 하자.

$$\text{Aggression}_i = (b_0 + b_1 \text{Heart Rate}_i + b_2 \text{Callous}_i + b_3 \text{Interaction}_i) + \varepsilon_i$$

위의 모형에서 b_2는 게임을 하는 동안 심박동 수가 0일 때 무감각-무정서적 성향이 공격 행위를 변화시키는 회귀계수를 의미한다. 비디오 게임이 실제 누군가의 심박동 수를 0으로 만드는 상황은 거의 일어나지 않으므로 위의 모형을 이용한 예측은 의미가 없다.

이러한 이유로 예측변수를 총평균 중심화(grand mean centering)를 이용해 변형시킨다. Centering이란 변수를 고정점수 주변의 편향(deviation)으로 변형시키는 것을 의미한다. 이 고정점은 연구자가 선택하는 어떤 점이라도 가능하지만 대부분은 총평균(grand mean)을 이용한다. 제1장에서 z-score를 계산할 때 첫 번째 단계가 개별값을 평균으로부터 빼는 것인데, 이것이 총평균 중심화이다. z-score와 마찬가지로 총평균을 중심화시킨 값은 0점을 중심으로 모아진다. 그러나 z-score와는 달리 중심화 값에 대한 표준편차에는 별 의미를 두지 않는다.[1] 따라서 특정 변수의 총평균 중심화 값은 개별값을 해당 변수의 총평균으로부터 뺀 값이다.

예측변수의 중심화는 고차원(high order) 예측변수에 대한 b 값에는 영향을 주지 않지만, 단순회귀식(lower order)에서는 b 값에 영향을 주게 된다. 고차원이나 낮은 차원의 의미는 몇 개의 변수가 예측에 관여하는지 의미하는데, 예를 들어 게임 시간 × 무감각-무정서 성향의 교호작용은 두 변수가 관여해 하나의 예측변수를 구성했으므로 고차원에 속한다. 따라서 위의 모형식(10.1)에서 예측변수를 중심화했어도 b_3(교호작용 회귀계수)에는 영향이 없지만 b_1(게임 시간)과 b_2(무감각-무정서 성

> What is centering and do I need to do it?

---

[1] z-score에서는 한 단계 더 나아가서 중심화 점수를 원자료의 표준편차로 나누게 되는데, 이를 통해 표준편차에 대한 측정 단위가 변경된다.

향)값에는 변화가 있다. 만일 게임 시간이나 무감각–무정서 성향을 중심화하지 않았다면 각 b 값은 다른 예측변수가 0일 때 해당 예측변수의 영향력을 의미한다. 그러나 게임 시간과 무감각–무정서 성향을 중심화하게 되면 각 b 값은 다른 예측변수가 총평균 값일 때 해당 예측변수의 영향력을 의미한다. 예를 들어 b_2는 어떤 사람이 주당 총평균 시간만큼 게임을 한다는 전제에서, 공격 행위와 무감각–무정서 성향 간의 관계를 의미한다.

따라서 중심화는 모형에 교호작용이 포함될 때 단순회귀식의 효과(b)까지 해석할 수 있다는 점에서 특히 중요하다. 고차원 교호작용이 유의한 경우 단순회귀 효과에 별 의미를 두지 않는 경우가 많지만, 그럼에도 중심화를 하게 되면 주효과를 해석하기가 훨씬 쉬워진다. 예를 들어 게임 시간과 무감각–무정서 성향의 교호작용이 유의한 경우, 개별 변수인 게임 시간이나 무감각–무정서 성향의 개별 효과에 대해 신경 쓰지 않게 된다. 그렇다 하더라도 개별 예측변수에 대해 중심화를 한 경우 각 변수의 b는 다음 2가지, 즉 (1) 표본이 총평균 값이라는 조건에서 해당 예측변수의 효과, (2) 다른 예측변수 점수범위에 기준할 때 해당 예측변수의 평균 효과로 해석할 수 있다. 두 번째 해석을 설명하자면, 전혀 게임을 하지 않는 어떤 개인에 대해 공격 행위와 무감각–무정서 성향 간의 회귀식을 계산해 b를 구했다고 하자. 이후 그 개인에게 게임을 한 시간 하도록 한 후 다시 회귀식을 계산하고, 다음 두 시간을 게임한 후 다시 회귀식을 계산해 b를 구하면, 결국 게임 모든 시간에 대한 두 변수 간의 회귀식을 구하게 된다. 우리가 구한 모든 b 값은 서로 다른 게임 시간을 기준으로 공격 행위와 무감각–무정서 성향간의 관계를 대표하는 값이다. 이 모든 b 값을 더해 평균을 내면, 중심화된 게임 시간과 교호작용을 넣고 중심화한 무감각–무정서 경향을 예측변수로 해 구한 b와 동일한 값이 된다.

PROCESS 프로그램은 중심화 기능이 있어 중심화 공식을 몰라도 구할 수 있지만, 중심화는 다른 분석에서도 매우 유용하게 사용된다.

더모아

중심화는 어떻게 만드나요?

SPSS에서 변수를 중심화시키는 방법은 이 책에서 소개한 웹 사이트에 자세하게 설명되어 있다.
www.sagepub.co.uk/field4e

10.3.4. 교호작용 변수 만들기 ②

방정식 10.1에는 교호작용 변수가 포함되어 있으나, 자료파일에는 별도로 들어가 있지 않다. 그렇다면 데이터 세트에 포함되지 않는 변수를 어떻게 모형에 넣을 수 있을까? 우선 변수를 새로 만드는 방법이 있다. 수학적으로 볼 때 교호작용이란 두 변수를 말 그대로 곱한 효과이다. 따라서 위에서 언급한 교호작용 변수는 게임 시간과 무감각–무정서 성향 점수를 곱한 것을 의미하므로 교호작용은 보통 *변수 1 × 변수 2* 라고 표시된다. SPSS에서 조절변수 분석(moderation analysis)을 할 때 만들어지는 교호작용 변수를 아래 SELF-TEST에서 실제 수행해 보도록 하자.

SELF- TEST 중심화 변수인 **CUT_centred** 와 **Vid_centred**를 만든다. 이후 *compute* 명령어로 **CUT_centred**와 **Vid_centred**를 곱하여 새 교호작용 변수명 **interaction**을 계산한다.

10.3.5. 교호작용 효과 추후 분석하기 ②

조절(moderation)이란 변수 간의 의미있는 교호작용에 의해 나타난다. 그러나 조절효과가 유의했어도 조절의 속성을 파악하기 위해서는 한 단계 더 분석해야 한다. 위의 예시에서 조절변수(무감각-무정서 성향)가 공격적 비디오 게임을 하는 것과 공격 행위 간의 관계에 영향을 미칠 것으로 예측했다. 무감각-무정서 성향과 게임한 시간 간의 교호작용이 공격성을 유의하게 예측했다면, 조절효과가 존재한다는 것을 알 수 있다. 그러나 효과의 속성은 알지 못한다. 게임 시간과 공격성이 양의 관련성을 갖고 있거나, 아니면 개인의 무감각-무정서 성향이 커질수록 게임 시간과 공격성의 관계가 점점 커질 수도 있다. 혹은 무감각-무정서 성향이 낮은 사람들은 게임하는 시간이 많을수록 오히려 공격 행위가 감소하는 반면, 무감각-무정서 성향이 높은 사람들은 오히려 반대로 게임 시간이 많아질수록 공격 행위가 증가할 수도 있다. 이러한 속성을 파악하기 위해서 단순기울기분석(simple slopes analysis)을 수행한다.

단순기울기 분석의 개념은 Figure 10.6에 나타나 있다. Figure 10.6에서는 예측변수(게임 시간)와 결과변수(공격 행위)의 관계를 조절변수(무감각-무정서 성향)가 낮을 때와 높을 때로 비교한다. 예를 들어 Figure 10.6의 오른쪽 패널에 의하면 무감각-무정서 성향이 낮을 때 게임 시간과 공격성이 약한 음의 관계를 보이고 있으며, 무감각-무정서 성향이 높으면 게임 시간과 공격성이 상당히 강한 양의 관계를 보인다. 즉, 단순기울기분석의 핵심은 조절변수의 수준(낮음, 보통, 높음)에 따라 예측변수와 결과변수의 회귀식을 구하는 것이다. 높음과 낮음의 기준은 연구자가 정할 수 있겠지만, *PROCESS*에서는 조절변수의 평균값에서 1 표준편차를 기준으로 위, 아래 수준을 결정한다. 따라서 위의 예에서 무감각-무정서 성향의 평균에 따라 1 표준편차 위의 지점, 1 표준편차 아래 지점을 나눈 후 각 수준에서 예측변수(게임 시간)의 결과변수(공격 행위)에 대한 기울기를 구하게 된다. 기울기는 유의성 여부, *b* 값, 관계의 방향에 대해 비교하므로 무감각-무정서 성향의 수준에 따라 게임 시간과 공격 행위 간 관계가 어떻게 변화하는지 파악할 수 있다.

또 다른 접근 방법은 예측변수와 결과변수 간 관계가 조절변수 값(수준이 아닌 개별값)에 따라 어떻게 변화하는지 분석하는 것이다. *PROCESS*에서는 Johnson과 Neyman (1936)의 방법에 따라 진행한다. 컴퓨터는 조절변수 각 수치에 대한 예측변수와 결과변수 간의 회귀모형을 계산한다. 각 회귀모형에 회귀기울기에 대한 유의성이 계산되므로, 조절변수 값이 어느 범위에 있을 때 회귀기울기가 유의한지 파악할 수 있다. 이것이 '유의성 영역(zone of significance)'으로 조절변수의 상한값과 하한값을 보여준다. 특징적으로 조절변수 두 값 사이에 있는 회귀모형에서는 예측변수가 결과변수를 유의하게 예측하지 못한다. 조절변수가 하한값보다 낮은 경우와 상한값보다 높은 경우에 예측변수가 유의하게 결과변수를 예측한다.

10.3.6. 분석하기 ②

회귀모형에서 조절(moderation)효과를 예측변수와 조절변수 간의 유의한 교호작용을 통해 확인한 후 분석을 진행한다. 우선 예측변수와 조절변수를 중심화(centering)시킨다. 이후 위에서 언급한 방법에 따라 교호작용 변수를 만들고, 중심화된 예측변수와 중심화된 교호작용을 예측변수로 회귀분석을 시행한다. 이 방법의 장점은 모형에서 편향을 초래하는 원인을 찾아볼 수 있다는 점이다.

SELF-TEST **CUT–Centred**, **Vid–Centred**와 **Interaction**으로 **Regression**을 예측하는 회귀분석을 시행해 보자.

PROCESS 도구를 이용하면 회귀분석 도구를 이용했을 때보다 여러 장점이 있는데 (1) 자동으로 중심화 변수를 만들어 주고, (2) 교호작용을 자동으로 계산하며, (3) 단순기울기분석을 수행해준다. Figure 10.8의 대화상자에서 Analyze Regression ▶ PROCESS, by Andrew F. Hayes (http://www.afhayes.com) 를 선택한다. 데이터 파일에 있는 변수는 대화상자에 *Data File Variables* 라고 명명되어 있다.

결과변수(예, **Aggression**)를 선택해 대화상자 안의 *Outcome Variable* (*Y*)라고 표시되어 있는 곳에 붙인 후 ⬇ 를 클릭한다. 이번에는 예측변수(예, **Vid_Games**)를 선택해 *Independent* Variable (*X*)라고 명시된 박스에 붙인다. 마지막으로 조절변수(예, **CaUnTs**)를 선택해 *M Variable(s)* 라고 명시된 박스에 붙인 후 ⬇ 를 클릭한다.

PROCESS 프로그램은 모형을 74개까지 분석할 수 있으며, 각 모형은 *Model Number* 아래의 드롭다운 메뉴에 숫자로 명명된다. 74개 모형을 모두 분석하는 방법은 *PROCESS* 파일(http://www. afhayes.com/public/process.pdf)에서 찾을 수 있다. 단순 조절효과 분석은 모형 1이나, 초기설정 모형(default model)은 4번(매개, mediation)으로 되어 있으므로, 드롭다운 리스트를 눌러 1번을 선택한다. 대화상자에는 단순 조절효과분석 이외의 다른 모형도 선택할 수 있도록 되어 있는데 나머지는 무시한다.

대화상자의 Options 을 누르면 조절효과를 위한 4가지 유용한 선택항목이 나타난다. (1) *Mean center for products*는 예측변수와 조절효과변수를 중심화시킨다, (2) *Heteroscedasticity-consistent SEs*는 모형의 이분산성을 해결해 준다. (3) *OLS/ML confidence intervals*는 모형에서 중요한 역할을 하는 신뢰구간을 제시해주며 (4) *Generate data for plotting*은 단순기울기분석을 시각적으로 보여주고 해석하는데 도움이 된다. 단순기울기분석을 위해 Conditioning 을 누르면, 조절효과변수의 평균에서 +1 표준편차 수준에서 단순기울기를 원하는지(이것이 초기설정 모형이며 흔히 쓰인다), 아니면 백분위수로(10번째, 25번째, 50번째, 75번째, 90번째) 할지 결정할 수 있다. *Johnson–Neyman* 방법을 선택하면 조절변수의 유의성 영역을 정하는데 도움이 된다. 주 대화상자로 돌아와서 OK 를 누른다.

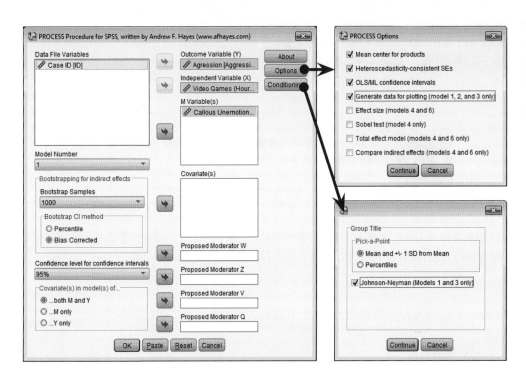

FIGURE 10.8
The dialog boxes for running moderation analysis

10.3.7. 조절효과 분석 결과 ②

분석 결과는 표가 아니라 텍스트 형태이다. Output가 이상하게 보이거나 경고 문구가 보이고, 다수의 0이 표시되어 있는 경우 *PROCESS* 명령문에 포함시킨 변수를 다시 한 번 살펴보도록 한다 (SPSS TIP 10.1). 그러나 모든 것이 잘 진행되었다고 가정할 때 Output 10.1처럼 주 조절효과 분석 Output가 나타난다. 결과분석표는 회귀분석표와 유사하다. 각 예측변수의 b-값과 연관된 표준오차 (이 값은 위에서 선택 버튼을 눌렀기 때문에 이분산성에 대해 조정된 값으로 표시된다)가 제시된다. 각 b는 t-검정을 통해 0와 비교해 유의한지 표시되는데, 이는 beta 값을 표준오차로 나누어 계산한다. 조절효과는 유의한 교호작용 효과로 제시되며, 예시 Output에서 유의했으므로($b = 0.027$, 95% CI[0.013, 0.041], $t = 3.71$, $p < 0.001$), 게임 시간과 공격성 간의 관계가 무감각-무정서 성향에 의해 조절되고 있음을 알 수 있다.

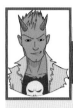

SPSS TIP 10.1 *PROCESS* 관련 문제 해결하기 ②

다음 몇 가지 점을 확인하여 *PROCESS* 분석 문제를 해결할 수 있다.

- *PROCESS* 분석에 포함되는 변수는 8자를 넘지 않도록 한다. 포함되는 변수의 이름이 길고 유사한 이름인 경우 프로그램 분석 과정에서 혼동될 수 있으므로 가능한 한 짧게 변경하는 것을 권장한다.
- 변수 이름을 **xxx**로 하는 경우 *PROCESS*에서 지정한 변수명과 중복될 위험이 있으므로 **xxx**는 변수명에서 제외하도록 한다.
- *PROCESS*는 문자변수를 해석할 수 없으므로 모든 변수는 숫자로 입력한다.

SELF-TEST 위에서 수행한 Self-Test 결과를 Output 10.1과 비교해보자.

조절효과를 해석하기 위해 단순기울기를 살펴본다(Output 10.2). 표에는 게임 시간에 의해 공격 행위를 예측하는 세 개의 다른 회귀분석 (1) 무감각–무정서 성향이 낮을 때(–9.6177), (2) 무감각–

OUTPUT 10.1

```
******************************************************************************
Model = 1
    Y = Aggressi
    X = Vid_Game
    M = CaUnTs


Sample size
      442
******************************************************************************
Outcome: Aggressi
Model Summary
          R        R-sq        F        df1        df2          p
       .6142      .3773    90.5311    3.0000    438.0000      .0000
Model
              coeff        se        t          p        LLCI        ULCI
constant     39.9671     .4750    84.1365     .0000    39.0335    40.9007
CaUnTs         .7601     .0466    16.3042     .0000      .6685      .8517
Vid_Game       .1696     .0759     2.2343     .0260      .0204      .3188
int_1          .0271     .0073     3.7051     .0002      .0127      .0414
Interactions:

 int_1    Vid_Game    X    CaUnTs
```

```
**********************************************************************
Conditional effect of X on Y at values of the moderator(s)
    CaUnTs      Effect        se         t          p        LLCI       ULCI
   -9.6177      -.0907      .1058     -.8568      .3920      -.2986      .1173
     .0000       .1696      .0759     2.2343      .0260       .0204      .3188
    9.6177       .4299      .1010     4.2562      .0000       .2314      .6284
Values for quantitative moderators are the mean and plus/minus one SD from mean
```

무정서 성향이 평균점수일 때(즉, 중심화된 변수가 0일 때), (3) 무감각–무정서 성향이 높을 때 (+9.6177) 수행된 각 회귀분석 결과를 볼 수 있다. 세 개의 회귀분석을 해석하기 위해 b 값(Output 에 *Effect*로 표시됨)와 유의성을 보고 다음과 같이 해석한다.

1 무감각–무정서 성향이 낮을 때 게임 시간과 공격성 간에는 유의하지 않는 음의 상관이 있다. ($b = -0.091$, 95% CI[-0.299, 0.117], $t = -0.86$, $p = .392$)

2 무감각–무정서 성향이 평균점수일 때, 게임 시간과 공격성 간에는 유의한 양의 상관이 있다. ($b = 0.170$, 95% CI[0.020, 0.319], $t = 2.23$, $p = .026$)

3 무감각–무정서 성향이 높을 때, 게임 시간과 공격성 간에는 유의한 양의 상관이 있다. ($b = 0.430$, 95% CI[0.231, 0.628], $t = 4.26$, $p < .001$)

결과에 의하면 폭력적 게임을 한 시간과 공격성 간의 관계는 개인이 무감각–무정서 성향이 평균 이거나 높을 때만 나타난다.

Johnson–Neyman 방법에 따른 Output(Output 10.3)은 단순기울기에 대한 또 다른 접근법을 보여준다. 첫째, 유의성 영역의 경계를 제시해 주는데 표에서는 -17.1002에서 -0.7232이다. 이 점수는 무감각–무정서 성향변수의 중심화 값이며, 게임 시간과 공격성 간의 관계가 유의하게 나타난 영역을 의미한다. 표는 이 영역을 세분화해서 보여준다. 본질적으로 이 방식은 단순기울기분석과 유사하나, 무감각–무정서 성향의 개별 점수에 따라 게임 시간과 공격성의 관계, 즉 b(*Effect*)를 계산해 유의하게 나타난 영역만 표시한 것이다. 유의성(p)이라고 표시된 열을 보면 게임 시간과 공격성 간의 유의한 음의 관계($b = -0.334$, 95% CI[-0.645, 0.022], $t = -2.10$, $p = .036$)에서부터 유의성 영역이 시작 되며, 다음 칸에서도 무감각–무정서 성향(-17.1002) 값에서 게임 시간과 공격성의 관계는 아직도 유의한 것으로 보이지만($p = .0500$), 다음 값에서는 유의하지 않는 것($p = .058$)으로 나타났다. 따라서 유의성 역치는 -17.1002에서 멈춘다. 무감각–무정서 성향의 수치가 점차 올라감에 따라 게임 시간과 공격성 간의 관계는 여전히 유의하지 않지만, 무감각–무정서 성향의 값이 -0.723이 되는 순간 역치는 다시 유의해진다. 이후의 모든 값에서 게임 시간과 공격성 간의 관계는 유의하다. *Effect*라고 표시된 b–값에서도 무감각–무정서 성향이 증가함에 따라 공격성에 대한 게임 시간의 예측효과가 작은 음의 효과($b = -0.334$)에서 상당히 강한 양의 효과 ($b = 0.830$)로 변화된다.

예측효과를 살펴보는 세 번째 방법은 그래프를 분석하는 것이다. Figure 10.8 *PROCESS*의 자료

OUTPUT 10.3

```
********************* JOHNSON-NEYMAN TECHNIQUE **************************

Moderator value(s) defining Johnson-Neyman significance region(s)
   -17.1002
     -.7232

Conditional effect of X on Y at values of the moderator (M)
     CaUnTs     Effect        se         t         p       LLCI       ULCI
```

CaUnTs	Effect	se	t	p	LLCI	ULCI	
-18.5950	-.3336	.1587	-2.1027	.0361	-.6454	-.0218	Significant
-17.1002	-.2931	.1492	-1.9654	.0500	-.5863	.0000	
-16.4450	-.2754	.1451	-1.8987	.0583	-.5605	.0097	
-14.2950	-.2172	.1319	-1.6467	.1003	-.4765	.0420	
-12.1450	-.1590	.1194	-1.3319	.1836	-.3937	.0756	
-9.9950	-.1009	.1077	-.9361	.3497	-.3126	.1109	Not significant
-7.8450	-.0427	.0972	-.4390	.6609	-.2338	.1484	
-5.6950	.0155	.0882	.1757	.8606	-.1579	.1889	
-3.5450	.0737	.0813	.9059	.3655	-.0862	.2336	
-1.3950	.1319	.0771	1.7111	.0878	-.0196	.2833	
-.7232	.1501	.0763	1.9654	.0500	.0000	.3001	
.7550	.1901	.0759	2.5053	.0126	.0410	.3392	
2.9050	.2482	.0779	3.1878	.0015	.0952	.4013	
5.0550	.3064	.0829	3.6980	.0002	.1436	.4693	
7.2050	.3646	.0903	4.0360	.0001	.1871	.5422	
9.3550	.4228	.0997	4.2386	.0000	.2267	.6188	Significant
11.5050	.4810	.1106	4.3490	.0000	.2636	.6983	
13.6550	.5392	.1225	4.4013	.0000	.2984	.7799	
15.8050	.5973	.1352	4.4188	.0000	.3317	.8630	
17.9550	.6555	.1484	4.4160	.0000	.3638	.9473	
20.1050	.7137	.1621	4.4017	.0000	.3950	1.0324	
22.2550	.7719	.1762	4.3814	.0000	.4256	1.1181	
24.4050	.8301	.1905	4.3580	.0000	.4557	1.2044	

```
*****************************************************************************
```

FIGURE 10.9
Entering data
for graphing
simple slopes

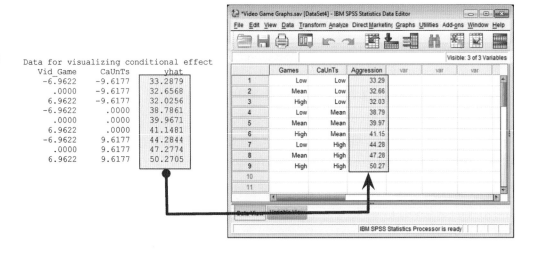

```
Data for visualizing conditional effect
  Vid_Game    CaUnTs       yhat
   -6.9622    -9.6177     33.2879
     .0000    -9.6177     32.6568
    6.9622    -9.6177     32.0256
   -6.9622      .0000     38.7861
     .0000      .0000     39.9671
    6.9622      .0000     41.1481
   -6.9622     9.6177     44.2844
     .0000     9.6177     47.2774
    6.9622     9.6177     50.2705
```

균, 높음의 수준에 따라 다른 변수가 어떻게 변화하는지는 중요하다. yhat은 두 개의 예측변수에 의한 결과변수(공격성)의 예측값을 의미한다. 예를 들어 Vid_Games와 CaUnTs가 둘 다 낮을 때 공격성에 대한 예측값은 33.2879이다. 두 변수가 모두 평균값(즉 0)일 때 공격성에 대한 예측값은 39.9671이다. 단순기울기 그래프를 만들기 위해서 이 값을 자료파일에 넣어야 한다. 새 자료파일을 만드는 가장 쉬운 방법은 변수를 낮음, 중간, 높음으로 재부호화하여 입력하는 것이다. 예를 들어 Figure 10.9에서 Games와 CaUnTs를 부호화해서 *PROCESS* 결과표에서 연결되는 조합(예, 낮음-

낮음, 평균–낮음, 높음–낮음 등)으로 입력한다. Figure 10.9에 새 자료파일과 *PROCESS*가 어떻게 연결되는지 보여준다.

SELF-TEST **Video Game Graph.sav** 파일을 다운받아 **Aggression**(*y*–축)과 **Games**(*x*–축)을 지정하여 **CaUnTs** 낮음–평균–높음에 따라 그래프를 그려보자.

그래프를 그린 결과는 Figure 10.10에 있다. 그래프는 단순기울기분석 결과와 같다. 무감각–무정서 성향이 낮을 때(파란색 선), 예측변수와 결과변수 간에는 유의하지 않은 음의 관계가 보이며, 무감각–무정서 성향이 평균일 때(녹색 선), 작은 양의 관계가 관찰된다. 또한 이 관계는 무감각–무정서 성향이 높을 때(베이지색 선), 강한 양의 관계를 보이게 된다.

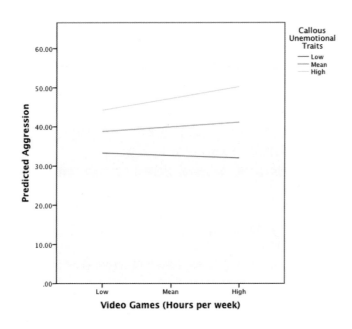

FIGURE 10.10
Simple slopes equations of the regression of aggression on video games at three levels of callous traits

SELF-TEST **CaUnTs**를 *x*–축으로 **Aggression**을 *y*–축으로 하여 **Games**에 따라 서로 다른 색으로 다중기울기 그래프를 그려보자.

10.3.8. 조절분석의 보고 ②

조절효과분석은 회귀분석으로 시행하므로 회귀분석에서 보고하는 방식으로 다음과 같이 보고한다.

TABLE 10.1 Linear model of predictors of aggression

	b	SE B	t	p
Constant	39.97 [39.03, 40.90]	0.475	84.13	*p* < .001
Callous Traits (centred)	0.76 [0.67, 0.85]	0.047	16.30	*p* < .001
Gaming (centred)	0.17 [0.02, 0.32]	0.076	2.23	*p* = .026
Callous Traits x Gaming	0.027 [0.01, 0.04]	0.007	3.71	*p* < .001

Note. R^2 = .38.

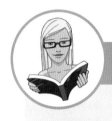

핵심녀의 힌트 　조절효과분석

- 조절은 두 변수 간의 관계가 세 번째 변수에 의해 변화되는 것을 의미한다. 예를 들어 공포영화를 보는 것과 밤에 무서움을 타는 것과의 관계는 개인이 얼마나 생생한 상상력을 가지고 있는지에 따라 달라질 수 있다.
- 조절효과는 예측변수(공포영화를 본 횟수), 조절변수(상상력), 예측변수와 상상력의 교호작용에 의해 결과변수(잠잘 때 무서워하는 정도)를 예측하기 위한 회귀분석을 이용한다.
- 예측변수는 분석 전에 중심화시켜야 한다.
- 두 변수의 교호작용은 단순히 중심화시킨 두 변수를 서로 곱한 값이다.
- 교호작용이 유의하면 조절효과가 있다는 것을 의미한다.
- 조절효과가 나타나면 단순기울기분석을 하여 조절변수가 낮음, 중간, 높음 수준에서 예측변수와 결과변수 간의 관계를 파악한다.

10.4. 매개 ②

10.4.1. 개념모형 ②

조절효과는 결과변수에 대한 두 변수의 결합효과를 의미하는 반면, 매개(mediation)란 예측변수와 결과변수 간의 관계가 제3의 변수(매개변수, mediator)에 의해 설명될 수 있는 상황을 말한다.

Figure 10.11의 위쪽 그림은 예측변수와 결과변수(c로 표시됨) 간의 기본 관계를 보여주고 있다. 그러나 아래 그림은 이 변수가 제3의 변수에 특정한 방식으로 관련되어 있음을 보여주는데 (1) 예측변수가 매개변수도 예측하고 있으며(a로 표시됨), (2) 매개변수는 결과변수를 예측한다(b로 표시됨). 예측변수와 결과변수와의 관계는 매개변수가 모형에 포함되었을 때 달라지게 된다(c'로 표시됨). 각 경로에 표시되어 있는 글자(a, b, c, c')는 변수 간의 표준화되지 않은 회귀계수를 의미한다. 따라서 각 글자는 변수 간 관계의 강도를 말한다. 매개는 예측변수와 결과변수 간의 관계 강도가 매개변수가 포함되면 감소한다(즉, c의 회귀계수가 c'보다 작음을 의미한다).

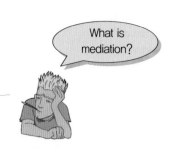

위의 개념을 예로 들어보자. 부부간의 관계에서 중요한 요소가 무엇인지를 탐구하려 한다. 부인을 행복하게 만들기 위해서는 부인이 좋아하는 것에 대해 가능한 많은 정보를 모아야 한다. 부부관계의 만족도는 서로의 존재, 신뢰감, 신경과민증 등 다양한 변수에 의해 설명된다. 야한 동영상(야동)을 보는 것은 부부관계를 좋게하기 보다는 바람을 피우게 할 수도 있다. 야동을 보는 행위가 직접 바람피우는 행위를 예측하기 보다는 두 사람 간에 잠재되어있던 정서적, 인지적 변화를 통해 나타날 수 있는 것이다. 위의 사례를 가지고 매개효과를 검정해보자.

Figure 10.12는 매개모형이다. 초기 관계는 야동 보기(예측변수)와 바람 피우기(결과변수) 간의 관계이다. 이 변수 간의 관계는 부부간의 헌신(매개변수)에 의해 매개된다고 가정한다. 이 모형에 의하면 야동 보기와 바람 피우기 간의 관계는 직접효과가 아니라 부부간 헌신을 통해 나타난다는 것이다. 이 가설이 사실이라면, (1) 야동 보기는 일차식에서 바람 피우기를 예측하며(경로 c'), (2) 야동 보기가 부부간 헌신을 예측해야 하며(경로 a), (3) 부부간의 헌신은 반드시 바람 피우기를 예측하고(경로 c), (4) 야동 보

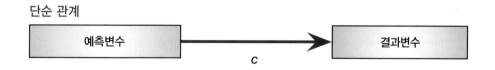

FIGURE 10.11
Diagram of a basic mediation model

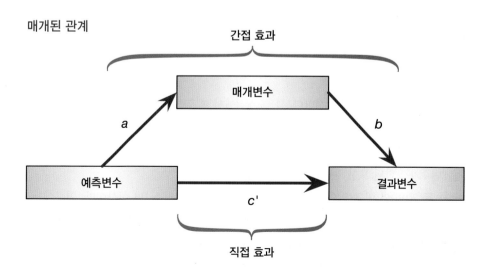

FIGURE 10.12
Diagram of
a mediation
model from
Lambert et al.
(2012)

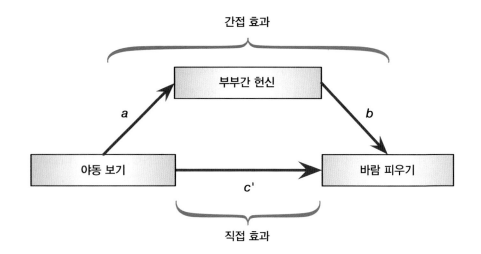

기와 바람 피우기 간의 관계는 부부간 헌신이 모형에 포함되면 포함되기 전보다 관계 크기가 감소해야 한다. 야동 보기와 바람 피우기 간의 직접효과(direct effect)는 부부간 헌신을 통제한 후 확인할 수 있으며, 야동 보기와 바람 피우기 간의 간접효과(indirect effect)는 부부간 헌신을 통해 확인할 수 있다.

10.4.2. 통계모형 ②

조절과는 달리 매개효과를 위한 통계모형은 개념모형과 동일하며 Figure 10.11에 나타나 있다. 전통적으로 이 모형은 연속적인 회귀분석을 통해 검증된다. Figure 10.11에서 변수 간의 관계를 보여주는 경로 a, b, c, c'는 모두 표준화되지 않은 회귀계수이며, 연속적인 3개의 회귀모형을 통해 매개효과를 증명하는 4가지 상황을 분석하게 된다(Baron & Kenny, 1986).

1 예측변수로 결과변수를 예측하는 회귀분석을 통해 회귀계수값 경로 c를 구한다.
2 예측변수로 매개변수를 예측하는 회귀분석을 통해 회귀계수값 경로 a를 구한다.
3 예측변수와 매개변수로 결과변수를 예측하는 회귀분석을 수행해 예측변수의 회귀계수값으로 경로 c'를 구하고, 매개변수의 회귀계수 값으로 경로 b를 구한다.

이 모형은 다음 4가지 가정을 검정한다. (1) 모형 1에서 예측변수는 반드시 결과변수를 유의하게 예측해야 한다. (2) 모형 2에서 예측변수는 매개변수를 반드시 유의하게 예측해야 한다. (3) 모형 3에서 매개변수는 결과변수를 유의하게 예측해야 한다. (4) 모형 1에서 예측변수가 결과변수를 예측하는 크기는 매개변수가 포함된 모형 3에서는 감소해야 한다.

Lambert 등(2012)의 연구에 의하면 모든 참가자는 결혼한지 최소 1년 이상이다. 연구자는 야동을 보는 횟수를 0(낮음)에서 8(높음)까지 측정했는데, 예상했던 대로 대부분은 낮은 쪽으로 편중되어 있으므로 로그변환 **변수**(LnConsumption)를 생성했다. 또한 현재 부부간의 헌신 정도를 척도 1(낮음)에서 5(높음)까지로 측정했다. 바람피우는 행위에 대해서는 0(피운 적 없음), 1(어느 한쪽이라도 바람피우는 행위를 했음), 2(둘 다 바람피우는 행위를 했음)으로 측정했다. Lambert 등의 실제 자료는 Lambert et al. (2012).sav로 홈페이지에 저장되어 있다. 실제 위에서 제시한 세 가지 단계에 따라 회귀분석을 돌려보자.

SELF-TEST Lambert 자료를 가지고 세 개의 회귀분석을 실행해보자. (1) 야동보기 횟수로 바람 피우기를 예측 (2) 야동 보기 횟수로 부부간의 헌신점수를 예측 (3) 야동 보기 횟수와 부부간의 헌신점수로 바람 피우기를 예측 – 매개효과가 존재하는가?

대부분 연구자는 아직도 Baron과 Kenny의 방법에 따라 매개변수를 검증하며, 이 논문은 3만 5천번 이상 인용되었다. 이 논문은 매개변수의 의미를 이해하고 원리를 설명했다는 점에서 특히 유용하다. 그러나 회귀분석은 어느 정도 제한이 있다. 가장 중요한 기준은 4번째 검증사항인 1번 모형에서 예측변수의 결과변수에 대한 예측력이 3번 모형에서는 감소되어야 한다는 원리이다. 완전 매개의 경우 예측변수의 결과변수에 대한 예측력은 모형 3에서 거의 0에 가깝게 되는데, 보통 이런 일은 일어나지 않는다. 대신에 예측변수와 결과변수 간의 관계가 감소하는 것을 볼 수 있다. 이때 어느 정도 감소하는 것이 유의하게 감소하는 것인가에 대해 의문이 생길 수 있다.

Baron과 Kenny는 회귀분석 계수의 크기를 기준으로 했지만, 일반적으로 연구자는 유의성에 초점을 둔다. 즉, 매개가 있는지 알기 위해서 예측변수와 결과변수의 관계가 유의했으나 ($p < .05$), 매개변수가 포함된 모형 3에서는 유의하지 않게 되면 ($p > .05$) 매개가 성립된다고 보는 것이다. 이 방법은 유의성이 가지는 "all or nothing" 관점 때문에 불합리한 상황이 발생할 수 있다. 예를 들어 모형에서 예측변수와 결과변수의 관계에 대한 b-값이 약간만 변화되어도 p-값은 경계를 넘어갈 수 있다(예, $p = 0.049$에서 $p = 0.051$로 변화됨). p-값이 유의함에서 유의하지 않음으로 변화되었다 하더라도 b-값 변화가 매우 적은 경우 예측변수와 결과변수 간 관계는 그다지 변화하지 않는다. 유사하게 b-값이 상당히 변화했음에도 매개변수가 포함되었을 때 두 모형에서 모두 b 값이 유의하게 나올 수 있다. 예를 들어 단순 회귀분석을 돌렸을 때 예측변수와 결과변수의 관계는 $b = 0.46$, $p<.001$ 이었으나, 매개변수가 포함되었을 때 $b = 0.18$, $p = 0.42$로 감소했다. 유의성을 기준으로 한다면 예측변수와 결과변수 간의 관계가 처음보다 반 이상 감소했음에도 매개가 없다고 결론을 내리게 되는 것이다.

다른 방법은 간접효과와 유의성을 계산하는 것이다. 간접효과는 Figure 10.11과 10.12에 나타난 경로 a와 경로 b의 결합효과이다. 간접효과의 유의성은 소벨 검정(Sobel test, Sobel, 1982)을 이용할 수 있다. 소벨 검정이 유의하면, 예측변수가 매개변수를 통해 결과변수를 효과적으로 예측했으므로 즉, 유의한 매개효과를 의미한다. 이 검정은 대단위 연구에서 특히 유용하지만, 붓스트랩 방법을 통해 간접효과에 대한 신뢰구간을 구하는 것이 권장된다. 현재 컴퓨터를 통해 간접효과(매개효과)와 신뢰구간을 쉽게 구할 수 있으며, 이 방법은 유의성의 "all or nothing" 접근방법이 가지는 불합리성을 배제할 수 있다는 점에서 선호되고 있다. 연구자는 Baron과 Kenny의 방법을 유의성 검정으로 보는 경향이 있지만, 간접효과와 신뢰구간을 구하게 되면 자료로부터 매개효과의 크기를 있는 그대로 보고할 수 있게 된다.

10.4.3. 매개변수의 효과크기 ③

매개가 나타났는지 확인하기 위해 간접효과 크기를 살펴보려면, 효과크기를 측정하는 것이 도움이 된다. 효과크기를 측정하는 방법은 문헌에서 다수 찾아볼 수 있다(MacKinnon, 2008. Preacher & Kelley, 2011). 가장 간단한 방법이 간접효과와 신뢰구간에 대한 회귀계수를 구하는 것이다. Figure 10.11은 간접효과가 경로 a와 경로 b의 결합효과임을 보여주고 있다. a과 b는 표준화되지 않는 회귀계수로 되어있다. 이 경로의 결합효과를 구하기 위해서는 두 회귀계수를 곱해주면 된다.

$$\text{indirect effect} = ab \tag{10.2}$$

결합효과의 결과값도 다른 계수와 마찬가지로 표준화되지 않는 회귀계수이며, 원래 측정 단위를 유지하고 있다. 서로 다른 측정단위에 상관없이 값을 비교하기 위해서는 표준화 계수를 구하는 것이 필요하다. MacKinnon (2008)은 결과변수의 표준편차로 결합효과 결과값을 나누어주어 표준화시키는 방법을 다음과 같이 제시했다.

$$\text{indirect effect (partially standardized)} = \frac{ab}{s_{\text{Outcome}}} \tag{10.3}$$

10.3의 공식을 통해 결과변수에 대한 간접효과를 표준화시킬 수 있으나 예측변수와 매개변수에 대한 효과는 여전히 비표준화 상태이므로 이것을 때로 부분 표준화된 간접효과라고 표현한다. 간접효과를 완전히 표준화시키기 위해서는 예측변수의 표준편차와 10.3의 공식에서 나온 부분 표준화 값을 곱해주면 된다(Preacher & Hayes, 2008b).

$$\text{indirect effect (standardized)} = \frac{ab}{s_{\text{Outcome}}} \times s_{\text{Predictor}} \tag{10.4}$$

매개 지수(index of mediation)라고도 불리는 10.4의 방법은 서로 다른 측정 단위로 측정된 예측 변수와 결과변수, 매개변수를 포함한 다양한 매개모형을 서로 비교할 수 있다는 점에서 유용하다. 또한 표준화 값으로 보고하게 되면 메타분석에 포함될 수 있다.

간접효과의 크기를 측정하는 다른 방법은 예측변수에 대한 총효과나 직접효과와 비교해 간접효과의 크기를 확인하는 것이다. 예를 들어 총효과(c)에 대한 간접효과(ab)의 비율은 Figure 10.11에 표시된 다양한 회귀계수로부터 구할 수 있다.

$$P_M = \frac{ab}{c} \tag{10.5}$$

또한 직접효과(c')에 대한 간접효과의 비율은 회귀방정식으로부터 필요한 모든 값을 구할 수 있다.

$$R_M = \frac{ab}{c'} \tag{10.6}$$

이러한 비율 측정치의 의미는 간접효과 원래 값을 다른 방식으로 재서술하는 것이다. 비율 측정치는 표본이 작으면 수치가 불안정하므로, MacKinnon (2008)은 P_M은 500 이하의 표본, R_M은 5000 이하의 표본에서는 사용하지 말 것을 권장한다. 또한 비율 측정치라는 점 때문에 P_M을 비율(proportion)이라고 생각하기 쉬운데 실제로 P_M은 1보다 크거나 음의 값이 될 수도 있다(Preacher & Kelley, 2011). 이런 이유로 비율 측정치는 잘 사용되지 않는다.

회귀분석에서 R^2는 예측변수(들)에 의해 설명되는 결과변수의 변이를 퍼센트로 측정한 값이다. 즉, 간접효과에 대해 계산된 R^2는 간접효과에 의해 몇 퍼센트의 변이가 설명되는지를 보여주는 것이다. MacKinnon (2008)은 몇 가지 방법을 제시하고 있는데, *PROCESS*에 적용된 공식은 다음과 같다.

$$R_M^2 = R_{Y,M}^2 - \left(R_{Y,MX}^2 - R_{Y,X}^2 \right) \tag{10.7}$$

간접효과의 R^2를 구하기 위해서는 예측변수에 의해 설명되는 결과변수의 변이비율($R^2_{Y,X}$), 매개변수에 의해 설명되는 결과변수의 변이비율($R^2_{Y,M}$), 그리고 예측변수와 매개변수의 결합효과에 의해 설명되는 결과변수의 변이비율($R^2_{Y,MX}$)이 이용된다. 이 값은 따라서 예측변수와 매개변수에 의해 공유되는 결과변수의 변이로 해석될 수 있다. 다시 말해 이 측정치는 0과 1 사이에 위치하지 않으며, 때로는 음의 값을 갖는 것도 가능하다(예, 매개효과가 아니라 억제효과를 나타내는 경우에 해당).

마지막 측정값은 Preacher와 Kelley (2011)가 제안한 kappa 제곱(k^2)이다. 개념적으로 카파 제곱의 의미는 특정 연구 설계에서 예상할 수 있는 최대 간접효과에 대해 현재 지정된 매개변수가 갖는 간접효과의 비율을 의미한다.

$$\kappa^2 = \frac{ab}{\max(ab)} \tag{10.8}$$

특정 연구설계에서 최대 간접효과를 계산하기 위해서는 매우 복잡한 수학공식이 요구된다. 그러나 이 부분은 컴퓨터가 대신 해주는 부분이므로 우리가 기억할 것은 카파(kappa)가 비율(0~1)로 보고되며, 0에 가까우면 간접효과의 크기가 최대값에 비해 매우 작고, 1에 가까울수록 정해진 연구설계에서 최대한 가능한 간접효과 크기에 가까워지는 것으로 해석할 수 있다. 효과가 1에 근접해야 한다는 것이 권장되는 것은 아니나, 효과크기가 큰 경우 카파 제곱은 R^2와 동일하게 고려될 수 있으며, 작은 효과(0.01), 중간 효과(0.09), 그리고 큰 효과 (0.25)로 구분된다(Preacher & Kelley, 2011).

*PROCESS*는 위에서 언급된 모든 유형의 효과크기를 계산해 주지만 가장 유용한 지표는 비표준화 및 표준화 간접효과와 카파 제곱이다. 효과크기는 신뢰구간과 함께 보고해야 하며, 표본크기에 그다지 영향 받지 않는다. 그러나 위에서 언급한 바와 같이 R_M과 P_M의 경우 표본이 작을 때 불안정하며, P_M과 R_M, R^2_M의 경우 비율 범위를 벗어날 수 있어 비율로 해석할 수 없다는 점에서 적용이 어렵다(Preacher & Kelley, 2011).

10.4.4. 분석 돌리기 ②

Baron과 Kenny 방법이 아닌 Hayes의 *PROCESS*를 이용해 Figure 10.12에 제시된 Lambert의 매개모형을 검증해보자. *PROCESS* 프로그램(http.//www.afhayes.com에서 다운받을 수 있음)을 실행하고 Figure 10.13 대화상자에서 Analyze Regression ▶ PROCESS, by Andrew F. Hayes (http://www.afhayes.com) 를 선택한다. 대화상자의 *Data File Variables*에 변수들이 명명되어 있다. 결과변수(예, **Infidelity**)를 선택해 대화상자 안의 *Outcome Variable (Y)*라고 표시되어 있는 곳에 붙인 후 ➡를 누른다. 이번에는 예측변수(예, **LnConsumption**)를 선택해 *Independent Variable (X)*라고 명시된 박스에 붙인다. 마지막으로 매개변수(예, **Commitment**)를 선택해 *M Variable(s)*라고 명시된 박스에 붙인 후 ➡를 누른다. 이 박스에 하나 이상의 매개변수를 지정할 수 있다.

위에서 언급한 바와 같이 *PROCESS* 프로그램은 여러 모형을 분석할 수 있으며, 각 모형은 *Model Number* 아래의 드롭다운 메뉴에 숫자로 명명된다. 단순 매개효과 분석은 초기설정 모형(default model)로 모형 4이다. 드롭다운 리스트에서 [4 ▼] 이 선택되었는지 확인한다. 조절효과 분석과는 달리 대화상자에 지정되어 있는 선택 버튼이 유용하다. 예를 들어 간접효과를 검정하기 위해서 간접효과의 신뢰구간을 계산하기 위해서 붓스트래핑을 사용한다. 초기설정 모형로 *PROCESS*는 1000번 붓스트랩 표본을 사용하며, 수정 편향(bias)과 가속성 신뢰구간을 계산하도록 되어 있다. 그대로 두어도 상관없지만, 초기설정 모형 대신에 비율형 붓스트래핑 신뢰구간을 지정할 수 있다.

대화상자의 [Options...] 을 누르면 매개분석을 위한 4가지 유용한 선택항목이 나타난다. (1) *Effect size*는 다양한 간접효과의 크기를 계산한다.[2] (2) *Sobel test*는 간접효과의 유의성 검정을 시행한다. (3) *Total effect model*은 결과변수(예, 바람 피우기)에 대한 예측변수(예, 야동 보기)의 직접효과를 제공한다. (4) *Compare indirect effects*는 모형에 하나 이상의 매개변수가 포함된 경우 각각의 간접효과 간의 차이에 대한 효과와 신뢰구간을 제공한다. 연구설계에서 두 개 이상의 매개변수가 포함되는 경우 특히 마지막 4번째가 유용할 것이다. 그러나 위의 사례에서는 하나의 매개변수만 포함했으므로 현재 분석에는 이용되지 않는다. 최종적으로 [OK] 를 눌러 분석을 실행한다.

---

[2] R^2_M과 k^2은 한 개의 매개변수 모형일 때만 계산된다. 두 개 이상의 매개변수나 공변이가 포함된 모형에서는 제공되지 않음을 명심한다.

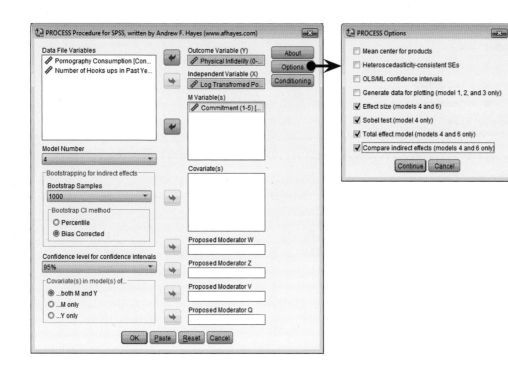

FIGURE 10.13
The dialog
boxes for
running
mediation
analysis

10.4.5. 매개분석 결과 ②

조절효과 분석과 마찬가지로 결과는 텍스트 형태로 제공된다. Output 10.4는 Output의 첫 번째 부분인데 결과변수(Y), 예측변수(X)와 매개변수(M)의 이름이 8글자 내의 단축 이름으로 명시되어 있다. 여기서 결과변수, 예측변수, 매개변수가 제대로 입력되어 있는지 다시 한번 확인하도록 한다. 다음 부분은 단순 회귀식으로 야동 보기가 부부간 헌신을 예측하는 경로(a)를 보여준다. 이 부분은 회귀분석의 해석과 동일하게 '야동 보기가 부부간 헌신을 유의하게 예측했으며 $b = -0.47$, $t = -2.21$, $p = .028$로 서술할 수 있다. R^2 값은 야동 보기가 부부간 헌신 변인의 2%를 설명하고 있음을 보여주며, b 값이 음수이므로 야동 보는 횟수가 많으면(혹은 적으면) 부부간 헌신 점수가 낮아짐(혹은 높아짐)을 알 수 있다.

Output 10.5는 야동 보기(경로 c')와 부부간 헌신(경로 b)이 바람 피우기를 예측하는 회귀모형이다. 야동 보기는 부부간 헌신이 회귀모형에 포함되었어도 여전히 바람 피우기를 유의하게 예측하고 있으며 ($b = 0.46$, $t = 2.35$, $p = .02$), 부부간 헌신도 또한 바람 피우기를 유의하게 예측하는 것으로 나타났다 ($b = -0.27$, $t = -4.61$, $p < .001$). R^2 값은 현재 모형이 바람 피우기 변인의 11.4%를 설명하고 있음을 보여준다. 부부간 헌신 회귀모형의 b가 음수이므로 부부간 헌신이 높을수록 바람피우는 행위가 적어짐을 의미하며, 야동 보기에 대한 회귀모형의 b는 양수이므로 야동 보는 횟수가 많을수록 바람피우는 행위도 많아지는 것으로 나타났다. 이러한 관계는 예측 방향에서 나타난다.

Output 10.6은 결과변수인 바람 피우기에 대한 야동 보기의 총효과를 보여준다. Figure 10.13의

OUTPUT 10.4

```
************************************************************************
Model = 4
    Y = Infideli
    X = LnConsum
    M = Commitme
Sample size
      239
************************************************************************
Outcome: Commitme

Model Summary
          R         R-sq          F          df1         df2          p
      .1418       .0201       4.8633       1.0000    237.0000       .0284
Model
            coeff         se           t           p
constant    4.2027       .0545      77.1777       .0000
LnConsum    -.4697       .2130      -2.2053       .0284
```

OUTPUT 10.5

```
************************************************************************
Outcome: Infideli
Model Summary
          R         R-sq          F          df1         df2          p
      .3383       .1144      15.2453       2.0000    236.0000       .0000
Model
            coeff         se           t           p
constant    1.3704       .2518       5.4433       .0000
Commitme    -.2710       .0587      -4.6128       .0000
LnConsum     .4573       .1946       2.3505       .0196
```

분석 옵션에서 *Total Effect Model*을 선택하면 이 Output이 주어진다. 총효과는 매개변수가 포함되지 않았을 때 예측변수의 결과변수에 대한 경로(*c*)이다. 부부간 헌신이 모형에 포함되지 않으면 야동 보기가 바람 피우기를 유의하게 예측하게 되며, $b = 0.58$, $t = 2.91$, $p = .004$로 나타난다. R^2 값은 총효과모형이 바람 피우기 변인의 3.46%를 설명한다. 야동 보기와 바람 피우기의 관계는 b 값을 근거로 양의 관계에 있다.

Output 10.7은 간접효과를 다루고 있어 가장 중요한 부분이다. 첫째, 바람 피우기에 대한 야동 보기의 총 예측효과(total effect)를 보여주며, Output 10.6의 수치와 일치한다. 다음, 야동 보기와 부부간 헌신이 예측변수로 함께 포함되었을 때 바람 피우기에 대한 직접효과를 보여주며, Output 10.5의 수치와 일치한다. 추가로 X의 Y에 대한 간접효과(즉, 바람 피우기에 대한 야동 보기의 간접효과)가 제공되며 ($b = 0.127$) 붓스트랩 표준오차와 신뢰구간도 나와 있다. 95% 신뢰구간의 의미는 모수

```
************************* TOTAL EFFECT MODEL ****************************        OUTPUT 10.6
Outcome: Infideli
 Model Summary
          R         R-sq         F         df1         df2          p
       .1859       .0346      8.4866      1.0000     237.0000      .0039
Model
            coeff        se          t          p
constant    .2315      .0513      4.5123      .0000
LnConsum    .5846      .2007      2.9132      .0039
```

```
***************** TOTAL, DIRECT, AND INDIRECT EFFECTS *******************        OUTPUT 10.7
Total effect of X on Y
     Effect        SE          t          p
      .5846       .2007      2.9132      .0039

Direct effect of X on Y
     Effect        SE          t          p
      .4573       .1946      2.3505      .0196

Indirect effect of X on Y
            Effect     Boot SE    BootLLCI    BootULCI
Commitme    .1273      .0716       .0232       .3350

Partially standardized indirect effect of X on Y
            Effect     Boot SE    BootLLCI    BootULCI
Commitme    .1818      .1002       .0325       .4684

Completely standardized indirect effect of X on Y
            Effect     Boot SE    BootLLCI    BootULCI
Commitme    .0405      .0220       .0073       .1032

Ratio of indirect to total effect of X on Y
            Effect     Boot SE    BootLLCI    BootULCI
Commitme    .2177     1.9048       .0348      1.4074

Ratio of indirect to direct effect of X on Y
            Effect     Boot SE    BootLLCI    BootULCI
Commitme    .2783     6.4664       .0222      6.7410

R-squared mediation effect size (R-sq_med)
            Effect     Boot SE    BootLLCI    BootULCI
Commitme    .0138      .0101       .0017       .0480

Preacher and Kelley (2011) Kappa-squared
            Effect     Boot SE    BootLLCI    BootULCI
Commitme    .0411      .0218       .0080       .1044
```

의 실제값이 95%의 표본에 포함된다는 것이다. 따라서 표본이 5%에 속하지 않았다는 가정하에 표본 통계결과를 모집단에 추정하게 된다. 위의 사례에서 표본이 95%에 속한다고 할 때 계산된 간접효과에 대한 b-값은 0.023과 0.335 사이에 위치하며 이 값이 0(b = 0은 전혀 효과가 없음을 의미함)

을 포함하지 않으므로 모형에서 간접효과가 존재한다고 결론내릴 수 있는 것이다. 즉, 부부간 헌신은 야동 보기와 바람 피우기 간의 관계에 매개변수로서 작용한다고 볼 수 있다.

Output 10.7의 나머지 부분은 Figure 10.13에서 *Effect size*를 선택했을 때 제공되는데, 다양한 유형의 표준화 간접효과를 보여준다. 각 간접효과와 함께 붓스트랩 신뢰구간도 제공된다. 제공된 신뢰구간이 0을 포함하지 않으면 실제 효과크기가 '존재한다'고 볼 수 있다. 특히 간접효과의 표준화 b 값을 살펴보면 b = .041, 95% BCa CI[.007,.103], 그리고 k^2 = .041, 95% BCa CI[.008,.104]라고 되어있다. k^2 값이 0과 1 사이의 범위에 있으며, 간접효과가 최대 간접효과의 4.1%, 즉 비교적 적은 효과임을 알 수 있다. 따라서 모형에서 부부간 헌신 외에도 다른 매개변수 가능성을 고려해 볼 수 있다.

Output 10.8의 마지막 부분은 소벨 검정결과이다. 언급했듯이 일반 유의성 검정보다 붓스트랩 신뢰구간을 해석하는 것이 유용하다. Figure 10.13에서 *Sobel test*를 선택했다면 Output 10.8이 제공된다. 간접효과의 크기(b = 0.127)와 표준오차, 관련 z-score (z = 1.95), p 값 (p = .051)을 보여준다.[3] p 값은 0.05보다 작지 않으므로 사실상 유의한 간접효과가 없다고 결론지어야 한다. 이 경우가 실제 소벨검정이 가진 한계를 보여주는 좋은 예이다. Output에 제시된 모든 효과크기의 신뢰구간에는 0이 포함되어 있지 않으므로 작지만 유의한 매개효과가 있음을 알 수 있다.

OUTPUT 10.8

```
Normal theory tests for indirect effect
     Effect         se          Z           p
      .1273       .0652       1.9526       .0509
```

나자료 10.1

뒷 담화에 대한 연구 ②

누구나 때로 뒷담화를 즐기지만 시기에 따라 뒷담화의 목적이 달라지기도 한다. 여성은 자신이 좋아하는 남성의 관심을 얻기 위해 경쟁상대에 대한 뒷담화를 하고, 남성은 이런 뒷담화에 더 쉽게 영향을 받는다고 생각된다.

Karlijin Massar 연구팀은 이것을 확인하기 위해 다음과 같이 가정했다. (1) 여성은 젊을 수록 남성에 대한 관심이 높고 경쟁상대도 많으므로 더 뒷담화를 많이 할 것이다. (2) 위의 관계는 뒷담화를 하는 여성의 성적매력에 의해 매개될 것이다.

20~50대(Age)의 여성 83명에게 뒷담화에 참여하는 **정도(Gossip)**와 **성적매력(Mate_Value)**을 설문으로 측정했다. Baron과 Kenny의 방법에 따라 *PROSSES*를 이용하여 매개분석을 시행해보자. 자료파일은 **Massar et al. (2011).sav**로 저장되어 있다. 정답은 웹 사이트 또는 원 논문 그림1을 참고한다.

---

[3] 회귀분석에서 t-통계값을 회귀계수에서 표준오차를 나누어 계산한다. z-값을 계산하는 방법도 이와 동일하므로 z = 0.1273/0.0652 = 1.9526이 된다.

매개분석의 보고 ②

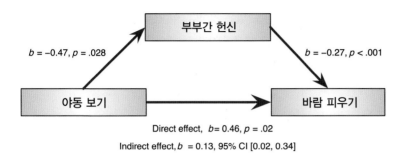

FIGURE 10.14
Model of pornography consumtion as a predictor of infidelity, mediated by relationship commitment. The confidence interval for the indirect effect is a BCa bootstrapped CI based on 1000 samples

가끔 매개분석에서 간접효과 또는 소벨 검정만 보고하는 경우가 있는데 붓스트랩 신뢰구간을 포함해 효과크기 카파 제곱과 신뢰구간까지 보고하는 것이 권장된다.

위의 사례를 예로 들면 다음과 같다.

✓ 결과변수인 바람 피우기에 대한 야동 보기의 관계에는 부부간 헌신을 통한 유의한 간접효과가 관찰되며, $b = 0.127$, BCa CI[0.023, 0.335]이다. 간접효과는 비교적 작은 크기로 $k^2 = .041$, 95% BCa CI[.008, .104]로 나타났다.

위의 보고와 함께 Figure 10.14와 같이 매개모형 도식에 회귀계수과 붓스트랩 신뢰구간을 포함해 보고하면 유용하다.

핵심녀의 힌트   매개분석

- 매개란 예측변수와 결과변수 간의 관계 정도가 다른 변수를 예측변수로 포함했을 때 감소하는 경우를 말한다. 본질적으로 매개는 두 변수 간의 관계가 제3의 변수에 의해 설명되는 것을 의미한다. 예를 들어 공포영화 보기와 밤에 무서움을 타는 것과의 관계는 개인의 머릿속에 떠오르는 공포 이미지에 의해 설명될 수 있다.
- 매개효과는 간접효과의 크기와 신뢰구간으로 평가된다. 신뢰구간에 0이 포함되면 매개효과가 존재하는지 자신할 수 없지만, 0을 포함하지 않으면 매개가 나타났다고 결론내릴 수 있다.
- 간접효과의 크기는 카파 제곱(k^2)으로 표현될 수 있다. 값이 0에 가까우면 간접효과가 최대 가능값에 비해 매우 작다는 것이며 1에 가까우면 주어진 연구설계에서 최대치에 가깝다는 것을 의미한다. 작은 효과크기 .01, 중간 효과크기 .09, 큰 효과크기는 .25로 정해져 있다.

10.5. 회귀분석에서의 범주형 예측변수 ③

앞 장에서 회귀모형에 이지변수와 같은 범주형 자료 형태의 예측변수도 포함할 수 있음을 언급했으며, 0과 1로 부호화했다. 그러나 때로 두 개 이상의 범주형 자료(예, 교육 정도, 진단 분류, 인종 등)를 회귀분석에 포함시키고 싶은 경우도 있을 것이다. 이 경우에는 이지변수로 부호화했던 것처럼 두 개 이상의 범주형 자료를 여러 변수로 생성해 각각 두 개의 분류만 갖도록 부호화할 수 있는데 이 것이 가변수 부호화(dummy coding)이다.

10.5.1. 가변수 부호화 ③

10.5.1.1. 가변수 부호화의 의미 ③

두 개 이상의 범주형 자료(예, 인종)를 예측변수로 포함시킬 때의 문제점은 변수를 0이나 1로만 표현할 수 없다는 점이다. 그러나 가변수 부호화는 모든 변수를 0이나 1로 부호화해 표현하는 방법으로 가변수(dummy variables)를 만든다. 따라서 두 개 이상의 범주형 자료를 가변수 부호화하기 위해서는 여러 개의 변수를 만들어야 하는데, 필요한 변수의 개수는 (분류 개수 − 1)이다.

8개의 기본 단계를 시행한다.

1 재부호화를 해야 하는 분류 개수를 세어 1을 뺀다.
2 단계 1에서 정해진 숫자만큼 새 변수, 즉 가변수(더미변수)를 생성한다.
3 기준집단을 하나 정해 다른 모든 집단을 비교할 수 있도록 한다. 일반적으로 대조군을 선정하지만, 특정한 가설이 없는 경우에는 다수가 포함된 집단을 정하는 것도 가능하다.
4 기준집단을 정한 후 모든 가변수를 0으로 부호화한다.
5 기준집단과 비교할 첫 번째 가변수를 정해 1로 부호화하고, 나머지 집단은 모두 0으로 부호화한다.
6 기준집단과 비교할 두 번째 가변수를 선택해 1로 부호화하고, 나머지 집단은 모두 0으로 부호화한다.
7 이 과정을 모든 가변수 집단에 시행한다.
8 모든 가변수를 회귀분석의 동일 블록에 포함시킨다.

위의 단계를 이용해 예를 들어보자. 제5장에서 소개된 연구자는 콘서트가 건강에 미치는 잠재적 효과에 관심이 있어 헤비메탈을 주로 하는 콘서트에 대한 자료를 수집했다. 연구자는 자신이 수집한 연구결과(위생과 축제의 관계)가 헤비메탈을 좋아하는 사람에게만 해당되는지 우려해, 절충 음악축제인 Glastonbury Music Festival을 방문해 축제 3일 동안 참가자에게 자신의 위생 상태를 0(하수구 냄새가 난다)에서 4(상큼한 냄새가 난다)의 척도로 측정했다. 실제 자료는 GlastonburyFestival−

TABLE 10.2 Dummy coding for the Glastonbury Festival data

	Dummy Variable 1	Dummy Variable 2	Dummy Variable 3
No Affiliation	0	0	0
Indie Kid	0	0	1
Metaller	0	1	0
Crusty	1	0	0

Regression.sav에서 찾을 수 있으며, 축제 3일 간의 위생점수와 변화 변수(첫날에서 3일째 되는날 위생상태가 변화했는지 점수)가 포함되어 있다. 연구자는 음악 선호도에 따라 'indie kid'(인디 음악 선호), 'metaller'(헤비메탈 선호), 'crusty'(히피음악/포크송 선호), 기타 음악 선호도가 분명하지 않은 경우는 'no musical affiliation'(선호 음악 없음)으로 분류했다. 각 분류집단은 Table 10.2에 1에서 4까지 부호화했다.

집단이 4개이므로 3개의 가변수가 요구된다. 첫 번째는 기준집단을 정하는 것이다. 특정 음악 선호도를 가진 집단을 그렇지 않은 집단과 비교하려고 하므로 기준집단으로 선호 음악이 없는(no musical affiliation) 집단을 정해 0으로 부호화했다. 첫 번째 가변수는 'crusty'이므로 1로 부호화했고, 나머지는 모두 0으로 부호화했다. 두 번째 가변수는 'metaller'이므로 1로 부호화했고, 나머지는 모두 0으로 부호화했다. 마지막 가변수는 'indie kid'로 동일한 방법으로 1로 부호화했다. 각 가변수 집단은 1 또는 0으로 부호화되어 있으며, 기준집단만 항상 0으로 부호화되어 있다.

10.5.1.2. 재부호화 기능 ③

이번에는 SPSS에서 재부호 기능을 살펴보자. Figure 10.15에 있는 대화상자를 열기 위해 Transform ▣ Recode into Different Variables... 를 선택한다. *Recode* 대화상자는 데이터 편집기에 있는 모든

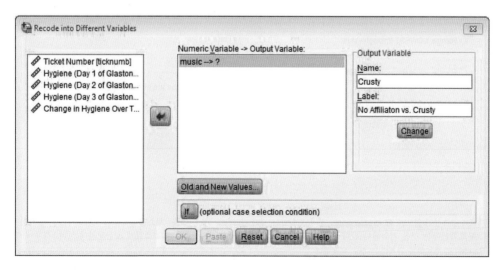

FIGURE 10.15
Recode dialoge
box

변수가 등록되어 있으므로 재부호화를 원하는 변수(예, **music**)를 선택해 *Numeric Variable* → *Output Variable*로 이동시킨 후 ⬇를 클릭한다. 다음은 *Output Variable*로 가서 새 변수를 명명하게 되는데, *Name* 표시된 박스의 첫 번째 가변수에 이름을 붙인다 (예, **Crusty**). *Label* 칸에는 변수에 대한 설명을 좀 더 구체적으로 기술할 수 있다. 다음 Change 를 눌러 새 변수를 *Numeric Variable* → *Output Variable*로 이동시킨다(예, *music* → *Crusty*).

첫번째 가변수를 정의한 후 해당 변수(**Crusty**)를 어떻게 재부호할 것인지 SPSS에서 명령어를 정해야 한다. 이를 위해 Old and New Values... 를 눌러 Figure 10.16에 있는 대화상자를 연다. 이 대화상자에는 원 값을 새 변수의 다른 값으로 변환할 수 있게 해준다. 첫 번째 가변수에서 히피음악/포크송 선호자인 **Crusty**에 1점을 주고 나머지는 모두 0점을 주는 것으로 결정했다. 대화상자에서 **Crusty**는 원래 배정값이 3이었으므로 *Old Value*라고 명명된 박스에 3을 쓰고 *New Value*라고 명명된 박스에는 1을 넣는다. 이후 Add 를 누르면 *Old* → *New*라고 쓰여진 박스에 *3 → 1* 이라고 표시된다. 다음은 나머지 모든 값을 0으로 명명하는 것이므로 *Old Value* 박스 가장 아래에 있는 ⦿ All other values 를 누르고[4] *New Value*에 0을 쓴 후 Add 를 누르면 *Old* → *New*라고 쓰여진 박스에 *Else* → 0 이라고 표시된다. 이후 Continue 를 누르면 주 대화상자로 돌아가서 OK 를 클릭해 첫 번째 가변수를 완성한다. 이 변수는 자료창에서 히피음악/포크송 선호자는 1로, 다른 모든 값은 0으로 기록된 것을 확인할 수 있다.

FIGURE 10.16
Record dialogue box for changing old values to new(see also SPSS Tip 10.2)

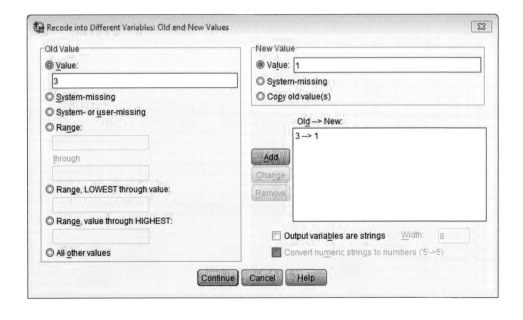

---

[4] 자료에 결측값이 없으면 ⦿ **All other values** 로 부호화하는 것이 편리하나 이 경우에는 시스템 결측값을 포함해서 모든 결측값이 0으로 부호화된다는 것을 기억해야 한다. 이런 상황을 방지하려면 값이 있는 경우만 결측값에 포함시켜야 하며, 경우에 따라 ⦿ **Range**: 로 부호화를 규정하는 것도 유용하다.

더모아

부호화하는 법을 좀 더 설명해 주실 수 있나요?

자료에 결측값이 있을 때는 어떻게 부호화해야 하는가? 결측값 이외에 값이 있는 자료만 부호화하고 싶다면 몇 가지 방법이 있는데, 홈페이지에 나와있는 설명을 참고한다.

SELF-TEST   동일한 방법으로 나머지 두 가변수를 만들어 **Metaller**와 **Indie_kid**로 부호화해 보자.

10.5.2. 가변수가 포함된 SPSS 결과표 ③

위에서 3개의 가변수를 만들고 나면 회귀방정식에서 모든 가변수를 한꺼번에 블록에 포함시켜야 한다(*Enter* 명령어 이용). 분석 실행은 대화상자에서 클릭해 할 수 있으며, 직접 명령문을 작성해서 실행하려면 아래 제공된 명령어를 참조한다.

Output 10.9에 모형 통계가 나와있다. 세 개의 가변수를 입력한 후 위생점수 변화에 대한 변이는 7.6%가 설명되었다. 다시 말해 위생점수 변화(R^2 change)의 7.6%가 개인의 음악 선호도에 의해 설명된다는 것이다. 표에서 분산분석(*F* change)도 결국 같은 결과로 유의성이 .024로 나왔으므로, 가변수를 입력한 모형이 유의함을 보여준다.

OUTPUT 10.9

Model Summary

Model	R	R Square	Adjusted R Square	Std. Error of the Estimate	Change Statistics				
					R Square Change	F Change	df1	df2	Sig. F Change
1	.276[a]	.076	.053	.68818	.076	3.270	3	119	.024

a. Predictors: (Constant), No Affiliation vs. Indie Kid, No Affiliation vs. Crusty, No Affiliation vs. Metaller

b. Predictors: (Constant), No Affiliation vs. Indie Kid, No Affiliation vs. Metaller, No Affiliation vs. Crusty

ANOVA[a]

Model		Sum of Squares	df	Mean Square	F	Sig.
1	Regression	4.646	3	1.549	3.270	.024[b]
	Residual	56.358	119	.474		
	Total	61.004	122			

a. Dependent Variable: Change in Hygiene Over The Festival

b. Predictors: (Constant), No Affiliation vs. Indie Kid, No Affiliation vs. Crusty, No Affiliation vs. Metaller

c. Predictors: (Constant), No Affiliation vs. Indie Kid, No Affiliation vs. Metaller, No Affiliation vs. Crusty

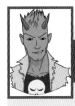

SPSS TIP 10.2 재부호화를 위한 명령문 ③

변수를 재부호화하기 위해 대화상자를 이용하거나 아래와 같이 명령문을 만들어 실행할 수 있다. 여기에는 지금까지 소개된 모든 가변수를 생성하는 명령문이 포함되어 있으므로 새 명령어 창에 붙여 넣은 후 실행한다(Section 3.9).

```
DO IF(1–MISSING(change)).
RECODE music (3=1)(ELSE = 0) INTO Crusty.
RECODE music (2=1)(ELSE = 0) INTO Metaller.
RECODE music (1=1)(ELSE = 0) INTO Indie_Kid.
END IF.
VARIABLE LABELS Crusty 'No Affiliation vs. Crusty'.
VARIABLE LABELS Metaller 'No Affiliation vs. Metaller'.
VARIABLE LABELS Indie_Kid 'No Affiliation vs. Indie Kid'.
VARIABLE LEVEL Crusty Metaller Indie_Kid (Nominal).
FORMATS Crusty Metaller Indie_Kid (F1.0).
EXECUTE.
```

각 재부호화 명령문은 Figure 10.16의 대화상자와 동일한 역할을 한다. 첫 번째 3줄의 명령문은 SPSS에서 원래의 변수 **music**에서 3개의 새변수 (**Crusty, Metaller, Indie_Kid**)을 생성하도록 한다. 첫 번째 변수에서 **music** 값이 3이라면 1로, 다른 값은 모두 0으로 부호화된다. 두 번째 변수에서 **music** 값이 2라면 1로, 다른 값은 모두 0으로 부호화된다. 세 번째 가변수도 이러한 방법을 따른다. 모든 재부호화 명령문은 *if*로 시작된다(*do if*로 시작하고 *end if*로 끝난다). 이것은 SPSS에서 재부호화 명령문을 특정 조건이 맞을 때 시행하도록 한다. 위 명령문의 조건에서 (*1–MISSING(change)*)라고 SPSS 시스템에서는 결측치는 모두 1로 부호화되고 값이 있는 경우 0이 된다. 따라서 위의 조건에 따라 되어있다. (*1–MISSING(change)*)에서는 해당변수 **change**에서 1로 변환된 결측치는 1에서 빼어 모두 0으로 처리되므로 실제 값이 있는 경우에만 재부호화가 진행된다.

변수명(*variable labels*)이 지정되어 새 변수를 **Crusty, Metaller, Indie_Kid**로 명명하고 명목변수로 지정한다. *formats* 명령어는 각 변수값이 소수점 한자리(F1.0)로 지정됨을 부여준다. 실행(*execute*) 명령어는 필수이며 이것이 없으면 실행되지 않는다. 모든 명령문의 마지막에 마침표를 찍는다.

SELF-TEST   변화된 값을 결과변수로 하고 가변수 3개를 예측변수로 하여 제8장에서 학습한 다중회귀분석을 시행해 보자.

Output 10.10은 가변수에 대한 회귀계수표이다. 표에 제시된 가변수는 재부호화되었으므로 각각 어떤 변수끼리 비교되는지 알 수 있도록 명시(예, No Affiliation vs. Crusty)되어 있다. 따라서 변수의 속성에 따라 변수명을 만드는 것(예, 헤비메탈 선호 집단은 Metaller)이 표를 해석하는데 도움이

OUTPUT 10.10

Coefficients^a

Model		Unstandardized Coefficients		Standardized Coefficients	t	Sig.	95.0% Confidence Interval for B	
		B	Std. Error	Beta			Lower Bound	Upper Bound
1	(Constant)	-.554	.090		-6.134	.000	-.733	-.375
	No Affiliation vs. Crusty	-.412	.167	-.232	-2.464	.015	-.742	-.081
	No Affiliation vs. Metaller	.028	.160	.017	.177	.860	-.289	.346
	No Affiliation vs. Indie Kid	-.410	.205	-.185	-2.001	.048	-.816	-.004

a. Dependent Variable: Change in Hygiene Over The Festival

Bootstrap for Coefficients

Model		B	Bootstrap^a					
			Bias	Std. Error	Sig. (2-tailed)	BCa 95% Confidence Interval	
							Lower	Upper
1	(Constant)	-.554	.005	.097	.001		-.736	-.349
	No Affiliation vs. Crusty	-.412	-.011	.179	.030		-.733	-.101
	No Affiliation vs. Metaller	.028	-.006	.149	.847		-.262	.293
	No Affiliation vs. Indie Kid	-.410	-.010	.201	.049		-.813	-.043

a. Unless otherwise noted, bootstrap results are based on 1000 bootstrap samples

된다. 첫 번째 가변수(선호 음악 없음 No Affiliation vs. 히피음악/포크송 선호자 Crusty) 결과는 두 집단의 위생점수 변화에 차이가 없음을 보여준다. 여기서 beta 값은 예측변수 단위 변화에 따른 결과변수의 변화를 의미한다. 즉, 예측변수의 단위 변화는 0에서 1로 변화된다. 세 개의 가변수를 한꺼번에 포함했을 때 0은 기준집단(선호 음악 없음)이 되고, 1은 히피음악/포크송 선호자(Crusty)를 의미한다. 따라서 0에서 1로 변화된다는 의미는 선호 음악없는 집단에서 히피음악/포크송 선호 집단으로 바뀌는 것이고, 결과변수는 기준집단과 비교해서 변화되는 위생점수가 어떤 차이가 있는지 두 집단의 평균 차이를 의미한다.

OLAP Cubes

OUTPUT 10.11

Variables=Change in Hygiene Over The Festival

Musical Affiliation	Mean	Std. Deviation	N
Indie Kid	-0.964	0.670	14
Metaller	-0.526	0.576	27
Crusty	-0.966	0.760	24
No Musical Affiliation	-0.554	0.708	58
Crusty - No Musical Affiliation	-0.412	0.052	-34
Metaller - No Musical Affiliation	0.028	-0.133	-31
Indie Kid - No Musical Affiliation	-0.410	-0.038	-44
Total	-0.675	0.707	123

Output 10.11의 표에는 각 4 집단의 집단 평균과 3개의 음악선호도에 따른 집단을 기준집단(선호 음악 없음)과 비교한 차이값(각 집단 평균의 차이값)이 제시되어 있다. 이 표에서 히피음악/포크송 선호자 Crusty에 대한 차이값을 계산하면 Crusty – no affiliation = (−0.966) − (−0.554) = −0.412이다. 다른 말로 위생점수의 변화가 히피음악/포크송 선호 집단에서 기준집단에 비해 더 컸

다. 즉 콘서트가 진행되는 3일 동안 더 크게 위생점수가 감소했다는 것을 의미한다. 이 값은 Output 10.10에 있는 비표준화 beta 값과 동일하다. 따라서 beta 값은 각 집단과 기준집단 간의 상대적 차이를 의미한다. 이 beta 값은 t-통계값으로 전환되며, t-점수의 유의수준이 보고된다. 위에서 언급한 바와 같이 t-검정은 beta 값이 0인지 검정하는 것이므로, 기준집단과 각 집단의 변화 차이가 0인지 여부를 검정한다. 만일 유의하다고 나오면 각 집단의 위생점수 변화가 기준집단의 점수 변화에 비해 유의하게 달랐음을 의미한다. 첫 번째 가변수의 경우 t-검정이 유의했고, beta 값은 음수이므로, '축제기간 동안 기준집단(선호 음악이 없는 집단)의 위생 상태 변화에 비해 히피음악/포크송 선호 집단에서 위생상태가 유의하게 더 나빠진 것'으로 해석된다.

다음 가변수는 헤비메탈 선호 집단(metaller)과 기준집단을 비교한 것이다. beta 값은 기준집단의 위생점수에 대해 헤비메탈 집단의 위생점수 변화 정도의 차이를 나타내며, 두 집단 평균 차이값은 metaller − no affiliation = (−0.526) − (−0.554) = 0.028이다. 이 값은 Output 10.10에 표시된 비표준화 beta 값과 일치한다. 두 번째 가변수에서 t-검정은 유의하지 않은 것으로 나타났다. 따라서 헤비메탈 선호 집단과 선호 음악없는 기준집단의 축제기간 중 위생 상태 변화는 두 집단이 유사하다고 결론내릴 수 있으며, 즉 위생점수의 변화는 헤비메탈 선호 집단 여부에 따라 예측되지 않는다고 볼 수 있다.

마지막 가변수는 인디음악 선호 집단을 기준집단과 비교한 것이다. beta 값은 기준집단 위생점수에 대해 인디음악 선호 집단의 위생점수 변화정도의 차이를 나타내며, 두 집단의 평균 차이값은 indie kid − no affiliation = (−0.964) − (−0.554) = −0.410 이다.

Output에 의하면 t-검정이 유의했으므로, 위생점수의 변화가 인디음악 선호 집단에서 기준집단에 비해 유의하게 컸으며, 즉 인디음악 선호 집단의 위생 상태가 축제 기간 중에 더 나빠졌음을 알 수 있다. Table 10.3에 붓스트랩 신뢰구간을 포함해 결과를 보고했다.

TABLE 10.3 Linear model of predictors of the change in hygiene scores (95% bias corrected and accelerated confidence intervals reported in parentheses). Confidence intervals and standard errors based on 1000 bootstrap samples

	b	SE B	β	p
Constant	−0.55 (−0.74, −0.35)	0.10		p = .001
No Affiliation vs. Crusty	−0.41 (−0.73, −0.10)	0.18	−.23	p = .030
No Affiliation vs. Metaller	0.03 (−0.26, 0.29)	0.15	.02	p = .847
No Affiliation vs. Indie Kid	−0.41 (−0.81, −0.04)	0.20	−.19	p = .049

Note. R^2 = .08 (p = .024).

따라서 결과를 총괄적으로 해석해보면, 선호 음악이 없는 집단을 기준집단으로 했을 때 히피/포트 송 선호 집단과 인디음악 선호 집단이 3일간의 축제 기간 중 유의하게 위생 상태가 나빠진 것으로 보 이며, 헤비메탈 집단은 유의한 변화가 없었다. 제11장에서는 좀 더 복잡한 가변수 적용통계를 살펴볼 것이다.

10.6. 개념에 대한 요약도 ①

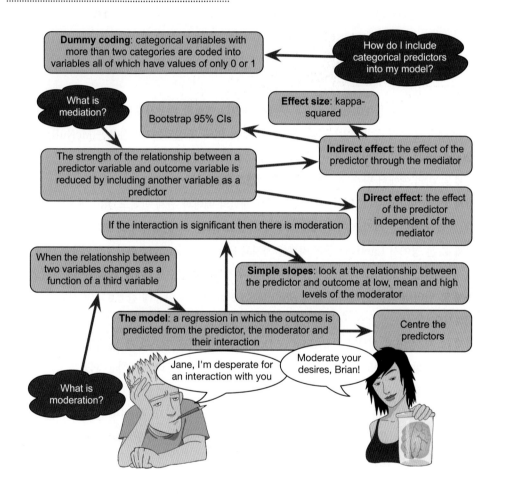

FIGURE 10.17
What Brian learnt
from this chapter

10.7. 다음 장은? ①

본 장에서는 조절과 매개에 대해서 살펴보았다. 다음 장에서는 여러 집단의 평균을 비교할 수 있 는 분산분석에 대해 알아보겠다.

10.8. 주요 용어

Grand mean centering (총평균 중심화)
Direct effect (직접효과)
Index of mediation (매개 지수)
Indirect effect (간접효과)
Interaction effect (교호작용효과)
Mediation (매개)

Mediator (매개변수)
Moderation (조절)
Moderator (조절변수)
Simple slopes analysis (단순기울기분석)
Sobel test (소벨검정)

10.9. 스마트 알렉스의 과제

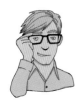

- **과제 1:** McNulty 등(2008)은 신혼부부에서 개인의 매력과 배우자로부터의 지지 정도 간에 어떤 관계가 있는지 살펴보았다. 이 관계는 성별에 의해 조절되는가? 자료는 McNulty et al. (2008).sav로 입력되었다. ②
- **과제 2:** 위의 예에서 단순기울기 그래프를 생성하시오. ②
- **과제 3:** McNulty 등(2008)은 신혼부부에서 개인의 매력과 관계 만족도 간의 관계를 살펴보았다. 동일한 자료를 가지고 이 관계가 성별에 의해 조절되는지 분석하시오. ②
- **과제 4:** 본 장에서 Lambert 등의 자료를 가지고 Baron & Kenny의 회귀식을 이용해 매개 모형을 검정했다. 이 분석을 다시 실행할 때 바람 피우기의 측정변수로 **Hook_Ups**를 이용하시오. ②
- **과제 5:** 위의 분석을 반복하기 위해 *PROCESS* 프로그램을 이용해 간접효과와 신뢰구간을 측정하시오. ②
- **과제 6:** 제3장에서 제시된 자료(Goat or Dog.sav)를 가지고 염소와 개 등 동물과 강제로 결혼한 사람의 삶의 만족도를 어떤 유형의 동물과 결혼했는지에 따라 예측하는 회귀분석을 시행하고 최종 모형을 그리시오. ②
- **과제 7:** 6번의 자료를 가지고 첫 번째 블록에 동물 선호도를 넣고, 두 번째 블록에 동물의 유형을 넣고 회귀분석을 시행하시오. 이때 동물의 유형을 가지고 삶의 만족도를 예측했을 때와 비교해 관계지수가 달라졌는가? ②
- **과제 8:** GlastonburyDummy.sav 자료을 가지고 분석한 결과를 살펴보고 모형이 신뢰성이 있고 일반화할 수 있는지 결론을 내리시오. ③
- **과제 9:** iPAD와 유사한 태블릿을 개발한 회사에서 소비자를 대상으로 (1) 광고에 대한 매력(Advert_Cool), (2) 제품에 대한 매력(Product_Cool), (3) 제품을 구매하고자 하는 욕구(Desirability)를 측정했다. 광고에 대한 매력과 제품 구매 욕구 간의 관계가 제품에 대한 매력에 의해 매개된다는 이론을 검정하시오. ③

과제의 정답은 웹 사이트에서 찾을 수 있다.

10.10. 참고도서

Cohen, J., Cohen, P., Aiken, L., & West, S. (2003). *Applied multiple regression/correlation analysis for the behavioral sciences.* Mahwah, NJ: Erlbaum.

Hardy, M. A. (1993). *Regression with dummy variables.* Sage University Paper Series on Quantitative Applications in the Social Sciences, 07–093. Newbury Park, CA. Sage.

Hayes, A. F. (2013). *An introduction to mediation, moderation, and conditional process analysis.* New York: Guilford Press.

11 여러 평균 비교: 분산분석(GLM 1)

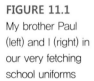

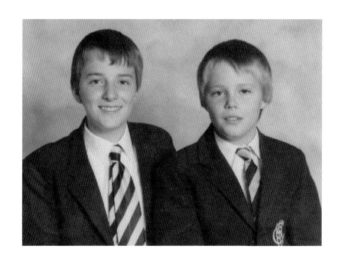

11.1. 이 장에는 어떤 내용이 있을까? ①

누구나 인생에서 중요한 전환점을 맞게 되는데, 나에게는 11살 때 그런 순간이 찾아왔다. 영국에서 초등학교를 졸업하면 대부분 공립학교로 진학하게 된다. 일부는 문법시험을 통과하면 갈 수 있는 영재학교에 진학하거나 부유층이 주로 가는 사립학교에 들어간다. 나는 영재나 부자가 아니었으므로 대부분 친구와 함께 공립학교에 진학했는데 거기서 최고로 행복한 학창시절을 보냈다. 그러나 영재학교에 결원이 생겼다는 소식이 오고 결국 친구들과 헤어져 영재학교로 전학을 갔다. 영재학교의 생활은 공립학교와 완전히 달랐으며 마치 정상적 사회생활과도 동떨어진 듯한 느낌이었다. 공립학교에 그대로 있었으면 나의 미래가 어떻게 되었을까? 부모님이 부자라서 사립학교에 진학을 했으면 어떻게 달라질 수 있었을까? 이렇게 세 가지 상황을 비교해보고 싶다면 t-검정 대신에 분산분석(analsys of variance or ANOVA)을 적용하게 된다. 서로 독립적인 대상자의 서로 다른 상황을 비교하는 독립 분산분석의 이론을 설명하고 SPSS에서 수행하는 방법과 결과해석에 대해 알아보자.

11.2. ANOVA의 기반 이론 ②

11.2.1. 평균 비교를 위한 선형모형 ②

두 개 분류를 가진 예측변수를 선형모형에 포함한 경우 예측변수의 b는 두 분류에 대한 평균값 차이를 비교한 결과임을 설명했다. 제10장에서는 두 개 이상의 분류를 포함한 범주형 예측변수를 가변수로 부호화(dummy coding)해서 여러 범주형 예측변수를 만들어야 함을 언급했다. 이 개념을 뒤집어 보면 어떻게 선형모형을 이용하여 둘 이상의 집단평균 간 차이를 비교할 수 있는지 알아볼 수 있다. 방법은 각 집단을 반영하는 가변수 부호화를 이용하여 선형모형에 넣는 것이다. 일반적으로 집단 비교를 위해 ANOVA를 적용하고, 변수 간의 관계분석을 위해 회귀분석을 한다고 알려져 있지만, 제8장에서처럼 회귀분석 모형의 적합성은 ANOVA(F 검정)로 분석하며, ANOVA는 선형모형(즉, 회귀분석)의 특별한 예이다.

ANOVA를 선형모형으로서 가장 잘 설명할 수 있는 이유는 다음과 같다.

첫째, 선형모형은 대부분 통계분석이 기초하고 있는 익숙한 개념이므로 이를 이용하면 ANOVA에 대해 쉽게 이해할 수 있기 때문이다. 둘째, ANOVA를 설명하는 전통적인 방법(분산비율 방법)은 단순 분산분석에는 적절하지만 공분산분석과 같이 복잡한 상황에서는 잘 설명되지 않는다. 회귀분석을 이용하면 공분산분석에 의한 복잡한 상황으로 확대되어도 논리적으로 설명이 가능하다. 마지막으로 분산비율 방법은 집단 간 표본수가 다른 경우 적용하기 힘들다.[1] 회귀분석은 이러한 상황을 상당히 단순하게 만들어줄 수 있다. SPSS에서는 ANOVA를 회귀분석 원리(일반 선형모형, 즉 GLM)에 근거하여 다루고 있다.

ANOVA는 실험연구에서 비체계적 변이에 대한 체계적 변이의 비율을 비교하는 방법이다. 이 분산비는 F-비율이라고 한다. 그러나 제8장에서 언급했듯이 F-비율은 회귀모형에서 모형 내의 오차에 비하여 얼마나 정확하게 결과변수를 예측하는지 보여주는 방법이다. 즉, F-비율은 집단평균 차를 비교하기 위해 쓰임과 동시에 회귀모형이 자료에 적합한지 보여주는 방법이기도 하다. 어떻게 이것이 가능할까? 집단평균차를 비교하기위해서는 F-값을 통해 회귀모형이 자료에 적합한지 파악한다. 그러나 회귀모형이 범주형 예측변수(예, 집단변수)를 포함하게 되므로 t-검정이 선형회귀방정식으로 표현될 수 있는 것과 마찬가지로(제9장), ANOVA도 다중회귀방정식으로 표현될 수 있으며, 이때 예측변수의 수는 독립변수의 분류 수보다 하나 작은 숫자가 된다.

---

[1] 이를 고려할 때 분산분석을 적용하는 각 집단의 표본 수를 동일하게 유지하는 것이 매우 중요해진다. 표본 수가 서로 다른 상황을 비교하는 것은 통계적 복잡성을 요구하게 된다.

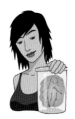

브레인 11.1

*왜 ANOVA와 회귀분석이 다르다고
생각하는가? ②*

분산분석과 회귀분석이 서로 다른 통계분석 방법이라고 생각하는 것에는 역사적 이유가 있다. 두 방법은 사회과학에서 개발된 명백하게 다른 두 방법인 실험연구와 관계연구에서 유래되었다. 통제된 실험연구를 수행하는 연구자는 주로 집단 비교를 위해 ANOVA를 선택한 반면, 실제 현상에서 관찰되는 연관성을 연구하는 연구자는 다중회귀분석을 주로 사용했다. 오랫동안 서로 다른 연구방법에서 적용되다 보니 두 방법 간 차이가 두드러져 보이게 되었다. 통계책에서도 두 방법을 서로 다른 방법으로 소개하고 있으므로 현대 통계학자는 ANOVA와 다중회귀분석은 서로 다른 방법이라고 인식하게 되었다. 그러나 Cohen (1968)을 비롯해서 많은 통계학자는 두 방법의 공통점을 부각시키려고 노력해 왔다. 이 책을 통해 두 방법의 유사성을 소개하고자 한다.

이해를 돕기 위해 성욕에 영향을 주는 것으로 알려져 있는 비아그라의 효과를 검증하는 연구를 예로 들어보자. 세 집단에게 위약, 저용량 비아그라, 고용량 비아그라를 복용하도록 한 후 각 집단의 성욕을 객관적으로 측정했다. 분석 자료는 Table 11.1에 있다(Viagra.sav로 파일저장).

비아그라 용량에 따른 성욕을 예측하기 위해 다음과 같은 일반식을 적용할 수 있다.

$$\text{outcome}_i = (\text{model}) + \text{error}_i$$

TABLE 11.1 Data in **Viagra.sav**

	Placebo	Low Dose	High Dose
	3	5	7
	2	2	4
	1	4	5
	1	2	3
	4	3	6
$\bar{X}$	2.20	3.20	5.00
s	1.30	1.30	1.58
s^2	1.70	1.70	2.50
	Grand mean = **3.467** Grand *SD* = **1.767**		
	Grand variance = **3.124**		

선형모형을 적용하려면 두 집단으로 모형을 구성하게 되므로 하나의 가변수를 가진 선형회귀방정식을 대입한다. 그러나 위의 예에서는 세 집단이므로 선형모형을 다중회귀모형으로 확대하여 두 개의 가변수(집단분류 수 3 − 1 = 2)를 대입한다. 이렇게 독립변수 분류수보다 하나 작은 수만큼 가변

수를 만들어 선형모형을 어떤 수로도 확대시킬 수 있다. 두 집단에서 기준집단을 정하여 0으로 부호화했듯이, 확대된 모형에서도 가설을 고려하여 기준이 되는 집단을 정한 후 0으로 부호화한다. 불균형 집단에서는 각 집단의 대상자 수가 서로 다를 수 있지만, 기준집단의 대상자 수가 충분해야 회귀계수의 신뢰도가 확보될 수 있음을 기억하자. 비아그라 연구에서 위약군을 기준집단으로 정하여 용량에 따라 비아그라 집단과 비교할 수 있다. 위약 집단에 대해 두 용량의 비아그라 집단을 비교하고자 하므로 각 집단을 반영하는 두 개의 가변수를 생성하여 하나는 고용량, 두 번째 변수는 저용량으로 명명한다. 그 결과로 생성된 방정식은 다음과 같다.

$$\text{Libido}_i = b_0 + b_2\text{High}_i + b_1\text{Low}_i + \varepsilon_i \tag{11.1}$$

방정식 11.1에서 개인의 성욕은 절편(b_0)과 집단별 부호(즉, 고용량 또는 저용량 가변수)에 의해 예측된다. 가변수는 여러 방법으로 부호화될 수 있지만 가장 간단한 방법이 기준값을 0으로 두고 고용량 가변수에서는 고용량군을 1, 저용량 가변수에서는 저용량군을 1로 두고 다른 모든 변수값은 0으로 처리하는 것이다. 이 부호화 시스템에 의해 두 가변수가 각 집단을 나타낼 수 있다(Table 11.2).

TABLE 11.2 Dummy coding for the three-group experimental design

Group	Dummy Variable 1 (High)	Dummy Variable 2 (Low)
Placebo	0	0
Low Dose Viagra	0	1
High Dose Viagra	1	0

예측변수가 집단변수일 때에는 예측변수값(방정식 11.1의 성욕 점수)은 집단평균이 되는데, 이 점수가 각 개인을 대표하는 점수이기 때문이다. 이를 고려하면서 각 집단을 살펴보자.

우선 위약군에서는 고용량군과 저용량군이 모두 0으로 부호화되어 예측값은 위약군 집단평균이 될 것이다. 따라서 오차(ε_i)를 무시한다면 이 모형의 회귀분석은 다음과 같다.

$$\text{Libido}_i = b_0 + \left(b_2 \times 0\right) + \left(b_1 \times 0\right)$$
$$\text{Libido}_i = b_0$$
$$\bar{X}_{\text{Placebo}} = b_0$$

이 상황은 고용량군과 저용량군을 모두 0으로 부호화함으로써 두 집단값을 제외시킨 상태를 의미한다. 즉, 비아그라의 용량을 무시했을 때의 성욕 수준을 측정하게 되므로, 예측변수값은 유일하게 포함된 위약군의 평균이 될 것이다. 따라서 회귀모형의 절편 b_0은 항상 대조군(즉, 위약군)의 평균이 된다.

고용량군을 설명하고자 한다면 가변수 High는 1로 부호화하고, 가변수 Low를 0으로 부호화한다. 방정식 11.1을 위와 같이 부호화하면 다음과 같다.

$$\text{Libido}_i = b_0 + (b_2 \times 1) + (b_1 \times 0)$$
$$\text{Libido}_i = b_0 + b_2$$

위에서 언급했듯이 b_0은 위약군의 평균이다. 고용량이 초점이므로 고용량군의 성욕점수를 예측하는 방정식은 다음과 같다.

$$\text{Libido}_i = b_0 + b_2$$
$$\bar{X}_{\text{High}} = \bar{X}_{\text{Placebo}} + b_2$$
$$b_2 = \bar{X}_{\text{High}} - \bar{X}_{\text{Placebo}}$$

즉, b_2는 고용량군 평균과 위약군의 평균차이를 의미한다.

마지막으로 저용량군을 설명해보자. 가변수 Low는 1로 High는 0으로 부호화하므로 회귀방정식은 다음과 같다.

$$\text{Libido}_i = b_0 + (b_2 \times 0) + (b_1 \times 1)$$
$$\text{Libido}_i = b_0 + b_1$$

절편은 대조군의 평균 성욕점수이므로 저용량군 모형에서 예측값은 저용량군의 평균 성욕점수가된다. 다음과 같이 표현된다.

$$\text{Libido}_i = b_0 + b_1$$
$$\bar{X}_{\text{Low}} = \bar{X}_{\text{Placebo}} + b_1$$
$$b_1 = \bar{X}_{\text{Low}} - \bar{X}_{\text{Placebo}}$$

b_1은 저용량군의 평균 성욕점수와 위약군의 평균 성욕점수 차이를 나타낸다. 이런 형태의 가변수 부호화는 가장 단순한 형태이며, 특정 가설을 검증하기 위해 다른 방식으로 부호화할 수 있는데 이것이 Section 11.4.2에서 언급한 *대비(contrast)*이다. 대비란 가변수를 b-값이 연구자가 검증하고자 하는 집단 간 차이를 반영하도록 부호화하는 방법이다.

SELF-TEST 비아그라 자료는 **dummy.sav** 파일에 저장되어 있다. 각 집단의 평균값에 초점을 두어 가변수 1(**dummy1**)과 가변수 2(**dummy2**)로 부호화한 변수(Table 10.2)도 포함되어 있다. SPSS 파일을 찾아 성욕 **Libido**를 결과변수로 하고 가변수 1과 가변수 2를 예측변수로 하여 다중회귀분석을 시행해보자.

다중회귀분석 결과는 Output 11.1에 제시되어 있다. 우선 제시된 ANOVA 값을 살펴보고 전체 모형이 자료에 적합한지를 검증한다. 검증결과 $F(2,12) = 5.12$, $p = .025$로 유의하므로, 집단평균을 예측변수로 했을 때 전체 평균보다 유의하게 예측도가 높다는 것, 즉 집단 간 평균이 서로 유의하게 다르다는 것을 알 수 있다.

회귀계수를 살펴보면 상수(b_0)는 기준집단인 위약군의 평균과 같다. 첫 번째 가변수(b_2)에 대한 회귀계수는 고용량군과 위약군의 평균 차이값(5.0 − 2.2 = 2.8)이다. 두 번째 가변수(b_1)에 대한 회귀계수는 저용량군과 위약군의 평균 차이값(3.2 − 2.2 = 1)이다. 분석결과를 살펴보면 세 집단 상황에서 회귀모형이 어떻게 표현되는지 알 수 있다. t-검정 결과를 통해 고용량군과 위약군의 차이(b_2)가 $p = .008$로 $p < .05$이므로 유의함을 알 수 있다. 그러나 저용량군과 위약군의 차이(b_1)는 $p = .282$로 유의한 차이가 없었다.

세 집단 상황을 확대하면 4개 집단 비교를 할 수 있다. Section 10.5에서 4개의 집단 비교의 예가 제시되어있다. 세 집단에서 한 것처럼 한 집단을 기준집단(대조군)으로 지정하고 모든 가변수에서 해당 집단을 0으로 부호화한다. 나머지 세 집단은 각 해당 조건에서 1로 부호화하고 이때 다른 가변수들은 0으로 부호화한다. Table 11.3에 집단들의 부호화 결과가 제시되어 있다.

11.2.2. F 비율의 논리 ②

집단평균 간의 차이를 선형모형으로 표시할 수 있으므로 이 차이값을 F-비율로 검증할 수 있다. F-비율은 회귀모형이 측정 자료에 전체적으로 적합한지 검증한다, 즉 오류에 비해 어느 정도 모형이 자료에 잘 맞는지에 대한 비율(ratio)이다. 집단평균에 대한 모형은 집단의 평균값을 예측하므로 집단평균값이 각 집단마다 동일하다면 측정 자료에 대한 예측력은 낮아질 것이다(F 값은 작아진다). 그러나 집단 간 평균이 크다면 각 집단의 평균 차이를 통해 측정 자료를 구별해 내는 능력도 커지게 된다(F 값은 커진다). 따라서 F는 기본적으로 여러 집단평균값이 다른지 알려주는 것이다.

Figure 11.2에 비아그라 자료의 집단평균, 총평균, 집단평균과 개인 점수의 차이값이 도표로 제시되었다. 여기서 세 집단의 평균이 다른지에 대한 가설을 검증한다(즉 귀무가설은 집단평균이 동일하다는 것이다). 모든 집단평균이 동일하다면 위약군이 저용량군 또는 고용량군과 다르지 않다고 기대할 수 있다. 따라서 Figure 11.2에서 세 개의 선은 동일한 수직선 상에 있게 될 것이다(그림에서 진한 수평선으로 표시된 것이 총평균이므로 집단평균 차이가 없으면 총평균과 유사해진다). Figure

OUTPUT 11.1

ANOVA[b]

Model		Sum of Squares	df	Mean Square	F	Sig.
1	Regression	20.133	2	10.067	5.119	.025[a]
	Residual	23.600	12	1.967		
	Total	43.733	14			

a. Predictors: (Constant), Dummy Variable 2, Dummy Variable 1

b. Dependent Variable: Libido

Coefficients[a]

Model		Unstandardized Coefficients		Standardized Coefficients	t	Sig.
		B	Std. Error	Beta		
1	(Constant)	2.200	.627		3.508	.004
	Dummy Variable 1	2.800	.887	.773	3.157	.008
	Dummy Variable 2	1.000	.887	.276	1.127	.282

a. Dependent Variable: Libido

TABLE 11.3 Dummy coding for the four-group experimental design

	Dummy Variable 1	Dummy Variable 2	Dummy Variable 3
Group 1	1	0	0
Group 2	0	1	0
Group 3	0	0	1
Group 4 (base)	0	0	0

Section 11.2에서는 총평균과 각 집단평균의 수직선 위치가 서로 다르다. 위에서 언급한 것처럼 회귀모형 b_2는 위약군과 고용량군의 차이를 반영하며, b_1은 위약군과 저용량군의 차이를 반영하는 것이다. 이 차이값은 Figure 11.2에서 수직 화살표로 표시되어 있다. 귀무가설이 사실이라면 모든 집단이 동일한 평균을 가지므로 집단 차이값인 b는 0이 된다.

ANOVA의 논리는 선형모형에 근거한다.

● 측정 자료에 적합한 가장 단순한 모형은 총평균(결과변수의 평균)으로 "예측변수와 결과변수 간의 관계없음" 또는 "결과변수에 대한 효과 없음"을 나타낸다.
● 연구에서 원하는 가설을 검정하기 위해 모형을 제시할 수 있다. 이 모형이 자료에 잘 맞는다면 총평균을 이용하는 것보다 결과변수를 더 잘 예측할 수 있다.
● 절편과 한 개 이상의 모수(b_1)로 모형을 설명한다.
● 모수들은 자료에 대한 모형의 형태를 결정한다. 따라서 계수가 클수록, 모형과 총평균의 차이값이 커진다.

- 실험연구에서 모수(b)는 집단 간 평균 차이값을 의미한다. 집단평균 간의 차이가 클수록 모형과 총평균의 차이는 커진다.
- 집단평균 차이가 충분히 크면 제시된 모형은 총평균보다 자료에 더 적합하게 된다.
- 각 집단평균을 예측변수로 하는 모형이 총평균을 예측변수로 하는 모형보다 더 적합하다는 의미는 집단평균 간에 유의하게 다르다는 것을 말한다.

결론적으로 F-ratio는 오차를 고려한 상태에서 총평균을 이용했을 때와 비교하여 제시된 모형을 이용했을 때 자료에 대한 적합도가 어느 정도 향상되는지 보여주는 것이다. 따라서 F-비율은 설명되지 않은 변량에 대한 설명된 변량의 비율이다. 이 변량은 제곱합을 이용하여 계산한다(브레인 11.2).

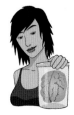

브레인 11.2

ANOVA를 하나의 방정식으로 표현하기 ②

분산분석의 각 단계에서 특정 모형을 기준으로 다른 정도(편차 정도)를 분석한다. Section 2.4.1에서 관찰값을 기준으로 모형이 어느 정도 다른지 살펴보았다. 이것을 Section 2.6에서 설명한 공식으로 나타내면 다음과 같다.

$$\text{Total error} = \sum_{i=1}^{n} \left(\text{observed}_i - \text{model}_i\right)^2 \tag{11.2}$$

회귀분석과 마찬가지로 분산분석에서는 위의 공식을 이용하여 기본 모형에 비하여 최선의 모형이 어느 정도 자료에 적합한지 계산하여 비교한다. 최선의 모형이라면 기본 모형에 비해 유의하게 자료에 적합해야 할 것이다.

분산분석에서 모든 형태의 제곱합은 하나의 기본 방정식으로부터 모형에 따라 다양하게 변형된 것이다.

11.2.3. 총제곱합(SS$_T$) ②

자료 내 변량 총합을 구하기 위해 각 관찰값과 총평균의 차이를 계산한다. 다음, 차이값을 제곱하여 모두 더하면 총제곱합 (SS$_T$)이 나온다.

$$\text{SS}_\text{T} = \sum_{i=1}^{N}(x_i - \bar{x}_\text{grand})^2 \tag{11.3}$$

또한 Section 2.4.1에서 제시된 분산 $s^2 = \text{SS}/(N-1)$의 공식(N은 관찰 수)을 참고하면 분산과 제곱합의 관계를 알 수 있다. 공식을 재정립하여 $\text{SS} = s^2(N-1)$로 나타나면 모든 관찰값의 분산(총변

FIGURE 11.2
The Viagra data in graphical form. The coloured horizontal lines represent the mean libido of each group. The shapes represent the libido of individual participants (different shapes indicate different experimental groups). The dark horizontal line is the average libido of all participants

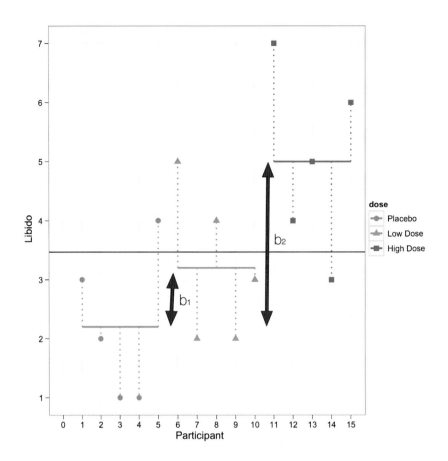

량 = grand variance)으로부터 총제곱합을 계산할 수 있다. 총변량은 소속 집단에 상관없이 모든 관찰값 간의 분산을 의미한다. Figure 11.3은 여러 제곱합을 그래프로 보여주고 있는데 회귀분석에서 나왔던 그래프와 유사하다. 위의 왼쪽 그래프에 제시된 제곱합은 수평선(총평균)을 기준으로 각 관찰값의 거리를 제곱하여 합한 값이다.

Table 11.1에 비아그라 자료의 총변량이 제시되어 있다. 관찰값 수는 총 15개이므로 총제곱합은 다음과 같이 계산된다.

$$\begin{aligned}
SS_T &= s_{grand}^2 (N-1) \\
&= 3.124(15-1) \\
&= 3.124 \times 14 \\
&= 43.74
\end{aligned}$$

여기서 자유도의 개념을 다시 살펴보도록 하자. 모수를 추정할 때 자유도는 계산에 포함된 관찰값 수에서 1을 뺀 수가 된다. 그 이유는 이 추정치 중에서 모수 안에 늘 일정한 상수를 하나 정해놓아야 하기 때문이며, 위의 경우 상수는 총평균이 된다. 총평균을 제외한 다른 모든 값은 자유롭게 변할 수

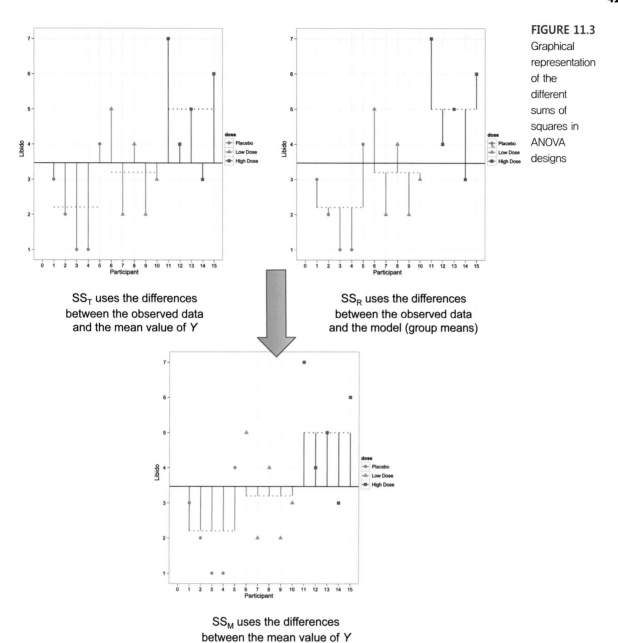

FIGURE 11.3 Graphical representation of the different sums of squares in ANOVA designs

SS_T uses the differences between the observed data and the mean value of Y

SS_R uses the differences between the observed data and the model (group means)

SS_M uses the differences between the mean value of Y and the model (group means)

있다. 총 제곱합을 계산할 때 전체 15개의 점수를 모두 계산에 포함했으므로 비아그라 자료에서 총 자유도(df_T)는 15 − 1, 즉 14가 된다.

11.2.4. 모델제곱합(SS_M) ②

데이터에서 계산된 총변량은 43.74 단위이므로, 이 변량 중에서 회귀모형로 설명할 수 있는 변량이 어느 정도인지 알고자 한다. ANOVA에서 모형은 집단평균 간의 차이에 근거하고 있으므로 모델제곱합은 총변량 중 어느 정도가 집단평균 간의 차이에 의해 설명되었는지 말해준다.

Section 8.2.4에서는 모형에 의해 예측되는 값과 총평균 간의 차이를 기준으로 모델제곱합이 계산되었다(Figure 8.5). ANOVA에서 모형이 예측하는 값은 집단의 평균이다. Figure 11.3의 하부 그림은 모델제곱합의 오차를 보여주는데, 이 값은 각 관찰값마다 모형이 예측한 값과의 거리를 제곱합한 것이다. 그림에서 관찰값이 속한 집단은 수평 점선으로 나타나고 자료의 총평균은 진한 수평선으로 표시되어 있다.

모형의 예측값은 각 대상자가 속한 집단의 평균이다. 비아그라 연구에서 위약 집단 5명 대상자의 예측값은 2.2이며, 저용량 집단은 3.2, 고용량 집단은 5가 된다. 모델제곱합은 각 대상자의 예측값과 총평균 간의 차이를 계산하고, 이 차이를 제곱하여 합하면 나오는 값이다. 특정 집단의 대상자에 대한 예측값이 바로 해당 집단의 평균인 것이다. 따라서 모델제곱합을 구하는 가장 간단한 방법은 다음과 같다.

- 각 집단의 평균과 총평균 간의 차이를 계산한다.
- 이 차이를 제곱한다.
- 결과값을 해당 집단에 속한 대상자 수 (n_k)로 곱한다.
- 각 집단에서 나온 최종 값을 더한다.

위의 과정을 수학공식으로 나타내면 다음과 같다.

$$SS_M = \sum_{k=1}^{k} n_k (\overline{x}_k - \overline{x}_{grand})^2 \tag{11.4}$$

비아그라 자료에서 구한 평균으로 모델제곱합을 구하면 다음과 같다.

$$SS_M = 5(2.200 - 3.467)^2 + 5(3.200 - 3.467)^2 + 5(5.000 - 3.467)^2$$
$$= 5(-1.267)^2 + 5(-0.267)^2 + 5(1.533)^2$$
$$= 8.025 + 0.355 + 11.755$$
$$= 20.135$$

모델제곱합의 자유도(df_M)는 제곱합을 계산하는데 사용된 총수에서 1을 뺀 수이다. 제곱합의 계산은 집단평균을 기준으로 하는데 비아그라 연구에서 세 집단을 포함하므로 자유도는 집단수에서 1을 뺀 수($k - 1$), 즉 2가 된다.

11.2.5. 잔차제곱합(SS$_R$) ②

자료에서 설명되어야 할 변량인 총제곱합 43.74 unit 중 모형에 의해 20.14 unit이 설명되고 있으므로 약 반 정도의 변량이 현재 설명되지 않고 있다. 이것을 잔차제곱합(SS$_R$)이라고 한다. 잔차는 외생요인(예, 체중이나 호르몬 등 개인차)에 의해 발생하는 변량이다. SS$_T$와 SS$_M$을 이미 구했으므로 잔차제곱합을 계산하는 가장 단순한 방법은 총제곱합에서 모델제곱합을 빼는 것(SS$_R$ = SS$_T$ − SS$_M$)이다. 그러나 두 값 중에 하나라도 잘못 계산했다면 잔차의 계산에도 오류가 생기게 된다.

8.2.4에서 잔차제곱합은 모형의 예측값과 실제 관찰값의 차이라고 설명했다. ANOVA에서 모형은 집단평균을 예측하며 Figure 11.3에 점선 수평선으로 표시되어 있다. 위의 왼쪽 그래프가 각 관찰값과 해당값의 소속 집단평균(점선 수평선) 간의 거리 제곱합, 즉 잔차제곱합 오차를 보여준다.

즉, 모형은 각 대상자가 속한 집단의 평균을 예측하므로 SS$_R$은 개인의 관찰값과 집단평균 간의 차이(거리)를 계산하여 구할 수 있으며 Figure 11.2에서 수직선으로 표시되었다. 차이(거리)를 제곱하여 합하면 SS$_R$을 구할수 있으며 다음과 같은 공식으로 표시된다.

$$SS_R = \sum \left(x_{ik} - \bar{x}_k \right)^2 \tag{11.5}$$

즉, SS$_R$은 개별 관찰값과 집단평균의 차이(개인의 잔차) 제곱합을 더한 것으로 SS$_R$은 = SS$_{group1}$ + SS$_{group2}$ + SS$_{group3}$ + ... 등으로 나타낼 수 있다. 분산과 제곱합의 관계를 고려하면서 비아그라 자료에서 각 집단의 분산을 이용하여 총잔차제곱합을 구하는 공식은 다음과 같다.

$$SS_R = \sum s_k^2 \left(n_k - 1 \right) \tag{11.6}$$

위의 공식은 각 집단의 분산(s_k^2)을 구한 후 집단 소속 대상자 수(n_k) − 1로 곱하는 것이다. 각 집단마다 위의 공식에 따라 계산한 후 모두 더한다. 비아그라 자료를 공식에 적용하면 다음과 같다.

$$
\begin{aligned}
SS_R &= s_{\text{group }1}^2 \left(n_1 - 1 \right) + s_{\text{group }2}^2 \left(n_2 - 1 \right) + s_{\text{group }3}^2 \left(n_3 - 1 \right) \\
&= 1.70(5-1) + 1.70(5-1) + 2.50(5-1) \\
&= (1.70 \times 4) + (1.70 \times 4) + (2.50 \times 4) \\
&= 6.8 + 6.8 + 10 \\
&= 23.60
\end{aligned}
$$

잔차제곱합의 자유도(df_R)는 총 자유도에서 모형의 자유도를 뺀 것이다($dF_R = dF_T - dF_M = 14 - 2 = 12$). 즉, 총표본수($N$) − 집단수($k$)가 된다.

11.2.6. 평균제곱 ②

모델제곱합(SS_M)은 회귀모형(즉, 실험조작)에 의해 설명되는 총변량을 의미하며, 잔차제곱합(SS_R)은 외생요인에 의해 설명되는 총변량이다. 따라서 제곱합 수치는 합하는 값의 수에 영향을 받게 된다. 예를 들어 SS_R은 12개의 수치를 더한 값인 것에 비해, SS_M은 단지 3개의 집단평균을 더한 값이다. 여기서 오는 편향을 제거하기 위하여 제곱합을 자유도로 나누는 평균제곱합(MS)을 계산할 수 있다. 모수의 수로 나누지 않고 자유도로 나누는 이유는 모수를 추정할 때 다른 일부 모수가 상수로 취급되도록 하기 위함이며, 분산을 계산할 때 $N - 1$로 나누는 이유와 동일하다. 비아그라 자료에서 평균제곱을 구하면 다음과 같다.

$$MS_M = \frac{SS_M}{df_M} = \frac{20.135}{2} = 10.067$$

$$MS_R = \frac{SS_R}{df_R} = \frac{23.60}{12} = 1.967$$

MS_M은 모형에 의해 설명되는 변량의 평균(즉, 계통편차)을 의미하며, MS_R은 외생요인에 의해 설명되는 변량의 평균(비계통편차)이다.

11.2.7. *F*-비율 ②

F-비율은 모형에 의해 설명되는 변량과 외생요인에 의해 설명되는 변량의 비율이다. 즉, 오차에 의해 모형이 얼마나 잘 설명하고 있는지 보는 것이다. *F*-비율은 잔차 평균제곱으로 모형 평균제곱을 나누어 계산한다.

$$F = \frac{MS_M}{MS_R} \tag{11.7}$$

독립 *t*-검정과 마찬가지로 *F*-비율은 비계통편차에 대한 계통편차의 비율이다. 실험연구에서는 효과변수에서 개인차에 대한 실험효과의 비율을 의미한다. *F*-비율이 비계통편차에 대한 계통편차의 비율이라는 점을 고려하면 1 이하의 값은 MS_R이 MS_M보다 크다는 의미이므로 실험효과가 유의하지 않음을 나타낸다. 비아그라 자료에서 *F*-비율은 다음과 같다.

$$F = \frac{MS_M}{MS_R} = \frac{10.067}{1.967} = 5.12$$

F-비율이 1보다 크기 때문에 실험조작이 개인차에 의한 효과를 넘어서는 효과를 가져왔다고 판단할 수 있다. 그러나 수치만으로는 *F*-비율이 우연에 의한 변화보다 충분히 큰지를 판단할 수는 없다.

따라서 F-비율의 유의성은 동일한 자유도의 F 분포에서 우연에 얻을 수 있는 최대값을 찾아 비교하여 판단한다(부록 3). F 분포에서 제시된 값에 비해 계산된 F-비율값이 크다면 독립변수(실험조작)가 효과적이라고 확신할 수 있다. 비아그라의 자유도 2와 12를 대입했을 때 F 분포 값은 3.89(p = .05)와 6.93(p = .01)이므로 계산된 F-비율 값 5.12는 p 값이 .05과 .01 사이에 위치하므로 유의한 효과가 있음을 알 수 있다.

11.2.8. F 해석하기 ②

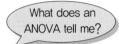

회귀분석에서 F 검정은 모형이 자료에 전체적으로 잘 맞는지 평가한다. 모형은 집단 평균을 비교하는데, '전체적으로' 집단평균 간 차이가 있는지를 평가하지만 구체적으로 어떤 집단이 집단 차이에 기여하는지에 대한 정보를 주지 않는다. 이런 이유로 ANOVA를 총괄검정(omnibus test)이라고 한다. 따라서 실험연구를 세집단으로 시행 할 때 F-비율은 집단평균이 동일($\overline{X}_1 = \overline{X}_2 = \overline{X}_3$)한지 않은지를 검증한다. 그러나 세 집단의 평균은 여러 가지 유형으로 다를 수 있다. 첫 번째 가능성은 세 집단평균이 모두 유의하게 다른 것($\overline{X}_1 \neq \overline{X}_2 \neq \overline{X}_3$)이다. 두 번째 가능성은 첫 두 집단은 동일하고 세 번째 집단이 다른 상황($\overline{X}_1 = \overline{X}_2 \neq \overline{X}_3$)이다. 마지막은 첫 번째와 세 번째 집단은 동일하지만 두 번째 집단이 다른 상황($\overline{X}_1 = \overline{X}_3 \neq \overline{X}_2$)이다. 따라서 이 실험연구에서 F-비율은 실험조작이 효과적이었다는 것을 보여줄 뿐 어느 집단에 어떻게 구체적인 효과를 보였는지는 알 수가 없다.

실험연구에서 전체적인 차이 여부만을 보여주는 것은 별 도움이 되지 않으므로 구체적으로 어느 집단이 다른지 알 필요가 있다. 그러나 이를 위해 반복적으로 t-검정을 하는 것은 Section 2.6.1.7에서 설명했듯이 제1종 오류를 키우는 위험이 있으므로 지양해야 한다.

11.3. ANOVA의 가정 ③

ANOVA가 단순 선형모형이라면 제5장에서 언급된 편향의 위험이 그대로 적용된다. 정규분포 가정에서는 집단 내 점수들이 정규성을 보이는지가 가장 중요한 점이다.

11.3.1. 분산의 동질성 ②

선형모형에서는 종속변수의 분산이 예측변수가 변화함에 따라 일정해야 한다는 가정, 즉 집단의 분산이 동일하다는 가정이 있다. 이를 위해 Levene 검정은 집단의 분산이 동일하다는 귀무가설을 분석한다. Levene 검정이 유의하다면 (p < .05) 집단 간의 분산이 유의하게 다르다는 것을 의미하므로 분산분석을 수행하기 전에 이 문제를 고려해야 한다. 예를 들어 t-검정에서 했듯이 F 검정을

두 가지 방법(Brown–Forsythe F, Welch's F)으로 수정할 수 있다.

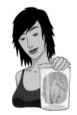

브레인 11.3

ANOVA에서 분산의 동질성 가정이 위배되면

어떻게 해야 하는가? ③

Section 11.3에서 집단 크기가 동질하지 않으면 분산의 동질성 가정이 위배되면 심각한 편향이 초래하게 된다는 것을 설명했다. SPSS는 분산의 동질성이 위배되는 경우 F 비율의 대안으로 두 가지 방법을 제시한다. 첫째는 Brown과 Forsythe가 제안한 F 비율이다. 집단 크기가 다르고 더 큰 집단의 분산이 큰 경우에는 F 비율이 줄어든다. Section 11.6에서 제시한 공식에 의하면 잔차제곱합을 계산할 때 분산에 표본크기를 곱해주므로 큰 분산과 큰 표본크기는 잔차제곱합을 부풀리게 되어 F 비율(SS$_M$/SS$_R$)이 작아지게 된다. Brown과 Forsythe는 이 문제를 집단 분산을 표본크기(n) 대신에 총 표본크기에 대한 집단크기 비율(n/N)로 가중치를 두어 해결했다. 즉 표본크기가 큰 집단에서 분산이 더 큰 경우 발생하는 효과를 감소시키는 방법이다. 공식은 다음과 같다.

$$F_{BF} = \frac{SS_M}{SS_{R_{BF}}} = \frac{SS_M}{\sum s_k^2 \left(1 - \dfrac{n_k}{N}\right)}$$

비아그라 자료에서 SS$_M$은 동일하게 (20, 135)이므로 수정된 F 비율은 다음과 같이 구한다.

$$F_{BF} = \frac{20.135}{s_{group1}^2\left(1 - \dfrac{n_{group1}}{N}\right) + s_{group2}^2\left(1 - \dfrac{n_{group2}}{N}\right) + s_{group3}^2\left(1 - \dfrac{n_{group3}}{N}\right)}$$

$$= \frac{20.135}{1.7\left(1 - \dfrac{5}{15}\right) + 1.7\left(1 - \dfrac{5}{15}\right) + 2.5\left(1 - \dfrac{5}{15}\right)}$$

$$= \frac{20.135}{3.933}$$

$$= 5.119$$

이 통계기법은 모형의 자유도와 오차로 평가된다. 모형에서 자유도는 $df_M = k - 1 = 2$ 이지만, 수정 F 비율은 잔차 자유도(df_R)을 기준으로 한다.

두 번째 수정방법은 Welch의 F이며 역시 잔차 자유두를 기준으로 수정한 F 비율이다.

가장 중요한 점은 어떤 수정 방법을 선택하는가이다. Tomarken과 Serlin(1986)은 두 가지 방법의 수정 F 비율이 제1종 오류를 통제하는데 효과적이지만, Welch F 비율이 검정력은 더 낮다고 결론지었다. 그러나 분산이 크고 극단 평균값이 있는 경우에는 편향이 우려된다.

더모아

Levene 검정에 대해 더 알고 싶어요.

Leveve 검정에 대한 추가 자료는 웹 사이트에 제시되어 있다.

11.3.2. ANOVA에서 가정이 위반된 자료 분석 ③

ANOVA는 가정이 위반되는 경우에도 F 점수가 큰 영향을 받지 않으므로 비교적 강력한 검정법이라고 한다. 그러나 F 점수의 유의성을 검정할 때에 다음 두 가지를 반드시 고려해야 한다.

첫째, F가 제1종 오류를 통제하는지, 평균 간의 차이가 없을 때조차도 F가 유의한지 고려한다.

둘째, F 검정이 충분한 검정력을 가지고 있는지 고려한다.

우선 자료가 정규분포하는지 평가한다. Glass 등(1972)에 의하면 F 검정이 분포가 치우친 경우에서 제1종 오류를 비교적 잘 통제한다고 한다. 치우친 분포를 가지고 있는 자료라도 양측 검정을 수행하는 경우에는 오류나 검정력에 큰 영향을 미치지 않는다. 그러나 낮은 첨도를 보이는 분포에서는 제1종 오류가 너무 낮아 결과적으로 검정력이 지나치게 높아진다. 높은 첨도를 가진 분포에서는 반대효과가 나타난다. 첨도에 의한 편향효과는 표본크기가 집단 간 동일한지 여부에 별 영향을 받지 않는다. Lunney (1970)는 다양한 형태의 비정규분포를 보이는 자료를 가지고 ANOVA를 적용했는데 집단 크기가 동일한 경우 ANOVA 결과는 자유도가 최소 20 이상이고, 표본크기가 가장 작은 집단이 전체 표본크기의 20% 이상인 경우 비교적 정확했다고 보고했다. 만일 표본크기가 가장 작은 집단이 전체 표본크기의 20% 미만이었다면 자유도가 적어도 40 이상이어야 F 검정이 정확했다. F 검정의 검정력은 비정규성 분포에 별 영향을 받지 않았다(Donaldson, 1968). 이를 근거로 집단 표본크기가 동질한 경우의 F 검정은 정규성 가정이 위반된 경우라도 비교적 안정적임을 알 수 있다. 그러나 집단 표본크기가 서로 다른 경우 F 검정은 첨도와 왜도, 정규성이 위반된 분포에서 예측할 수 없는 방향으로 영향을 받게 된다(Wilcox, 2012). 집단평균차이가 커지면 일반적으로 검정력이 커질 것으로 예측하게 되지만, 비정규분포에서는 감소할 수 있다. 이 경우 자료의 정규성이 위반되면 F 값도 영향을 받게 된다.

분산의 동질성에 대한 가정에 대해서도 집단의 표본크기가 동질하다면 ANOVA는 비교적 안정적이다. 그러나 표본크기가 동질하지 않을 때 분산의 동질하지 않으면 ANOVA 결과는 영향을 받게 된다. 표본크기가 크고 분산이 큰 경우 F-비율은 줄어들게 되므로 실제 차이가 존재하는 경우에도 유의하지 않다고 결론짓게 된다. 반대로 표본크기가 크고 분산이 작은 경우에는 F-비율이 커지게 되어

더모아

Welch F에 대해 더 알고 싶어요.

Brown–Forsythe F와 Welch F는 분산의 동질성 가정이 위배되었을 때 잔차자유도와 F 값을 수정하는 방법이다. 추가 자료는 웹 사이트에 제시되어 있다.

실제 차이가 없어도 유의한 차이가 있다고 결론짓게 되어, 제1종 오류가 심각해진다. 분산이 평균크기에 비례하면 F 검정의 검정력은 분산이 동질하지 않아도 별 영향을 받지 않는다. 분산의 동질성 가정이 위배되어 발생하는 문제는 수정될 수 있다.

그러나 독립성 가정의 위반은 심각하다. 독립성 가정이 위반되면(즉, 집단 간의 관찰값이 상관성을 보일 때) 제1종 오류가 심각하게 커진다(Scariano & Davenport, 1987). 예를 들어 집단 간 관찰값이 중간 정도의 상관($r = .5$)을 보이면 10명씩 속한 세 집단을 비교하는데 제1종 오류가 .74까지 증가하게 된다(.05 기준). 따라서 관찰값이 상관을 보이는 경우 집단 간 차이가 유의하다는 결과가 나타난다고 해도 74%가 오류일 수 있다.

11.3.3. 가정이 위반되었을 때 해결방법 ②

제5장에서 편향을 감소시키는 방법에 대해 논의했다. 분산의 동질성 가정이 위배된 경우에는 F-비율을 수정할 수 있으며, 비정규성 분포를 보이는 자료는 변환 방법을 적용할 수 있다. 또한 제6장에서 언급한 비모수분포인 Kruskal-Wallis 검정을 적용하기도 한다. 독립 평균 비교를 할 수 있는 강력한 분석 방법에는 20% 잘라낸 평균값을 적용하거나, 붓스트래핑을 적용하는 방법 등이 있으나 SPSS에서는 직접 수행할 수 없다.

11.4. 계획된 대비 ②

F-비율은 모형이 자료에 적합한지 알려주나 어떤 집단이 구체적으로 어떻게 다른지 보여주지 않는다. 따라서 F-비율이 통계적으로 유의하게 큰 경우 추가 분석을 통해 유의하게 다른 집단을 찾을 수 있다. 다중회귀분석에서 각 회귀계수 b는 t-검정을 이용하여 개별적으로 분석하는데, ANOVA에서도 같은 방법을 쓴다. 그러나 t-검정을 반복하면 전체 오류를 높이게 되므로, 반복 비교분석을 하면서도 제1종 오류를 높이지 않는 방법을 찾아야 한다. 몇 가지 방법이 추천된다.

첫째, 모형이 설명하는 변량을 각 구분별로 분리하는 것이다.

둘째, 각 집단을 개별적으로 분석하면서 총 분석의 제1종 오류가 .05를 넘지 않도록 수용 기준을 엄격하게 조정하는 것이다.

첫 번째 방법을 계획된 대비(planned contrasts)라고 하며, 두 번째 방법을 사후검정이라고 한다. 계획된 대비는 비교하려는 대상을 미리 알고 구체적인 가설을 제시한 경우 시행되며, 사후검정(*post hoc tests*)은 구체적 가설이 없을 때 시행한다. 계획된 대비를 먼저 살펴보자.

11.4.1. 대비 선택하기 ②

비아그라 자료에서 세운 구체적인 가설은 비아그라 용량에 따른 성욕의 변화를 위약 집단과 비교하는 것이다. 두 번째 가설은 고용량군의 성욕이 저용량군보다 더 높을 것이라는 것이다. 계획된 대비를 위해 이러한 가설은 반드시 자료가 수집되기 전에 세워져야 한다. 실험연구에서는 일반적으로 실험군과 대조군을 비교하며, 이차적으로 실험군 간의 차이를 비교한다. ANOVA에서는 총변량을 두 가지 요소로 분리하는데 (1) 실험 조작에 의한 편차와 (2) 비계통적 요인에 의한 편차이다.

계획된 대비는 논리적 단계에 따라 실험군이 용량별로 어떻게 편차가 달라지는지 분석한다. Figure 11.5에는 비아그라 자료에서 두 실험군이 위약군과 어떻게 다른지(*대비 1*) 이후 비아그라 용량에 따라 저용량군에 비해 고용량군이 어떻게 다른지(*대비 2*) 분석하는 대비전략을 보여준다.

계획된 대비를 수행하기 위해 다음 세 가지 규칙이 있다.

1. 대조군이 있을 때 대조군을 다른 집단과 비교한다.
2. 각 대비는 반드시 두 편차에 대해 이루어진다.
3. 한 집단이 대비에서 적용되고 나면, 다른 대비에 다시 포함될 수 없다.

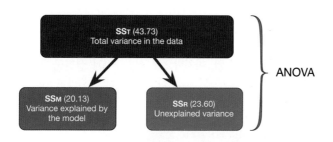

FIGURE 11.4
Partitioning variance for ANOVA

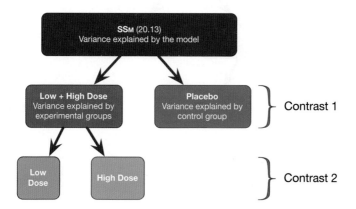

FIGURE 11.5
Partitioning of experimental variance into component comparisons

이 규칙을 거꾸로 살펴보자. 우선, 한 집단이 대비분석에 사용되었으며, 다른 대비에 다시 포함될 수 없다. 기억할 점은 한 편차 세트를 더 작은 편차 단위로 잘라서 분석한다는 점이다. Figure 11.5의 대비 1에는 위약군과 실험군을 비교한다. 위약군은 하나의 집단이므로 대비 1에서 비교분석에 사용되면 다른 대비에는 포함될 수 없다. 이 과정을 케이크를 나누는 것에 비유할 수 있다. 케이크를 자를 때 우선 두 쪽 (SS_M과 SS_R)으로 나눈다. 이후 SS_M 쪽의 케이크를 더 작은 케이크 조각(고용량군과 저용량군)으로 나누는 것이다. 일단 SS_R 조각이 떨어져 나가면 다시 원상태로 붙일 수 없게 된다. 즉 대비의 독립성이다. 대비의 수는 항상 $k - 1$(k = 조건 총수)이다.

둘째 조건은 각 대비가 반드시 두 개의 편차를 비교해야 한다는 것이다. 이 규칙은 대비의 결과를 명확하게 구체적으로 서술할 수 있게 해준다. F-비율은 전체적으로 평균이 다르다는 것을 제시했지만, 대비는 반드시 두 개의 편차를 비교하도록 하므로 어떤 집단이 어떻게 다른지 알려준다.

마지막 조건은 연구설계에서 반드시 하나 이상의 통제 조건을 가지므로 대비는 실험군과 대조군을 비교하게 된다. 계획된 대비에서 첫 번째 비교는 실험군과 대조군에 대한 것이며, 이후 대비는 실험군 간의 비교가 된다.

Figure 11.6과 11.7은 네 집단 실험군에 대한 대비를 보여준다. 첫 번째 유의할 점은 모두 3번의 비교가 가능하다는 것이다 ($k - 1$). 두 상황 모두 첫 번째 대비는 실험군과 대조군의 비교이다. Figure 11.6에서는 대조군이 하나밖에 없으며 첫 번째 대비에서 비교했다. Figure 11.7에서는 대조군이 두 개 군이므로 함께 첫 번째 대비에서 실험군과 비교한 후 대비 3에서 두 대조군이 어떻게 다른지 비교했다.

Figure 11.6에서 첫 번째 비교는 세 개의 실험군이 함께 포함되었으며, 이후 실험군 1과 실험군 2가 실험군 3과 다른지 비교했고(대비 2), 마지막으로 실험군 1과 실험군 2가 다른지 비교했다(대비

FIGURE 11.6

Partitioning variance for planned comparisons in a four-group experiment using one control group

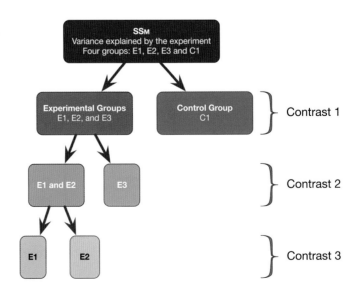

3). 어떤 실험군을 먼저 구체적으로 비교하는지는 상관이 없으며, 연구설계에서 미리 세운 가설에 따라 진행하게 된다. 두 대비 시나리오 모두 한 번 비교된 개별 집단은 추후 대비에 포함되지 않았다.

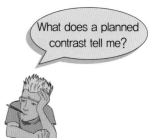

계획된 대비를 수행할 때 대비되는 편차덩이에는 여러 집단이 포함되는 경우가 있는데 이 경우 대비에서는 한쪽 덩이에 속한 여러 집단의 총평균과 비교 대상이 되는 덩이에 속한 집단의 총평균을 비교하는 것이다. 예를 들어 비아그라 자료에서 첫 번째 대비에 두 개의 실험군(고용량군과 저용량군)과 대조군(위약군)을 비교했다. 위약군 평균은 2.20이며, 두 실험군은 각각 3.20(저용량군)과 5.00(고용량군)이다. 따라서 첫 번째 대비에서는 두 실험군 총평균((3.20 + 5.00)/2 = 4.20)과 위약군 평균인 2.20을 비교하게 된다. 첫 번째 대비가 유의하다고 나오면, 두 실험군 평균이 위약군 평균에 비해 유의하게 높다는 것을 알 수 있다. 두 번째 대비에서는 두 실험군 중에서 고용량군 평균이 저용량군 평균보다 유의하게 높은지 비교하게 된다. 만일 두 번째 대비가 유의하다고 나오면 고용량군 성욕이 저용량군보다 높으므로, 비아그라 용량에 따라 성욕이 달라진다고 결론지을 수 있다. 그러나 저용량군 성욕이 위약군(대조군)보다 높았는지는 알 수 없다. 연구자가 이에 대해서 알고 싶다면 *사후검정(post hoc)*을 시행해야 한다.

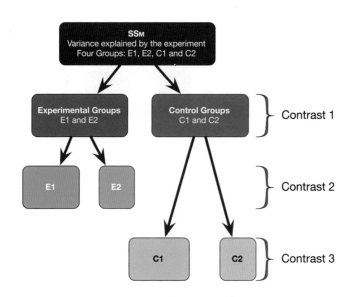

FIGURE 11.7
Partitioning variance for planned comparisons in a four–group experiment using two control groups

11.4.2. 가중치를 이용한 비교 ②

SPSS에서 계획된 대비를 수행하기 위해서는 어떤 집단을 비교하고 싶은지 미리 지정해야 한다. 비교분석을 수행할 때 회귀모형의 특정 변수(가변수)에 값을 지정한다. 가변수에 0 또는 1의 값을 지정해주면서 실험군을 정의하게 된다. 회귀모형에서 제시되는 계수 (b_2, b_1)는 비교하고자 하는 각 대비 결과를 나타낸다. 가변수에 지정하는 값을 가중치(weights)라고 한다.

원하는 대비를 수행하기 위해 가변수에 값(가중치)을 지정하기 위한 기본 규정은 다음과 같다.

- **규칙 1:** 의미있는 대비를 선택한다. 비교는 두 편차덩이 간에 이루어진다는 것과 하나의 대비에서 한 집단이 포함되면 다음 대비에는 해당 집단은 제외된다는 것을 기억하자.
- **규칙 2:** 양의 값으로 부호화된 집단을 음의 값으로 부호화된 집단에 대해 비교한다. 따라서 하나의 편차덩이에 양의 값을 지정했다면, 비교하려는 다른 편차덩이에는 음의 값을 지정해야 한다.
- **규칙 3:** 대비에 포함되는 편차덩이에 지정된 값을 더하면 0이 되어야 한다. 즉, 대비에 포함된 집단의 가중치를 합한 값은 0이다.
- **규칙 4:** 한 집단이 대비에 포함되지 않으며 자동적으로 0의 가중치가 부여된다. 0으로 부호화된 집단은 대비를 위한 모든 계산에서 자동적으로 제외된다.
- **규칙 5:** 주어진 대비에서 한 편차덩이가 부여된 가중치는 반드시 대비되는 다른 편차덩이에 포함된 집단의 수와 같아야 한다.

이제 비아그라 자료에 위의 규칙을 적용해보자. 첫 번째 대비에서 두 개의 실험군을 대조군에 대해 비교하고자 했다.

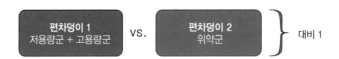

따라서 첫 번째 편차덩이에는 두 개의 실험군(고용량군, 저용량군)이 포함되어 있으며, 두 번째 편차덩이에는 대조군(위약군) 한 집단만 포함되어 있다. 규칙 2에 의하면 한 집단에는 양의 값, 다른 집단에는 음의 값을 부호화하도록 되어있으므로 편의에 따라 첫 번째 편차덩이가 양의 값, 두 번째에는 음의 값을 부여하도록 하자.

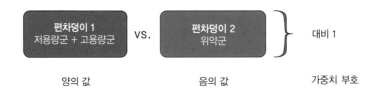

규칙 5에 따라 첫 번째 편차덩이에 부여하는 가중치는 두 번째 편차덩이에 속한 집단의 수와 같아야 한다. 두 번째 편차덩이에는 위약군 한 집단만 포함되므로 첫 번째 편차덩이에 있는 실험군 두 집단에 각각 양의 값 1의 가중치를 부여한다. 이와 같이 두 번째 편차덩이에 있는 위약군에는 첫 번째 편차덩이에 두 개의 실험군이 포함되어 있으므로 음의 값 2를 부여한다. 두 편차덩이에 속한 집단에 부여한 가중치는 위약군(-2), 저용량군(1), 고용량군(1)이다.

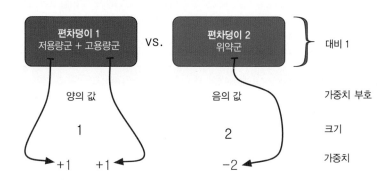

규칙 3은 하나의 대비에서 가중치의 합이 반드시 0이 되어야 한다는 것이다. 규칙 2와 5에 이어 규칙 3이 반드시 지켜져야 한다. 선행 규칙이 제대로 지켜졌는지는 규칙 3에서 바로 확인할 수 있다. 위에서 지정된 가중치를 합해 보면 1 + 1 - 2 = 0이 된다.

두 번째 대비는 두 실험군을 비교하기 위한 것이므로 위약군은 무시한다. 규칙 4에 따라 위약군은 자동으로 0의 가중치를 부여받고 모든 계산에서 제외된다. 이제 대비에는 두 편차덩이가 남아있는데 첫 번째 편차덩이는 고용량군, 두 번째는 저용량군이다. 규칙 2와 5에 의해 한 집단은 +1을 부여받고 다른 집단은 -1을 부여받게 된다. 대비 2의 가중치를 합하면 1 - 1 + 0 = 0이 된다.

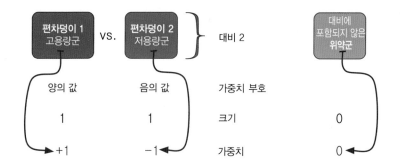

다음 공식에서 각 대비의 가중치는 두 개의 가변수에 부여된 부호화 체계이다.

$$\text{Libido}_i = b_0 + b_1\text{Contrast}_{1i} + b_2\text{Contrast}_{2i} \tag{11.8}$$

이 코딩은 다중회귀분석에서 사용될 수 있는데, b_2는 대비 1(위약군에 대한 두 실험집단의 대비)을 반영하며, b_1은 대비 2(저용량군에 대한 고용량군의 대비)를 반영하고, b_0는 총평균이 된다. 각 집단은 초기에 사용했던 0과 1의 부호화체계가 아닌 두 개의 대비를 위한 부호화 체계로 규정된다. 대비 1에서 -2로 부호화되었던 위약군은 대비 2에서는 0으로 부호화된다. 실험군 중 고용량군은 대비 1

TABLE 11.4 Orthogonal contrasts for the Viagra data

Group	Dummy Variable 1 (Contrast₁)	Dummy Variable 2 (Contrast₂)	Product Contrast₁ × Contrast₂
Placebo	−2	0	0
Low Dose	1	−1	−1
High Dose	1	1	1
Total	0	0	0

과 대비 2에서 모두 +1로 부호화되었으나, 저용량군은 대비 1에서는 +1, 두 번째 대비에서는 −1로 부호화되었다(Table 11.4).

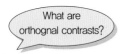

대비 집단에 부여된 가중치 합이 0라는 것은 두 편차덩이를 비교하고 있다는 것을 확인해준다. 따라서 SPSS는 t−검정을 할 수 있게 된다. 각 집단 가중치의 합이 0이라는 것은 대비가 독립적 또는 직교라는 것을 의미한다. 대비가 직교라는 점은 해석에 있어서 중요하다. 가변수 코딩을 사용하여 비아그라 자료로 회귀분석을 돌리면 총 오차비율이 커지므로 개별 t−검정을 수행할 수 없다는 것을 기억하자. 그러나 대비가 독립적이면 b 회귀계수에 대해 수행하는 t−검정도 독립적이므로 결과는 비상관적이 된다. 위의 규칙에 따라 대비 대상이 되는 집단에 가중치를 부여하면 항상 직교 대비를 만들 수 있게 된다. 이를 위해서는 항상 곱한 가중치의 합이 0이 되는지 확인해야 한다.

앞에서 회귀모형의 가변수에 대비 부호화 체계를 이용하면 b 값은 비교하는 평균 차이를 반영한다고 설명했다. 계획된 대비에서 b_0는 총평균이며 집단 크기가 같을 때 다음과 같이 표현된다.

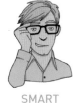

$$b_0 = \text{grand mean} = \frac{\overline{X}_{\text{High}} + \overline{X}_{\text{Low}} + \overline{X}_{\text{Placebo}}}{3}$$

위약군에 대한 대비부호화 체계를 이용한다면, 성욕의 예측값은 위약군의 평균과 같다. 회귀공식은 다음과 같이 표현된다.

$$\text{Libido}_i = b_0 + b_1 \text{Contrast}_{i1} + b_2 \text{Contrast}_{2i}$$

$$\overline{X}_{\text{Placebo}} = \left(\frac{\overline{X}_{\text{High}} + \overline{X}_{\text{Low}} + \overline{X}_{\text{Placebo}}}{3} \right) + \left(-2b_1 \right) + \left(b_2 \times 0 \right)$$

이제 공식에 3을 곱하고 재정비를 하면 다음과 같이 된다.

$$2b_1 = \left(\frac{\overline{X}_{High} + \overline{X}_{Low} + \overline{X}_{Placebo}}{3} \right) - \overline{X}_{Placebo}$$

$$6b_1 = \overline{X}_{High} + \overline{X}_{Low} + \overline{X}_{Placebo} - 3\overline{X}_{Placebo}$$

$$6b_1 = \overline{X}_{High} + \overline{X}_{Low} - 2\overline{X}_{Placebo}$$

위의 공식을 2로 나누면 다음과 같이 가장 단순한 형태가 된다.

$$3b_1 = \left(\frac{\overline{X}_{High} + \overline{X}_{Low}}{2} \right) - \overline{X}_{Placebo}$$

$$b_1 = \frac{1}{3}\left[\left(\frac{\overline{X}_{High} + \overline{X}_{Low}}{2} \right) - \overline{X}_{Placebo} \right]$$

위의 공식에 의하면 b_1은 두 실험군과 위약군 평균의 차이를 반영하므로 비아그라 자료값을 넣어 계산하면 다음과 같다.

$$3b_1 = \left(\frac{\overline{X}_{High} + \overline{X}_{Low}}{2} \right) - \overline{X}_{Placebo}$$

$$= \frac{5 + 3.2}{2} - 2.2$$

$$= 1.9$$

대비 1에서는 실험군과 위약군의 평균 차이를 비교하고자 했으며 b_1이 차이값을 반영하고 있음을 알았다. 그러나 b_1은 실험군 두 집단과 위약군 간의 실제 차이값이 아니라 그 값을 3으로 나눈 값(b_1 = 1.9/3 = 0.633)이다. 3으로 나누어 줌으로써 총오차를 조절한다.

고용량군에 대한 부호화 체계를 이용하는 상황에서 성욕의 예측값은 고용량군의 평균이며, 회귀 공식은 다음과 같다.

$$Libido_i = b_0 + b_1 Contrast_{1i} + b_2 Contrast_{2i}$$

$$\overline{X}_{High} = b_0 + (b_1 \times 1) + (b_2 \times 1)$$

$$b_2 = \overline{X}_{High} - b_1 - b_0$$

b_1과 b_0이 반영하는 값은 이미 알고 있으므로 공식에 대입한 후 분수를 계산하기 위해 3으로 곱해 주면 다음과 같다.

$$b_2 = \bar{X}_{\text{High}} - b_1 - b_0$$

$$b_2 = \bar{X}_{\text{High}} - \frac{1}{3}\left[\left(\frac{\bar{X}_{\text{High}} + \bar{X}_{\text{Low}}}{2}\right) - \bar{X}_{\text{Placebo}}\right] - \frac{\bar{X}_{\text{High}} + \bar{X}_{\text{Low}} + \bar{X}_{\text{Placebo}}}{3}$$

$$3b_2 = 3\bar{X}_{\text{High}} - \left[\left(\frac{\bar{X}_{\text{High}} + \bar{X}_{\text{Low}}}{2}\right) - \bar{X}_{\text{Placebo}}\right] - \bar{X}_{\text{High}} + \bar{X}_{\text{Low}} + \bar{X}_{\text{Placebo}}$$

이번에는 2를 곱해 주어 분수를 제거하면 다음과 같은 공식을 얻을 수 있다.

$$6b_2 = 6\bar{X}_{\text{High}} - \left(\bar{X}_{\text{High}} + \bar{X}_{\text{Low}} - 2\bar{X}_{\text{Placebo}}\right) - 2\left(\bar{X}_{\text{High}} + \bar{X}_{\text{Low}} + \bar{X}_{\text{Placebo}}\right)$$

$$6b_2 = 6\bar{X}_{\text{High}} - \bar{X}_{\text{High}} - \bar{X}_{\text{Low}} + 2\bar{X}_{\text{Placebo}} - 2\bar{X}_{\text{High}} - 2\bar{X}_{\text{Low}} - 2\bar{X}_{\text{Placebo}}$$

$$6b_2 = 3\bar{X}_{\text{High}} - 3\bar{X}_{\text{Low}}$$

마지막으로 공식을 6으로 나누고 b_2가 무엇을 나타내는지 확인한다.

$$b_2 = \frac{\bar{X}_{\text{High}} - \bar{X}_{\text{Low}}}{2}$$

대비 2에서는 두 실험군 간의 차이를 비교하고자 했다.

$$\bar{X}_{\text{High}} - \bar{X}_{\text{Low}} = 5 - 3.2 = 1.8$$

위의 공식에 의하면 b_2는 두 실험군의 차이를 반영하는데, 절대 차이값이 아닌 차이값의 1/2 (1.8/2 = 0.9)이 된다. 이로써 총오차가 조절되었으며, 회귀계수는 차이값을 대비에 포함된 집단수로 나눈 값이 된다.

Output 11.2에 회귀분석 결과가 제시되어 있다. 모형에 대한 ANOVA 결과는 가변수 부호화체계가 적용되었을 때와 동일하며(Output 11.1), 모형이 나타내는 집단평균이 변하지 않았기 때문에 적합도도 동일하다. 그러나 회귀계수는 달라졌다. 첫 번째 확인할 것은 상수가 총평균 3.467이라는 점이다. 둘째, 대비 1의 회귀계수가 두 실험군과 위약군 평균 차이의 1/3인 것에 주목하자. 마지막으로 대비 2의 회귀계수는 두 실험군 간의 차이값을 2로 나눈 값이다. 따라서 ANOVA에서 계획된 대비를 시행하면 t-검정은 하나의 편차덩이의 평균과 다른 편차덩이의 평균을 비교한다. t-검정의 유의성(p = .029)을 통해 실험군이 위약군과 유의하게 다르다는 것을 알 수 있으며, 실험군 간의 차이는 유의하지 않았다(p = .065).

EVERYBODY

Coefficients[a]

OUTPUT 11.2

Model		Unstandardized Coefficients		Standardized Coefficients	t	Sig.
		B	Std. Error	Beta		
1	(Constant)	3.467	.362		9.574	.000
	Dummy Variable 1	.633	.256	.525	2.474	.029
	Dummy Variable 2	.900	.443	.430	2.029	.065

a. Dependent Variable: Libido

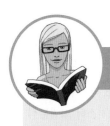

핵심녀의 힌트 계획된 대비

- ANOVA 적용 후 구체적으로 어느 집단이 다른지 파악하기 위한 추가 분석이 요구된다.
- 실험설계 단계에서 구체적인 가설을 세운 경우 *계획된 대비*를 적용할 수 있다.
- 각 단계의 대비에서 두 개의 편차덩이를 비교하는데, 하나의 편차덩이에는 하나 이상의 집단이 포함될 수 있다.
- 첫 번째 대비는 보통 대조군에 대해 실험군을 비교한다.
- 두 번째 대비는 두 개 이상의 집단이 포함된 편차덩이를 분리하여 비교한다.
- 이 과정을 반복하여 두 개 이상의 집단이 포함된 모든 편차덩이를 분리하여 더 작은 편차덩이로 만들어 비교한다. 모든 집단이 한 번은 분석에 포함되어야 한다.
- 총 대비의 수는 실험설계 집단 수 − 1이 된다.
- 각 대비에서 하나의 편차덩이에 속한 집단에 부여하는 가중치는 대비되는 다른 편차덩이에 속한 집단 수와 동일하다.
- 대비되는 두 편차덩이 중 하나의 가중치는 양의 값, 나머지는 음의 값을 부여한다.

11.4.3. 비–직교 대비 ②

대비는 항상 직교일 필요는 없다. 변수들이 어느 정도 연관되는 경우 비–직교 대비를 수행하는데 방법은 앞에서 제시한 규칙 1을 따르지 않는 것이다. 마치 케이크를 자른 후 조각을 다시 붙여 다음 대비를 수행하는 것과 같다. 비아그라 자료에서 초기 대비에서 두 실험군과 위약군을 비교한 후, 다음 대비에서는 실험군 중 고용량군과 위약군을 비교하는 경우를 예로 들 수 있다. 비–직교 대비를 위한 부호화체계는 Table 11.5에 나타나 있다. 마지막 열에 각 대비 가중치를 곱한 값을 합하면 0이 되지 않는다. 따라서 대비는 직교가 아니다.

Are non–orthognal contrasts legitimate?

비–직교 대비를 수행하더라도 이론적인 문제는 없으나, 해석에 주의해야 한다. 비–직교 대비에서는 수행하는 비교분석이 서로 연관되어 있으므로 결과적으로 통계값과 p 값이 어느 정도 상관성을 갖게 된다. 따라서 분석을 수행할 때 비교한 결과를 유의하다고 받아들이기 위한 p 값을 축소시켜야 한다.

TABLE 11.5 Non–orthogonal contrasts for the Viagra data

Group	Dummy Variable 1 (Contrast₁)	Dummy Variable 2 (Contrast₂)	Product Contrast₁ × Contrast₂
Placebo	−2	−1	2
Low Dose	1	0	0
High Dose	1	1	1
Total	0	0	3

11.4.4. 표준 대비 ②

대부분 어느 집단을 비교할지는 연구자가 결정하지만, 특정 상황에서는 직교 또는 비–직교 형태의 지정된 대비를 적용할 수 있다. Table 11.6에 SPSS에서 가능한 분석, 예를 들어 로지스틱 회귀분석, 요인성 분산분석, 반복측정 분산분석 등을 수행할 때 적용할 수 있는 대비 목록과 각 유형에 따라 3 집단 또는 4 집단일 때 적용 가능한 비교 예시가 제시되어 있다. 자료 편집창에 변수를 부호화하면 SPSS에서 가장 작은 값을 집단 1, 다음 값을 집단 2 등으로 취급한다. 따라서 비교하고자 하는 집단에 따라 적절히 부호화할 수 있다. 제시된 표준 대비에는 직교 대비(예, Helmert, difference contrasts)와 비–직교 대비(예, deviation, simple, repeated contrasts)가 포함되어 있다. 제시된 대비 중 단순대비를 이용한 대비는 가변수 부호화의 형식과 동일한 방법이 적용된다.

TABLE 11.6 Standard contrasts available in SPSS

Name	Definition	Contrast	Three Groups		Four Groups	
Deviation (first)	Compares the effect of each category (except first) to the overall experimental effect	1	2 vs. (1,2,3)		2 vs. (1,2,3,4)	
		2	3 vs. (1,2,3)		3 vs. (1,2,3,4)	
		3			4 vs. (1,2,3,4)	
Deviation (last)	Compares the effect of each category (except last) to the overall experimental effect	1	1 vs. (1,2,3)		1 vs. (1,2,3,4)	
		2	2 vs. (1,2,3)		2 vs. (1,2,3,4)	
		3			3 vs. (1,2,3,4)	
Simple (first)	Each category is compared to the first category	1	1 vs. 2		1 vs. 2	
		2	1 vs. 3		1 vs. 3	
		3			1 vs. 4	
Simple (last)	Each category is compared to the last category	1	1 vs. 3		1 vs. 4	
		2	2 vs. 3		2 vs. 4	
		3			3 vs. 4	
Repeated	Each category (except the first) is compared to the previous category	1	1 vs. 2		1 vs. 2	
		2	2 vs. 3		2 vs. 3	
		3			3 vs. 4	
Helmert	Each category (except the last) is compared to the mean effect of all subsequent categories	1	1 vs. (2, 3)		1 vs. (2, 3, 4)	
		2	2 vs. 3		2 vs. (3, 4)	
		3			3 vs. 4	
Difference (reverse Helmert)	Each category (except the first) is compared to the mean effect of all previous categories	1	3 vs. (2, 1)		4 vs. (3, 2, 1)	
		2	2 vs. 1		3 vs. (2, 1)	
		3			2 vs. 1	

11.4.5. 다항 대비: 경향 분석 ②

Table 11.6에서 빠져 있는 대비 유형이 다항 대비(polynomial contrast)이다. 이 대비는 자료의 기본 형태로 선형경향을 검정한다. 하지만 자료는 이차형, 삼차형, 사차형 경향을 보일 수도 있다. Figure 11.8에 이러한 다차원 경향의 예시가 있다. 선형성은 가장 대표적인 것으로 주어진 분류에서 종속변수의 값이 양 또는 음으로 비율적 변화를 보인다. 이차 경향(quadratic trend)은 곡선으로 나타나는데, 예를 들어 행동 수행에 영향을 주는 약물의 효과가 초기에는 효과적이었으나 일정 용량을 넘어서면 효과가 없어지는 형태이다. 이차 경향 분석을 위해서는 적어도 세 집단이 요구되는데, 두 집단에서는 종속변수의 평균이 직선으로만 연결되기 때문이다. 3차 경향(cubic trend)은 방향이 두 번 변화되는 것으로 나타난다. 예를 들어 종속변수의 평균이 처음에는 독립변수 첫 번째 분류에서 상승하나 이어지는 분류에서는 하강으로 나타나며, 마지막 분류에서 다시 상승하는 경향을 보이는 것이

FIGURE 11.8
Example of linear, quadratic, cubic and quartic trends across five groups

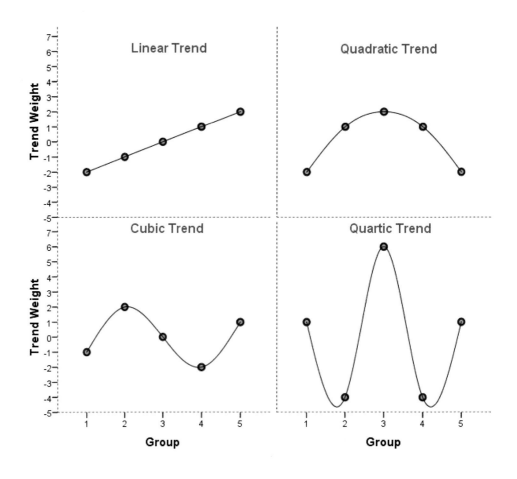

다. 평균의 방향이 두 번의 변화를 보이려면 적어도 독립변수에 4개의 분류를 가지고 있어야 가능하다. 마지막 경향은 4차 경향(quatric trend)으로 독립변수에 적어도 5개의 분류가 있어 그에 따라 종속변수의 방향이 세 번 변화하는 것으로 나타난다.

다항 경향은 독립변수의 의미를 고려한 분류 순서에 따라 자료세트를 분석해야 한다. 예를 들어 5가지 약물 용량을 검증하고자 한다면 낮은 용량부터 순서대로 분류한다. 비아그라 자료는 3 집단이므로 선형 또는 이차 경향만을 분석할 수 있다.

다항 경향분석은 회귀모형의 가변수 부호화 체계와 동일하나 선택한 경향에 따라 이미 코드가 정해져 있으므로 임의로 가중치를 지정해 주지 않아도 된다. Figure 11.8의 그래프 예시는 5개 집단에 대한 부호화 값에 맞추어 제시되어 있다. 동일 경향분석에서 모든 가중치를 더하면 0이 되므로, 다항 대비는 직교이다.

11.5. 사후검정 ②

때로 연구자는 미리 구성된 예측변수없이 자료수집을 한 후 여러 분석을 통해 의미있는 차이가 있는지 찾아 헤멘다. 이렇게 의미있는 차이를 발견하는 것을 통계적 행운으로 보기도 하지만, 사실 "좀 더 생각을 잘 했다면 미리 예측할 수도 있는 차이"를 찾는 것이라고 생각하고 싶다.

사후검정은 실험집단의 여러 조합 간 차이를 비교하기 위한 짝비교(pairwise comparisons)이다. 즉, 실험집단 중 가능한 모든 짝을 만들어 t-검정을 수행한다. 따라서 제2장에서 언급한 총오차가 커지는 문제점을 우려할 수 있다. 그러나 사후검정에서는 총 제1종 오류가 모든 짝비교에서 0.05를 유지하도록 각 검정에 대한 유의성을 조정한다. 총 제1종 오류를 조정하는 방법에는 여러 가지가 있지만 가장 대표적인 것이 Bonferroni 수정방법이다.

SPSS에서는 18가지의 다양한 수정방법이 제시되어 있다. 모든 수정방법을 구체적으로 알 필요는 없겠지만 사후검정을 선택하고 수행할 때 다음 3가지 중요한 기준을 고려해야 한다.
  (1) 검정이 제1종 오류 비율을 조절하는가?
  (2) 검정이 제2종 오류 비율 (즉, 검정력)을 조절하는가?
  (3) 강력한 검정인가? 즉, 가정이 위반되어도 안정적인가?

11.5.1. 사후검정에 대한 제1종 제2종 오류 ②

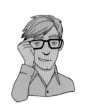

SMART
ALEX
ONLY

제1종 오류 비율과 검정력은 서로 연결되어 있으므로 하나를 향상시키려면 다른 쪽이 감소하게 된다. 만일 검정 기준을 엄격히 하여 제1종 오류가 줄어든다면 제2유형 오류가 늘어나 연구의 검정력이 줄어드는 것이다. 따라서 다중 비교검정을 수행할 때 제1종 오류를 통제하더라도 검정력에 심각한 영향을 주어서는 안된다. 검정 기준이 지나치게 엄격해지면 실제 의미있는 차이가 존재하는데도 차이가 없다고 결론지을 수 있기 때문이다.

최소 의미 차이(LSD, *least significant difference*) 짝비교는 제1종 오류를 전혀 통제하지 못하며 자료에 다수의 t-검정을 할 때와 동일한 상황을 만든다. 한 가지 다른 점은 LSD를 적용하기 위해서는 ANOVA F 값이 유의해야 한다는 것이다. *Studentized Newman–Keuls* 과정도 매우 느슨한 방법으로 총오류비율을 통제하지 않는다. *Bonferroni*와 *Tukey* 방법은 제1종 오류를 잘 통제해주는 방법으로 특히 표본 수가 큰 평균을 검정할 때 적합하다. 두 방법 중에서 Bonferroni가 비교 표본 수가 작을 때 더 검정력이 좋으며, Tukey는 표본 수가 클 때 검정력이 좋다. *Dunn*과 *Scheffé*보다 Tukey의 검정력이 더 좋다. *Ryan, Einot, Gabriel*과 *Welsch Q* 방법(REGWQ)은 검정력이 좋고 제1종 오류 비율을 잘 조절하므로 가능한 모든 수의 집단을 짝비교하려 한다면 적합한 방법이다. 그러나 집단 간 표본크기가 다르다면 REGWQ 방법은 쓸 수 없다.

11.5.2. 사후검정은 강력한가? ②

사후검정에 대한 기존 연구는 대부분 집단 표본크기가 다를 때(불균형 설계), 모수의 분산이 다를 때, 또는 자료가 정규분포하지 않을 때 검정이 잘 수행되는지에 대한 것이다. 다중 비교분석의 장점은 정규성에서 다소 벗어나더라도 비교적 잘 수행될 수 있다는 것이지만 반면 집단 간 표본크기가 다르거나 모수 분산이 다를 때는 영향을 받게 된다.

*Hochberg*의 *GT2*와 Gabriel의 짝비교는 집단 간 표본크기가 다를 때 해결할 수 있도록 설계된 분석이다. Gabriel의 분석과정이 좀 더 검정력이 크지만 집단 간 표본크기가 매우 차이가 나면 지나치게 느슨해지는 위험이 있다. 또한 *Hochberg*의 *GT2* 모수 분산이 다르면 결과의 신뢰도가 낮아지므로 주의해서 적용해야 한다. 모수 분산이 다른 상황에서 적용할 수 있도록 설계된 다중 비교분석에는 *Tamhane*의 *T2*, *Dunnett*의 *T3*, *Games−Howell*과 *Dunnett*의 C 등이 있다. Tamhane의 T2는 검정 기준이 엄격하고, Dunnett의 T3와 C는 제1종 오류를 엄격히 조절한다. Games−Howell 분석은 가장 검정력이 좋고 집단 간 표본수가 동일하지 않아도 정확하다는 장점이 있으나 표본 수가 작으면 검정기준이 느슨해 질 수 있으므로 주의한다.

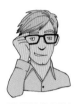

EVERYBODY

11.5.3. 사후검정 방법 요약 ②

사후검정 방법의 선택은 자료 조건과 상황을 고려하여 통계적 검정력을 높이는 것과 총괄 오류를 엄격하게 통제하는 것 중에서 어떤 점이 더 중요한지를 보고 결정해야 한다. 이를 위해 몇 가지 일반적 지침이 있다(Toothaker, 1993). 동일 표본크기를 가지고 모수 분산이 유사하다고 생각되는 경우 REGWQ 또는 Tukey를 적용하면 검정력도 우수하고 제1종 오류도 잘 조절할 수 있다. Bonferroni는 일반적으로 검정 기준이 엄격한 편이나 특히 제1종 오류를 확실하게 조절하고 싶다면 선호되는 방법이다. 집단 간 표본크기가 다소 차이가 난다면 가장 검정력이 좋은 Gabriel 방법이 적절하지만, 집단간 표본크기가 매우 다르고 조금이라도 모수의 분산 동질성이 차이가 있다고 판단되는 경우 Games−Howell 분석이 가장 적당한 선택이다. 모수의 분산 동질성에 대해 확신이 없는 경우에는 다른 사후검정 방법을 선택하더라도 Games−Howell 추가 선택을 추천한다.

이러한 지침은 참고용이므로 다른 분석 방법의 이용도 고려할 수 있다. 예를 들어 다중 비교분석 방법 중 Dunnett 검정은 대조평균(control mean)에 대해 평균을 비교할 수 있는 유일한 방법이다.

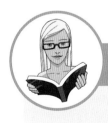

핵심녀의 힌트   사후검정

- ANOVA를 수행한 후 어떤 집단이 구체적으로 다른지 확인하기 위한 추가 분석이 필요하다.
- 실험설계에서 구체적인 가설을 미리 세우지 않은 경우에는 사후검정 분석을 적용한다.
- 집단 간 표본 수가 동일하고 모수 분산이 유사한 경우 REGWQ 또는 Tukey를 선택한다.
- 집단 간 표본 수가 약간 다르면 Gabriel 방법을 선택하고, 만일 표본 수가 상당히 다르다면 Hochberg의 GT2를 선택한다.
- 모수 분산의 동일성에 대해 확신할 수 없다면 Games−Howell 방법을 선택한다.

11.6. SPSS에서 일원분산분석 실행하기 ②

11.6.1. 일원분산분석 흐름도 ②

지금까지 설명한 이론을 바탕으로 비아그라 자료를 가지고 ANOVA를 수행해보자. 독립 t-검정과 같이 자료 편집창에 세 집단을 나타내는 부호화된 집단변수를 넣는다(1 = 위약, 2 = 저용량, 3 = 고용량). 자료는 두 열에 입력되며 하나는 비아그라 **용량**(dose)이고 두 번째 열에는 대상자가 느끼는 **성욕**(libido)이 입력된다. 자료는 Viagra.sav에 저장되어있다.

ANOVA 수행을 위한 단계가 Figure 11.9에 제시되어 있다. 첫 번째 단계는 어느 분석에서나 마찬가지로 자료를 도표화하여 편향 여부를 확인하는 것이다.

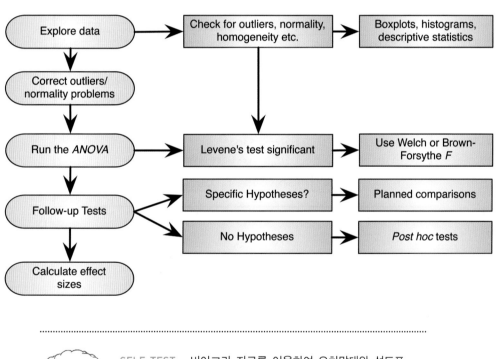

FIGURE 11.9
Overview of the general procedure for one-way ANOVA

SELF-TEST 비아그라 자료를 이용하여 오차막대와 선도표를 그려보자

분산의 동질성은 Levene 검정을 이용하며 동질성이 의심되면 SPSS 결과표에서 동질성 위반을 교정한 F 값을 찾아 읽는다(Section 11.3.1).

일원분산분석을 수행하려면 Analyze Compare Means ▶ One-Way ANOVA... (Figure 11.10)를 선택하여 주 대화상자를 연다. 대화상자에는 먼저 하나 이상의 종속변수를 넣을 수 있는 공간이 있으며, 두 번째 공간에 집단변수, 또는 요인변수를 넣도록 되어있다. 여기서 요인이란 독립변수를 의미하므로 요인분석과 혼동하지 않도록 한다. 비아그라 자료에서는 Libido를 선택하여 ▶를 클릭하거나 종속변수(*Dependent list*)에 끌어다 넣은 후 집단변수인 dose를 선택하여 ▶를 클릭하거나 독립변수(*Factor*)에 끌어다 넣는다.

　　SPSS에서는 일원분산분석과 더불어 다른 분석에서도 여러 종속변수를 대상으로 다중 분석을 할 수 있도록 되어 있으나 이것은 여러 가지로 바람직한 방법이 아니다. 실제로 연구에서 여러 종속변수를 측정한 경우, 예를 들어 비아그라 연구에서 종속변수로 성욕과 불안, 신체적 변수 등을 같이 측정했을 때 일원분산분석을 여러 번 수행하는 것보다는 다원분산분석(MANOVA)를 적용하는 것이 더 적절할 것이다.

FIGURE 11.10
Main dialog box
for one-way
ANOVA

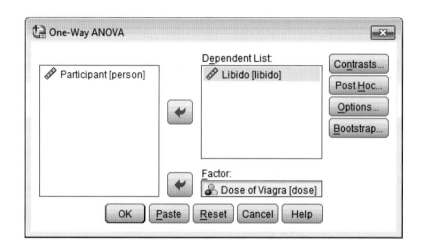

11.6.2. SPSS를 이용하여 계획된 대비 실행하기 ②

　　Contrasts...를 클릭하여 계획된 대비를 수행할 수 있는 대화상자를 연다. 대화상자는 두 부분으로 나뉘어져 있는데 윗 부분은 특정 경향을 분석하기 위한 것이다(Section 11.4). 자료의 경향을 분석하기 위해 *다항(Polynomial)*으로 표시된 박스를 클릭하고 원하는 경향 유형을 선택한다. 비아그라 자료는 집단이 3개이므로 다항 경향에서 분석할 수 있는 가장 높은 수준은 이차 경향분석이다(Section 11.4.3). 경향분석을 위해서는 집단 부호화를 어떤 의미있는 순서로 지정했는지가 중요하다. 종속변수인 성욕(libido)이 위약군에서 가장 약하고, 저용량군과 고용량군으로 갈수록 높아진다고 예측하고 있으므로 의미있는 경향을 발견하기 위해서 세 집단을 오름차순으로 부호화해야 한다. 따라서 위약군(1), 저용량군(2), 고용량군(3)으로 부호화했다. 부호화를 어떻게 하느냐에 따라 경향을 발견할 수 있을지, 어떻게 해석할지가 달라지게 된다.

　　비아그라 자료는 3집단이므로 우선 ☑ Polynomial 을 선택하고 Linear ▼ 와 Quadratic ▼을 선택한다. SPSS에서는 *이차경향(quadratic)*이 선택되면 선형과 이차경향을 모두 분석한다.

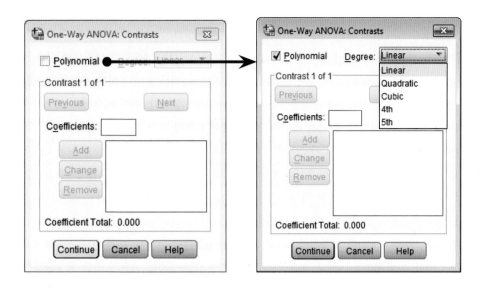

FIGURE 11.11
Dialog box for conducting pianned comparisons

Figure 11.11에서 대화상자의 아래 부분에서는 계획된 대비를 지정할 수 있다. 계획된 대비를 위해 각 집단에 부여하는 가중치를 먼저 지정해야 한다. 첫 번째 단계에서는 수행하려는 비교를 결정하고, 대비 안에서 각 집단에 가중치를 부여한다. Section 11.4.2에서 설명한대로 대비 1에서 −2(위약군), +1(저용량군), +1(고용량군)으로 지정했다. 개별 집단에 부여된 가중치를 기억하여 SPSS에서 가중치를 입력할 때 해당 집단의 가중치인지 주의한다. 일반적으로 자료입력창에서 부호화된 순서대로 입력하게 된다. 비아그라 자료에서 위약군이 1로 부호화되어 있으므로 *계수(Coefficients)*라고 표시된 박스에 가중치 '−2'를 입력한 후 [__Add__]를 클릭한다. 다음 두 번째 집단의 가중치를 입력하는데, 비아그라 집단에서 두 번째로 높은 부호화를 가진 집단은 저용량군이다. *계수(Coefficients)* 박스에 커서를 놓고 '1'로 가중치를 입력한다. 마지막으로 고용량군의 가중치를 계수 박스에 '1'이라고 입력한 후 [__Add__]를 누르면 Figure 11.12 아래와 같이 나타난다.

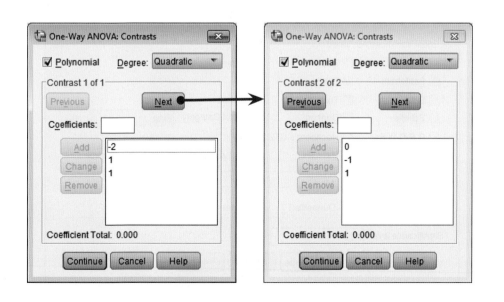

FIGURE 11.12
Contrasts dialog box completed for the two contrasts of the Viagra data

가중치를 모두 입력하고 나면 마우스를 이용하여 변경을 원하는 가중치를 선택한 후 원하는 대로 바꿀 수 있다. *계수(Coefficients)* 박스에 새로운 가중치를 입력하고 Change 를 클릭하면 된다. 아니면 Remove 를 눌러 가중치를 제거할 수 있다. SPSS 가중치 박스 아래를 보면 부여된 가중치의 총합이 제시되어 있는데, Section 11.4.2에서 설명했듯이 반드시 0이어야 한다. 만일 계수 총합이 0이 아니면 어떤 대비를 원하는지 확인한 후 다시 가중치 입력창에서 원칙에 따라 조정하도록 한다.

첫 번째 대비를 위해 각 집단에 가중치를 부여하고 나면 Next 를 눌러 대비 2를 위한 대화상자를 연다. Section 11.4.2에서 설명했듯이 대비 2에서는 위약군(0), 저용량군(−1), 고용량군(+1)으로 가중치를 부여하도록 되어 있다. 여기서 가중치를 넣는 집단 순서는 낮은 값에서 높은 값으로 부호화된 순서이므로 위약군부터 입력하게 됨을 기억하자.

계수(Coefficients) 박스에 가중치를 0으로 입력하고 Add 를 누른다. 다음은 저용량군의 가중치를 −1로 입력한 후 Add 를 누른다. 마지막으로 고용량군의 가중치를 +1로 입력한 후 Add 를 누른다. 이제 상자는 Figure 11.12의 오른쪽과 같아진다. 박스 아래에 가중치의 합이 0으로 표시된 것을 확인한다. 모든 계획된 대비가 지정된 후 Continue 를 누르면 주 대화상자로 돌아간다.

11.6.3. SPSS에서 사후검정하기 ②

SPSS에서 사후검정을 선택한다. 이론적으로 계획된 대비를 시행하면 원하는 가설을 모두 검정하게 되므로 사후검정을 할 필요가 없다. 마찬가지로 사후검정을 선택하면 계획된 대비를 하지 않아도 된다. 그러나 예를 보여주기 위하여 비아그라 자료를 가지고 몇 가지 사후검정을 시도해보겠다. 우선 주 대화상자에서 Post Hoc 을 클릭하여 사후검정을 위한 대화상자를 연다(Figure 11.13).

FIGURE 11.13
Dialog box for specifiying *post hoc* tests

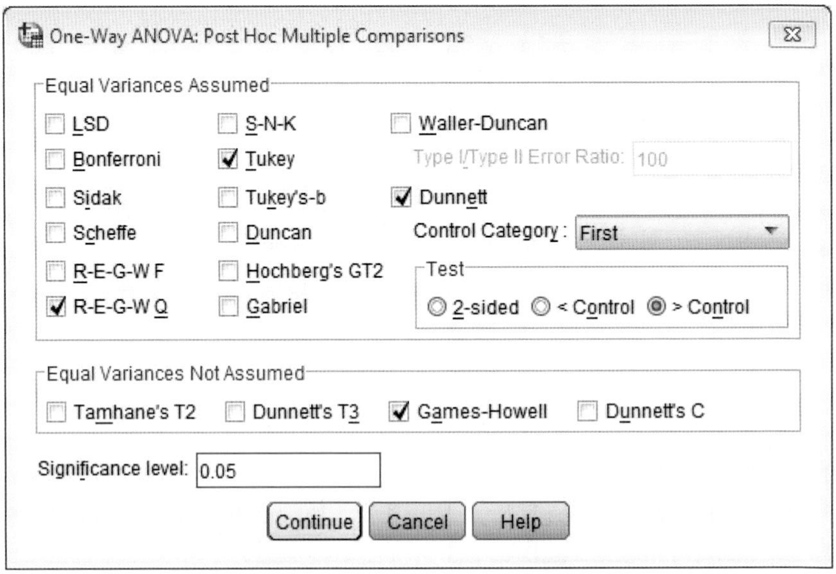

Section 11.5.3에서 다양한 사후검정에 대해 설명했다. 비아그라 자료는 집단 간 표본 수가 동일하므로 Gabriel 검정이 요구되지 않는다. Tukey 검정이나 REGWQ을 선택하는 것이 적합하며, 이와 함께 Games-Howell 분석을 추가하려고 한다. 구체적 가설로 고용량군과 저용량군이 위약군과 다른지 보려고 한다. Dunnett 검정을 이용하여 이 가설을 검정할 수 있다. Dunnett 검정은 Last 로 분류된 집단을 대조군으로 하도록 초기 지정되어 있으므로 반드시 First 로 변경해야 한다. 비아그라 자료에서는 위약군이 첫 번째 집단이기 때문이다. 또한 양측 검정(● 2-sided) 또는 단측 검정을 할 것인지 선택할 수 있다. 단측 검정을 선택하는 경우 특정 실험집단보다 대조군의 평균이 작거나(● < Control) 크다는 것(● > Control)을 검정하게 된다. 모든 지정이 끝나고 대화상자가 Figure 11.13으로 완성되면 Continue 를 눌러 주 대화상자로 돌아간다.

11.6.4. 선택창 ②

일원분산분석의 선택적 분석은 명료하다(Figure 11.14). 우선 서술통계를 선택하면 평균, 표준편차, 표준오차, 범위, 각 집단평균의 신뢰구간이 제시된다. 서술통계 결과는 마지막 해석에 유용하므로 반드시 선택하도록 한다. 분산의 동질성 검정(*Homogeneity of variance test*)을 선택하면 결과표에 각 집단 분산이 동질하다는 가설을 검정하는 Levene 검정이 보고된다. 또한 *Brown-Forsythe* 또는 *Welch*를 선택하는 것이 유용한데, 모수 분산의 비동질성이 의심되는 경우 선택하기 위한 것이다. 일반적으로 *Brown-Forsythe* 또는 *Welch*를 해석하기도 한다. 선택창에서 *평균도표(Means Plot)*를 선택하면 결과표에 집단평균이 선 그래프로 제시된다. 여기에서 제시되는 그래프의 질은 분석 전 자료 검토를 위해 이용하는 그래프보다 떨어지며, 앞에서도 강조했듯이, 자료의 검토는

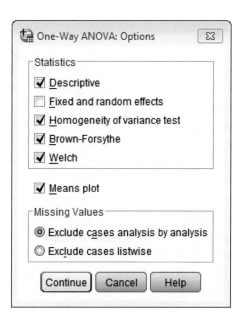

FIGURE 11.14
Options for one-way ANOVA

분석과 함께 하기보다 미리 시행하는 것이 바람직하다. 마지막 선택으로 결측자료를 분석별로 제외하는지, 목록별로 제외하는지 지정하도록 되어있는데, 이 선택은 여러 다른 종속변수에 대한 다중 ANOVA를 수행하는 경우에 유용하다. 분석별 제거란 특정 ANOVA에서 해당되는 종속 또는 독립변수에 결측자료가 있으면 해당 케이스를 제거하는 방법이다. 목록별 제거란 수행하려는 모든 분석에 포함되는 변수에 결측자료가 있으면 분석 전체에서 제거하는 방법이다. 원칙에 충실하면서 한꺼번에 수십 가지의 종속변수에 대한 ANOVA를 반복적으로 수행하는 것이 아니라면 초기 지정을 변경할 필요가 없다.

11.6.5. 붓스트래핑 ②

주 대화상자에는 [Bootstrap...] 버튼이 있다. 붓스트래핑(Bootstrapping)은 편향의 위험을 극복하는 효과적 방법이라고 알려져 있다. 명심할 것은 붓스트래핑을 선택한다고 해도 F 검정을 붓스트래핑하는 것이 아니라 서술통계에서 평균, 대비, 평균 차에 대한 신뢰구간을 붓스트래핑한다는 것이다. 물론 유용한 절차이지만 주 분석을 붓스트래핑 하는 것이 아님을 명심하자. 비아그라 자료에서는 표본 수가 매우 작기 때문에 붓스트래핑 자체가 별 의미가 없어 선택하지 않는다. 주 대화상자에서 [OK]를 눌러 분석을 실행한다.

FIGURE 11.15

Error bar (95% CI) chart of the Viagra data

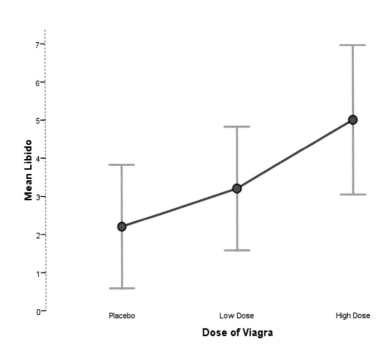

11.7. 일원분산분석의 결과표 ②

일원분산분석의 결과표는 다음과 같다. Figure 11.15에 선도표가 오차막대와 함께 제시되었다. 보기에 오차막대가 각 집단 간 약간씩 겹쳐있으므로 집단 간 차이가 크지 않을 것으로 예상할 수 있다. 평균을 이은 선의 경향을 보면 선형과 유사하므로, 비아그라 용량이 증가할수록 성욕 수준이 높아짐을 예측할 수 있다.

11.7.1. 주 분석결과 ②

Output 11.3은 비아그라 자료의 서술통계 결과이다. 우선 주목할 것은 Table 11.1에 제시된 평균과 표준편차, 표준오차이다. 표준오차는 자료에 대한 표본 분포의 표준편차를 의미한다. 예를 들어 위약군의 경우 모집단으로부터 표본을 계속 뽑아내면 표본들의 표준편차가 0.5831이 된다는 의미이다. 평균에 대한 신뢰구간도 제시되어 있다. 본 표본이 실제값을 가진 95%에 속한다고 가정하면, 평균의 실제값은 0.5811에서 3.8189라는 의미이다. 서술통계 결과가 당장 의미를 주는 것은 아니지만 전체 분석과정에서 서술통계 결과를 계속 참고하게 된다.

Descriptives

OUTPUT 11.3

Libido

	N	Mean	Std. Deviation	Std. Error	95% Confidence Interval for Mean		Minimum	Maximum
					Lower Bound	Upper Bound		
Placebo	5	2.20	1.304	.583	.58	3.82	1	4
Low Dose	5	3.20	1.304	.583	1.58	4.82	2	5
High Dose	5	5.00	1.581	.707	3.04	6.96	3	7
Total	15	3.47	1.767	.456	2.49	4.45	1	7

결과표의 다음 부분(Output 11.4)은 Levene 검정을 제시한다. 본 자료에서 Levene 검정은 세 집단의 분산이 유의하게 다른지 분석하며, 세 집단의 분산이 유의하게 다르면($p < .05$) ANOVA를 수행하기 위한 가정이 위반되었음을 의미하므로 자료를 변환시켜 재분석을 하거나, Welch F 값 또는 Brown-Forsythe F 값을 참고해야 한다. 극단의 평균값으로 인해 분산의 차이를 초래한 경우라면 Welch F 값을 참고하는 것이 더 적합하다. 비아그라 자료에서는 세 집단 간 분산이 매우 유사하므로 Levene 검정 결과 유의하지 않아($p = .913$), 등분산 가정이 위배되지 않았다.

Test of Homogeneity of Variances

OUTPUT 11.4

Libido

Levene Statistic	df1	df2	Sig.
.092	2	12	.913

Output 11.5는 주 분석인 ANOVA 요약표이다. 표는 집단 간 효과(모형에 의한 효과 즉 실험효과)와 집단 내 효과(자료의 비체계적 변이)로 구분된다. 집단 간 효과는 선형과 이차경향 부분으로 세분되어 경향분석 결과를 제시해준다. 집단 간 효과에서 통합(Combined)이라고 표시된 것이 총 실험효과이다. 첫 번째 줄에 모델제곱합(SS$_M$ = 20.13), 자유도(2), 모형의 평균제곱(10.067)이 나와 있다. 제곱합과 평균제곱은 실험효과를 의미한다.

명령어 창에서 경향분석을 지정했으므로 총효과는 경향분석으로 세분되어 제시되었다. 집단 내(Within Groups)로 표시된 행에서는 자료 내 비체계적인 변이(성욕과 비아그라 개별 반응과 관련된 개인차에 의해 발생하는 것)로서 잔차제곱합(SS$_R$ = 23.60)과 잔차의 평균제곱(MS$_R$ = 1.967)이 제시되었다.

집단 간 통합 효과에 대한 F-비율은 5.12이며 그 옆에 유의수준(Sig.)은 동일 크기의 F를 모집단에서 발견할 최소 확률이 0.025임을 보여준다. 이 경우 0.025는 모집단에서 결과에서 보여준 F 크기를 발견할 확률이 단지 2.5%라는 의미이므로 .05 기준에 의해 귀무가설을 기각한다. 결론적으로 비아그라는 성욕에 유의한 효과가 있다고 할 수 있다. 이 시점에서는 구체적으로 어떤 집단이 효과를 보이는지 알 수 없다. 한 가지 주목할 것은, 앞에서 그려 본 오차막대의 선도표를 참고하면 세 집단의 효과에 중복되어 있는 영역이 많아 유의한 차이가 발견되지 않을 것이라고 생각했는데, 실제 분석에서는 실험효과가 유의하다고 나왔으므로 오차막대와 선도표에 의한 판단은 민감성이 떨어짐을 기억할 필요가 있다.

OUTPUT 11.5

ANOVA

Libido

			Sum of Squares	df	Mean Square	F	Sig.
Between Groups	(Combined)		20.133	2	10.067	5.119	.025
	Linear Term	Contrast	19.600	1	19.600	9.966	.008
		Deviation	.533	1	.533	.271	.612
	Quadratic Term	Contrast	.533	1	.533	.271	.612
Within Groups			23.600	12	1.967		
Total			43.733	14			

비아그라의 총효과가 유의했으므로 이제 경향분석을 살펴보자. 경향분석에서는 실험효과가 선형 또는 이차경향으로 설명되는지 세분해서 제시한다. 우선 선형, 즉 일차경향에서는 평균이 집단에 따라 선형으로 증가하는지 검정한다. 제곱합과 평균제곱이 주어지는데, 가장 중요하게 볼 점수는 F-비율로서 선형에서는 9.97로 유의했다(p = .008). 따라서 비아그라 용량이 증가할수록 성욕 수준이 점차 증가한다고 해석할 수 있다. 두 번째 이차경향에 대한 분석에서는 평균이 집단에 따라 곡선으로 변화하는지 검정한다. 오차막대 그래프에 의하면 선의 변화 형태가 곡선과는 맞지 않았는데, 검정결과도 이를 반영하고 있다. 이차경향 분석의 F-비율은 유의하지 않았다(p = .612).

Robust Tests of Equality of Means

Libido

	Statistic[a]	df1	df2	Sig.
Welch	4.320	2	7.943	.054
Brown-Forsythe	5.119	2	11.574	.026

a. Asymptotically F distributed.

마지막으로 Output 11.6은 Welch와 Brown-Forsythe F-비율을 제시한다. 본 자료에서는 분산의 동질성이 충족되었으므로 고려하지 않아도 된다. 하지만 분산의 동질성이 위배되었다면 주 결과표의 F 값이 아니라 여기에서 제시되는 F 값과 조정된 자유도를 참고하도록 한다.

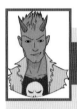

SPSS TIP 11.1   ANOVA에서의 단측 및 양측 검정 ②

강의 중 흔히 받는 질문 중 하나는 ANOVA 결과의 유의성이 단측 또는 양측 검정인지, 양측 검정을 한 후 이등분하여 단측 검정을 할 수 있는지에 대한 것이다. 중요한 것은 단측 검정을 하기 위해서는 방향이 지정된 가설을 세워야 한다는 점이다. ANOVA에서처럼 두 개 이상의 평균을 비교할 때는 방향이 지정된 가설을 세울 수 없으며, 결국 집단 간 차이가 있는지 여부만을 검정할 수 있다. 따라서 F 검정에서 유의성을 이등분하는 것은 불가능하다.

11.7.2. 계획된 대비의 결과표 ②

본 자료에서 두 번의 계획된 대비를 수행하도록 지정했는데, 첫 번째는 대조군이 실험군(비아그라 고용량 또는 저용량군)과 다른가를 비교하고, 두 번째는 비아그라 용량이 다른 고용량군과 저용량군의 성욕에 대해 비교하게 된다. Output 11.7에 계획된 대비 결과가 제시되었다. 첫 번째 표의 대비계수(contrast coefficients)는 Section 11.6.2에서 설명한 가중치를 입력한 값이므로 원하는 대로 제대로 지정되어있는지 확인하도록 한다. 각 대비 내에서 서로 비교하는 편차덩이에 양의 값 또는 음의 값을 부여하며 같은 편차덩이에 속한 집단은 같은 가중치를 부여함을 기억하자. 따라서 대비 1은 위약군에 대한 저용량 및 고용량군이 속한 편차덩이를 비교하며, 대비 2는 저용량군과 고용량군을 비교한다. 각 집단에 원하는 가중치가 정확히 입력되었는지도 확인한다.

두 번째 표는 각 대비의 통계치이다. 결과값은 먼저 각 집단의 분산이 동질하다는 가정에서 제시되고, 아래에는 동실성이 위반되었을 때를 가정하고 제시되었다. Levene 검정이 유의했다면 두 번째 결과를 읽어야 한다. 비아그라 자료에서는 Levene 검정이 유의하지 않았으므로 위에 제시된 결과를

OUTPUT 11.7

Contrast Coefficients

	Dose of Viagra		
Contrast	Placebo	Low Dose	High Dose
1	-2	1	1
2	0	-1	1

Contrast Tests

		Contrast	Value of Contrast	Std. Error	t	df	Sig. (2-tailed)
Libido	Assume equal variances	1	3.80	1.536	2.474	12	.029
		2	1.80	.887	2.029	12	.065
	Does not assume equal variances	1	3.80	1.483	2.562	8.740	.031
		2	1.80	.917	1.964	7.720	.086

보자. 대비값(value of contrast)은 가중치가 부여된 집단평균의 합을 의미한다. 각 집단의 평균에 해당 집단에 부여된 가중치를 곱한 후 합하면 된다.[2] 각 대비의 표준오차와 t-통계값도 제시된다. t-통계값은 대비값을 표준오차로 나눈 값이며(t = 3.8/1.5362 = 2.47), t-분포의 기준값과 비교하여 유의성을 정한다. 대비의 유의성은 마지막 열에 양측 검정 p 값으로 확인된다. 대비 1은 유의했으므로 비아그라가 위약군에 비해 유의하게 성욕을 증가시킴을 보여준다. 대비 2는 고용량군이 저용량군에 비해 성욕을 유의하게 증가시키지 않는 것으로 나타났다(p = .065). 대비 2의 유의성이 .05에 가깝기는 하지만, 유의성의 속성을 고려할 때 유의하지 않다 또는 유의하다로만 해석된다.

11.7.3. 사후검정 결과표 ②

비아그라가 성욕에 미치는 효과에 대해 구체적 가설이 없다면 사후검정을 수행하여 모든 집단끼리 비교할 수 있다. SPSS의 사후검정 결과표는 Output 11.8과 같다. 결과표에 미리 명령어 창에서 선택한 Tukey 검정(Tukey HSD[3]), Games-Howell 검정, Dunnett 검정 결과가 있다. Tukey 검정은 각 집단을 모든 다른 집단과 평균 비교를 했으며, 두 집단의 평균 차, 차이값의 표준오차, 차이값의 유의수준과 95% 신뢰구간이 제시되어 있다. 우선 위약군은 저용량군과 비교하여 유의한 차이가 없었으며(p < .05), 고용량군은 유의한 차이를 보였다(p < .05).

SELF-TEST   계획된 대비 결과 모든 용량의 비아그라 투여군이 위약군에 비해 성욕이 유의하게 증가된 것으로 나타났다. 그럼에도 사후검정에서는 저용량군에서 성욕이 유의하게 증가되지 않았다. 이렇게 모순적 결과를 보이는 이유가 무엇인가?

---

[2] 대비 1의 대비값은 다음과 같이 계산된다. Σxw = (2.2 × (-2)) + (3.2 × 1) + (5 × 1) = 3.8

[3] HSD는 '진실로 유의한 차이(honestly significant difference)'를 의미한다.

Multiple Comparisons

Dependent Variable: Libido

	(I) Dose of Viagra	(J) Dose of Viagra	Mean Difference (I–J)	Std. Error	Sig.	95% Confidence Interval	
						Lower Bound	Upper Bound
Tukey HSD	Placebo	Low Dose	-1.000	.887	.516	-3.37	1.37
		High Dose	-2.800*	.887	.021	-5.17	-.43
	Low Dose	Placebo	1.000	.887	.516	-1.37	3.37
		High Dose	-1.800	.887	.147	-4.17	.57
	High Dose	Placebo	2.800*	.887	.021	.43	5.17
		Low Dose	1.800	.887	.147	-.57	4.17
Games-Howell	Placebo	Low Dose	-1.000	.825	.479	-3.36	1.36
		High Dose	-2.800*	.917	.039	-5.44	-.16
	Low Dose	Placebo	1.000	.825	.479	-1.36	3.36
		High Dose	-1.800	.917	.185	-4.44	.84
	High Dose	Placebo	2.800*	.917	.039	.16	5.44
		Low Dose	1.800	.917	.185	-.84	4.44
Dunnett t (>control)[b]	Low Dose	Placebo	1.000	.887	.227	-.87	
	High Dose	Placebo	2.800*	.887	.008	.93	

*. The mean difference is significant at the 0.05 level.

b. Dunnett t-tests treat one group as a control, and compare all other groups against it.

Section 11.4.2에서 설명했듯이 첫 번째 계획된 대비는 실험군과 위약군을 비교한다. 구체적으로 여기서는 실험군 두 집단의 평균 ((3.2 + 5.0)/2 = 4.1)과 위약군의 평균(2.2)를 비교하여 두 평균값의 차이(4.1 − 2.2 = 1.9)가 유의한지 평가한다. 사후검정에서 저용량군과 위약군을 비교할 때는 두 집단의 평균 간 차이를 비교하게 된다. 비아그라 자료에서 두 집단의 차이는 1이므로 계획된 대비에서 나온 차이값 1.9가 아닌 1이 유의한 차이인지를 분석한다. 이것이 계획된 대비와 사후검정에서 때로 모순적인 결과가 나오는 이유이다. 더 중요한 것은 계획된 대비를 해석할 때 비교 대상이 무엇인지를 고려해야 한다는 점이다.

저용량군은 위약군과 고용량군 모두와 비교된다. 첫 번째 저용량군과 위약군의 평균을 비교하며, 이후 실험군 두 군간의 평균이 비교된다. 두 집단의 평균은 1.8 차이를 내는데 통계적으로 유의하지 않은 것으로 나타났다. 이 결과는 계획된 대비와 동일하다(대비 2).

다음에는 Games-Howell 검정의 결과로 Tukey와 유사하다. 유의하게 다른 집단은 고용량군과 위약군이다. 두 사후검정의 결과가 유사하므로 모집단 분산의 동질성이 위배된 경우라도 Tukey 검정결과를 믿을 수 있다.

마지막으로 Dunnett 검정 결과로 대조군에 비해 실험군이 큰지를 단측 검정으로 분석한다. 단측 검정 결과에서도 고용량군은 위약군에 비해 유의하게 성욕이 높았던 반면, 저용량군은 위약군과 유의한 차이가 없는 것(p = .227)으로 나타났다.

Output 11.9는 Tukey 검정과 REGWQ 검정 결과를 보여준다. 두 검정은 동일한 평균을 가진 하위집단을 생성해서 보여주는데, Tukey 검정에서 하위집단 1에는 위약군과 저용량군이 포함되며, 하위집단 2에는 저용량군과 고용량군이 포함되고 있음을 알 수 있다. 이 결과로 알 수 있는 것은 저용량군이 하위집단 1과 하위집단 2에 모두 속해 있으므로 완전히 다른 집단은 위약군과 고용량군이라는 점이다. 각 결과에서 제시하는 유의수준이 .05 이상이므로 각 하위집단에 속한 집단들은 유의한 차이가 없다. 계산에는 표본의 조화평균을 사용한다. 조화평균(harnomic mean)은 분산과 표본크

OUTPUT 11.9

Libido

	Dose of Viagra	N	Subset for alpha = 0.05	
			1	2
Tukey HSD[a]	Placebo	5	2.20	
	Low Dose	5	3.20	3.20
	High Dose	5		5.00
	Sig.		.516	.147
Ryan–Einot–Gabriel–Welsch Range	Placebo	5	2.20	
	Low Dose	5	3.20	3.20
	High Dose	5		5.00
	Sig.		.282	.065

Means for groups in homogeneous subsets are displayed.
a. Uses Harmonic Mean Sample Size = 5.000.

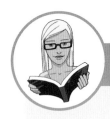

핵심녀의 힌트　　일원분산분석

- 일원 독립 분산분석은 여러 독립집단의 평균을 비교한다. 예를 들어 여러 조건에 노출된 실험집단 간의 평균 차이를 비교한다.
- 실험을 수행하기 전에 구체적인 가설을 설정한 경우 계획된 대비를 수행하며, 미리 설정된 가설이 없으면 사후검정을 수행한다.
- 다양한 사후검정 방법이 있는데 집단 간 동일 표본크기와 분산의 동질성이 충족된 경우 REGWQ 또는 Tukey의 HSD 검정을 적용한다. 표본크기가 다소 다르다면 Gabriel 검정을 적용하고, 집단 간 표본크기가 크게 다르면 Hochberg의 GT2 방법을 적용한다. 모집단의 분산 동질성을 의심한다면 Games–Howell 방법을 적용한다.
- 분산동질성 검정은 Levene 검정을 이용한다. 결과표에서 유의성이 .05 이하이면 분산의 동질성 가정을 위배한 것이다. 이 경우 ANOVA라고 표시된 주 결과표를 보지 않고 Robust Tests of Equality of Means라고 표시된 결과표의 F 값을 참고한다.
- ANOVA 또는 Robust Tests 결과표의 F 값에 대한 유의수준이 .05 미만이면 집단 간 평균이 유의하게 다름을 의미한다.
- 대비와 사후검정에서 유의수준을 확인하여 구체적으로 어느 집단의 비교에서 유의하게 다른지 확인한다.

기의 관계를 고려하여 평균에 가중치를 둔 값을 의미한다. 조화평균을 사용하면 집단 간 표본크기가 다를 때 발생하는 편향을 줄일 수 있다. 그럼에도 표본크기가 비동등성이면 여전히 편향은 남아있게 된다.

11.8. 효과크기 계산하기 ②

SPSS는 일원 독립 분산분석의 효과크기를 계산해주지 않으므로 다음 공식을 이용한다.

$$R^2 = \frac{SS_M}{SS_T}$$

위의 계산에 필요한 값은 SPSS 결과표에서 찾을 수 있다. r^2는 집단 간 효과와 자료의 총변량으로 구할 수 있으며, 에타 제곱(eta squared, η^2)이라고도 한다. 이 값에 제곱근을 씌워 r 값을 다음과 같이 구할 수 있다.

$$r^2 = \eta^2 = \frac{SS_M}{SS_T} = \frac{20.13}{43.73} = .46$$
$$r = \sqrt{.46} = .68$$

코헨의 효과크기 기준에 의하면 .68은 큰 효과크기(> .5)이므로 비아그라의 성욕에 대한 효과는 크다고 볼 수 있다. 그러나 효과크기를 측정하는 위의 방식은 표본의 제곱합을 기준으로 계산하기 때문에 표본통계로부터 모집단의 효과크기를 추정하기 위한 조정이 이루어지지 않은 것이다. 따라서 오메가 제곱(ω^2)으로 불리는 좀 더 복잡한 방법을 적용하게 된다. 오메가 제곱은 제곱합을 기준으로 하는데 F-비율과 마찬가지로 모형에 의해 설명되는 변인과 오차변인을 적용한다. 공식은 다음과 같다.

$$\omega^2 = \frac{SS_M - (df_M)MS_R}{SS_T + MS_R}$$

공식의 df_M은 효과의 자유도로 SPSS 결과표에서 얻을 수 있다. 위의 경우에는 실험조건 수 - 1 이므로 자유도는 2이다. 공식에 대입하면 다음과 같다.

$$\omega^2 = \frac{20.13 - (2)1.97}{43.73 + 1.97}$$
$$= \frac{16.19}{45.70}$$
$$= .35$$
$$\omega = .60$$

결과는 r(= 에타)보다 약간 낮게 나왔으며, 일반적으로 오메가가 더 정확한 수치이다. 오메가 제곱은 에타 제곱의 편향되지 않은 추정치라고 설명할 수 있다. 일반적으로 오메가 제곱의 값은 .01(작은 크기), .06(중간 크기), 또는 .14(큰 효과크기)로 해석된다(Kirk, 1996). 그러나 이것은 일반적인 기준으로만 참고될 수 있으며 실제 효과크기는 상황에 따라 해석되어야 한다.

ANOVA 전체 모형은 일반적 가설(집단 간 차이가 있는가)에 대한 검정만 하게 되므로 전체 모형의 효과크기를 아는 것은 별 의미가 없다. 대신에 대비에 대한 효과크기가 중요하다. 계획된 대비는 t-검정으로 분석되므로 Section 9.6.4에서 설명했던 공식을 대입할 수 있다.

$$r_{\text{Contrast}} = \sqrt{\frac{t^2}{t^2 + df}}$$

t-값과 df는 SPSS Output 10.7에서 얻을 수 있으므로 이를 적용하여 r을 계산할 수 있다.

$$r_{\text{Contrast1}} = \sqrt{\frac{2.474^2}{2.474^2 + 12}} = \sqrt{\frac{6.12}{18.12}} = .58$$

기준에 의하면 .58은 큰 효과크기이다. 따라서 통계적으로 유의한 큰 효과크기를 갖는다고 할 수 있다. 대비 2에서는 다음과 같이 효과크기를 계산한다.

$$r_{\text{Contrast2}} = \sqrt{\frac{2.029^2}{2.029^2 + 12}} = \sqrt{\frac{4.12}{16.12}} = .51$$

이것도 역시 .5 이상이므로 큰 효과크기이다.

11.9. 일원분산분석 보고하기 ②

ANOVA를 보고할 때 F-비율, 사유도에 내해 구체적으로 실명해야 한다. 실험효과를 일아보기위해 효과의 평균제곱합을 잔차에 대한 평균제곱합으로 나누어 F-비율을 구하게 된다. 따라서 F-비율에 대한 자유도는 모형효과 ($df_M = 2$)와 잔차의 자유도($dF_R = 12$)이다. ANOVA 결과는 다음과 같이 보고한다.

✓ 비아그라는 성욕의 수준에 대해 유의한 효과가 있다, $F(2,12) = 5.12$, $p = .025$, $\omega = .60$.
F-비율의 값에 앞서 모형과 잔차의 자유도를 먼저 기술한다는 점을 기억하자. 선형 대비도 동일한 방식으로 보고한다.

✓ 유의한 선형경향이 있었으므로 $F(1,12) = 9.97$, $p = .008$, $\omega = .62$, 비아그라 용량이 증가할수록 성욕이 비율적으로 증가함을 나타낸다.

자유도는 F-비율이 어떻게 계산되는지에 따라 변화됨을 기억하자. F-비율에 대한 효과크기 측정도 포함했으며, p 값도 보고했다. 계획된 대비는 다음과 같이 보고한다.

✓ 계획된 대비 분석에서 비아그라의 용량에 상관없이 위약군에 비해 유의하게 성욕이 증가하는 것으로 나타났다, $t(12) = 2.47$, $p = .029$, $r = .58$. 그러나 고용량군은 저용량군에 비해 성욕이 유의하게 증가하지 않았다, $t(12) = 2.03$, $p = .065$, $r = .51$.

11.10. 주요 용어

Analysis of variance (ANOVA) (분산분석)
Brown–Forsythe F (브라운 포시스 F 검정)
Cubic trend [비선형(입방)관계]
Deviation contrast (편차대비)
Difference contrast (reverse Helmert contrast) (차이대비 역 헬머트대비)
Eta squared, η^2 에타 제곱 (에타계수)
Experimentwise error rate (실험오차율)
Familywise error rate (총오차율)
Grand variance (총분산)
Harmonic mean (조화평균)
Helmert contrast (헬머트대비)
Independent ANOVA [(독립) 분산분석]
Omega squared (오메가 제곱)
Orthogonal (직교)
Pairwise comparisons (짝비교)
Planned contrasts (계획대비)
Polynomial contrast (다항대비)
Post hoc tests (사후검정)
Quadratic trend [비선형(2차)관계]
Quartic trend [비선형(4차)관계]
Repeated contrast (반복대비)
Simple contrast (단순대비)
Weights (가중값)
Welch's F (웰치 F 검정)

11.11. 개념에 대한 요약도 ①

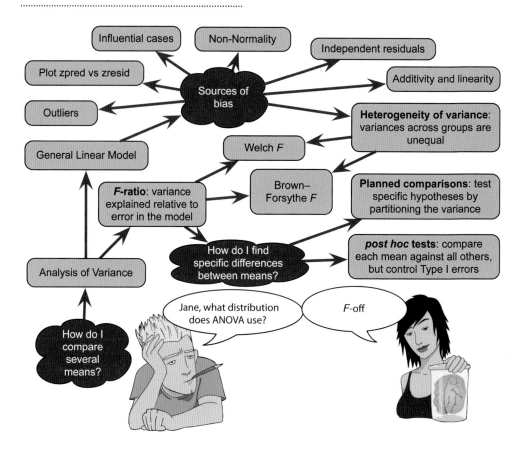

FIGURE 11.16 What Brian learnt From this chapter

11.12. 다음 장은? ①

이번 장에서 일원분산분석이 다중회귀 공식의 원칙에서 가변수를 집단으로 부호화하면서 적용된다는 것을 살펴보았다. 간혹 종속변수에 영향을 미치는 여러 연속변수가 있을 때 이러한 영향변수를 공변수로 포함할 수 있는데 이것을 공분산분석(ANCOVA)이라고 한다. 다음 장에서는 일원분산분석의 확대형인 공분산분석에 대해 살펴보도록 하자.

11.13. 스마트 알렉스의 과제

- **과제 1:** 교수법 유형이 학생의 지식에 미치는 영향을 분석하고자 같은 내용으로 동일하게 가르치는 3개의 통계수업을 열었다. 한 수업에서는 지팡이를 들고 다니면서 질문을 던지고 학생이

잘못 대답하는 경우 지팡이로 벌을 주었다(*punish*). 두 번째 수업에서는 학생에게 토론을 하도록 격려하며 누구라도 열심히 어려운 문제를 해결하면 상을 주었다(*reward*). 마지막 수업에서는 무관심한 척 하면 잘하든지 또는 못하든지 상관하지 않았다(*indifferent*). 종속변수로 학생의 시험점수를 백분율로 측정했다. Teach.sav 자료를 이용하여 일원분산분석을 수행하고 계획된 대비로 다음 가설을 검정해 보시오. ⑴ 상을 준 수업의 학생은 벌을 주거나 무관심한 수업에 참여한 학생에 비해 시험점수가 높을 것이다. ⑵ 무관심한 수업에 참여한 학생은 벌을 준 경우에 비해 시험점수가 높을 것이다. ②

- **과제 2:** 과제 1에 대한 효과크기를 계산해 보시오. ②

- **과제 3:** 영웅 복장을 한 어린이는 복장이 주는 비현실적인 무적감으로 인하여 다칠 위험이 높아진다고 한다. 예를 들어 떨어질 위험을 생각하지 않고 하늘을 날고자 했다가 손상을 입고 병원에 입원한 어린이들이 있다. 상상으로 만든 Superhero.sav 자료에는 영웅 복장을 했다가 외상을 입고 응급실을 방문한 어린이 자료가 들어있다. 어린이가 입었던 **복장(hero)**은 스파이더맨, 슈퍼맨, 헐크와 닌자터틀 등 명목변수로 측정되었다. 손상의 **심각도(injury)**는 0점(전혀 손상없음)에서 100점(죽음)까지의 척도로 측정했다. 일원분산분석과 다중비교를 이용하여 서로 다른 복장이 더 심각한 손상을 초래하는지에 대해 검증해 보시오. ②

- **과제 4:** 제6장에는 간장을 넣고 요리한 음식과 정자 수의 관계에 대한 자료가 있다. 자료를 ANOVA로 분석해보고 제6장에서 시행했던 비모수 통계와 결과를 비교해 보시오. 결과가 왜 다르게 나왔다고 생각하는가? ②

- **과제 5:** 핸드폰은 전자파를 방출하므로 하루 종일 핸드폰을 머리 옆에 두고 이용했다면 마치 전기오븐의 전자파가 머리에 쏟아진 듯한 효과가 있을 것이다. 이런 의심을 상상 속에서 실험한다면 우선 6 집단의 대상자를 모아 머리에 핸드폰을 고정시킨다. 이후 리모콘을 이용하여 하루 일정 시간 핸드폰을 켜놓는다. 6개월 후 6 집단에 속한 대상자들에게 나타난 종양의 크기 (mm^3)를 측정한다. 상상으로 만든 Tumour.sav 자료를 이용하여 ANOVA를 수행하고 하루 핸드폰 노출량이 많을수록 종양이 더 커지는지에 대한 가설을 검증해 보시오. ②

- **과제 6:** 제8장에서 소개된 Glastonbury 자료 (GlastonburyFestival.sav)를 가지고 ANOVA를 수행하여 서로 다른 **음악 취향(music)**을 가진 사람의 위생 **상태(change)**가 변화하는지 검증해 보자. 각 집단의 대상자를 '음악 취향 없음'의 대조군과 단순대비를 해 보시오. 이 결과를 제10장에서 나온 결과와 비교해 보시오. ②

- **과제 7:** 나자료 6.2에 서술된 실험은 타올을 좋아하는 메추라기에 대한 것이다. 종속변수로 타올에 노출된 시간을 측정했다. 나자료 6.2를 다시 읽어보고 이번에는 같은 자료로 일원분산분석과 Bonferroni 사후검정을 시행해 보시오. ②

- **과제 8:** 과제 7의 연구에서 교접 효율성을 종속변수로 놓고 같은 분석을 시행해 보자. ②

- **과제 9:** 사회학자가 런던의 가장 위험지대 3곳(Street)에서 발생하는 월별 살인율(Murder)을 비교해 보고자 했다. 붓스트래핑과 함께 일원분산분석을 시행하고 사후검정을 통해 어떤 지역이 가장 살인율이 높았는지 확인해 보시오. Murder.sav에 자료가 있다. ②

과제의 정답은 웹 사이트에서 찾을 수 있다.

11.14. 참고도서

Howell, D. C. (2012). *Statistical methods for psychology* (8th ed.). Belmont, CA: Wadsworth. (Or you might prefer his *Fundamental statistics for the behavioral sciences*. Both are excellent texts.)

Klockars, A. J., & Sax, G. (1986). *Multiple comparisons*. Sage University Paper Series on Quantitative Applications in the Social Sciences, 07–061. Newbury Park, CA: Sage.

Rosenthal, R., Rosnow, R. L., & Rubin, D. B. (2000). *Contrasts and effect sizes in behavioural research: a correlational approach*. Cambridge University Press. (A fantastic book on planned comparisons by three of the great writers on statistics.)

Toothaker, L. E. (1993). *Multiple comparison procedures*. Sage University Paper Series on Quantitative Applications in the Social Sciences, 07–089. Newbury Park, CA: Sage.

공분산분석
(GLM 2)

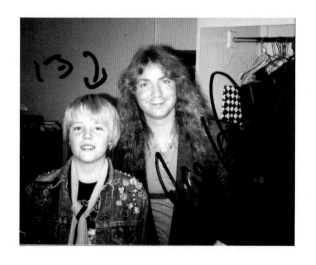

FIGURE 12.1
Davey Murray
(guitarist from
Iron Maiden) and
me backstage
in London
in 1986; my
grimace reflects
the utter terror
I was feeling at
meeting my hero

12.1. 이 장에는 어떤 내용이 있을까? ②

    록 스타가 되고 싶던 시절, 친구가 'The Trooper'라는 곡을 소개해 주었다. 그때부터 Iron Maiden은 나의 우상이 되었고 그의 공연을 따라다니기 시작했다. 어느 날 Maiden이 무대 대기실로 우리를 초청했는데 그와의 만남은 내 생애 최고의 경험이 되었다. 그 이후에도 성인이 될 때까지 다양한 경험을 했지만 확실한 것은 13세 소년이 록 스타 Maiden을 만나는 경험은 가슴 짜릿했던 반면 성인이 되어 경험하는 여러 사건은 다소 무디게 느껴질 수 있다는 것이다. 여기서 연령은 중요한 공변수가 된다. 각 사건 자체에 대해 경험하는 즐거움을 순수하게 비교하려면 즐거움을 느끼는 정도에 연령이 주는 효과를 고려해야 한다. 이번 장에 소개하는 공분산분석은 앞 장에서 설명한 분산분석의 확대형으로 결과변수에 영향을 미치는 다른 변수를 고려할 수 있는 분석 방법이다.

12.2. 공분산분석이란? ②

12.2.1.1. 가변수 부호화의 의미 ②

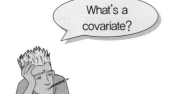

일원분산분석은 다중회귀분석에 포함된 가변수를 집단변수로 부호화한 것으로 설명될 수 있다. 제8장에서 다중회귀분석이 여러 연속형 예측변수를 동시에 다룸을 알았다. 따라서 공분산분석은 다중회귀분석에서 결과변수(종속변수)를 예측하는 하나이상의 연속형 변수를 포함하는 확대형태로 설명될 수 있다. 이러한 연속변수는 실험중재에 속하지는 않지만 종속변수에 영향을 주는 변수, 즉 공변수(covariates)로서 분산분석에 포함될 수 있다. 공변수를 측정해 분산분석에 포함시키면 공분산분석(ANCOVA)이 된다.

앞 장에서 비아그라가 성적 충동에 미치는 효과를 예로 들었다. 이번에는 비아그라 이외에 성적 충동에 영향을 주는 요소를 생각해보자. 가장 확실한 것은 배우자의 성욕이다. 이외에도 성욕을 감소시키는 피임약이나 항우울제 약물, 피로를 생각해볼 수 있다. 만일 이러한 변수(공변수)가 측정된다면 이 변수가 대상자의 성적 충동에 미치는 효과를 통제할 수 있다. 제8장에서 설명한 바와 같이 위계적 회귀분석의 원리를 생각해 보면, 공변수를 통제하기 위해 먼저 입력한 후, 실험중재를 나타내는 가변수를 입력해 공변수의 효과에 추가되는 실험중재의 효과를 파악할 수 있다. 이런 방법을 통해 공변수 효과를 분리시킬 수가 있다. 분산분석에서 공변수를 포함하는 이유는 다음과 같다.

- **집단 내 오차변이를 줄인다**: 분산분석과 t-검정에서 실험의 효과는 '실험중재로 설명할 수 없는 변이'에 대해 '실험중재로 설명할 수 있는 변이'를 비교해 알 수 있다. 만일 다른 변수(공변수)로 인해 생기는 '설명할 수 없는 변이(SS_R)'를 포함한 오차변이를 줄이는 효과를 가져와 독립변수(SS_M)의 효과를 더 정확하게 파악할 수 있게 된다.
- **혼동변수를 제거한다**: 실험에서 결과를 혼동시키는 측정하지 않은 변수가 있을 수 있다. 종속변수에 영향을 주는 혼동변수를 측정했다면, ANCOVA를 이용해 이 변수에 의한 편의를 제거할 수 있다. 혼동변수일 가능성이 있으면 측정한 후 공변수로 입력한다.

이외에 분산분석에 공변수를 포함시키는 다른 이유는 참고도서(Stevens, 2002; Wildt & Ahtola, 1978)에 설명되어 있다.

12.2.1.2. ANCOVA와 일반선형모형 ②

비아그라 연구 수행 중 배우자의 성욕이 연구 대상자의 성적 충동에 영향을 미치는 것을 알았다. 연구팀은 대상자를 다시 모집해 연구를 반복하면서 배우자의 성욕을 "얼마나 자주 성행위를 시도했는가?"라는 질문을 이용해 측정했다. Table 12.1의 자료는 **ViagraCovariate.sav** 파일에 있다. 파일에 포함된 변수는 Dose(1 = 위약, 2 = 저용량, 3 = 고용량), Libido(개인의 성욕에 대한 반응점수), Partner_Libido(배우자 성욕에 대한 반응점수)이다.

SELF-TEST   SPSS를 이용하여 대상자의 성욕과 배우자의 성욕에 대한 평균과 표준편차를 분석해 보고, 세 집단에 대한 평균과 표준편차를 구한다. 해답은 Table 12.2에 있다.

상기 예에서 실험중재는 공식 11.1과 같이 정의된다. 다중회귀의 원리를 생각해 이 공식에 공변수를 포함하면 다음과 같이 확대시킬 수 있다.

$$
\begin{aligned}
\text{Libido}_i &= b_0 + b_3\text{Covariate}_i + b_2\text{High}_i + b_1\text{Low}_i + \varepsilon_i \\
&= b_0 + b_3\text{Partner's libido}_i + b_2\text{High}_i + b_1\text{Low}_i + \varepsilon_i
\end{aligned}
\tag{12.1}
$$

즉, 가변수로 부호화된 서로 다른 집단의 평균을 선형모형에서 비교하는 것이다. 가변수에서 High = 1이란 고용량 집단만 1로 부호화한다는 것이며, Low = 1로 하면 저용량 집단만 1로 부호화하고 나머지는 모두 0을 부여하는 것이다.

ANCOVA는 위의 공식에 공변수를 추가한 확대형 모형으로 공변수를 조정한 후 집단 간 평균 차이를 검증한다. 실제 예로 연습해보자. 정상적으로 ANCOVA 모형을 회귀분석 메뉴에서 수행하지는 않지만, 이 방식으로 분석을 수행해 보면 개념적으로 잘 이해할 수 있다.

SELF-TEST   두 개의 가변수를 **ViagraCovariate.sav** 파일에 포함시켜 **저용량 대 위약집단(Low_Placebo)**과 **고용량 대 위약집단(High_Placebo)**을 비교해보자. 동일 자료는 ViagraCovariateDummy.sav에서 찾을 수 있다.

TABLE 12.2 Means (and standard deviations) from **ViagraCovariate.sav**

Dose	Participant's Libido	Partner's Libido
Placebo	3.22 (1.79)	3.44 (2.07)
Low Dose	4.88 (1.46)	3.12 (1.73)
High Dose	4.85 (2.12)	2.00 (1.63)
Total	4.37 (1.96)	2.73 (1.86)

TABLE 12.1 Data from **ViagraCovariate.sav**

Dose	Participant's Libido	Partner's Libido
Placebo	3	4
	2	1
	5	5
	2	1
	2	2
	2	2
	7	7
	2	4
	4	5
Low Dose	7	5
	5	3
	3	1
	4	2
	4	2
	7	6
	5	4
	4	2
High Dose	9	1
	2	3
	6	5
	3	4
	4	3
	4	3
	4	2
	6	0
	4	1
	6	3
	2	0
	8	1
	5	0

SELF-TEST   Libido를 결과변수로 위계적 회귀분석을 돌려보자. 첫 번째 블록에서 배우자 **성욕(Partner_Libido)**을 예측변수로 입력한 후, 두 번째 블록에서 두 개의 가변수를 모두 입력한다.

SELF-TEST에서 요구한 대로 회귀모형을 분석한 결과(Output 12.1)에서 첫 번째는 공변수가 입력된 자료이며, 두 번째는 공변수와 가변수 모두 입력된 결과를 보여준다. 따라서 R^2 값의 차이(.288 −

.061 = .227)는 공변수 효과 제외 후 비아그라 용량의 개별 기여도를 표현한다. 해석하면 비아그라 용량이 성욕 변이를 22.7% 설명한 반면, 배우자의 성욕은 6.1%만 설명된다. 다음 ANOVA 결과표는 두 부분으로 구성되는데, 위쪽은 공변수 단독효과를, 아래쪽은 전체 모형(비아그라 용량과 공변수 모두 포함)을 보여준다. ANOVA 표 아래쪽에 전체 모형(배우자의 성욕, 가변수)에 의해 변이의 31.92 변이 단위(SS_M)가 설명되었으며, 잔차 즉, 설명되지 않은 변이(SS_R)는 79.05, 전체 변이(SS_T)는 110.97로 나타나 있다.

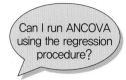

Can I run ANCOVA using the regression procedure?

Model Summary

Model	R	R Square	Adjusted R Square	Std. Error of the Estimate
1	.246[a]	.061	.027	1.929
2	.536[b]	.288	.205	1.744

a. Predictors: (Constant), Partner's Libido

b. Predictors: (Constant), Partner's Libido, Dummy Variable 1 (Placebo vs. Low), Dummy Variable 2 (Placebo vs. High)

OUTPUT 12.1

ANOVA[a]

Model		Sum of Squares	df	Mean Square	F	Sig.
1	Regression	6.734	1	6.734	1.809	.189[b]
	Residual	104.232	28	3.723		
	Total	110.967	29			
2	Regression	31.920	3	10.640	3.500	.030[c]
	Residual	79.047	26	3.040		
	Total	110.967	29			

a. Dependent Variable: Libido

b. Predictors: (Constant), Partner's Libido

c. Predictors: (Constant), Partner's Libido, Dummy Variable 1 (Placebo vs. Low), Dummy Variable 2 (Placebo vs. High)

결과표에서 중요한 부분인 회귀계수표(Output 12.2)도 두 부분으로, 위쪽은 모형에 공변수만 입력했을 때, 아래쪽은 전체 모형이 입력되었을 때의 효과이다. 가변수의 b 값은 저용량 집단과 위약 집단(Low_Placebo), 고용량 집단과 위약 집단(High_Placebo) 간의 평균 차이를 나타낸다. 저용량과 고용량 집단의 평균은 각각 4.88, 4.85이며, 위약 집단의 평균은 3.22이다. 따라서 두 가변수의 b 값은 대략 비슷하다(Low_Placebo; 4.88 − 3.22 = 1.66, High_Placebo; 4.85 − 3.22 = 1.63). 그러나 SPSS 결과표는 앞에서 계산한 평균 차이가 유사함에도 불구하고 b 값이 매우 다르며, 앞에서 계산한 평균값과도 일치하지 않는다. 왜 그럴까? 여기에 제시된 회귀분석의 b 값은 공변수인 배우자의 성욕을 조정한 후, 각 집단의 평균과 위약 집단의 평균 차이를 보여주기 때문이다. 조정된 평균값은 모형으로부터 직접 계산되는데, 12.1 공식의 b 값을 Output 12.2의 수치로 대치시키면 모형은 다음과 같다.

$$Libido_i = 1.789 + 0.416\ Partner's\ libido_i + 2.225\ High_i + 1.786\ Low_i \qquad (12.2)$$

가변수에서 **High**는 고용량 집단에 1, **Low**에서는 저용량 집단에만 1이 부여되며 나머지 집단은 모두 0으로 부호화된다. 조정 평균점수를 구하기 위해 이 공식에 대입한다. 여기서는 공변수의 평균 수준에서 각 집단의 예측치를 구하고자 하므로 공변수의 개별 점수를 대입하는 대신, Output 12.2에서 제시된 공변수의 평균값(2.73)을 대입한다. 위약 집단에서 가변수 High와 Low는 모두 0이므로 모형에 0을 대입한다. 이때 조정 평균값은 다음과 같다.

$$\overline{\text{Libido}}_{\text{Placebo}} = 1.789 + \left(0.416 \times \overline{X}_{\text{Partner's libido}}\right) + \left(2.225 \times 0\right) + \left(1.786 \times 0\right)$$

$$\overline{\text{Libido}}_{\text{Placebo}} = 1.789 + \left(0.416 \times 2.73\right)$$

$$= 2.925$$

저용량집단에서 가변수 Low는 1, High는 0을 대입하면 조정 평균은 다음과 같다.

$$\overline{\text{Libido}}_{\text{Low}} = 1.789 + \left(0.416 \times \overline{X}_{\text{Partner's libido}}\right) + \left(2.225 \times 0\right) + \left(1.786 \times 1\right)$$

$$\overline{\text{Libido}}_{\text{Low}} = 1.789 + \left(0.416 \times 2.73\right) + 1.786$$

$$= 4.71$$

고용량 집단에서 가변수 Low는 0, High는 1을 대입하면 조정 평균은 다음과 같다.

$$\overline{\text{Libido}}_{\text{High}} = 1.789 + \left(0.416 \times \overline{X}_{\text{Partner's libido}}\right) + \left(2.225 \times 1\right) + \left(1.786 \times 0\right)$$

$$\overline{\text{Libido}}_{\text{High}} = 1.789 + \left(0.416 \times 2.73\right) + 2.225$$

$$= 5.15$$

이제 두 가변수에 대한 b 값이 조정 평균 간의 차이(Low_Placebo: 4.71 – 2.93 = 1.78, High_Placebo: 5.15 – 2.93 = 2.22)를 나타냄을 확인할 수 있다. 조정 평균값은 배우자의 성욕이 평균 수준일 때, 각 집단의 성욕 평균값을 의미한다. 즉, ANCOVA에서는 공변수의 평균값, 즉 공변수에 대해 동일한 조건에서 각 집단 예측평균을 비교하므로 공변수를 "통제했다"고 표현한다. 그러나 앞에서 설명했듯이 '통제했다'의 의미 자체는 적절하지 않다.

지금까지 설명한 것은 ANCOVA가 전혀 다른 새로운 개념이 아니라 다른 분석과 마찬가지로 회귀분석 모형으로 설명될 수 있음을 보여주기 위한 것으로, 실제 ANCOVA는 SPSS의 회귀분석 메뉴에서 수행하지 않는다.

OUTPUT 12.2

Coefficients[a]

Model		Unstandardized Coefficients		Standardized Coefficients	t	Sig.
		B	Std. Error	Beta		
1	(Constant)	3.657	.634		5.764	.000
	Partner's Libido	.260	.193	.246	1.345	.189
2	(Constant)	1.789	.867		2.063	.049
	Partner's Libido	.416	.187	.395	2.227	.035
	Dummy Variable 1 (Placebo vs. Low)	1.786	.849	.411	2.102	.045
	Dummy Variable 2 (Placebo vs. High)	2.225	.803	.573	2.771	.010

a. Dependent Variable: Libido

12.3. ANCOVA 가정 ③

ANCOVA는 선형모형이므로 제5장에서 언급되던 잠재적 편향의 위험을 갖는다. 추가로 두 가지를 고려해야 하는데 (1) 공변수와 중재(실험)효과의 독립성과 (2) 회귀 기울기의 동질성이다.

12.3.1. 공변수와 실험효과의 독립성 ③

ANCOVA를 적용하는 장점 중 하나는 집단 내 오차변이를 공변수가 어느 정도 설명하므로 오차변이가 감소된다는 것이다. 그러나 이를 위해서는 공변수가 중재효과와 독립적이어야 한다.

Figure 12.2에서는 3가지 시나리오를 보여준다. A는 기본 ANOVA로 Figure 11.4와 유사하며 총효과(예, 성욕)가 비아그라에 의해 설명되는 중재효과와 설명되지 않는 부분(예, 측정하지 않는 요인들에 의해 설명되는 효과)으로 나누어짐을 보여준다. B는 ANCOVA의 이상적인 시나리오로 공변수

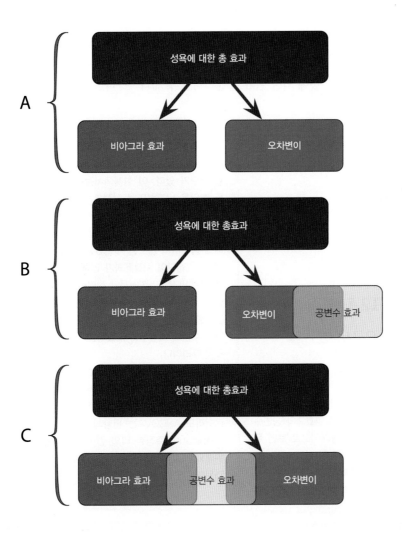

FIGURE 12.2
The role of the covariate in ANCOVA (see text for details)

가 설명되지 않는 부분의 일부만을 설명하고 있는 경우이다. 즉, 공변수의 효과가 실험효과(비아그라 효과)와 전혀 중복되지 않고 독립적인 것을 의미한다. 이 시나리오에서는 ANCOVA를 적용하는 것이 적절하다. C는 적절하지 않음에도 ANCOVA를 적용하는 경우를 보여준다. 이 상황에서는 실험효과가 공변수의 효과에 의해 혼동되는데, 즉 실험효과로 설명될 수 있는 부분을 공변수의 효과로 공유하게 되어 결국 공변수가 통계적으로 실험효과를 감소시킨다. 이렇듯 공변수와 실험효과(독립변수)가 독립적이지 않으면 중재효과는 불명확해지고 거짓 중재효과가 나타날 수 있으므로 ANCOVA 결과 해석이 잘못될 수 있다(Wildt & Ahtola, 1978).

공변수와 실험중재가 공유하는 변이 문제는 흔히 나타나므로 대부분 무시하게 되는데 ANCOVA를 잘못 적용하면 다양한 문제가 발생할 수 있다(Mille & Chapman, 2001). 고려할 핵심은 치료 집단이 공변수에 대해 차이를 보이는 경우, 공변수를 분석에 입력하는 것으로 그 차이를 '통제' 또는 '조정'하지 못한다는 것이다(Lord, 1967, 1969). 이러한 상황은 대부분 대상자가 실험군 조건에 무작위 배정되지 않았을 때 발생한다. 예를 들어 불안군과 비불안군 간 특정 작업 수행능력을 비교해 보자. 불안과 우울은 밀접하게 상관되어 있으므로 불안군은 우울 성향을 보일 가능성이 높다. 따라서 연구자는 우울을 공변수로 분석에 넣어 불안이 수행능력에 미치는 순수효과를 검정하고자 했다. 그러나 이 예시는 위에서 설명한 C의 시나리오에 해당되므로 공변수(우울) 효과에 불안 효과에 의한 변이도 포함되어 있어 불안의 순수효과를 볼 수 없다. 통계학적으로 불안과 우울이 공변이를 가지며, 이 부분을 "불안의 변이"와 "우울에 의한 변이"로 분리시킬 수 없다. 또 다른 예를 들어보자. 실험에 참가

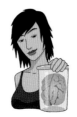

브레인 12.1

해석상이나 통계학적 요구사항은? ③

실험효과와 공변수는 일반적 선형모형에서 볼 때 예측변수일 뿐이다. 지금까지 선형모형에서 예측변수들끼리 완전히 독립적이어야 한다는 언급은 없었다. 단지 예측변수 간에 지나친 중복이 안 되도록(예, 다중공선성) 한다. 그렇다면 왜 실험효과와 공변수가 독립적이어야 한다고 요구하는가? 사실 통계적으로 보면 독립성이 요구되지 않으나, ANCOVA에서 공변수와 실험효과가 독립적이지 않은 경우 해석상의 편향을 갖기 때문이다.

사전조사로 고혈압을 측정하고 치료집단과 대조집단으로 배정한 연구가 있다. 이 설계에서는 사후조사에서 혈압을 측정하여 두 집단을 비교하면서 사전조사 값을 공변수로 포함시킬 수 있다. 이 상황에서 치료효과와 공변수의 독립성은 두 집단 간 사전 혈압이 동일함을 의미한다. Senn (2006)은 치료집단이 공변수에 대해 동일하지 않으면 ANCOVA의 해석이 편향될 수 있다는 해석은 두 집단이 치료효과가 없을 때 동일한 수준의 시간적 변화를 경험한다는 가정에서만 성립한다고 했다. 시간적 변화란 고혈압이 있는 두 집단을 아무런 치료 없이 관찰했을 때, 두 집단이 동일한 변화를 보이는 것을 의미한다. 사전조사 결과 두 집단의 혈압 수준이 처음부터 달랐다면, 동일한 시간적 변화를 기대하는 것은 무리이다.

결론적으로 공변수와 실험효과의 독립성은 ANCOVA를 해석하는데 편향을 줄여주는 의미가 있으나 이것이 통계적 요구사항은 아니다. 즉, 통계적으로 두 집단이 공변수에 대해 유의하게 다르더라도 ANCOVA는 편향되지 않을 수 있다. 그러나 Miller와 Chapman이 주장한 바와 같이 공변이와 실험효과의 독립성이 위배되는 경우, ANCOVA로 해결할 수 없는 해석상 문제점이 내재된다는 점을 고려해야 한다.

한 두 집단의 연령이 서로 달라도 연령을 공변수로 분석에 포함해 문제를 해결할 수는 없다. 연령 효과는 실험중재의 효과와 공유되어 있기 때문이다. ANCOVA는 이러한 공변이 문제를 해결하기 위한 마법이 아니다(브레인 12.1).

이 문제는 실험군과 대조군을 무작위 배정하거나 공변이에 대해 두 집단을 짝짓기 배정해 피할 수 있다. 공변수와 실험효과의 독립성 문제는 ANCOVA 수행하기 전에 공변수에 대해 실험집단을 비교하면 파악할 수 있다. 위의 연구에서 설명하자면, 고불안군과 저불안군간에 우울 수준이 유의하게 다른지(t-검정이나 ANOVA) 확인해볼 수 있다. 두 집단이 유의한 차이를 보이지 않으면 우울을 공변수로 사용할 수 있다.

12.3.2. 회귀분석 기울기의 동질성 ③

ANCOVA를 수행할 때는 결과(종속변수)와 공변수 간의 전체적인 관계를 본다. 집단과 상관없이 전체 자료에 가장 잘 맞는 회귀선을 그린다. 전체 모형에 맞는 회귀선을 그리고 소속집단에 상관없이 관계한다고 가정한다. 이를 '회귀 기울기의 동질성 가정(homogeneity of regression slopes)'이라고 한다. 이 가정은 공변수를 한 축에 놓고 결과변수를 다른 축으로 지정한 후, 각 집단의 대상자 산점도를 구해서 각 집단의 b 값이 유사하게 나타나는지 확인해 검증할 수 있다.

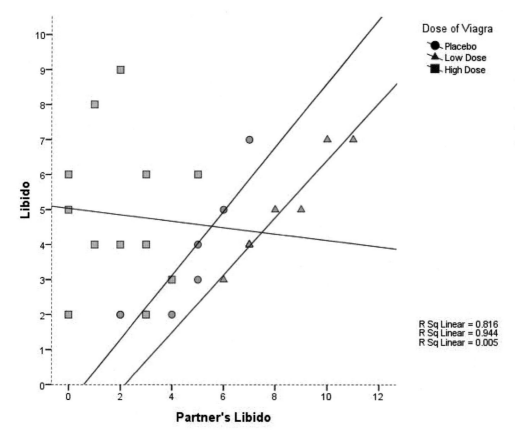

FIGURE 12.3
Scatterplot and regression lines of libido against partner's libido for each of the experimental conditions

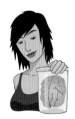

브레인 12.2

회귀 기울기 동질성 가정이 위배되면
어떤 결과가 초래되는가? ②

회귀 기울기의 동질성 가정이 충족되면 F 통계값은 F 분포를 예상할 수 있으나, 동질성 가정이 위배되면 F 분포를 갖지 않는다고 보고 검증 과정이 이루어져야 한다. 결과적으로 제1종 오류가 커지고 효과에 대한 검정력이 줄어든다(Hollingsworth, 1980). 이런 현상은 특히 두 집단의 크기가 다르거나(Hamilton, 1977), 표준 회귀 기울기가 .4 이상 다른 경우(Wu, 1984) 두드러지게 나타난다.

이 가정에 대한 개념을 좀 더 구체적으로 살펴보자. 예를 들어 배우자의 성욕을 공변수로 했을 때 비아그라 용량에 따라 성욕에 영향을 주는지 살펴보았다. 회귀 기울기의 동질성 가정의 의미는 각 집단별로 측정한 결과변수(종속변수)와 공변수 간의 관계가 동일하다는 것이다. Figure 12.3은 배우자의 성욕(공변수)과 대상자의 성욕(결과변수)과의 관계를 세 실험집단 각각에 대해 산점도로 보여준다. 각 표시는 특정 대상자 집단을 나타내는데 동그라미 = 위약군, 세모 = 저용량군, 네모 = 고용량군이다. 각 집단에 대한 회귀 기울기는 선으로 표시되어 있어 파란색 = 위약군, 초록 = 저용량군, 빨강 = 고용량군을 나타낸다.

대상자 성욕과 배우자 성욕은 위약군과 저용량군에서 긍정적 관계를 보인다. 사실 이 두 집단의 기울기(파랑과 초록)는 매우 유사해서 공변수와 결과변수가 유사한 관계를 가지고 있음을 나타낸다. 이것이 회귀 기울기의 동질성 예이다. 그러나 고용량군은 오히려 성욕과 배우자의 성욕 간에 약간 부정적 관계를 보이고 있어 다른 두 집단과 매우 다른 기울기 형태를 보이므로 회귀 기울기의 이질성이 의심된다.

전통적인 ANCOVA에서 회귀 기울기 이질성은 가정에 위배되어 문제가 될 수 있으나, 이 연구에서는 다른 집단에 비해 다른 회귀 기울기가 예상되며, 이 자체가 흥미로운 가설이 될 수 있다. 여러 지역 대상자에게 연구를 진행할 때, 대상자가 지역 특성에 따라 다를 것으로 예상한다. 예를 들어 새로운 두통 치료요법을 검증하려면 여러 병원의 물리치료사에게 적용하게 되는데, 각 물리치료사의 치료요법이 다르고 대상자 특성도 다르므로 회귀 기울기가 어느 정도 다를 것으로 예상할 수 있다. 따라서 회귀 기울기의 이질성은 상황에 따라 큰 문제가 되지 않을 수 있다. 회귀 기울기의 동질성 가정을 위배했거나, 회귀 기울기의 다양성 자체가 연구가설인 경우, 여러 수준의 선형모형을 이용해 다양성을 탐구할 수 있다.

12.3.3. 가정이 위배되었을 때 어떻게 할 것인가? ②

제5장에서 편향을 줄이기 위한 교정 방법을 소개했다. 해결 방법은 모형 수치와 *post hoc* 검정에 대해 붓스트랩을 이용해 로버스트 검정을 하는 것이다. 그러나 이 방법은 ANCOVA(*F* 통계)에는 별 도움이 되지 않아 좀 더 강력한 검정 방법이 요구된다. SPSS에서는 직접 할 수 없으므로 R package로 적용해야 한다(Field etal. 2012).

12.4. SPSS에서 ANCOVA 실행하기 ②

12.4.1. 일반적 절차 ①

ANCOVA를 실행하는 일반적 절차는 선형모형을 기본으로 하므로 일원분산분석과 동일하다. Figure 12.4는 ANCOVA 실행 과정을 단순 도식화한 것으로 분석을 위해서 우선 자료를 도식화해 편향 요인을 찾아 수정하는 단계부터 시작한다.

12.4.2. 자료 입력 ①

Table 12.1의 자료를 살펴보고 자료 파일(ViagraCovariate.sav)을 연다. 파일은 세 개의 변수가 열에 입력되어 있는데 Dose(1 = 위약, 2 = 저용량, 3 = 고용량), Libido, Partner_Libido이다. 이 세 개의 변수에 30명의 자료가 입력되어 있다.

12.4.3. 치료변수와 공변수의 독립성 검정 ②

앞에서 공변수와 실험변수(독립변수)가 독립적일 때 공변량분석의 해석이 명확해짐을 설명했다. 예제에서 공변수는 배우자의 성욕이므로 이 변수가 독립변수(대상자의 성욕)에 대해 유사하게 분포되었는지를 확인할 수 있다. 즉, 배우자의 평균값이 세 실험군에서 대략적으로 동질한지 살펴본다. Partner_Libido를 세 실험집단 간 ANOVA로 분석해 비교한다.

SELF-TEST 배우자의 성욕(공변수)이 비아그라 용량(독립변수)에 독립적인지 확인하기 위한 분석을 수행해 보자.

FIGURE 12.4
General
procedure for
analysis of
covariance

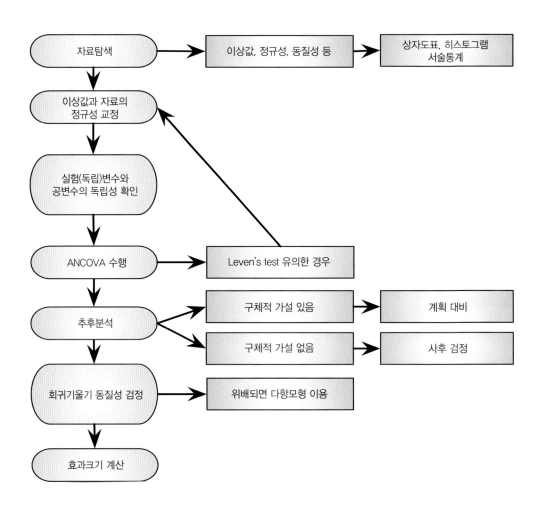

ANOVA 분석결과는 Output 12.3에 나타나 있다. 용량의 주효과는 유의하지 않으므로($F(2, 27)$ = 1.98, p = .16) 비아그라 용량에 따른 세 집단 간 배우자 성욕 평균값이 대략 유사하게 분포함을 확인할 수 있다. 다시 말해서 Table 12.2에서 배우자의 성욕이 위약, 저용량군, 고용량군 간에 유의하게 다르지 않았다. 이 결과에 의하면 배우자 성욕을 공분산분석의 공변수로 사용하기에 적합하다.

OUTPUT 12.3

Tests of Between-Subjects Effects

Dependent Variable:Partner's Libido

Source	Type III Sum of Squares	df	Mean Square	F	Sig.
Corrected Model	12.769ᵃ	2	6.385	1.979	.158
Intercept	234.592	1	234.592	72.723	.000
Dose	12.769	2	6.385	1.979	.158
Error	87.097	27	3.226		
Total	324.000	30			
Corrected Total	99.867	29			

a. R Squared = .128 (Adjusted R Squared = .063)

12.4.4. 주 분석 ②

SPSS에서 대부분 *General Linear Model*(GLM)은 하나 이상의 공변수를 포함할 수 있도록 되어 있다. 반복측정이 없는 설계에서 ANCOVA를 실행하려면 GLM *Univariate* 명령어 이용이 용이하다. 기본 대화상자를 창을 열기 위해 **Analyze** General Linear Model ▸ ▦ Univariate... 를 선택한다. 기본 대화상자는 일원분산분석과 유사하지만 공변수 선택 칸이 추가된다. **Libido**를 선택해 *Dependent Variable* 박스에 끌어 놓고 ▸ 를 클릭한다. 다음 **Dose**를 선택해 *Fixed Factor(s)* 박스에 끌어다 놓은 후, **Partner_Libido**를 선택해 *Covariate(s)*라 명명된 박스로 이동시킨다.

12.4.5. 대비

기본 대화상자에서 다양한 대화상자로 들어갈 수 있다. 공변수가 선택되면 우선 *post hoc* test가 비활성화되어 선택할 수 없다. 즉, *Post hoc* 검정은 공변수가 지정되는 상황에서는 수행할 수 없으므로, 대비 분석은 *Contrasts*로 수행한다.

대비 분석을 위한 대화상자로 들어가기 위해서 Contrasts... 를 클릭한다. 여기서 Table 11.6에 제시된 여러 표준 대비 중 하나를 선택할 수 있다. 위의 예에서는 위약 대조군이 있으므로 각 실험군을 위약 대조군에 대해 비교한다.

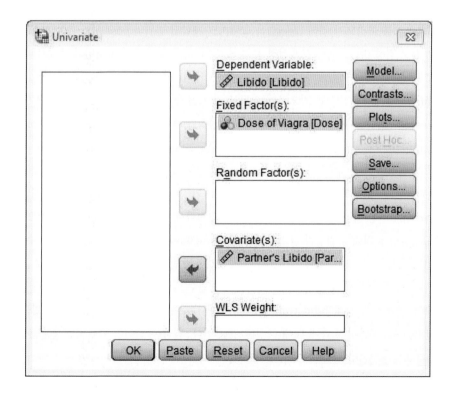

FIGURE 12.5
Main dialog box for GLM univariate

대비 유형을 선택하기 위해 |None ▾|을 클릭해 나타나는 목록 중 원하는 대비(위의 예에서는 *Simple*)를 선택한다. 단순대비에서는 대비 기준군을 지정하도록 되어있다. 초기 지정으로 보통 마지막 집단이 기준 집단으로 되어 있으나, 위의 예에서 위약 대조군이 첫 번째 집단이므로 기준범주를 ◉ F̲irst 로 변경시킨다. 변경사항 저장은 |Change|를 클릭해야 한다. 마지막 대화상자는 Figure 12.6과 같다. |Continue|를 클릭해 기본 대화상자로 돌아간다.

FIGURE 12.6
Options for
standard
contrasts in
GLM univariate

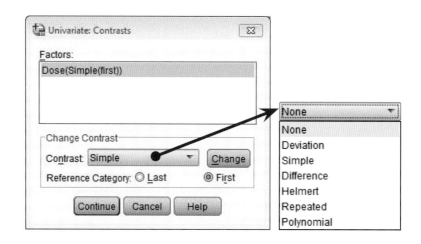

12.4.6. 기타 선택 ②

선택 대화상자를 불러오기 위해 |Options...|을 클릭하면 제한된 범위의 *post hoc* 검정 리스트가 나타난다. *post hoc* 검정 리스트에서 사후검정 유형을 지정하기 위해서 독립변수(위의 예에서는 **Dose**)를 *Estimated Marginal Means: F̲actor(s) and Factor Interactions*라고 명시된 창에서 선택해 *Display M̲eans for*라고 명시된 창으로 끌어다 놓거나 ◖◗를 클릭한다. 변수가 이동되면 *Compare main effects*가 활성화되어 ☑ Co̲mpare main effects 를 선택할 수 있다. 선택 표시를 하면 *Confidence interval adjustment*가 활성화되는데, 이때 |LSD(none) ▾|를 클릭하면 세 개의 조정 수준이 나타난다. 초기 설정은 '조정 없음' 상태에서 Tukey LSD 사후검정을 수행하는데 이 검정 방법은 권장되지 않는다. 두 번째 선택은 Bonferroni 교정으로 가장 많이 쓰이는 방법이며, 마지막 선택은 Šidák correction이다. 이 교정 방법은 Bonferroni 교정과 유사하지만 덜 엄격한 방법이므로 Bonferroni 교정방법에 의해서 검정력 감소가 우려되는 상황이라면 이 교정 방법을 선택할 수 있다. 위의 사례분석에서는 앞에서 이미 Bonferroni 교정 방법을 적용한 적이 있으므로 이번에는 Šidák correction를 적용해 보겠다. SPSS에서는 **독립변수(Dose)**에 대한 사후검정을 시행함과 동시에 이 변수에 대한 추정 한계평균(estimated marginal means) 표를 제시해 준다. 이 평균들은 '조정된' 집단평균(즉, 공변수 효과에 대해 조정된 평균)이다. 원하는 선택이 완료되면 |Continue|를 클릭해 기본 대화상자로 돌아간다.

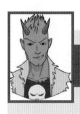

SPSS TIP 12.1   ANCOVA의 계획 대비 ③

일원배치 분산분석과는 달리 ANCOVA에서는 계획된 대비검정에 대한 선택이 없다. 그러나 회귀분석 메뉴에서 ANCOVA를 실행하면 이런 대비검정을 선택할 수 있다. 제11장에서와 같이 계획된 대비검정을 선택했다고 하자. 첫 번째 대비는 위약군과 모든 용량의 비아그라군 간에 수행되며, 두 번째 대비는 고용량군과 저용량군(Section 11.4) 간의 비교이다. 제11장에서 설명한 바와 같이 이 대비검정을 위해서 특정 숫자를 입력해야 한다. 첫 번째 대비에서는 위약군에 −2를 부여하고, 고용량과 저용량군은 모두 1로 부호화한다. 두 번째 대비에서는 위약군이 0이고, 저용량군은 −1, 고용량군은 1로 부호화한다(Table 11.4). ANCOVA에서 이러한 대비를 시행하기 위해서는 상기처럼 지정한 부호들을 두 개의 가변수로 입력해야 한다. 따라서 위의 예에서는 가변수 1(Dummy1)을 열에 추가하고 위약군의 모든 참가자를 −2로 입력하는 한편, 다른 모든 대상자는 1로 입력한다. 이후 두 번째 열에 가변수 2(Dummy2)를 명명하고 위약군의 모든 대상자는 0, 저용량군은 −1, 고용량군은 1로 모두 입력한다. 완성된 데이터는 **ViagraCovariateContrasts.sav** 파일에 저장되어 있다. Section 12.2.1.2에서 설명한 것과 같이 분석을 시행한다. 결과표는 model summary와 ANOVA 표를 제시해준다(Output 12.1). 가변수에 대한 회귀계수는 부호화를 달리 했기 때문에 앞에서 시행한 결과와 다르다(Output 12.4).

Coefficients[a]

Model		Unstandardized Coefficients		Standardized Coefficients	t	Sig.
		B	Std. Error	Beta		
1	(Constant)	3.657	.634		5.764	.000
	Partner's Libido	.260	.193	.246	1.345	.189
2	(Constant)	3.126	.625		5.002	.000
	Partner's Libido	.416	.187	.395	2.227	.035
	Dummy Variable 1 (Placebo vs. Low & High)	.668	.240	.478	2.785	.010
	Dummy Variable 2 (Low vs. High)	.220	.406	.094	.541	.593

a. Dependent Variable: Libido

OUTPUT 12.4

첫 번째 가변수는 위약과 비아그라 용량군을 비교하는데 즉, 위약군의 조정된 평균(2.93)과 저용량/고용량 비아그라군의 조정된 평균((4.71 + 5.15)/2 = 4.93)을 비교한다. 첫 번째 가변수의 b 값은 두 조정 평균값의 차이(4.93 − 2.93 = 2)가 된다. 그러나 Section 11.4.2에서 설명한 것처럼 이 값은 대비 내의 집단 수(예, 3집단)로 나누게 되므로 2/3 = 0.67이 된다(Output 12.4). 연관된 t−값(2.785)이 유의하므로 위약군이 비아그라 두 용량군의 통합 평균에 비해 유의하게 다르다는 것을 의미한다.

두 번째 가변수는 고용량군과 저용량군을 비교하므로 b 값은 두 집단의 조정된 평균차(5.15 − 4.71 = 0.44)이다. 이 값을 대비 내의 집단수(예, 2집단)으로 나누면 0.44/2 = 0.22가 된다(Output 12.4). 연관된 t−값(0.541)이 유의하지 않으므로 고용량군은 저용량군에 비해 유의한 성욕 증가 효과가 없음을 의미한다.

위 예는 Section 11.4에서 설명한 대비 원리를 SPSS에서 명령문으로 제공하지 않지만, ANCOVA 대신에 회귀분석 명령어를 사용하여 ANCOVA 대비에 적용할 수 있음을 보여준다.

FIGURE 12.7
Options dialog
box for GLM
univariate

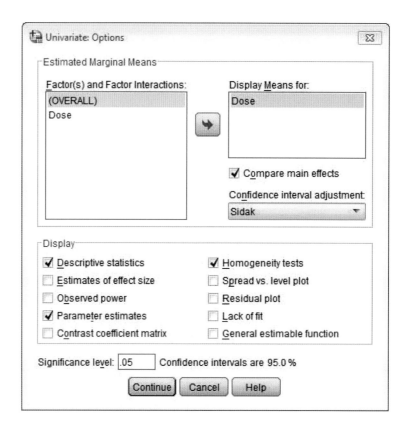

12.4.7. 붓스트래핑과 도표 ②

기본 대화상자에서 다양한 선택이 가능한데, 여러 독립변수가 있을 때 각각에 대한 도표를 그려 교호작용이 있는지 확인할 수 있다. 일원분산분석에서와 같이 기본 대화상자는 Bootstrap... 버튼이 있어 이를 선택하면 F 검정을 제외하고 추정된 한계 평균에 대한 신뢰구간, 모수 추정치와 사후검정에 대해 붓트스트랩이 적용된다. Section 5.4.3에서 기술한 바와 같이 다양한 선택 기능을 지정한 후, OK 를 눌러 기본 대화상자로 돌아와 분석을 시행한다.

12.5. ANCOVA 결과표 해석하기 ②

12.5.1. 공변수를 제외하면 어떻게 될까? ②

SELF-TEST 일원분산분석을 실행하여 세 집단의 성욕 수준이 서로 다른지 확인해 보자.

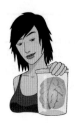

브레인 12.3

ANCOVA 분석옵션 ②

대화상자의 분석옵션은 다음과 같다.

* *Descriptive statistics*: 각 집단의 평균과 표준편차 표를 제공한다.
* *Estimates of effect size*: **부분 에타 제곱(partial η^2)**을 제공한다.
* *Observed power*: 통계검정을 통해 관찰집단평균 간의 차이를 발견할 확률 값을 제공한다. 이 값은 별 유용성이 없는데, *F* 검정이 유의하다면 효과를 찾아낼 확률이 높을 것이기 때문이

다. 만일 집단 차이가 작다면, 관찰된 검정력도 역시 낮을 것이다. 검정력 계산은 반드시 실험이 진행되기 전에 이루어져야 한다.
* *Parameter estimates*: 회귀모형에 포함된 변수의 회귀계수와 유의수준을 표로 제공한다.
* *Contrast coefficient matrix*: 분석에서 대비에 이용된 부호값에 대한 행렬을 제공한다. 대비에서 비교되는 집단을 확인하는 데 유용하다.
* *Homogeneity tests*: 등분산 가정을 검정하는 레벤 검정결과를 제공한다. ANCOVA에서 등분산 가정은 잔차의 동질성과 연관된다.
* *Spread vs. Level plot*: 요인(*X*-축)의 각 집단평균과 그 집단(*Y*-축)의 표준편차를 도표로 제공한다. 평균과 표준편차 간에 관계가 없는지 확인하기 위하여 이용된다. 관계가 있다면 데이터를 로그 변환시켜 안정화시킬 필요가 있다.
* *Residual plot*: 관찰된 잔차-예측된 잔차-표준화된 잔차의 도표를 제공한다. 이를 통해 등분산성(homoscedasticity) 가정을 평가한다.

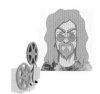

오영상

ANCOVA

공분산은 우리에게 더 나은 통제를 할 수 있게 한다. 통제를 통해 사람의 마음을 조정하여 나를 좋아하게 만들고 싶다. 선의의 목적이라면 마음을 조정하여 진리를 깨닫게 해주고 싶다. 이제 학습에 집중하여 공분산과 ANCOVA 간의 관계를 깨달아 보자.

Output 12.5에는 공변수를 제외한 자료에 대한 ANOVA 표가 있다. 유의수준을 기준으로 비아그라는 성욕에 유의한 효과가 없는 것으로 보인다. 설명된 최대변이(SS_T)는 110.97(수정 총점)이며, 실험조작은 16.84 단위(SS_M)를 설명하고 있고, 설명되지 않는 부분(SS_R)은 94.12이다.

12.5.2. 주 분석 ②

Output 12.6에는 배우자의 성욕을 공변수로 모형에 포함했을 때, Levene 등분산 검정 결과와 ANOVA 표가 제시되어 있다. Levene 등분산 검정이 유의하므로 집단 간 분산이 동질하지 않다. 즉, 등분산 가정이 위배되었다. 그러나 Section 5.3.3에서 설명한 것처럼 Levene 검정은 주의해서 해석해야 하는데, ANCOVA는 선형모형이므로 잔차의 등분산성이 더 중요하기 때문이다. 제8장처럼 이상

OUTPUT 12.5

Tests of Between-Subjects Effects

Dependent Variable:Libido

Source	Type III Sum of Squares	df	Mean Square	F	Sig.
Corrected Model	16.844[a]	2	8.422	2.416	.108
Intercept	535.184	1	535.184	153.522	.000
Dose	16.844	2	8.422	2.416	.108
Error	94.123	27	3.486		
Total	683.000	30			
Corrected Total	110.967	29			

a. R Squared = .152 (Adjusted R Squared = .089)

적으로 잔차의 도표를 조사하고 모수 추정치와 사후검정에 대해 붓스트랩을 하면, 로버스트 신뢰구간을 얻을 수 있다.

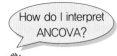
How do I interpret ANCOVA?

ANOVA 표의 형식은 공변수 여부에 상관없이 유사하지만, **공변수(Partner_Libido)**에 대한 정보를 위해 열이 하나 추가되었다. 유의수준이 .05보다 작으므로 공변수가 종속변수를 유의하게 예측한다. 따라서 개인의 성욕은 배우자의 성욕에 영향을 받는다. 흥미로운 사실은 배우자의 성욕 효과가 제거되었을 때, 비아그라의 효과가 유의해진다(p = .027)는 것이다. 비아그라에 의해 설명되는 변이의 양은 25.19 단위로 증가되었고 설명되지 않는 변이(SS_R)는 79.05로 감소했다. SS_T는 변화가 없음에 주목하자. 총변인은 변화가 없으나 구성하는 변수들의 효과는 변화되었다.[1]

OUTPUT 12.6

Levene's Test of Equality of Error Variances[a]

Dependent Variable: Libido

F	df1	df2	Sig.
4.618	2	27	.019

Tests the null hypothesis that the error variance of the dependent variable is equal across groups.

a. Design: Intercept + Partner_Libido + Dose

Tests of Between-Subjects Effects

Dependent Variable: Libido

Source	Type III Sum of Squares	df	Mean Square	F	Sig.
Corrected Model	31.920[a]	3	10.640	3.500	.030
Intercept	76.069	1	76.069	25.020	.000
Partner_Libido	15.076	1	15.076	4.959	.035
Dose	25.185	2	12.593	4.142	.027
Error	79.047	26	3.040		
Total	683.000	30			
Corrected Total	110.967	29			

a. R Squared = .288 (Adjusted R Squared = .205)

---

1 수정모형(corrected model)의 의미는 전체 모형(즉, 상수, **Partner_Libido**, Dose 모두 포함)의 적합모형이다. SS가 31.92, *F*는 3.5, *p*는 .03으로 Output 12.1(모형 2)과 동일하며, 회귀분석 시행시 이 모형의 전체적인 적합모형을 검정한다.

Estimates

Dependent Variable: Libido

Dose of Viagra	Mean	Std. Error	95% Confidence Interval		Bootstrap for Mean[gn]				
			Lower Bound	Upper Bound	Bias	Std. Error	BCa 95% Confidence Interval		
							Lower	Upper	
Placebo	2.926[a]	.596	1.701	4.152	.030	.446	2.111	4.125
Low Dose	4.712[a]	.621	3.436	5.988	.033[go]	.392[go]	3.988[go]	5.620[go]
High Dose	5.151[a]	.503	4.118	6.184	.041	.651	3.923	6.771

a. Covariates appearing in the model are evaluated at the following values: Partner's Libido = 2.73.

gn. Unless otherwise noted, bootstrap results are based on 1000 bootstrap samples

go. Based on 999 samples

상기 예는 ANCOVA가 혼동변수를 고려해 엄격한 실험적 통제를 끌어냄으로써 실험조작의 순수한 효과측정이 가능함을 보여준다. 배우자의 성욕을 고려하지 않으면, 비아그라가 성욕에 효과가 없다고 결론짓게 된다. Table 12.1의 Libido 자료에서 집단평균을 살펴보면 위약군의 평균은 3.22로 비아그라 고용량군(4.88)이나 저용량군(4.85)보다 훨씬 낮으며 용량에 상관없이 비아그라군의 평균은 비슷하다. 그러나 여기에 나타난 집단평균은 아직 공변수의 효과를 고려하지 않아 결론을 내리는 것은 부적절하다. 원평균만으로는 유의한 ANCOVA 결과에서 나타나는 집단 차이를 반영하지 못하기 때문이다. Output 12.7에서 제시하는 집단평균의 조정된 값(Section 12.2.1.2에서 계산한 값)으로 결과를 해석해야 한다(이것이 선택 창에서 *Display Means for*를 선택하는 이유이다). 조정 평균을 살펴보면, 종속변수 **성욕(Libido)**의 수치는 세 수준의 비아그라 집단에서 점차 증가한다.

Output 12.8은 선택 대화상자에서 선택된 모수 추정치와 붓스트랩 신뢰구간, *p* 값(아래표)을 제시한다. 결과값은 **용량(Dose)**을 가변수화해 입력한 회귀분석을 시행해 나온다. 가변수는 마지막 범주(위의 예는 고용량군)를 기준 집단으로 부호화되었다. 이 기준집단 범주(Output에서 Dose = 3)는 두 개의 가변수에서 모두 0으로 부호화되었다. 따라서 Dose = 2는 2로 부호화된 저용량 집단과 기준 집단(고용량) 간의 차이를 반영하는 것이며, Dose = 1은 1로 부호화된 위약군과 기준 집단(고용량) 간의 차이를 반영한다. *b* 값은 Output 12.7에서 조정된 평균 간의 차이를 의미하며, *t*−검정의 유의성은 조정된 평균 차이가 의미가 있는지 알려준다. Output 12.8에서 Dose = 1에 대한 *b* 값(Section 12.2.1.2)은 위약군과 고용량군의 조정 평균 간 차이로 2.926 − 5.151 = −2.225이며, Dose = 2에 대한 *b* 값은 저용량군과 고용량군 간 차이로 4.712 − 5.151 = −0.439이다.

모수 *b*의 *t*−검정을 위한 자유도는 *N* − *p* − 1(다중회귀분석과 동일함: *N*은 전체 표본수 30명, *p*는 예측변수의 수로 이 예에서는 두 개의 가변수와 공변수 즉 3개이다)이다. 따라서 본 자료에서는 *df* = 30 − 3 − 1 = 26이다. 붓스트랩 유의성과 신뢰구간(붓스트랩 실행할 때마다 숫자가 달라짐)을 고려할 때, 고용량군은 위약군과 유의하게 다르며(표에서 Dose = 1의 *p* = .016), 저용량군과는 유의하게 다르지 않다고(표에서 Dose = 2의 *p* = .556) 결론내릴 수 있다.

마지막으로 주목할 것은 공변수 *b* 값인데 배우자의 성욕이 한 단위 증가하면 개인의 성욕은 약 1/2 단위 증가함을 보여준다(단, 인과관계 제시는 아니다). 계수가 양의 값이므로 배우자 성욕이 증가할수록 개인 성욕도 증가함을 알 수 있다. 음의 계수에서는 반대로 하나가 증가하면 다른 하나는 감소하게 된다.

OUTPUT 12.8

Parameter Estimates

Dependent Variable: Libido

Parameter	B	Std. Error	t	Sig.	95% Confidence Interval	
					Lower Bound	Upper Bound
Intercept	4.014	.611	6.568	.000	2.758	5.270
Partner_Libido	.416	.187	2.227	.035	.032	.800
[Dose=1]	-2.225	.803	-2.771	.010	-3.875	-.575
[Dose=2]	-.439	.811	-.541	.593	-2.107	1.228
[Dose=3]	0[a]	.	.	.	.	.

a. This parameter is set to zero because it is redundant.

Bootstrap for Parameter Estimates

Dependent Variable: Libido

Parameter	B	Bootstrap[a]				BCa 95% Confidence Interval	
		Bias	Std. Error	Sig. (2-tailed)		Lower	Upper
Intercept	4.014	.038	.815	.002		2.023	5.790
Partner_Libido	.416	-.024	.192	.046		.015	.686
[Dose=1]	-2.225	.007	.719	.016		-3.734	-.765
[Dose=2]	-.439	.029	.696	.556		-1.901	.904
[Dose=3]	0	0	0			.	.

a. Unless otherwise noted, bootstrap results are based on 1000 bootstrap samples

12.5.3. 대비 ②

Output 12.9는 Figure 12.6에서 지정한 대비분석의 결과로 첫 번째 대비에서 level 2(저용량)에 대한 level 1(위약)을 비교하고, 두 번째 대비에서는 level 3(고용량)과 level 1(위약)을 비교한다. 위의 대비는 지정한 대로 이루어지며 모든 집단은 첫 번째 집단에 대해 비교된다. 집단 차이를 위해 차이 값, 표준오차, 유의수준과 95% 신뢰구간이 제시된다. 결과표에 의하면 저용량군(대비 1, p = .045) 과 고용량군(대비 2, p = .010) 모두 위약군의 성욕에 비해 유의한 차이가 있다.

Output 12.10에 선택 대화 창에서 지정된 Šidák 수정 *post hoc* 비교결과가 제시되어 있다. 아래 표에는 붓스트랩 유의수준과 신뢰구간을 보여주어 이것을 해석한다. 위약군과 저용량군(p = .003), 위약군과 고용량군(p = .021) 모두 유의한 차이가 있다. 고용량군과 저용량군 간에는 유의한 차이가 없다(p = .56). 흥미로운 사실은 붓스트랩을 하지 않았을 때, 저용량군과 위약군 차이가 유의하지 않 다는(p = .130) 것이다.

12.5.4. 공변수 해석 ②

Output 12.8의 모수값이 공변수를 어떻게 해석하는지 보여주며, b 값의 방향은 공변수와 결과변 수간의 방향과 관계를 제시한다. 위의 자료에서 b 값은 양수이므로 배우자의 성욕이 증가할수록 대 상자의 성욕도 증가한다. 결과를 확인하기 위해서 결과변수와 공변수에 대한 산점도를 그릴 수 있다 (Figure 12.8).

OUTPUT 12.9

Contrast Results (K Matrix)

Dose of Viagra Simple Contrast[a]		Dependent Variable
		Libido
Level 2 vs. Level 1	Contrast Estimate	1.786
	Hypothesized Value	0
	Difference (Estimate – Hypothesized)	1.786
	Std. Error	.849
	Sig.	.045
	95% Confidence Interval for Difference Lower Bound	.040
	Upper Bound	3.532
Level 3 vs. Level 1	Contrast Estimate	2.225
	Hypothesized Value	0
	Difference (Estimate – Hypothesized)	2.225
	Std. Error	.803
	Sig.	.010
	95% Confidence Interval for Difference Lower Bound	.575
	Upper Bound	3.875

a. Reference category = 1

OUTPUT 12.10

Pairwise Comparisons

Dependent Variable: Libido

(I) Dose of Viagra	(J) Dose of Viagra	Mean Difference (I–J)	Std. Error	Sig.[b]	95% Confidence Interval for Difference[b] Lower Bound	Upper Bound
Placebo	Low Dose	−1.786	.849	.130	−3.953	.381
	High Dose	−2.225*	.803	.030	−4.273	−.177
Low Dose	Placebo	1.786	.849	.130	−.381	3.953
	High Dose	−.439	.811	.932	−2.509	1.631
High Dose	Placebo	2.225*	.803	.030	.177	4.273
	Low Dose	.439	.811	.932	−1.631	2.509

Based on estimated marginal means

*. The mean difference is significant at the

b. Adjustment for multiple comparisons: Sidak.

Bootstrap for Pairwise Comparisons

Dependent Variable: Libido

(I) Dose of Viagra	(J) Dose of Viagra	Mean Difference (I–J)	Bootstrap[a] Bias	Std. Error	Sig. (2–tailed)	BCa 95% Confidence Interval Lower	Upper
Placebo	Low Dose	−1.786	−.003[b]	.535[b]	.003[b]	−2.778[b]	−.765[b]
	High Dose	−2.225	−.011	.760	.021	−3.752	−.832
Low Dose	Placebo	1.786	.003[b]	.535[b]	.003[b]	.663[b]	2.879[b]
	High Dose	−.439	−.008[b]	.745[b]	.558[b]	−1.937[b]	.935[b]
High Dose	Placebo	2.225	.011	.760	.021	.686	3.923
	Low Dose	.439	.008[b]	.745[b]	.558[b]	−.938[b]	1.945[b]

a. Unless otherwise noted, bootstrap results are based on 1000 bootstrap samples

b. Based on 999 samples

SELF-TEST   수직축은 성욕으로 배우자 성욕은 수평축으로 하여 산점도를 그려보자.

FIGURE 12.8
Scatterplot of
libido against
partner's libido

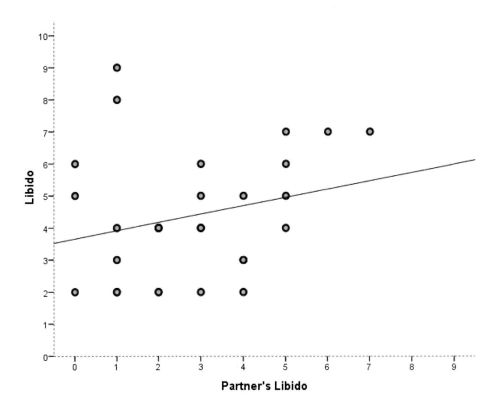

FIGURE 12.8
Scatterplot of
libido against
partner's libido

12.6. 회귀 기울기의 동질성 가정 검정 ③

회귀 기울기의 동질성 가정이란 공변수와 결과변수간의 관계(예, 배우자 성욕과 대상자 성욕)가 예측변수(예, 비아그라 용량별 집단)의 서로 다른 수준에 대해 유사해야 한다는 의미이다. Figure 12.3의 산점도는 비아그라 용량 세 집단에서 각 배우자와 대상자의 성욕 간 관계를 보여준다. 산점도에 의하면 저용량군과 위약군에서는 두 변수 간 관계가 유사하지만, 고용량군에서는 다름을 알 수 있다.

회귀 기울기의 동질성 가정을 검정하려면 ANCOVA를 맞춤형 모형에 따라 다시 분석을 수행해야 한다. 기본 대화상자에서 변수를 지정한 후(Figure 12.5), 맞춤형 모형 분석은 Model 클릭하고 *Model* 대화 창(Figure 12.9)에서 ◉ Custom 을 선택해 Figure 12.9 대화상자를 활성화시킨다. 기본 대화상자에서 지정한 변수는 왼쪽에 열거되어 있다. 회귀 기울기의 동질성 검사를 위해 공변수와 독립변수 간의 교호작용을 포함한 모형을 지정해야 한다. 일반적으로 ANCOVA는 비아그라 용량과 배우자의 성욕에 대한 주효과만 포함되어 있고 교호작용은 분석에 포함하지 않는다. 교호작용의 효과는 주효과를 통제한 상태에서 분석한다.

분석을 위해 Dose와 Partner_Libido 변수를 선택한 후, 메뉴에서 Main effects ▼ 를 선택하고 ➡ 을 클릭해 주효과 변수를 *Model* 창으로 옮긴다. 다음은 교호작용을 지정하기 위해 Dose와 Partner_ Libido 변수를 *Ctrl* 누른 상태에서 클릭해 동시 선택한 후 메뉴 리스트에서 Interaction ▼ 을 선택하고

나자료 12.1

우주 침입자 ②

불안한 사람은 불확실한 정보를 부정적으로 해석하는 경향이 있다. Peter Muris는 어린이에게 해석적 편견이 어떻게 발생하는지 연구했다. 어린이에게 우주여행 중 새로운 행성을 발견했다고 상상하도록 한다. 행성은 지구와 유사하지만 다른 점도 많다. 다음의 시나리오를 어린이에게 알려준다. '행성에서 장난감 총을 가진 우주인을 만났다. 우주인이 총을 쏘았다'라고 하자. 어린이들의 반응이 긍정적인지(웃어넘긴다), 부정적인지(진짜 아파요. 레이저 광선이 피부를 태웠어요) 반응을 기록한다.

반응을 대답할 때마다 선택한 반응이 옳은지 여부를 말해준다. 절반의 어린이에게는 항상 부정적 해석이 옳다고 말해주고, 나머지는 긍정적 해석이 옳다고 말해준다.

30개 이상의 시나리오로 행성에서의 경험에 대해 부정적 또는 긍정적 해석을 하도록 훈련받는다. 이후 Muris는 일상생활에서 해석적 편견 정도를 측정하여 훈련을 통한 긍정적/부정적 해석 경향이 생겼는지 확인하고자 했다.

연구 자료는 **Muris et al (2008).sav**에 있다. 독립변수는 **Training**(부정적 또는 긍정적)이며, 결과는 어린이의 해석적 편견 점수(**Interpretational_Bias**)로 점수가 높을수록 부정적으로 상황을 해석하는 경향을 의미한다. 또한 연령(**Age**), 성별(**Gender**), 선천적 불안 성격(**SCARED**라는 아동불안척도 설문지로 측정)도 편견에 영향을 미친다. 이 자료로 일원 ANCOVA를 적용하여 **Age, Gender, SCARED**를 공변수로 넣은 후, 훈련이 어린이의 해석적 편견에 유의하게 영향을 미치는지 분석해보자. 결과는 어떻게 나왔는가? 답은 웹 사이트에서 확인할 수 있다(Muris 연구 논문 475~476쪽 참조).

를 클릭해 두 변수의 교호작용을 *Model*로 옮긴다. 최종 대화상자는 Figure 12.9와 같다. Continue 를 클릭해 기본 대화상자로 돌아간 후, OK 를 클릭해 분석을 실행한다.

Output 12.11에는 ANCOVA의 주 요약표가 교호작용 효과와 함께 제시되어 있다. 비아그라 용량과 배우자 성욕의 효과는 여전히 유의하지만, 교호작용이므로 결과변수 교호작용(Dose × Partner_Libido)에 의한 공변수의 유의성 값에 주목해야 한다. 만일 교호작용의 효과가 유의하다면, 회귀 기울기의 동질성 가정은 위배됨을 의미한다. 본 자료에서 유의했으므로($p = .028$) 가정은 위반되었다. 이런 결과는 Figure 12.3에서도 예상할 수 있다.

12.7. 효과크기 계산 ②

ANOVA의 효과크기는 에타제곱 η^2이며, 다른 용어로는 r^2으로 해당효과(SS_M)를 자료 전체의 총변이(SS_T)로 나눈 값이다. 즉, 설명된 총변이 중에서 해당 효과로 설명된 비율이다. ANCOVA에서는 하나 이상의 효과가 있으므로 각 효과에 대한 에타제곱을 계산할 수 있다. 그러나 효과크기 측정을 부분 에타제곱으로 측정한다. 에타제곱이 변수가 설명하는 전체 변이의 비율에 초점을 둔다면, 부분 에타제곱은 다른 변수에 의한 설명 부분을 제외했을 때 해당 변수가 설명하는 전체 변이의 비율을 의미한다.

FIGURE 12.9
Model dialog
box

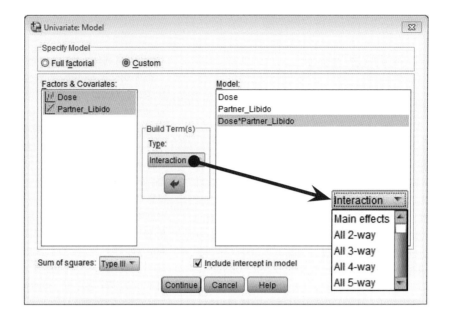

OUTPUT 12.11

Tests of Between-Subjects Effects

Dependent Variable: Libido

Source	Type III Sum of Squares	df	Mean Square	F	Sig.
Corrected Model	52.346[a]	5	10.469	4.286	.006
Intercept	53.542	1	53.542	21.921	.000
Dose	36.558	2	18.279	7.484	.003
Partner_Libido	17.182	1	17.182	7.035	.014
Dose * Partner_Libido	20.427	2	10.213	4.181	.028
Error	58.621	24	2.443		
Total	683.000	30			
Corrected Total	110.967	29			

a. R Squared = .472 (Adjusted R Squared = .362)

이 예에서 비아그라 용량의 효과크기를 알고자 한다면, 부분 에타제곱은 대상자의 성욕에 대한 전체 비율에서 배우자 성욕(공변수)이 설명하는 부분을 제외하고 비아그라 용량에 의해 설명되는 부분만을 제시한다. 공변수가 설명할 수 없는 변이는 비아그라 용량에 의해 설명되는 변이(SS_{viagra})와 오차변이(SS_R)이다. 따라서 계산에는 총변이(SS_T) 대신에 두 변이를 사용한다. 에타제곱과 부분 에타제곱(partial η^2)의 차이는 다음 공식과 같다.

$$\eta^2 = \frac{SS_{Effect}}{SS_{Total}} \tag{12.3}$$

$$Partial\,\eta^2 = \frac{SS_{Effect}}{SS_{Effect} + SS_{Residual}} \tag{12.4}$$

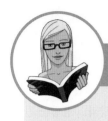

핵심녀의 힌트 | ANCOVA

- 공분산분석은 하나 이상의 공변수 효과를 조정한 후, 여러 평균을 비교한다. 여러 실험조건을 만들고 효과 비교를 위해 대상자의 연령을 조정한다고 하자.
- 우선 분석 전에 독립변수와 공변수가 독립적인지 확인한다. 이를 위해서 ANOVA나 *t*–검정을 하여 집단 간 공변수가 유의하게 다르지 않음을 확인한다.
- 대상자 간 효과 검정(*Between–Subjects Effects*) 표에서 *Sig.* 열을 찾아 공변수와 독립변수의 유의수준을 확인한다. 공변수에 대한 유의수준이 .05보다 작으면 공변수가 결과변수와 유의한 관계가 있음을 의미한다. 독립변수의 유의수준이 .05보다 작으면 공변수를 조정한 후, 실험조건에 따라 평균이 유의하게 다름을 의미한다.
- ANOVA와 같이 실험연구 전에 구체적인 가설을 설정했다면 계획된 대비를 지정하며, 구체적 가설이 없었다면 *post hoc* 검정을 적용한다. SPSS에서 일정한 표준 대비를 지정할 수 있으나, 계획된 대비를 수행하기 위해서는 회귀분석 명령어를 사용하여 자료를 분석한다.
- 모수와 *post hoc* 검정에서 *Sig.* 열을 확인하면 지정된 비교분석이 유의했는지(즉, *p* 값이 .05보다 작은지) 알 수 있다. 붓스트래핑을 이용하면 로버스트 검정을 시행할 수 있다.
- ANOVA의 가정에 추가하여 회귀 기울기의 동질성을 검정한다. SPSS의 ANCOVA 모형에서 독립변수 × 공변수로 교호작용 효과를 검증하여 알 수 있다.

SPSS에서 부분 에타제곱을 구할 수 있다(브레인 12.3). 비아그라 예를 들어보자. Output 12.6에 비아그라 용량의 효과 제곱합(25.19), 공변수(15.08)과 오차(79.05)를 대입한다.

$$\text{Partial } \eta^2_{\text{Dose}} = \frac{\text{SS}_{\text{Dose}}}{\text{SS}_{\text{Dose}} + \text{SS}_{\text{Residual}}} = \frac{25.19}{25.19 + 79.05} = \frac{25.19}{104.24} = .24$$

$$\text{Partial } \eta^2_{\text{Partner's Libido}} = \frac{\text{SS}_{\text{Partner's Libido}}}{\text{SS}_{\text{Partner's Libido}} + \text{SS}_{\text{Residual}}} = \frac{15.08}{15.08 + 79.05} = \frac{15.08}{94.13} = .16$$

계산된 부분 에타제곱값을 해석하면 다른 변수에 영향을 조정한 후 비아그라 용량(Dose)에 의해서만 설명된 변이(.24)가 배우자 성욕(Partner_Libido, 공변수)에 의해 설명된 변이(.16)보다 크다는 것을 알 수 있다.

SELF-TEST ANCOVA에서 ☑ Estimates of effect size 를 선택한 후 다시 분석해보자. 부분 에타제곱 결과값이 위에서 계산한 값과 일치하는가?

ANOVA에서처럼 오메가제곱(ω^2)을 적용할 수 있다. 그러나 Section 11.8에서 설명한 대로 이 측정 방법은 대상자가 동일한 수의 집단에만 적용될 수 있다. 이 예에서는 각 집단의 대상자 수가 서로 다르므로 오메가제곱을 적용하지 못한다.

그럼에도 전체적인 효과크기에 적용하기에는 부적절하지만, 구체적인 하위 비교에 대한 효과크기는 살펴볼 수 있다. Output 12.8에 회귀 모수를 선택했고 공변수의 t-검정값, 저용량과 고용량군 간 비교, 위약군과 고용량 간 비교에 대한 t-검정을 이미 알고 있으므로 쉽게 계산할 수 있다. 여기서 t-검정은 자유도가 26이며, Section 9.6.4에서 소개된 공식[2]을 이용한다.

$$r_{\text{Contrast}} = \sqrt{\frac{t^2}{t^2 + df}}$$

위의 공식에 Output 12.8의 결과를 대입하면 다음과 같다.

$$r_{\text{Covariate}} = \sqrt{\frac{2.23^2}{2.23^2 + 26}} = \sqrt{\frac{4.97}{30.97}} = .40$$

$$r_{\text{High Dose vs. Placebo}} = \sqrt{\frac{-2.77^2}{-2.77^2 + 26}} = \sqrt{\frac{7.67}{33.67}} = .48$$

$$r_{\text{High vs. Low Dose}} = \sqrt{\frac{-0.54^2}{-0.54^2 + 26}} = \sqrt{\frac{0.29}{26.29}} = .11$$

효과크기 결과를 보면 공변수의 효과크기(.40), 고용량군과 위약군 간 차이의 효과크기(.48)가 모두 중간에서 큰 효과크기를 보인다. 따라서 통계적으로 유의하며, 효과크기도 상당한 의미를 갖는다. 반면 고용량군과 저용량군 간의 차이에 대한 효과크기는 상당히 작았다.

12.8. 결과 보고 ②

ANCOVA 결과 보고는 ANOVA 결과에 공변수 효과를 포함해야 한다. 공변수와 실험효과를 보고하기 위해서는 F 값, 자유도가 포함된다. F 값은 주효과의 평균제곱을 잔차의 평균제곱으로 나눈 것이다. 그러므로 F 값에 적용된 자유도는 모형 효과에 대한 자유도(df_M)로 공변수에 대해서는 1, 실험효과에 대해서는 2로 설정된다. 모형의 잔차에 대한 자유도(df_R)는 공변수와 실험효과 모두 26으로 설정된다. 다음과 같이 결과를 보고한다.

---

[2] 엄격히 말해 집단의 대상자 수가 동일하지 않은 경우 약간 다른 과정을 거쳐야 한다. 보충 교재 Rosnow, Rosenthal와 Rubin (2000)을 참고한다.

● 공변수인 배우자 성욕은 대상자 성욕과 유의한 연관성을 보인다($F(1,26)$ = 4.96, p = .035, r = .40). 또한 공변수의 효과를 조정한 후, 비아그라 용량이 대상자 성욕에 유의한 효과가 있는 것으로 나타났다($F(2,26)$ = 4.14, p = .027, 부분 η^2 = .24).

대비 결과 보고는 다음과 같다 (Output 12.8).

● 계획된 대비를 수행한 결과, 비아그라 고용량군이 위약군에 비해 유의하게 대상자의 성욕을 높이는 것으로 나타났다($t(26)$ = −2.77, p = .01, r = .48). 그러나 고용량군과 저용량군 간의 비교에서는 유의한 차이가 없었다($t(6)$ = −0.54, p = .59, r = .11).

12.9. 개념에 대한 요약도 ①

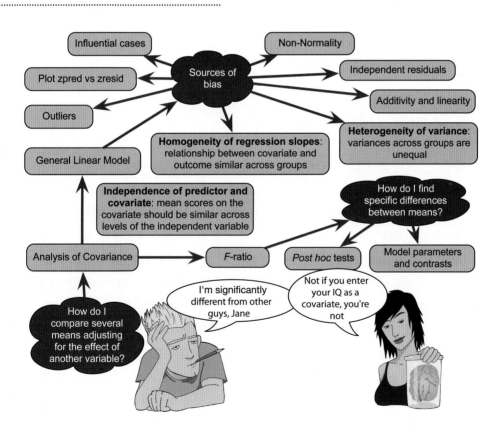

FIGURE 12.10
What Brian
learnt from this
chapter

12.10. 다음 장은? ②

이번 장에서는 앞 장에서 설명한 분산분석의 확대형으로 결과변수에 영향을 미치는 다른 변수를 고려할 수 있는 공분산분석을 설명했다. 다음 장에서는 독립변수가 2개 이상인 경우 적용할 수 있는 요인 분산분석을 살펴보겠다.

12.11. 주요 용어

Adjusted mean (조정 평균)
Analysis of covariance(ANCOVA) (공변량분석)
Covariate (공변수)
Homogeneity of regression slopes (회귀 기울기의 동질성)
Partial eta squared (partial η^2) (부분 에타제곱)
Partial out (효과 제거)
Šidak correction (Šidak 교정)

12.12. 스마트 알렉스의 과제

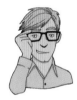

- **과제 1:** 스토킹 피해자는 상당히 힘든 경험을 하게 된다. 심리학자가 스토커들을 모집하여 두 가지 처치에 대한 효과를 검증하고자 했다. 50명 스토커를 모집해 첫 번째 25명에는 '즉각 처벌 치료'로 누군가를 따라다니거나 편지를 보낼 때마다 주사침으로 찌르는 자극으로 체벌을 주었다. 두 번째 집단 25명에게는 최면으로 어린 시절 회상요법을 제공했다. 두 집단의 치료 전(stalk1) 후(stalk2) 스토킹 행위를 측정했다. 이 자료는 Stalker.sav에 있으며 집단변수는 Group, 스토킹 사전, 사후 처치는 stalk1과 stalk2로 명명했다. 두 집단에서 스토킹 행위에 대한 치료효과 비교를 위해 사전 스토킹 행위를 공변수로 하고 분석하시오. ②
- **과제 2:** 과제 1의 효과크기를 계산하고 결과를 보고하시오. ②
- **과제 3:** 마케팅 부서에서 여러 음료의 숙취해소 효과를 검증했다. 술에 취한 15명을 대상자로 모집한 후, 다음 날 아침에 갈증을 호소할 때 5명은 물을 주었고, 5명에게는 Lucozade(포도당 함유 대중 음료)를 주었으며, 나머지 5명에게는 새로 나온 콜라 음료를 제공했다. 이 음료 변수를 drink라 한다. 이후 대상자의 기분을 0(죽을 것 같다)부터 10(완전히 회복되어 기분 좋다)까지 척도로 측정했다. 또한 어느 정도 술에 취했는지 0(전혀 취하지 않았다)부터 10(코가 삐뚤어지도록 마셔 필름이 끊겼다)까지 측정했다. 자료는 HangoverCure.sav에 있다. 이 자료에 ANCOVA를 적용하여 대상자가 지난 밤 술취한 정도를 공변수로 놓고, 3가지 음료를 마셨을 때 숙취에서 회복되는 수준을 비교하시오. ②
- **과제 4:** 과제 3의 자료에서 효과크기를 계산하고 결과를 보고하시오. ②

- **과제 5**: 코끼리 달력에서 가장 흥미로운 사건은 네팔에서 열리는 코끼리 축구시합이다(http://news.bbc.co.uk/1/hi/8435112.stm). 아프리카와 아시아 코끼리 간의 경기가 뜨거운 접전으로 예상된다. 2010년 아시아 코끼리 축구협회장은 아시아 코끼리가 아프리카 코끼리에 비해 더 실력이 뛰어나다고 주장했다. 아프리카 코끼리 축구협회장은 근거없는 주장에 신경쓰지 않겠다며 다음과 같은 연구를 수행했다. 두 종류 **코끼리(elephant)**로부터 자료수집을 한다. 각 코끼리가 한 시즌에 몇 개의 골을 성공시켰는지, 몇 년간 선수생활을 했는지 측정한다. 자료는 Elephant Football.sav에 저장되어 있다. 지역별 코끼리의 골 점수를 비교하기 위해 축구 경력을 공변수로 넣어 분석하시오. ②
- **과제 6**: 제3장 과제 5에서는 개, 염소와 강제로 결혼한 사람을 대상으로 삶의 만족도를 측정하는 연구를 했다. 이 연구자료(Goat or Dog.sav)를 이용해 동물을 좋아하는 정도를 공변수로 넣어 ANCOVA로 분석하시오. ②
- **과제 7**: 과제 6의 결과를 제3장 과제 5의 결과와 비교하시오. 두 결과의 차이가 있다면 이유는 무엇인가? ②
- **과제 8**: 제9장에서 투명 망토를 쓴 사람과 투명 망토를 쓰지 않는 사람의 장난 행위(mischief2)를 비교하는 연구를 했다. 이 대상자가 연구 참여하기 전 평소 장난 행위를 어느 정도 했는지에 대한 자료(mischief1)가 있다고 하자. 이 자료에서 기존 장난 행위 수(mischief1)를 공변수로 해 투명 망토 여부에 따른 장난 행위에 차이가 있는지 ANCOVA로 분석하시오(Invisibility Baseline.sav). ②

과제의 정답은 웹 사이트에서 찾을 수 있다.

12.13. 참고도서

Howell, D. C. (2012). *Statistical methods for psychology* (8th ed.). Belmont, CA: Wadsworth. (or you might prefer his *Fundamental statistics for the behavioral sciences*. Both are excellent texts)

Miller, G. A., & Chapman, J. P. (2001). Misunderstanding analysis of covariance. *Journal of Abnormal Psychology*, 110, 40–48.

Rutherford, A. (2000). *Introducing ANOVA and ANCOVA: A GLM approach*. London: Sage.

Wildt, A. R., & Ahtola, O. (1978). *Analysis of covariance*. Sage University Paper Series on Quantitative Applications in the Social Sciences, 07–012. Newbury Park, CA: Sage. (This text is pretty high level but very comprehensive if you want to know the maths behind ANOVA.)

13 요인분산분석 (GLM 3)

FIGURE 13.1
Andromeda
coming to a
living room near
you in 1988
(L–R: Malcolm,
me and the two
Marks)

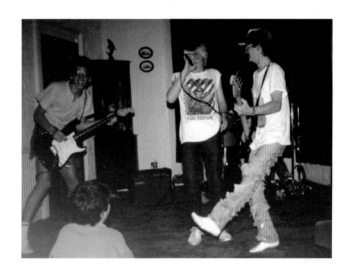

13.1. 이 장에는 어떤 내용이 있을까? ②

친구들과 함께 연주하던 밴드의 이름은 안드로메다였다. 당시 나는 기타를 치고 있었는데(Figure 13.1), 어떤 이유인지 모르겠지만 기타리스트가 새로 들어오면서 노래를 부르고 곡을 쓰는 일을 하게 되었다. 내 친구 말콤도 곡을 쓰고 싶어 했는데, 15장으로 구성된 심포니였다. 내가 쓰려는 곡은 '내 면으로부터의 탈출'이라는 곡으로 '파리'라는 영화에서 영감을 얻은 것이었다. 결국 우리는 음악 성향 이 서로 맞지 않는다는 이유로 밴드를 해체하기에 이르렀다. 해체하기에 앞서 만일 각자 곡을 써서 사람들의 반응을 보는 연구를 했다면 어떻게 되었을까? 두 변수가 등장하는데 작곡자(말콤과 나 자 신)와 곡의 유형(심포니와 파리에 대한 노래)이다. 일원분산분석으로는 두 예측(독립)변수를 다룰 수 없으므로 지금부터 요인분산분석으로 설명하도록 하겠다.

13.2. 요인분산분석의 이론(독립설계) ②

앞 장에서는 하나의 독립변수에 대한 집단 간 차이를 검정했다. 분산분석에서는 하나 이상의 독립변수에 대해 효과가 있는지, 어떻게 서로 연관되는지를 분석할 수 있다. 본 장에서는 ANOVA의 확장형으로 두 개의 독립변수가 있는 상황을 다루게 된다. 독립변수 중 하나가 연속변수라면 ANCOVA로 쉽게 분석할 수 있다. 그러나 두 번째 독립변수가 또 다른 실험조건에 대상자를 배정하는 것이라면 요인 설계가 된다.

13.2.1. 요인설계 ②

실험연구에서 두 개 이상의 독립변수가 있으면 요인설계가 된다. 여기서 요인(factors)은 변수를 의미한다. 요인설계의 유형은 다음과 같다.

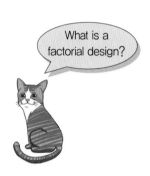

- 독립요인설계 : 여러 개별 집단을 대상으로 여러 개의 독립변수 또는 예측변수가 측정되었을 때 독립 요인설계가 된다. 본 장에서는 독립요인설계를 설명하려 한다.
- 반복측정(연관된) 요인설계 : 여러 개의 독립변수 또는 예측변수가 측정되었지만 같은 대상자 집단에 반복적으로 측정한 경우가 여기에 해당된다. 제14장에서 설명하도록 하겠다.
- 혼합설계 : 여러 개의 독립변수 또는 예측변수 중 몇 개는 개별 집단에 측정하고, 일부 변수는

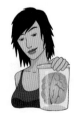

브레인 13.1

ANOVA 명명하기 ②

ANOVA는 다양한 유형이 있어 혼동을 초래하기 쉽다. 논문을 보면 '이원 독립 분산분석 또는 삼원 독립 분산분석을 수행했다' 등의 표현이 나오는데 복잡해 보이지만 구성 요소를 분리해서 생각해 보면 단순해진다. 모든 ANOVA는 두 가지 속성을 가지는데: 하나 이상의 독립변수들이 동일집단 또는 개별집단에 측정되는

가 하는 것이다. 동일 집단에 측정하는 경우를 '반복측정'이라고 분류하며, 개별 집단에 측정하면 '독립'이라고 분류한다. 만일 두 개 이상의 독립변수가 적용되는 경우에는 그중 일부만 반복측정 할 수도 있다. 이런 경우 '혼합설계'가 된다.

ANOVA로 명명하는 방식은 독립변수의 수에 따라 해당 변수를 어떻게 측정했는지에 따라 달라진다. 다음 유형의 분산분석을 보고 독립변수의 수와 측정방법을 추측해보자.

- 일원 독립 분산분석: 독립변수 한 개를 서로 다른 집단에서 측정한 경우
- 이원 반복측정 분산분석: 독립변수 두 개를 동일 집단에 반복측정한 경우
- 이원 혼합 분산분석: 독립변수 두 개 중 하나는 서로 다른 집단에 측정하고, 또 다른 하나는 동일 집단에 반복측정한 경우
- 삼원 독립 분산분석: 독립변수 3개를 서로 다른 집단에 측정한 경우

동일집단에 반복 측정하면 혼합설계가 된다.

이런 유형의 설계는 다소 복잡한 상황으로, ANOVA를 이용해 두 개 이상 독립변수의 효과를 분석하는 것을 요인분산분석(factorial ANOVA)이라고 한다. 이것은 일원분산분석을 두 독립변수 상황으로 확대한 것이다.

13.2.2. 선형모형으로서의 요인분산분석 ③

본 장에서는 두 개의 독립변수를 가진 분산분석, 즉 이원 독립 분산분석을 설명하겠다. 이 형태가 ANOVA의 확대형 중에서 가장 단순한 것이다.

한 인류학자가 클럽에서 데이트 상대를 고를 때 알코올이 주는 효과에 대해 연구하고자 한다. 술을 약간 마시고 나면 상대방의 신체적 매력에 대한 주관적 인지가 다소 부정확해진다고(맥주 고글효과: beer-goggles effect) 가정했다. 인류학자는 이러한 효과가 여성과 남성에게 각각 다르게 나타나는지도 알아보고자 했다. 연구에는 24명의 남학생, 24명의 여학생, 총 48명의 학생을 선정했다. 8명씩 6 집단의 학생을 클럽에 데리고 가서 남학생 8명, 여학생 8명에게 가짜 술, 맥주 2 pints, 또는 맥주 4 pints를 마시면서 데이트를 하도록 했다. 몇 시간 후 각자 데이트를 하던 파트너의 사진을 찍어 객관적인 판정가에게 각 사진의 매력점수를 100점 만점으로 평가하도록 했다. Table 13.1의 자료는 **Goggles.sav**에 제시되어 있다.

Section 11.2.1의 일원분산분석은 선형모형인 회귀방정식으로 표현될 수 있다. 본 장에서는 선형모형의 확대형으로 두 개의 독립변수를 표현하고자 한다. 간단한 비교를 위해서 알코올 변수를 두 개 수준(가짜술 vs. 4 pints)으로 고려하고, 두 개의 예측변수가 모두 두 개의 수준이라고 생각해보자. 일반선형모형은 다음과 같이 표준형으로 표현될 수 있다.

$$\text{outcome}_i = (\text{model}) + \text{error}_i$$

TABLE 13.1 Data for the beer-goggles effect

Alcohol	None		2 Pints		4 Pints	
Gender	Female	Male	Female	Male	Female	Male
	65	50	70	45	55	30
	70	55	65	60	65	30
	60	80	60	85	70	30
	60	65	70	65	55	55
	60	70	65	70	55	35
	55	75	60	70	60	20
	60	75	60	80	50	45
	55	65	50	60	50	40
Total	485	535	500	535	460	285
Mean	60.625	66.875	62.50	66.875	57.50	35.625
Variance	24.55	106.70	42.86	156.70	50.00	117.41

일반선형모형의 방정식을 다중회귀분석에서 다음과 같이 표현할 수 있다.

$$Y_i = (b_0 + b_1 X_{1i} + b_2 X_{2i} + \cdots + b_n X_{ni}) + \varepsilon_i$$

또한 일원분산분석을 위해 회귀모형에 비아그라 자료를 적용하면 다음과 같다.

$$\text{Libido}_i = (b_0 + b_2 \text{High}_i + b_1 \text{Low}_i) + \varepsilon_i$$

위에서 High와 Low로 표현된 변수는 모두 가변수로 0, 1의 값을 갖는다. Table 13.1의 자료에는 두 개의 변수가 있는데 **성별**(남자, 여자)과 **알코올**(가짜술, 4 pints)이다. 각 변수를 0과 1(예, 0 = 남자, 1 = 여자 또는 0 = 가짜술, 1 = 4 pints)로 부호화할 수 있다. 이제 일원분산분석 방정식에 위의 자료를 넣으면 다음과 같다.

$$\text{Attractiveness}_i = (b_0 + b_1 \text{Gender}_i + b_2 \text{Alcohol}_i) + \varepsilon_i$$

그러나 위에서는 성별과 알코올 간의 교호작용은 고려되지 않았다. 교호작용을 표현하는 방정식으로 확대시켜 성별과 알코올 변수를 적용하면 다음과 같다.

$$\text{Attractiveness}_i = (b_0 + b_1 A_i + b_2 B_i + b_3 AB_i) + \varepsilon_i$$

$$\text{Attractiveness}_i = (b_0 + b_1 \text{Gender}_i + b_2 \text{Alcohol}_i + b_3 \text{Interaction}_i) + \varepsilon_i \tag{13.1}$$

그렇다면 교호작용은 어떻게 부호화할 수 있는가? Section 10.3을 참고해 보자. 알코올과 성별의 통합효과인 교호작용은 회귀분석에서 두 변수를 곱해주어 얻을 수 있으며, 성별 × 알코올로 표기한다. Table 13.2에 회귀분석에 포함된 변수들의 부호화 시스템이 제시되었다. 교호작용은 가변수인 성별과 가변수인 알코올에 부호화 값을 곱한 것으로 표현된다. 예를 들어 4 pint의 알코올을 마신 남자는 성별에서는 0, 알코올에서는 1로 부호화 되어 교호작용은 0 × 1 = 0이다. 성별과 알코올 각 부호화의 다양한 조합에 대한 집단 평균도 포함되어 있다.

TABLE 13.2 Coding scheme for factorial ANOVA

Gender	Alcohol	Dummy (Gender)	Dummy (Alcohol)	Interaction	Mean
Male	None	0	0	0	66.875
Male	4 Pints	0	1	0	35.625
Female	None	1	0	0	60.625
Female	4 Pints	1	1	1	57.500

아래 방정식에서 b가 의미하는 것을 찾기 위해 표의 숫자를 대입해 보자. 우선 술을 마시지 않은 남자를 예로 들면 성별 값은 0, 알코올 값도 0이므로 교호작용은 0이되어 대입했을 때 종속변수의 예측값은 집단 평균값인 66.875가 된다.

$$\text{Attractiveness}_i = \left(b_0 + b_1\text{Gender}_i + b_2\text{Alcohol}_i + b_3\text{Interaction}_i\right) + \varepsilon_i$$
$$\bar{X}_{\text{Men, None}} = b_0 + \left(b_1 \times 0\right) + \left(b_2 \times 0\right) + \left(b_3 \times 0\right)$$
$$b_0 = \bar{X}_{\text{Men, None}}$$
$$= 66.875$$

따라서 상수 b_0는 모든 독립변수가 0으로 부호화 되었을 때 집단 평균을 의미하는데, 즉 대조군 (본 연구에서 기준집단은 '술을 마시지 않은 남자')의 평균이다.

이번에는 술을 마시지 않는 여자를 예로 들어보자. 성별의 값은 1, 알코올의 값은 0이므로 교호작용은 여전히 0이 된다. 위에서 설명했듯이 상수 b_0는 술을 마시지 않은 남자 집단(기준 집단)의 평균값을 의미한다. 결과변수는 술을 마시지 않는 여자 집단이다. 공식은 다음과 같다.

$$\bar{X}_{\text{Women, None}} = b_0 + \left(b_1 \times 1\right) + \left(b_2 \times 0\right) + \left(b_3 \times 0\right)$$
$$\bar{X}_{\text{Women, None}} = b_0 + b_1$$
$$\bar{X}_{\text{Women, None}} = \bar{X}_{\text{Men, None}} + b_1$$
$$b_1 = \bar{X}_{\text{Women, None}} - \bar{X}_{\text{Men, None}}$$
$$= 60.625 - 66.875$$
$$= -6.25$$

위에서 b_1은 술을 마시지 않은 남자군과 여자군의 차이값이다. 즉, 알코올의 효과가 0일 때 성별의 효과를 의미한다.

이번에는 4 pint의 술을 마신 남자의 경우를 살펴보자. 성별 값은 0, 알코올은 1을 부여하고 교호 작용은 여전히 0이 된다. 상수 b_0는 술을 마시지 않는 남자군의 평균을 입력한다. 결과변수는 4 pint의 술을 마신 남자 집단이다. 공식은 다음과 같다.

$$\bar{X}_{\text{Men, 4 Pints}} = b_0 + \left(b_1 \times 0\right) + \left(b_2 \times 1\right) + \left(b_3 \times 0\right)$$
$$\bar{X}_{\text{Men, 4 Pints}} = b_0 + b_2$$
$$\bar{X}_{\text{Men, 4 Pints}} = \bar{X}_{\text{Men, None}} + b_2$$
$$b_2 = \bar{X}_{\text{Men, 4 Pints}} - \bar{X}_{\text{Men, None}}$$
$$= 35.625 - 66.875$$
$$= -31.25$$

위에서 b_2는 남자가 술을 마시지 않았을 때와 4 pint 마셨을 때의 차이값이며, 성별의 효과가 0일 때 알코올의 효과를 의미한다.

마지막으로 4 pint를 마신 여자 집단을 예로 들어보자. 성별은 1이며, 알코올도 1, 교호작용도 역시 1이다. 위에서 계산한 대로 상수 b_0와 b_1, b_2 값을 입력한다. 결과변수는 4 pint의 술을 마신 여자 집단이다. 공식은 다음과 같다.

$$\bar{X}_{\text{Women, 4 Pints}} = b_0 + (b_1 \times 1) + (b_2 \times 1) + (b_3 \times 1)$$
$$\bar{X}_{\text{Women, 4 Pints}} = b_0 + b_1 + b_2 + b_3$$

$$\bar{X}_{\text{Women, 4 Pints}} = \bar{X}_{\text{Men, None}} + \left(\bar{X}_{\text{Women, None}} - \bar{X}_{\text{Men, None}}\right) + \left(\bar{X}_{\text{Men, 4 Pints}} - \bar{X}_{\text{Men, None}}\right) + b$$

$$\bar{X}_{\text{Women, 4 Pints}} = \bar{X}_{\text{Women, None}} + \bar{X}_{\text{Men, 4 Pints}} - \bar{X}_{\text{Men, None}} + b_3$$

$$b_3 = \bar{X}_{\text{Men, None}} - \bar{X}_{\text{Women, None}} + \bar{X}_{\text{Women, 4 Pints}} - \bar{X}_{\text{Men, 4 Pints}}$$
$$b_3 = 66.875 - 60.625 + 57.500 - 35.625$$
$$b_3 = 28.125$$

위에서 b_3는 남자와 여자가 술을 마시지 않았을 때를 기준으로 여자와 남자 모두 4 pint를 마셨을 때의 차이값을 비교한다. 다시 말해서 술을 마시지 않았을 때의 성별 효과와 술을 4 pint 마셨을 때의 성별 효과를 비교하는 것이다.[1] Figure 13.2의 왼쪽 그래프를 살펴보면 교호작용을 쉽게 이해할 수 있다. 왼쪽 위의 그래프를 참고하면 술을 마시지 않았을 때의 남자와 여자의 차이값을 계산했을 때 6.25가 된다. 4 pint의 술을 먹었을 때 남자와 여자의 차이값은 21.875가 되므로 이를 나타낸 것이 Figure 13.2 의 왼쪽 아래 그래프의 빨간색 선이다. 이 선의 기울기를 나타내는 beta 값이 28.125($b3 = 6.25 - (-21.875) = 28.125$)이다.

교호작용이 없으면 어떻게 될까? Figure 13.2의 오른쪽 그림을 보면 동일한 자료에서 4 pint를 마신 여자의 값을 30으로 변경했다. 술을 마시지 않았을 때의 남녀 차이는 여전히 6.25로 동일한 값이다. 술을 4 pint 마셨을 때 남자와 여자의 차이값은 이제 5.625로 변화되었다. 이 차이를 새로운 그래프에 나타내면 Figure 13.2의 오른쪽 아래 그림과 같이 거의 수평선을 보이게 된다. 교호작용이 없으면 술을 마시지 않았을 때의 성별효과와 술을 4 pint 마셨을 때의 성별효과를 연결했을 때 거의 기울기가 없어 모형에서 b_3은 거의 0이 된다. 실제 값은 6.25 - 5.625 = 0.625 이다.

SELF-TEST 자료파일 **GogglesRegression.sav**에 위의 연구 예에서 제시한 가변수가 들어있다. 파일의 자료를 이용해 다중회귀분석을 수행해 보자.

---

[1] 공식을 살펴보면 교호작용은 술을 마신 상태에서 여자와 남자에게 나타나는 효과를 비교하는 것이다.

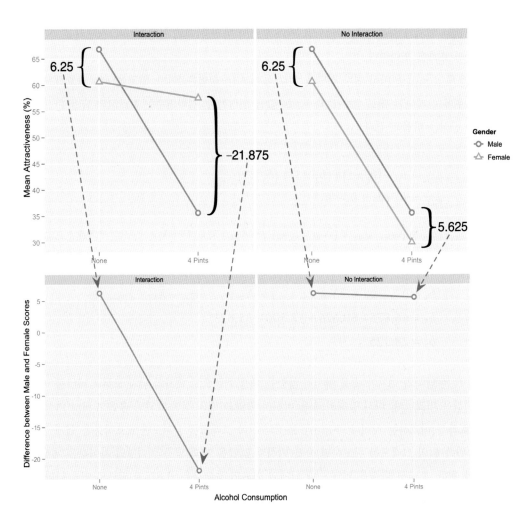

FIGURE 13.2 Breaking down what an interaction represents

Coefficients[a]

Model		Unstandardized Coefficients		Standardized Coefficients	t	Sig.
		B	Std. Error	Beta		
1	(Constant)	66.875	3.055		21.890	.000
	Gender	-6.250	4.320	-.219	-1.447	.159
	Alcohol Consumption	-31.250	4.320	-1.094	-7.233	.000
	Interaction	28.125	6.110	.853	4.603	.000

a. Dependent Variable: Attractiveness of Date

Output 13.1에 계수값이 제시되었다. 교호작용의 베타값이 위에서 계산한 대로 28.125임을 확인하자. 즉, 요인분산분석이 회귀분석의 원리에 근거함을 알 수 있다.

결론적으로 복잡한 분산분석 형태라 할지라도 회귀분석의 원리, 즉 일반선형모형을 가진다. 독립변수가 추가되면 회귀분석에서 했듯이 해당 beta 값과 함께 공식에 포함시킨다. 교호작용도 상호작용하는 두 변수를 곱해서 공식에 넣어준다. 포함된 교호작용도 역시 beta 값을 갖는다.

13.2.3. 이원분산분석에 대한 이해 ②

요인분산분석의 기본 개념이 선형모형의 확장형이라는 것을 이해했으면 구체적으로 어떤 계산과정이 이루어지는지 살펴보자. 계산과정의 이해는 컴퓨터가 생성한 분석 결과물을 이해하는데 도움이 된다.

이원분산분석의 계산과정은 개념적으로 일원분산분석과 유사하다. 총제곱합(SS_T)을 구하고 이를 실험에 의해 설명되는 변량(즉 모델제곱합 SS_M)과 설명되지 않는 변량(SS_R)으로 구분한다. 그러나 이원분산분석에서 실험에 의해 설명되는 변량은 하나가 아니라 두 개이다. 따라서 모델제곱합은 첫 번째 독립변수에 의해 설명되는 변량(SS_A)과 두 번째 독립변수에 의해 설명되는 변량(SS_B), 이 두 독립변수의 교호작용에 의해 설명되는 변량($SS_{A \times B}$)으로 구분된다(Figure 13.3).

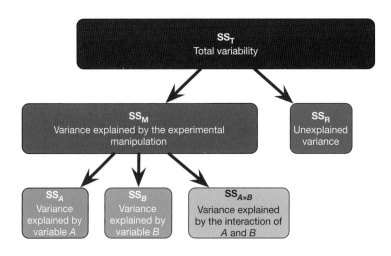

FIGURE 13.3
Breaking down the variance in two-way ANOVA

13.2.4. 총제곱합(SS_T) ②

우선 실험조건을 고려하지 않는 상태에서 점수 간 변이를 구한다. 총제곱합(SS_T)을 구하는 공식은 다음과 같다.

$$SS_T = \sum_{i=1}^{N} \left(x_i - \overline{x}_{\text{grand}} \right)^2$$
$$= s_{\text{grand}}^2 (N - 1) \tag{13.2}$$

총분산은 집단이 소속된 실험조건을 고려하지 않았을 때 모든 점수의 분산을 의미한다. 모든 자료를 하나의 집단으로 취급했을 때 자료는 다음과 같다.

65	50	70	45	55	30
70	55	65	60	65	30
60	80	60	85	70	30
60	65	70	65	55	55
60	70	65	70	55	35
55	75	60	70	60	20
60	75	60	80	50	45
55	65	50	60	50	40

Grand Mean = 58.33

위의 점수에 대한 분산을 계산하면 190.78이 나온다. 48개의 점수로 이 값을 얻었으므로 $N = 48$이 된다. 공식은 다음과 같다.

$$
\begin{aligned}
SS_T &= s_{\text{grand}}^2 (N-1) \\
&= 190.78(48-1) \\
&= 8966.66
\end{aligned}
$$

제곱합에 대한 자유도는 $N - 1$, 즉 47이다.

13.2.5. 모델제곱합(SS$_M$) ②

다음 단계로 모델제곱합을 구한다. 위에서 설명한 대로 모델제곱합은 세 개의 구성요소를 갖는다. 첫 번째 독립변수에 의해 설명되는 변량(SS_A), 두 번째 독립변수에 의해 설명되는 변량(SS_B), 그리고 두 변수의 교호작용에 의해 설명되는 변량($SS_{A \times B}$)이다.

모델제곱합을 세 부분으로 나누기 전에 총값을 구한다. 총제곱합에서 제시한 변량이 8966.66 units이므로, 첫 번째 단계로 이 변량 중 어느 정도가 전체 실험조건에 의해 설명되는지를 계산한다. 일원분산분석에서 모델제곱합을 구하기 위해 각 집단 평균과 총평균의 차이를 계산했으므로 이원분산분석에서도 유사한 단계로 진행한다. 현재 연구 상황에는 성별에 따른 세 가지 실험조건이 있으므로 6개의 실험군이 있다. 6개 집단으로 모델제곱합을 구하기 위한 공식은 다음과 같다.

$$
SS_M = \sum_{k=1}^{k} n_k \left(\overline{x}_k - \overline{x}_{\text{grand}} \right)^2 \tag{13.3}
$$

총평균은 모든 점수의 평균으로 위에서 계산한 값은 58.33이며, n은 각 집단의 자료 수이다(즉 집단의 참가자 수로 본 예에서는 8명이다). 따라서 공식에 대입하면 다음과 같다.

$$
\begin{aligned}
SS_M &= 8(60.625 - 58.33)^2 + 8(66.875 - 58.33)^2 + 8(62.5 - 58.33)^2 + 8(66.875 - 58.33)^2 \\
&\quad + 8(57.5 - 58.33)^2 + 8(35.625 - 58.33)^2 \\
&= 8(2.295)^2 + 8(8.545)^2 + 8(4.17)^2 + 8(8.545)^2 + 8(-0.83)^2 + 8(-22.705)^2 \\
&= 42.1362 + 584.1362 + 139.1112 + 584.1362 + 5.5112 + 4124.1362 \\
&= 5479.167
\end{aligned}
$$

제곱합의 자유도는 집단의 수(k) $-$ 1이므로 6개 집단 $-$ 1 = 5가 된다.

이를 통해 모델에 의해 설명되는 변인은 총 변인 8966.66 units 중에서 5479.167임을 알 수 있다. 다음 단계는 모델제곱합을 구분해 각 실험조건에 따라 설명되는 변량을 각각 구한다.

13.2.5.1. 성별의 주효과, SS$_A$ ②

첫 번째 독립변수(즉, 성별)에 의해 설명되는 변량을 구하기 위해 개인의 성별에 따라 점수를 구분한다. 즉, 어느 정도 술을 마셨는지에 대한 자료는 여기서 고려하지 않으면서 모든 남자의 점수를 한 집단에 여자의 점수는 다른 집단에 배정한다. 자료는 Figure 13.4와 같다.

A₁: Female			A₂: Male		
65	70	55	50	45	30
70	65	65	55	60	30
60	60	70	80	85	30
60	70	55	65	65	55
60	65	55	70	70	35
55	60	60	75	70	20
60	60	50	75	80	45
55	50	50	65	60	40
Mean Female = 60.21			Mean Male = 56.46		

FIGURE 13.4
The main effect of gender

이제 총모델 제곱합을 구했던 공식에 대입해 보자.

$$
SS_A = \sum_{n=1}^{k} n_k \left(\overline{x}_k - \overline{x}_{\text{grand}} \right)^2 \tag{13.4}
$$

총평균은 모든 점수의 평균이며, n은 각 집단의 자료 수(예, 남자와 여자의 수, 위의 연구에서는 각 집단 24명)이다. 따라서 공식은 다음과 같다.

$$SS_{\text{Gender}} = 24(60.21 - 58.33)^2 + 24(56.46 - 58.33)^2$$
$$= 24(1.88)^2 + 24(-1.87)^2$$
$$= 84.8256 + 83.9256$$
$$= 168.75$$

성별의 총 제곱합에서 자유도는 이용된 집단 수에서 1을 뺀 수(k - 1)이다. 남녀 두 집단이므로 df = 1이다. 요약하면 성별의 주효과는 알코올 섭취량을 무시한 상태에서 남자 총평균과 여자 총평균을 비교하는 것이다.

13.2.5.2. 알코올의 주효과, SS$_B$ ②

두 번째 독립변수(즉, 알코올)에 의해 설명되는 변량을 구하기 위해서 알코올 섭취량에 따라 집단을 나눈다. 기본적으로 여기에서는 성별에 의한 효과를 무시한 채로 전혀 마시지 않은 집단, 2 pints 집단, 4 pints 집단으로 나누어 점수를 분류했다. 자료는 Figure 13.5와 같다.

FIGURE 13.5
The main effect of alcohol

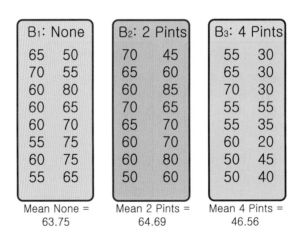

이제 총모델제곱합과 성별의 주효과를 구했던 공식에 대입해 보자.

$$SS_B = \sum_{n=1}^{k} n_k \left(\overline{x}_k - \overline{x}_{\text{grand}} \right)^2 \tag{13.5}$$

총평균은 모든 점수의 평균(58.33)이며, n은 각 집단의 자료 수(예, 알코올 섭취량에 따른 각 집단 수, 위의 연구에서는 각 집단 16명)이다. 따라서 공식은 다음과 같다.

$$SS_{\text{Alcohol}} = 16(63.75 - 58.33)^2 + 16(64.6875 - 58.33)^2 + 16(46.5625 - 58.33)^2$$
$$= 16(5.42)^2 + 16(6.3575)^2 + 16(-11.7675)^2$$
$$= 470.0224 + 646.6849 + 2215.5849$$
$$= 3332.292$$

알코올 주효과에 대한 총제곱합에서 자유도는 이용된 집단 수에서 1을 뺀 수(K - 1)이다. 세 집단이므로 df = 2이다. 요약하면 알코올의 주효과는 성별을 무시한 상태에서 무알코올 집단, 2 pints집단, 4 pint 집단의 평균들을 비교하는 것이다.

13.2.5.3. 교호작용 효과, $SS_{A \times B}$ ②

마지막 단계는 두 독립변수의 교호작용에 의해 설명되는 변량을 계산하는 것이다. 가장 단순한 방법은 세 개의 요소(SS_A, SS_B, $SS_{A \times B}$)를 이용하여 다음과 같이 교호작용 효과를 구하는 것이다.

$$SS_{A \times B} = SS_M - SS_A - SS_B \tag{13.6}$$

위에서 구한 값을 대입하면 교호작용은 다음과 같이 계산된다.

$$SS_{A \times B} = SS_M - SS_A - SS_B$$
$$= 5479.167 - 168.75 - 3332.292$$
$$= 1978.125$$

자유도는 다음 두 가지 방식으로 계산할 수 있으며, 교호작용의 자유도는 2이다.

$$df_{A \times B} = df_M - df_A - df_B \qquad df_{A \times B} = df_A \times df_B$$
$$= 5 - 1 - 2 \qquad\qquad\quad = 1 \times 2$$
$$= 2 \qquad\qquad\qquad\quad\; = 2$$

13.2.6. 잔차제곱합(SS_R) ②

잔차제곱합은 일원분산분석(Section 11.2.5)과 동일한 방법으로 계산되며, 체계적으로 조절되는 요인들에 의해 설명될 수 없는 변량, 즉 개인차를 의미한다. 일원분산분석에서는 각 개별점수와 개인이 속한 집단평균 간의 오차제곱으로 계산했으나, 다음과 같이 계산할 수 있다.

$$SS_R = \sum s_k^2 (n_k - 1)$$
$$= s_{group\ 1}^2 (n_1 - 1) + s_{group\ 2}^2 (n_2 - 1) + \cdots + s_{group\ n}^2 (n_n - 1) \tag{13.7}$$

즉, 각 집단의 개별 분산과 집단에 소속된 개인의 수에서 1을 뺀 값($n - 1$)을 곱하는 것이다. Table 13.1에 개별 집단의 분산이 제시되어 있는데, 각 집단에 8명($n = 8$)이 있으므로 공식은 다음과 같다.

$$SS_R = s_{group\ 1}^2 (n_1 - 1) + s_{group\ 2}^2 (n_2 - 1) + \cdots + s_{group\ 6}^2 (n_6 - 1)$$
$$= 24.55(8 - 1) + 106.7(8 - 1) + 42.86(8 - 1) + 156.7(8 - 1) + 50(8 - 1) + 117.41(8 - 1)$$
$$= (24.55 \times 7) + (106.7 \times 7) + (42.86 \times 7) + (156.7 \times 7) + (50 \times 7) + (117.41 \times 7)$$
$$= 171.85 + 746.9 + 300 + 1096.9 + 350 + 821.87$$
$$= 3487.52$$

각 집단의 자유도는 집단에 속한 개인 수 − 1, 즉 7이므로 전체 집단의 자유도를 더하면 총 6 × 7 = 42가 된다.

13.2.7. F 값 ②

이원분산분석의 각 효과(두 개의 주효과와 교호작용 효과)는 고유의 F 값을 갖는다. 우선 각 효과의 평균제곱을 계산하기 위해 평균제곱합을 해당 자유도로 나누어 준다. 잔차에 대한 평균제곱도 구한다. 위의 자료에서는 다음과 같이 4개의 평균제곱을 구할 수 있다.

$$MS_A = \frac{SS_A}{df_A} = \frac{168.75}{1} = 168.75$$

$$MS_B = \frac{SS_B}{df_B} = \frac{3332.292}{2} = 1666.146$$

$$MS_{A \times B} = \frac{SS_{A \times B}}{df_{A \times B}} = \frac{1978.125}{2} = 989.062$$

$$MS_R = \frac{SS_R}{df_R} = \frac{3487.52}{42} = 83.036.$$

두 독립변수와 교호작용의 *F* 값은 일원분산분석과 동일한 방법으로 계산하는데 다음과 같이 평균제곱을 잔차제곱으로 나누어 준다.

$$F_A = \frac{MS_A}{MS_R} = \frac{168.75}{83.036} = 2.032$$

$$F_B = \frac{MS_B}{MS_R} = \frac{1666.146}{83.036} = 20.065$$

$$F_{A \times B} = \frac{MS_{A \times B}}{MS_R} = \frac{989.062}{83.0362} = 11.911$$

SPSS에서는 위의 *F* 값에 대한 유의수준(*p* 값)이 계산되므로 위의 값들이 모집단에서 효과가 있는지 알 수 있다. 이원분산분석도 동일한 원리이나 세 가지 *F* 값이 있으므로 모델제곱합이 독립변수에 의한 주효과 두 개와 교호작용 효과로 나뉘어진다.

13.3. 요인분산분석의 가정 ③

요인분산분석은 선형모형에 기초하므로 제5장에서 언급된 편향의 위험을 동반한다. 만일 분산동질성 가정이 위배되면 Welch 절차에 기초해 수정모형을 적용할 수 있다. 그러나 SPSS에서 값이 제시되지 않으므로 이원분산분석 2 × 2 이상으로 복잡해지면 계산이 불가능해진다. 해결방법은 *post hoc* 검정에서 붓스트랩을 돌리는 것으로 일원분산분석의 주효과(*F*-검정)에는 영향을 주지 않으나 요인분석에서는 가정 위배에 영향받지 않는 강력한 검정값을 얻을 수 있다. 붓스트랩으로 돌리기 위해서는 SPSS 대신에 R package를 사용해야 한다(Field et al., 2012).

13.4. SPSS로 요인분산분석 실행하기 ②

13.4.1. 요인분산분석의 일반적 절차 ①

요인분산분석을 수행하는 단계는 일원분산분석과 동일하다(Figure 11.9).

13.4.2. 자료 입력 및 주 대화상자 열기 ②

자료 편집창에서 성별과 알코올 소비를 반영하는 두 가지로 부호화된 변수를 만든다. 우선 Gender라고 명명된 변수를 생성해 남자 = 0, 여자 = 1로 부호화한다. 이후 Gender 변수열에 0이나 1의 부호를 입력해 개인이 속한 성별을 표시한다. 두 번째로 Alcohol이라고 명명된 변수를 생성한다.

변수값 대화상자에는 위약군(무알코올군) = 1, 2 pints 군 = 2, 4 pints 군 = 3으로 변수값을 지정한다. 자료 편집창에서 개인의 알코올 소비량에 따라 1, 2 또는 3으로 입력한다. 자료 편집창에서 *value labels*라는 메뉴를 누르면 지정해 놓은 변수값의 글자가 나타나는 것을 볼 수 있다. 부호화 결과는 Table 13.3에 있다.

TABLE 13.3 Coding two independent variables

Gender	Alcohol	Participant was
0	1	Male who consumed no alcohol
0	2	Male who consumed 2 pints
0	3	Male who consumed 4 pints
1	1	Female who consumed no alcohol
1	2	Female who consumed 2 pints
1	3	Female who consumed 4 pints

SELF-TEST 도표만들기를 이용해 데이트 상대의 매력점수를 *x* 축에 표시된 알코올 소비량과 선 그래프(오차 막대그래프)로 그려보자. 성별은 서로 다른 색깔의 선으로 구분한다.

변수 두 개를 생성한 후 종속변수 값을 배정할 세 번째 변수를 생성한다. 변수명을 Attractiveness라고 명명한 후 *Labels*을 눌러 '데이트 상대의 매력점수'라고 입력한다. 위의 예는 두 독립변수가 만드는 각 조건에 대상자들이 따로 소속되어 있는 일반적 형태의 요인분산분석이다. 분석을 위해 SPSS의 주 대화창에서 Analyze General Linear Model ▶ Univariate... 를 선택한다.

더모아

원하는 모형을 내 마음대로 만들 수 있나요?

여러 가지 다양한 제곱합이 있다고 하는데 어떻게 찾을 수 있나요? 대화 창에서 Model 버튼을 눌러보면 ANOVA에서 적용할 수 있는 다양한 제곱합을 찾을 수 있다. 각 제곱합의 기능은 웹 사이트에 서술되어 있다.

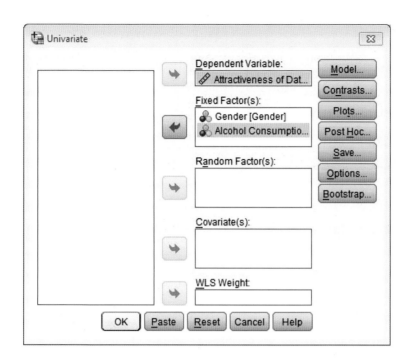

FIGURE 13.6
Main dialog box
for univariate
ANOVA

위와 같은 대화창이 나타나면(Figure 13.6) 종속변수 **Attractiveness**를 선택해 종속변수 (*Dependent Variable*)라고 명명된 박스로 끌어다 놓거나 ➡을 클릭한다. *Fixed Factor(s)* 고정변수라고 표시된 곳에 독립변수를 넣는다. 변수목록에서 **Alcohol**과 **Gender**를 동시에 선택(*Ctrl*을 누른 상태에서 동시에 두 변수를 클릭할 것)한다. 랜덤 요인 등과 같이 좀 더 복잡한 분석도 가능하며 (Jackson & Brashers, 1994), 공변인(Covariates)을 선택하면 요인 공분산분석을 할 수 있다.

13.4.3. 교호작용 그래프 ②

원하는 변수를 선택한 후 Plots... 을 클릭해 Figure 13.7에 보이는 대화창을 연다. 여기서 교호작용을 해석하는데 매우 유용한 선 도표를 선택할 수 있다. 주 분석을 하기 전에 먼저 도표를 그려보는 것이 바람직하다. 두 개의 독립변수가 서로 어떤 관계가 있는지 도표를 그려본다. 위의 자료에서 나타나는 교호작용 그래프는 나중에 알코올과 성별의 통합효과를 해석하는데 도움이 될 것이다. 왼쪽 대화창의 변수 목록에서 **Alcohol**을 선택해 *Horizontal Axis* 수평축이라고 표시된 공간에 끌어다 놓거나 ➡ 를 클릭한다. *Separate Lines* 분리선이라고 표시된 곳에 다른 독립변수인 **Gender**를 넣는다. 두 독립변수를 서로 바꾸어 넣어도 상관없으므로 해석하는데 가장 의미가 맞는 방향으로 도표를 설정하도록 한다. 두 독립변수를 각각 지정하고 나서 Add 를 클릭하면 아래쪽 도표창에 명령어가 나타난다. 도표를 위한 변수 지정이 완료되면 Continue 를 눌러 주 대화창으로 돌아간다.

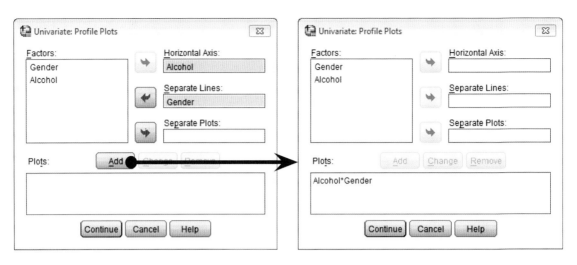

FIGURE 13.7 Defining plots of factorial ANOVA

13.4.4. 대비 ②

제11장의 일원분산분석에서 주효과가 유의한 경우 대비를 통해 유의한 차이가 있는 집단을 확인할 수 있음을 설명했다. SPSS의 일원분산분석 명령어에서 대비를 정의하기 위해 부호를 입력하는 방식을 이용했다. 그러나 이원분산분석에서는 명령어가 따로 없으므로 제시되어 있는 몇 개의 표준 대비 중에서 선택해야 한다. 표준 대비는 Table 11.6에 있다.

더모아

대비에 대해서 설명해 주세요

대비는 유의한 교호작용 효과를 확인하는 데 유용하다. 본 장에서는 대비에 대해 추가적으로 좀 더 자세히 알아보도록 한다.

위의 자료에 표준 대비를 적용해보자. 주효과 중에서 성별의 효과는 2개 수준이므로 대비를 할 필요가 없다. 알코올의 효과는 세 개 수준(무알코올, 2 pints, 4 pints)이므로 단순 대비를 적용해 첫 번째 수준을 기준 집단(대조군)으로 지정할 수 있다. 이를 통해 무알코올 집단을 기준으로 2-pints 군을 비교한 후 다음에 4-pints 군을 2-pints 군과 비교하게 된다(즉, 각 집단을 비교한 후 다음 분석은 직전에 비교한 집단을 기준으로 이루어진다). Helmert 분석은 각 군을 다음 모든 군과 비교하는데, 즉 무알코올 집단을 2-pints 군과 비교한 후, 다음 4-pints 군과 비교한다. 어떤 대비 방식을 선택해도 적절하지만 대비는 주효과에 대한 결과만을 제시한다. 실제 연구자들은 교호작용에 대한 대비를 원하기도 하는데, 이를 위해서는 명령어 창에서 명령어를 생성해야 한다.

알코올의 주효과에 대한 대비를 선택하기 위해 [Continue]를 클릭해 주 대화상자를 연다. 대비 대화상자를 열고 알코올 변수에 대해 Helmert 대비를 선택한다. 대비가 선택되면(Figure 13.8) [Contrasts...]를 클릭해 주 대화상자로 돌아간다.

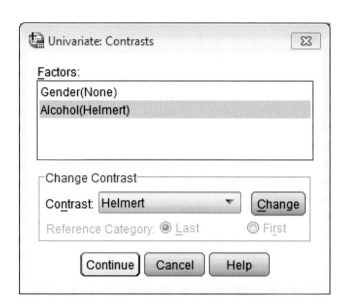

FIGURE 13.8
Defining contrasts in factorial ANOVA

13.4.5. 사후검정 ②

주 대화상자에서 [Post Hoc...]을 클릭하면 *사후검정(post hoc)*을 위한 대화창이 열린다. 변수 Gender의 수준은 2개이므로 사후검정을 설정하지 않고, 수준이 3개인 Alcohol에 대해 사후검정을 수행한다. 우선 Alcohol 변수를 *Factors*라고 씌여진 목록에서 선택해 *Post Hoc Tests for* 라고 명명된 창으로 옮긴다(Figure 13.9). [Continue]를 클릭해 주 대화상자로 돌아간다.

13.4.6. 붓스트래핑과 선택 ②

[Options...]을 클릭해 *Options* 대화상자를 활성화시킨다. 우선 모든 효과를 *Display Means for* (Figure 13.10)라고 명명된 창으로 옮겨 추정 주변평균(estimated marginal means)를 구한다. 레벤 검정을 위해 동질성검사(*Homogeneity tests*)도 선택한다. 또한 효과크기 추정값 ☑ Estimates of effect size 을 선택해 SPSS가 부분 에타제곱을 계산하도록 할 수 있다.

ANOVA에서와 같이 주 대화상자에 [Bootstrap...] 버튼을 선택하면 추정 주변평균, 서술통계, 사후검정에 대한 붓스트랩 신뢰구간을 구할 수 있다. 주효과 F-검정에는 적용되지 않는다.

선택이 완료되면 [Continue] 를 클릭해 주 대화상자로 돌아가고, [OK] 를 누르면 분석이 진행된다.

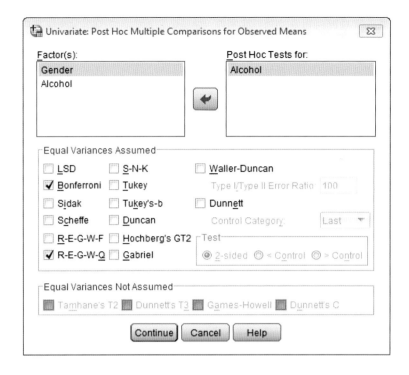

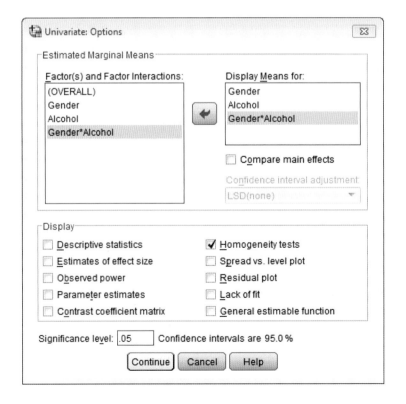

13.5. 요인분산분석 결과표 ②

13.5.1. Levene 검정 ②

Output 13.2는 레벤 검정 결과이다. 결과가 유의하지 않으므로(p = .202), 매력점수의 분산이 성별과 알코올 집단 간에 유사함을 알 수 있다.

OUTPUT 13.2

Levene's Test of Equality of Error Variances[a]

Dependent Variable: Attractiveness of Date

F	df1	df2	Sig.
1.527	5	42	.202

Tests the null hypothesis that the error variance of the dependent variable is equal across groups.

a. Design: Intercept + Gender + Alcohol + Gender * Alcohol

13.5.2. ANOVA 주효과 표 ②

Output 13.3은 독립변수들이 종속변수에 대해 효과가 있는지를 보여주는 가장 중요한 결과표이다. 표에서 독립변수가 유의한지 살펴본다. 우선 알코올의 주효과에 대한 유의성은 .001보다 작은 값으로 유의했으므로 성별에 상관없이 알코올 소비량이 데이트 상대의 선택에 영향을 줌을 알 수 있다. 알코올 소비량에 따른 그려진 매력점수를 표시한 막대그래프를 살펴보면 위의 결과를 쉽게 이해할 수 있다.

Tests of Between-Subjects Effects

OUTPUT 13.3

Dependent Variable: Attractiveness of Date

Source	Type III Sum of Squares	df	Mean Square	F	Sig.
Corrected Model	5479.167[a]	5	1095.833	13.197	.000
Intercept	163333.333	1	163333.333	1967.025	.000
Gender	168.750	1	168.750	2.032	.161
Alcohol	3332.292	2	1666.146	20.065	.000
Gender * Alcohol	1978.125	2	989.062	11.911	.000
Error	3487.500	42	83.036		
Total	172300.000	48			
Corrected Total	8966.667	47			

a. R Squared = .611 (Adjusted R Squared = .565)

SELF-TEST 알코올과 성별의 주효과에 대해 오차 막대그래프를 그려보자.

Figure 13.11은 성별을 무시했을 때 무알코올군과 2-pints 군에서 상대의 매력점수 평균이 비슷함을 보여준다. 따라서 유의한 차이를 보인 주효과는 4-pints 군의 매력점수가 상당히 감소한 것을 반영하는 것으로 추정할 수 있다. 이 결과는 4 pints의 음주를 하게 되면 매력이 적은 상대방이라도 데이트 상대로 수용하게 된다는 것을 의미한다.

FIGURE 13.11
Graph showing
the main effect
of alcohol

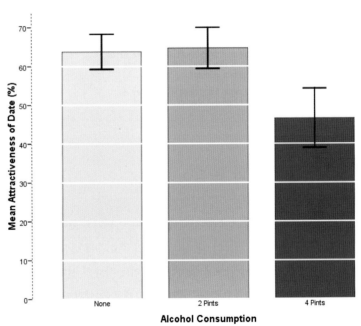

FIGURE 13.12
Graph to show
the main effect
of gender on
mate selection

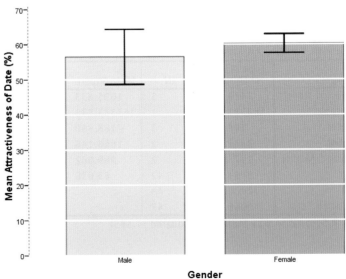

Output 13.3에서 이번에는 성별의 주효과를 살펴보자. F-값이 유의하지 않았으므로(p = .161), 알코올 소비량을 무시했을 때 데이트 상대를 선택하는 매력점수는 성별에 따라 다르지 않음을 의미한다. Section 13.2.5.1에서 계산된 평균이 반영된 Figure 13.12 막대그래프에서도 남자와 여자가 각각 선택한 상대방의 매력점수가 유사함을 보여준다. 결론적으로, 다른 조건이 동일할 때 남자와 여자가 선택하는 상대방의 매력점수는 유사하다.

Output 13.3에서는 성별과 알코올 섭취량의 교호작용 효과를 보여준다. F 값이 유의하므로 데이트 상대를 선택함에 있어서 알코올의 효과가 성별에 따라 다르게 작용하고 있음을 의미한다. SPSS 결과물에는 교호작용의 방향을 해석할 수 있도록 도표가 포함되어 있다(Figure 13.13). 도표에는 Output 13.4에 제시된 추정된 주변 평균과 붓스트래핑 신뢰구간이 표시되어 있는데, 여성에게는 알코올의 효과가 미미함을 알 수 있다. 즉

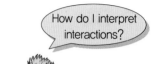

여성의 경우 자신이 원하는데이트 상대를 선택함에 있어서 알코올 섭취량에 따라 점수가 비슷하게 유지됨을 보여준다. 그러나 남성의 경우에는 소량의 알코올을 마실때 까지는 상대방에 대한 매력점수를 비슷하게 유지되다가 많은 양을 마시고 취하게 되면 급격히 점수가 감소하는 것으로 보여준다. 교호작용은 알코올 섭취량이 4 pints가 될 때까지는 데이트 상대를 선택하는 매력점수에 별 효과를 보이지 않으며, 알코올을 4 pints 섭취한 이후 취하게 되면 주로 남성 참가자에게만 효과를 보이게 된다. 결론적으로 여성은 알코올 섭취량에 상관없이 데이트 상대를 선택하는 매력점수를 유사하게 유지하는 반면, 남성은 취한 후에는 상대의 매력여부에 별 신경을 쓰지 않게 된다. 위의 결과에서 고려해야 할 중요한 점이 있다. 우선 초기 분석에서 알코올의 주효과가 유의하게 나왔지만, 교호작용 분석결과를 고려하면 알코올의 주효과는 여성에게는 영향이 없고 남성에게만 주로 나타남을 보여준다. 따라서 교호작

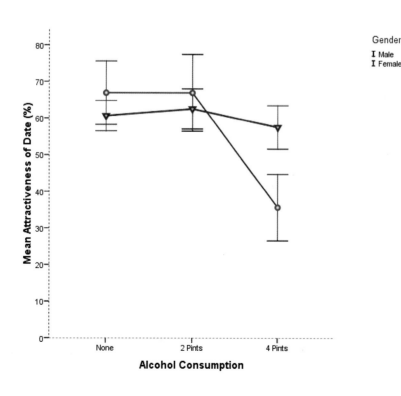

FIGURE 13.13
Graph of the interaction of gender and alcohol consumption in mate selection

3. Gender * Alcohol Consumption

Dependent Variable: Attractiveness of Date

Gender	Alcohol Consumption	Mean	Std. Error	95% Confidence Interval		Bootstrap for Mean[b]			
				Lower Bound	Upper Bound	Bias	Std. Error	BCa 95% Confidence Interval	
								Lower	Upper
Male	None	66.875	3.222	60.373	73.377	.032	3.457	59.375	73.571
	2 Pints	66.875	3.222	60.373	73.377	.002	4.335	58.022	75.625
	4 Pints	35.625	3.222	29.123	42.127	.092	3.869	28.125	44.000
Female	None	60.625	3.222	54.123	67.127	.037[c]	1.719[c]	57.500[c]	64.000[c]
	2 Pints	62.500	3.222	55.998	69.002	-.140	2.221	58.000	66.150
	4 Pints	57.500	3.222	50.998	64.002	.015	2.576	52.500	62.785

b. Unless otherwise noted, bootstrap results are based on 1000 bootstrap samples

c. Based on 999 samples

OUTPUT 13.4

용이 주효과에 유의하게 영향을 미치는 상황에서는 주효과를 해석하는 것이 의미가 없다.

13.5.3. 대비 ②

Output 13.5에 알코올의 주효과에 대한 Helmert 대비 결과가 제시되어 있다. 실제 자료에서는 알코올이 연관되어 있는 교호작용이 유의했으므로 알코올 주효과에 대한 대비를 해석할 필요는 없다. 표의 위쪽에 *Level 1*과 *Later*라고 표시되어 있는 대비 분석은 무알코올 집단과 알코올 두 집단에 대한 대비이다. 무알코올 집단의 평균(63.75)이 2 pints 군과 4 pints 군의 통합 평균[(64.69 + 46.56)/2 = 55.625]과 다른지를 분석한다. 평균의 차이는 8.125(63.75 − 55.63)로 *대비 추정(Contrast Estimate)*과 *차이(Difference)*라고 명명된 값에 제시되어 있다. 유의수준(p = .006)을 보면 차이가 유의함을 알 수 있다. 차이에 대한 신뢰구간도 0보다 크므로(2.49와 13.76 사이) 유의하게 다

OUTPUT 13.5

Contrast Results (K Matrix)

Alcohol Consumption Helmert Contrast		Dependent Variable
		Attractiveness of Date
Level 1 vs. Later	Contrast Estimate	8.125
	Hypothesized Value	0
	Difference (Estimate − Hypothesized)	8.125
	Std. Error	2.790
	Sig.	.006
	95% Confidence Interval for Difference — Lower Bound	2.494
	Upper Bound	13.756
Level 2 vs. Level 3	Contrast Estimate	18.125
	Hypothesized Value	0
	Difference (Estimate − Hypothesized)	18.125
	Std. Error	3.222
	Sig.	.000
	95% Confidence Interval for Difference — Lower Bound	11.623
	Upper Bound	24.627

름을 보여준다. 따라서 알코올의 효과는 무알코올군과 비교했을 때 데이트 상대에 대한 매력점수를 유의하게 감소시키는 것으로 결론내릴 수 있다. 여기서 유의한 차이가 나타난 이유는 2 pints 군과 4 pints 군을 결합시켰기 때문이다. 4 pints 알코올 섭취가 전체 평균에 큰 효과를 보이고 있다. 위의 예시는 우리가 대비 결과를 해석할 때 주의해야 할 점을 보여준다. 결합평균이 포함된 대비에서는 반드시 결합된 군 간의 효과 차이가 있는지도 확인해야 한다.

표의 아래쪽에는 *Level 2*와 *Level 3*의 대비로 2 pints 군(*M* = 64.69)과 4 pints 군(*M* = 46.56)이 유의하게 다른지 비교한다. 차이는 18.13(64.69 − 46.56)이며 대비 추정과 차이에 동일하게 표시되어 있다. 유의수준(*Sig* = 0.000)을 보면 역시 차이가 유의함을 알 수 있으며, 신뢰구간(11.62에서 24.63사이)도 0을 포함하고 있지 않다. 즉, 4 pints 알코올 섭취시 2 pints 섭취에 비해 유의하게 데이트 상대의 매력점수가 감소한다는 것을 알 수 있다.

13.5.4. 단순효과분석 ③

단순효과분석은 교호작용을 세분화해서 보여주는데, 한 독립변수 효과를 다른 독립변수의 각 수준에 따라 분석하는 것이다. 예를 들어 위의 자료에서 성별에 대한 효과를 알코올 섭취량에 따라 분석하는 것이다. 무알코올 상태일 때 남자의 매력점수와 여자의 매력점수를 비교한 후, 2 pints 알코올

SPSS TIP 13.1 SPSS에서 단순효과분석 ③

단순효과분석은 SPSS의 대화상자에서 실행할 수 없으므로 명령어 창을 열고 직접 명령어를 입력해야 한다. 명령어는 다음과 같다.

GLM Attractiveness by gender alcohol
/EMMEANS = TABLES(gender*alcohol) COMPARE(gender).

우선 ANOVA에서 효과 또는 **독립변수 (Attractiveness)**를 지정하고 **성별(Gender)** 과 **알코올(Alcohol)**을 by로 지정한다. / *EMMEANS*라고 표시된 부분이 단순효과를 나타낸다. 예를 들어 *COMPARE(gender)*는 알코올 각 수준에서 성별의 효과를 분석한다. 웹사이트에 **GogglesSimpleEffects.sps**로 위의 명령어와 **Goggles.sav** 데이터가 저장되어 있다. 위의 명령어를 실행하면 결과물이 다음과 같이 제시된다(Output 13.6).
각 단순효과의 유의수준을 보면 남성과 여성

Univariate Tests

Dependent Variable: Attractiveness of Date

Alcohol Consumption		Sum of Squares	df	Mean Square	F	Sig.
None	Contrast	156.250	1	156.250	1.882	.177
	Error	3487.500	42	83.036		
2 Pints	Contrast	76.562	1	76.562	.922	.342
	Error	3487.500	42	83.036		
4 Pints	Contrast	1914.062	1	1914.062	23.051	.000
	Error	3487.500	42	83.036		

Each F tests the simple effects of Gender within each level combination of the other effects shown. These tests are based on the linearly independent pairwise comparisons among the estimated marginal means.

OUTPUT 13.6

간에 알코올 수준 1(무알코올: *p* = .18), 또는 알코올 수준 2(2 pints: *p* = .34)에서는 유의한 차이가 없다. 그러나 알코올 수준 3(4 pints, *p* < .001)에서는 유의하게 다른 것으로 나타났다.

더모아

*단순효과를 손으로 계산할
수 있나요?*

단순효과분석은 SPSS프로그램이 자동으로 계산해준다. 단순효과분석
을 직접 계산하는 방법은 웹 사이트의 추가 자료에 제시되어 있다.

상태에서 남녀의 매력점수를 비교하고, 마지막으로 4 pints 알코올 상태에서 다시 남녀의 매력점수를
비교하는 것이다.

13.5.5. 사후검정 ②

본페로니 사후검정(Output 13.7)은 알코올의 주효과를 세분화해 일원분산분석 결과처럼 해석할
수 있도록 하므로 알코올의 효과를 성별에 따라 파악할 수 있다. 유의수준과 붓스트랩 신뢰구간이 0
을 포함하는지를 확인하면 참가자들이 무알코올 또는 2 pints 알코올을 마셨을 때 상대방에 대한 매
력점수가 거의 변화가 없음($p = 1.00$)을 알 수 있다. 그러나 4 pints 알코올을 마셨을 때 참가자들은
2 pints 군($p < .001$)이나 무알코올군($p < .001$)에 비해 유의하게 낮은 매력점수를 가진 데이트 상
대를 선택한다.

OUTPUT 13.7

Multiple Comparisons

Dependent Variable: Attractiveness of Date

	(I) Alcohol Consumption	(J) Alcohol Consumption	Mean Difference (I-J)	Std. Error	Sig.	95% Confidence Interval	
						Lower Bound	Upper Bound
Bonferroni	None	2 Pints	-.94	3.222	1.000	-8.97	7.10
		4 Pints	17.19*	3.222	.000	9.15	25.22
	2 Pints	None	.94	3.222	1.000	-7.10	8.97
		4 Pints	18.13*	3.222	.000	10.09	26.16
	4 Pints	None	-17.19*	3.222	.000	-25.22	-9.15
		2 Pints	-18.13*	3.222	.000	-26.16	-10.09

Based on observed means.
 The error term is Mean Square(Error) = 84.527.

 *. The mean difference is significant at the

Bootstrap for Multiple Comparisons

Dependent Variable: Attractiveness of Date

	(I) Alcohol Consumption	(J) Alcohol Consumption	Mean Difference (I-J)	Bootstrap[a]			
				Bias	Std. Error	BCa 95% Confidence Interval	
						Lower	Upper
Bonferroni	None	2 Pints	-.94	.06	3.05	-6.72	5.23
		4 Pints	17.19	-.01	4.20	9.77	25.61
	2 Pints	None	.94	-.06	3.05	-5.07	6.56
		4 Pints	18.13	-.08	4.36	10.40	25.73
	4 Pints	None	-17.19	.01	4.20	-26.31	-8.52
		2 Pints	-18.13	.08	4.36	-27.33	-9.13

a. Unless otherwise noted, bootstrap results are based on 1000 bootstrap samples

Attractiveness of Date

	Alcohol Consumption	N	Subset 1	Subset 2
Ryan–Einot–Gabriel–Welsch Range[a]	4 Pints	16	46.56	
	None	16		63.75
	2 Pints	16		64.69
	Sig.		1.000	.772

Means for groups in homogeneous subsets are displayed.
Based on observed means.
The error term is Mean Square(Error) = 83.036.

a. Alpha =

REGWQ 검정(Output 13.8)은 무알코올군과 2 pints 군의 평균은 유사한 반면 4 pints 군의 평균은 유의하게 다름을 보여준다. 다시 한 번 강조하지만 교호작용이 유의한 경우 주효과에 대한 사후검정은 일반적으로 시행하지 않는다.

요약하자면 알코올은 데이트 상대를 선택하는 매력점수에 유의한 효과가 있다. 상대적으로 소량(2 pints)의 알코올을 섭취하는 경우 무알코올군에 비해 데이트 상대에 대한 판단과 매력점수가 일관성 있게 유지된다. 하지만 다량(4 pints)의 알코올을 섭취하면 선택한 데이트 상대의 매력점수는 급격히 감소한다. 이것이 맥주고글효과이다. 재미있는 것은 맥주고글효과에 대한 성별 차이의 교호작용이다. 남성은 술에 취하게 되면 훨씬 덜 매력적인 데이트 상대를 선택하는 것으로 나타났다. 반면 여성은 술에 취했음에도 데이트 상대 선택점수에 대해 자신의 기준을 나름 유지한다. 4 pints 이상 다량의 알코올 섭취가 여성에게 맥주고글효과를 보이게 되는지는 알 수 없다.

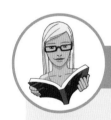

핵심녀의 힌트 요인분산분석

- 이원 독립 분산분석은 실험조건에서 두 개의 독립변수와 두 집단이 있을 때 여러 개의 평균을 비교하는 방법이다. 예를 들어 서로 다른 집단에게 다양한 교수법이 어떻게 효과를 보이는지 알아보려고 한다. 4개의 전공학과(심리학, 지리학, 경영학, 통계학)에 소속된 학생들을 모집해 강의식 교수법과 책 위주의 교수법에 배정했다. 두 독립 변수는 전공과 교수법이다. 효과변수는 학기말 점수이다.
- Levene 검정을 통해 분산의 동질성을 검증할 수 있다. 유의수준이 .05 이하이면 분산의 동질성 가정이 위배된 것이다.
- Between−Subjects Effects(개체간 효과)라고 표시된 표에서 모든 주효과와 교호작용에 대한 유의수준을 확인해 .05 이하이면 유의한 효과가 있음을 알 수 있다.
- 유의한 교호작용을 해석하기 위해서는 교호작용 도표를 보거나 단순효과분석을 시행한다.
- 해당 독립변수가 포함된 교호작용 효과가 유의한 경우 독립변수의 주효과는 해석할 필요가 없다.
- 주효과를 해석하고자 할 때 사후검정을 통해 어떤 집단이 유의하게 다른지 확인한다. 유의수준이 .05보다 작고 붓스트랩 신뢰구간에 0이 포함되어 있지 않으면 주효과가 유의함을 나타낸다.
- 선형모형에서 요구되는 가정을 검정한다.

13.6. 교호작용 도표 해석하기 ②

교호작용을 해석하기 위해서는 도표를 참고한다. Figure 13.13에서 교호작용에 대해 무알코올 상태와 2 pints 알코올을 마신 상태에서는 남녀의 데이트 상대에 대한 매력점수가 유사했으나 4 pints 알코올을 마신 상태에서는 여성에 비해 남성이 데이트 상대를 선택하는 매력점수가 여성에 비해 현저히 감소했다고 결론지었다. Figure 13.14와 같이 교호작용 도표가 제시되었다면 여전히 교호작용이 유의하다고 결론 내릴 수 있는가?

Figure 13.14에 제시된 교호작용은 아마도 유의할 것이다. 무알코올 상태와 4 pints를 마셨을 때의 남녀 차이가 거의 없었던 반면, 2 pints 알코올을 섭취한 상태에서는 남녀 간의 데이트 상대에 대한 매력점수가 큰 차이를 보이고 있기 때문이다. 이 시나리오에 의하면 맥주고글효과가 무알코올에서는 전혀 나타나지 않으며, 4 pints 이상부터는 남녀에게 동일하게 나타나고 있음을 의미한다.

예를 하나 더 들어보자. Figure 13.15와 같이 교호작용이 나타났다면 알코올의 효과가 남녀에게 유사하므로 교호작용은 유의하지 않을 것이다. 남녀 모두 무알코올 상태에서는 데이트 상대 선택점수가 상당히 높았으나, 2 pints의 알코올을 섭취한 이후부터는 모두 유사한 수준으로 상대방 선택점수가 낮아지는 것으로 나타났다. 선의 기울기가 남녀 모두 비슷하게 나타났다. 남성의 매력점수가 여성보다 낮지만 모든 조건에서 동일하게 나타난 것으로 보아 남성은 자신의 데이트 상대 여성에 대해 여성보다 낮은 기준을 가지고 있음을 반영한다. 즉, 알코올의 섭취 수준과 상관없이 남성은 여성의 기준보다 덜 매력 있는 데이트 상대를 선택한다는 것을 의미한다. 위의 예에서 두 가지 점을 확인할 수 있다.

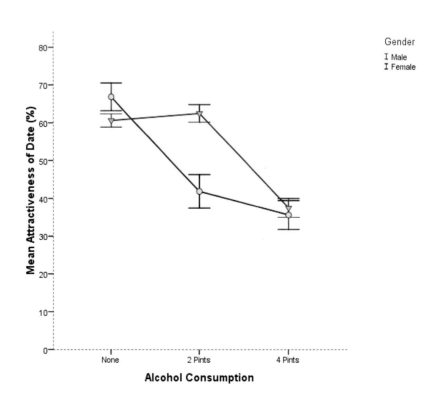

FIGURE 13.14
Another interaction graph

- 교호작용 도표가 평행선으로 나타나지 않으면 교호작용이 유의한 것이다. 그러나 비평행선이 늘 유의한 교호작용효과를 보이는 것은 아니며 평행에서 벗어나는 정도에 따라 다르다.
- 교호작용 도표의 선이 교차한다면 비평행을 나타내므로 교호작용이 유의할 것으로 기대할 수 있다. 그럼에도 교차선이라고 해서 모두 교호작용이 유의한 것은 아니다.

때로 선도표가 아닌 막대도표를 그리기도 한다. Figure 13.16은 두 독립변수에 대한 막대도표를 보여준다. 위에 있는 (a)와 (b)는 위에서 예로 든 자료에 대한 막대그래프로서 동일한 자료를 두 가지 방법으로 보여준다. (a)에서는 알코올 섭취 수준을 x 축으로 놓고 남성과 여성의 평균을 서로 다른 색깔로 표시했다. (b)에서는 성별을 x 축으로 놓고 알코올 섭취 수준을 서로 다른 색깔로 표시했다. 두 도표가 교호작용을 보여준다. 서로 다른 색깔의 막대들이 각각의 수준에서 어떻게 다른지를 관찰해 보자. (a)에서는 무알코올 섭취 수준에서 옅고 진한 파란색의 막대도표가 어느 정도 차이가 있는지 확인한 후, 2 pints 섭취 수준에서의 차이와 비교한다. 무알코올 섭취 수준에서 관찰된 차이와 유사하므로 교호작용은 없다고 볼 수 있다. 그러나 4 pints 섭취 수준에서는 진한 파란색 막대가 옅은 색의 막대에 비해 상당히 높아 큰 차이를 보인다. 따라서 교호작용이 있다고 볼 수 있다. (b)에서는 같은 자료를 뒤집어서 보여주고 있다. 우선 남성의 알코올에 따른 세 가지 반응을 나타내는 막대를 살펴보면 처음 두 개의 막대는 높이가 비슷하나 마지막 막대는 상당히 짧다. 그러나 여성의 알코올에 따른 세 가지 반응을 나타내는 막대는 세 개가 모두 유사한 높이를 보이고 있다. 따라서 교호작용이 있다고 볼 수 있다.

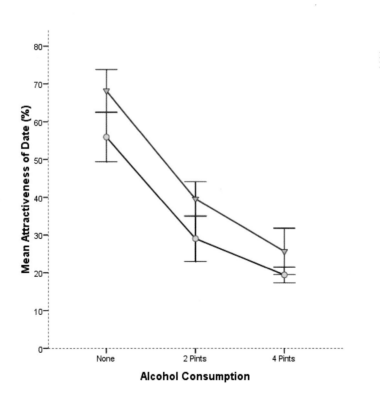

Gender
I Male
I Female

FIGURE 13.15
A graph showing lack of interaction

SELF-TEST Figure 13.16에서 패널 (c)와 (d)를 보고 교호작용이 있는지 해석해 보자.

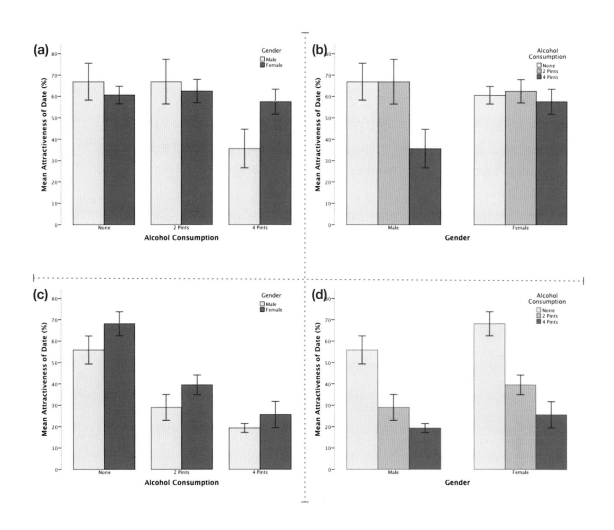

FIGURE 13.16   Bar chart showing interactions between two variables

패널의 아래쪽에 제시된 막대도표는 위에서 제시한 두 번째 자료를 두 가지 방법으로 표현한 것이다. 우선 (c)를 보면 무알코올 섭취 시 짙은 파란막대가 옅은 색보다 조금 크고, 2 pints와 4 pints 수준에서도 여전히 짙은 막대가 약간 더 커서 모든 수준에서 유사한 패턴을 보인다. 즉, 알코올 섭취

나자료 13.1

피어싱하기 ②

연구에 의하면 문신이나 피어싱을 하는 사람들은 위험 행동을 더 많이 한다고 한다. Nicolas Guéguen (2012)은 1965년 프랑스 청년들을 대상으로 술집에서 나갈 때 호흡에서 알코올 수치(**Alcohol**)를 측정했다. 이 점수를 위험 행동으로 정의했다. 각 청년들은 문신이나 피어싱을 했는지, 하지 않았는지에 따라 집단을 분류했고(**Group**), 성별(**Gender**)도 표시했다. 위험 행동은 문신이나 피어싱을 한 집단에서 더 높았는가? 이 변수는 성별과 교호작용이 있는가? 오차막대도표를 그려보자. 자료는 **Gueguen (2012).sav**에 제시되었고 웹 사이트에서 답을 찾아볼 수 있다.

수준에 상관없이 여성이 남성보다 데이트 상대를 선택하는 점수가 더 높다. 따라서 교호작용이 없다. 패널 (d)를 보면 남성에서 알코올 섭취 수준에 따라 매력점수가 점점 낮아지는데, 여성에서도 역시 유사한 패턴을 보이고 있다. 따라서 매력점수의 변화가 남성과 여성에서 유사하게 나타나므로 교호작용은 없는 것으로 보인다.

13.7. 효과크기 계산하기 ③

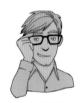

SMART
ALEX
ONLY

SPSS에서 부분 에타제곱(η^2)을 구할 수 있으나, 앞에서 언급한 이유에 근거해 주로 오메가제곱(ω^2)을 적용한다. 요인설계에서 오메가제곱을 계산하기 위해서는 Howell (2012)가 제시한 방법에 따라 각 효과(두 개의 주효과와 교호작용 효과)와 오차의 변량을 먼저 계산해 각 효과크기 계산에 적용하면 된다. 주효과를 A, B라고 하고 교호작용 효과를 $A \times B$라고 하면, 각 변량 구성은 각 효과의 평균제곱과 표본크기를 기준으로 다음과 같다.

$$\hat{\sigma}_{\alpha}^2 = \frac{(a-1)(\text{MS}_A - \text{MS}_R)}{nab}$$

$$\hat{\sigma}_{\beta}^2 = \frac{(b-1)(\text{MS}_B - \text{MS}_R)}{nab}$$

$$\hat{\sigma}_{\alpha\beta}^2 = \frac{(a-1)(b-1)(\text{MS}_{A \times B} - \text{MS}_R)}{nab}$$

위의 공식에서 a는 첫 번째 독립변수의 수준, b는 두 번째 독립변수의 수준, n은 각 조건에 속하는 대상자 수가 된다.

예시 자료를 위의 공식에 대입해보자. Output 13.3에서 각 효과의 평균제곱과 오차를 찾아 입력한다. 첫 번째 독립변수는 알코올이다. 3개의 수준이므로 a = 3이며, 평균제곱은 1666.146이다. 두 번째 독립변수는 성별로서 2개의 수준이므로 $b = 2$이다. 평균제곱합은 168.75이다. 각 집단에 속한 대상자수는 8이며 잔차평균제곱은 83.036이므로 공식은 다음과 같이 대입된다

$$\hat{\sigma}_{\alpha}^2 = \frac{(3-1)(1666.146 - 83.036)}{8 \times 3 \times 2} = 65.96$$

$$\hat{\sigma}_{\beta}^2 = \frac{(2-1)(168.75 - 83.036)}{8 \times 3 \times 2} = 1.79$$

$$\hat{\sigma}_{\alpha\beta}^2 = \frac{(3-1)(2-1)(989.062 \quad 83.036)}{8 \times 3 \times 2} = 37.75$$

또한 총변량을 구하게 되는데 이것은 다른 변수들의 합으로 잔차평균제곱은:

$$\hat{\sigma}_{total}^2 = \hat{\sigma}_{\alpha}^2 + \hat{\sigma}_{\beta}^2 + \hat{\sigma}_{\alpha\beta}^2 + MS_R$$
$$= 65.96 + 1.79 + 37.75 + 83.04$$
$$= 188.54$$

효과크기는 각 효과의 추정변량을 총추정변량으로 나눈 값이다.

$$\omega_{effect}^2 = \frac{\hat{\sigma}_{effect}^2}{\hat{\sigma}_{total}^2}$$

따라서 알코올의 주효과는 다음과 같다.

$$\omega_{alcohol}^2 = \frac{\hat{\sigma}_{alcohol}^2}{\hat{\sigma}_{total}^2} = \frac{65.96}{188.54} = .35$$

성별의 주효과는 다음과 같다.

$$\omega_{gender}^2 = \frac{\hat{\sigma}_{gender}^2}{\hat{\sigma}_{total}^2} = \frac{1.79}{188.54} = .009$$

성별과 알코올의 교호작용 효과는 다음과 같다.

$$\omega_{alcohol \times gender}^2 = \frac{\hat{\sigma}_{alcohol \times gender}^2}{\hat{\sigma}_{total}^2} = \frac{37.75}{188.54} = .20$$

위의 값을 r과 같은 수준으로 만들기 위해서 제곱근을 씌우면 알코올의 효과크기는 .59 성별의 효과크기는 .09, 교호작용은 .45가 된다. 알코올과 교호작용의 효과는 상당히 큰 효과크기이나 성별의 효과는 매우 작아 0에 가깝다. 위에서 제시된 분석결과에서도 성별의 효과는 유의하지 않았다.

단순효과분석에 대한 효과크기도 계산할 수 있는데 두 개를 비교하게 되므로 모형의 자유도는 1이다. 여기에서 F는 다음 공식을 이용해 r로 전환된다(F 값과 잔차 자유도를 적용한다).[2]

$$r = \sqrt{\frac{F(1, df_R)}{F(1, df_R) + df_R}}$$

SPSS Tip 13.1을 참고하면 성별 효과에 대한 F 값은 1.88(무알코올 섭취 시), 0.92(2 pints 섭취 시), 23.05(4 points 섭취 시)이다. 각 효과에서 자유도는 1이며 잔차 자유도는 42이다. 따라서 다음과 같이 효과크기를 계산할 수 있다.

$$r_{\text{Gender (no alcohol)}} = \sqrt{\frac{1.88}{1.88 + 42}} = .21$$

$$r_{\text{Gender (2 pints)}} = \sqrt{\frac{0.92}{0.92 + 42}} = .15$$

$$r_{\text{Gender (4 pints)}} = \sqrt{\frac{23.05}{23.05 + 42}} = .60$$

EVERYBODY

따라서 성별의 효과는 무알코올과 2 pints 섭취 시에는 매우 작은 크기이나, 4 pints 섭취 시에는 큰 효과크기를 보인다.

13.8. 이원분산분석 결과 보고하기 ②

분산분석에서는 F 값과 자유도를 보고한다. 알코올의 효과와 알코올 × 성별 교호작용의 효과에 대한 모델의 자유도는 df_M = 2이나 성별의 효과에 대한 자유도는 df_M = 1이다. 모든 효과에서 잔차 자유도는 df_R = 42이다. 따라서 세 가지의 효과에 대한 결과는 다음과 같이 보고한다.

✔ 클럽에서 데이트 상대를 고르는 매력점수에 대해 알코올 소비량은 유의한 효과를 가지는 것으로 나타났으며 $F(2, 42) = 20.07$, $p < .001$, $\omega^2 = .35$ 이다. Bonferroni 사후검정에서 데이트 상대의 매력점수는 무알코올 또는 2 pints 섭취 시 ($p < .001$)에 비해 4 pints 섭취시 유의하게

---

[2] F가 두 개 이상을 비교하는 경우 공식이 달라진다(Rosenthal et al., 2000, p.44). 여기서는 해석하기 쉬운 상황인 두 집단 비교에 대한 효과크기를 예로 들었다.

나자료 13.2

생산력에 대한 여유와
정서상태의 효과 ②

집을 나선 후 문을 잠궜는지, 창문은 닫았는지 생각이 안 나는 경우가 있다. 이런 일들은 흔히 일어나지만 강박증 환자의 경우에는 지나치게 확인을 많이 하게 되어 집을 나서기까지 몇 시간이 소요되기도 한다.

이론에 의하면 강박적 행동은 현재 긍정적 또는 부정적 정서를 가지고 있는지와 언제 일을 중단하는지에 대한 자신의 원칙(즉, 그만하고 싶을 때 중단하는지, 일이 끝나야 중단하는지)의 통합효과로 일어난다고 한다. Davey 연구팀(2003)은 이 가설을 검증하기 위해 대상자를 선정해 정서(Mood: 긍정적, 부정적, 무정서)를 측정하고, 대상자들에게 휴가를 떠나기 전 할 수 있는 만큼 하

도록 일을 배정(Checks)했다. 각 정서집단 내에서 대상자 반은 할 수 있는 만큼 일을 하도록 하고, 나머지 반에게는 하고 싶은 만큼만 일을 하도록 했다(Stop_Rule). 자료는 Davey(2003).sav에 있다.

자료에 대해 오차막대도표를 그리고 Davey 연구팀의 가설이 맞는지 분석해 보자.

(1) 부정적 정서를 가진 대상자들은 할 수 있는 만큼 일을 하기로 했을 때 하고 싶은 만큼만 일을 하도록 한 사람들에 비해 생산력이 좋을까?
(2) 긍정적 정서를 가진 대상자들은 하고 싶은 만큼만 일을 하도록 했을 때 할 수 있는 만큼 일을 하도록 한 경우에 비해 생산력이 좋을까?
(3) 무정서인 대상자들은 일의 중단에 대한 원칙에 영향을 받지 않을까?

결과는 웹 사이트나 논문 148~149쪽을 참고한다.

낮았다. 무알코올과 2 pints 군 간의 매력점수는 유의한 차이가 없었다 ($p = 1.0$).

✓ 데이트 상대의 매력점수에 대한 성별의 주효과는 유의하지 않았으며 $F(1,42) = 2.03$, $p = .161$, $\omega^2 = .009$이다.

✓ 데이트 상대의 매력점수에 대한 알코올 소비량과 성별 간의 교호작용이 유의했으며 $F(2,42) = 11.91$, $p < .001$, $\omega^2 = .20$이다. 즉 남녀가 알코올에 대해 다르게 반응한다는 것을 의미한다. 특히 데이트 상대의 매력점수가 알코올을 마시지 않았거나 2 pints 마실 때까지는 남성($M = 66.88$, $SD = 10.33$)과 여성($M = 62.50$, $SD = 6.55$)간 에 유사했으나, 4 pints 를 마신 이후부터는 남성의 데이트 상대 매력점수($M = 35.63$, $SD = 10.84$)가 여성($M = 57.50$, $SD = 7.07$)보다 유의하게 낮았다.

13.9. 개념에 대한 요약도 ①

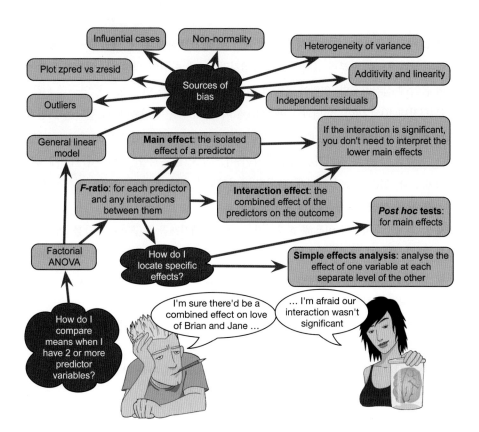

13.10. 다음 장은? ②

본 장에서는 이원 독립 분산분석을 설명했다. 이것은 일원분산분석의 확대형으로 두 개의 독립변수를 서로 다른 대상자에게 측정한 경우이다. 다음 장에서는 독립변수를 동일 대상자에게 반복측정하는 분산분석의 형태에 대해 설명하겠다.

13.11. 주요 용어

Beer-goggles effect (맥주고글효과)
Factorial ANOVA (요인분산분석)
Independent factorial design (독립 요인설계)
Interaction graph (교호작용도표)

Mixed design (혼합설계)
Related factional design (관련) 요인설계
Simple effects analysis (단순효과분석)

13.12. 스마트 알렉스의 과제

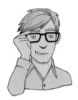

- **과제 1:** 사람들은 나이가 들면서 음악에 대한 취향도 변하게 된다. 예를 들어 어렸을 때 내 부모님은 상대적으로 차분한 음악을 좋아하셨지만, 40대 중반이 되면서는 컨추리 음악이나 유럽풍의 음악에 심취하셨다. 연령이 음악의 취향에 주는 영향을 연구해보자. 연구를 위해 두 집단으로 청장년(40세 미만) 45명과 노년층(40세 이상) 45명을 선정했다. 각 집단을 15명씩 소집단으로 세분해 첫 번째 집단은 Fugazi, 두번째는 ABBA, 마지막 집단은 Barf Grooks를 듣도록 했다. 음악을 들은 후 참가자들에게 음악이 어느 정도 좋은지를(−100 = 끔찍하게 싫다, 0=별 관심이 없다, 100 = 숨이 막히게 좋다)로 표현하도록 했다. Fugazi.sav에 제시된 자료를 이용해 이원 독립 분산분석을 시행해 보시오. ②
- **과제 2:** 과제 1의 자료를 이용해 효과크기를 위해 오메가제곱을 구하고 결과를 보고한다. ③
- **과제 3:** 제3장에서 '브리짓존스의 일기'를 보고 남자와 여자 참가자들이 느끼는 감성에 대한 자료를 제시했다(ChickFlick.sav). 자료를 분석해 남자와 여자가 서로 다른 형태의 영화에 대해 느끼는 감성이 다른지 비교해보시오. ②
- **과제 4:** 과제 3의 자료에서 효과크기를 위해 오메가제곱을 구하고 결과를 보고하시오. ③
- **과제 5:** 제3장에서 수업시간에 제시되는 강화 또는 처벌에 대해 남자와 여자의 학습효과에 대한 자료를 제시했다. 자료를 분석해 남자와 여자가 교수법에 따라 학습효과가 다른지 비교해 보시오. ②
- **과제 6:** 본 장의 서문에서 제안한 대로 내가 작곡한 곡과 친구 말콤이 작곡한 곡(심포니 vs. 파리의 노래) 중 어느 곡이 대중의 선호를 받는지를 연구했다. 결과변수는 곡을 연주할 때 청중들이 지르는 함성의 크기로 측정했다. 자료는 Escape From Inside.sav에 제시되었다. 오차막대 그래프(선그래프)를 그리고 자료를 분석하시오. ②
- **과제 7:** 과제 6의 자료에서 효과크기를 위해 오메가제곱을 구하고 결과를 보고한다. ③
- **과제 8:** SPSS Tip 13.1을 참고해 GogglesSimpleEffects.sps의 명령어를 변경하고 성별에 따라 알코올의 효과가 다른지 분석해 본다. ③
- **과제 9:** Nintendo Wii 프로그램과 관련된 상해에 대한 보고가 늘어나고 있다. 상해는 주로 근육이나 건의 긴장과 관련된 것이다. 연구자들은 Wii 프로그램을 하기 전에 준비운동을 하면 상해를 방지할 수 있으며, 운동선수들은 유연성이 높아 상해를 입지 않을 것이라고 가정했다. 연구를 위해 60명의 운동선수와 60명의 비운동선수를 선정(Athlete)하고 반으로 나누어 실험군은 Wii 프로그램을 직접 수행하고, 대조군은 옆에서 지켜보도록 했다. 실험군 중 반은 5분간 준비운동을 한 후 Wii 프로그램을 수행하도록 했고, 나머지는 준비운동 없이 수행했다(stretch). 결과변수는 4시간을 수행한 후 통증척도(0 = 통증 없음, 10 = 심한 통증)로 측정했다(injury). 자료는 Wii.sav에 제시되어 있다. 삼원 분산분석을 시행해 운동선수들에게 상해 발생이 적은지, 준비운동을 하면 예방효과가 있는지를 검증하시오. ③

과제의 정답은 웹 사이트에서 찾을 수 있다.

13.13. 참고도서

Howell, D. C. (2012). *Statistical methods for psychology* (8th ed.). Belmont, CA: Wadsworth. (Or you might prefer his *Fundamental statistics for the behavioral sciences*. Both are excellent texst.)

Rosenthal, R., Rosnow, R. L., & Rubin, D. B. (2000). *Contrasts and effect sizes in behavioural research: A correlational approach*. Cambridge: Cambridge University Press. (This is quite advanced but really cannot be bettered for contrasts and effect size estimation.)

Rosnow, R. L., & Rosenthal, R. (2005). *Beginning behavioral research: A conceptual primer* (5th ed.). Upper Saddle River, NJ: Pearson/Prentice Hall. (Has some wonderful chapters on ANOVA, with a particular focus on effect size estimation, and some very insightful comments on what interactions actually mean.)

14 반복측정설계 (GLM 4)

FIGURE 14.1
Scansion
in the early days;
I used to stare a
lot (L–R: me,
Mark and Mark)

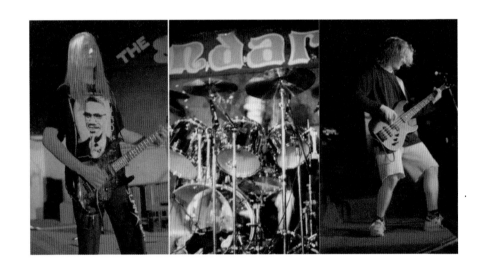

14.1. 이 장에는 어떤 내용이 있을까? ②

십 대 중반부터 헤비메탈 록 콘서트에 심취하면서 친구들과 함께 Scansion이라는 밴드를 만들어 보컬 겸 기타리스트와 작곡가로 활동을 했다. 밴드가 잘나갈 때는 런던의 유명한 Marquee Club에서도 연주를 했다(Figure 14.1). 우리는 이전 연주와는 달라보여야 한다는 압박감으로 연주를 하곤 했다. 그 행복했던 시절에 통계가 무엇인지 알았다면 연주할 때마다 점수를 매겨 비교함으로써 잘하고 있는지 알아볼 수 있었을 것이다. 점수를 매기는 건 매번 우리들의 연주이므로, 통계적으로 말하면 반복측정설계였을 것이고, 연주를 평가한 점수 평균을 반복측정 분산분석 방법으로 비교할 수 있었을 것이다. 이 장에서는 반복측정에 대한 이러한 통계방법을 설명하려 한다.

14.2. 반복측정설계 입문 ②

지금까지 평균을 비교할 때는 각 평균을 계산하기 위해 서로 다른 개체의 값을 사용하였다. 예를 들어 실험조건마다 서로 다른 사람이 대상이 되는 경우를 말한다. 대상은 사람뿐 아니라 식물이나 동물 등 무엇이든 될 수 있다. 지금까지는 평균을 계산할 때 동일한 대상의 값을 사용하는 경우를 전혀 고려하지 않았다. 이제 반복측정 자료로 분산분석을 하면 어떻게 되는지 살펴보기로 하자.

SELF-TEST 반복측정설계란 무엇인가? (힌트: 제1장을 참고하라)

'반복측정'이란 동일한 대상이 모든 실험조건에 노출되거나 여러 시점에서 측정하는 경우를 말한다. 예를 들어, 술이 파티의 즐거움에 미치는 영향을 알아보려 한다. 술을 많이 마셔도 별 문제가 없는 사람이 있는가 하면, 맥주 한잔만 마셔도 쉽게 취해 온 방을 휘젓고 다니는 사람도 있다. 따라서 술의 영향을 알아볼 때는 사람에 따라 술에 대한 내성이 다르다는 것을 고려해야 한다. 동일한 사람을 여러 실험 조건에서 검사하면 이러한 통제가 가능한데, 동일한 대상자(participant)가 1잔, 2잔, 3잔, 4잔을 마실 때마다 같은 설문지에 답하게 하는 방법이다. 이러한 설계는 여러 형태로 나타날 수 있다(Figure 14.2).

이 설계가 장점이 있겠지만, 분산분석 F-검정의 정확도는 각 실험조건 점수가 서로 독립적이라는 가정이 충족되었는지 여부에 따라 좌우되는데(Section 11.3), 반복측정을 사용하면 이러한 가정이 충족되지 않는다. 실험조건이 서로 다른데도 대상자가 같기 때문에, 측정값이 서로 독립적이 될 수 없는 것이다. 따라서 일반적인 F-검정을 수행하기에 정확도가 떨어지게 된다. 서로 다른 실험조건에서 측정한 값들이 서로 연관되는 상황에서는 다른 가정이 하나 더 필요하다. 실험조건 간의 상관관계는 비슷하다는 가정으로 실험조건을 둘 씩 비교한다면, 두 실험조건 간 의존도는 대략 같을 것이라는 가정이다. 이를 구형성(sphericity) 가정이라 한다.

FIGURE 14.2
The confusion machine has created many different ways to refer to repeated–measures designs

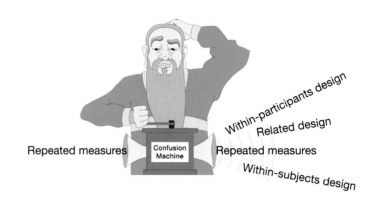

14.2.1. 구형성 가정 ②

What is sphericity?

구형성 가정은 집단–간(between-groups) 분산분석에서 말하는 분산의 동질성과 비슷한 가정이다. 구형성은 기호 ε으로 나타내는데, 복합대칭성(compound symmetry)의 일반적인 형태이다. 복합대칭성은 실험조건의 분산이 동일하고(분산분석에서 분산의 동질성), 각 쌍의 실험조건 간 공분산이 모두 동일한 경우를 말한다. 즉, 실험조건의 분산이 거의 동일하고 어떤 실험조건 쌍의 상관관계가 다른 실험조건 쌍보다 더 높거나 낮지 않다고 가정하는 것이다. 반복측정 자료를 이용한 분산분석에서는 복합대칭성이 충분조건이나 필요조건은 아니다. 구형성은 복합대칭성보다 다소 완화된 가정으로 실험조건 간 차이(difference)에 대한 분산의 동질성을 의미한다. 만일 각 쌍의 실험조건을 뽑아서 점수 쌍의 차이를 계산한다면, 이 차이의 분산이 대략 비슷해야 하는 것이다. 구형성은 실험조건이 적어도 세 가지 이상일 때 살펴본다.

14.2.2. 구형성은 어떻게 측정하나? ②

구형성 가정을 확인하는 것은 모든 실험조건 쌍의 점수 차이를 계산하는 것부터 시작한다. 계산이 끝나면, 이 차이의 분산을 계산한다. Table 14.1에는 세 가지 수준의 실험조건을 가진 실험 자료에서 각 대상자 점수 쌍들의 차이를 계산한 뒤, 차이의 분산을 계산했다. 이 분산이 거의 동일하면 구형성이 충족되는 것이다. 즉, 다음과 같으면 구형성이 충족되는 것이다.

$$\text{variance}_{A-B} \approx \text{variance}_{A-C} \approx \text{variance}_{B-C}$$

이 자료에서는 실험조건 A와 B 간 차이의 분산(15.7)이 A와 C 간 차이의 분산(10.3)이나 B와 C 간 차이의 분산(10.7)보다 크기 때문에 구형성이 충족되지 않는 것으로 보인다. 그러나 이 자료에서 차이

TABLE 14.1 Hypothetical data to illustrate the calculation of the variance of the differences between conditions

Condition A	Condition B	Condition C	A−B	A−C	B−C
10	12	8	−2	2	4
15	15	12	0	3	3
25	30	20	−5	5	10
35	30	28	5	7	2
30	27	20	3	10	7
		Variance:	15.7	10.3	10.7

의 분산 두 개가 매우 유사해 부분적 구형성(*local sphericity* 또는 *local circularity*)을 보이고 있다. 따라서 이 실험조건에서 다중비교를 할 수 있는 구형성 가정은 충족된 것으로 본다(부분적 구형성에 대해서는 Rouanet & Lepine, 1970). Table 14.1 자료에서 구형성의 가정은 모든 분산이 대략 비슷하므로 크게 벗어나지 않는 것으로 보이는데, 얼마나 많이 벗어나야 검정을 할 수 없을 정도가 되는 것인가?

14.2.3. 구형성 정도 사정하기 ②

구형성은 Mauchly 검정을 이용해서 사정할 수 있다. 이 검정은 '실험조건 간 차이의 분산은 동일하다'는 가설을 검정한다. Mauchly 통계량이 유의하면, 다시 말해 유의확률이 .05보다 작으면, 차이의 분산들이 서로 다르다고 결론짓고 구형성이 충족되지 않는다고 본다. 그러나 Mauchly 통계량이 유의하지 않으면, 즉, $p > .05$이면, 차이의 분산들은 거의 동일하다고 결론짓는다. Mauchly 검정이 유의하면 F-검정의 결과에 대해 걱정을 해야 한다. 그러나 다른 모든 유의성 검정처럼 Mauchly 검정도 표본크기의 영향을 받아서, 표본이 큰 경우에는 조그만 차이도 유의하게 나오고, 표본이 작은 경우에는 웬만한 차이도 유의하지 않게 나오기도 한다(브레인 5.5).

14.2.4. 구형성이 충족되지 않으면 어떤 문제가 발생하나? ③

Rouanet와 Lépine (1970)은 구형성 가정이 충족되지 않을 때 F-값이 어떻게 변화하는지에 대해 연구했다(Mendoza, Toothaker & Crain, 1976). 구형성이 충족되지 않은 경우, F-검정의 검정력은 낮아지고 검정통계량은 적절한 분포(F-분포)를 하지 않는다. 구형성은 사후검정 결과에도 문제를 일으킨다(브레인 14.1). 검정력이나 제1종 오류를 통제하기 위해서는 Bonferroni 방법이 가장 로버스트하다는 것만 기억하기 바란다. 구형성이 확실히 충족되는 경우에는 Tukey 방법을 사용한다.

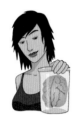

브레인 14.1

구형성과 사후검정 ③

구형성이 충족되지 않으면 다중비교에 문제가 생길 수 있다. Boik(1981)는 반복측정설계의 사후검정에서 비구형성의 효과를 검토한 후, 아주 작은 차이도 F-값을 크게 변화시킬 수 있다고 결론내리고, 반복측정 대비에서는 이러한 사후검정을 사용하지 말 것을 권고했다. Maxwell (1980)은 반복측정 조건하에서 사후검정 5가지의 검정력과 제1종 오류를 체계적으로 검토했다. 검토한 사후검정은 Tukey의 wholly significant difference (WSD) 검

정; Tukey 검정 중 오차항을 따로 사용한 자유도 (n–1) (SEP1이라 함) 검정이나 자유도 (n–1)(k–1) (SEP2라 함) 검정; Bonferroni 검정(BON); 다변량 방법; Roy – Bose 동시 신뢰구간(SCI)이었다. 연구결과 다변량 방법은 실제 사용하기에는 항상 유의확률이 너무 크게 나왔는데 이는 실험조건 수 k에 비해 표본크기 n이 작을 때 가장 심했다. Tukey 방법은 구형성이 충족되지 않은 경우, 유의확률이 너무 커져서 사용할 수 없었다. Bonferroni 방법은 구형성 가정이 어느 정도 벗어날 때 유의확률이 다소 커지는 경향이 있었지만, 사용할 수 없을 정도로 크게 변하지는 않았다.

검정력(제2종 오류)과 관련해서 Maxwell의 결과는, 표본 수가 아주 작고(n = 8) 비구형성일때는 WSD의 검정력이 가장 컸으나, 표본크기가 조금만 커져도(n = 15) 이러한 현상은 급격히 감소했다. Keselman과 Keselman (1988)은 Maxwell의 연구를 unbalanced design으로 확대하여 '반복 실험조건 수가 증가할수록 BON이 SCI보다 훨씬 더 큰 검정력을 보였다' 했다. 간단히 말해서 제1종 오류와 검정력을 확보하기 위해서는 Bonferroni 방법을 사용하는 것이 가장 좋다.

14.2.5. 구형성이 위배되면? ②

What do I do if sphericity is violated?

자료가 구형성 가정에 위배된다면, 정도에 따라 F-값의 자유도를 조정한다. 구형성을(아래 제시한) 다양한 방법으로 추정해 보면, 자료가 구형일 때는 값이 1이 나오고, 그렇지 않을 때는 1보다 작은 값이 나온다. 자유도를 이 값으로 곱하면, 구형일 때는(1을 곱하기 때문에) 자유도가 변하지 않고, 구형이 아닐 때는(1보다 작은 값으로 곱하기 때문에) 자유도가 작아진다. 자유도가 작아지면 p-값의 유의확률이 커져서 유의하지 않게 되기 쉽다. 이처럼 구형성 가정이 위배되면 자유도를 조절함으로써 F-값을 더 보수적으로 만들게 된다. 그 결과 제1종 오류를 조절하게 된다.

자유도 조정에는 Greenhouse와 Geisser (1959)와 Huynh과 Feldt (1976) 방법으로 추정한 구형성 값을 이용한다. 구체적인 계산 방법은 이 책의 범위를 벗어나므로(Girden, 1992) 세 가지 추정값이 서로 다르다는 사실만 기억하기로 하자. Greenhouse–Geisser 값은 ε으로 표시하는데 반복 조건 수가 k라면, 그 값은 k와 1 사이이다. 예를 들어, 5가지 조건으로 반복측정했다면, ε의 최소값은 1/(5 – 1) = 1/4, 즉, .25이며, 이 값은 구형성의 하한값(lower-bound estimate of sphericity)이라 한다.

Huynh과 Feldt (1976)는 Greenhouse-Geisser 값이 .75를 넘으면, 그 조정 값이 너무 보수적이 된다고 했는데, .90이 넘을 때도 물론 너무 보수적이다(Collier, Baker, Mandeville & Hayes, 1967). Huynh과 Feldt는 덜 보수적인 방법으로 $\tilde{\varepsilon}$를 제시했고, 이는 구형성 값을 너무 크게 추정하는 경향이 있다(Maxwell & Delaney, 1990). 구형성 값이 .75를 넘으면 Huynh-Feldt 값을 이용하지만, Greenhouse-Geisser 값이 .75 이내이거나, 구형성에 대해 전혀 아는 것이 없으면 Greenhouse와 Geisser 방법으로 조정할 것을 권하고 있다(Barcikowski & Robey, 1984; Girden, 1992; Huynh & Feldt, 1976). 한편 Stevens (2002)는 이 두 값의 평균을 권했다.

구형성이 위배되면 F-값에 영향을 미친다고 하므로, 다른 해결 방법은 F-값을 이용하지 않는 것이다. F-값을 이용하지 않는 다른 방법에 다변량분산분석(MANOVA)이 있다. 이 방법은 구형성 가정이 필요하지 않다(O'Brien & Kaiser, 1985). MANOVA는 제16장에서 설명하겠지만, SPSS는 MANOVA 결과도 반복측정분산분석의 형태로 제시한다. 하지만 단일변량 반복측정분산분석 결과와 다변량분산분석 결과는 차이가 있을 수 있다(브레인 14.2). 이보다 더 복잡한 분석방법은 제20장에 나오는 다수준 모형(multilevel model)을 사용하는 것이다.

14.3. 단일변량 반복측정 분산분석 이론 ②

반복측정 분산분석에서는 실험의 효과를 집단-간 분산(between-groups variance)이 아닌 개체-내 분산(within-participant variance)으로 나타낸다. Section 11.2에 나오는 분산분석(ANOVA)에서 개체-내 분산은 각 개인의 성적 차이에 따라 나타나는 분산인 오차분산(SS_R)이었다. 이 분산에는 실험효과가 포함되지 않았는데, 이는 실험의 조작이 서로 다른 개체에 적용되었기 때문이다. 하지만 같은 개체에 여러 실험수준을 적용하면 개체-내 분산에는 실험수준에 따른 차이와 개인 성적에 따른 차이 두 가지가 포함된다. 즉 개체-내 분산은 실험조건 조작의 효과로서 일부 발생한다. 실험조건마다 대상자에게 다른 것을 제공하기 때문에 각자의 점수가 다양하게 나타나는 것은 일부 이러한 조작 때문인 것이다. 예를 들어, 한 조건에 있는 모든 사람의 점수가 다른 조건의 사람들보다 높게 나타난다면, 이는 그 조건의 대상자들에게 뭔가 다른 것을 제공했기 때문이라고 보는 것이 타당할 것이다. 한 조건에 속한 대상자에게 모두 같은 것을 제공했을 때 조작(manipulation)으로 설명되지 않는 분산은 실험조건과 상관없는, 통제 밖에 있는 무작위 요인(random factors)에 의한 것으로 보아야 한다. 이를 '오차(error)'라 한다. ANOVA에서는 조작으로 인한 분산의 크기를 무작위 요인으로 인한 분산의 크기에 비교하기 위해 F-값을 사용한다. 반복측정시에는 그 분산을 계산하는 방법만 다를 뿐이다. 만일 조작으로 인한 분산이 무작위 요인에 의한 분산에 비해 상대적으로 크면 F 값은 커질 테고, 만일 모집단에 아무런 효과가 없었다면 이 정도의 결과가 나타나지 않았을 것이라고 결론짓는다.

Figure 14.3은 반복측정 분산분석에서 분산이 어떻게 분할되는지 보여준다. 중요한 것은 분산의 분할이 독립표본 분산분석과 동일하다는 것이다. 총제곱합(total sum of square: SS_T)은 모형제곱합(model sum of square: SS_M)과 잔차제곱합(residual sum of square: SS_R)으로 구성된다. 유일

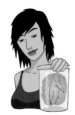

브레인 14.2

ANOVA와 MANOVA의 검정력 ③

단일변량 접근과 다변량 접근은 각각 장단점이 있다. Davidson (1972)의 연구에서는 조정된 단일변량 분산분석방법과 MANOVA 검정통계량 Hotelling's T^2의 검정력을 비교했다. 이 연구에서는 상관성의 크기가 다양한 경우 상관성이 높은 상태의 근소한 변화를 찾아내는 데 있어서, 단일변량 분산분석방법의 검정력

이 상대적으로 낮은 것으로 나타났다. Mendoza, Toothaker와 Nicewander (1974)의 연구에서는 구형성과 정규성의 가정이 위배된 상황에서 단일변량과 다변량 방법을 비교했는데, 구형성 가정이 더 많이 위배될수록 다변량 분석의 검정력도 증가하는데 반하여, 단일변량 분석의 검정력은 감소하는 것으로 나타났다. 그러나 표본크기가 작은 경우에는 단일변량 검정이 다변량 검정보다 검정력이 높은 경향이 있다. Maxwell과 Delaney (1990)는 '반복측정 횟수를 a라 할 때, 표본크기가 $a + 10$ 보다 작다면 다변량 분석방법을 사용하지 말 것'을 주장했다. 요약하면, 구형성 가정이 많이 위배되고($\varepsilon < .7$) 표본 크기가 $a + 10$ 보다 큰 경우에는 다변량 방법의 검정력이 더 높지만, 표본크기가 작거나 구형성을 가정할 수 있을 때 ($\varepsilon > .7$)는 단일변량 분석방법이 더 낫다 (Stevens, 2002). 또한 MANOVA의 검정력은 종속변수의 상관관계에 비례하므로 실험조건 간 관계를 충분히 고려하여 결정하여야 한다(브레인 16.1).

한 차이점은 이 제곱합의 출처이다. 반복측정 분산분석에서는 모형제곱합과 잔차제곱합이 모두 개체–내 분산의 일부이다. 예를 들어보자.

　'*나는 연예인이에요. 여기서 내보내 주세요!*'는 출연자들이 호주의 밀림에서 몇 주간 생존하는 경험을 보여주는 TV 쇼이다. 참가자들은 먹을 음식을 얻기 위해 각종 굴욕적이고 자존심 상하는 미션을 수행하게 된다. 이 미션은 하나같이 소름끼치는 것인데, 예를 들면, 쥐가 가득 들어 있는 관 속에 갇히기, 큰 거미가 든 어항에 머리 넣기, 뱀장어나 바퀴벌레 등이다. 내가 제일 좋아하는 미션은 원시인 식사 따라잡기(bushtucker trials)인데, 출연자는 살아있는 막대벌레(stick insect)나 굼벵이 (witchetty grub), 생선 눈알(fish eyes), 캥거루 고환(kangaroo testicle) 등을 먹어야 한다. 쇼를 볼 때마다 드는 생각은, 어떤 원시인 식사가 제일 끔찍할까 하는 것이다. 이 궁금증을 풀기 위해 출연자 여덟 명에게 네 가지를 무작위 순서로 억지로 먹게 한다고 하자. 한 가지 먹을 때마다 구역질을 할 때까지의 시간을 초 단위로 잰다면, 모든 출연자가 모든 음식을 먹기 때문에 반복측정 설계가 된다. 독립변수는 먹은 음식이고, 종속변수는 구역질 할 때까지의 시간이다.

　Table 14.2에 자료가 있다. 여덟 명이 네 가지 음식을 먹고 구역질할 때까지의 시간이다. 표에는 각 출연자가 구역질할 때까지의 평균 시간과 분산이 나타나 있고, 각 음식에 대한 구역질할 때까지의 평균 시간도 나와 있다. 구역질까지 걸리는 시간의 총분산은 음식 자체가 끔찍한 정도(조작)에 의해 일부 발생하고, 각 출연자의 기질이나 특성 차이(개인차)로부터 일부 발생한다.

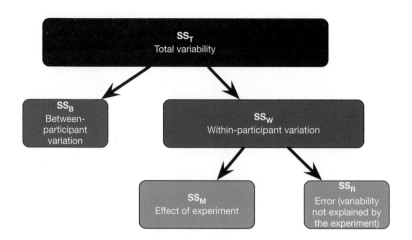

FIGURE 14.3
Partitioning
variance for
repeated–
measures
ANOVA

TABLE 14.2 Data for the bushtucker example

Celebrity	Stick Insect	Kangaroo Testicle	Fish Eye	Witchetty Grub	Mean	s^2
1	8	7	1	6	5.50	9.67
2	9	5	2	5	5.25	8.25
3	6	2	3	8	4.75	7.58
4	5	3	1	9	4.50	11.67
5	8	4	5	8	6.25	4.25
6	7	5	6	7	6.25	0.92
7	10	2	7	2	5.25	15.58
8	12	6	8	1	6.75	20.92
Mean	8.13	4.25	4.13	5.75		

14.3.1. 총제곱합(SS_T) ②

일원 분산분석에서 SS_T를 구하는 공식은 다음과 같다.

$$SS_T = s_{grand}^2 (N - 1)$$

반복측정 설계에서도 총제곱합은 같은 방법으로 구한다. 방정식에서 총분산(s^2_{grand})은 각 사람이 속한 집단을 무시한 모든 점수들의 분산이다. 만일, 모든 자료를 한 집단에서 온 것으로 취급하면 Figure 14.4와 같다. 이 점수들의 분산은 8.19이다. 이 값은 32개 점수에서 구했으므로, N은 32이다. 따라서 방정식은 다음과 같다.

SMART
ALEX
ONLY

$$\mathrm{SS_T} = s^2_{\mathrm{grand}}\left(N-1\right)$$

$$= 8.19\left(32-1\right)$$

$$= 253.89$$

ANOVA에서와 마찬가지로 이 제곱합의 자유도는 $N-1$, 즉 31이다.

FIGURE 14.4
Treating the
data
as a single
group

8	7	1	6
9	5	2	5
6	2	3	8
5	3	1	9
8	4	5	8
7	5	6	7
10	2	7	2
12	6	8	1

Grand Mean = 5.56
Grand Variance = 8.19

14.3.2. 개체-내 제곱합(SS_W) ②

반복측정 설계에서 가장 두드러진 차이는 개체-내 분산이라고 하는 구성 요소로서, 대상자 개인 간의 차이를 나타낸다. 독립표본 분산분석에서는 개인 간 차이인 잔차제곱합(SS_R)을 다음과 같이 계산했다(수식 11.6).

$$\mathrm{SS_R} = \sum_{i=1}^{n}\left(x_i - \overline{x}_i\right)^2$$

$$= s^2\left(n-1\right)$$

일원 분산분석에서는 각 조건 하에 여러 대상자가 있으므로 이 값을 조건마다 따로 구한 뒤 합을 구했다.

$$\mathrm{SS_R} = s^2_{\mathrm{group}1}\left(n_1-1\right) + s^2_{\mathrm{group}\,2}\left(n_2-1\right) + s^2_{\mathrm{group}\,3}\left(n_3-1\right) + \cdots + s^2_{\mathrm{group}\,n}\left(n_n-1\right)$$

반복측정 설계에서도 이와 비슷하게 계산하는데, 차이점이라면, 각 개체가 여러 실험조건하에 있으므로 집단-내 개체의 분산이 아니라, 각 개체-내 분산에 관심이 있는 것이다. 따라서 공식은 같은 것을 사용하지만 집단을 개인으로 바꿔 쓴다. 개체-내 제곱합을 SS_W(within-participant SS)라 하면, 방정식은 다음과 같다.

$$SS_W = s^2_{\text{entity 1}}(n_1 - 1) + s^2_{\text{entity 2}}(n_2 - 1) + s^2_{\text{entity 3}}(n_3 - 1) + \cdots + s^2_{\text{entity }n}(n_n - 1)$$

위에서 각 개인 점수의 분산을 구한 뒤, 모든 대상자의 값을 합한다. 여기서 n은 분산을 구할 때 사용한 점수(즉 실험조건, 여기서는 음식물 종류)의 개수이다. 이 계산에 필요한 모든 분산이 Table 14.2에 있으므로, SS_W는 다음과 같다.

$$
\begin{aligned}
SS_W &= s^2_{\text{Celebrity 1}}(n_1 - 1) + s^2_{\text{Celebrity 2}}(n_2 - 1) + \cdots + s^2_{\text{Celebrity n}}(n_n - 1) \\
&= 9.67(4-1) + 8.25(4-1) + 7.58(4-1) + 11.67(4-1) + 4.25(4-1) \\
&\quad + 0.92(4-1) + 15.58(4-1) + 20.92(4-1) \\
&= 29 + 24.75 + 22.75 + 35 + 12.75 + 2.75 + 46.75 + 62.75 \\
&= 236.50
\end{aligned}
$$

각 대상자의 자유도는 $n - 1$, 즉 실험조건에서 1을 감한 수이다. 전체 자유도는 모든 대상자의 자유도를 합해서 구한다. 출연자 8명이 네 가지 조건($n = 4$)에 참여했으므로, 각자 자유도는 3이고, 전체 자유도는 8 × 3 = 24 이다.

14.3.3. 모형제곱합(SS_M) ②

이 자료의 총 분산은 253.58이다. 그중 236.50은 각 출연자가 여러 조건에서 얻은 점수로 설명된다. 이 분산 중 일부는 실험조건의 조작에서 온 결과이고, 일부는 무작위로 발생한 것이다. 다음 단계는 어디까지가 조작에 의한 것인지 찾아내는 것이다.

독립표본 분산분석에서는 실험에 의해 설명되는 부분(모형제곱합)을 구하기 위해 각 집단 평균을 구해서 전체 평균과 비교했다. 각 집단 평균과 전체 평균(방정식 11.4)의 차이에서 오는 분산을 구한 것이다. 이는 반복측정 설계에서도 동일하다.

$$SS_M = \sum_{k=1}^{k} n_k \left(\bar{x}_k - \bar{x}_{\text{grand}} \right)^2$$

원시인 식사 자료(Table 14.2)의 평균을 이용해 SS_M을 다음과 같이 구한다.

$$
\begin{aligned}
SS_M &= 8(8.13 - 5.56)^2 + 8(4.25 - 5.56)^2 + 8(4.13 - 5.56)^2 + 8(5.75 - 5.56)^2 \\
&= 8(2.57)^2 + 8(-1.31)^2 + 8(-1.44)^2 + 8(0.196)^2 \\
&= 83.13
\end{aligned}
$$

SS_M의 자유도(df_M)는 제곱합 계산에 사용된 점수의 개수에서 하나를 감한 것이다. 평균점수 4개를 이용해 제곱합을 계산했으므로 자유도는 3이다. 독립표본 분산분석처럼, 모형 자유도는 언제나 조건 수(k)에서 1을 뺀 것이다.

$$df_M = k - 1 = 3$$

14.3.4. 잔차제곱합(SS_R) ②

지금까지 알아낸 것은, 자료의 총분산은 253.58이고, 그중 실험조건 간 차이가 236.50을 차지하며, 이 236.50 중에서 실험조작이 83.13을 설명한다는 것이다. 마지막으로 계산할 제곱합은 잔차제곱합(SS_R)으로서, 모형으로 설명할 수 없는 부분이 얼마인가를 나타낸다. 이 값은 실험에서 통제할 수 없는 외적 요인에 의해 발생한다. 이미 SS_W와 SS_M을 알고 있으므로, SS_R은 단순히 SS_W에서 SS_M을 제한 값이다.

$$
\begin{aligned}
SS_R &= SS_W - SS_M \\
&= 236.50 - 83.13 \\
&= 153.37
\end{aligned}
$$

자유도도 같은 방법으로 다음과 같이 계산한다.

$$
\begin{aligned}
df_R &= df_W - df_M \\
&= 24 - 3 \\
&= 21
\end{aligned}
$$

14.3.5. 평균제곱합 ②

SS_M은 분산 중 모형, 즉, 실험조건의 조작에 의해 설명되는 부분을 나타내고, SS_R은 실험조작 외적 요인에 의해 설명되는 부분을 나타낸다. 두 값 모두 자료의 점수를 합한 값이기 때문에, 계산에 사용된 점수 개수의 영향을 받는다. 이러한 편향 문제를 해소하기 위해, 독립표본 분산분석처럼 제곱합을 자유도로 나누어 평균제곱합(MS_M)을 구한다.

$$MS_M = \frac{SS_M}{df_M} = \frac{83.13}{3} = 27.71$$

$$MS_R = \frac{SS_R}{df_R} = \frac{153.37}{21} = 7.30$$

MS_M은 모형으로 설명되는 평균 분산(체계적 분산; systematic variation)을 나타내고, MS_R은 외적 요인으로 설명되는 평균 분산(비체계적 분산; unsystematic variation)을 나타내는 표준잣대가 된다.

14.3.6. F 값 ②

F-값은 모형으로 설명 가능한 체계적 분산과 비체계적 요인으로 인한 분산의 비로서, 모형 평균제곱합을 잔차 평균제곱합으로 나눈 값이다. 독립표본 분산분석에서도 동일한 방법으로 F-값을 구한다.

$$F = \frac{MS_M}{MS_R}$$

독립표본 분산분석처럼, F-값은 체계적 분산과 비체계적 분산의 비이다. 즉, 실험 효과와 실험조건 이외의 이유로 발생한 효과의 비인 것이다. 원시인 식사 자료에서 F-값은 다음과 같다.

$$F = \frac{MS_M}{MS_R} = \frac{27.71}{7.30} = 3.79$$

이 값이 1보다 크므로 실험 조작이 외적 요인에 의한 효과 이상의 효과를 보여주고 있음을 알 수 있다. 독립표본 분산분석과 마찬가지로 이 값은 모형자유도(df_M)와 잔차자유도(df_R)를 가지는 F-분포와 비교해 유의성을 확인한다. 이 예에서 모형자유도는 3, 잔차자유도는 21이다.

14.3.7. 개체-간 제곱합 ②

앞에서 총분산은 개체-내 분산과 개체-간 분산으로 분할된다는 것을 배웠다. 개체-간 분산은 무엇을 나타내는지 간단히 알아보자. 이 값을 계산하는 가장 간단한 방법은 Figure 14.3에서 제시한 것으로 다음과 같다.

$$SS_T = SS_B + SS_W$$

SS_W와 SS_T 값을 이미 알고 있으므로, 수식의 좌·우변을 바꾸어 계산하면 된다.

$$
\begin{aligned}
SS_B &= SS_T - SS_W \\
&= 253.89 - 236.50 \\
&= 17.39
\end{aligned}
$$

DISCOVERING STATISTICS USING IBM SPSS STATISTICS

534

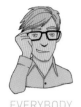

EVERYBODY

이 값(17.39)은 케이스 간에 존재하는 개인차를 나타낸다. 출연자마다 음식에 대해 가지고 있는 내성은 서로 다를 것이다. Table 13.2에서 이 값은 각 출연자의 평균으로 나타난다. 예를 들어 출연자 4번(M = 4.50)은 출연자 8번(M = 6.75)에 비해 평균 2초 더 빨리 구역질을 했다. 출연자 8번은 출연자 4번보다 더 오래 견디는 체질인 것이다. 개체−간 제곱합은 이러한 개인 차이를 반영한다. 출연자 개인차는 구역질 시간의 분산 중 17.39를 설명한다.

14.4. 반복측정 분산분석의 가정 ③

반복측정 분산분석도 선형모형의 일종이므로, 구형성 이외에도 제5장(예를 들어 Section 5.4)에서 논의한 편향(bias) 가능성이 있고 이를 감소시키기 위한 방법을 적용할 수 있다. 만일 감소 방안이 작동하지 않는다면, 독립변수가 하나뿐인 경우에는 프리드만 ANONA(Friedman's ANOVA)를 사용한다. 하지만 독립변수가 여러 개 즉, 반복측정 요인설계인 경우에는 사용할 수 있는 비모수 방법이 없다. 또한 SPSS의 반복측정 분산분석 대화상자에는 Bootstrap... 아이콘이 없다. 이 분야 최고의 Wilcox 책을 포함해서 어느 곳에도 반복측정 요인설계에서 로버스트 방법(robust version)은 나와 있지 않다. 즉 반복측정 분산분석에서는 제5장에서 제시한 편향 극복 방법을 적용할 수 없다.

14.5. 일원배치 반복측정 분산분석 SPSS ②

14.5.1. 반복측정 분산분석: 일반적인 방법 ②

반복측정 분산분석의 일반적인 방법은 다른 선형모형과 비슷하므로 제8장에서 설명한 방법을 복습하는 것이 좋다. Figure 14.5에 반복측정 분석의 특징적인 주요 사항을 간단히 정리했다.

14.5.2. 주 분석 ②

원시인 식사 예를 다시 살펴보면, 각 행은 한 개체에서 나온 자료이고, 각 열은 반복측정한 변수의 수준(범주)를 나타낸다. 따라서 SPSS 자료 편집창에 입력할 때는 Table 14.2처럼 입력하면 된다. 물론 출연자나 평균, s^2 같은 제목은 분산분석 계산법을 설명하기 위해 임시로 붙여놓은 것이므로 입력창에 적지 않는다. 우선 stick이라는 변수를 만든 다음, 이 변수의 원래 명칭 '막대벌레'는 변수설명 대화상자에 적어준다. 다음 열에는 testicle이라는 변수를 만들고 '캥거루 고환'이라는 설명을 적어준다. 나머지 변수도 같은 방법으로 반복한다(eye '생선 눈알', witchetty '굼벵이' 등). 이 자료는 Bushtucker.sav 파일에 입력되어 있다.

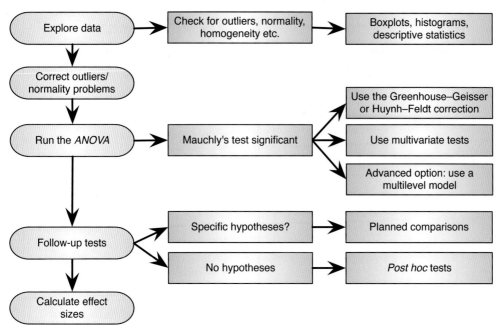

FIGURE 14.5
The process
for conducting
repeated–
measures
ANOVA

반복측정 분산분석을 위해, **Analyze** General Linear Model ▶ Repeated Measures... 를 차례로 선택해 *Define Factor(s)* 상자를 연다. 이 상자(Figure 14.6)에서 개체–내 (반복측정) 변수에 이름을 지정한다. 이 예에서 반복측정 변수는 원시인 식사 따라잡기 대상자들이 먹는 동물의 종류이므로 *factor1*을 *Animal*이라고 바꿔준다. 이때 반복측정 변수 이름에 빈칸이 들어가지 않도록 주의한다. 반복측정 요인에 이름을 붙이고 나면, 그 변수에 몇 가지 수준이 있는지, 즉, 실험 수준 수를 입력한다. 각 참여자가 네 가지 동물을 먹으므로 대화상자의 *Number of Levels* 에 4를 입력한다. Add 를 클릭해 이 변수를 반복측정 변수 목록에 추가한다. 대화상자 아래쪽의 하얀 상자에 이 변수가 *Animal (4)*라고 나타난 것을 볼 수 있다. 다음에 나오는 이원배치 분산분석처럼 반복측정 변수가 여러 개인 경우에는, 다른 요인을 계속 적어 넣으면 된다. 모든 반복측정 요인을 입력했으면 Define 을 클릭해 *Repeated Measures* 기본 대화상자로 간다.

기본 대화상자(Figure 14.7)의 *Within–Subjects Variables* 라고 쓰인 부분에는 물음표 4개와 숫자가 적혀있다. 물음표는 독립변수 4가지 수준을 지정할 변수를 적을 곳이다. 각 수준에 들어갈 변수를 변수 목록에서 차례로 선택해 옮긴다. 이 자료 편집창에는 변수가 네 개밖에 없으므로 한꺼번에 모두 선택해서 옮길 수 있다(맨 위의 변수를 클릭한 다음, *Shift* 키를 누른 채 마지막 변수를 클릭하면, 그 사이에 있는 변수 모두를 선택할 수 있다). 선택한 변수들을 *Within–Subjects Variables* 칸으로 끌고가거나 를 클릭해 옮겨준다. 변수를 모두 옮기고 나면 분석에 필요한 다양한 옵션을 선택할 수 있다. 기본 대화상자 한 켠에는 여러 옵션을 선택할 수 있는 아이콘이 있다.

FIGURE 14.6
The *Define Factor(s)* dialog box for repeated–measures ANOVA

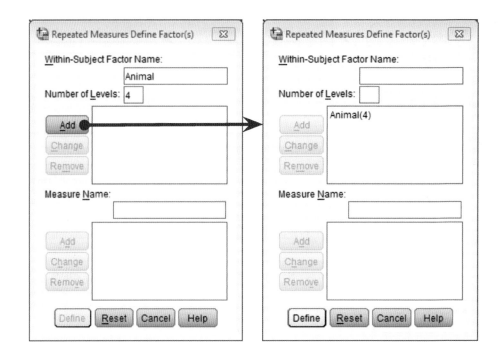

FIGURE 14.7
The main dialog box for repeated–measures ANOVA (before and after completion)

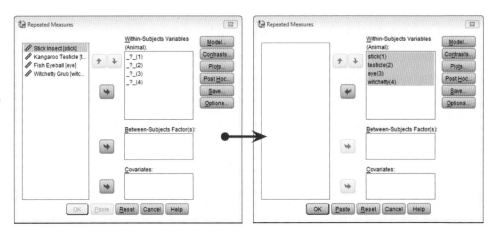

14.5.3. 반복측정에서 대비 정의하기 ②

SPSS 반복측정 설계에서는 일반적으로 사용자가 대비 방법을 지정하지 않지만[1] 많이 사용되는 대비를 목록에서 선택할 수 있다(Section 12.4.5). 기본 대화상자에서 Contrasts…를 클릭하면 *Contrasts* 대화상자가 열린다(Figure 14.8). 기본값은 polynomial contrast로 되어있으므로, 다른 값으로 바꾸기 위해 *Factors*에서 Polynomial ▼을 클릭해 목록에서 원하는 대비를 선택한 뒤, Change 를

---

[1] 대비를 지정하고 싶으면 SPSS syntax를 사용한다.

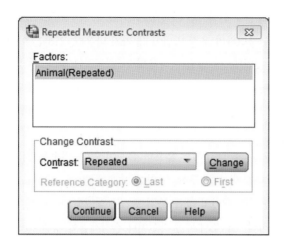

FIGURE 14.8
Repeated–
measures
contrasts

클릭한다. 단순대비를 선택하면 각 집단을 첫 번째나 마지막 집단 중 어떤 집단과 비교할지 선택할수 있다. 첫 번째 집단은 기본 대화상자에서 (1)로 표시된 것이고, 마지막 집단은 (4)에 입력된 것이다. 이처럼 기본 대화상자에서 변수를 입력하는 순서가 대비 설정에 중요한 영향을 미친다.

예제 자료에 딱 맞는 대비가 따로 있는 것은 아니므로, 각 동물을 앞의 동물과 비교하는 반복대비를 사용하기로 하자(이 예제에는 기준이 되는 대조군이 없으므로 단순대비는 적절하지 않다). 이 대비는 독립변수의 수준이 의미 있는 순서로 배열된 반복측정 설계에서 유용하다. 예를 들면 종속변수를 시간에 따라 순차적으로 측정하거나, 약물의 용량을 점차 증가시켜 투여하는 경우 등이 있다. 대비를 선택했으면 [Continue]를 클릭해 기본 대화상자로 돌아간다.

14.5.4. 사후검정과 기타 옵션 ③

구형성 때문에 사후검정에 부작용이 발생할 수 있는데, 제1종 오류를 통제하고 검정력을 확보하기위해서는 Bonferroni 방법이 추천할 만하다(브레인 14.1).[2] 구형성이 명백히 위배된 것이 아니라면Tukey 검정도 사용할 수 있지만, 구형성을 가정할 수 없는 경우에는 통합된 잔차를 이용하는Games-Howell 방법을 사용하는 편이 낫다. 구형성과 관련된 부작용 때문에 독립표본 분산분석에서 사용할 수 있는 표준 사후검정을 사용할 수 없다(대화상자에서 *post hoc* tests을 선택해도 반복측정 요인 목록이 나타나지 않는다).

다행히 추가 옵션으로 기본적인 사후검정이 가능하다. 기본 대화상자에서 [Options...]을 클릭해*Options* 대화상자를 열 수 있다(Figure 14.9). *post hoc* 검정을 지정하기 위해 *Estimated Marginal Means: Factor(s) and Factor Interactions*에서 반복측정 변수(여기서는 **Animal**)를 선택해*Display Means for* 칸으로 끌고 가거나 ⟶를 클릭한다. 변수를 옮기고 나면 ☑ Compare main effects

---

[2] 반복측정 설계에서 사후검정에 대해 David Howell의 설명을 참고한다.
(http://www.uvm.edu/~dhowell/StatPages/More_Stuff/RepMeasMultComp/RepMeasMultComp.html).

를 선택할 수 있다. 이 옵션을 선택하면 *Confidence interval adjustment*가 활성화되는데, 여기서 LSD(none) 를 클릭하면 조정 방법이 세 가지 나온다. 기본은 아무 조정없이 단순히 Tukey LSD 사후검정을 하는 것인데, 이 방법은 사용하지 않는 것이 좋다. 두 번째 방법은 Bonferroni 수정을 사용하는 것으로써, 이 방법을 추천하는 이유는 앞서 설명한 바 있다. 세 번째 방법은 Šidák 수정을 사용하는 것인데, Bonferroni 수정을 사용함으로써 검정력이 너무 낮아질까 염려되는 경우에 사용할 수 있다.

Options 대화상자(Figure 14.9)에는 유용한 옵션이 있다. 기술통계를 선택하면 독립변수 수준마다 평균이나 표준편차, 대상자 수를 구할 수 있다. 변환행렬(transformation matrix)에서는 *Contrasts* 대화상자에서 선택한 대비의 값을 볼 수도 있는데(Figure 14.8), 복잡한 설계에서는 대비 결과를 해석하는데 유용하다. SPSS에서는 가설이나 잔차제곱합 행렬(sum of squares and cross-product matrices(SSCP; 제16장))도 출력할 수 있다. 분산의 동질성 검정 옵션은 집단-간 요인도 있을 때 사용할 수 있다(다음 장에 나오는 혼합모형 참고). 사후검정의 유의수준은 일반적인 .05 이외의 값으로 바꿀 수도 있다. 필요한 옵션을 모두 선택했으면 Continue 를 클릭해 기본 분석 대화상자로 간 뒤, OK 를 클릭해 분석을 시작한다.

FIGURE 14.9
The *Options*
dialog box

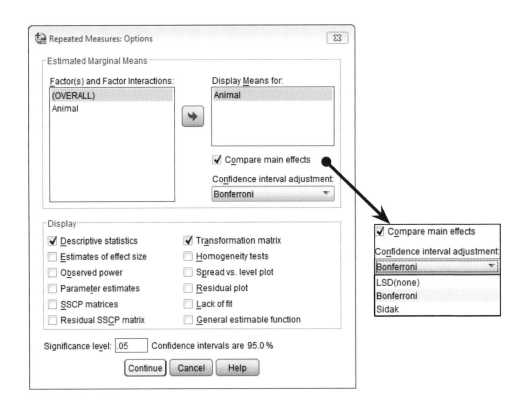

14.6. 일원배치 반복측정 분산분석 출력물 ②

14.6.1. 기술통계와 초기 진단 ①

Output 14.1에 초기 진단 통계량이 있다. 먼저, 독립변수 수준을 나타내는 변수가 나오는데, 변수들이 입력된 순서를 확인하는데 유용하다. 다음 표에는 독립변수 수준마다 기본적인 기술통계가 나와 있다. 이 표에서는 구역질까지 걸린 시간이 평균적으로 볼 때, 막대벌레가 가장 길고 고환이나 눈알을 먹었을 때가 가장 짧은 것을 알 수 있다. 평균값은 분석에서 나오는 결과를 해석하는 데 유용하게 쓰인다.

OUTPUT 14.1

Within-Subjects Factors

Measure: MEASURE_1

Animal	Dependent Variable
1	stick
2	testicle
3	eye
4	witchetty

Descriptive Statistics

	Mean	Std. Deviation	N
Stick Insect	8.13	2.232	8
Kangaroo Testicle	4.25	1.832	8
Fish Eyeball	4.13	2.748	8
Witchetty Grub	5.75	2.915	8

14.6.2. 구형성 평가와 보정: Mauchly의 구형성 검정 ②

구형성을 가정하기 위해서는 Mauchly 검정결과가 유의하지 않아야 한다(Section 14.2.3). Output 14.2에는 원시인 식사 자료에 대한 Mauchly 검정결과가 나와 있는데, 유의확률(.047)이 유의수준 .05보다 작아서 구형성 가정이 위배된 것을 알 수 있다. 표에는 구형성의 추정값도 나와 있는데 Greenhouse-Geisser의 ε = 0.533, Huynh-Feldt의 $\tilde{\varepsilon}$ = .666이다. 만일 자료가 완전히 구형이었다면 이 값들은 1이었을 것이다. Greenhouse-Geisser의 하한값은 $1/(k-1)$이므로, 이 예에서는 $1/(4-1) = 0.33$이다(출력물의 오른쪽 끝에 lower-bound로 나와 있음). Greenhouse-Geisser 값이 최대값인 1보다 하한값이 0.33에 더 가까운 것으로 보아 구형성에서 많이 벗어나 있음을 알 수 있다. 이 값들은 F-값의 자유도를 보정하는 데 활용된다(브레인 14.3).

OUTPUT 14.2

Mauchly's Test of Sphericity[a]

Measure: MEASURE_1

Within Subjects Effect	Mauchly's W	Approx. Chi-Square	df	Sig.	Greenhouse-Geisser	Huynh-Feldt	Lower-bound
					Epsilon[b]		
Animal	.136	11.406	5	.047	.533	.666	.333

Tests the null hypothesis that the error covariance matrix of the orthonormalized transformed dependent variables is proportional to an identity matrix.

a. Design: Intercept
   Within Subjects Design: Animal

b. May be used to adjust the degrees of freedom for the averaged tests of significance. Corrected tests are displayed in the Tests of Within-Subjects Effects table.

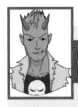

SPSS TIP 14.1 Mauchly 검정 결과가 이상하다 ②

SPSS에서는 Mauchly의 검정결과가 이상하게 출력되는 경우가 있다. 예를 들면, 유의확률 자리에 유의확률은 없고 점만 하나 찍혀있는 경우이다. Output 14.3에서 막대벌레와 캥거루 고환 두 개만 비교할 때가 바로 그런 경우이다. 이는 구형성이 문제가 되기 위해서는 적어도 세 가지 반복 수준이 필요하기 때문이다(Section 14.2.1). 반복 수준이 둘 뿐인 경우에는 구형성은 완벽히 들어맞는다. 따라서 SPSS 결과값은 1이 되고, 유의확률을 구할 수가 없는 것이다(그래서 이 표에서는 카이제곱 검정과 자유도 가 모두 0으로 나왔으며, 유의확률 자리가 비어있는 것이다). 이런 표 자체를 만들어내지 않으면 훨씬 간난하겠지만, 그렇게 되면 또 표가 왜 안나오는지 고민하게 될 것이다.

Mauchly's Test of Sphericity[a]

Measure: MEASURE_1

Within Subjects Effect	Mauchly's W	Approx. Chi-Square	df	Sig.	Epsilon[b]		
					Greenhouse-Geisser	Huynh-Feldt	Lower-bound
Animal	1.000	.000	0	.	1.000	1.000	1.000

Tests the null hypothesis that the error covariance matrix of the orthonormalized transformed dependent variables is proportional to an identity matrix.

a. Design: Intercept
   Within Subjects Design: Animal

b. May be used to adjust the degrees of freedom for the averaged tests of significance. Corrected tests are displayed in the Tests of Within-Subjects Effects table.

OUTPUT 14.3

14.6.3. 주 분산분석 ②

Output 14.4에 개체-내 변수의 분산분석 결과가 있다. 이 표는 일원배치 분산분석(제11장)과 같은 방법으로 읽으면 된다. Animal의 반복측정효과에 대한 제곱합을 보면, 총분산 중 실험효과가 설명 하는 부분이 얼마나 되는지 알 수 있다. Section 14.3.3에서 계산한 것처럼 모형제곱합(SS_M)은 83.13이다. 또한, 잔차 부분은 반복측정 변수 수준 간의 설명되지 않은 차이를 나타낸다. 이 값은 153.38로 Section 14.3.4에서 계산한 잔차제곱합(SS_R)이다. 앞에서 설명한 것처럼, 이 제곱합 값을 자유도로 나누면 평균제곱합이 된다. F-값은 실험효과의 평균 모형제곱합(27.71)을 평균 오차제곱합 (7.30)으로 나누어 구한다. 집단-간 분산분석에서처럼, 이 검정통계량은 체계적 분산과 비체계적 분 산의 비이다. 여기서 $F = 3.79$ (앞서 계산한 값과 같음)를, 자유도가 3과 21인 F-분포의 임계값 (critical value)과 비교한다. SPSS는 F-값에 대한 정확한 유의확률을 제공하는데, 여기서 F-값의 유의확률 .026은 기각값 .05보다 작기 때문에 유의하다. 이 표의 결과에 따라 네 가지 음식을 먹었을 때 구역질을 일으키는 시간은 종류에 따라 유의한 차이가 있다고 결론내린다.

결과가 그럴듯 해 보이지만, 구형성 가정이 위배된 경우에는 F-값이 정확하지 않다. Output 14.2

Tests of Within-Subjects Effects

Measure: MEASURE_1

Source		Type III Sum of Squares	df	Mean Square	F	Sig.
Animal	Sphericity Assumed	83.125	3	27.708	3.794	.026
	Greenhouse–Geisser	83.125	1.599	52.001	3.794	.063
	Huynh–Feldt	83.125	1.997	41.619	3.794	.048
	Lower–bound	83.125	1.000	83.125	3.794	.092
Error(Animal)	Sphericity Assumed	153.375	21	7.304		
	Greenhouse–Geisser	153.375	11.190	13.707		
	Huynh–Feldt	153.375	13.981	10.970		
	Lower–bound	153.375	7.000	21.911		

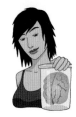

브레인 14.3

구형성의 조정 ②

SPSS는 Output 14.2의 구형성 추정값을 이용하여 F 검정 통계량의 자유도를 수정한다. 이렇게 함으로써 F의 p–값을 수정하는 효과가 있다(자유도를 바꾸면 p–값을 구하는 F–분포의 모양을 바꿀 수 있기 때문이다). 따라서 F–값 자체는 변하지 않고, 단지 자유도와 p–값만 변하게 되는 것이다.

수정된 자유도는 원자유도 값에 구형성 추정값을 곱해서 구한다. 예를 들어, Output 14.2에서 Greenhouse–Geisser의 구형성 값은 0.533이다. 원래 자유도는 3이었는데, 구형성 값 0.533을 곱하여 수정된 자유도를 구한다(3 × 0.533 = 1.599). 비슷한 방법으로 오차 자유도 21도 수정한다(21 × 0.533 = 11.19). 이제 F–값은 수정된 자유도(1.599, 11.19)를 가지는 분포에서 p–값을 구한다. Huynh–Feldt 수정도 같은 방법으로 한다.

에서 이 가정이 위배되었음을 보여주었다. 구형성 가정이 필요한 분석에서는 F–값과 자유도를 함께 제시해야 한다. Output 14.4는 구형성의 효과를 조정한 결과이다. Output 14.2에 제시된 세 가지 구형성 추정값(Greenhouse–Geisser와 Huynh–Feldt, the lower–bound value) 중 어느 것을 이용해도 된다. 이 추정값을 이용해 자유도를 보정하면, p–값이 커지는 효과가 나타나게 된다(브레인 14.3).

위의 자료에서는, Greenhouse–Geisser 수정을 하면 F–값이 유의하지 않다($p > .05$). 그러나 Huynh–Feldt 수정을 했을 때는 p–값이 .048로 유의수준 .05보다 작아 여전히 유의한 것으로 나타났다. Greenhouse–Geisser 수정은 엄격하고, Huynh–Feldt 수정은 비교적 느슨한 것으로 알려져 있는데, 이 예에서는 이러한 현상이 잘 나타나 있다. 이제 고민은 과연 F–값을 유의하다고 해야 할지 결정하는 것이다(브레인 14.4).

구형성이 위배되는 자료는 구형성 가정이 필요하지 않은 다변량 검정(MANOVA)을 사용하는 것이 좋다고 배웠다(O'Brien & Kaiser, 1985). Output 14.5에 다변량 검정통계량이 나와있다. 유의확률

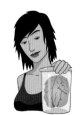

브레인 14.4

무의미한 p-값 ②

Section 2.6.2.2에서는, *p*–값에 따라 자료 전체에 대해 수용 또는 기각으로 결정내리는 것이 얼마나 위험한가에 대해 논의했다. 위의 예에서는 구형성 검정 방법에 따라 유의하지 않은 결과(.063)와 유의한 결과(.048)가 한꺼번에 제시되었다. 유의확률 차이는 겨우 .015밖에 안되지만 이에 따라 완전히 반전되는 결론을 내리게 되는 것이다. 이 자료가 유의한지에 대한 결론은 명확하지 않다. 이 통계량을 선택하면 유의하고, 다른 통계량을 선택하면 유의하지 않게 되기 때문이다. *p*–값이 .05보다 다소 크냐 작으냐에 집중하다 보면 정작 중요한 문제인 효과크기를 간과할 수 있다. 실험방법이나 그에 따른 효과크기는 구형성 수정에 의해 변화하지 않으므로 이런 경우에는 유의성 자체보다 효과크기가 얼마나 큰지 검토해 보아야 한다.

열을 보면 다변량 검정이 유의함을 알 수 있다(*p* = .002). 이에 따라, 구역질까지 걸리는 시간은 먹은 동물의 종류에 따라 유의하게 차이난다는 결론에 도달할 수 있다.

OUTPUT 14.5

Multivariate Tests[a]

Effect		Value	F	Hypothesis df	Error df	Sig.
Animal	Pillai's Trace	.942	26.955[b]	3.000	5.000	.002
	Wilks' Lambda	.058	26.955[b]	3.000	5.000	.002
	Hotelling's Trace	16.173	26.955[b]	3.000	5.000	.002
	Roy's Largest Root	16.173	26.955[b]	3.000	5.000	.002

a. Design: Intercept
　Within Subjects Design: Animal

b. Exact statistic

14.6.4. 대비 ②

Output 14.6에 옵션에서 선택한 변환행렬이 제시되어 있다. 이 표를 해석하기 위해 대비코딩에 대해 다시 한 번 생각해보자(제11장). 먼저 코드가 0이라는 것은 그 집단이 대비에 포함되지 않는다는 뜻이다. 따라서 *Level 1 vs. Level 2*라는 제목이 붙은 대비 1은 생선 눈알과 굼벵이는 무시한다. 다음으로 기억할 것은, 음의 가중치가 부여된 집단을 양의 가중치가 부여된 집단과 비교하는 것이다. 첫 번째 대비에서 막대벌레는 캥거루 고환과 비교하게 된다. 같은 방법으로 대비 2에서는 막대벌레와 굼벵이는 무시하고 캥거루 고환과 생선 눈알을 비교한다.

SELF-TEST 대비 3(*Level 3 vs. Level 4*)은 무엇을 비교한 것인가?

대비 3은 생선 눈알과 굼벵이를 비교한다. 이러한 대비 코드의 패턴은 반복측정 대비에서 사용하는 것과 같다. 즉, 맨 앞에 있는 집단을 예외로 하고 모든 집단을 바로 앞에 나오는 집단과 비교한다.

Animal[a]

Measure: MEASURE_1

Dependent Variable	Animal		
	Level 1 vs. Level 2	Level 2 vs. Level 3	Level 3 vs. Level 4
Stick Insect	1	0	0
Kangaroo Testicle	-1	1	0
Fish Eyeball	0	-1	1
Witchetty Grub	0	0	-1

a. The contrasts for the within subjects factors are:
   Animal: Repeated contrast

변환행렬 앞에는 대비검정의 요약이 나와 있다(Output 14.7). 각 대비를 순서대로 적고, 대비 내 분산 두 가지를 적었으며, 두 가지 분산을 비교하는 해당 *F*-값을 제시했다. 표에 제시된 유의확률을 보면, 막대벌레를 먹을 때는 캥거루 고환을 먹을 때보다 구역질까지 걸리는 시간이 *p* = .002로 유의하게 오래 걸리는 것으로 나타났으나(*Level 1 vs. Level 2*), 캥거루 고환과 생선 눈알 *p* = .920 (*Level 2 vs. Level 3*)과 생선 눈알과 굼벵이 *p* = .402 (*Level 3 vs. Level 4*)로 구역질까지 걸리는 시간은 거의 차이가 없는 것으로 나타났다.

Tests of Within-Subjects Contrasts

Measure: MEASURE_1

Source	Animal	Type III Sum of Squares	df	Mean Square	F	Sig.
Animal	Level 1 vs. Level 2	120.125	1	120.125	22.803	.002
	Level 2 vs. Level 3	.125	1	.125	.011	.920
	Level 3 vs. Level 4	21.125	1	21.125	.796	.402
Error(Animal)	Level 1 vs. Level 2	36.875	7	5.268		
	Level 2 vs. Level 3	80.875	7	11.554		
	Level 3 vs. Level 4	185.875	7	26.554		

처음 시행한 분산분석에서 동물 유형에 따른 효과가 유의하지 않은 경우에는 이러한 대비를 살펴볼 필요가 없다. 이 예제에서는 다변량검정 방법에 따라 동물 종류의 효과가 유의하다고 볼 수 있기 때문에 이 대비의 결과를 해석한 것이다. 구형성의 문제는 통계가 단순히 '옳다'거나 '그르다'는 답을 구하는 것이 아니라, 기술과 지식을 요하는 것임을 보여주고 있다. 컴퓨터가 모든 해답을 가지고 있는 것은 아니므로 스스로 해답을 찾을 수 있는 능력이 있어야 한다.

14.6.5. 사후 검정 ②

반복측정 변수에 대해 *Options* 대화상자에서 *post hoc* 검정을 선택하면(Section 14.5.4), 출력창에 Output 14.8이 나타난다.

이 표는 집단-간 사후검정 결과와 비슷하다. 즉, 집단-간 평균의 차이와 표준오차, 유의확률, 차이의 신뢰구간 등이 제시된다. 유의확률과 평균을 확인하여(Output 14.1) 구역질까지 걸리는 시간은 막대벌레를 먹었을 때가 캥거루 고환(p = .012)이나 생선 눈알(p = .006)보다 유의하게 길고, 굼벵이를 먹었을 때와는 차이가 없음을 알 수 있다. 캥거루 고환을 먹고 나서 구역질까지 걸리는 시간은 생선 눈알이나 굼벵이 먹었을 때와 유의한 차이가 없다(p > .05). 마지막으로, 생선 눈알과 굼벵이를 먹었을 때도 구역질까지 걸리는 시간에는 유의한 차이가 없다(p > .05). 만일 분산분석에서 동물 종류의 효과가 유의하지 않았다면, 대비에 대한 해석은 무의미하다.

OUTPUT 14.8

Pairwise Comparisons

Measure: MEASURE_1

(I) Animal	(J) Animal	Mean Difference (I–J)	Std. Error	Sig.[b]	95% Confidence Interval for Difference[b]	
					Lower Bound	Upper Bound
1	2	3.875[*]	.811	.012	.925	6.825
	3	4.000[*]	.732	.006	1.339	6.661
	4	2.375	1.792	1.000	-4.141	8.891
2	1	-3.875[*]	.811	.012	-6.825	-.925
	3	.125	1.202	1.000	-4.244	4.494
	4	-1.500	1.336	1.000	-6.359	3.359
3	1	-4.000[*]	.732	.006	-6.661	-1.339
	2	-.125	1.202	1.000	-4.494	4.244
	4	-1.625	1.822	1.000	-8.249	4.999
4	1	-2.375	1.792	1.000	-8.891	4.141
	2	1.500	1.336	1.000	-3.359	6.359
	3	1.625	1.822	1.000	-4.999	8.249

Based on estimated marginal means
*. The mean difference is significant at the
b. Adjustment for multiple comparisons: Bonferroni.

핵심녀의 힌트   일원배치 반복측정 분산분석

- 일원배치 반복측정 분산분석에서는 동일한 대상자를 여러 번 측정하여 그 평균들을 비교한다.

- 반복측정 분산분석에는 구형성 가정이 추가로 요구되는데 실험조건이 세 가지 이상 되는 경우에만 고려한다.

- 구형성은 *Mauchly* 검정 방법으로 검정한다. 이 제목이 붙은 표를 찾아 *Sig*. 값이 .05보다 작으면, 가정이 위배되는 것이고, .05보다 크면 구형성가정을 충족하는 것이다.

- *Tests of Within-Subjects Effects* 표는 ANOVA의 주 결과를 제시한다. 구형성 가정을 만족한 경우에는 *Sphericity Assumed* 결과를 본다. 만일 가정이 위배되면, *Greenhouse-Geisser* 결과를 본다(*Huynh-Feldt* 줄의 결과를 볼 수도 있지만, 두 방법의 장단점을 먼저 파악하는 것이 좋다). 선택한 줄의 *Sig*. 값이 .05보다 작으면 집단들의 평균간에 유의한 차이가 있는 것이다.

- 대비와 사후검정에서도 *Sig*. 값이 .05보다 작으면 유의한 차이가 있다.

14.7. 반복측정 분산분석의 효과크기 ③

독립표본 분산분석과 마찬가지로, 전반적인 효과크기는 오메가제곱(ω^2)으로 측정한다. 하지만 이전에 배운 방정식을 그대로 반복측정에 사용하면, 효과크기가 실제보다 더 크게 추정되기 때문에 그대로 사용할 수는 없다.

반복측정 분산분석에서 오메가제곱은 다음과 같이 구한다.

SMART
ALEX
ONLY

$$\omega^2 = \frac{\left[\dfrac{k-1}{nk}\left(MS_M - MS_R\right)\right]}{MS_R + \dfrac{MS_B - MS_R}{k} + \left[\dfrac{k-1}{nk}\left(MS_M - MS_R\right)\right]} \tag{14.1}$$

방정식이 상당히 복잡하게 보이지만, 각 부분을 나누어 생각해보면 어렵지 않게 이해할 수 있다. 우선 평균제곱합이 나오는데, 이 값은 SPSS의 ANOVA 출력물(Output 14.4)에서 구할 수 있는 모형 평균제곱합(MS_M)과 잔차 평균제곱합(MS_R)이다. k는 실험조건의 수로 동물 음식의 종류가 네 가지이기 때문에 $k = 4$이고, n은 실험 대상이 된 사람 수로 출연자 수가 8명이므로 $n = 8$이다. 문제는 MS_B이다. Figure 14.3에서 총분산은 개체-내 분산과 개체-간 분산으로 나누어 설명했다. Section 14.3.7에서 이 값을 다음과 같이 계산했다.

$$SS_T = SS_B + SS_W$$

SPSS Output에 SS_W가 따로 표시되지 않지만, Output에는 SS_M과 SS_R이 나와 있고, SS_W는 이 두 값으로 구성되어 있다. 따라서 수식에 이 두 값을 대입하고 좌우변을 바꿔 적으면 다음과 같다.

$$SS_T = SS_B + SS_M + SS_R$$
$$SS_B = SS_T - SS_M - SS_R$$

다음은 SS_T 구하기인데, 이 값은 Output에서 직접 구할 수 없어, 따로 계산해야 한다(Section 14.3.1). 계산한 값을 대입해 다음을 구할 수 있다.

$$SS_B = 253.89 - 83.13 - 153.38$$
$$= 17.38$$

다음 단계는 이 값을 자유도로 나누어 평균제곱을 구하는 것으로, 표본크기에서 1을 뺀 값 $(N - 1)$으로 나눈다.

$$MS_B = \frac{SS_B}{df_B} = \frac{SS_B}{N-1}$$
$$= \frac{17.38}{8-1}$$
$$= 2.48$$

지금까지의 계산을 끝내고 나면, 효과크기 수식으로 돌아갈 수 있다.

$$\omega^2 = \frac{\left[\frac{4-1}{8 \times 4}(27.71 - 7.30)\right]}{7.30 + \frac{2.48 - 7.30}{4} + \left[\frac{4-1}{8 \times 4}(27.71 - 7.30)\right]}$$
$$= \frac{1.91}{8.01}$$
$$= .24$$

따라서 오메가제곱은 .24이다.

전체적인 효과크기를 구하는 것보다는 관심이 있는 집단 간 비교에 집중하는 것이 더 유용한데, 대비의 효과크기 계산은 조금 더 수월하다(Output 14.7). 대비의 통계량 F는 항상 자유도가 1이므로, F를 r로 변환시키는 것은 다음 공식을 이용한다.

$$r = \sqrt{\frac{F(1, df_R)}{F(1, df_R) + df_R}}$$

앞에 나온 대비를 r로 변환시켜 보면 다음과 같다.

$$r_{\text{Stick insect vs. kangaroo testicle}} = \sqrt{\frac{22.80}{22.80+7}} = .87$$

$$r_{\text{Kangaroo testicle vs. fish eyeball}} = \sqrt{\frac{0.01}{0.01+7}} = .04$$

$$r_{\text{Fish eyeball vs. witchetty grub}} = \sqrt{\frac{0.80}{0.80+7}} = .32$$

이 결과에 따르면, 막대벌레와 고환의 차이에 대한 효과크기가 가장 크고, 생선 눈알과 굼벵이가 중간, 고환과 눈알의 효과크기가 가장 작다.

14.8. 단일변량 반복측정 분산분석의 보고 ②

반복측정 분산분석 결과를 보고할 때도 독립표본 분산분석과 마찬가지로 자세하게 보고한다. 한 가지 주의할 점은, 구형성 가정에 대한 결과와 구형성 가정이 위배될 때 수정 자유도를 보고하는 것 뿐이다. 분산분석과 마찬가지로, F-값의 유의성을 확인할 자유도는 모형 효과의 자유도($df_{\text{M}} = 1.60$)와 잔차 자유도($df_{\text{R}} = 11.19$)이다. 만일 구형성 검정 결과를 함께 보고하고자 한다면, 카이제곱 근사 추정치와 자유도, 유의확률을 보고한다. 이때 값을 함께 보고해 구형성 정도를 알려주는 것이 좋다. 다음과 같이 주요 결과를 보고한다.

✓ Mauchly 검정결과 $\chi^2(5) = 11.41$, $p = .047$로 구형성 가정이 위배되었다. 따라서 수정된 Greenhouse-Geisser 통계량을 보고한다($\varepsilon = .53$). 결과에 의하면, 동물의 종류에 따라 구역질까지 시간은 $F(1.60, 11.19) = 3.79$, $p = .063$, $\omega^2 = .24$로 유의하게 차이가 나지 않았다.

수정된 Huynh-Feldt 값을 이용하면 다음과 같다.

✓ Mauchly 검정결과 $\chi^2(5) = 11.41$, $p = .047$로 구형성 가정이 위배되었으므로, Huynh-Feldt 방법으로 자유도를 수정했다($\varepsilon = .67$). 구역질까지 걸리는 시간은 동물의 종류에 따라 $F(2, 13.98) = 3.79$, $p = .048$, $\omega^2 = .24$로 유의한 차이가 있다.

다른 방법은 다변량 검정 방법을 이용하는 것이다. 다변량 결과에서는 네 가지 검정통계량이 출력되지만, 대부분의 경우 Pillai's trace, V를 보고한다(제16장). 이 V 값과 함께, F-값과 자유도를 출력물에서 찾아 보고한다(Output 14.6).

✓ Mauchly 검정결과 $\chi^2(5)$ = 11.41, p = .047로 구형성 가정이 위배된 것으로 나타났으므로 다변량 검정을 했다(ε = .53). V = 0.94, $F(3, 5)$ = 26.96, p = .002, ω^2 = .24로 구역질까지 걸리는 시간은 동물 종류에 따라 유의한 차이가 있었다.

14.9. 반복측정 요인설계 ②

집단-간 분산분석 설계에서 기존 집단 이외에 제2, 제3의 변수를 추가할 수 있는 것처럼, 반복측정 분산분석에서도 제2, 제3의 변수를 쉽게 추가할 수 있다. 광고에 관한 연구에서 어떤 상품 자극에 대한 선호도는 긍정적 이미지를 이용해 바꿀 수 있다고 한다(Stuart, Shimp & Engle, 1987). 따라서 10대 청소년의 폭음을 줄이기 위한 노력의 일환으로 부정적인 이미지를 사용해 알코올에 대한 생각을 부정적으로 변화시킬 수 있는지 알아보고자 하는 연구를 했다. 몇가지 음료에 대해 긍정적 이미지와 부정적 이미지, 중립적 이미지를 비교하는 연구가 시행되었다. Table 14.3에 이 연구의 실험설계와 자료가 제시되어 있다(각 행은 대상자 한 명을 나타낸다).

TABLE 14.3 Data from **Attitude.sav**

Drink Image	Beer +ve	-ve	Neut	Wine +ve	-ve	Neut	Water +ve	-ve	Neut
Male	1	6	5	38	-5	4	10	-14	-2
	43	30	8	20	-12	4	9	-10	-13
	15	15	12	20	-15	6	6	-16	1
	40	30	19	28	-4	0	20	-10	2
	8	12	8	11	-2	6	27	5	-5
	17	17	15	17	-6	6	9	-6	-13
	30	21	21	15	-2	16	19	-20	3
	34	23	28	27	-7	7	12	-12	2
	34	20	26	24	-10	12	12	-9	4
	26	27	27	23	-15	14	21	-6	0
Female	1	-19	-10	28	-13	13	33	-2	9
	7	-18	6	26	-16	19	23	-17	5
	22	-8	4	34	-23	14	21	-19	0
	30	-6	3	32	-22	21	17	-11	4
	40	-6	0	24	-9	19	15	-10	2
	15	-9	4	29	-18	7	13	-17	8
	20	-17	9	30	-17	12	16	-4	10
	9	-12	-5	24	-15	18	17	-4	8
	14	-11	7	34	-14	20	19	-1	12
	15	-6	13	23	-15	15	29	-1	10

실험 참가자는 세 번에 걸쳐 9가지 광고를 보았다. 첫 시간에 세 가지 광고를 보았는데 (1) Brain Death라는 맥주는 부정적인 이미지로('Brain Death를 마시면 당신의 간이 폭발합니다'라는 문구와 함께 시체를 보여줌) (2) Dangleberry라는 와인은 긍정적 이미지로('Dangleberry는 거부할 수 없게 만듭니다'라는 문구와 함께 섹시한 남자나 여자의 모습을 보여줌) (3) Puritan이라는 물은 중립적 이미지로('Puritan을 마시면 항상 정상적으로 행동할 수 있습니다'라는 문구와 함께 TV 시청자의 모습을 보여줌) 준비했다. 일주일 후, 두 번째 시간에는 똑같이 세 가지 제품에 대한 광고를 다시 보았는데, 이번에는 Brain Death 맥주는 긍정적 이미지로, Dangleberry 와인은 중립적 이미지로, Puritan 물은 부정적인 이미지로 준비되었다. 세 번째 시간에는 Brain Death는 중립적 이미지로, Dangleberry는 부정적 이미지로, Puritan은 긍정적 이미지의 광고를 보았다. 매 시간 끝날 때마다 대상자에게 제품에 대해 −100점(매우 싫음) 부터 0점(보통)을 거쳐 100점(매우 좋음)까지 점수를 매기도록 했다. 광고 순서는 무작위로 제공되었고, 세 번의 광고도 각 대상자에게 무작위로 제공되어 실험은 상당히 복잡하게 설계되었다. 두 개의 독립변수는 음료 종류 (맥주, 와인, 물)와 이미지 종류(긍정적, 부정적, 중립적)이다. 이 두 변수는 완전히 반복 조합이므로 총 9가지 실험조건이 만들어졌다.

14.9.1. 주 분석 ②

SPSS에서 각 실험대상자의 자료를 한 행에 입력하고, 같은 실험조건은 같은 열에 입력한다. 각 대상자가 모든 실험조건에 참여했다면, 모든 음료(3)에 대해 모든 이미지의 광고(3)를 보는 9가지 실험조건에 해당되는 값을 9개 열에 입력하게 된다. 따라서, 자료 편집창의 모습은 Table 14.3과 같다. 자료 편집창에서 아래 이름으로 변수를 만들고, 각 변수의 설명도 함께 입력한다(Section 3.5.2).

- beerpos = beer + sexy person
- beerneg = beer + corpse
- beerneut = beer + person watching TV
- winepos = wine + sexy person
- wineneg = wine + corpse
- wineneut = wine + person watching TV
- waterpos = water + sexy person
- waterneg = water + corpse
- waterneut = water + person watching TV

<u>A</u>nalyze <u>G</u>eneral Linear Model ▶와 📊 <u>R</u>epeated Measures... 를 차례로 선택하면 요인정의 대화상자가 열린다. 요인정의 대화상자에서 개체−내(반복 측정) 변수명을 제시한다. 본 예에서는 개체−내 요인이 Drink(음료; 맥주, 와인, 물)와 Imagery(이미지; 긍정적, 부정적, 중립적) 두 가지이다. *factor1*이라는 글씨를 *Drink*로 바꿔 반복측정 요인의 이름을 정하고, 반복측정 횟수를 입력한다. 음료 종류가 세 가지이므로, *Number of Levels* 옆에 3을 입력한다. Add 를 클릭해 반복측정 변수 목록에 추가하면, 대화상자 아래쪽 흰 상자에 *Drink(3)*이라고 나타나게 된다. 같은 방법으로 두 번째 독립변수를 입력한다. 개체−내 변수명에 *Imagery*라는 단어를 적고, 세 가지 이미지를 뜻하는 3을 *Number of Levels* 상자에 입력한다. Add 를 클릭하면, 반복측정 변수 목록에 *Imagery(3)*으로 나타난다. 이 과정이 끝난 대화상자는 Figure 14.10과 같다. 개체−내 변수 두 가지를 모두 정의했으면, Define 을 클릭해 기본 대화상자로 돌아간다.

FIGURE 14.10
The *Define Factor(s)* dialog box for factorial repeated−measures ANOVA

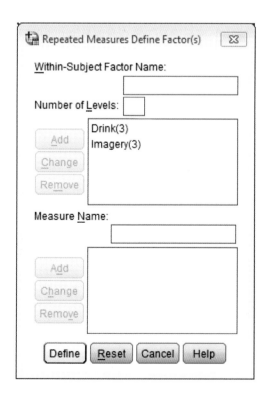

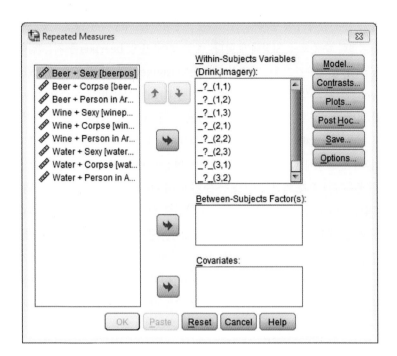

FIGURE 14.11
The main dialog box for factorial repeated—measures ANOVA before completion

기본 대화상자는 물음표가 9개 나타나는 것 외에는 기본적으로 독립변수가 하나일 때와 별 다른 차이가 없다(Figure 14.11). *Within—Subjects Variables*에서 독립변수가 **Drink**와 **Imagery** 두 개임을 알 수 있고, 그 아래 상자에는 물음표와 숫자가 두 개 들어있는 괄호가 나열되어 있다. 괄호 안 숫자는 독립변수인 요인의 수준을 나타낸다.

- _?_(1,1) ⇒ Drink의 1번 수준과 Imagery의 1번 수준을 나타내는 변수
- _?_(1,2) ⇒ Drink의 1번 수준과 Imagery의 2번 수준을 나타내는 변수
- _?_(1,3) ⇒ Drink의 1번 수준과 Imagery의 3번 수준을 나타내는 변수
- _?_(2,1) ⇒ Drink의 2번 수준과 Imagery의 1번 수준을 나타내는 변수
- _?_(2,2) ⇒ Drink의 2번 수준과 Imagery의 2번 수준을 나타내는 변수
- _?_(2,3) ⇒ Drink의 2번 수준과 Imagery의 3번 수준을 나타내는 변수
- _?_(3,1) ⇒ Drink의 3번 수준과 Imagery의 1번 수준을 나타내는 변수
- _?_(3,2) ⇒ Drink의 3번 수준과 Imagery의 2번 수준을 나타내는 변수
- _?_(3,3) ⇒ Drink의 3번 수준과 Imagery의 3번 수준을 나타내는 변수

독립변수가 두 개 있기 때문에 괄호 안 숫자도 두 개씩 적혀 있다. 첫 번째 숫자는 상자 위에 적힌 첫 번째 요인(Drink)의 수준을 나타낸다. 두 번째 숫자는 두 번째 요인(Imagery)의 수준을 가리킨다. 단일요인 반복측정 분산분석과 마찬가지로 각 물음표 자리에 왼쪽의 변수를 하나씩 채워야 한다. 집단—간 설계에서는 코딩변수가 사용되었는데, 이때 각 요인 수준은 자료 편집창에서 특정 코드

로 지정되었다. 그러나 반복측정 설계에서는 그런 코딩방법을 사용되지 않으므로, 이 단계에서 직접 각 실험조건을 적절한 수준으로 지정해야 한다. 예를 들어, 만일 **beerpos**를 처음 입력하면, SPSS는 맥주를 Drink의 첫 번째 수준으로, 긍정적 이미지를 Imagery의 첫 번째 수준으로 인식한다. 하지만, 만일 **wineneg**를 처음 입력하면, SPSS는 와인을 Drink의 첫 번째 수준으로, 부정적 이미지를 Imagery의 첫 번째 수준으로 인식하게 된다. 대화상자에 변수를 입력하기 전에 어떤 종류의 대비를 하고자 하는지 미리 생각한다. 첫 번째 변수 Drink에 세 가지 조건이 있는데, 그 중 두 가지는 주류이다. 여기서 물이 알코올에 대한 선호도에 미치는 영향에 대한 대조군 역할을 한다고 볼 수 있다. 따라서 이 변수에서는 맥주와 와인 조건을 물 조건과 비교하는 것이 좋다. 맥주와 와인을 물과 비교하는 단순대비를 지정하거나(Table 11.6), 맥주와 와인을 서로 비교하기 전에 알코올(맥주와 와인)을 물과 비교하는 차이대비를 지정하면 된다(단순대비에서는 중간에 있는 수준을 참조범주로 지정할 수 없으므로 차이대비를 지정한다). 두 경우 모두 물을 독립변수 Drink의 첫 번째나 마지막에 입력하는 것이 필수이다. 이제 두 번째 요인에 대해 생각해보자. 이미지 요인 또한 선호도를 바꾸지 않는 경우(중립적 이미지)를 대조범주로 삼는 것이 좋다. 이 범주를 단순대비의 참조범주로 사용하기 위해서는[3] 중립적 이미지를 첫 번째나 마지막에 입력해야 한다.

물을 Drink 요인의 세 번째 수준으로, 중립적을 Imagery 요인의 세 번째 요인으로 지정하기로 하자. 나머지 수준은 임의로 정하면 되므로, 맥주를 Drink 요인의 1번 수준으로, 와인을 2번 수준으로 지정하기로 했다. Imagery 변수에 대해서는 긍정적을 1번 수준으로, 부정적을 2번 수준으로 지정했다. 이러한 결정에 따라 변수를 입력한 결과는 Figure 14.12와 같다.

이 순서는 자료 편집창에 나타난 변수 순서와 같다. 테이터를 입력하기 전에 어떻게 대비할 것인지 미리 생각하고 맞는 순서대로 입력했기 때문이다. 변수를 오른쪽으로 옮기고 나면, 대화상자는 Figure 14.13과 같다.

FIGURE 14.12
Variable
allocations for
the attitude data

beerpos	→	_?_(1,1)
beerneg	→	_?_(1,2)
beerneut	→	_?_(1,3)
winepos	→	_?_(2,1)
wineneg	→	_?_(2,2)
wineneut	→	_?_(2,3)
waterpos	→	_?_(3,1)
waterneg	→	_?_(3,2)
waterneut	→	_?_(3,3)

---

[3] 긍정적 이미지는 선호도를 향상시키고, 부정적 이미지는 선호도를 더 부정적으로 만들 것이다. 따라서 Helmert 대비나 차이대비 사용은 두 가지 실험조건이 상호 효과를 상쇄시키므로 적절하지 않다.

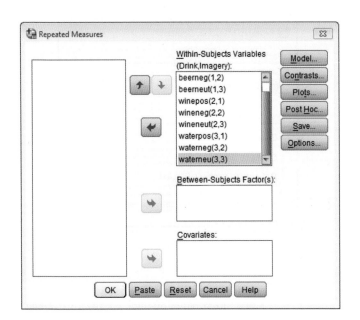

FIGURE 14.13
The main dialog box for factorial repeated–measures ANOVA after completion

14.9.2. 대비 ②

반복측정 설계에서는(명령문을 이용하지 않는 한) 대비를 입력하는 장치가 없지만, 표준대비를 사용할 수 있다(Table 11.6). 기본 대화상자에서 [Continue] 를 클릭하면 대비를 위한 대화상자 Figure 14.14가 나온다. 앞에서 물과 중립적 이미지를 **Drink**와 **Imagery**의 참조범주로 사용하는 이유를 설명했다. 이미 Section 12.4.5와 14.5.3에서 *Contrasts* 대화상자를 사용했으므로, 여기서는 각 독립변수에 대해 단순대비를 선택한다는 것만 설명한다. 두 변수 모두 참고의 기준이 되는 대조범주를 맨 마지막으로 입력했으므로 단순대비에서 참조범주를 바꿀 필요가 없다. 대비를 선택한 뒤, [Continue] 를 클릭해 기본 대화상자로 돌아간다. 여기서 대비 대신 사용할 수 있는 방법은 단순효과분석(simple effects analysis)을 하는 것이다(SPSS Tip 14.2).

14.9.3. 단순효과분석 ③

앞 장에서 교호작용을 분해하기 위해 '단순효과분석'이라는 방법을 사용할 수 있음을 배웠다. 이 방법은 독립변수의 효과를 다른 변수의 각 수준에 따라 살펴보는 방법이다. 본 예에서 **Drink**의 효과를 긍정적 이미지, 부정적 이미지, 중립적 이미지로 따로 살펴보는 것이다. 또한 **Imagery**의 효과도 맥주, 와인, 물에 따라 별도로 살펴볼 수 있다. 반복측정 설계에서도 SPSS 명령문을 이용해 단순효과분석을 할 수 있는데, 명령문은 이전과는 약간 차이가 있다(SPSS Tip 14.2).

FIGURE 14.14

The *Contrasts* dialog box for factorial repeated measures ANOVA

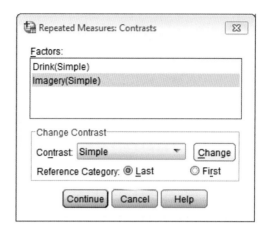

더모아

대비에 대해 조금 더 알려 주세요.

특별히 고안된 대비를 이용하면 교호작용효과도 살펴볼 수 있다. 단순효과처럼 명령문을 이용해서만 가능하다. 만일 이 방법을 사용하고 싶다면, 앞 장에 서술된 교호작용에 대한 대비 지정 방법을 참고한다.

14.9.4. 교호작용 도표 그리기 ②

독립변수가 하나일 때는 도표를 지정하지 않았으나, 요인이 2~3개일 때는 *Profile Plots* 대화상자를 이용해 한 요인의 수준에 따라 다른 요인의 평균 도표를 쉽게 작성할 수 있다. 도표 작성은 분석 전에 자료를 미리 검토해야 하지만, 편의상 분석과정에 포함시키기로 한다. Plots... 를 클릭해 대화상자를 연다. 왼쪽의 변수목록에서 **Drink**를 선택해 *Horizontal Axis*라 쓰인 공간으로 끌어오거나, ➡를 클릭한다. *Separate Lines*라 쓰인 공간에는 나머지 독립변수인 **Imagery**를 지정한다. 이전과 마찬가지로, 어떤 변수를 어느 축에 두고 도표를 작성할 것인지 결정한다. 독립변수 두 개를 옮기고 Add 를 클릭하면, 박스 아래쪽에 이 교호작용 도표가 추가된다(Figure 14.15). 도표 지정이 끝나면, Continue 를 클릭해 기본 대화상자로 돌아간다.

14.9.5. 기타 옵션 ②

분산분석과 마찬가지로 이 연구설계는 반복측정 변수뿐이기 때문에 사후검정은 비활성화되어 있지만, Options... 를 클릭해 *Options* 대화상자를 활성화시킬 수 있다. 여기서 선택할 수 있는 옵션은

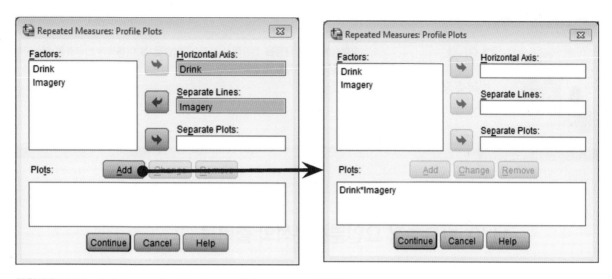

FIGURE 14.15 Defining profile plots in repeated-measures ANOVA

일원배치 분산분석 때와 동일하다. 우선 기술통계를 선택하고, *Factor(s) and Factor Interactions* 대화상자에서 모든 요인을 선택해 *Display Means for* 대화상자로 끌고 가거나 ⏩를 클릭해 다중 비교를 선택한다(Figure 14.16). 변수를 선택한 다음, ☑ Compare main effects 를 선택해 보정방법 중에 서 Bonferroni 방법을 지정한다. 이 검정은 교호작용 효과가 유의하지 않을 때만 의미가 있으므로 교호작용이 유의하면 실행하지 않는다.

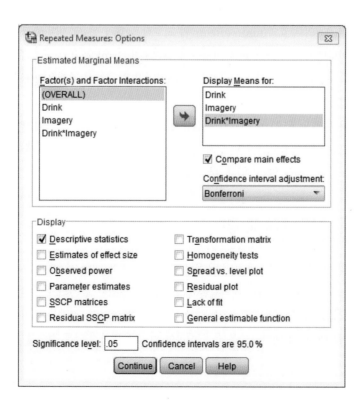

FIGURE 14.16
Options dialog box

오영상

반복측정 분산분석

구형성에 대한 내용을 집중해서 보라. 구형성을 잘 이해해야 반복측정 분산분석을 시행하고 해석할 수 있다.

14.10. 반복측정 요인분산분석의 출력물 ②

14.10.1. 기술통계와 주 분석 ②

Output 14.9는 분산분석 결과의 첫 부분이다. 첫 번째 표에는 자료 편집창에 포함된 변수 목록과 각 독립변수의 수준이 나와 있다. 이 표는 비교하고자 하는 자료 순서가 바르게 입력되었는지 파악할 수 있어 중요하다. 두 번째 표는 9가지 실험조건의 평균과 표준편차를 제시하는 기술통계표이다. 이 표에 나타난 이름은 자료 편집창에서 입력한 설명과 같다. 기술통계에서 변수의 표준편차를 비교해 보면, 맥주의 분산이 가장 크다. 또한 시체 이미지를 보여줬을 때, 와인과 물은 기대한 대로 상품에 대한 점수가 부정적인데 비해 맥주는 그렇지 않았다. 맥주에는 부정적인 이미지가 작동하지 않았다.

Output 14.10은 2개의 주효과(main effects)와 교호작용 효과 등 세 가지 효과에 대한 Mauchly 구형성 검정결과이다(Section 14.2.3). 유의확률을 살펴보면 Drink와 Imagery 주효과가 가정에 위배되므로 *F*-값을 수정해야 한다(Section 14.6.2). 교호작용은 구형성 가정을 만족하므로($p > .05$), *F*-값을 수정할 필요가 없다.

Output 14.11은 수정된 *F*-값이 포함된 분산분석표이다. 모형에 포함된 효과와 각 효과의 오차가 차례로 제시되어 있다. 유의확률을 보면 음료 종류의 효과가 유의하고, 이미지 종류가 유의하며, 두 변수 간 교호작용이 유의함을 알 수 있다. 다음에서 자세히 살펴보도록 하자.

14.10.1.1. 음료의 주효과 ②

Output 14.11의 첫 부분은 광고에 사용된 음료 종류의 효과에 대한 검정이다. **Drink**에 대한 구형성 가정이 위배되었기 때문에 수정된 유의확률을 살펴본다. 수정된 값은 모두 유의하므로 가장 보수적인 것으로 알려진 Greenhouse-Geisser 수정 자유도를 보고한다. 결과를 해석하면, 이미지 종류를 고려하지 않았을 때, 실험 대상자들은 음료 종류에 따라 유의하게 다른 점수를 매긴 것이다.

Within-Subjects Factors OUTPUT 14.9

Measure: MEASURE_1

Drink	Imagery	Dependent Variable
1	1	beerpos
	2	beerneg
	3	beerneut
2	1	winepos
	2	wineneg
	3	wineneut
3	1	waterpos
	2	waterneg
	3	waterneu

Descriptive Statistics

	Mean	Std. Deviation	N
Beer + Sexy	21.05	13.008	20
Beer + Corpse	4.45	17.304	20
Beer + Person in Armchair	10.00	10.296	20
Wine + Sexy	25.35	6.738	20
Wine + Corpse	-12.00	6.181	20
Wine + Person in Armchair	11.65	6.243	20
Water + Sexy	17.40	7.074	20
Water + Corpse	-9.20	6.802	20
Water + Person in Armchair	2.35	6.839	20

Mauchly's Test of Sphericity[a] OUTPUT 14.10

Measure: MEASURE_1

Within Subjects Effect	Mauchly's W	Approx. Chi-Square	df	Sig.	Epsilon[b]		
					Greenhouse-Geisser	Huynh-Feldt	Lower-bound
Drink	.267	23.753	2	.000	.577	.591	.500
Imagery	.662	7.422	2	.024	.747	.797	.500
Drink * Imagery	.595	9.041	9	.436	.798	.979	.250

Tests the null hypothesis that the error covariance matrix of the orthonormalized transformed dependent variables is proportional to an identity matrix.

a. Design: Intercept
   Within Subjects Design: Drink + Imagery + Drink * Imagery

b. May be used to adjust the degrees of freedom for the averaged tests of significance. Corrected tests are displayed in the Tests of Within-Subjects Effects table.

Tests of Within-Subjects Effects OUTPUT 14.11

Measure: MEASURE_1

Source		Type III Sum of Squares	df	Mean Square	F	Sig.
Drink	Sphericity Assumed	2092.344	2	1046.172	5.106	.011
	Greenhouse-Geisser	2092.344	1.154	1812.764	5.106	.030
	Huynh-Feldt	2092.344	1.181	1770.939	5.106	.029
	Lower-bound	2092.344	1.000	2092.344	5.106	.036
Error(Drink)	Sphericity Assumed	7785.878	38	204.892		
	Greenhouse-Geisser	7785.878	21.930	355.028		
	Huynh-Feldt	7785.878	22.448	346.836		
	Lower-bound	7785.878	19.000	409.783		
Imagery	Sphericity Assumed	21628.678	2	10814.339	122.565	.000
	Greenhouse-Geisser	21628.678	1.495	14468.490	122.565	.000
	Huynh-Feldt	21628.678	1.594	13571.496	122.565	.000
	Lower-bound	21628.678	1.000	21628.678	122.565	.000
Error(Imagery)	Sphericity Assumed	3352.878	38	88.234		
	Greenhouse-Geisser	3352.878	28.403	118.048		
	Huynh-Feldt	3352.878	30.280	110.729		
	Lower-bound	3352.878	19.000	176.467		
Drink * Imagery	Sphericity Assumed	2624.422	4	656.106	17.155	.000
	Greenhouse-Geisser	2624.422	3.194	821.778	17.155	.000
	Huynh-Feldt	2624.422	3.914	670.462	17.155	.000
	Lower-bound	2624.422	1.000	2624.422	17.155	.001
Error(Drink*Imagery)	Sphericity Assumed	2906.689	76	38.246		
	Greenhouse-Geisser	2906.689	60.678	47.903		
	Huynh-Feldt	2906.689	74.373	39.083		
	Lower-bound	2906.689	19.000	152.984		

FIGURE 14.17
Output and graph of the main effect of drink

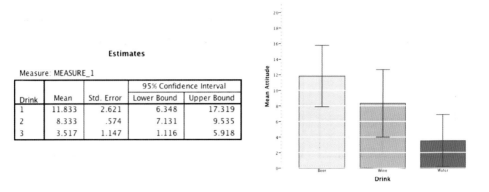

Estimates

Measure: MEASURE_1

Drink	Mean	Std. Error	95% Confidence Interval	
			Lower Bound	Upper Bound
1	11.833	2.621	6.348	17.319
2	8.333	.574	7.131	9.535
3	3.517	1.147	1.116	5.918

Section 14.9.5에서 모든 효과의 평균을 출력하도록 선택했는데, 출력물을 살펴보면 *Estimated Marginal Means*[4]라는 제목 아래 Figure 14.17의 표가 있다. 이 표에는 변수 **Drink**의 주효과에 대한 평균과 표준오차가 있다. 변수 수준은 1, 2, 3으로 표시되어 있으므로, 자료 입력시 어떤 순서로 입력했는지 알아야 어떤 줄이 어떤 실험조건의 평균인지 알 수 있다. 입력한 순서는 맥주가 맨 처음이고, 물이 맨 마지막이었다. Figure 14.17에 이 평균을 도표로 나타냈는데, 맥주와 와인의 평균이 물보다 더 높았으며, 그중에서도 맥주가 가장 높다. 이 효과의 특성을 파악하기 위해 사후검정과 대비 결과를 살펴본다(Section 14.10.2).

Output 14.12에는 Bonferroni 수정을 적용한 **Drink** 주효과의 짝 비교가 나와 있다. 주효과가 유의한 것은 수준 2와 수준 3(와인과 물) 간의 차이가 유의하기 때문인 것으로 보인다(p = .001). 맥주와 물의 차이는 와인과 물의 차이보다 더 큼에도 불구하고 효과가 유의하지 않다(p = .066). 이처럼 차이 크기와 유의성 확인 결과가 서로 다른 것은 맥주의 표준오차와 와인의 표준오차를 살펴보면 알 수 있다. 와인의 표준오차는 아주 작기 때문에, 평균 간 차이가 상대적으로 크게 나타난 것이다.

SELF-TEST 같은 사후검정을 이번에는 *Options* 대화상자에서(Section 13.8.5) 수정되지 않은 값(LSD)을 선택하여 다시 수행해 보자. 맥주와 물 간의 차이가 유의하게 나오는 것을 알 수 있다(p = .02).

이처럼 Bonferroni 수정을 이용한 오차의 통제는 매우 중요하다. 만일 수정된 값을 사용하지 않았더라면 맥주의 평균이 물보다 유의하게 높다고 잘못 결론내리는 오류를 범했을 것이다.

---

[4] 이 평균은 Output 14.9에 나온 각 실험조건의 평균들을 다시 평균내어 구한 것이다. 예를 들어(이미지 요인을 무시했을 때) 맥주의 평균은 $\bar{X}_{Beer} = \frac{\bar{X}_{Beer+Sexy} + \bar{X}_{Beer+Corpse} + \bar{X}_{Beer+Neutral}}{3} = \frac{21.05 + 4.45 + 10.00}{3} = 11.83$, 이다.

14.10.1.2. 이미지의 주효과 ②

Output 14.11을 보면, 광고에 사용된 **이미지 종류**의 효과 역시, 실험 대상자 점수에 유의한 영향을 미치는 것으로 나타났다. 구형성 가정이 위배되었으므로 이번에도 수정된 유의확률 값을 이용한다. 수정된 값은 모두 매우 유의하므로, Greenhouse-Geisser 수정 자유도를 보고한다. 결과에 의하면, Drink 종류를 무시하고 봤을 때, 대상자 점수는 이미지 종류에 따라 차이가 있다.

모든 효과의 평균을 출력하도록 선택한 출력물에는 이미지의 주효과와 표준오차표가 있다(Figure 14.18). 이미지 수준도 1, 2, 3으로 표시되어 있으므로 어떤 행이 어떤 실험조건을 나타내는지 다시 확인한다. 긍정적 이미지를 맨 처음에, 중립적인 것을 맨 마지막에 입력했다. Figure 14.18에는 평균의 도표가 나와 있는데, 긍정적 이미지는(중립적 이미지와 비교했을 때) 아주 긍정적인 점수로 나타났고, 부정적 이미지는(중립적 이미지와 비교했을 때) 매우 부정적인 점수로 나타났다. 이제 사후검정과 대비 결과를 살펴보도록 하자(Section 14.10.2).

Pairwise Comparisons

OUTPUT 14.12

Measure: MEASURE_1

(I) Drink	(J) Drink	Mean Difference (I–J)	Std. Error	Sig.[b]	95% Confidence Interval for Difference[b]	
					Lower Bound	Upper Bound
1	2	3.500	2.849	.703	-3.980	10.980
	3	8.317	3.335	.066	-.438	17.072
2	1	-3.500	2.849	.703	-10.980	3.980
	3	4.817[*]	1.116	.001	1.886	7.747
3	1	-8.317	3.335	.066	-17.072	.438
	2	-4.817[*]	1.116	.001	-7.747	-1.886

Based on estimated marginal means

*. The mean difference is significant at the

b. Adjustment for multiple comparisons: Bonferroni.

Estimates

Measure: MEASURE_1

Imagery	Mean	Std. Error	95% Confidence Interval	
			Lower Bound	Upper Bound
1	21.267	.977	19.222	23.312
2	-5.583	1.653	-9.043	-2.124
3	8.000	.969	5.972	10.028

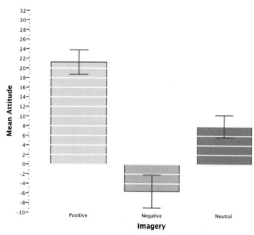

FIGURE 14.18 Output and graph of the main effect of imagery

OUTPUT 14.13

Pairwise Comparisons

Measure:MEASURE_1

(I) Imagery	(J) Imagery	Mean Difference (I-J)	Std. Error	Sig.[a]	95% Confidence Interval for Difference[a]	
					Lower Bound	Upper Bound
1	2	26.850[*]	1.915	.000	21.824	31.876
	3	13.267[*]	1.113	.000	10.346	16.187
2	1	-26.850[*]	1.915	.000	-31.876	-21.824
	3	-13.583[*]	1.980	.000	-18.781	-8.386
3	1	-13.267[*]	1.113	.000	-16.187	-10.346
	2	13.583[*]	1.980	.000	8.386	18.781

Based on estimated marginal means

*. The mean difference is significant at the .05 level.

a. Adjustment for multiple comparisons: Bonferroni.

Output 14.13에는 Bonferroni 수정을 적용한 **Imagery** 주효과에 대한 짝 비교가 나와 있다. 표를 살펴보면, 주효과뿐 아니라($p < .001$) 수준 1과 수준 2(긍정적과 부정적), 수준 1과 수준 3(긍정적과 중립적), 수준 2와 수준 3(부정적과 중립적)의 차이가 모두 유의했다.

14.10.1.3. 음료 × 이미지 교호작용 효과 ②

이미지와 음료 종류 간에는 교호작용 효과가 있음을 Output 14.11에서 알 수 있다. 표에 따라 음료 종류와 이미지 간에 유의한 교호작용이 있음을 보고한다($F(4, 76) = 17.16, p < .001$). 이 효과는 이미지의 영향이 음료 종류에 따라 다르게 나타나고 있음을 말해준다. Section 14.9.5에서 구한 평균을 이용해 교호작용의 형태를 알아볼 수 있다. 이 표는 Output 14.14에 제시되어 있으며, Output 14.9에 제시된 기술통계와는 표준편차 대신 표준오차가 제시된 것 외에는 기본적으로 같다.

Output 14.14의 평균은 14.9.4에서 지정한 도표를 작성하는데 사용되며, 이 도표는 교호작용을 해석하는데 필수적이다. Figure 14.19는 교호작용 도표를 보기 좋게 정리한 것으로 평행하지 않는 선이 있는지 검토한다. 긍정적 이미지나 중립적 이미지를 사용했을 때는 음료 종류에 대한 응답 패턴이 유사하다. 맥주에 대한 평은 긍정적이고, 와인에 대해서는 조금 더 높으며, 물은 조금 낮아진다. 긍정적 이미지 선이 중립적 이미지 선보다 높다는 것은 모든 음료에 있어서 긍정적 이미지가 중립적 이미지에 비해 더 긍정적인 영향을 미쳤음을 나타낸다. 부정적 이미지를 나타내는 맨 아래 선은 조금 달라 와인과 물에 대한 점수는 낮은데 비해 맥주는 그렇지 않다.

부정적 이미지는 와인과 물에 대한 선호도에는 원하는 효과를 보였으나, 맥주에 대한 선호도는 변함이 없었다. 따라서 교호작용은 긍정적 이미지나 중립적 이미지 효과에 비해 부정적 이미지가 다른 효과 즉, 점수를 낮추는 효과를 나타내기 때문으로 풀이된다. 이 교호작용 효과는 실험에서 예상한 바와 일치한다. 이에 대한 해석을 확인하기 위해 Section 14.9.2에서 요청한 대비 결과를 살펴보도록 하자.

OUTPUT 14.14

3. Drink * Imagery

Measure: MEASURE_1

Drink	Imagery	Mean	Std. Error	95% Confidence Interval	
				Lower Bound	Upper Bound
1	1	21.050	2.909	14.962	27.138
	2	4.450	3.869	-3.648	12.548
	3	10.000	2.302	5.181	14.819
2	1	25.350	1.507	22.197	28.503
	2	-12.000	1.382	-14.893	-9.107
	3	11.650	1.396	8.728	14.572
3	1	17.400	1.582	14.089	20.711
	2	-9.200	1.521	-12.384	-6.016
	3	2.350	1.529	-.851	5.551

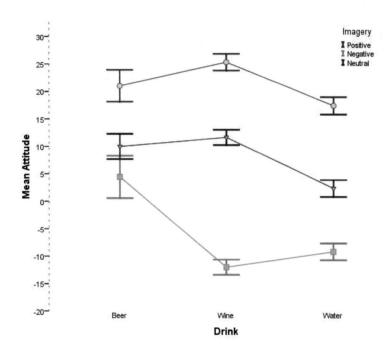

FIGURE 14.19
Interaction graph for **Attitude.sav.** The three lines represent the type of imagery: positive imagery (circles), negative imagery (squares) and neutral imagery (triangles)

14.10.2. 반복측정 변수의 대비 ②

앞서 Section 14.9.2에서 Drink에 대해서는 물을 대조범주로, 이미지 종류에 대해서는 중립적 이미지를 대조범주로 단순대비를 지정했다. 그 결과가 Output 14.16에 요약되어 있다. 표에는 주효과와 교호작용 효과 각각에 대해, 대비의 구성 요소가 제시되어 있다. Drink의 주효과에서, 첫 번째 대비는 수준 1(맥주)과 참조범주(여기에서는 물)를 비교한다. 이때 어떤 수준이 어떤 종류를 나타내는지 확실하지 않으면, Output 14.9를 참고한다. 이 결과는 $F(1, 19) = 6.22$, $p = .022$로 유의한데, 이는 사후검정에서 나온 결과와 상반되는 결과이다(Output 14.12).

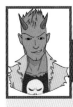

SPSS TIP 14.2 SPSS에서 단순효과 분석하기 ③

반복측정 설계에서도 집단–간 설계에서와 마찬가지로 SPSS 명령문을 이용하여 단순효과를 분석할 수 있다. 예제에서 필요한 명령문은 다음과 같다.

GLM beerpos beerneg beerneut winepos wineneg wineneut waterpos waterneg waterneut
/WSFACTOR=Drink 3 Imagery 3
/EMMEANS = TABLES(Drink*Imagery) COMPARE(Imagery).

이 명령문은 자료 편집기에서 반복측정 변수의 수준과 관련된 변수를 지정하여 분산분석을 수행한다. 명령어 /WSFACTORS는 반복측정 변수 두 개를 정의한다. 이때 변수를 지정하는 순서가 중요하다. 이 명령어에서는 Drink 3 Imagery 3이라고 지정했으므로, SPSS는 Drink 수준 1에서 시작한다. 다음에 Imagery를 적었으므로, 자료에서 처음 나오는 세 변수를 세 가지 이미지 수준으로 사용한다. 그 후에 Drink 수준 2로 가서, 다음 변수 3개를 세 가지 이미지 수준으로 사용한다. 마지막으로, Drink 수준 3으로 가서, 다음 변수 3개를 세 가지 이미지 수준으로 사용한다. 이렇게 설명하는 것이 쉽지는 않지만 변수 순서를 보면, 처음 세 개는 맥주에 관련되면서 이미지가 다르고, 다음 세 개는 와인과 세 가지 이미지, 마지막 세 개는 물과 세 가지 이미지로 되어 있음을 알 수 있다(만일 첫 줄에서 GLM beerpos winepos waterpos beerneg wineneg waterneg beerneut wineneut waterneut 라고 정의했다면, /WSFACTORS Imagery 3 Drink 3라고 적으면 된다).

명령어 /EMMEANS는 단순효과를 지정하는데, TABLES(Drink*Imagery)는 음료와 이미지 교호작용의 평균을, COMPARE(Imagery)는 음료 종류에 따라 이미지의 단순효과를 따로 분석하여 출력하게 된다. 만약, 이미지 수준에 따라 음료 종류의 단순효과를 보고자 한다면, COMPARE(Drink)로 적으면 된다. 음료 종류에 따라 이미지의 효과를 분석하는 명령문은 **SimpleEffectsAttitude.sps**에 저장되어 있다. 자료 파일인 **Attitude.sav**을 열어놓은 후, 명령문을 실행할 수 있다.

명령문에 나타난 변수 순서에 따라, 음료 1 = 맥주, 2 = 와인, 3 = 물의 순으로 이미지 효과를 분석한 다변량 검정 결과는 Output 14.15에 나와 있다. 각 단순효과의 유의확률을 보면, 모든 음료에서 이미지 효과가 유의함을 알 수 있다.

Multivariate Tests

Drink		Value	F	Hypothesis df	Error df	Sig.
1	Pillai's trace	.593	13.122[a]	2.000	18.000	.000
	Wilks' lambda	.407	13.122[a]	2.000	18.000	.000
	Hotelling's trace	1.458	13.122[a]	2.000	18.000	.000
	Roy's largest root	1.458	13.122[a]	2.000	18.000	.000
2	Pillai's trace	.923	107.305[a]	2.000	18.000	.000
	Wilks' lambda	.077	107.305[a]	2.000	18.000	.000
	Hotelling's trace	11.923	107.305[a]	2.000	18.000	.000
	Roy's largest root	11.923	107.305[a]	2.000	18.000	.000
3	Pillai's trace	.939	138.795[a]	2.000	18.000	.000
	Wilks' lambda	.061	138.795[a]	2.000	18.000	.000
	Hotelling's trace	15.422	138.795[a]	2.000	18.000	.000
	Roy's largest root	15.422	138.795[a]	2.000	18.000	.000

Each F tests the multivariate simple effects of Imagery within each level combination of the other effects shown. These tests are based on the linearly independent pairwise comparisons among the estimated marginal means.

a. Exact statistic

OUTPUT 14.15

SELF- TEST 이러한 상반된 결과는 왜 발생하는 것일까?

수준 2(와인)와 참조범주(물)를 비교한 대비는 $F(1, 19) = 18.61$, $p < .001$로 유의해, 사후검정 결과와 일치한다. 이미지 주효과에서, 첫 번째 대비는 수준 1(긍정적)을 참조범주(마지막 범주인 중립적)과 비교해 $F(1, 19) = 142.19$, $p < .001$로 유의한 결과가 나와 사후검정 결과와 일치했다. 두 번째 대비인 부정적 이미지와 중립적 이미지 비교 역시 $F(1, 19) = 47.07$, $p < .001$로 유의해, 앞서 나온 결과와 일치했다. 이 대비만으로도 원하는 결과를 얻을 수 있지만, 이 대비의 결과는(유의확률이 더 작아진 것으로 보아 검정력이 더 높아지긴 했지만) 이미 알고 있는 내용만 확인해 줄 뿐이다. 교호작용 효과의 대비를 살펴보면 새로운 사실을 알 수 있다. 이 대비의 내용을 해석하기 쉽게, Figure 14.19의 교호작용 도표를 수정해 각 대비가 비교하고자 하는 평균을 Figure 14.20에 제시했다.

Tests of Within-Subjects Contrasts

OUTPUT 14.16

Measure: MEASURE_1

Source	Drink	Imagery	Type III Sum of Squares	df	Mean Square	F	Sig.
Drink	Level 1 vs. Level 3		1383.339	1	1383.339	6.218	.022
	Level 2 vs. Level 3		464.006	1	464.006	18.613	.000
Error(Drink)	Level 1 vs. Level 3		4226.772	19	222.462		
	Level 2 vs. Level 3		473.661	19	24.930		
Imagery		Level 1 vs. Level 3	3520.089	1	3520.089	142.194	.000
		Level 2 vs. Level 3	3690.139	1	3690.139	47.070	.000
Error(Imagery)		Level 1 vs. Level 3	470.356	19	24.756		
		Level 2 vs. Level 3	1489.528	19	78.396		
Drink * Imagery	Level 1 vs. Level 3	Level 1 vs. Level 3	320.000	1	320.000	1.576	.225
		Level 2 vs. Level 3	720.000	1	720.000	6.752	.018
	Level 2 vs. Level 3	Level 1 vs. Level 3	36.450	1	36.450	.235	.633
		Level 2 vs. Level 3	2928.200	1	2928.200	26.906	.000
Error(Drink*Imagery)	Level 1 vs. Level 3	Level 1 vs. Level 3	3858.000	19	203.053		
		Level 2 vs. Level 3	2026.000	19	106.632		
	Level 2 vs. Level 3	Level 1 vs. Level 3	2946.550	19	155.082		
		Level 2 vs. Level 3	2067.800	19	108.832		

14.10.2.1. 맥주 vs. 물, 긍정적 vs. 중립적 이미지 ②

첫 번째 교호작용은 긍정적 이미지(수준 1)와 중립적 이미지(수준 3)를 음료 수준 1(맥주)과 수준 3(물)에서 비교하고 있다. 이 대비는 $p = .225$로 유의하지 않다. 중립적 이미지에 비해 긍정적 이미지 점수가 더 높아진 정도는 맥주나 물이나 마찬가지임을 의미한다. Figure 14.20 교호작용 도표 중 왼쪽 위에 있는 도표를 보면, 맥주에서 두 이미지 사이 거리나 물에서 두 이미지 사이 거리가 거의 같고 두 직선이 거의 평행을 이루어 교호작용 효과가 유의하지 않음을 나타낸다. 이에 따라 긍정적 이미지를 중립적 이미지와 비교했을 때, 맥주를 평가하느냐 물을 평가하느냐는 전혀 영향을 미치지 않았다.

14.10.2.2. 맥주 vs. 물, 부정적 vs. 중립적 이미지 ②

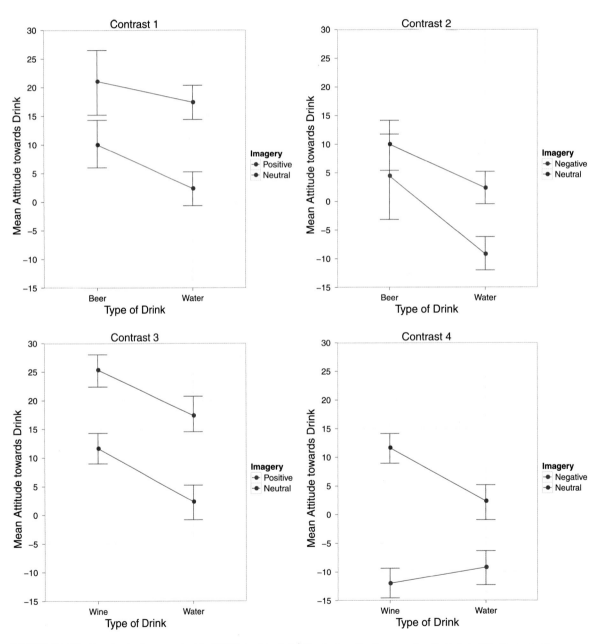

FIGURE 14.20 Graphs (not generated in SPSS, incidentally) illustrating the four contrasts in the attitude analysis

두 번째 교호작용은 부정적 이미지(수준 2)와 중립적 이미지(수준 3)를 음료 수준 1(맥주)과 수준 3(물)에서 비교하고 있다. 이 대비는 $F_{(1, 19)} = 6.75$, $p = .018$로 유의하다. 중립적 이미지에 비해 부정적 이미지 점수가 더 높아진 정도가 맥주를 사용했을 때와 물을 사용했을 때 서로 다름을 의미한다. Figure 14.20 교호작용 도표 중 오른쪽 위에 있는 도표에서 빨간 선과 초록 선 사이의 거리가 물보다 맥주에서 유의하게 가까움을 의미한다. 부정적 이미지를 중립적 이미지와 비교했을 때, 물을 평가할 때는 점수가 별로 감소하지 않지만 맥주를 평가할 때는 더 많이 감소한다.

14.10.2.3. 와인 vs. 물, 긍정적 vs. 중립적 이미지 ②

세 번째 교호작용은 긍정적 이미지(수준 1)와 중립적 이미지(수준 3)를 음료 수준 2(와인)와 수준 3(물)에서 비교하고 있다. 이 대비는 $p = .633$으로 유의하지 않다. 중립적 이미지에 비해 긍정적 이미지의 점수가 더 높아진 정도는 와인이나 물이나 마찬가지이다. Figure 14.20 교호작용 도표 중 왼쪽 아래에 있는 도표를 보면, 와인이나 물이나 빨간 선과 파란 선 사이의 거리가 비슷함을 알 수 있다. 긍정적 이미지를 중립적 이미지와 비교했을 때, 와인을 평가하느냐 물을 평가하느냐는 전혀 영향을 미치지 않는다고 결론내린다.

14.10.2.4. 와인 vs. 물, 부정적 vs. 중립적 이미지 ②

마지막 교호작용은 부정적 이미지(수준 2)와 중립적 이미지(수준 3)를 음료 수준 2(와인)와 수준 3(물)에서 비교하고 있다. 이 대비는 $F_{(1, 19)} = 26.91$, $p < .001$로 유의하다. 중립적 이미지에 비해 부정적 이미지 점수가 더 높아진 정도가 와인을 사용했을 때와 물을 사용했을 때 서로 다름을 의미한다. Figure 14.20 교호작용 도표 중 오른쪽 아래에 있는 도표를 보면, 빨간 선과 초록 선 사이의 거리가 물보다 와인에서 유의하게 멀다. 부정적 이미지를 중립적 이미지와 비교했을 때, 물보다 와인을 평가할 때 훨씬 더 많이 감소한다고 결론내린다.

14.10.2.5. 대비 제한점 ②

이러한 대비는 그 특성상, 맥주와 와인 차이나 긍정적 이미지와 부정적 이미지 차이에 대해서는 전혀 설명하지 못하는 한계가 있으므로, 이를 확인하기 위해서 다른 대비로 분석해야 한다. 그러나 지금까지 밝혀진 것은 중립적 이미지에 비해서 긍정적 이미지는 음료 종류에 상관없이 선호도를 높이는 효과가 있는 것으로 보인다. 그러나 부정적 이미지는 와인에 더 큰 영향을 미치고 맥주에는 별 영향을 미치지 않는다. 이러한 차이는 전혀 예상하지 못한 것이다. 교호작용 해석은 다소 복잡하지만 어렵다고 낙심할 필요는 없다. 분석할 때는 꼼꼼하게 각 효과별로 잘 나누고, 대비와 도표를 이용하면 자료에 대해 잘 이해할 수 있을 것이다.

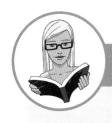

핵심녀의 힌트 　반복측정 요인분산분석

- 이원 반복측정 분산분석은 독립변수가 2개이고 동일 대상자가 모든 실험조건에 포함되었을 때 평균들을 비교한다.
- 반복측정 조건이 2~3개일 때는 구형성 가정을 검정한다. *Mauchly's test* 표에서 *Sig.* 열의 값이 .05 보다 작으면 가정에 위배되는 것이다. 구형성 가정은 모든 효과(각 변수와 변수들의 교호작용까지)에 대하여 검정한다.
- *Tests of Within-Subjects Effects* 표에는 분산분석의 기본 결과가 나와 있다. 이원 분산분석에서는 각 변수의 주효과와 교호작용 효과 등 세 가지 효과가 있다. 각 효과에서 구형성 가정이 충족되면 *Sphericity Assumed* 결과를 읽고, 만일 위배된 경우에는 *Greenhouse-Geisser* 결과를 읽는다(다른 방법과 비교하여 장단점을 잘 알고 있는 경우에는 *Huynh-Feldt*도 가능함).
- *Sig.* 열의 값이 .05보다 작으면, 그 효과는 유의한 것이다.
- 대비를 이용하여 주효과와 교호작용 효과를 분해하여 분석한 결과는 *Tests of Within-Subjects Contrasts* 표에 나와 있다. 마찬가지로 *Sig.* 열의 값을 보아 .05보다 작으면 그 대비는 유의한 것이다.

14.11. 반복측정 요인분산분석에서 효과크기 ③

SMART
ALEX
ONLY

　반복측정 분산분석에서 오메가제곱을 계산하는 것이 복잡하지만, 효과크기는 특정 효과에 대해 설명할 때 특히 유용하므로, 요인설계에서도 대비(또는 두 집단을 비교하는 주효과 모두)에 대한 효과크기를 계산하도록 강력히 권한다. Output 14.16에 있는 대비 값은 모두 모형자유도가 1, 잔차자유도가 19이다. 공식을 이용해, 다음과 같이 F-값을 효과크기 r로 바꿀 수 있다.

$$r = \sqrt{\frac{F(1, df_R)}{F(1, df_R) + df_R}}$$

Output 14.16의 음료 종류에 대한 비교 2개에 적용하면 다음과 같다.

$$r_{\text{beer vs. water}} = \sqrt{\frac{6.22}{6.22 + 19}} = .50$$

$$r_{\text{wine vs. water}} = \sqrt{\frac{18.61}{18.61 + 19}} = .70$$

둘 다 효과크기가 크게 나왔다. Output 14.16의 이미지에 대한 비교 2개에 적용한 결과는 다음과 같다.

$$r_{\text{positive vs. neutral}} = \sqrt{\frac{142.19}{142.19 + 19}} = .94$$

$$r_{\text{negative vs. neutral}} = \sqrt{\frac{47.07}{47.07 + 19}} = .84$$

이번에도 큰 효과크기가 나왔다. Output 14.16에서 교호작용은 4개가 있는데, 각 대비는 모두 모형 자유도가 1이기 때문에 효과크기를 계산할 수 있다.

$$r_{\text{beer vs. water, positive vs. neutral}} = \sqrt{\frac{1.58}{1.58 + 19}} = .28$$

$$r_{\text{beer vs. water, negative vs. neutral}} = \sqrt{\frac{6.75}{6.75 + 19}} = .51$$

$$r_{\text{wine vs. water, positive vs. neutral}} = \sqrt{\frac{0.24}{0.24 + 19}} = .11$$

$$r_{\text{wine vs. water, negative vs. neutral}} = \sqrt{\frac{26.91}{26.91 + 19}} = .77$$

예상한 대로, 유의한 효과 2개(맥주 대 물과 부정적 대 중립적, 와인 대 물과 부정적 대 중립적)는 큰 효과크기가 나오고, 유의하지 않은 효과 2개는 중간 효과크기(맥주 대 물과 긍정적 대 중립적)와 작은 효과크기(와인 대 물, 긍정적 대 중립적)가 나왔다.

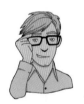

EVERYBODY

나자료 14.1

듣기 싫은 음악은 집중력을 저하시키는가? ②

제9장에서 좋아하는 음악을 들으면 에세이를 쓰는 능력이 저하되는지에 대한 사례가 있었다. Nick Perham은 좋아하는 음악과 싫어하는 음악이, 음악이 없는 조용한 상태와 비교해 기억력에 영향을 주는지 연구했다. 대상자 25명에게 8글자 목록을 기억하도록 했다. Perham과 Sykora (2012)는 각 목록을 제시하면서 조용한 상태(통제 상태), 좋아하는 음악, 싫어하는 음악으로 배경음악을 조작했다. 배경음악으로는 대부분의 대상자가 좋아할 것으로 생각되는 음악(Infernal의 'From Paris to Berlin')과 싫어할 것으로 생각되는 음악(Repulsion의 'Acid Bath', 'Eaten Alive', 'Splattered Cadavers' 같은 음악)을 사용했다. 대상자에게 8글자 목록을 외우도록 하여 목록의 위치에 따라 확률을 계산했다. 여기에는 두 가지 변수가 있다. 목록의 위치(외운 글자의 순서)와 목록을 줄 때 들려준 배경음악(없음, 좋아함, 싫어함)이다. 이원 반복측정 분산분석을 시행하여 글자를 외울 때 사용한 배경음악이 기억력에 영향을 주는지 알아보았다 (**Perham & Sykora (2012).sav**). 이 책의 홈페이지나 원 논문 552쪽에서 답을 찾아볼 수 있다.

14.12. 반복측정 요인분산분석 보고하기 ②

반복측정 요인분산분석은 다른 분산분석과 동일한 방식으로 보고한다. 이 예에서는 세 가지 효과를 보고해야 하는데, 각각의 자유도가 서로 같지 않을 수 있다. 음료 종류와 이미지 주효과는 구형성 가정이 위배되었으므로 Greenhouse-Geisser 수정 자유도를 보고한다. 구형성이 위배된 것부터 보고를 시작하면 된다.

✓ 구형성 가정에 대한 Mauchly 검정결과, **Drink** 주효과는 $\chi^2(2) = 23.75$, $p < .001$로 유의했고, **Imagery** 역시, $\chi^2(2) = 7.42$, $p = .024$로 유의해 가정이 위배되었다. 따라서 Greenhouse-Geisser의 구형성 추정치(**Drink** 주효과는 $\varepsilon = .58$, **Imagery** 주효과는 $\varepsilon = .75$)를 이용해 자유도를 수정했다.

다음은 세 가지 분석의 결과이다.

✓ 음료 종류에 대한 주효과는 $F(1.15, 21.93) = 5.11$, $p = .011$로 유의했다. 대비를 살펴본 결과, 맥주는 $F(1, 19) = 6.22$, $p = .022$, $r = .50$, 와인은 $F(1, 19) = 18.61$, $r = .70$로 물보다 유의하게 높았다.

✓ 이미지 종류에 대한 주효과는 $F(1.50, 28.40) = 122.57$, $p < .001$로 유의했다. 대비를 살펴본 결과, 긍정적 이미지는 중립적 이미지에 비해 $F(1, 19) = 142.19$, $r = .94$로 유의하게 높았으며, 부정적 이미지는 중립적 이미지에 비해 $F(1, 19) = 47.07$, $r = .84$로 유의하게 낮게 나타났다.

✓ 한편, 음료 종류와 이미지 종류 간에는 $F(4, 76) = 17.16$, $p < .001$로 유의한 교호작용이 있었다. 이는 광고 이미지가 음료에 대한 선호도에 미치는 영향이 음료 종류에 따라 다름을 나타내는 것이다. 교호작용을 분해해 분석하기 위해, 음료 종류는 물을 기본범주로, 이미지 종류는 중립적 이미지를 기본범주로 한 대비를 설정했다. 교호작용 효과에서 부정적 이미지와 중립적 이미지가, 맥주와 물을 비교할 때는 $F(1, 19) = 6.75$, $p = .018$, $r = .51$, 와인과 물을 비교할 때는 $F(1, 19) = 26.91$, $r = .77$로 유의한 것으로 나타났다. 도표에서 중립적 이미지와 비교할 때 부정적 이미지는 맥주보다 물에 대한 점수를 유의하게 더 많이 낮추고, 물보다 와인에 대한 점수를 더 낮추는 것으로 나타났다. 긍정적 이미지를 중립적 이미지와 비교해 본 다른 대비에서, 맥주와 물을 비교했을 때는 $F(1, 19) = 1.58$, $p = .225$, $r = .28$로 중간 효과크기를, 와인과 물을 비교했을 때는 $F(1, 19) = 0.24$, $p = .633$, $r = .11$로 작은 효과크기를 보였으나, 둘 다 유의하지 않았다.

14.13. 개념에 대한 요약도 ①

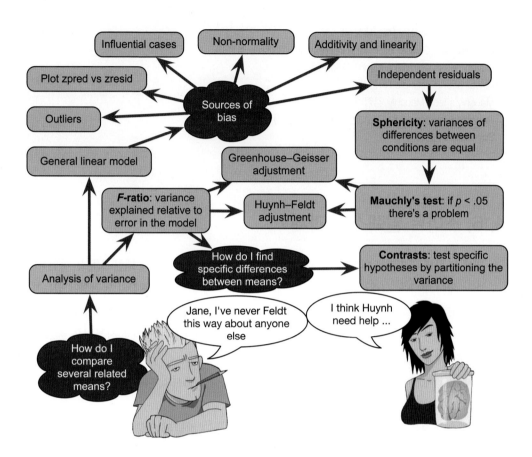

FIGURE 14.21 What Brian learnt from this chapter

14.14. 다음 장은? ②

지금까지 반복요인이 하나인 반복측정 분산분석과 반복요인이 둘인 반복측정 분산분석을 학습하고 해석하는 방법을 알아보았다. 다음 장에서는 독립표본 분산분석과 반복측정 분산분석이 섞여있는 혼합설계 분산분석(Mixed design ANOVA)에 대해 알아본다.

14.15. 주요 용어

Compound symmetry (복합대칭성)
Greenhouse – Geisser estimate (Greenhouse – Geisser 추정값)
Huynh – Feldt estimate (Huynh – Feldt 추정값)
Lower bound estimate (하한값)
Mauchly's test (Mauchly 검정)
Repeated–measures ANOVA (반복측정 분산분석)
Sphericity (구형성)

14.16. 스마트 알렉스의 과제

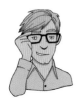

- **과제 1:** 학생 리포트에 대한 담당 교수 평가가 너무 박하거나 후한지에 대한 소문을 확인하기란 쉬운 일이 아니다. 그래서 동일한 리포트를 4명의 교수에게 제출해 채점의 일관성이 있는지 알아보기로 했다. 각 교수가 채점한 리포트 8편의 점수를 입력했다. 독립변수는 채점을 한 교수이고, 종속변수는 점수이다. **TutorMarks.sav**에 있는 자료를 이용해 일원 분산분석을 '손으로' 직접 계산해 보시오. ②
- **과제 2:** 과제 1의 분석을 SPSS로 반복하고 결과를 해석해 보시오. ②
- **과제 3:** 과제 1의 효과크기를 계산해 보시오. ③
- **과제 4:** 이성을 볼 때 눈이 어떻게 움직이는지에 따라 그 사람의 성향을 파악할 수 있다고 한다. 남자 20명에게 눈 움직임과 상대방 움직임을 기록할 수 있는 최첨단 안경을 제공했다. 4일 동안 밤마다 생맥주집에서 500cc 1잔, 2잔, 3잔, 4잔을 사주며, 몇 명의 여자를 훑어보는지(머리끝에서 발끝까지 보고 다시 머리끝까지 돌아간 경우) 관찰했다. **RovingEye.sav**에 있는 이 자료를 일원 분산분석으로 분석해 보시오. ②
- **과제 5:** 앞 장에서 술을 많이 마시면 정말 비호감인 사람도 갑자기 더 예뻐 보이는 '맥주고글효과'에 대해 살펴보았다. 맥주고글효과는 여성보다 남성에게 더 강하게 나타나고, 1,000cc 이상 마셔야 효과가 나타나기 시작하는 것도 알게 되었다. 이 연구의 후속 연구를 생각해보자. 남성 26명에게 4주간에 걸쳐 0cc, 1,000cc, 2,000cc, 3,000cc 맥주를 제공하고, 매주 어두컴컴한 맥주 집에서 예쁜 여자를 한 명 선택하도록 하고, 다시 밝게 조명한 맥주 집에서 예쁜 여자를 한 명 선택하게 했다 하자. 이 실험에서 두 번째 독립변수는 맥주집의 조명—어두운지 밝은지—이다. 종속변수는 따로 구성한 평가단이 매긴 선택한 여성의 호감도이다. 자료는 **BeerGogglesLighting.sav**에 있다. 이원 반복측정 분산분석 방법으로 분석해 보시오. ②
- **과제 6:** SPSS Tip 14.2를 참고해 이미지 수준에 따라 음료 종류 효과를 분석할 수 있게 **SimpleEffectsAttitude.sps**의 명령문을 고치고 분석해 보시오. ③
- **과제 7:** 동물에 대한 정보가 어린이에게 미치는 효과에 대한 연구가 많다(Field, 2006). 한 변

수에서 쿠올, 쿼카, 쿠스쿠스 등 새로운 동물을 어린이들에게 소개하면서, 한 동물에 대해서는 부정적인 정보를, 다른 동물에 대해서는 긍정적인 정보를, 나머지 동물에 대해서는 아무런 정보도 주지 않았다. 어린이들에게 각 동물이 들어있을 것으로 생각되는 나무상자 안에 손을 넣어보라고 했다. Field(2006).sav에 있는 자료를 사용해 평균의 표준오차 도표를 작성하고, 정규성 검정을 해보시오. ①

- **과제 8:** 과제 7의 자료를 로그변환시킨 후, 정규성 검정을 반복 시행해 보시오. ②
- **과제 9:** 과제 8에서 변화시킨 자료로 분산분석을 해보시오. 부정적인 이야기를 들은 동물이 들어있다는 상자에 어린이 자신의 손을 넣는 데 더 오랫동안 주저하는가? ②

과제의 정답은 웹 사이트에서 찾을 수 있다.

14.17. 참고도서

Field, A. P. (1998). A bluffer's guide to sphericity. *Newsletter of the Mathematical, Statistical and Computing Section of the British Psychological Society*, *6*(1), 13–22. (Available in the additional material for this chapter.)

Howell, D. C. (2012). *Statistical methods for psychology* (8th ed.). Belmont, CA: Wadsworth. (Or you might prefer his *Fundamental statistics for the behavioral sciences*. Both are excellent texts.)

Rosenthal, R., Rosnow, R. L., & Rubin, D. B. (2000). *Contrasts and effect sizes in behavioural research: A correlational approach*. Cambridge: Cambridge University Press. (This is quite advanced but really cannot be bettered for contrasts and effect size estimation.)

혼합설계 분산분석
(GLM 5)

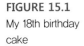

FIGURE 15.1
My 18th birthday
cake

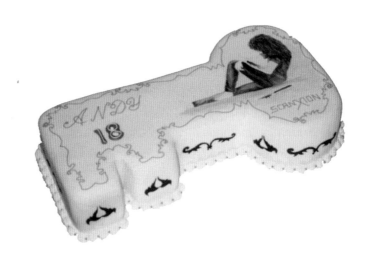

15.1. 이 장에는 어떤 내용이 있을까? ①

대부분 10대에는 불안과 우울을 겪는데, 내 10대는 아주 심했다. 학창시절에 남들과 잘 어울리지는 못했지만, 대중 앞에서 기타치고 노래할 때는 달랐다. 밴드를 할 때가 가장 마음이 편했다. 그러나 실제 세상은 많이 달랐다. 18세는 인생에서 가장 즐거운 시절로, 생일 케이크를 통해 생에 대한 열정을 보여주곤 한다(Figure 15.1). 내 케이크에는 긴 머리에 손을 자해하는 그림이 그려져 있었다. 이것이 내 10대의 마음을 단적으로 표현한 것이다. 그렇다고 절망만 할 수 없었던 나는 사회에 적응하기 시작했다. 10대 중반에 과음도 많이 했고, 술김에 타인과 얘기도 하게 되고, 더 취하게 되면 대화를 할 필요가 없다는 것을 깨달았다. 이때 근처에 여학생들이 나타나면 문제가 더 심각해졌다. 말을 걸어야 할 뿐 아니라, 잘못하면 여자 친구가 될지도 모를 그 여학생을 정말 감동시켜야 하기 때문이다. 지금도 그렇지만, 90년대에 여학생들은 Iron Maiden 같은 록 그룹을 별로 좋아하지 않았다. 만일 그 시절에 스피드 데이트[1] 같은 게 있었으면 지옥이었을 것이다. 뭔가 재미있고 재치있는 말을 하지 않으면 왕따를 당할 거라는 사회적 압박에, 나는 애꿎은 술만 마셔댔다. 덕분에 필름이 끊겨, 3분도 되지 않아 떠나는 상대방의 실망한 모습을 보지 않아도 되었다. 이 장에서는 바로 스피드 데이트에 대해 이야기하면서 혼합설계 분산분석에 대해서도 설명하고자 한다.

15.2. 혼합설계 ②

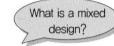

이 장에서는 앞 장에서 다룬 내용 이외에 다른 복잡한 내용이 추가된다. 반복측정 설계와 독립표본 설계를 합하고, 거기에 독립변수를 하나 더 추가할 것이다. 즉, 집단 간 설계와 반복측정 설계를 섞어놓은 것이 혼합설계(mixed design)이다. 이 설계는 적어도 독립변수가 두 개는 되어야 하는데, 혼합설계는 다양한 형태로 나타날 수 있다(집단 간 변수 2개와 반복측정 변수, 집단 간 변수 1개와 반복측정 변수 2개, 때로는 각각 2개씩 있는 경우도 있다). SPSS에서는 이러한 설계는 물론, 더 복잡한 설계도 모두 분석할 수 있다. 하지만 독립변수가 2개일 때 교호작용을 해석하기 얼마나 복잡했었는지 회상해 본다면, 이처럼 변수 4개의 교호작용을 해석하는 것이 얼마나 복잡할지 상상할 수 있을 것이다. 교호작용을 해석하고자 한다면, 가능하면 독립변수 수를 2~3개 이내로 계획하는 것이 좋다.[2] 독립변수가 4개 이상 되는 경우는 해석하기 아주 힘들기 때문에 절대 추천하지 않는다.

이 장에서는 혼합설계 분산분석(mixed ANOVA) 방법을 학습한다. 이론은 따로 제시하지 않을 생각이다. 기본적으로 분산분석은 선형모형이기 때문에, 제3의 변수가 있으면 이 변수를 모형에 추가하고 독립변수 간의 교호작용도 함께 추가하면 된다. 이제 SPSS로 예제 자료를 분석하면서, 대비를 이용해 교호작용을 분해해 보자.

15.3. 혼합설계의 가정 ②

지금까지 분산분석은 선형모형의 연장선에 있음을 반복 설명했다. 따라서 제5장(예를 들어 Section 5.4)에 있는 모든 편향(bias) 가능성과 이를 극복하는 방법에 대한 설명이 혼합설계에도 모두 적용된다. 다시 말하지만, 혼합설계는 반복측정과 집단 간 효과를 모두 포함하기 때문에 분산의 동질성이나 구형성에 대해 주의할 부분이 훨씬 더 많다. 혹시 구형성의 가정이 위배되더라도 Greenhouse-Geisser 수정방법 등을 사용하면 되니까 너무 걱정할 필요는 없다.

구형성보다도 더 힘든 것은 제5장에서 논의한 다른 문제점이다. 앞 장에서 본 것처럼 반복측정 분산분석 대화상자에는 Bootstrap... 이 없는데, 혼합설계 분산분석에서 사용할 수 있는 비모수 검정에 대한

---

[1] 스피드 데이트(speed date). 참가자 절반이 자리에 앉으면, 나머지 절반이 와서 자리를 잡고, 3분 동안 상대방의 마음을 사로잡기 위해 노력하다가, 종이 울리면 일어나 다음 테이블로 옮겨 간다. 모든 테이블을 다 돌면, 나머지 시간 동안에 맘에 드는 상대를 쫓아다니며 시간을 보내거나 아니면, 내가 좋다며 쫓아다니는 사람을 피하며 보내는 미팅이다.

[2] 부조화(irony)를 즐기는 사람을 위해, Field와 Davey(1999), Field와 Moore(2005)에 저자가 분석한 4원배치 분산분석을 준비했으니 살펴보기 바란다.

질문이 많았다. 간단히 답하면, 따로 클릭해서 사용하는 방법은 없지만, 붓스트랩(bootstrap) 방법을 이용하는 로버스트(robust) 방법은 있다(Wilcox, 2012). 이 방법은 SPSS에서 직접 사용할 수 없고, R 이라는 프로그램에서 가능한데, 이에 대한 설명은 다른 책(Field et al., 2012)을 참고하기 바란다. 제5 장에서 제시한 편향 해결 방법이 여기서는 도움이 되지 않으므로 어떻게 하면 좋을지, 좀 더 자세히 살펴보기로 하자.

15.4. 이성 상대에게 원하는건 무엇일까? ②

남성이나 여성이 상대방에게 원하는 것이 서로 다르다는 것은 널리 알려져 있다. 그중에 상대의 외모나 성격 중 어느 것이 더 중요한가에 관심이 많다. 이 질문의 답을 얻기 위해 스피드 데이트를 계획했다 하자. 다른 참여자들이 모르게 친구 몇 명을 몰래 참여자로 참여시킨다 하자. 몰래 참여자를 매력 수준(매력적, 보통, 못생김)과 카리스마 수준(카리스마 많음, 보통, 따분함)으로 구분하면, 9가지 실험조건이 생기게 된다. 굉장히 매력적인 친구 3명 중 1명은 굉장히 카리스마가 많은 사람이고, 1명은 카리스마가 보통이고, 나머지 1명은 따분한 사람을 배치한다. 다음 3명은 보통 외모를 가진 사람이면서 굉장히 카리스마가 많은 사람, 보통인 사람, 따분한 사람을, 마지막으로, 정말 못생겼지만, 1명은 카리스마 넘치는 사람, 1명은 보통, 1명은 정신이 멍해질 정도로 따분한 사람으로 정한다. 물론 이 실험을

TABLE 15.1 Data from **LooksOrPersonality.sav** (Att = Attractive, Av = Average, Ug = Ugly)

	High Charisma			Some Charisma			Dullard		
Looks	Att	Av	Ugly	Att	Av	Ug	Att	Av	Ug
Male	86	84	67	88	69	50	97	48	47
	91	83	53	83	74	48	86	50	46
	89	88	48	99	70	48	90	45	48
	89	69	58	86	77	40	87	47	53
	80	81	57	88	71	50	82	50	45
	80	84	51	96	63	42	92	48	43
	89	85	61	87	79	44	86	50	45
	100	94	56	86	71	54	84	54	47
	90	74	54	92	71	58	78	38	45
	89	86	63	80	73	49	91	48	39
Female	89	91	93	88	65	54	55	48	52
	84	90	85	95	70	60	50	44	45
	99	100	89	80	79	53	51	48	44
	86	89	83	86	74	58	52	48	47
	89	87	80	83	74	43	58	50	48
	80	81	79	86	59	47	51	47	40
	82	92	85	81	66	47	50	45	47
	97	69	87	95	72	51	45	48	46
	95	92	90	98	64	53	54	53	45
	95	93	96	79	66	46	52	39	47

위해서는 남녀 몰래 참여자가 각 9명씩 필요하다.

스피드 데이트 이벤트 광고를 보고 찾아온 남성 10명과 여성 10명이 대상자가 되었다. 각 대상자는 짧은 시간(3분) 동안 데이트 상대를 1명 만나본 후, 이 사람과 데이트를 하고 싶은지 여부를 100점 만점으로 점수 매기도록 했다(100점 : 이 사람의 전화번호를 받기 위해 매우 큰 비용도 쓸 용의가 있다, 0점 : 이 사람에게서 멀리 달아나기 위해 매우 큰 비용도 쓸 용의가 있다). 이렇게 매력 수준과 카리스마 수준이 다른 9명을 모두 만나고 점수를 매긴다. 이 실험에는 반복측정 변수가 2개이다. 즉, 외모(매력적, 보통, 못생김의 세 가지 수준)와 성격(카리스마 많음, 보통, 따분함의 세 가지 수준)이다. 점수를 매긴 사람은 남성일 수도 있고, 여성일 수도 있으니, 성별을 집단 간 변수인 제3의 변수로 사용한다. 데이터는 Table 15.1과 같다.

15.5. SPSS에서 혼합설계 분산분석하기 ②

15.5.1. 혼합설계 분산분석: 일반적 방법 ②

혼합설계 분산분석도 다른 선형모형과 같은 방법으로 분석한다(제8장). Figure 15.2에는 혼합설계 분석과정과 필요한 주요 내용을 간단히 요약했다.

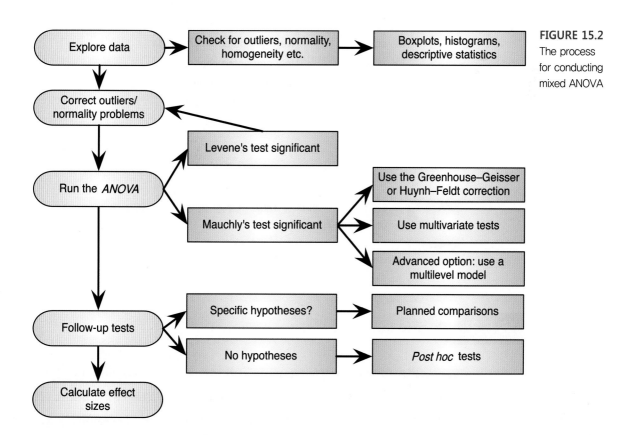

FIGURE 15.2
The process for conducting mixed ANOVA

15.5.2. 데이터 입력하기 ②

데이터 입력 방법은 이전에 학습한 이원 반복측정 분산분석과 동일하다. 데이터 편집창에서 각 행은 각 개인의 데이터를 나타낸다. 한 대상자가 모든 조건에 다 참여하면(매력 정도와 카리스마 정도가 다른 몰래 참여자를 모두 만나면), 데이터에는 각 조건이 한 열에 나타난다. 이 실험에서는 9가지 실험조건이 있으므로, Table 15.1처럼 9개 열에 데이터를 입력한다. 대상자의 성별도 구분할 수 있어야 하므로 성별을 입력할 수 있는 열이 더 필요하다. 1 = 남성, 2 = 여성으로 입력했다.

SELF-TEST   데이터 편집창에서 Figure 15.3에 있는 변수명과 변수설명을 적어 변수 9개를 만든다. 그 다음 Gender라는 변수를 만들어 변수값에 1 = male, 2 = female이라는 설명을 붙인다.

FIGURE 15.3
Variable names
and labels

Variable name	Variable label
att_high	Attractive and highly charismatic
av_high	Average and highly charismatic
ug_high	Ugly and highly charismatic
att_some	Attractive and some charisma
av_some	Average and some charisma
ug_some	Ugly and some charisma
att_none	Attractive and a dullard
av_none	Average and a dullard
ug_none	Ugly and a dullard

SELF-TEST 데이터를 Table 15.1처럼 입력하거나 **Looks OrPersonality.sav**를 사용한다.

15.5.3. 주 분석 ②

먼저, Analyze General Linear Model ▶ Repeated Measures… 를 클릭해 *Define Factor(s)* 대화상자에서 반복 측정한 변수를 지정한다. 제14장의 이원 반복측정 분산분석처럼, 반복 측정한 변수에 이름을 주고 반복측정 횟수를 지정한다. 이 경우 개체–내 요인은 두 개인데, 하나는 Looks(매력적, 보통,

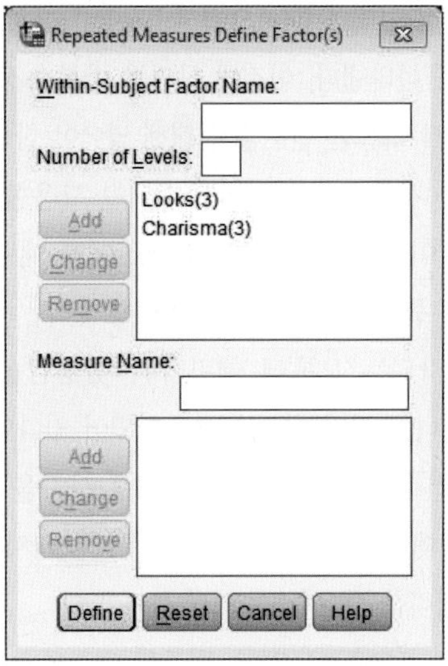

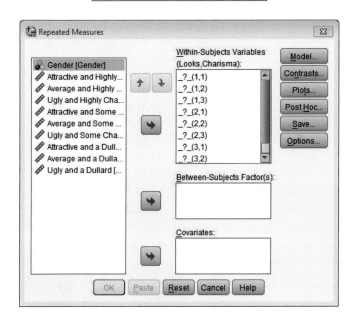

FIGURE 15.4
The *Define Factors(s)* dialog box for mixed design ANOVA with two repeated measures

FIGURE 15.5
The main dialog box for mixed ANOVA before completion

못생김)이고, 다른 하나는 **Charisma**(많음, 보통, 따분함)이다. *Define Factor(s)* 대화상자에서 *factor1*을 *Looks*로 바꾸고, *Number of Levels*에 3을 적는다. Add 를 클릭해 이 변수를 반복측정변수 목록에 추가하면, 아래에 *Looks(3)*이라고 나타나게 된다. 이제 *Within-Subject Factor Name*에 *Charisma*를 적고 카리스마 수준 수인 3을 *Number of Levels*에 적는다. Add 를 클릭해 이 변수를 반복측정변수 목록에 추가하면, *Charisma(3)*가 *Looks(3)* 아래 나타난다. 이 과정을 마친 대화상자는 Figure 15.4와 같다. 개체-내 변수 정의가 끝나면, Define 을 클릭해 기본 대화상자로 돌아간다.

기본 대화상자 Figure 15.5는 제14장과 동일하다. 맨 위에 있는 *Within-Subjects Variables*에는 개체-내 요인인 **Looks**와 **Charisma**가 나와 있고, 그 아래에는 물음표와 괄호 안의 숫자가 보인다. 괄호 안 숫자는 이전과 마찬가지로 독립변수 수준을 나타낸다. 독립변수가 두 개이므로 괄호 안에도 숫자가 두 개씩 있다. 앞 숫자는 첫 번째 요인(여기에선 Looks) 수준을 나타내고, 뒤 숫자는 두 번째 요인(여기에선 Charisma) 수준을 나타낸다. 이전에 살펴본 반복측정 분산분석과 마찬가지로 물음표 자리에 왼쪽에 있는 변수 목록에서 적절한 변수를 선택해 넣어야 한다.

여기에서도 대화상자에 변수를 지정하기 전에 어떤 대비를 사용할 것인지 생각해 보아야 한다. 즉, 기준 범주를 미리 정해야 하는 것이다. 첫 번째 변수 Looks에는 매력적, 보통, 못생김이라는 세 가지 가능한 범주가 있는데, 어떤 범주를 기준으로 하는 것이 좋을까? 세 가지를 비교하는 데는 다양한 방법이 있겠지만, 평균적으로 생각되는 '보통'에 '매력적'과 '못생김'을 비교하는 것이 가장 그럴듯 할 것 같다. 이 경우 '보통'이 첫 번째나 마지막 범주로 부호화되어 있다면, 간단히 단순대비 방법을 지정하면 된다(Table 11.6). 두 번째 변수인 Charisma에도 보통 사람을 나타내는 범주로써 '보통'이 있으니, 이 범주에 '많음'과 '따분함'을 대비하는 것이 좋을 것이다. 따라서 Charisma도 '보통'을 첫 번째나 마지막 범주로 부호화하면 단순대비를 사용할 수 있다.

지금까지 논의한 것을 바탕으로, Looks의 '보통' 범주와 Charisma의 '보통' 범주를 마지막 범주로 지정하기로 한다. 나머지 범주의 위치는 상관없지만, 이 책에서는 Looks의 매력적을 첫 번째로, 못생

FIGURE 15.6
Variable allocations for the speed dating data

att_high → _?_(1,1)
att_none → _?_(1,2)
att_some → _?_(1,3)
ug_high → _?_(2,1)
ug_none → _?_(2,2)
ug_some → _?_(2,3)
av_high → _?_(3,1)
av_none → _?_(3,2)
av_some → _?_(3,3)

FIGURE 15.7
The main dialog box for mixed ANOVA after completion

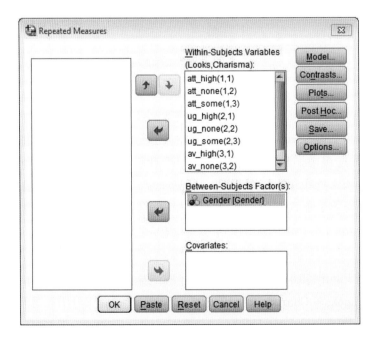

김을 두 번째로 지정하고, **Charisma**의 많음을 첫 번째로, 따분함을 두 번째로 지정했다. 이를 위해 Figure 15.6처럼 입력해야 하는데, 이 순서는 데이터 편집창에 나온 것과는 다름을 알 수 있다.

지금까지 반복측정 요인설계와 같은 과정을 밟았는데, 이제 혼합설계에 필요한 집단–간 요인을 지정해야 한다. **Gender**라는 변수를 *Between–Subjects Factors*로 끌거나 ➡를 클릭한다. 이 과정을 마치면 대화상자는 Figure 15.7과 같다.

15.5.4. 기타 옵션 ②

반복측정 설계에서는 대비 코드를 따로 지정하지 않기 때문에 이미 저장되어 있는 대비 중에서 선택한다(Table 11.6). 대화상자에서 [Contrasts...]를 클릭해 Figure 15.8이 나오면, **Looks**의 마지막 범주인 '보통'과 **Charisma**의 마지막 범주인 '보통'을 참고범주로 단순대비(simple)를 선택한다. 자세한 설명은 Section 12.4.5와 14.5.3을 참고한다. 대비 지정이 끝나면 [Continue]를 클릭해 기본 대화상자로 돌아간다. 성별은 남녀 두 범주만 있으므로, 따로 대비를 지정하거나 사후검정을 선택할 필요가 없다.[3]

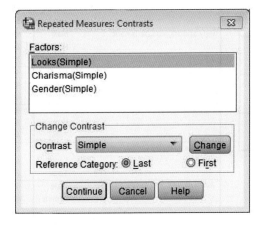

FIGURE 15.8

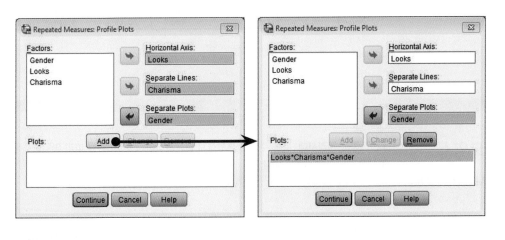

FIGURE 15.9
The *Profile Plots dialog* box for a three–way mixed ANOVA

---

[3] 사후검정이 필요한 경우에는, [Post Hoc...]을 클릭해 사후검정 대화상자을 연다(Section 11.6.3).

외모와 카리스마, 성별 간의 교호작용을 나타내는 도표를 보려면, [Plots...]을 클릭해 대화상자 Figure 15.9에서 지정한다. *Horizontal Axis* 축에는 **Looks**를 지정하고, *Separate Lines*에는 **Charisma**를, *Separate Plots*에는 **Gender**를 지정한 뒤 [Add]를 클릭한다. 이렇게 지정하면 외모와 카리스마 간의 교호작용을 남성과 여성에서 각각 살펴볼 수 있다.

다른 옵션은 앞 장(Section 14.9.5)과 동일한 방법으로 진행한다. 각 요인의 범주 평균을 구하면, 유의한 효과가 있는지 파악할 수 있다. 출력물이 너무 복잡해지는 것을 막기 위해 여기서는 구하지 않았다. 이제 모든 선택이 끝났으니 분석을 실행한다.

OUTPUT 15.1

Within-Subjects Factors

Measure: MEASURE_1

Looks	Charisma	Dependent Variable
1	1	att_high
	2	att_none
	3	att_some
2	1	ug_high
	2	ug_none
	3	ug_some
3	1	av_high
	2	av_none
	3	av_some

Descriptive Statistics

	Gender	Mean	Std. Deviation	N
Attractive and Highly Charismatic	Male	88.30	5.697	10
	Female	89.60	6.637	10
	Total	88.95	6.057	20
Attractive and a Dullard	Male	87.30	5.438	10
	Female	51.80	3.458	10
	Total	69.55	18.743	20
Attractive and Some Charisma	Male	88.50	5.740	10
	Female	87.10	6.806	10
	Total	87.80	6.170	20
Ugly and Highly Charismatic	Male	56.80	5.731	10
	Female	86.70	5.438	10
	Total	71.75	16.274	20
Ugly and a Dullard	Male	45.80	3.584	10
	Female	46.10	3.071	10
	Total	45.95	3.252	20
Ugly and Some Charisma	Male	48.30	5.376	10
	Female	51.20	5.453	10
	Total	49.75	5.476	20
Average and Highly Charismatic	Male	82.80	7.005	10
	Female	88.40	8.329	10
	Total	85.60	8.022	20
Average and a Dullard	Male	47.80	4.185	10
	Female	47.00	3.742	10
	Total	47.40	3.885	20
Average and Some Charisma	Male	71.80	4.417	10
	Female	68.90	5.953	10
	Total	70.35	5.314	20

오영상

Mixed ANOVA

'나, 오영상 가라사대, 다음 수업은 혼합설계 분산분석이니, 지시를 잘 따라 3원 교호작용 분석에 착오가 없게 할지어다.'

15.6. 혼합설계 요인분산분석 출력물 ③

첫 번째 표에는 반복측정 변수의 범주 수준이 있고, 두 번째 표에는 9가지 범주에서 남성과 여성 각각의 평균과 표준편차가 있다(Output 15.1). 범주 값은 분석시 지정한 대로 나오므로 각자의 출력물에서 순서가 서로 다를 수도 있다. 이 평균은 추후 3원 교호작용 그래프에 표시되는 것이며, 범주별로 어떤 특징을 보이는지 알 수 있다.

 SELF-TEST Output 15.2는 Mauchly 구형성 검정 결과이다. 구형성 가정을 살펴본다.

Output 15.2에는 반복측정 변수 3개의 Mauchly 구형성 검정 결과가 나와 있다. *Sig.*의 유의확률이 모두 .05보다 커서 구형성이 충족되었다.

Mauchly's Test of Sphericity[a]

Measure: MEASURE_1

Within Subjects Effect	Mauchly's W	Approx. Chi-Square	df	Sig.	Epsilon[b] Greenhouse-Geisser	Huynh-Feldt	Lower-bound
Looks	.960	.690	2	.708	.962	1.000	.500
Charisma	.929	1.246	2	.536	.934	1.000	.500
Looks * Charisma	.613	8.025	9	.534	.799	1.000	.250

Tests the null hypothesis that the error covariance matrix of the orthonormalized transformed dependent variables is proportional to an identity matrix.

a. Design: Intercept + Gender
   Within Subjects Design: Looks + Charisma + Looks * Charisma

b. May be used to adjust the degrees of freedom for the averaged tests of significance. Corrected tests are displayed in the Tests of Within-Subjects Effects table.

OUTPUT 15.2

Output 15.3에는 반복측정 효과 검정 결과와 수정된 *F* 값, 모형에 포함된 각 효과별 오차항이 제시되어 있다. 집단-간 변수인 성별과 반복측정 변수 간의 교호작용 효과도 함께 나와 있다.

표에는 위에서부터 Looks, Looks × Gender 교호작용, Charisma, Charisma × Gender 교호작용, Looks × Charisma 교호작용, Looks × Charisma × Gender 교호작용 순으로 제시되어 있다. 교호작용이 유의할 때는 관련 주효과는 해석하지는 않는다. 하지만 교호작용이 유의하지 않은 경우를 대비해 Gender 주효과부터 하나씩 상세히 설명한다.

OUTPUT 15.3

Tests of Within-Subjects Effects

Measure: MEASURE_1

Source		Type III Sum of Squares	df	Mean Square	F	Sig.
Looks	Sphericity Assumed	20779.633	2	10389.817	423.733	.000
	Greenhouse-Geisser	20779.633	1.923	10803.275	423.733	.000
	Huynh-Feldt	20779.633	2.000	10389.817	423.733	.000
	Lower-bound	20779.633	1.000	20779.633	423.733	.000
Looks * Gender	Sphericity Assumed	3944.100	2	1972.050	80.427	.000
	Greenhouse-Geisser	3944.100	1.923	2050.527	80.427	.000
	Huynh-Feldt	3944.100	2.000	1972.050	80.427	.000
	Lower-bound	3944.100	1.000	3944.100	80.427	.000
Error(Looks)	Sphericity Assumed	882.711	36	24.520		
	Greenhouse-Geisser	882.711	34.622	25.496		
	Huynh-Feldt	882.711	36.000	24.520		
	Lower-bound	882.711	18.000	49.040		
Charisma	Sphericity Assumed	23233.600	2	11616.800	328.250	.000
	Greenhouse-Geisser	23233.600	1.868	12437.761	328.250	.000
	Huynh-Feldt	23233.600	2.000	11616.800	328.250	.000
	Lower-bound	23233.600	1.000	23233.600	328.250	.000
Charisma * Gender	Sphericity Assumed	4420.133	2	2210.067	62.449	.000
	Greenhouse-Geisser	4420.133	1.868	2366.252	62.449	.000
	Huynh-Feldt	4420.133	2.000	2210.067	62.449	.000
	Lower-bound	4420.133	1.000	4420.133	62.449	.000
Error(Charisma)	Sphericity Assumed	1274.044	36	35.390		
	Greenhouse-Geisser	1274.044	33.624	37.891		
	Huynh-Feldt	1274.044	36.000	35.390		
	Lower-bound	1274.044	18.000	70.780		
Looks * Charisma	Sphericity Assumed	4055.267	4	1013.817	36.633	.000
	Greenhouse-Geisser	4055.267	3.197	1268.295	36.633	.000
	Huynh-Feldt	4055.267	4.000	1013.817	36.633	.000
	Lower-bound	4055.267	1.000	4055.267	36.633	.000
Looks * Charisma * Gender	Sphericity Assumed	2669.667	4	667.417	24.116	.000
	Greenhouse-Geisser	2669.667	3.197	834.945	24.116	.000
	Huynh-Feldt	2669.667	4.000	667.417	24.116	.000
	Lower-bound	2669.667	1.000	2669.667	24.116	.000
Error(Looks*Charisma)	Sphericity Assumed	1992.622	72	27.675		
	Greenhouse-Geisser	1992.622	57.554	34.622		
	Huynh-Feldt	1992.622	72.000	27.675		
	Lower-bound	1992.622	18.000	110.701		

SELF-TEST 주효과와 교호작용의 차이는 무엇일까?

15.6.1. 성별의 주효과 ②

성별의 주효과를 살펴보기 전, 분산의 동질성 검정부터 확인한다(Section 5.3.3.2).

SELF-TEST 분산의 동질성 가정은 충족하는가(Output 15.4)?

출력물에는 모든 반복측정 범주의 조합에 대해 분산의 동질성에 대한 Levene 검정이 나와 있다 (Output 15.4). 모든 유의확률이 .05보다 크므로 분산이 동질하다. 만일 유의한 값이 있다면, 제5장 에서 설명한 방법으로 수정한다.

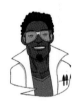

나자료 15.1

성적 상품화에 대한 논란 ③

여성의 섹시미를 강조해서 표현하는 행위가 성을 상품화하는 것이라는 우려가 있다. Phillippe Bernard 연구팀은 이 우려를 검증하기 위해 재미있는 연구를 계획했다(Bernard, Gervais, Allen, Campomizzi, & Klein, 2012). 일반적으로 사람들은 그림이 거꾸로 되어 있으면 무슨 그림인지 알아보기 힘들어 한다. 이를 '거꾸로 효과'라 하는데 주로 사람 사진에 해당되며, 사물의 사진에서는 거꾸로 효과가 나타나지 않는다고 한다.

연구팀은 섹시한 남자와 여자 사진 중에서 반은 거꾸로 찍은 것(Inverted_Women, Inverted_Men), 나머지는 바로 찍은 것(Upright_Women, Upright_Men)을 준비했다. 성별(Gender)에 따라 연구 참여자를 모집한 뒤 두개의 사진을 보여주고 방금 본

사진이 누구인지 확인하도록 했다. 결과변수는 올바르게 확인한 사진의 비율로 측정했다.

분석결과 참여자들은 바로 찍은 사진에서 올바르게 확인한 비율이 높아 거꾸로 효과가 있는 것으로 나타났다. 섹시한 여성 사진을 남성들이 '상품'으로 인지했다면 섹시한 남자 사진에서만 거꾸로 효과가 나타나고 여성 사진에서는 거꾸로 효과가 나타나지 않아야 할 것이다.

자료는 **Bernard et al (2012).sav**에 저장되어 있다. 삼원혼합설계 ANOVA로 사진의 성별(male, female)과 사진의 방향(upright, inverted)이 상호작용하는지 분석해보자. 참여자의 성별은 집단 간 요소로 포함한다. 삼원혼합설계 ANOVA 분석 후 다음 주제에 대해 t−검정을 한다. (1) 남자 사진에 대한 거꾸로 효과가 있는가? (2) 여자 사진에 대한 거꾸로 효과가 있는가? (3) 바로 찍은 사진에 대한 성별 효과가 있는가? (4) 거꾸로 찍은 사진에 대한 성별 효과가 있는가? 분석에 대한 해답은 홈페이지에 있다(저자 연구논문 p.470 참고).

성별의 주효과 검정결과는 *Tests of Between-Subjects Effects* 표에 따로 제시되어 있다(Output 15.5). 성별 주효과의 유의확률은 .946으로서 유의하지 않다. 즉, 다른 변수를 고려하지 않았을 때, 남녀의 점수는 차이가 없다. 분석에 사용된 모든 변수의 평균을 출력했다면, *Estimated Marginal Means*라는 표에서 평균을 구할 수 있다. Figure 15.10은 성별의 주효과와 평균의 도표이다. 전체적으로 남성과 여성의 점수가 동일함을 알 수 있다.

OUTPUT 15.4

Levene's Test of Equality of Error Variances[a]

	F	df1	df2	Sig.
Attractive and Highly Charismatic	1.131	1	18	.302
Attractive and a Dullard	1.949	1	18	.180
Attractive and Some Charisma	.599	1	18	.449
Ugly and Highly Charismatic	.005	1	18	.945
Ugly and a Dullard	.082	1	18	.778
Ugly and Some Charisma	.124	1	18	.729
Average and Highly Charismatic	.102	1	18	.753
Average and a Dullard	.004	1	18	.950
Average and Some Charisma	1.763	1	18	.201

Tests the null hypothesis that the error variance of the dependent variable is equal across groups.

　　a. Design: Intercept + Gender
　　　 Within Subjects Design: Looks + Charisma + Looks * Charisma

OUTPUT 15.5

Tests of Between-Subjects Effects

Measure: MEASURE_1
Transformed Variable: Average

Source	Type III Sum of Squares	df	Mean Square	F	Sig.
Intercept	94027.756	1	94027.756	20036.900	.000
Gender	.022	1	.022	.005	.946
Error	84.469	18	4.693		

15.6.2. 외모의 주효과 ②

 SELF-TEST　앞 절과 앞 장에서 배운 내용에 따라 외모의 주 효과를 해석해 보자(Output 15.3).

　　Output 15.3에 의하면, 외모의 주효과는 $F(2, 36) = 423.73$, $p < .001$로 유의했다. 이는 다른 변수들을 고려하지 않았을 때, 외모에 따라 점수가 서로 다르다는 뜻이다. Figure 15.11은 외모 주효과의 범주 별 *Estimated Marginal Means*과 평균의 도표이다. 외모 범주 1, 2, 3은 처음 지정한 대로 1 – 매력적, 2 – 못생김, 3 – 보통이다(Output 15.1). 출력물과 도표를 보면 매력이 감소할수록 평균 점수도 감소한다. 사람들은 외모가 보통인 사람이나 못생긴 사람보다 매력적인 사람과 데이트하기를 원한다. 하지만 이 차이를 더 명확히 알기 위해서는 대비 결과를 살펴보아야 한다.

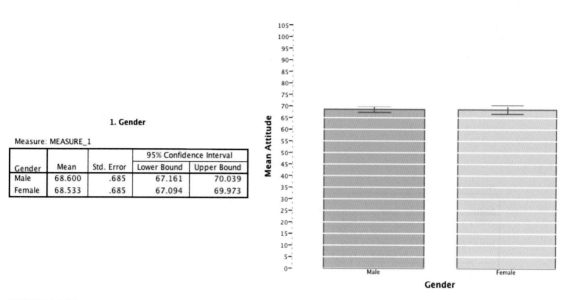

FIGURE 15.10 Means and graph of the main effect of gender

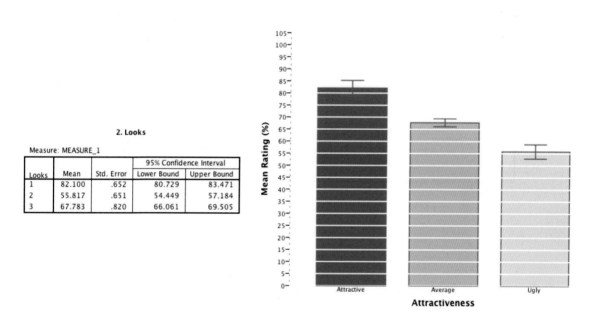

FIGURE 15.11 Means and graph of the main effect of looks

Output 15.6의 대비 결과에서 우선 외모 *Looks*라 쓰인 줄의 결과를 보자. 이 대비는 단순대비로서, 범주 입력 순서에 따라 매력적(범주 1)을 보통(범주 3)과 비교하고, 못생김(범주 2)을 보통(범주 3)과 비교한다. 각 대비의 F 값과 유의확률을 보면 $F(1, 18) = 226.99$, $p < .001$로 매력적에 대한 평가는 보통보다 유의하게 높고, 보통에 대한 평가는 못생김보다 $F(1, 18) = 160.07$, $p < .001$로 유의하게 높다.

15.6.3. 카리스마의 주효과 ②

Output 15.3에서 카리스마의 주효과는 $F(2, 36) = 328.25$, $p < .001$로 유의했다. 즉, 다른 변수의 효과를 배제한 상태에서 카리스마에 차이가 있음을 나타낸다. 카리스마 범주 1은 많음, 2는 따분

OUTPUT 15.6

Tests of Within-Subjects Contrasts

Measure: MEASURE_1

Source	Looks	Charisma	Type III Sum of Squares	df	Mean Square	F	Sig.
Looks	Level 1 vs. Level 3		4099.339	1	4099.339	226.986	.000
	Level 2 vs. Level 3		2864.022	1	2864.022	160.067	.000
Looks * Gender	Level 1 vs. Level 3		781.250	1	781.250	43.259	.000
	Level 2 vs. Level 3		540.800	1	540.800	30.225	.000
Error(Looks)	Level 1 vs. Level 3		325.078	18	18.060		
	Level 2 vs. Level 3		322.067	18	17.893		
Charisma		Level 1 vs. Level 3	3276.800	1	3276.800	109.937	.000
		Level 2 vs. Level 3	4500.000	1	4500.000	227.941	.000
Charisma * Gender		Level 1 vs. Level 3	810.689	1	810.689	27.199	.000
		Level 2 vs. Level 3	665.089	1	665.089	33.689	.000
Error(Charisma)		Level 1 vs. Level 3	536.511	18	29.806		
		Level 2 vs. Level 3	355.356	18	19.742		
Looks * Charisma	Level 1 vs. Level 3	Level 1 vs. Level 3	3976.200	1	3976.200	21.944	.000
		Level 2 vs. Level 3	441.800	1	441.800	4.091	.058
	Level 2 vs. Level 3	Level 1 vs. Level 3	911.250	1	911.250	6.231	.022
		Level 2 vs. Level 3	7334.450	1	7334.450	88.598	.000
Looks * Charisma * Gender	Level 1 vs. Level 3	Level 1 vs. Level 3	168.200	1	168.200	.928	.348
		Level 2 vs. Level 3	6552.200	1	6552.200	60.669	.000
	Level 2 vs. Level 3	Level 1 vs. Level 3	1711.250	1	1711.250	11.701	.003
		Level 2 vs. Level 3	110.450	1	110.450	1.334	.263
Error(Looks*Charisma)	Level 1 vs. Level 3	Level 1 vs. Level 3	3261.600	18	181.200		
		Level 2 vs. Level 3	1944.000	18	108.000		
	Level 2 vs. Level 3	Level 1 vs. Level 3	2632.500	18	146.250		
		Level 2 vs. Level 3	1490.100	18	82.783		

3. Charisma

Measure: MEASURE_1

Charisma	Mean	Std. Error	95% Confidence Interval Lower Bound	Upper Bound
1	82.100	1.010	79.978	84.222
2	54.300	.573	53.096	55.504
3	69.300	.732	67.763	70.837

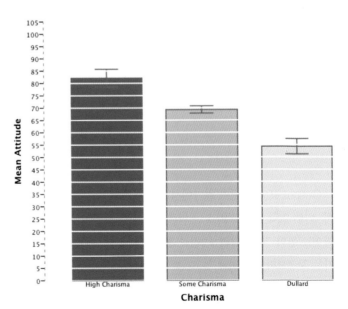

FIGURE 15.12 Means and graph of the main effect of charisma

함, 3은 보통을 나타낸다. *Estimated Marginal Means* 표의 *Charisma* 줄과 Figure 15.12의 평균과 도표를 보면 카리스마가 적어질수록 점수도 낮아진다. 즉, 카리스마가 보통이거나 따분한 데이트 상대보다 카리스마가 많은 상대에게 더 큰 관심을 보였다. 카리스마가 많은 상대는 보통에 비해 $F(1, 18) = 109.94$, $p < .001$로 유의하게 높았으며, 보통인 상대는 따분한 사람에 비해 유의하게 높은 점수를 받았다($F(1, 18) = 227.94$, $p < .001$).

15.6.4. 성별과 외모의 교호작용 ②

Output 15.3에 의하면, 성별과 데이트 상대의 외모 간에는 유의한 교호작용($F(2, 36) = 80.43$, $p < .001$)이 있다. 즉, 데이트 상대의 외모에 대한 점수가 남녀 간에 다르다. 범주별 추정평균을 보면 교호작용의 특성을 잘 알 수 있다(SPSS에서 도표 만들기 Figure 15.9). Figure 15.13의 평균값과 교호작용 도표를 보면 남성(빨간 선)과 여성(파란 선)의 점수가 보통 외모를 가진 데이트 상대에 대해서는 비슷하지만, 매력적인 상대에게 남성이 주는 점수는 여성보다 높고, 못생긴 상대에게 여성이 주는 점수는 남성보다 높아서, 남성이 데이트 상대의 외모에 훨씬 민감하게 반응함을 알 수 있다. 비록 남녀 모두 외모가 떨어질수록 점수도 감소했지만, 감소 정도가 남성에게 더 크게 나타났다. 이러한 교호작용 효과는 Output 15.6의 대비 결과에서 확인할 수 있다.

15.6.4.1. 외모 × 성별 교호작용 1 : 매력적 vs. 보통, 남성 vs. 여성 ②

먼저 외모 범주 1(매력적)과 범주 3(보통)에서 남녀 간 교호작용을 살펴보자. 이 대비는 $F(1, 18) = 43.26$, $p < .001$로 유의해서, 보통 외모의 데이트 상대와 매력적인 상대에 대한 관심이 남녀 간에 차이가 있음을 알 수 있다. Figure 15.13에서 매력적과 보통을 잇는 빨간 선(남성)의 기울기가 파란 선(여성)보다 더 크므로, 보통 외모에 비해 매력적인 상대에 대한 선호도가 남성에서 더 높았다.

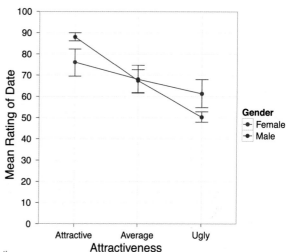

4. Gender * Looks

Measure: MEASURE_1

Gender	Looks	Mean	Std. Error	95% Confidence Interval	
				Lower Bound	Upper Bound
Male	1	88.033	.923	86.095	89.972
	2	50.300	.921	48.366	52.234
	3	67.467	1.159	65.031	69.902
Female	1	76.167	.923	74.228	78.105
	2	61.333	.921	59.399	63.267
	3	68.100	1.159	65.665	70.535

FIGURE 15.13 Means and graph of the gender × looks interaction

15.6.4.2. 외모 × 성별 교호작용 2 : 못생김 vs. 보통, 남성 vs. 여성 ②

두 번째 대비는 외모 범주 2(못생김)와 범주 3(보통)을 남녀 간에 비교하는 것으로써, $F(1, 18)$ = 30.23, p < .001로 유의하다. 보통 외모에 비해 못생긴 데이트 상대에게 남성이 여성보다 덜 끌린다. Figure 15.13에서 보통과 못생김을 잇는 빨간 선(남성)의 기울기가 파란 선(여성)보다 더 커서 보통 외모에 비해 못생긴 상대에 대한 선호도가 남성에서 더 크게 감소함을 알 수 있다.

15.6.5. 성별과 카리스마의 교호작용 ②

Output 15.3에 의하면, 성별과 데이트 상대의 카리스마 정도 간에는 유의한 교호작용($F(2, 36)$ = 62.45, p < .001)이 있다. 즉, 데이트 상대의 카리스마 정도에 따른 점수가 남녀 간에 다르다. Figure 15.14의 범주별 추정평균과 도표를 보면, 외모를 고려하지 않았을 때, 남성(빨간 선)과 여성(파란 선)의 카리스마 정도에 따른 관심이 다른 것을 알 수 있다. 도표는 성별과 외모 교호작용 때와는 거의 반대 형태를 보인다. 보통 카리스마를 가진 데이트 상대에 대한 점수는 별 차이가 없지만, 여성과는 달리 남성은 카리스마가 적은 상대에게는 관심을 보이지만, 카리스마가 많은 상대에게는 별 관심이 없었다. 이러한 교호작용으로 볼 때, 여성은 카리스마 있는 데이트 상대에 대해 남성보다 더 많은 관심을 보인다. 남녀 모두 카리스마가 적어질수록 관심도 낮아지지만, 그 차이가 여성에게 훨씬 더 크게 나타났다. Output 15.6에서 교호작용을 세분해 대비로 알아본다.

15.6.5.1. 카리스마 × 성별 교호작용 1 : 많음 vs. 보통, 남성 vs. 여성 ②

카리스마 범주 1(많음)과 범주 3(보통)을 남녀 간에 비교하는 교호작용 대비는 $F(1, 18)$ = 27.20, p < .001로 유의하다. 즉 데이트 상대의 카리스마 점수는 남녀 간에 차이가 크다. Figure 15.14에서

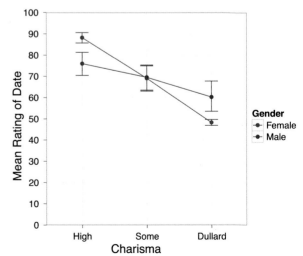

5. Gender * Charisma

Measure: MEASURE_1

| Gender | Charisma | Mean | Std. Error | 95% Confidence Interval | |
				Lower Bound	Upper Bound
Male	1	75.967	1.428	72.966	78.967
	2	60.300	.810	58.598	62.002
	3	69.533	1.035	67.360	71.707
Female	1	88.233	1.428	85.233	91.234
	2	48.300	.810	46.598	50.002
	3	69.067	1.035	66.893	71.240

FIGURE 15.14 Means and graph of the gender × charisma interaction

카리스마 많음과 보통을 잇는 파란 선(여성)의 기울기가 빨간 선(남성)보다 더 크므로 보통인 상대에 비해 카리스마가 많은 상대에 대한 선호도가 여성에게서 더 높다.

15.6.5.2. 카리스마 × 성별 교호작용 2 : 따분함 vs. 보통, 남성 vs. 여성 ②

두 번째로 살펴볼 대비는 카리스마 범주 2(따분함)와 범주 3(보통)의 교호작용을 남녀 간에 비교하는 것으로서, $F(1, 18) = 33.69$, $p < .001$로 유의하다. 결과를 보면, 카리스마가 보통에 비해 따분한 상대를 보는 시각은 여성이 남성보다 더 냉담하다. Figure 15.14에서 보통과 따분함을 잇는 파란 선(여성)의 기울기가 빨간 선(남성)보다 더 큰 것으로 보아, 여성은 따분한 상대에 비해 카리스마가 보통인 상대를 선호한다.

15.6.6. 외모와 카리스마의 교호작용 ②

Output 15.3에 의하면, 외모와 카리스마의 교호작용은 $F(4, 72) = 36.63$, $p < .001$로 유의함을 알 수 있다. 이는 매력적, 보통, 못생긴 외모를 가진 상대에 대한 점수가 카리스마 정도에 따라 차이가 난다는 뜻이다. 범주별 추정평균이나 도표, 대비를 통해 구체적으로 살펴보자(도표 만들기는 Figure 15.9). Figure 15.15의 도표를 보면, 카리스마가 많음(빨간 선), 보통(파란 선), 따분함(초록선)에 대한 평가는 외모 수준에 따라 서로 달라진다. 매력적인 외모와 보통 외모인 상대를 비교해 보자. 카리스마가 많음에서는 기울기가 별 차이가 없이 거의 수평하지만, 카리스마가 보통과 따분함은 외모에 따라 점수가 감소한다. 다시 말해서, 카리스마가 아주 많은 사람은 웬만한 외모로도 충분히 데이트 상대를 구할 수 있다.

보통 외모와 못생긴 외모를 가진 데이트 상대를 비교해 보면 앞의 경우와는 차이가 있다. 따분할

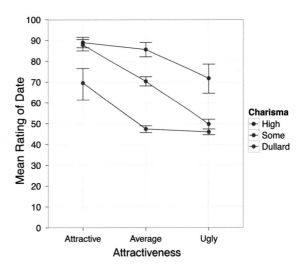

Looks	Charisma	Mean	Std. Error	95% Confidence Interval Lower Bound	Upper Bound
1	1	88.950	1.383	86.045	91.855
	2	69.550	1.019	67.409	71.691
	3	87.800	1.408	84.842	90.758
2	1	71.750	1.249	69.126	74.374
	2	45.950	.746	44.382	47.518
	3	49.750	1.211	47.206	52.294
3	1	85.600	1.721	81.985	89.215
	2	47.400	.888	45.535	49.265
	3	70.350	1.172	67.888	72.812

FIGURE 15.15 Means and graph of the looks × charisma interaction

정도로 카리스마가 없는 사람은 그 사람의 외모에 따른 점수 차이가 거의 없지만, 카리스마가 어느 정도 이상 있는 데이트 상대는 외모에 따라 점수가 달라진다. 이 결과로 볼 때, 정말 따분한 사람이라면 아주 매력적으로 생기는 게 도움이 되겠지만, 못생긴 사람은 카리스마가 있는 것이 별 도움이 되지 않는다. Output 15.6의 대비를 통해 이러한 관계를 구체적으로 살펴보자.

15.6.6.1. 외모 × 카리스마 교호작용 1 : 매력적 vs. 보통, 많음 vs. 보통 ②

카리스마 범주 1(많음)과 범주 3(보통)을 외모 범주 1(매력적)과 범주 3(보통)에서 비교해 보자. 다시 말해 '카리스마가 많은 상대와 보통인 상대에 대한 평가가 매력적인 경우와 보통 외모인 경우에 동일할까?'라는 질문에 답하는 것이다. 이 질문에 답하기 위해 Figure 15.15의 도표 중 관련된 부분만 따로 떼어 살펴보자(Figure 15.16 왼쪽 위). 매력적인 외모의 데이트 상대에 대한 관심은 카리스마가

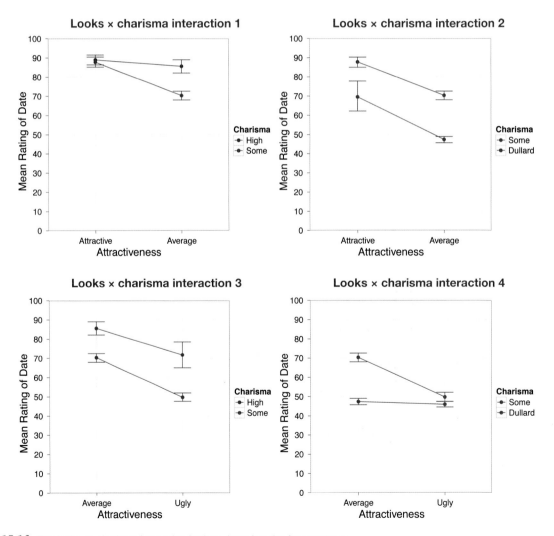

FIGURE 15.16 The looks × charisma interaction broken down into the four contrasts

많고 적음에 영향을 받지 않는다. 하지만 보통 외모의 데이트 상대에 대한 관심은, 그 사람의 카리스마에 따라 달라진다. 이 대비는 $F(1, 18) = 21.94$, $p < .001$로 유의해, 데이트 상대에게 별로 매력이 없으면 카리스마가 높음에서 보통으로 낮아질 때, 관심이 유의하게 감소함을 나타낸다.

15.6.6.2. 외모 × 카리스마 교호작용 2 : 매력적 vs. 보통, 따분함 vs. 보통 ②

다음은 '매력적인 데이트 상대와 보통 정도의 상대를 비교해볼 때, 따분할 정도로 카리스마가 전혀 없는 것과 보통 간에는 차이가 날까?'라는 질문에 대한 답이다. 이는 카리스마 범주 3(보통)과 범주 2(따분함)에서 외모 범주 1(매력적)과 범주 3(보통)을 비교해 보는 것이다. 여기서도 필요한 도표에 집중해서 살펴보면(Figure 15.16 오른쪽 위), 매력적인 데이트 상대의 경우, 카리스마가 보통(파란 선)이 따분함(초록 선)보다 점수가 높은데, 이는 보통 외모의 경우에도 비슷하다. 두 선이 거의 평행선을 이루는 것은 대비가 $F(1, 18) = 4.09$, $p = .058$로 유의하지 않은 것과 일치한다. 데이트 상대의 외모가 덜해질수록 카리스마가 보통 있으나 따분할 정도로 카리스마가 없으나 상관없이 관심이 낮아지는 것으로 보인다.

15.6.6.3. 외모 × 카리스마 교호작용 3 : 못생김 vs. 보통, 많음 vs. 보통 ②

이 대비는 외모 범주 3(보통)과 범주 2(못생김) 수준에서 카리스마 범주 1(많음)과 범주 3(보통)을 비교하는 것이다. '외모가 못생긴 사람이나 보통인 사람에 있어서 카리스마가 많은 사람과 보통인 사람 간의 차이는 동일할까?'라는 질문에 대한 답이다. Figure 15.16 아래 왼쪽의 도표가 이 교호작용을 나타내는데, 카리스마가 많음과 보통의 경우, 못생긴 데이트 상대에 대한 관심은 보통인 상대에 비해 낮다. 하지만 통계치가 $F(1, 18) = 6.23$, $p = .022$이고, 그래프에서 파란 선이 빨간 선보다 경사가 큰 것으로 보아, 이 차이는 카리스마가 보통인 대상의 경우 더욱 유의함을 알 수 있다. 상대의 카리스마가 많은 경우에 비해서 보통인 경우, 데이트 상대의 매력이 줄어들수록 관심이 유의하게 감소한다.

15.6.6.4. 외모 × 카리스마 교호작용 4 : 못생김 vs. 보통, 따분함 vs. 보통 ②

마지막 대비는 '못생긴 사람과 보통인 사람을 비교할 때, 카리스마가 없는 사람과 보통인 사람 간에는 차이가 있을까?' 하는 질문에 대한 답이다. 이는 카리스마 범주 3(보통)과 범주 2(따분함)에서 외모 범주 2(못생김)와 범주 3(보통)을 비교해 보는 것이다. 이 도표는 Figure 15.16 아래 오른쪽에 있다. 외모가 보통인 데이트 상대의 경우, 카리스마가 보통일 때 따분한 경우보다 점수가 높았지만, 못생긴 상대의 경우에는 카리스마에 따른 차이가 거의 없었다. 이 대비는 $F(1, 18) = 88.60$, $p < .001$로 유의했다.

15.6.7. 외모와 카리스마, 성별 간의 교호작용 ③

How do I interpret a three way interaction?

     Output 15.3에 의하면 외모와 카리스마, 성별 간의 교호작용이 $F(4, 72) = 24.12$, $p < .001$로 유의함을 알 수 있다. 이는 앞서 설명한 외모 × 카리스마 교호작용이 성별에 따라 다른지 보는 것이다. 교호작용의 양상은 남녀의 외모 × 카리스마 교호작용을 따로 나타낸 Figure 15.17에 나타나 있다(도표에 사용된 평균값은 Output 15.7 참고). 남성의 도표에서 데이트 상대가 매력적인 경우 빨간 색, 파란색, 초록색 점이 모여 있다. 이는 매력적인 여성에게는 카리스마 정도가 상관이 없다는 뜻이다. 같은 도표의 오른쪽 끝 부분을 보면 세 개의 직선이 낮은 수준에 가까이 모여 있는데, 이는 여성이 못생긴 경우에도, 카리스마는 상관이 없다는 뜻이다. 남성이 카리스마에 따라 다른 관심을 보이는 경우는 상대가 보통 외모인 경우뿐이다. 이 경우 카리스마가 많으면 관심이 높아지고(빨간 선), 상대가 따분하면 관심이 낮아지며(초록 선), 보통의 카리스마가 있는 상대에 대한 관심은 그 사이이다. 즉, 남성은 카리스마보다 외모를 더 중요시한다.

    그러나 여성 도표는 전혀 다른 모습이다. 맨 위의 빨간 선이 거의 수평한 것으로 보아, 여성은 카리스마가 많은 상대에게는 외모에 상관없이 많은 관심을 보인다. 반대로 따분한 데이트 상대에게는 외모에 상관없이 거의 관심을 보이지 않는데, 이는 맨 아래의 초록 선이 거의 수평한 것으로 알 수 있다. 카리스마 정도가 호감도에 영향을 미치는 경우는 상대 남성에게 보통 정도의 카리스마가 있는 경

OUTPUT 15.7

7. Gender * Looks * Charisma

Measure:MEASURE_1

Gender	Looks	Charisma	Mean	Std. Error	95% Confidence Interval	
					Lower Bound	Upper Bound
Male	1	1	88.300	1.956	84.191	92.409
		2	87.300	1.441	84.273	90.327
		3	88.500	1.991	84.317	92.683
	2	1	56.800	1.767	53.089	60.511
		2	45.800	1.055	43.583	48.017
		3	48.300	1.712	44.703	51.897
	3	1	82.800	2.434	77.687	87.913
		2	47.800	1.255	45.163	50.437
		3	71.800	1.657	68.318	75.282
Female	1	1	89.600	1.956	85.491	93.709
		2	51.800	1.441	48.773	54.827
		3	87.100	1.991	82.917	91.283
	2	1	86.700	1.767	82.989	90.411
		2	46.100	1.055	43.883	48.317
		3	51.200	1.712	47.603	54.797
	3	1	88.400	2.434	83.287	93.513
		2	47.000	1.255	44.363	49.637
		3	68.900	1.657	65.418	72.382

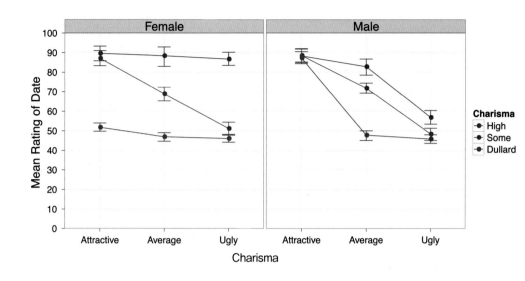

FIGURE 15.17
The looks × charisma interaction for men and women. Lines represent high charisma (red), some charisma (blue) and no charisma (green)

우로서, 파란 선을 살펴보면, 외모가 매력적인 경우에는 높은 호감을 보이다가, 못생긴 경우에는 호감이 감소한다. 다시 말해, 여성은 외모보다 카리스마를 더 중요시한다. 이러한 교호작용은 Output 15.6처럼 부분 부분을 나누어 대비로 더 자세히 살펴볼 수 있다. 이 대비들은 외모 × 카리스마 교호작용에 성별 효과를 더한 것이다.

15.6.7.1. 외모 × 카리스마 × 성별 교호작용 1 : 매력적 vs. 보통, 카리스마 많음 vs. 보통, 남성 vs. 여성 ③

맨 처음 살펴볼 대비는 남성과 여성에 있어서 카리스마 범주 1(많음)과 범주 3(보통)일 때, 외모 범주 1(매력적)을 범주 3(보통)과 비교하는 것으로 $F(1, 18) = 0.93$, $p = .348$으로 유의하지 않다. Figure 15.18의 왼쪽 위 도표는 Figure 15.17의 해당 부분으로서, 매력적인 상대에 대한 데이트 호감도 점수는 카리스마가 많으나 보통이냐에 별 영향을 받지 않는 것으로 보인다. 이는 빨간색과 파란색 점이 모여 있는 것으로 알 수 있다. 하지만 보통 외모인 데이트 상대에 대해서는 카리스마가 많은지 보통인지에 따라 영향을 받는데, 이는 파란 점이 빨간 점보다 낮은 위치에 있는 것을 보아 알 수 있다. 이 교호작용이 유의하지 않은 것은, 남성과 여성이 같은 패턴을 보이기 때문이다.

15.6.7.2. 외모 × 카리스마 × 성별 교호작용 2 : 매력적 vs. 보통, 따분함 vs. 보통, 남성 vs. 여성 ③

다음 대비는 외모 범주 1(매력적)과 범주 3(보통)을 카리스마 범주 2(따분함)과 범주 3(보통) 수준에서 남녀를 비교하는 것이다. Figure 15.18 오른쪽 위에 있는 평균 도표를 보면, 남성과 여성의 패턴이 서로 다름을 알 수 있는데, 이는 $F(1, 18) = 60.67$, $p < .001$로 유의하다. 우선, 보통 외모의 데이트 상대인 경우를 살펴보면, 남녀 모두 따분한 상대보다 보통 정도의 카리스마가 있을 때 점수가

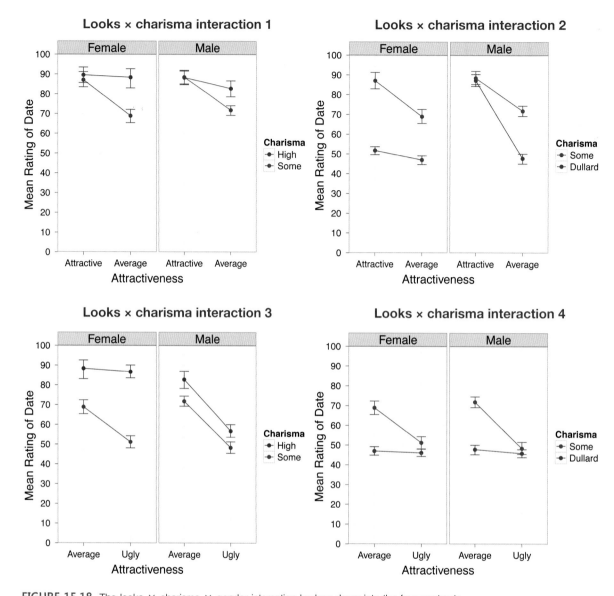

FIGURE 15.18 The looks × charisma × gender interaction broken down into the four contrasts

더 높다. 여기서 남녀 모두 파란 점과 초록 점 간의 거리가 비슷해 성별에 따른 차이는 없는 것으로 보인다. 매력적인 경우를 살펴보면, 남성의 경우 파란 점과 초록 점이 같은 곳에 있는 것으로 보아, 카리스마 수준에 상관없이 관심을 보이는가 하면, 여성은 아무리 매력적인 상대라고 해도 카리스마 수준에 따라 호감도에 차이가 있어 도표에서 초록 점이 파란 점보다 훨씬 낮은 곳에 위치해 있다. 이 도표는 다른 각도에서 살펴볼 수도 있는데, 남녀 도표의 파란 선 기울기가 비슷한 것으로 보아, 보통의 카리스마가 있는 상대에 대해 외모에 따라 점수가 감소하는 것은 남녀 모두 비슷하다. 하지만 따분한 상대에 대해서는, 초록 선 기울기가 여성 도표보다 남성 도표에서 더 커서 매력적인 외모에 비해 보통 외모의 점수가 감소하는 정도가 남녀 간에 차이가 난다.

15.6.7.3. 외모 × 카리스마 × 성별 교호작용 3 : 못생김 vs. 보통, 많음 vs. 보통, 남성 vs. 여성 ③

세 번째 대비는 $F_{(1, 18)} = 11.70$, $p = .003$로 유의하다. 이 대비는 외모 범주 2(못생김)와 범주 3(보통)을 카리스마 범주 2(많음)와 범주 3(보통)에서 남녀 간에 비교하는 것이다. Figure 15.18의 왼쪽 아래 도표를 보면 남녀의 모양이 상당히 다름을 알 수 있다. 남자의 경우, 빨간 선과 파란 선 기울기가 거의 동일한 것으로 보아, 카리스마가 많거나 덜하거나 상관없이 외모가 못생길수록 상대에 대한 호감도가 낮아지는 것을 알 수 있다. 이제 여성의 경우를 살펴보자. 빨간 선이 거의 수평인 것으로 보아 카리스마가 많은 경우에는 상대의 외모가 못해지더라도 호감이 거의 변화하지 않으나, 파란 선은 기울기가 큰 것으로 보아 카리스마가 덜한 경우에는 못생긴 상대에 대한 호감이 많이 감소하는 것을 알 수 있다. 이 도표를 다른 시각으로 보자면, 남녀의 파란 선 기울기가 거의 비슷한 것으로 보아, 약간의 카리스마가 있는 경우 남녀 모두 외모가 감소함에 따라 호감도가 낮아지고 있지만, 남녀 빨간 선 기울기가 서로 다른 것으로 보아 카리스마가 많은 상대의 경우, 외모에 따라 호감도가 변화하는 양상이 남성의 경우 더 심하다.

15.6.7.4. 외모 × 카리스마 × 성별 교호작용 4 : 못생김 vs. 보통, 따분함 vs. 보통, 남성 vs. 여성 ③

마지막 대비는 $F_{(1, 18)} = 1.33$, $p = .263$로 유의하지 않다. 이 대비는 외모 범주 2(못생김)와 범주 3(보통)을 카리스마 범주 2(따분함)와 범주 3(보통) 수준에서 남녀 간에 비교한다. Figure 15.18 오른쪽 아래 도표에서 파란 점과 초록 점이 비슷한 곳에 있는 것으로 보아 못생긴 상대에 대한 호감도는 카리스마 수준에 상관없이 비슷함을 알 수 있다. 보통 외모의 데이트 상대인 경우에는, 파란 점이 초록 점보다 더 높이 있는 것으로 보아 상대에게 카리스마가 약간 있는 경우 호감도가 더 높음을 알 수 있다. 이러한 현상은 남녀 모두 비슷했다.

15.6.8. 결론 ③

지금까지 살펴본 대비에서는 매력적인 경우와 못생긴 경우, 카리스마가 많은 경우와 따분한 경우를 따로 비교하지 않았기 때문에, 이에 대한 것은 알 수 없다. 대비를 다시 설정하고 분석해 이 효과를 살펴볼 수도 있지만, 확실한 것은 데이트 상대의 외모나 카리스마에서 받는 영향이 남녀 간에 분명한 차이가 있다는 것이다. 남성은 여성의 카리스마에 상관없이 외모만 보기 좋으면 얼마든지 데이트하려는 것으로 보인다. 반대로 여성은 외모에 상관없이 카리스마가 많은 상대이면 기꺼이 데이트하려고 하며, 외모가 아무리 멋있어도 카리스마가 없으면 데이트할 생각이 없다. 남녀가 일치하는 부분은 카리스마가 약간 있는 경우인데, 이때는 외모가 영향을 미친다.

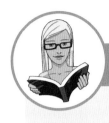

핵심녀의 힌트   혼합설계 분산분석

- 혼합설계 분산분석은 2개 이상의 독립변수가 있고, 그중 최소한 하나는 같은 속성으로, 적어도 다른 하나는 다른 속성으로 측정한 경우 여러 속성 간 평균을 비교하는 것이다.
- 3회 이상 반복 측정한 변수는 Mauchly 검정으로 구형성을 검사해, 유의확률이 .05보다 작으면 구형성 가정이 위배되는 것이다. 구형성 검사는 모든 반복측정 변수와 교호작용에 대해 수행한다.
- *Tests of Within−Subjects Effects* 표는 모든 반복측정 변수와 교호작용의 분산분석 결과를 보여준다. 각 효과에 대해 구형성 가정이 충족된 경우에는 *Sphericity Assumed* 줄을, 충족되지 않은 경우에는 *Greenhouse−Geisser*나 *Huynh−Feldt* 줄의 결과를 참조한다(이 두 검사의 장단점은 앞 장 참고). 해당 줄의 유의확률이 .05 미만인 경우, 평균이 유의하게 다른 것이다.
- *Tests of Between−Subjects Effects* 표는 집단 간 변수의 ANOVA 결과를 보여준다. 유의확률이 .05 미만이면 집단 간에 유의한 차이가 있는 것이다.
- 주효과와 교호작용 효과는 대비를 이용해 세분해 분석한다. 대비 결과는 *Tests of Within−Subjects Contrasts* 표에 나타나 있다. 유의확률이 .05 미만인지 확인해 유의성을 본다.
- 평균을 살펴보거나 그래프를 참고해 대비를 해석한다.

확실한 것은 ANOVA에서 독립변수가 2개 이상인 경우에는 복잡한 교호작용 효과가 나타나고, 그 결과를 해석하기 위해서는 많은 집중력이 필요하다는 것이다. 4원 교호작용을 해석해야 한다고 상상해 보면, 얼마나 많은 집중력이 필요할지 알 수 있다. 이 경우, 지금까지 학습한 것처럼 체계적으로 해석하고 도표를 그려보는 것이 도움이 된다. 또한 분석 전에 어떤 대비를 어떻게 살펴보고자 하는지 계획하는 것도 좋다. 대비를 통해 교호작용을 해석할 수 있으므로, 해석 가능한 대비를 주의 깊게 선정하는 것이 중요하다.

15.7. 효과크기 계산 ③

변수의 효과를 요약하는 데는 효과크기가 유용하다. 이는 혼합설계의 복잡한 내용을 설명할 때도 마찬가지로, 요인 설계의 경우에는 대비나(두 군을 비교하는) 주효과 모두 효과크기를 계산하는 것이 좋다. Output 15.6에 나와 있는 대비의 값은 모두 자유도가 1과 18로서, 분자 자유도가 1이라는 말은 설명 가능한 구체적인 비교를 하고 있다는 의미이다. 이 F 값을 효과크기 r로 변환하는 방정식은 다음과 같다.

SMART
ALEX
ONLY

$$r = \sqrt{\frac{F(1, df_R)}{F(1, df_R) + df_R}}$$

방정식을 이용해, 두 집단을 비교하는 성별의 주효과를 계산해 보자.

$$r_{gender} = \sqrt{\frac{0.005}{0.005 + 18}} = .02$$

외모를 비교한 대비 두 개의 효과크기는 다음과 같다.

$$r_{attractive\ vs.\ average} = \sqrt{\frac{226.99}{226.99 + 18}} = .96$$

$$r_{ugly\ vs.\ average} = \sqrt{\frac{160.07}{160.07 + 18}} = .95$$

대비의 효과크기는 둘 다 매우 크다. 카리스마를 비교한 대비(Output 15.6)의 효과크기는

$$r_{high\ vs.\ some} = \sqrt{\frac{109.94}{109.94 + 18}} = .93$$

$$r_{dullard\ vs.\ some} = \sqrt{\frac{227.94}{227.94 + 18}} = .96$$

로서, 이 역시 매우 큰 효과크기이다. 외모와 성별 교호작용을 분석한 대비 두 개의 효과크기는

$$r_{attractive\ vs.\ average,\ male\ vs.\ female} = \sqrt{\frac{43.26}{43.26 + 18}} = .84$$

$$r_{ugly\ vs.\ average,\ male\ vs.\ female} = \sqrt{\frac{30.23}{30.23 + 18}} = .79$$

로서, 둘 다 역시 매우 큰 효과크기이다. 카리스마와 성별의 교호작용을 분석한 대비 두 개의 효과크기는

$$r_{high\ vs.\ some,\ male\ vs.\ female} = \sqrt{\frac{27.20}{27.20 + 18}} = .78$$

$$r_{dullard\ vs.\ some,\ male\ vs.\ female} = \sqrt{\frac{33.69}{33.69 + 18}} = .81$$

로서, 이 또한 매우 큰 효과크기이다. 외모와 카리스마의 교호작용은 대비 4개로 분석했다.

$$r_{\text{attractive vs. average, high vs. some}} = \sqrt{\frac{21.94}{21.94 + 18}} = .74$$

$$r_{\text{attractive vs. average, dullard vs. some}} = \sqrt{\frac{4.09}{4.09 + 18}} = .43$$

$$r_{\text{ugly vs. average, high vs. some}} = \sqrt{\frac{6.23}{6.23 + 18}} = .51$$

$$r_{\text{ugly vs. average, dullard vs. some}} = \sqrt{\frac{88.60}{88.60 + 18}} = .91$$

이 대비들도 중간에서 큰 정도의 효과크기를 보이고 있다. 마지막으로 외모와 카리스마, 성별의 교호작용을 분석한 대비 4개의 효과크기는 다음과 같다.

$$r_{\text{attractive vs. average, high vs. some, male vs. female}} = \sqrt{\frac{0.93}{0.93 + 18}} = .22$$

$$r_{\text{attractive vs. average, dullard vs. some, male vs. female}} = \sqrt{\frac{60.67}{60.67 + 18}} = .88$$

$$r_{\text{ugly vs. average, high vs. some, male vs. female}} = \sqrt{\frac{11.70}{11.70 + 18}} = .63$$

$$r_{\text{ugly vs. average, dullard vs. some, male vs. female}} = \sqrt{\frac{1.33}{1.33 + 18}} = .26$$

EVERYBOY

유의한 대비인 '매력적 vs. 보통, 따분함 vs. 보통, 남성 vs. 여성'과 '못생김 vs. 보통, 많음 vs. 보통, 남성 vs. 여성'의 효과크기는 크게 나타났다. 그러나 유의하지 않은 대비의 효과는 작은 크기로 나타났다.

15.8. 혼합설계 분산분석 결과 보고하기 ②

독립변수가 2개 이상인 경우에는 보고할 내용이 아주 많다. 이미 여러 번 설명한 바와 같이, 교호작용 효과가 유의한 경우에는 주효과를 보고하는 것은 의미가 없으므로, 보고서에는 이 내용을 포함시키지 않는다. 학술지에 따라서는 교호작용이 유의해도 주효과의 결과도 보고하도록 하므로, 이 경우에는 학술지의 안내를 따른다. 가장 중요한 부분은 연구의 주요 가설 부분이므로, 이 부분에 집중한다. 만일 모든 내용을 보고하기로 한다면, 아래 내용과 비슷하게 정리되지만, 지금처럼 모두를 나열하지는 않는다.

✓ 유의수준은 특별히 명시한 경우 외에는 모두 $p < .001$으로 보고했다. 데이트 상대의 외모에 대한 호감도의 주효과는 $F(2, 36) = 423.73$로 유의했다. 대비 분석에 따르면 매력적인 외모의 상대는 보통 외모에 비해 $F(1, 18) = 226.99$, $r = .96$으로 유의하게 호감을 얻었으며, 못생긴 데이트 상대는 보통 외모에 비해 $F(1, 18) = 160.07$, $r = .95$로 유의하게 비호감으로 나타났다.

✓ 카리스마 주효과도 $F(2, 36) = 328.25$로 유의한 것으로 나타났다. 대비 분석 결과 카리스마가 많은 상대는 조금 있는 상대에 비해 $F(1, 18) = 109.94$, $r = .93$으로 선호도가 유의하게 높았으며, 따분한 상대는 카리스마가 보통인 상대에 비해 $F(1, 18) = 227.94$, $r = .96$으로 선호도가 유의하게 낮았다.

✓ 성별 주효과는 $F(1, 18) = 0.005$, $p = .946$, $r = .02$로 유의하지 않아, 남성와 여성의 호감도 평가는 비슷한 것으로 나타났다.

✓ 대상자 성별과 데이트 상대의 외모 간에는 $F(2, 36) = 80.43$으로 유의한 교호작용 효과가 있는 것으로 나타났다. 이는 데이트 상대 외모 수준에 대한 호감도 평가가 남녀 간에 차이가 있다는 뜻이다. 구체적으로 살펴보기 위해 각 외모 수준을 보통 외모와 비교해 남녀를 대비로 분석한 결과, 매력적인 데이트 상대를 보통 외모와 비교한 것은 $F(1, 18) = 43.26$, $r = .84$로, 못생긴 상대를 보통과 비교한 것은 $F(1, 18) = 30.23$, $r = .79$로 둘 다 유의했다. 비록 남녀 모두 외모가 낮아질수록 호감도도 낮아지는 경향을 보이기는 했지만, 그 경향이 남성에서 훨씬 크게 나타났다. 결과를 바탕으로 카리스마를 무시한 상태에서 볼 때, 데이트 상대에 대한 호감도에 있어 남성은 여성보다 데이트 상대의 외모에 영향을 더 받는 것으로 보인다.

✓ 대상자 성별과 데이트 상대의 카리스마 간에는 $F(2, 36) = 62.45$로 유의한 교호작용 효과가 있는 것으로 나타났다. 이는 데이트 상대의 카리스마 수준에 대한 호감도 점수가 남녀 간에 차이가 있다는 뜻이다. 각 카리스마 수준을 보통 범주와 비교해 남녀를 대비로 분석한 결과, 카리스마가 많은 상대는 보통 카리스마에 비해 $F(1, 18) = 27.20$, $r = .78$로 남녀 간에 유의한 차이가 있었으며, 따분한 상대도 카리스마가 보통인 상대에 비해 $F(1, 18) = 33.69$, $r = .81$로 남녀 간에 유의한 차이가 있는 것으로 나타났다. 교호작용 그래프를 보면, 카리스마가 적어질수록 남녀 모두 관심도 적어지기는 하나, 그 정도가 여성에서 훨씬 크게 나타났다. 즉, 여성의 데이트 상대에 대한 호감도는 남성에 비해 카리스마의 영향을 많이 받는다.

✓ 카리스마와 외모의 교호작용은 $F(4, 72) = 36.63$으로써, 카리스마 수준에 따른 호감도 변화는 외모에 따라 차이가 있음을 알 수 있다. 카리스마의 각 수준을 보통 범주와 비교해 각 외모 수준에서 대비로 분석한 결과, 매력적인 상대를 보통 외모와 비교했을 때, 카리스마가 많은 사람은 보통에 비해 $F(1, 18) = 21.94$, $r = .74$로 유의한 교호작용을 보여, 카리스마가 많음에서 보통으로 낮아지면 호감도 낮아졌다. 한편 매력적인 데이트 상대를 보통 외모와 비교했을 때, 따분할 정도로 카리스마 없는 상대에 대한 호감도는 카리스마가 보통인 상대와 비교해 $F(1, 18) = 4.09$, $p = .058$, $r = .43$으로 유의하게 달라지지 않았다. 이로써 카리스마가 보통이거나 전혀 없는 경우, 외모가 덜 매력적인 상대에 대한 호감도가 낮아짐을 알 수 있었다. 세 번째로 살펴본 대비는 못생긴 상대와 보통 외모의 상대를 카리스마가 많은 경우와 보통인 경우에 비교해본 것으로서, $F(1, 18) = 6.23$, $p = .022$, $r = .51$로 유의했다. 이는 카리스마가 보통인 상대와 많은 상대를 비교해봤을 때, 외모가 덜 매력적일수록 호감도가 더 감소한다는 뜻이다. 마지막으로 살펴본 대비는 따분할 정도로 카리스마가 없는 상대와 보통 상대 간에, 못생긴 상대와 보통 상대를 비교한 것으로서, $F(1, 18) = 88.60$, $r = .91$로 매우 유의했다. 이로써 어느 정도의 카리스마가 있는 데이트 상대에 대한 호감은 외모가 못생겨질수록 급속히 감소하지만, 따분할 정도로 카리스마가 없으면(아예 처음부터 비호감이기 때문에) 외모가 못생겨도 호감이 그다지 감소하지 않음을 알 수 있다.

나자료 15.2

그이를 신뢰할 수 있을까? ③

남성의 질투 기제는 상대방의 육체적 부정행위를 예방하는 쪽으로 발전하고, 여성의 질투는 상대방의 감정적 부정행위를 예방하는 쪽으로 발전한다.

A. Schützwohl은 이 가설에 대한 답을 얻고자 남성와 여성에게 컴퓨터 스크린에 나온 표적문장을 보여주는 실험을 했다 (Schützwohl, 2008). 연구 대상자에게 '주유소는 길 건너편에 있습니다.' 같은 감정적으로 중립적인 문장을 보여주었다. 표적문장을 보여주기 전에 주의를 흩뜨리는 자극문장을 보여줬는데, 이 문장은 감정적으로 중립적이거나, '애인과 관계를 하고 싶은데 그이가 갑자기 흥분되지 않습니다.' 처럼 육체적 부정행위를 나타

내거나, 아니면 '애인이 당신에게 더 이상 "사랑해"라고 말을 하지 않네요' 처럼 감정적 부정행위를 나타내는 것이다. 이 연구의 아이디어는 자극문장이 대상자 주의를 끈다면 (1) 대상자는 자극문장을 기억하거나 (2) (자극문장에 집중하느라고) 표적문장을 기억하지 못할 것이라는 것이다. 이러한 효과는 지금 애인이 있는 대상자에게만 나타날 것이라고 보았다. 반응변수는 표적문장 6개 중 기억하는 문장 수이고, 예측변수는 상대방이 있는지 여부 (**Relationship**), 자극문장의 종류(중립적, 감정적 부정행위, 육체적 부정행위), 문장 종류(자극문장이었는지 자극문장에 뒤이은 표적문장이었는지)이다.

Schützwohl은 남녀를 따로 분석했다. Schützwohl의 가설이 맞다면, 여성은 감정적 자극문장을 더 많이 기억하고 그 뒤에 제시된 표적문장은 덜 기억하는 것으로 나올 것이다. 남성은 육체적인 자극문장에 대해 같은 결과가 나올 것이다. **Schützwohl(2008). sav**에 있는 데이터를 이용해 남녀 따로 3차 혼합설계 분산분석을 시행해보자. 웹 사이트에 나온 분석결과와 비교해 보자(저자 논문 638~642쪽 참고).

✓ 마지막으로 외모 × 카리스마 × 성별 3원 교호작용 효과는 $F_{(4,\ 72)}$ = 24.12로 유의했다. 이는 외모와 카리스마의 교호작용 효과가 남녀 간에 차이가 난다는 것으로, 구체적으로 살펴보기 위해 여러 개의 대비로 나누어 분석했다. 카리스마 각 수준을 보통 범주와 비교하고, 외모 각 수준을 보통 외모 범주와 비교해, 남자와 여자를 대비했다. 첫 번째 대비는 카리스마가 많은 대상자와 덜한 대상자의 경우, 매력적인 데이트 상대를 보통 외모 상대와 비교한 것으로, $F_{(1,\ 18)}$ = 0.93, p = .348, r = .22, 남녀 간 유의한 차이가 없는 것으로 나타났다. 이 결과에 따르면 남녀 모두 카리스마가 많은 경우와 보통인 경우를 비교했을 때, 데이트 상대의 매력이 낮아질수록 호감도도 낮아짐을 알 수 있다. 두 번째로 살펴볼 대비는 매력적인 상대와 보통 외모의 상대를 카리스마가 보통과 따분함의 경우를 비교한 것으로, $F_{(1,\ 18)}$ = 60.67, r = .88, 유의했다. 즉, 카리스마가 보통인 상대의 경우 외모가 매력적에서 보통으로 덜해질 때 호감도 감소는 남녀가 비슷하지만, 따분한 데이트 상대의 경우에는, 남녀 모두 호감도 감소폭이 훨씬 크다. 세 번째 대비는 카리스마가 많은 경우와 보통인 경우에 못생긴 상대를 보통 외모의 상대와 비교한 것으로, $F_{(1,\ 18)}$ = 11.70, p = .003, r = .63, 유의했다. 즉, 카리스마가 보통인 경우에는 외모가 못생길 때 호감도가 감소하는 것은 남녀 모두 비슷하지만, 상대방이 카리스마가 많은 경우에는 보통 외모에 비해 못생긴 외모에 대한 호감도 감소는 남성의 경우 여성보다 많았다. 마지막으로 상대가 못생긴 경우와 보통인 경우의 호감도를 따분할 정도로 카리스마가 없는 경우와 보통인 경우에 비교한 것은 $F_{(1,\ 18)}$ = 1.33, p = .263, r = .26으로 유의하지 않았다. 즉, 남녀 모두 상대가 못생길수록 호감도는 감소하는데 카리스마가 보통인 경우에는 따분할 정도로 카리스마가 없는 경우에 비해 더 심함을 나타낸다.

15.9. 개념에 대한 요약도 ①

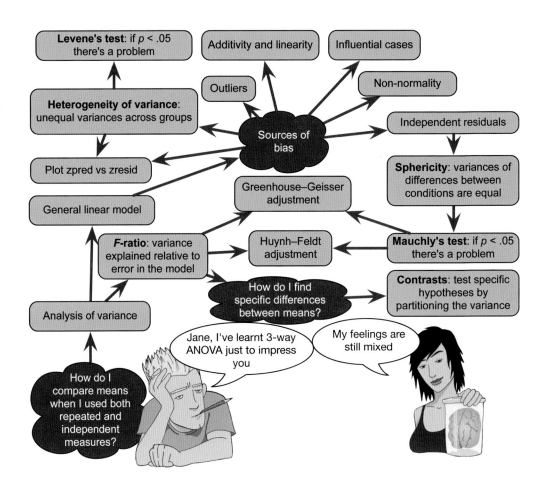

FIGURE 15.19 What Brian learnt from this chapter

15.10. 다음 장은? ②

이 장에서, 남성은 외모에 취해 카리스마 같은 건 염두에도 두지 않는 존재이며, 여성은 일정 수준 이상의 카리스마만 있다면 노틀담 곱추와도 데이트 할 준비가 되어 있는 존재라는 것을 알게 되었다. 당시 저자는 10대 소년으로서 잠재된 카리스마를 찾아낼 도리가 없었으니, 그 시절 방황한 이유는 아마도 이 때문인 것 같다. 다행히 당시 술 취한 내 모습에 호감을 가진 여학생이 있었다. 그 여학생도 나에게 관심이 있었지만, 당시 우리는 서로 마음만 있고 표현을 못했기 때문에 친구들이 나서서 우리 둘을 이어줬다. 그 여학생도 분명 내게 마음이 있으니 파티에 같이 가자고 말해보라는 친구의 설득과 격려에 힘입어 한번 나서보기로 했다. 당시 제대로 말했으면 내 인생이 달라졌을 것이다. 안타깝게도,

미처 말도 꺼내보기 전 술에 취해 필름이 끊어져 버렸다. 정신이 겨우 돌아왔을 때, 내 친구 Paul Spreckley (Figure 10.1)가 여학생을 내 곁에 앉혀놓고는 '앤디, 네가 데이트 신청할 때까지 얘는 여기 앉아 있을 거야'라고 했다. 겨우 무슨 말을 하기는 했다. 그 후에 어떻게 됐는지는 개인사이기 때문에 여기서 밝히기는 곤란하니, 이 통계책 말고 다른 책에 기술할 것이다. 다시 현실로 돌아와서, 다음 장에는 종속변수가 2개 이상인 집단 간의 차이를 비교하기 위한 다변량 분산분석(multivariate analysis of variance, MANOVA)에 대해 알아본다.

15.11. 주요 용어

Mixed ANOVA (혼합설계 분산분석)
Mixed design (혼합설계)

15.12. 스마트 알렉스의 과제

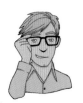

- **과제 1:** 앞 장의 예제에서는 대상자들에게 세 번에 걸쳐 9가지 광고를 보게 했다. Brain Death라는 맥주, Dangleberry라는 와인, Puritan이라는 물 등 세 가지 상품의 광고로 각각 부정적, 긍정적, 중립적 이미지로 제작되어, 상품 종류와 이미지 종류 9가지를 보게 하는 것이다(자세한 내용은 제14장 참고). 각 광고를 보고난 뒤 각 대상자에게 아주 싫으면 −100점, 보통이면 0점, 아주 좋으면 100점 범위에서 해당 상품을 점수 매기도록 했다. 이 설계에는 음료 종류(맥주, 와인, 물)와 광고 이미지(긍정적, 부정적, 중립적) 등 두 가지 반복측정 독립변수가 사용되었다. 일반적으로 남성은 맥주를, 여성은 와인을 선호하는 경향이 있으므로, 각 광고에 대해 남성과 여성의 반응이 다를 것이라 생각할 수 있다. 각 실험 참가자의 성별을 안다고 생각하자. 집단 간 변수로 성별을 포함해 3차 혼합설계 분산분석방법으로 MixedAttitude.sav에 저장된 데이터를 다시 분석하시오. ③
- **과제 2:** 문자 메시지와 트위터 등에서는 약어 사용이 빈번하다. 이러한 언어 사용이 아동의 문법 이해에 영향을 미치는지 알아보고자, 아동 25명에게 6개월간 핸드폰을 이용한 문자 메시지를 보내도록 허용하고, 다른 25명은 문자 메시지를 못 보내도록 금지했다. 문자 메시지를 못 하게 하기 위해, 문자 신호가 오면 따끔한 자극을 주는 손목대를 차게 했다. 결과변수는 문법 점수(맞은 문항 개수)로서, 실험 전후에 측정했다. 데이터는 TextMessages.sav에 있다. 문자 메시지 사용이 과연 문법 이해에 영향을 주는 걸까? ③
- **과제 3:** 제1장에 나온 *Big Brother* 프로그램은 남의 주목을 받기 바라는 성격이 과장되면서 시작되었다고 가설을 세웠다. 이 가설을 검증하기 위해, 대상자 8명에게 대회 참가 전과 후에

성격을 측정하는 설문을 수행했다. 다른 8명은 실제 대회에는 참가는 하지 않은 채, 사전과 사후에 같은 설문을 했다. BigBrother.sav 데이터를 이용해 *Big Brother* 프로그램이 성격에 문제를 일으키는지 분석해 보시오. ②

- **과제 4:** 앵그리 버드는 새를 쏴서 돼지를 맞추는 게임으로, 어떤 사람은 이런 게임이 폭력성을 조장한다고 생각한다. 이 가설을 검증하기 위해, 일군의 사람에게 앵그리 버드 게임을 1년, 테트리스 같은 비폭력적 게임을 1년간 하게 하는 연구를 하기로 했다. 연구 전과 1개월, 6개월, 12개월에 각 대상자를 돼지 우리에 하루 동안 들어가 있도록 해, 돼지에 대한 폭력적인 행동의 횟수를 측정했다. Angry Pigs.sav 데이터를 이용해 앵그리 버드 게임이 다른 게임에 비해 돼지에 대해 더 폭력적으로 만드는지 답하시오. ②

- **과제 5:** 과제 4의 연구를 다시 했다. 이번에는 돼지에게 얼마나 폭력적인 행동을 하는지 살피지 않고, 실생활에서 얼마나 폭력적으로 행동하는지 횟수를 세었다. 똑같이 연구 전, 1개월, 6개월, 12개월에 측정했다. 앵그리 버드 게임을 하면 다른 게임을 할 때보다 더 폭력적이 되는가? (Angry Real.sav) ②

- **과제 6:** 페이스북의 프로필 사진을 우리 부부 것으로 바꾼 후, 아내는 남성들이 자기에게 친구 요청하는 횟수가 줄었다고 한다. 사회관계망의 여성 이용자 중 '독신'이라고 적혀 있는 17명과, '애인 있음'이라고 적혀 있는 23명 등 40명을 살펴보기로 했다(relationship_status). 각자의 프로필 사진을 혼자 찍은 것으로 바꾸도록 해(alone), 3주 동안 남성의 친구 요청 횟수를 세어보도록 하고, 프로필 사진을 남성과 둘이 찍은 것으로 바꾼 뒤(couple), 3주간 남성에게서 들어온 친구요청을 세어보았다. ProfilePicture.sav 데이터를 혼합설계 분산분석 방법으로 분석하여 독신 여부와 프로필 사진이 남성의 친구 요청 수에 영향을 미치는지 알아보시오. ②

- **과제 7:** 나자료 4.2는 Johns, Hargrave와 Newton-Fisher (2012)의 연구를 설명하는데, 이 연구에서 저자들은 만일 붉은 색이 성적인 것을 상징한다면, 남성은 여성의 회음부가 붉은색일 때 더 매력을 느낄 것이라는 가설을 세우고 남성의 성적 경험(Partners)을 '있음'과 '거의 없음'으로 측정했다. 혼합설계 분산분석을 수행해 여성의 회음부 색(PalePink, LightPink, DarkPink, Red)과 성적 경험(Partners)이 여성에게 끌리는 매력에 영향을 미치는지 알아보시오 (Johns et al. (2012).sav). Johns 등의 논문 3쪽에서 그 결과를 확인하시오. ②

과제의 정답은 웹 사이트에서 찾을 수 있다.

15.13. 참고도서

Field, A. P. (1998). A bluffer's guide to sphericity. *Newsletter of the Mathematical, Statistical and Computing Section of the British Psychological Society*, 6(1), 13-22. (Available in the additional material on the companion website.)

Howell, D. C. (2012). *Statistical methods for psychology* (8th ed.). Belmont, CA: Wadsworth. (Or you might prefer his *Fundamental statistics for the behavioral sciences*. Both are excellent texts.)

16 다변량 분산분석 (MANOVA)

FIGURE 16.1
Fuzzy doing
some light
reading

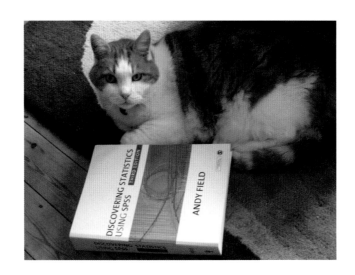

16.1. 이 장에는 어떤 내용이 있을까? ②

밴드 음악의 실패로 좌절하며 십 대를 지낸 뒤, 고양이를 기르게 되었다(Figure 16.1). 퍼지는 4살박이 갈색 고양이로 항상 나와 함께 했다. 퍼지는 이상한 나라의 앨리스[1]에 나오는 고양이처럼 마음대로 사라졌다가 다시 나타나곤 했다. 새로 이사온 집에서 극단적인 생각을 하지 않고 살 수 있었던 것은 순전히 퍼지 덕분이었다. 반려동물이 정신건강에 도움이 된다는 연구결과는 많다. 직접 확인하고자 한다면 반려동물을 기르는 사람과 기르지 않은 사람의 정신건강 상태를 비교해 보면 알 수 있을 것이다. 사실 *정신건강(mental health)*이란 용어는 단순한 스트레스부터 불안, 우울, 정신질환

---

[1] 어린 시절 모두가 좋아하던 책으로 체셔 고양이도 반복적으로 사라졌다 나타나다가 미소만 남긴 채 사라졌다.

까지 다양한 개념을 포함한다. 따라서 이러한 4가지 결과변수를 검증해보면 되지만, 지금까지 배운 방법으로는 하나의 변수만 볼 수 있었다. 여러 가지 결과변수가 있는 경우는 ANOVA를 MANOVA 로 확대해 검증할 수 있다. 이 장에서는 다변량 분산분석에 대해 학습한다.

16.2. MANOVA가 필요한 경우 ②

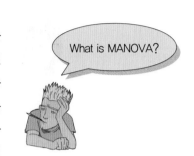

제9장에서 15장까지는 일반선형모형을 이용해 단일 결과변수의 집단 간 차이를 찾아내는 방법을 학습했다. 이 방법은 결과변수(반응변수, 종속변수)가 여러 개인 경우에는 적용할 수 없는데, 이때 사용할 수 있는 방법이 다변량 분산분석 또는 MANOVA이다. MANOVA는 종속변수가 여러 개인 경우의 분산분석이다. 분산분석의 원칙이 그대로 적용되므로 독립변수가 하나 또는 여러 개인 경우에 모두 사용할 수 있으며, 독립변수 간의 교호작용도 볼 수 있고 집단 간의 차이를 자세히 살펴보기 위한 대비도 사용할 수 있다. ANOVA는 종속변수 또는 결과변수가 하나뿐인 경우에만 사용할 수 있어 단일변량(univariate) 검정이라 하며, MANOVA는 여러 개 종속변수를 동시에 사용할 수 있으므로 다변량(multivariate) 검정이라 한다. MANOVA에 대한 이론적인 설명이 필요하지만, 이 부분은 건너뛰고 SPSS로 MANOVA 분석과 결과물 해석으로 바로 넘어가도 된다. MANOVA는 판별분석(discriminant function analysis)이라는 통계방법으로 이어진다.

16.3. 개요

16.3.1. ANOVA와 MANOVA의 유사점과 차이점 ②

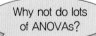

결과변수를 여러 개 측정한 경우, 각 종속변수마다 따로 ANOVA를 할 수도 있다. 이렇게 분석한 결과는 여러 연구문헌에서 쉽게 찾아볼 수도 있지만, 같은 변수로 여러차례 분석하면 제1종 오류가 커짐을 알고 있다(Section 2.6.1.7). 그래서 각 종속변수마다 따로 ANOVA를 하면 안 되는 것이다. 뿐만 아니라 각 종속변수마다 따로 ANOVA를 하면, 종속변수 간 관계를 분석에 포함시킬 수 없어 중요한 정보를 잃게 된다. MANOVA는 한 분석에 모든 종속변수를 포함시키므로 종속변수 간 관계를 고려한 결과를 얻을 수 있다. 한 가지 측면에서 집단 간에 차이가 있는지 보는 ANOVA와는 달리, MANOVA는 여러 측면을 통합해 집단 간에 차이가 있는지 알 수 있으므로 더욱 강력한 분석 방법이다.

예를 들어 행복지수에 따라 결혼, 동거, 독신으로 구분한다고 하자. '행복'은 복합적인 개념이기 때문에 업무, 사회적, 성적, 자신에 대한 행복(자존감)을 따로 측정할 수 있다. 행복의 여러 측면 중 하나만으로는 결혼, 동거, 독신인지 구분하기 어렵지만, 업무, 사회, 성, 자신에 대한 행복을 종합하면 구분이 가능할 것이다. 행복의 한 가지 측면만 가지고 구분하려면 ANOVA로 분석하고, 4가지 모두를 이용해서 구분하려면 MANOVA를 이용한다. ANOVA와는 달리 MANOVA는 여러 변수를 종합해 집단 간 차이가 있는지 검정하기 때문에 훨씬 강력한 방법이다(브레인 16.1).

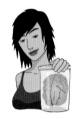

브레인 16.1

MANOVA의 검정력 ③

이론적으로 MANOVA는 종속변수 간의 상관관계를 고려해 분석하기 때문에 ANOVA보다 검정력이 더 높지만(Huberty & Morris, 1989), 간단하지 않고 다소 복잡하다. Tabachnick & Fidell (2007)은, 'MANOVA는 종속변수들이 높은 음의 상관관계를 보이거나 보통 정도의 상관관계를 보일 때 가장 효과가 있다.'고 했

다. '종속변수 간에 상관관계가 없을 때'는 MANOVA를 사용할 필요가 없다. 하지만, 종속변수간의 상관관계가 높아질수록 검정력이 낮아진다는 연구가 있는가 하면, 종속변수간의 상관관계가 높을수록 검정력이 높다는 연구도 있는 등, 아직 확실하게 말할 수는 없다(Stevens, 1980). MANOVA 검정력은 종속변수 간 상관관계와 효과크기의 영향을 받는다(Cole, Maxwell, Arvey & Salas, 1994). 효과크기가 큰 경우, 종속변수 간 상관관계가 높지 않고(심지어 음의 상관이 있어도), 각 종속변수의 집단 간 차이가 같은 방향일 때 검정력이 크다. 만일 종속변수 2개 중 하나는 집단 간 차이가 크고 다른 하나는 작거나 없는 경우에도 종속변수 간에 높은 상관관계가 있다면 검정력은 높아질 것이다. Cole 등의 연구가 두 집단 간 비교에 한정되어 있기는 하지만 중요한 것은 검정력을 고려해 MANOVA를 사용할 것인지 결정하기 위해서는 종속변수 간 상관관계뿐 아니라 기대하는 효과크기와 그 형태까지 종합해 검토해야 한다는 것이다.

16.3.2. 종속변수 선택 ②

MANOVA가 여러 종속변수를 동시에 분석하는 방법이라 하니, 수백 개의 종속변수를 모두 넣고 분석해봐야겠다고 생각할 수도 있다. 종속변수라 생각되는 모든 변수를 넣고 통계 버튼을 클릭한다고 결과가 나오는 것은 아니다. 어떤 변수를 종속변수로 사용할지는 확실한 이론적, 경험적 근거에 따라 결정해야 한다. 통계분석이란 주어진 숫자를 단순히 일정한 방법으로 처리하는 것이기 때문에, 쓸모없는 자료를 이용해도 통계적으로 의미있는 결과가 나올 수 있다. 이론적인 근거만으로는 모든 변수들을 분석에 포함시킬 수 없으므로 다음 두 가지 분석 방법을 시행한다. 하나는 데이터에 근거한 탐색적인 분석이고, 다른 하나는 이론적으로 의미있는 변수에 대한 분석이다. 여기서 강조할 점은 측정한 자료가 있다고 모두 MANOVA에 종속변수로 사용하지 말라는 것이다.

16.3.3. 예제 ②

강박장애(obsessive compulsive disorder)는 이치에 맞지 않는 이미지나 생각이 끊임없이 떠오르는 정신질환의 일종이다. 예를 들면 부모님이 살아계신 데도 돌아가셨다는 생각이 계속 드는 식이다. 강박장애가 있는 사람은 이런 불쾌한 생각을 없애기 위해 불필요한 행동을 반복하게 된다. 반복적으로 같은 생각을 하는 정신적인 것일 수도 있고, 부모님이 돌아가시지 않게 하기 위해 방바닥을 손으로 9번 때리는 이상한 행동일 수도 있다. 강박장애를 치료하는 인지행동치료(cognitive behaviour therapy: CBT)의 효과를 알아보는 경우를 생각해보자. 한 집단에는 CBT를, 한 집단에는 행동치료 (behaviour therapy: BT)를 적용한 뒤 치료를 적용하지 않은 집단(no treatment condition: NT) 과 비교해 본다[2].

정신병리에는 행동과 인식이 모두 포함되는 특징이 있다. 예를 들어 세균과 오염에 대한 강박장애 는 강박적인 손씻기로 나타나는데, 이는 실제 손씻는 횟수(행동)뿐 아니라 손씻어야겠다는 생각이 드 는 횟수(인식)에도 영향을 미친다. 따라서 강박적 행동이 감소하는 등 행동 변화만으로 치료가 효과 적인지 확인할 수 없고, 인식도 변화했는지 함께 확인해야 한다. 이 예에서는 강박행동(Actions)과 강박사고(Thoughts)를 종속변수로 사용했다. 종속변수는 일상적인 강박행동/강박사고 횟수를 나타 낼 수 있게 하기 위해 같은 날에 측정했다. 데이터는 Table 16.1에 있으며 OCD.sav 파일에 저장되어 있다. 대상자는 집단 1(CBT), 집단 2(BT), 집단 3(NT) 중 한 군에 속하며, 각자의 강박행동과 강박사

TABLE 16.1 Data from **OCD.sav**

Group:	DV 1: Actions			DV 2: Thoughts		
	CBT (1)	BT (2)	NT (3)	CBT (1)	BT (2)	NT (3)
	5	4	4	14	14	13
	5	4	5	11	15	15
	4	1	5	16	13	14
	4	1	4	13	14	14
	5	4	6	12	15	13
	3	6	4	14	19	20
	7	5	7	12	13	13
	6	5	4	15	18	16
	6	2	6	16	14	14
	4	5	5	11	17	18
$\bar{X}$	4.90	3.70	5.00	13.40	15.20	15.00
S	1.20	1.77	1.05	1.90	2.10	2.36
S^2	1.43	3.12	1.11	3.60	4.40	5.56
	$\bar{X}_{grand\,(Actions)} = 4.53$			$\bar{X}_{grand\,(Thoughts)} = 14.53$		
	$S^2_{grand\,(Actions)} = 2.1195$			$S^2_{grand\,(Thoughts)} = 4.8780$		

---

[2] 행동치료(BT)와 인식행동치료(CBT)는 차이가 있다. BT는 이상 행동을 멈추게 함으로써 질병을 치료할 수 있다고 보는 반면, CBT는 이상 행동을 치료함으로써 질병을 멈출 수 있다고 본다.

고를 측정했다.

16.4. MANOVA 이론 ③

MANOVA를 이해하기 위해서는 행렬(matrix)을 알아야 하지만, 이 책의 범위를 벗어나므로 추가적인 내용은 Namboodiri (1984)나 Stevens (2000)을 참고하기로 하고, 여기서는 MANOVA의 기본 개념을 알아본다. 자세한 내용은 Maxwell (1985) 등을 참고한다.

16.4.1. 행렬 개요 ③

행렬은 가로와 세로로 배열된 숫자들로서, 이 책에서도 이미 행렬을 사용해왔다. 데이터 편집창의 데이터를 보면 숫자가 가로와 세로로 배열되어 있는데, 이것이 바로 행렬이다. 행렬에 숫자가 몇 줄씩 있는지에 따라 행렬의 크기가 결정된다. 2 × 3 행렬은 행이 2개, 열이 3개인 행렬이다. 5 × 4 행렬은 행이 5개, 열이 4개인 행렬이다.

$$\begin{pmatrix} 2 & 5 & 6 \\ 3 & 5 & 8 \end{pmatrix}$$

2 × 3 행렬

$$\begin{pmatrix} 2 & 4 & 6 & 8 \\ 3 & 4 & 6 & 7 \\ 4 & 3 & 5 & 8 \\ 2 & 5 & 7 & 9 \\ 4 & 6 & 6 & 9 \end{pmatrix}$$

5 × 4 행렬

행렬의 행은 각 대상자를 나타내고, 열은 각 변수를 나타낸다. 위에 있는 5 × 4 행렬은 대상자 5명에서 변수 4개를 측정한 결과 첫 대상자의 첫 번째 변수 값은 2, 네 번째 변수 값은 8이 된다. 행렬에 있는 숫자는 성분 또는 원소라 하고, 각 행이나 열은 벡터라 한다.

행과 열의 수가 같은 행렬을 정방행렬(square matrix)이라 한다. 정방행렬에는 왼쪽 위 원소에서 오른쪽 아래 원소로 이어지는 주대각선 원소와 그 외에 위치한 비대각선 원소가 있다. 아래 왼쪽 행렬에서 주대각선 원소는 5, 12, 2, 6이다. 주대각선 원소가 모두 1이고 비대각선 원소가 모두 0인 행렬은 단위행렬(identity matrix) (또는 항등행렬)이라 한다.

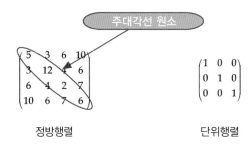

정방행렬   단위행렬

이처럼 행렬은 어렵지 않다. 단지 데이터 시트처럼 숫자를 나열한 것이라고 생각하면 된다. 이제 행렬이 MANOVA에서 어떻게 사용되는지 알아보자.

16.4.2. 주요 행렬과 기능 ③

ANOVA처럼 MANOVA에서도 실험조작에 의해 변량이 얼마나 설명되는지 알아보는 것이 목적이므로, 집단 간 차이로 나타나는 모형제곱합(SS_M)과 대상자 차이에 의한 오차제곱합(SS_R), 총제곱합(SS_T)을 구해야 한다. 제곱합에 대한 자세한 설명은 제8장과 제11장을 참고한다. ANOVA 같은 단일변량 F 검정에서는 하나의 종속변수에 대해 변량을 계산했지만, MANOVA에는 종속변수가 여러 개이므로 행렬을 이용해 제곱합을 계산하고 그 비를 구한다. 요약하면, ANOVA나 MANOVA 모두 모형제곱합과 오차제곱합의 비로 효과를 검정하는데, ANOVA는 분자와 분모에 각각 숫자가 하나씩 있다면, MANOVA에는 공분산행렬이 있다.

모형의 체계적 분산을 나타내는 행렬은 H로 나타내고 모형제곱합(hypothesis sum of squares and crossproducts 또는 hypothesis SSCP) 행렬이라 부른다. 잔차 또는 비체계적 분산을 나타내는 행렬은 E로 나타내고 오차제곱합(error sum of squares and cross-products matrix 또는 error SSCP) 행렬이라 한다. 각 종속변수의 총 분산을 모두 포함하는 행렬은 T로 나타내고 총제곱합(total sum of squares and cross-products matrix 또는 total SSCP) 행렬이라 한다. 이 행렬들은 검정통계량 계산에서 ANOVA의 제곱합(SS_M, SS_R, SS_T)처럼 사용된다. 그런데, 행렬 이름 SSCP에서 제곱합을 뜻하는 sum of squares (SS)는 알지만, 교차곱(cross-product)이란 무엇을 의미하는것일까?

SELF-TEST 제6장에서 설명한 교차곱이 무엇인지 설명해 본다.

교차곱은 두 변수 간 오차가 합쳐진 값으로써 어떤 값이든 나올 수 있으며, 이는 표준화되지 않은 총 상관관계라 할 수 있다. 제곱합은 한 변수의 평균과 관찰치의 차이, 즉, 오차를 제곱한 값의 총합이라면, 교차곱은 두 변수의 오차를 곱한 값의 총합이다. 그러므로 MANOVA가 종속변수들 간의 상관관계를 고려한다는 의미는 교차곱 때문이다.

16.4.3. MANOVA 통계량 직접 계산하기: 연습 ③

먼저 Table 16.1 강박장애 예의 종속변수 2개를 가지고 각각 단일변량 ANOVA를 해보자. 제11장 ANOVA 내용을 잘 알고 있다는 가정하에 진행하므로 필요하면 복습하기 바란다.

16.4.3.1. 종속변수 1 강박행동에 대한 단일변량 ANOVA ②

세 가지 제곱합을 계산한다. 먼저 데이터 전체에 변량은 얼마나 되는지(SS_T) 계산하고, 그중 모형으로 설명되는 부분이 얼마나 되는지(SS_M) 계산한 다음, 오차는 얼마나 되는지(SS_R) 계산한다. 제11장의 내용을 참고해 다음과 같이 계산한다.

- $SS_{T(Actions)}$: 각 대상자의 관찰값과 평균의 차이, 즉 오차를 구한 뒤, 이를 제곱하고 제곱한 값 30개를 모두 합한다. SPSS의 기술통계에서 30명 전체에 대한 강박행동의 분산을 구한 뒤, 데이터 수 − 1을 곱해도 같은 값을 구할 수 있다. 자유도는 N − 1로 29이다.

$$SS_T = s_{grand}^2 (N-1)$$
$$= 2.1195(30-1)$$
$$= 2.1195 \times 29$$
$$= 61.47$$

- $SS_{M(Actions)}$: 각 집단 평균과 전체 평균의 차이를 구해 제곱한다. 이 값에 각 집단에 포함된 데이터 수를 곱해서 모두 합한다. 자유도는 집단 수 k − 1로 2이다.

$$SS_M = 10(4.90 - 4.53)^2 + 10(3.70 - 4.53)^2 + 10(5.00 - 4.53)^2$$
$$= 10(0.37)^2 + 10(-0.83)^2 + 10(0.47)^2$$
$$= 1.37 + 6.89 + 2.21$$
$$= 10.47$$

- $SS_{R(Actions)}$: 각 집단 내에서 대상자의 관찰값과 집단의 평균 간 차이를 구한 뒤 제곱해서 모두 더한다. SPSS의 기술통계에서 각 집단의 분산을 구한 뒤, 집단별로 데이터 수 N − 1을 곱해서 세 집단을 모두 더해도 된다. 자유도는 각 집단의 N − 1을 모두 합한 것으로 3 × 9 = 27이다.

$$SS_R = s_{CBT}^2 (n_{CBT} - 1) + s_{BT}^2 (n_{BT} - 1) + s_{NT}^2 (n_{NT} - 1)$$
$$= 1.433(10-1) + 3.122(10-1) + 1.111(10-1)$$
$$= (1.433 \times 9) + (3.122 \times 9) + (1.111 \times 9)$$
$$= 12.9 + 28.1 + 10$$
$$= 51$$

제곱합을 구했으면, 각각 자유도로 나누어 평균제곱합(MS)을 구한다(Section 11.2.6).

$$MS_M = \frac{SS_M}{df_M} = \frac{10.47}{2} = 5.235$$

$$MS_R = \frac{SS_R}{df_R} = \frac{51}{27} = 1.889$$

검정통계량 F는 MS_M과 MS_R의 비이다.

$$F = \frac{MS_M}{MS_R} = \frac{5.235}{1.889} = 2.771$$

16.4.3.2. 종속변수 2 강박사고에 대한 단일변량 ANOVA ②

종속변수 1과 마찬가지로, 세 가지 제곱합을 구한다. 자유도는 앞에서 계산한 바와 같다. 총제곱합$SS_{T(Thoughts)}$, 모형제곱합$SS_{M(Thoughts)}$, 오차제곱합$SS_{R(Thoughts)}$은 다음과 같다.

$$\begin{aligned} SS_T &= s_{grand}^2 (n-1) \\ &= 4.878(30-1) \\ &= 4.878 \times 29 \\ &= 141.46 \end{aligned}$$

$$\begin{aligned} SS_M &= 10(13.40-14.53)^2 + 10(15.2-14.53)^2 + 10(15-14.53)^2 \\ &= 10(-1.13)^2 + 10(0.67)^2 + 10(0.47)^2 \\ &= 12.77 + 4.49 + 2.21 \\ &= 19.47 \end{aligned}$$

$$\begin{aligned} SS_R &= s_{CBT}^2 (n_{CBT}-1) + s_{BT}^2 (n_{BT}-1) + s_{NT}^2 (n_{NT}-1) \\ &= 3.6(10-1) + 4.4(10-1) + 5.56(10-1) \\ &= (3.6 \times 9) + (4.4 \times 9) + (5.56 \times 9) \\ &= 32.4 + 39.6 + 50 \\ &= 122 \end{aligned}$$

제곱합을 각각 자유도로 나누어 평균제곱합(MS)을 구한다 .

$$MS_M = \frac{SS_M}{df_M} = \frac{19.47}{2} = 9.735$$

$$MS_R = \frac{SS_R}{df_R} = \frac{122}{27} = 4.519$$

마지막으로 MS_M과 MS_R의 비를 계산해 검정통계량 F를 구한다.

$$F = \frac{MS_M}{MS_R} = \frac{9.735}{4.519} = 2.154$$

16.4.3.3. 종속변수 간 관계: 교차곱 ②

MANOVA에서도 ANOVA처럼 제곱합을 이용한다는 것은 이미 알고 있으니, 이제 ANOVA에서 구한 제곱합이 MANOVA에서 어떻게 사용되는지 알아보자. MANOVA에서 종속변수간의 관계를 고려하는 방법은 교차곱을 이용하는 것이다. 단일변량 ANOVA의 총제곱합, 모형제곱합, 오차제곱합과 대응되는 통계량은 총교차곱, 모형교차곱, 오차교차곱이다. 먼저 총교차곱(CP_T)을 살펴보자.

교차곱은 한 변수의 평균과 관찰값 간 차이를 다른 변수의 평균과 관찰값 간 차이와 곱한 것임을 제6장에서 배웠다. 총교차곱에서 평균은 각 종속변수의 전체 평균이다(Table 16.2). 제6장에서 배운 공식에 종속변수 2개의 평균을 대입하면 다음과 같다.

$$CP_T = \sum_{i=1}^{n} \left(x_{i\,(\text{Actions})} - \bar{X}_{\text{grand}\,(\text{Actions})} \right)\left(x_{i\,(\text{Thoughts})} - \bar{X}_{\text{grand}\,(\text{Thoughts})} \right) \tag{16.1}$$

Table 16.2에서 보는 바와 같이, 각 종속변수에 대해 관찰값에서 전체 평균을 빼면 대상자마다 2개 숫자가 나온다. 이 두 숫자를 곱한 뒤 모든 대상자의 값을 더하면 교차곱이다.

총교차곱은 두 변수 간의 전체적인 관계를 나타내는 지표이다. 실험 조작으로 이 관계가 어떻게 영향을 받았는지는 모형교차곱(CP_M)으로 알아볼 수 있다.

$$CP_M = \sum_{\text{grp}=1}^{k} n\left(\bar{x}_{\text{grp}\,(\text{Actions})} - \bar{X}_{\text{grand}\,(\text{Actions})} \right)\left(\bar{x}_{\text{grp}\,(\text{Thoughts})} - \bar{X}_{\text{grand}\,(\text{Thoughts})} \right) \tag{16.2}$$

CP_M을 계산하는 방법은 모형제곱합을 구하는 방법과 비슷하다. 집단 내에서 각 종속변수에 대해 집단 평균과 전체 평균의 차이를 구한 뒤, 두 숫자를 곱해준다. 곱한 값에 대상자 수를 곱한다. 모든 집단의 값을 다 더한다. Table 16.3을 보면 이 과정을 알 수 있다.

마지막으로, 각 개인의 차이가 종속변수 간의 관계에 얼마나 영향을 미쳤는지 계산한다. 오차교차곱(CP_R)은 개인 간의 차이 또는 모형의 잔차가 종속변수 간의 관계에 미친 영향을 설명한다.

$$CP_R = \sum_{i=1}^{n} \left(x_{i\,(\text{Actions})} - \bar{X}_{\text{group (Actions)}} \right) \left(x_{i\,(\text{Thoughts})} - \bar{X}_{\text{group (Thoughts)}} \right) \tag{16.3}$$

TABLE 16.2 Calculation of the total cross-product

Group	Actions	Thoughts	Actions − $\bar{X}_{grand\,(Actions)}$ (D_1)	Actions − $\bar{X}_{grand\,(Thoughts)}$ (D_2)	$D_1 \times D_2$
CBT	5	14	0.47	−0.53	−0.25
	5	11	0.47	−3.53	−1.66
	4	16	−0.53	1.47	−0.78
	4	13	−0.53	−1.53	0.81
	5	12	0.47	−2.53	−1.19
	3	14	−1.53	−0.53	0.81
	7	12	2.47	−2.53	−6.25
	6	15	1.47	0.47	0.69
	6	16	1.47	1.47	2.16
	4	11	−0.53	−3.53	1.87
BT	4	14	−0.53	−0.53	0.28
	4	15	−0.53	0.47	−0.25
	1	13	−3.53	−1.53	5.40
	1	14	−3.53	−0.53	1.87
	4	15	−0.53	0.47	−0.25
	6	19	1.47	4.47	6.57
	5	13	0.47	−1.53	−0.72
	5	18	0.47	3.47	1.63
	2	14	−2.53	−0.53	1.34
	5	17	0.47	2.47	1.16
NT	4	13	−0.53	−1.53	0.81
	5	15	0.47	0.47	0.22
	5	14	0.47	−0.53	−0.25
	4	14	−0.53	−0.53	0.28
	6	13	1.47	−1.53	−2.25
	4	20	−0.53	5.47	−2.90
	7	13	2.47	−1.53	−3.78
	4	16	−0.53	1.47	−0.78
	6	14	1.47	−0.53	−0.78
	5	18	0.47	3.47	1.63
$\bar{X}$grand	4.53	14.53	\multicolumn — $CP_T = \sum D_1 \times D_2 = 5.47$		

TABLE 16.3 Calculating the model cross-product

	$\overline{X}_{group}$ Actions	$\overline{X}_{group} - \overline{X}_{grand}$ (D_1)	$\overline{X}_{group}$ Thoughts	$\overline{X}_{group} - \overline{X}_{grand}$ (D_2)	$D_1 \times D_2$	$N(D_1 \times D_2)$
CBT	4.9	0.37	13.4	−1.13	−0.418	−4.18
BT	3.7	−0.83	15.2	0.67	−0.556	−5.56
NT	5.0	0.47	15.0	0.47	0.221	2.21
$\overline{X}_{grand}$	4.53		14.53		$CP_M = \sum N(D_1 \times D_2) = -7.53$	

CP_R도 총교차곱과 같은 방법으로 계산하는데, 이때 전체 평균 대신 각 집단별 평균을 사용한다. Table 16.4처럼 각 대상자의 값에서 자신이 속한 집단의 평균을 빼서 계산한다. CP_R을 간단히 계산하는 방법은 총교차곱에서 모형교차곱을 다음과 같이 빼는 것이다.

$$CP_R = CP_T - CP_M$$
$$= 5.47 - (-7.53)$$
$$= 13$$

각 교차곱은 종속변수 간의 관계에 대해 중요한 정보를 제공한다. 지금까지는 간단히 계산하기 위해 종속변수가 2개이고, 각 집단에 대상자가 10명씩 있는 경우를 예로 들었지만, 복잡한 상황에서도 이러한 원칙은 그대로 적용한다. 예를 들어 종속변수가 3개라면 두 개씩 짝지어서 계산하면 된다. 상황이 복잡해질수록 계산이 많아지므로 SPSS 같은 통계패키지가 필요하다.

16.4.3.4. 총제곱합행렬 (T) ③

앞의 예에서는 종속변수가 두 개이므로 모든 제곱합행렬의 크기가 2 × 2 행렬이다. 종속변수가 3개면 제곱합행렬은 3 × 3 이다. 총제곱합행렬 T는 각 종속변수의 총제곱합과 두 종속변수 간의 총교차곱으로 구성된다. 행렬의 첫 행과 첫 열은 첫 번째 종속변수를 나타내고, 두 번째 행과 열은 두 번째 종속변수를 나타낸다. 앞서 계산한 값을 대응되는 자리에 대입하면 다음과 같다.

	Column 1 Actions	Column 2 Thoughts
Row 1 Actions	$SS_{T(Actions)}$	CP_T
Row 1 Thoughts	CP_T	$SS_{T(Thoughts)}$

$$T = \begin{pmatrix} 61.47 & 5.47 \\ 5.47 & 141.47 \end{pmatrix}$$

총제곱합행렬은 데이터에 나타난 각 종속변수의 총변량과 두 종속변수 간의 관계를 나타내는 공변량으로 구성된다. 여기서 위아래 비대각선 원소의 값이 동일한데, 이 두 값은 공변량으로 변수 1과 변수 2의 관계나 변수 2와 변수 1의 관계가 동일하기 때문에 값이 항상 같다.

TABLE 16.4 Calculation of CP_R

Group	Actions	Actions − $\bar{X}_{grand\ (Actions)}$ (D_1)	Thoughts	Actions − $\bar{X}_{grand\ (Thoughts)}$ (D_2)	$D_1 \times D_2$
CBT					
	5	0.10	14	0.60	0.06
	5	0.10	11	−2.40	−0.24
	4	−0.90	16	2.60	−2.34
	4	−0.90	13	−0.40	0.36
	5	0.10	12	−1.40	−0.14
	3	−1.90	14	0.60	−1.14
	7	2.10	12	−1.40	−2.94
	6	1.10	15	1.60	1.76
	6	1.10	16	2.60	2.86
	4	−0.90	11	−2.40	2.16
$\bar{X}_{CBT}$	4.9		13.4		$\Sigma = 0.40$
BT					
	4	0.30	14	−1.20	−0.36
	4	0.30	15	−0.20	−0.06
	1	−2.70	13	−2.20	5.94
	1	−2.70	14	−1.20	3.24
	4	0.30	15	−0.20	−0.06
	6	2.30	19	3.80	8.74
	5	1.30	13	−2.20	−2.86
	5	1.30	18	2.80	3.64
	2	−1.70	14	−1.20	2.04
	5	1.30	17	1.80	2.34
$\bar{X}_{BT}$	3.7		15.2		$\Sigma = 22.60$
NT					
	4	−1.00	13	−2.00	2.00
	5	0.00	15	0	0.00
	5	0.00	14	−1.00	0.00
	4	−1.00	14	−1.00	1.00
	6	1.00	13	−2.00	−2.00
	4	−1.00	20	5.00	−5.00
	7	2.00	13	−2.00	−4.00
	4	−1.00	16	1.00	−1.00
	6	1.00	14	−1.00	−1.00
	5	0.00	18	3.00	0.00
$\bar{X}_{NT}$	5		15		$\Sigma = -10.00$

$$CP_R = \sum (D_1 \times D_2) = 13$$

16.4.3.5. 오차제곱합행렬 (*E*) ③

오차제곱합행렬 *E*는 각 종속변수의 오차제곱합과 두 종속변수 간의 오차교차곱으로 구성되며, 총제곱합행렬과 비교해서 모형의 오차값을 이용한다는 점만 다르다. 앞에서 계산한 값을 대응되는 자리에 대입하면 다음과 같다.

	Column 1 Actions	Column 2 Thoughts
Row 1 Actions	$SS_{R(Actions)}$	CP_R
Row 1 Thoughts	CP_R	$SS_{R(Thoughts)}$

$$E = \begin{pmatrix} 51 & 13 \\ 13 & 122 \end{pmatrix}$$

오차제곱합행렬은 각 종속변수의 비체계적 변량과 두 종속변수 간의 비체계적 공변량으로 구성된다. 이 전 행렬과 마찬가지로 아래 위 비대각선 원소의 값(13)은 동일하다.

16.4.3.6. 모형제곱합행렬 (*H*) ③

모형제곱합행렬 *H*는 각 종속변수의 모형제곱합과 두 종속변수의 모형교차곱으로 구성된다. 앞에서 계산한 값을 대응되는 자리에 대입하면 다음과 같다. 모형제곱합행렬은 각 종속변수의 체계적 변량과 모형, 즉, 실험조작으로 인한 두 종속변수 간의 공변량으로 구성된다.

	Column 1 Actions	Column 2 Thoughts
Row 1 Actions	$SS_{M(Actions)}$	CP_M
Row 1 Thoughts	CP_M	$SS_{M(Thoughts)}$

$$H = \begin{pmatrix} 10.47 & -7.53 \\ -7.53 & 19.47 \end{pmatrix}$$

행렬은 덧셈과 뺄셈이 가능하므로 두 행렬의 같은 위치에 있는 값끼리 더하거나 빼면 행렬을 더하거나 빼는 것이 된다. 단일변량 ANOVA를 계산할 때, 총제곱합은 모형제곱합과 잔차제곱합의 합과 같음을 알았는데(즉, $SS_T = SS_M + SS_R$), MANOVA에서도 마찬가지다. 차이가 있다면, 숫자 대신 행렬을 더하는 것이다.

$$T = H + E$$

$$= \begin{pmatrix} 10.47 & -7.53 \\ -7.53 & 19.47 \end{pmatrix} + \begin{pmatrix} 51 & 13 \\ 13 & 122 \end{pmatrix}$$

$$= \begin{pmatrix} 10.47 + 51 & -7.53 + 13 \\ -7.53 + 13 & 19.47 + 122 \end{pmatrix}$$

$$= \begin{pmatrix} 61.47 & 5.47 \\ 5.47 & 141.47 \end{pmatrix}$$

이처럼 MANOVA는 숫자 대신 행렬을 더하고 빼는 것 외에는 단일변량 ANOVA와 동일하다는 것을 기억하도록 하자.

16.4.4. MANOVA 검정통계량의 원리 ④

단일변량 ANOVA에서는 체계적 변량과 비체계적 변량의 비(SS_M/SS_R)를 계산했다[3]. 같은 개념을 적용하면 H 행렬과 E 행렬의 비를 구하면 되지만, 문제는 행렬나눗셈이다. 나누기에 해당하는 행렬 연산은 역행렬을 곱하는 것이다. 즉, H 행렬을 E 행렬로 나누려면 E의 역행렬 E^{-1}을 곱하는 것이다. 검정통계량은 모형제곱합행렬과 오차제곱합행렬의 역행렬을 곱한 값으로써 곱한 결과 행렬은 HE^{-1}이다.

역행렬을 직접 계산해서 구하기는 매우 어려우므로 SPSS가 계산한 값을 그대로 사용한다. 직접 계산을 원한다면, Stevens (2002)와 Namboodiri (1984)를 참고한다.

$$E^{-1} = \begin{pmatrix} 0.0202 & -0.0021 \\ -0.0021 & 0.0084 \end{pmatrix}$$

$$HE^{-1} = \begin{pmatrix} 0.2273 & -0.0852 \\ -0.1930 & 0.1794 \end{pmatrix}$$

HE^{-1}은 모형의 체계적 변량과 비체계적 변량의 비로서 단일변량 $ANOVA$의 F 비와 개념적으로 동일하다. 그런데 문제는, $ANOVA$에서는 F 비라는 하나의 숫자가 나오지만, $MANOVA$에서는 숫자가 여러 개로 구성된 행렬이 나오는 것이다. 이 예에서는 숫자가 4개인 행렬이지만, 만일 종속변수가 3개라면 9개가 된다. 사실 숫자의 개수는 종속변수 개수 D의 제곱 D^2이 된다. 이 행렬을 하나의 의미있는 숫자로 만드는 것이 중요한 문제인데, 여기서는 검정통계량 계산은 놔두고 개념적인 논의로 들어가 보자.

16.4.4.1. 판별함수 변량 ④

여러 숫자에서 통계적 유의성을 찾는 문제는 종속변수를 그 기저에 있는 차원이나 요인으로 전환함으로 해결할 수 있다(자세한 논의는 제17장을 참고한다). 제8장 다중회귀분석에서 데이터에 선형모형을 적용시켜 종속변수 값을 예측하는 방법을 배웠다. 이 선형모형은 각 예측변수(또는 독립변수)가 모형에 일정 부분씩 기여하는 수식으로 구성된다. 여기서는 비슷한 방법을 반대방향으로 적용한다. 즉, 종속변수로 독립변수를 예측한다. 기저에 깔린 차원을 종속변수의 선형 방정식으로 계산할 수 있는데, 종속변수들의 이 선형조합은 *변량(variate)* 또는 *성분(component)*이라 한다. 이 변량을 이용해 CBT, BT, NT 중 어떤 집단에 속하는지 예측하는 것이다. 집단을 판별하기 위해 변량을 사용

---

[3] 실제로 제곱합의 비(SS_M/SS_R)가 아니라 평균제곱합의 비(MS_M/MS_R)로 계산하지만, 평균제곱합은 제곱합을 자유도로 수정한 것이므로 의미는 같다.

하므로 이 변량을 판별함수 또는 판별함수 변량(discriminant function variates)이라 한다.

이론을 간단하게 설명했지만, 판별함수는 어떻게 구하는 것일까? 간단히 말하면 수학적 최대화(maximization) 방법을 사용한다. 집단 간 차이를 최대화하는 종속변수들의 선형결합이 첫 번째 판별함수(V_1)가 된다. 이렇게 함으로써 첫 번째 변량의 체계적 분산 대 비체계적 분산의 비(SS_M/SS_R)가 최대가 되고, 이후의 변량에서 구한 비는 더 작은 값이 된다. 이 비는 이론적으로 단일변량 $ANOVA$의 F 비와 같은 값이므로, 첫 번째 판별함수에서 최대 F 비를 구할 수 있다. 이 변량은 종속변수들의 선형 결합이므로 다음과 같이 선형회귀식의 형태로 나타낼 수 있다.

$$
\begin{aligned}
y_i &= b_0 + b_1 X_{1i} + b_2 X_{2i} \\
V_{1i} &= b_0 + b_1 DV_{1i} + b_2 DV_{2i} \\
&= b_0 + b_1 \text{Actions}_i + b_2 \text{Thoughts}_i
\end{aligned}
\tag{16.4}
$$

방정식(16.4)은 독립변수가 2개인 경우의 다중회귀식과 같은 형식을 취하는 판별함수이다. b 값은 회귀분석처럼 가중치를 나타내며, 각 종속변수가 변량에 기여하는 정도를 나타낸다. 회귀분석에서는 최소제곱법으로 b를 구했는데, 판별함수분석에서는 HE^{-1} 행렬의 고유벡터(eigenvector)에서 b를 구한다(브레인 8.3). 이 식에서 b_0은 단순히 변량의 위치를 조정하는 역할이므로 집단을 판별할 때는 b_0을 무시해도 된다.

종속변수가 2개이고 집단이 2개인 경우, 변량은 하나뿐이므로 간단하다. 종속변수들을 직접 사용하지 않고 그 판별함수를 사용함으로써, 판별함수의 비 SS_M/SS_R를 숫자 하나로 나타낼 수 있어 유의성을 평가할 수 있다. 종속변수가 3개 이상이거나 집단이 3개 이상인 경우는 변량이 여러 개가 되므로 그리 간단하지 않다. 변량의 수는 종속변수의 수 p와 $k - 1$(k는 집단의 수)중 작은 수이다. 예제에서는 p와 $k - 1$이 모두 2이므로 변량은 2개가 된다. 변량의 계수 b 값은 HE^{-1} 행렬의 고유벡터에서 구하므로 이 행렬에는 첫 번째 변량의 b 값을 구하는 고유벡터와 두 번째 변량의 b 값을 구하는 고유벡터로 두 개가 있다. 개념적으로, 고유벡터는 행렬을 대각선행렬로 변환해도 값이 변하지 않는 행렬과 관련된 벡터이다(브레인 8.3의 고유벡터와 고유값에 대한 설명 그림 참고). 대각선행렬은 비대각선 원소가 모두 0인 행렬로서, HE^{-1}을 대각선행렬로 전환시켜 비대각선 원소를 없앨 수 있고, 따라서 유의성 검정에 쓰일 숫자 수를 줄일 수 있다. 이처럼 고유벡터와 고유값을 계산하면, 훨씬 적은 숫자를 가지고 체계적 변량과 비체계적 변량의 비를 구할 수 있다.

고유벡터 계산은 매우 복잡하므로 계산 방법을 설명하지 않고 다음 값을 사용한다(계산법은 Namboodiri (1984) 참고).

$$
\text{eigenvector}_1 = \begin{pmatrix} 0.603 \\ -0.335 \end{pmatrix}
$$

$$
\text{eigenvector}_2 = \begin{pmatrix} 0.425 \\ 0.339 \end{pmatrix}
$$

이 값을 방정식 (16.4)에 대입하고, 앞에서 설명한 것처럼 b_0을 무시하면 다음 식을 얻게 된다.

$$V_{1i} = 0.603\text{Actions}_i - 0.335\text{Thoughts}_i$$

$$V_{2i} = 0.425\text{Actions}_i + 0.339\text{Thoughts}_i$$

(16.5)

방정식을 이용하면 각 사람의 변량 점수가 두 개씩 구해진다. 예를 들어 CBT 집단의 첫 번째 대상자는 강박행동 5회, 강박사고 14회를 했으므로, 이 대상자의 첫 번째 변량 점수는 −1.675이고, 두 번째 변량 점수는 6.87이다.

$$V_1 = (0.603 \times 5) - (0.335 \times 14) = -1.675$$

$$V_2 = (0.425 \times 5) + (0.339 \times 14) = 6.871$$

이렇게 각 대상자의 변량 점수를 구해 H, E, T, HE^{-1} 제곱합행렬을 다시 계산하면, 모든 행렬의 교차곱이 0이 되는데, 이는 데이터에서 구한 변량들이 직교해(orthogonal) 서로 상관이 없어지기 때문이다. 간단히 말해 변량들은 종속변수의 선형 결합으로 구성된 서로 독립적인 변수이다.

이렇게 데이터를 축소하여(종속변수가 아니라) 변량 점수로 계산한 HE^{-1} 행렬을 보면 비대각선 원소가 모두 0이 된다. 여기서 주대각선 원소는 각 변량의 체계적 분산 대 비체계적 분산의 비 SS_M/SS_R이다. 이 예에서는 체계적 분산 대 비체계적 분산의 비를 나타내는 숫자가 4개에서 2개로 줄어든다. 4개에서 2개로 감소는 큰 차이가 아니라 생각할 수 있지만, 일반적으로 종속변수가 p개 있는 경우, p^2개의 비를 검토해야 하나 판별함수를 사용하면 p개로 축소할 수 있다. 종속변수가 4개라면 16개 대신 4개만 검토하면 되므로 매우 간단해진다. 이것이 바로 판별함수 변량을 사용하는 이유이다.

예제에서 변량을 이용한 HE^{-1} 행렬은 다음과 같다.

$$HE_{\text{variate}}^{-1} = \begin{pmatrix} 0.335 & 0 \\ 0 & 0.073 \end{pmatrix}$$

이 행렬을 이용하면 집단 간 차이의 유의성을 판단하기 위해 숫자 두 개만 고려하면 된다. 이렇게 구해진 숫자 두 개(0.335와 0.073)가 바로 원 HE^{-1} 행렬의 고유값이다. 즉, 고유벡터를 따로 구하지 않

더모아

계산방법은?

홈페이지에 있는 행렬 계산 방법을 참고해 행렬의 계산이 맞는지 확인한다.

고 데이터에서 고육값을 바로 계산할 수 있는 것이다. 무슨 말인지 잘 이해가 가지 않는 사람은 더모 아를 참고한다. 이 고유값들은 ANOVA의 F 비에 대응되는 개념이므로, 만일 모집단에 실험조작 효과가 없었다면 이 값은 얼마였을지 구해 비교하는 4가지 방법을 알아보기로 하자.

16.4.4.2. Pillai-Bartlett trace (V) ④

Pillai-Bartlett trace (줄여서 Pillai trace) 계산 공식은 다음과 같다.

$$V = \sum_{i=1}^{s} \frac{\lambda_i}{1 + \lambda_i} \tag{16.6}$$

여기서 는 λ는 각 판별 변량의 고유값이고, s는 변량 개수이다. Pillai trace는 판별 함수의 분산 중 설명된 부분의 비율을 합한 것이다. 이는 모형제곱합과 총제곱합의 비 SS_M/SS_T, 즉, 결정계수 R^2과 같은 개념이다.

예제의 값을 위 식에 대입해 보면 Pillai trace는 0.319가 나온다. 이 값을 변환시키면 F 분포를 사용할 수 있다.

$$V = \frac{0.335}{1 + 0.335} + \frac{0.073}{1 + 0.073} = 0.319$$

16.4.4.3. Hotelling T^2 ④

Hotelling-Lawley trace (줄여서 Hotelling T^2, Figure 16.2)은 단순히 모든 고유값을 합한 것이다.

$$T = \sum_{i=1}^{s} \lambda_i \tag{16.7}$$

이 예제에서는 0.408(0.335 + 0.073)이다. 이 통계량은 각 변량의 SS_M/SS_R를 모두 합한 것으로 ANOVA의 F 비에 해당하는 값이다.

16.4.4.4. Wilks' Lambda (Λ) ④

Wilks' lambda는 각 변량의 '설명되지 않은 분산'을 곱한 값이다.

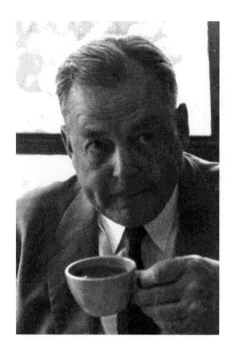

FIGURE 16.2
Harold Hotelling
enjoying my
favourite
activity of
drinking tea

$$\Lambda = \prod_{i=1}^{s} \frac{1}{1+\lambda_i} \qquad (16.8)$$

수식에서 Π는 Σ과 비슷한 표시로 뒤에 나오는 숫자들을 모두 곱하라는 표시이다. Wilks' lambda 는 변량의 오차분산 대 총분산의 비(SS_R/SS_T)를 나타낸다.

실험 효과가 커서 고유값이 커질수록 Wilks' lambda는 작아지므로, 거꾸로 이 값이 작을수록 통계적으로 유의한 결과가 된다. 본 예에서 Wilks' lambda는 0.698이다.

$$\Lambda = \frac{1}{1+0.335} \times \frac{1}{1+0.073} = 0.698$$

16.4.4.5. Roy 최대근 ②

Roy's largest root(최대근)은 첫 번째 변량의 고유값을 말한다. 첫 번째 변량만 사용한다는 점 외 에는 Hotelling-Lawley trace와 유사하다.

$$\Theta = \lambda_{largest} \qquad (16.9)$$

Roy 최대근은 첫 번째 변량의 설명되지 않은 분산 (SS_M/SS_R)을 나타낸다[4]. 이 예제에서 Roy 최 대근은 첫 번째 변량의 고유값인 0.335로 ANOVA의 F 비와 같은 개념이다. 판별함수 변량이 집단

EVERYBODY

---

[4] 일부 통계 서적에서는 $\lambda_{largest}/1+\lambda_{largest}$ 로 표시하지만, 여기에서는 SPSS에 따라 사용한다.

간의 차이를 최대화하는 선형조합임을 알고 있으므로 Roy 최대근은 데이터에서 집단-간 차이의 최 대값을 나타낸다. 따라서 이 통계량이 가장 검정력이 높다고 할 수 있다.

16.5. MANOVA 분석시 주의점 ③

16.5.1. MANOVA 분석의 가정 ③

MANOVA도 다른 모형의 가정을 그대로 적용한다(제5장).

- **독립성** : 잔차는 통계적으로 독립적이어야 한다.
- **무작위성** : 데이터는 모집단에서 무작위로 추출한 표본이고, 등간식 이상의 척도로 측정되어야 한다.
- **다변량 정규성** : ANOVA에서는 잔차가 정규분포한다고 가정했다. MANOVA에서는 잔차들이 다변량 정규분포한다고 가정한다.
- **공분산행렬의 동질성** : ANOVA에서는 각 집단의 분산이 거의 같다고 가정했다(분산의 동질 성). MANOVA에서는 각 종속변수에 대해 분산이 동질하고, 동시에 두 종속변수 간의 상관관 계가 모든 집단에서 거의 동일하다고 가정한다. 모집단에서 집단들의 공분산행렬이 동일한지 검정한다[5].

가정에 문제가 있더라도 어떤 방법으로든 보완이 가능하지만 SPSS에서는 다변량 정규성 검정이 안되므로 각 종속변수의 정규성을 따로 검토한다(제5장). 다변량 정규성을 만족하기 위해서는 단일 변량 정규성이 선행되어야 하므로 이 방법이 아주 잘못된 것은 아니지만, 각 종속변수의 단일변량 정 규성이 확보된다고 모든 종속변수의 다변량 정규성가 확보되는 것은 아니다. 다른 해결방법은 Ste-vens (2002)를 참고한다.

공분산행렬의 동질성 가정이 위배되면 어떤 효과가 발생하는지 확실하지는 않지만, 두 집단의 표 본크기가 같은 경우에는 공분산행렬의 동질성이 확보되지 않아도 Hotelling T^2은 로버스트하다 (Hakstian, Roed & Lind, 1979). 공분산행렬이 동질하면 Box 검정에서 유의하지 않은 결과가 나와 야 한다. 하지만 Box 검정은 정규성의 영향을 많이 받는 통계량이라서, 결과가 유의하지 않은 것이 분산의 동질성 때문인지 다변량 정규성이 위배되기 때문인지 알 수 없다. 또한 다른 유의성 검정처럼 Box 검정도 표본 크기가 크면 공분산행렬이 거의 비슷해도 유의한 값이 나올 수 있다.

일반적으로 집단들의 표본크기가 같은 경우에는 (1) Box 검정은 안정적이지 않고, (2) Hotelling T^2 통계량과 Pillai trace 통계량은 로버스트하므로 Box 검정을 고집할 필요가 없다(Section 16.5.3). 하지만 집단 크기가 다른 경우에는 Hotelling과 Pillai 통계량이 로버스트하다고 할 수 없다.

---

[5] 제곱합과 분산의 관계, 교차곱과 상관계수의 관계를 생각해보면, 공분산행렬은 제곱합행렬을 표준화시킨 것임을 알 수 있다.

종속변수가 많을수록, 집단간에 표본크기 차이가 클수록 유의확률 값은 부정확해진다. 큰 집단의 공분산이 작은 집단보다 큰 경우에는 실제보다 p 값이 커지는 보수적인 결과가 나온다(Tabachnick & Fidell, 2012). 반대로 작은 집단의 공분산이 더 큰 경우에는 p 값이 실제보다 작아지므로, 유의하지 않은 결과를 해석할 때는 문제가 없지만, 유의한 결과를 해석할 때는 세심한 주의가 필요하다. 이러한 이유로 다변량 검정 결과가 보수적인지 진보적인지 판단하기 위해서는 각 집단의 공분산행렬을 먼저 살펴보아야 한다. 만일 SPSS의 결과를 받아들일 수 없다면, 해결방법은 큰 집단의 일부를 무작위로 삭제해서 집단의 표본크기를 같게 만드는 수밖에 없다. 이 경우 정보 손실로 인해 발생하는 검정력 손실은 어쩔 수 없이 감수해야 한다.

16.5.2. 가정이 위배되는 경우의 해법 ③

SPSS에는 비모수적 MANOVA가 없지만, 일부에서는 순위를 이용해서 MANOVA 분석을 하기도 한다. 다변량 정규성이나 공분산행렬의 동질성이 위배될 때 사용할 수 있는 방법이 있기는 하나 이 책의 범위를 벗어나므로 여기서는 논의하지 않는다(Zwick, 1985). 또한 결과변수가 있는 경우에 사용할 수 있는 로버스트한 방법도 있기는 하다. 예를 들면 R이라는 통계프로그램에서는 Munzel-Brunner 방법을 사용하기도 하는데(Wilcox, 2012), 사용방법은 Field 등(2012)을 참고한다. MANOVA 분석상자에 Bootstrap... 아이콘이 있기는 하지만, 주요 검정통계량에 대해 붓스트랩 통계를 내는 것은 아니다.

16.5.3. 검정통계량 선택 ③

기저의 변량이 하나뿐인 경우에는 4가지 검정통계 결과가 모두 같으므로 선택할 것도 없다. 좋은 검정통계량은 검정력이 크고, 오차가 작고, 가정을 만족하지 않아도 로버스트한 방법이다. 검정력에 대한 연구(Olson, 1974, 1976, 1979; Stevens, 1980)에 의하면 (1) 표본 크기가 작거나 보통인 경우에는 통계량들의 검정력은 별로 다르지 않다. (2) 집단 간 차이가 첫 번째 변량에 집중되어 있다면 당연히 Roy 통계량이 가장 검정력이 크고 다음은 Hotelling trace, Wilks' lambda, Pillai trace 순이다. (3) 집단 간 차이가 다수의 변량에 나타나는 경우에는 앞의 검정력 순서가 완전히 뒤집혀서 Pillai trace가 가장 크고, Roy 최대근의 검정력이 가장 작다. (4) 각 집단의 표본 크기가 크지 않은 경우에는 종속변수를 10개 이상 사용하지 않는 것이 좋다.

네 가지 통계량 모두 다변량 정규성에 대해서는 로버스트한 편이다. Roy 최대근은 첨도가 음수일 때 영향을 받고(Olson, 1976), 또한 공분산행렬이 동질하지 않을 때 로버스트하지 않다(Stevens, 1979). 표본크기가 같을 때는 Pillai-Bartlett trace가 가장 로버스트 하지만, 표본크기가 다를 때는 공분산행렬의 동질성의 영향을 받는다(Bray & Maxwell, 1985). 일반적으로, 집단간의 표본크기

Which test statistic should I use?

가 다를 때는 공분산행렬이 동질한지 살펴보고, 분산의 동질성과 다변량 정규성을 가정할 수 있으면 Pillai trace가 가장 좋다.

16.5.4. 추후 분석 ③

MANOVA 분석에서 유의한 결과가 나오면, 각 종속변수에 대해 ANOVA 분석을 하는 것이 일반적이다. 이 장 첫머리에 각각의 종속변수로 ANOVA를 하는 것은 잘못된 것이라고 설명했지만, MANOVA를 먼저 함으로써 ANOVA가 '보호'받는다고 보는 학자도 있다(Bock, 1975). 다변량 분석을 함으로써 제1종 오류 발생을 막을 수 있다는 것인데, 만일 MANOVA 결과가 유의하지 않아 귀무가설을 채택한다면 개별 ANOVA를 하지 않게 되고, 혹시 ANOVA에서 유의한 결과가 나와도 이미 귀무가설이 채택되었으므로 이는 제1종 오류로 간주하게 된다는 것이다. 이 '보호' 개념에는 사실 약간의 문제가 있다. MANOVA에서 유의한 결과는 '일부' 종속변수에 차이가 있다는 뜻이기 때문이다. 즉, '보호'되는 것은 차이가 있는 그 변수에 대한 것이지(Bray & Maxwell, 1985, 40~41쪽) 다른 모든 변수에 적용되는 것이 아니기 때문이다. 이런 문제가 있음에도 '모든' 종속변수의 ANOVA 결과를 그대로 해석하는 오류를 범하는 경향이 있는데, 이 경우에는 Bonferroni 방법으로 수정해야 한다 (Harris, 1975).

더 큰 문제는 ANOVA와 MANOVA는 전혀 다른 것을 검정한다는 것이다. MANOVA는 종속변수의 선형조합으로, 집단을 판별하고 이를 수치화한 것이다. 그러나 사후에 하는 ANOVA는 각 종속변수를 선형조합이 아닌 독립적인 개별 변수로 취급하므로, 두 결과는 전혀 상관이 없는 것이다. ANOVA 대신 사용할 수 있는 방법은 판별분석으로써 집단을 가장 잘 판별할 수 있는 선형조합을 찾는 것이다. 이 방법은 종속변수들을 이론적인 개념을 나타내는 몇 가지 새 변수로 요약해준다는 점에서 반복적인 ANOVA보다 훨씬 좋은 방법이며 MANOVA의 취지와도 맞는 방법이다.

16.6. SPSS로 MANOVA 분석하기 ②

16.6.1. 일반적인 일원배치 MANOVA 분석 ②

이제 강박장애 자료를 사용해 MANOVA 분석 방법을 알아보자. Table 16.1의 데이터를 먼저 살펴보자. OCD.sav의 데이터를 불러오거나 직접 데이터를 입력한다. 직접 입력할 때는 **Group**과 종속변수 두 개를 입력해야 한다. **Group**은 CBT = 1, BT = 2, NT = 3으로 입력했다. 전체적인 분석 방법은 Figure 11.9에 정리되어 있다. 다른 분석과 마찬가지로 먼저 데이터를 탐색한 뒤, MANOVA 분석을 하고, 사후분석으로 판별분석을 한다. 단일변량 ANOVA 분석을 하고자 하는 독자를 위해 이 방법도 기술하긴 했지만 개인적으로는 권하지 않는 방법이다.

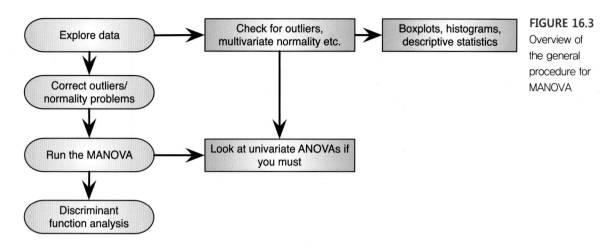

FIGURE 16.3
Overview of
the general
procedure for
MANOVA

16.6.2. 주 분석 ②

<u>Analyze</u> <u>G</u>eneral Linear Model ▶ 🔢 <u>M</u>ultivariate... 를 차례로 클릭해 MANOVA 대화상자를 연다(Figure 16.4). 대화상자는 제13장의 요인설계 ANOVA와 매우 유사하다. 차이점은 *Dependent Variables* 칸에 종속변수를 여러 개 넣을 수 있는 공간이 있는 것이다. 왼쪽의 변수 목록에서 종속변수(**Actions** 와 **Thoughts**)를 선택해 끌거나 ➡️를 클릭해 *Dependent Variables* 칸으로 옮긴다. 변수 목록에서 **group**을 선택해 *Fixed Factor(s)* 칸으로 옮긴다. 대화상자에는 공변량을 넣을 수 있는 <u>C</u>ovariates 칸이 있지만 이번에는 공변량이 없으므로 사용하지 않는다. 공변량이 있는 경우에는 ANCOVA 원리를 적용해 다변량 공분산분석(multivariate analysis of covariance; MANCOVA)을 할 수 있다.

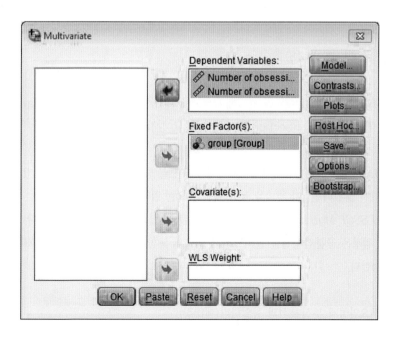

FIGURE 16.4
Main dialog
box for
MANOVA

FIGURE 16.5
Contrasts for
independent
variable(s) in
MANOVA

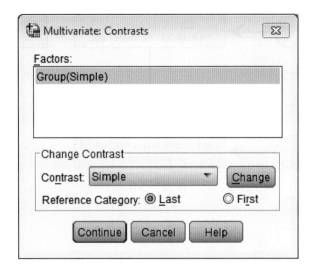

16.6.3. MANOVA 다중비교 ②

MANOVA 분석 후에는 각 종속변수에 대한 단일변량 ANOVA를 살펴본다. 제11장에서 학습한 ANOVA와 같은 방법으로 한다. [Contrasts]를 클릭해 대비 중 하나를 선택한다(각 대비에 대한 설명은 Table 11.6). 강박장애 예에서는 각 실험군을 대조군과 비교하는 단순대비가 적절하다. NT 대조군을 마지막 범주로 부호화했으므로(가장 큰 숫자 3), 집단 변수를 선택하고, 대비 종류로 단순대비를 선택한 뒤 마지막 범주를 참고 범주로 지정한다(Figure 16.5). 대비에 대한 자세한 설명은 Section 11.4를 참고한다.

16.6.4. 기타 옵션 ③

기본 분석 대화상자에서 [Options]를 클릭해 *Options* 대화상자를 활성화시킨다(Figure 16.6). 대체로 요인분산분석과 비슷하므로(Section 13.4.6) 다음 몇 가지만 설명해 본다.

- *SSCP Matrices*: 모형제곱합행렬, 오차제곱합행렬, 총제곱합행렬을 구할 수 있다. 이론 부분을 학습하지 않았다면, 이 행렬을 꼭 출력할 필요는 없다.
- *Residual SSCP Matrix*: 오차제곱합행렬, 공분산행렬, 상관계수행렬을 구한다. 구형성에 대한 Bartlett 검정은 공분산행렬을 살펴보는 것으로 공분산이 0인지, 분산들의 크기가 대체로 동일한지 검정한다.

다른 옵션은 요인설계 분산분석과 동일하다(제13장).

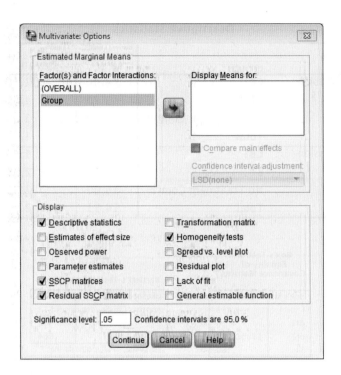

FIGURE 16.6
Additional
options in
MANOVA

오영상

MANOVA

'인생의 숨겨진 진실을 이해하기 위해서는 가족 구성원의 모든 일을 포함해 복잡한 인생의 다변량을 그대로 받아들여야 한다. 즉, 성격 변화시키기, 감동주기, 행동바꾸기 등 복잡한 결과를 이해하기 위해서 MANOVA 분석이 필요하므로 주의깊게 학습하도록 하라.'

16.7. MANOVA 출력물 ③

16.7.1. 초기 분석과 가정 검정하기 ③

Output 16.1에는 각 종속변수의 전체 평균과 표준편차, 각 집단의 평균과 표준편차가 나타나 있는데, 이 값들은 Table 16.1에서 직접 계산한 값과 같다. 대상자의 평균을 보면 강박행동(4.53)보다 강박사고(14.53)를 더 많이 했다.

Output 16.2는 공분산행렬의 동질성에 대한 Box 검정 결과이다(Section 16.5.1). 이 통계는 $p = .18$로 .05보다 커서 유의하지 않으므로 공분산행렬은 같다고 가정할 수 있다. 함께 출력된 구형성에 대한 Bartlett 검정은 단일변량 반복측정 설계에서 필요한 통계이다. MANOVA에서는 구형성 가정이 필요없으므로 무시한다.

OUTPUT 16.1

Descriptive Statistics

	group	Mean	Std. Deviation	N
Number of obsession-related behaviours	CBT	4.90	1.197	10
	BT	3.70	1.767	10
	No Treatment Control	5.00	1.054	10
	Total	4.53	1.456	30
Number of obsession-related thoughts	CBT	13.40	1.897	10
	BT	15.20	2.098	10
	No Treatment Control	15.00	2.357	10
	Total	14.53	2.209	30

OUTPUT 16.2

Box's Test of Equality of Covariance Matrices[a]

Box's M	9.959
F	1.482
df1	6
df2	18168.923
Sig.	.180

Tests the null hypothesis that the observed covariance matrices of the dependent variables are equal across groups.

a. Design: Intercept + Group

Bartlett's Test of Sphericity[a]

Likelihood Ratio	.042
Approx. Chi-Square	5.511
df	2
Sig.	.064

Tests the null hypothesis that the residual covariance matrix is proportional to an identity matrix.

a. Design: Intercept + Group

16.7.2. MANOVA 검정 통계량 ③

Output 16.3은 기본 분석결과이다. MANOVA도 선형모형의 일종이므로 회귀분석처럼 절편과 모형에 대한 결과가 제시되었다. 분석의 목적은 강박장애 대상자에게 적용한 두 가지 치료방법이 효과가 있는지 알아보고자 하는 것이다. 표의 Group 부분을 보면 4가지 다변량 검정통계값이 나와 있는데 Section 16.4.4.2에서 6.4.4.5까지 계산한 값과 같다. 다음 열에는 이 통계값을 주어진 자유도를 갖는 F 비로 변환해 제시했다. 이 값을 이해하기 위해 우측 끝에 나오는 유의확률을 본다. Pillai trace (p = .049)와 Wilks lambda (p = .050), Roy 최대근 (p = .020)은 모두 유의수준 .05에서 유의하지만, Hotelling trace (p = .051)는 유의하지 않다. 어떤 통계량을 선택하느냐에 따라 집단 간 차이에 대한 가설을 채택할 수도 있고 기각할 수도 있다. 유의확률에 따라 가설의 채택이나 기각을 결정하는 것이 얼마나 부질없는 일인지 다시 한 번 생각해보게 하는 결과이다(Section 2.6.2.2). 표본크기가 동일할 때 Pillai trace가 로버스트하다는 것을 알고 있으므로 이를 선택하면, 결과는 유의하다. 표를 보면 Roy 최대근의 유의확률이 가장 작다. 이 예는 가정이 모두 충족되고 집단 간 차이가 한 변량에 집중되었을 때, Roy 최대근의 검정력이 더 높음을 나타낸다.

이처럼 다변량 분석 결과에 의하면 강박장애 치료법은 유의한 효과가 있는 것으로 나타났지만, 어

Multivariate Tests[a]

Effect		Value	F	Hypothesis df	Error df	Sig.
Intercept	Pillai's Trace	.983	745.230[b]	2.000	26.000	.000
	Wilks' Lambda	.017	745.230[b]	2.000	26.000	.000
	Hotelling's Trace	57.325	745.230[b]	2.000	26.000	.000
	Roy's Largest Root	57.325	745.230[b]	2.000	26.000	.000
Group	Pillai's Trace	.318	2.557	4.000	54.000	.049
	Wilks' Lambda	.699	2.555[b]	4.000	52.000	.050
	Hotelling's Trace	.407	2.546	4.000	50.000	.051
	Roy's Largest Root	.335	4.520[c]	2.000	27.000	.020

a. Design: Intercept + Group

b. Exact statistic

c. The statistic is an upper bound on F that yields a lower bound on the significance level.

떤 치료법이 어떻게 차이가 나는지, 치료효과가 강박사고에 대한 것인지 강박행동에 대한 것인지, 둘 모두에 해당되는 것인지 등을 알 수 없다. 판별분석을 하면 이러한 차이를 잘 알 수 있을텐데, SPSS 에서는 단일변량 결과만 제시하므로, 아쉬운 대로 그 결과를 우선 살펴보자.

16.7.3. 단일변량 검정 통계량 ②

Levene's Test of Equality of Error Variances[a]

	F	df1	df2	Sig.
Number of obsession–related behaviours	1.828	2	27	.180
Number of obsession–related thoughts	.076	2	27	.927

Tests the null hypothesis that the error variance of the dependent variable is equal across groups.

a. Design: Intercept + Group

Tests of Between–Subjects Effects

Source	Dependent Variable	Type III Sum of Squares	df	Mean Square	F	Sig.
Corrected Model	Number of obsession–related behaviours	10.467[a]	2	5.233	2.771	.080
	Number of obsession–related thoughts	19.467[b]	2	9.733	2.154	.136
Intercept	Number of obsession–related behaviours	616.533	1	616.533	326.400	.000
	Number of obsession–related thoughts	6336.533	1	6336.533	1402.348	.000
Group	Number of obsession–related behaviours	10.467	2	5.233	2.771	.080
	Number of obsession–related thoughts	19.467	2	9.733	2.154	.136
Error	Number of obsession–related behaviours	51.000	27	1.889		
	Number of obsession–related thoughts	122.000	27	4.519		
Total	Number of obsession–related behaviours	678.000	30			
	Number of obsession–related thoughts	6478.000	30			
Corrected Total	Number of obsession–related behaviours	61.467	29			
	Number of obsession–related thoughts	141.467	29			

a. R Squared = .170 (Adjusted R Squared = .109)

b. R Squared = .138 (Adjusted R Squared = .074)

Output 16.4는 각 종속변수에 대해 분산의 동질성에 대한 Levene 검정 결과를 보여준다. 각 종속변수에 대해 일원배치 분산분석을 해서 나오는 결과이다. Levene 검정이 유의하지 않으면 분산의 동질성에 대한 가정이 충족되는 것인데(Section 5.3.3.2) 여기서는 모두 유의하지 않아 가정이 충족되었다. 다변량 검정통계가 로버스트하다는 가정을 지지하는 결과이다.

다음 부분은 각 종속변수에 대한 ANOVA 결과의 요약이다. *Group* 행에 있는 모형제곱합과 *Error* 행에 있는 오차제곱합, *Corrected Total* 행에 있는 총제곱합은 모두 Section 16.4.3.1과 16.4.3.2에서 계산한 값이다. 각 변수의 *F* 값과 유의확률 *Sig.* 값은 각 종속변수를 따로 분석한 ANOVA 결과와 일치한다. 이는 MANOVA가 제1종 오류가 커지는 것을 막을 뿐, 통계량을 수정하지는 않기 때문이다. Output 16.4의 유의수준을 보면, 강박사고나($p = .136$) 강박행동($p = .080$)에 대해 치료 집단 간에 유의한 차이가 없는 것을 알 수 있다. 따라서 치료 종류는 강박장애 수준에 유의한 영향을 미치지 않는다고 결론내린다. 다변량 검정통계 결과는 강박장애에 유의한 영향이 있었지만, 단일변량 분석에서는 이와 반대되는 결과가 나온 것이다.

SELF-TEST 다변량 검정결과는 유의한데 반해, 단일변량 검정결과가 유의하지 않은 이유는 무엇일까?

두 검정 결과가 서로 다른 이유는 다변량 검정이 종속변수 간의 상관관계를 고려하므로 집단 간 차이를 잘 파악할 수 있있기 때문이다. 이처럼 종속변수 전체에 대한 차이를 검정할 수 있는 다변량 검정이 있으므로 단일변량 검정결과는 별로 필요하지 않다. 종속변수 간의 상호작용을 살펴보기 위해서는 판별분석을 해야 한다. 판별분석에 대한 설명은 추후에 한다(Section 16.9).

16.7.4. 제곱합행렬 ③

기본 분석 대화상자에서 공분산행렬을 선택하면(Section 16.6.4), Outputs 16.5, 16.6이 출력된다. 첫 번째 표(Output 16.5)는 *Hypothesis Group*으로 표기된 모형제곱합행렬(*H*; 파란색 부분)과 *Error*로 표기된 오차제곱합행렬(*E*: 노란색 부분)로, Section 16.4.3.6과 16.4.3.5에서 계산한 값과 동일하다. 이 행렬의 교차제곱합 값을 보면 종속변수 간의 관계 패턴을 어느 정도 파악할 수 있다. 오차제곱합행렬 의 값은 모형제곱합행렬보다 훨씬 크고, 두 행렬의 교차곱 절대값은 거의 비슷하다. 따라서 MANOVA 결과가 유의하다면, 이는 종속변수 간의 관계가 유의하기 때문이지 아니면 각각의 종속변수 자체가 유의하기 때문은 아닌 것으로 예상할 수 있다.

Output 16.6에는 공분산행렬, 상관계수행렬과 함께 오차제곱합이 제시되어 있다. 이 행렬들은 모두 서로 관계가 있다. 제6장에서는 공분산은 평균교차곱이고, 분산은 평균제곱합임을 학습했다. 마찬가지로 공분산행렬은 제곱합행렬의 평균이다. 또 상관계수가 공분산의 표준화 값인 것처럼 상관계수행렬은 공분산행렬이 표준화된 것이다. 제곱합행렬과 마찬가지로, 이 행렬들도 모형의 오차 정도를 파악하는데 유용하다. 특히 공분산행렬은 구형성에 대한 Bartlett 검정의 기초가 되는 유용한 행렬로서, Bartlett 검정은 이 행렬이 단위행렬과 비례하는지 확인하는 것이다. 즉, Bartlett 검정은 공분산행렬의 주대각선 원소가 같은지(분산이 동질한지) 비대각선 요소가 0인지(종속변수 간에 상관관계 없는지) 검정한다. 행렬을 보면 두 변수의 분산은 1.89와 4.52로 서로 상당히 다르고, 공분산은 0.48로 0과는 차이가 있다. Output 16.2에서 Bartlett 검정이 거의 유의하게 나온 것은($p = .064$) 이런 이유 때문이다. 구형성 검정은 다변량 검정에서 필요한 내용은 아니므로 설명을 생략한다. 제14장의 구형성 가정 검정방법을 참고한다.

Between–Subjects SSCP Matrix

OUTPUT 16.5

			Number of obsession-related behaviours	Number of obsession-related thoughts
Hypothesis	Intercept	Number of obsession-related behaviours	616.533	1976.533
		Number of obsession-related thoughts	1976.533	6336.533
	Group	Number of obsession-related behaviours	10.467	-7.533
		Number of obsession-related thoughts	-7.533	19.467
Error		Number of obsession-related behaviours	51.000	13.000
		Number of obsession-related thoughts	13.000	122.000

Based on Type III Sum of Squares

Residual SSCP Matrix

OUTPUT 16.6

		Number of obsession-related behaviours	Number of obsession-related thoughts
Sum-of-Squares and Cross-Products	Number of obsession-related behaviours	51.000	13.000
	Number of obsession-related thoughts	13.000	122.000
Covariance	Number of obsession-related behaviours	1.889	.481
	Number of obsession-related thoughts	.481	4.519
Correlation	Number of obsession-related behaviours	1.000	.165
	Number of obsession-related thoughts	.165	1.000

Based on Type III Sum of Squares

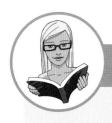

핵심녀의 힌트 MANOVA

- MANOVA는 여러 종속변수들의 집단 간 차이를 동시에 검정하는 분석 방법이다.
- 공분산행렬의 동질성은 Box 검정을 이용한다. 표본크기가 동일한 경우에 MANOVA는 로버스트하므로 검정결과를 무시할 수 있다. 표본크기가 동일하지 않은 경우에는 검정결과를 살펴보아 *Sig.* 값이 .001보다 작은 경우에는 이 검정결과를 신뢰하지 않는다(Section 16.7.1).
- MANOVA 결과는 *Multivariate Tests* 표에 있다. *Pillai Trace, Wilks Lambda, Hotelling Trace, Roy* 최대근 중에서 Pillai trace 결과를 보는 것이 바람직하다. 만일 *Sig.* 값이 .05보다 작으면, 종속변수들은 집단 간에 유의한 차이가 있는 것이다.
- MANOVA 분석 후에는 각 종속변수마다 따로 ANOVA 분석을 해 *Tests of Between-Subjects Effects* 부분을 볼 수 있다. ANOVA 후에는 대비를 이용할 수 있다. 하지만 사후 검정은 ANOVA보다 판별분석 수행을 하는 것이 바람직하다.

16.7.5. 대비 ③

단일변량 ANOVA 결과는 유의하지 않았으므로 대비 결과를 해석하지 않고 넘어갈 수 있지만, 연습으로 한번 시도해 본다.

SELF-TEST 지금까지 배운 내용을 바탕으로 출력물에 있는 대비 결과를 해석해 본다.

16.8. MANOVA 결과 보고하기 ②

MANOVA 결과도 ANOVA와 같은 방법으로 보고한다. Output 16.3에는 다변량 통계값을 F 값으로 변환해 통계량의 자유도 및 유의확률과 함께 제시했는데, 이 값을 보고한다. 이때 다변량 통계량도 함께 보고하는 것이 좋다. Output 16.3의 4가지 통계량은 각각 F 값과 자유도가 달라지므로 모두를 보고하는 것이 바람직하지만, 실제로는 하나만 선택해서 보고한다.

✓ Pillai trace 결과에 의하면, $V = 0.32$, $F(4, 54) = 2.56$, $p = .049$로 치료방법은 강박사고 횟수와 강박행동 횟수에 유의한 효과가 있다.

✓ Wilks lambda 결과에 의하면, $\Lambda = 0.70$, $F(4, 52) = 2.56$, $p = .05$로 치료방법은 강박사고 횟수와 강박행동 횟수에 유의한 효과가 있다.

✓ Hotelling trace 결과는 $T = 0.41$, $F_{(4, 50)} = 2.55$, $p = .051$로 치료방법은 강박사고 횟수와 강박행동 횟수에 유의한 효과가 없다.

✓ Roy 최대근 결과는 $\Theta = 0.35$, $F_{(2, 27)} = 4.52$, $p = .02$로 치료방법은 강박사고 횟수와 강박행동 횟수에 유의한 효과가 있다.

다음은 후속 ANOVA 결과를 보고한다(Outputs 16.3, 16.4).

✓ Pillai trace 결과를 보면, $V = 0.32$, $F_{(4, 54)} = 2.56$, $p = .049$로 치료방법은 강박사고 횟수와 강박행동 횟수에 유의한 효과가 있다. 그러나 각 종속변수에 대한 단일변량 ANOVA 결과, 두 변수에 대한 치료 효과는 모두 유의하지 않았다. 강박사고 횟수에 대한 검정결과는 $F_{(2, 27)} = 2.15$, $p = .136$, 강박행동 횟수에 대한 검정결과는 $F_{(2, 27)} = 2.77$, $p = .08$이었다.

16.9. MANOVA 사후분석: 판별분석 ③

MANOVA 분석에서 유의한 결과가 나오면 사후분석으로 판별분석을 할 수 있다. MANOVA는 종속변수의 선형조합이 집단에 따라 차이가 있는지 검정하는 방법인데, 판별분석은 (ANOVA와는 달리) 그 선형조합을 더 자세히 구분해 분석하므로, MANOVA에서 유의한 결과가 나오면 판별분석을 하는 것이 가장 좋다. 판별분석에서는 예측변수를 이용해 집단을 구분하는데, 이런 면에서 보면 집

나자료 16.1

트림, 방귀, 구토! ④

변수 간 '관계'에서 '인과관계'를 유추하기는 매우 어렵다. 불안에 관한 연구에서 과연 불안이 혐오감을 일으키는 것일까? 아니면 혐오감에 대한 역치가 낮아서 불안해지는 것일까?의 연관성을 구분하기는 쉽지 않다. Sussex 대학에서 불안감이나 혐오감, 자연스런 기분을 유도하는 연구를 시행했다. 이렇게 유도된 기분이 불안이나 슬픔, 행복감, 분노, 역겨움, 모욕 등 6가지 느낌에 미치는 영향을 연구했다. 기분을 유도하기 위해 짧은 글이나 음악, 비디오, 기억 등을 조합해 사용했다. 예를 들어 '어두운 호수에서 수영을 하고 있는데 무언가가 몸을 스치고 지나간다'나 '공중화장실의 변기가 설사로 가득찬 채 방치되어 있었다'는 각각 불안

이나 혐오감을 조성하는 글로 사용되고, 불안감을 조성하기 위해서는 무서운 음악을, 트림이나 방귀, 구토나 '양들의 침묵'의 일부 장면은 불안을, '핑크 플라밍고'에서 개 배설물을 먹는 장면은 혐오감을 조성하는 비디오로 사용했으며, 과거 경험 중 불안감이나 혐오감, 자연스러운 기분을 느끼게 하는 기억도 이용했다.

연구진은 대상자에게 불안감, 혐오감, 자연스러운 기분 중 한 가지를 유도하는 장치를 적용했다. 유도하는 방법은 짧은 글과 음악, 비디오, 기억과 음악 등 세 가지로 각 대상에게 다른 방법이 적용되었다. 즉, 독립변수는 기분(불안감, 혐오감, 자연스러운 기분)과 유도 방법(짧은 글과 음악, 비디오, 기억과 음악)이고, 결과변수는 유도 전후에 느끼는 6가지 느낌(불안, 슬픔, 행복감, 분노, 역겨움, 모욕)의 변화이다. **Marzillier and Davey (2005). sav** 파일을 이용해 3가지 기분과 3가지 유도 방법에 대해, 6가지 느낌 변화의 오차막대 도표를 작성한 뒤, MANOVA 분석을 한다. 답은 홈페이지나 논문 738쪽을 참고한다.

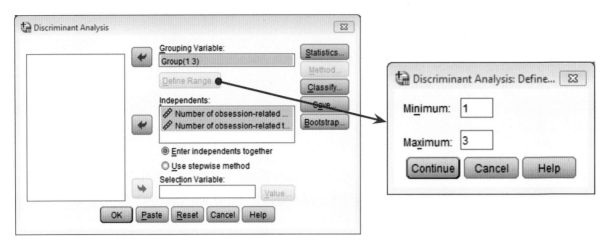

FIGURE 16.7 Main dialog box for discriminant analysis

단이 여러 개 있는 로지스틱 회귀분석과 같다.[6] 어찌 보면 판별분석은 MANOVA를 역으로 하는 것으로 볼 수 있다. MANOVA는 집단 변수로 종속변수들을 예측하고자 한다면, 판별분석은 종속변수로 집단을 예측하는 것이다. 기저에 있는 원리는 모두 동일하다. 즉, MANOVA가 이론에 따라 집단 간의 차이를 가장 잘 설명하는 선형 변량을 찾아내는 방법이라면, 바로 이 '선형 변량'이 판별분석의 '함수'가 되는 것이다.

분석에서 Analyze Classify ▶ 와 ▣ Discriminant... 를 차례로 클릭해 판별분석 기본 대화상자를 연다(Figure 16.7). 왼쪽의 변수목록에서 **Group**을 끌거나 ▣를 클릭해 *Grouping Variable* 칸에 넣는다. 변수를 옮겨 Define Range... 아이콘이 활성화되면 클릭해 대화상자를 열고, 집단 변수의 최소값과 최대값을 적어 넣는다. 이 예제에서는 최소값 1과 최대값 3이다. Continue 를 클릭해 기본 대화상자로 돌아가서 **Actions**와 **Thought**를 끌거나 ▣를 클릭해 *Independents* 칸에 넣는다. MANOVA에서는 종속변수들을 한꺼번에 분석하므로, 모형에 독립변수를 넣는 방법 두 가지 중 기본인 한꺼번에 넣기 ◉ Enter independents together 방법을 그대로 선택한다.

Statistics... 를 클릭하면 대화상자 Figure 16.8가 나온다. 집단 평균과 단일변량 ANOVA, 공분산행렬의 동질성에 대한 Box 검정을 선택할 수 있는데, MANOVA 결과에 이미 출력되어 있으므로 다시 선택할 필요가 없다. 집단 내 상관계수행렬과 공분산행렬도 선택할 수 있는데, 역시 Output 16.6의 오차제곱합행렬, 상관계수행렬, 공분산행렬과 같다. 각 집단별 공분산행렬을 따로 출력하는 *Separate-groups covariance* 행렬은 각 집단에서 종속변수 간의 상관관계를 파악하는데 도움이 된다. 이 행렬은 MANOVA에서 기본 옵션이 아니므로 여기서 선택한다. 마지막으로, 모든 종속변수의 분산과 공분산을 보여주는 공분산행렬이나, 함수의 비표준화 계수 등도 도움이 된다. 비표준화 계수는 각 변량의 비표준화 *b* 값을 출력한다(방정식 16.5). 선택이 끝나면 Continue 를 클릭해 기본 대화상자로 돌아간다.

---

[6] 로지스틱 회귀분석이나 판별분석은 방법은 다르지만 결과는 같기 때문에 제19장 내용을 판별분석으로 설명할 수도 있다. 하지만 로지스틱 회귀분석은 필요한 가정도 별로 없고 더 로버스트하므로 판별분석에 대한 설명은 이 장에서만 한다.

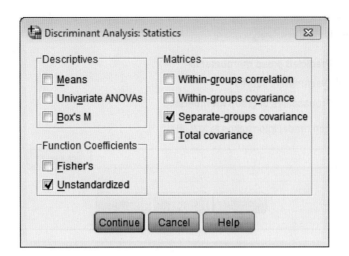

FIGURE 16.8
Statistics
options for
discriminant
analysis

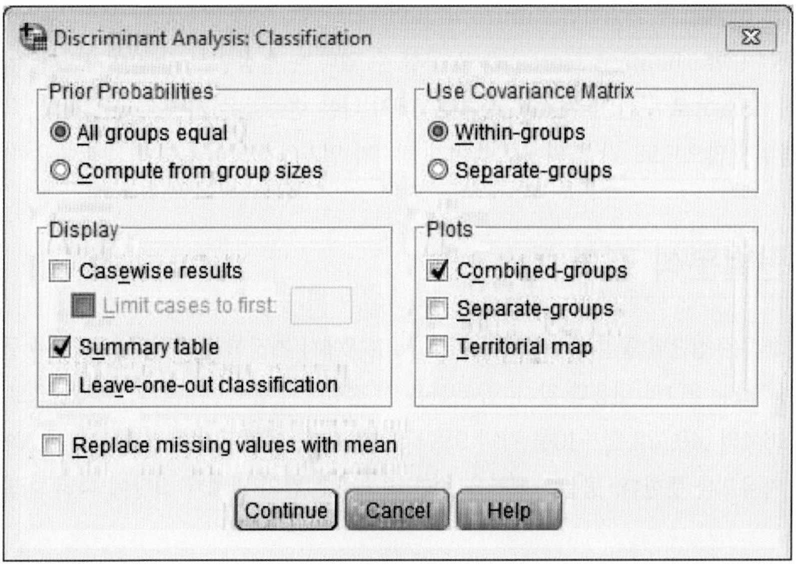

FIGURE 16.9
Discriminant
analysis
classification
options

Classify 를 클릭하면 대화상자 Figure 16.9가 열린다. 분석을 위해 사전 확률을 지정해야 하는데, 각 집단의 크기가 같으면 기본 옵션을 그대로 둔다. 집단 크기가 서로 다른 경우에는 *compute from group sizes*를 선택해 집단 크기에 따라 사전 확률을 지정하는 것이 좋다. 공분산행렬 선택에서는 MANOVA 분석도 집단 내 공분산행렬을 이용해 분석하므로 판별분석도 이 행렬을 이용하도록 기본 옵션을 그대로 둔다. 각 대상자에게 적용한 치료방법에 따라 대상자를 구분한 변량점수를 도표로 나타내기 위해 *plot*에서 *combined-groups*를 선택한다. *separate-groups*은 각 집단마다 따로 도표를 출력하는데, 집단 수가 적을 때는 *Combined-groups*를 선택하는 것이 해석에 용이하다. 나머지 옵션은 MANOVA 분석 후에 하는 판별분석에서는 별로 중요하지 않으므로 무시한다. 하지만 summary table은 판별 변량이 각 대상자를 얼마나 잘 판별했는지 알아볼 수 있는 지표로써 유용하다. 선택이 모두 끝나면 Continue 를 클릭해 기본 대화상자로 돌아간다.

FIGURE 16.10
The save
new variables
dialog box in
discriminant
analysis

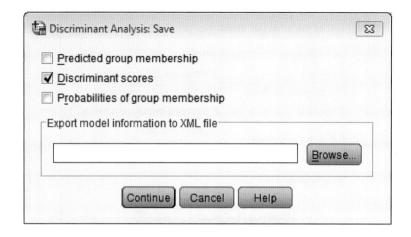

마지막으로 [Save]를 클릭하면 Figure 16.10이 나오는데, 예측 집단이나 모형으로 계산한 예측 확률, 판별점수(Discriminant scores) 등을 구할 수 있다. 판별점수는 각 참여자마다 각 변량의 점수를 방정식 (16.5)으로 구한 점수이다. 판별분석에서 나온 변량들은 기저에 있는 사회심리적 개념을 나타내는 경우가 많으므로, 각 차원에서 참여자 점수가 얼마인지 알아두면 해석에 유용하다.

16.10. 판별분석 결과 ④

Output 16.7은 집단별 공분산행렬로서 Figure 16.8에서 지정한 결과이다. 종속변수들의 분산으로 구성되며 Table 16.1의 내용과 같다. 공분산은 각 집단에서 종속변수 간의 교차곱으로 구한 것으로, Table 16.4의 .40, 22.6, −10을 각각 9로 나눈 것이다. 여기서 9는 집단 크기를 N이라 할 때, $N - 1$, 즉 자유도를 뜻한다. 공분산행렬을 보면 종속변수 간의 관계가 집단에 따라 어떻게 다른지

OUTPUT 16.7

Covariance Matrices

group		Number of obsession-related behaviours	Number of obsession-related thoughts
CBT	Number of obsession-related behaviours	1.433	.044
	Number of obsession-related thoughts	.044	3.600
BT	Number of obsession-related behaviours	3.122	2.511
	Number of obsession-related thoughts	2.511	4.400
No Treatment Control	Number of obsession-related behaviours	1.111	−1.111
	Number of obsession-related thoughts	−1.111	5.556

알 수 있다. 예를 들어 CBT 집단의 공분산이 .044로 거의 0에 가까우므로 이 집단에서는 강박행동과 강박사고 간에 거의 관계가 없음을 알 수 있다. BT 집단에서는 강박행동과 강박사고 간에 양의 관계가 있는 것으로 보아, 강박행동이 감소할수록 강박사고도 감소함을 알 수 있다. NT 집단에서는 두 변수 간에 음의 관계가 있다. 즉, 강박사고가 증가하면 강박행동은 오히려 감소하고 있음을 알 수 있다. 주의할 점은 이 표에서 제시한 값은 표준화되어 있지 않기 때문에, 이 값만으로는 변수 간의 관계가 실제로 얼마나 중요한지 알 수 없고, 단지 대략적인 관계의 방향 정도만 알 수 있다(제6장).

Output 16.8은 판별분석의 초기 통계이다. 첫 번째 표의 첫째 열은 각 변량의 고유값(eigenvalue)으로, 이 값은 HE^{-1} 행렬의 주대각선 원소와 같다(계산법은 더모아 참고). 다음 열은 분산에서 그 고유값이 설명하는 부분을 나타내는 비율로 첫 번째 변량은 분산의 82.2%를 설명하고, 두 번째 변량은 17.8%를 설명한다. 마지막 열의 정준상관계수는 제곱해 회귀분석의 R^2 처럼 효과크기로 사용할 수 있다.

두 번째 표는 변량의 유의성 검정 결과로, '1 through 2' 줄은 두 변량 전체의 유의성을, '2'는 첫 번째 변량 효과를 제외한 후 두 번째 변량의 유의성을 검정한 것이다. 이처럼 모형을 먼저 검정한 후, 각 변량을 하나씩 제거해가면서 다음 변량이 유의한지 검정하는 것이다. 이 예에서는 변량이 2개이

OUTPUT 16.8

Eigenvalues

Function	Eigenvalue	% of Variance	Cumulative %	Canonical Correlation
1	.335[a]	82.2	82.2	.501
2	.073[a]	17.8	100.0	.260

a. First 2 canonical discriminant functions were used in the analysis.

Wilks' Lambda

Test of Function(s)	Wilks' Lambda	Chi-square	df	Sig.
1 through 2	.699	9.508	4	.050
2	.932	1.856	1	.173

OUTPUT 16.9

Standardized Canonical Discriminant Function Coefficients

	Function	
	1	2
Number of obsession-related behaviours	.829	.584
Number of obsession-related thoughts	-.713	.721

Structure Matrix

	Function	
	1	2
Number of obsession-related behaviours	.711*	.703
Number of obsession-related thoughts	-.576	.817*

Pooled within-groups correlations between discriminating variables and standardized canonical discriminant functions
Variables ordered by absolute size of correlation within function.

* Largest absolute correlation between each variable and any discriminant function

OUTPUT 16.10

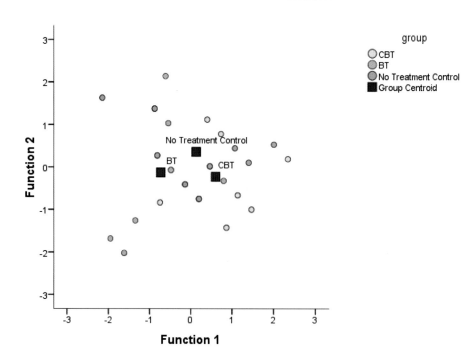

Canonical Discriminant Function Coefficients

	Function	
	1	2
Number of obsession-related behaviours	.603	.425
Number of obsession-related thoughts	−.335	.339
(Constant)	2.139	−6.857

Unstandardized coefficients

Functions at Group Centroids

group	Function	
	1	2
CBT	.601	−.229
BT	−.726	−.128
No Treatment Control	.125	.357

Unstandardized canonical discriminant functions evaluated at group means

FIGURE 16.11
Combined—groups
plot

Canonical Discriminant Functions

핵심녀의 힌트   판별함수분석

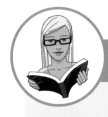

- 판별함수분석은 MANOVA 분석 후, 종속변수들이 집단을 어떻게 판별하는지 살펴보기 위해 시행한다.
- 판별함수분석은 종속변수의 조합으로 변량을 만들어 유의한 변량이 몇 개인지 찾아낸다. *Wilks' Lambda* 표에서 *Sig.* 값이 .05 이내이면 그 변량은 집단을 유의하게 판별한다.
- 유의한 변량을 찾아내면, *Standardized Canonical Discriminant Function Coefficients* 표를 사용해 종속변수가 그 변량에 어떻게 기여하는지 확인한다. 점수가 높을수록 그 변량에 중요한 종속변수이고, 계수의 부호에 따라 변량에 미치는 영향이 결정된다.
- 변량에 의해 판별되는 집단을 찾으려면, *Functions at Group Centroids* 표를 본다. 서로 상반되는 부호가 붙은 집단들이 그 변량으로 판별된 집단이다.

므로 변량의 유의성 검정이 두 번에 끝났다. 두 변량을 한꺼번에 검정한 Wilks lambda 결과를 보면, 통계값(0.699)이나 자유도(4), 유의확률(.05) 모두 MANOVA 결과와 동일하다(Output 16.3). 결론적으로 변량 2개를 사용하면 유의하게 집단을 판별하는데(p = .05), 두 번째 변량 혼자서는 유의하지 않다(p = .173). 그러므로 MANOVA에서 나타난 집단 간 차이는 기저에 있는 두 차원의 조합으로 설명할 수 있음을 알 수 있다.

Output 16.9는 결과를 해석하는데 가장 중요한 표이다. 왼쪽 표에는 두 변량의 표준화 판별함수 계수가 제시되었으며 Section 16.4.4.1에서 계산한 고유벡터의 값을 표준화한 값이다. 방정식(16.4)처럼 변량을 선형회귀방정식 형태로 나타내면, 표준화 판별함수 계수는 회귀분석의 표준화 계수와 같다. 위쪽의 Structure Matrix 표에도 같은 내용이 다른 형태로 제시되어 있다. 이 표의 값은 정준변량 상관계수로 변량들의 상대적 크기를 나타낸다(제17장). 일부 종속변수 간의 정준 변량 상관관계는 높고, 일부는 낮은 경우, 높은 상관관계를 갖는 변량들이 집단을 판별하는데 더 많이 기여한다(Bargman, 1970). 즉, 이 값은 각 종속변수가 집단 판별에 얼마나 기여하는지 보여주며(Bray & Maxwell, 1985, 42~45쪽), 이 표에 제시된 값은 각 종속변수가 그 변량에 기여하는 정도를 상대적으로 나타낸다.

첫 번째 변량에서 강박행동의 계수는 양수이고(.711) 강박사고의 계수는 음수(−.576)로 두 변수는 이 변량에 정반대로 작용하는 것을 알 수 있다. 계수는 −1에서 1 사이의 값만 나올 수 있으므로 두 표에서 나온 계수 값을 보면 두 변수 모두 높은 상관관계를 보이며, 그중에서도 강박행동이 조금 더 높은 상관을 보인다. 변량이 강박행동과 강박사고에 정반대로 작용하므로 첫 번째 변량이 강박사고와 강박행동을 판별하는 변량이라 할 수 있다. 강박사고와 강박행동은 모두 두 번째 변량과 양의 관계이다. 이 변량은 강박사고나 강박행동에 같은 방법으로 영향을 미치는 뭔가를 나타낸다고 할 수 있다. 이 변량들이 집단을 판별하는데 쓰이는 것을 상기하면, 첫 번째 변량은 강박사고와 강박행동에 서로 다르게 영향을 미치는 어떤 요인으로 집단을 판별하고, 두 번째 변량은 서로 비슷하게 영향을 미치는 어떤 요인으로 집단을 판별함을 알 수 있다.

Output 16.10에 먼저 첫 번째 정준 판별함수의 비표준화 계수가 있다. 이 계수는 방정식(16.4)의 b 값으로 Section 16.4.4.1의 방정식(16.5)에 사용한 값이다. 이 값들은 표준화 계수를 구하는데 사용될 뿐 다른 의미는 없다.

중심(centroid)은 각 집단 변량 값의 평균이다. 해석할 때는 이 값의 부호(양수인지 음수인지)가 중요한데, 이때 Figure 16.8의 combined-group 도표도 살펴본다. 이 도표에는 각 대상자의 변량 점수를 집단별로 구분해 표시하고, Output 16.10의 집단별 중심은 파란 사각형으로 표시했다. Figure 16.11과 Output 16.10에 제시된 중심(파란 사각형들)을 가로축에서 보면, BT 집단과 CBT 집단 간의 거리가 멀어 첫 번째 변량이 이 두 집단을 잘 판별하는 것을 알 수 있다. 세로축 중심으로 볼 때, NT 집단과 다른 두 집단 간에 거리가 있으므로 두 번째 변량은 실험집단들과 NT 집단을 판별하는데, 첫 번째 변량에 비해 그 판별 정도가 그리 크지는 않다. 여기서 이 변량들은 각자 집단을 판별하는 것이 아니라 둘의 조합으로 함께 판별한다는 점을 상기한다.

16.11. 판별분석결과 보고하기 ②

분석결과 보고의 기본은 데이터의 의미에 대해 독자가 스스로 판단할 수 있도록 충분한 정보를 제시하는 것이다. 고유값과 동일한 정보를 제공하면서 이해가 더 쉬운 설명된 분산의 비율과 판별분석에서 효과크기로 사용되는 각 변량의 정준상관계수의 제곱값을 제시한다. 변량에 대한 카이제곱 유의성 검정결과도 제시하는 것이 좋다. 이 값들은 모두 Output 16.8에서 구할 수 있다(주의: 정준상관계수를 제곱할 것). Output 16.9의 구조행렬(structure matrix)을 통해 기저의 변량과 종속변수가 어떻게 연관되어 있는지 알 수 있으므로, 이 값도 보고한다. 마지막으로 Figure 16.11의 중심 도표를 편집해 포함시키면, 변량들이 집단을 판별하는데 어떻게 기여하는지 알 수 있기 때문에 도움이 된다. 이러한 결과를 모두 정리하면 다음과 같다.

✓ MANOVA의 후속분석으로 판별분석을 시행한 결과, 판별함수 2개가 추출되었다. 첫 번째 함수는 분산의 82.2%를 설명했으며, 정준 R^2 = .25였다. 두 번째 함수는 분산의 17.8%를 설명했으며, 정준 R^2 = .07이었다. 두 함수는 Λ = 0.70, $\chi^2(4)$ = 9.51, p = .05로 집단들을 유의하게 판별했으나 첫 번째 변량을 제거 후, 두 번째 변량은 Λ = 0.93, $\chi^2(1)$ = 1.86, p = .173로 집단을 유의하게 판별하지는 않았다. 종속변수와 변량 간의 상관관계에서 강박행동은 두 변량에 모두 상당히 높게 적재되었지만 (각각 r = .71과 r = .70) 강박사고는 첫 번째 변량(r = −.58) 보다 두 번째 변량(r = .82)에 더 높게 적재되었다. 판별함수 도표에 의하면 첫 번째 함수는 BT 집단과 CBT 집단을 판별하고, 두 번째 함수는 NT 집단을 실험집단과 판별하는 것으로 나타났다.

16.12. 최종 해석 ④

지금까지 검토한 분석결과를 바탕으로 연구주제인 '치료는 강박장애에 도움이 되는가?'에 답하고, 만일 그렇다면 어떤 치료방법이 가장 좋은지 제시해야 한다. MANOVA 결과에 의하면 치료는 강박장애 증상 완화에 유의한 효과가 있는 것으로 보이나, 단일변량 ANOVA 결과가 유의하지 않은 것으로 보아 강박사고나 강박행동에 따로따로 영향을 미치는 것은 아닌 것으로 나타났다. 판별분석결과, 기저에 있는 단일 차원으로 집단을 잘 구분할 수 있는 것으로 보인다. 아마도 강박사고와 강박행동으로 이루어진 강박장애 자체가 그 단일 차원이 아닌가 한다. 비록 치료가 강박행동이나 강박사고 자체를 변화시키지는 않지만, 기저에 있는 강박장애의 한 차원에 영향을 미치는 것으로 보인다. 따라서 첫 번째 질문에 대한 답은 '치료가 강박장애에 영향을 미치기는 하지만, 어떻게 영향을 미치는지 그 성격은 확실하지 않다'이다.

다음 질문은 '어떤 치료방법이 가장 좋은가?'로 다소 복잡할 수 있다. Figure 16.12는 종속변수들 간의 관계와 집단 평균을 보여주는 도표이다. 평균 도표에서 강박행동의 막대 패턴을 보면, BT는 강박행동을 줄여주지만 CBT와 NT는 그렇지 않다. 강박사고를 보면, CBT는 강박사고를 줄여주지만 BT 와 NT는 그렇지 않다. 이제 강박사고와 강박행동의 관계도표를 보면, BT 집단에서는 두 변수 간

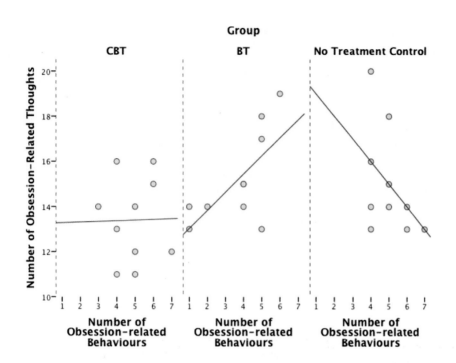

FIGURE 16.12
Graphs
showing the
relationships
(top) and
the means
and 95%
confidence
intervals
(bottom)
between the
dependent
variables in
each therapy
group

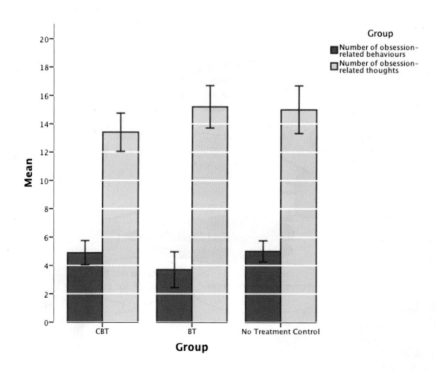

에 양의 관계가 있어, 강박사고가 많아질수록 강박행동도 많아짐을 알 수 있다. CBT 집단에서 두 변수는 상당히 독립적이고 서로 관계가 없는 것으로 보인다. NT 집단에서는 두 변수 간 음의 관계가 있지만 통계적으로는 유의하지 않았다.

판별분석 결과, BT와 CBT는 두 번째 변량을 이용해 NT 집단과 판별되는 것으로 보이는데 이 변량은 강박사고와 강박행동에 유사한 영향을 미친다. 따라서 BT와 CBT는 강박사고와 강박행동을 변화시키는데 NT 집단보다 낫다고 할 수 있다. 한편, 첫 번째 변량은 강박사고와 강박행동에 상반되는 영향을 미치는 변량으로 BT와 CBT를 구별하는 것으로 나타났다. 이러한 정보를 Figure 16.12와 종합해 해석하면, BT는 강박행동을 변화시키는데 더 효과가 있었으며, CBT는 강박사고에 더 효과가 있었다. 결론적으로, 강박사고와 강박행동에 모두 영향을 미치는 변량으로 CBT나 BT 집단을 NT 집단과 판별할 수 있다. 또한, CBT와 BT 집단을 판별하는 변량은 강박사고와 강박행동에 상반되는 영향을 미치는 변량이다. 두 치료방법 모두 효과가 있지만, 치료방법 선택은 강박사고를 중요하게 생각하는지(CBT 선택) 강박행동을 중요하게 생각하는지(BT 선택)에 따라 달라진다.

16.13. 개념에 대한 요약도 ①

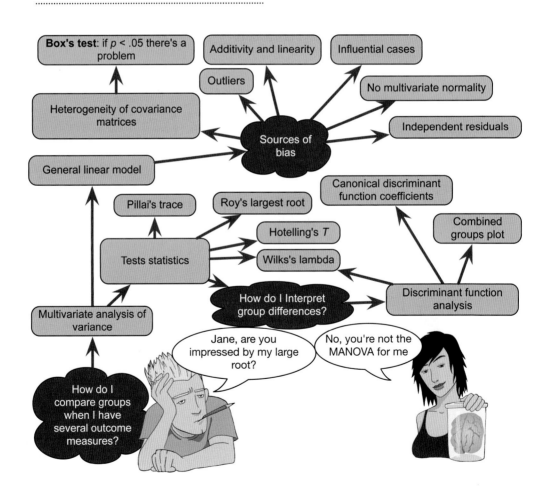

FIGURE 16.13 What Brian learnt from this chapter

16.14. 다음 장은? ②

방황하던 젊은 시절 동안 반려동물인 고양이 퍼지가 정신건강에 많은 도움을 주었다. 당시 영영 사라진 줄 알았던 퍼지는 지금 옆에서 골골거리며 자고 있다. 퍼지를 찾느라 온 집안을 구석구석 뒤지고 다녔는데, 녀석은 그런 내 모습을 벽난로에서 빼꼼히 내다보고 있었다(Figure 16.14). 아무튼 퍼지 덕분에 여기까지 왔다. 다음 장에서는 많은 양의 데이터에서 기저에 있는 몇 가지 개념을 찾는 방법인 요인분석에 대해 공부한다.

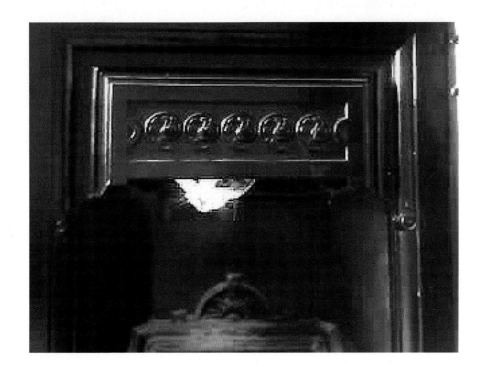

FIGURE 16.14
Fuzzy hiding up a fireplace

16.15. 주요 용어

Bartlett's test of sphericity (구형성에 대한 Bartlett 검정)
Box's test (Box 검정)
Discriminant analysis (판별분석)
Discriminant function variates (판별함수 변량)
Discriminant scores (판별 점수)
Error SSCP (*E*) (오차제곱합)
HE^{-1} (HE^{-1})

Homogeneity of covariance (공분산의 동질성)

Hotelling – Lawley trace (T^2) (Hotelling T^2)

Hypothesis SSCP (*H*) (가설제곱합행렬)

Identity matrix (단위행렬 (항등행렬))

Matrix(matrices) (행렬)

Multivariate (다변량)

Multivariate analysis of variance (MANOVA) (다변량분산분석)

Multivariate normality (다변량 정규성)

Pillai trace (Pillai – Bartlett trace (V))

Roy's largest (root Roy 최대근)

Square matrix (정방행렬)

Sum of squares and cross–products matrix (SSCP) (제곱합행렬)

Total SSCP (*T*) (총제곱합행렬)

Univariate (단일변량)

Variance – covariance matrix (공분산행렬)

Wilks' lambda (Λ) [Wilks lambda]

16.16. 스마트 알렉스의 과제

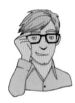

- **과제 1:** 임상심리학자가 정신질환자를 비질환자와 비교하는 연구를 했다. 환자 10명과 Sussex 대학 강사 10명을 하루 동안 관찰하면서 두 가지 종속변수를 측정했다. 하루에 닭 울음 성대모사를 몇 번 하는지와 그 울음소리가 실제 얼마나 유사한지 농장 전문가에게 10점 만점으로 기록하게 했다. Chicken.sav 자료로 MANOVA 분석과 판별분석으로 이 변수들이 조증 정신질환자와 비질환자를 판별할 수 있는지 알아보시오. ③

- **과제 2:** 어릴적 거짓말하는 아이가 성공적인 시민으로 성장한다는 연구결과가 신문에 발표되었다(http://bit.ly/ammQNT). 이 기사는 Kang Lee 박사의 연구결과를 상당히 인용했지만, 실제로 논문을 찾아서 읽어보면, 거짓말 하는 아이가 후에 성공적인 시민으로 성장한다는 기사의 주장을 뒷받침할 만한 내용을 찾을 수 없었다. 이 기사의 내용을 믿고 영아부터 다음과 같은 체계적 교육 프로그램을 도입하려는 정부가 있다고 상상해 보자. 거짓말하지 않도록 훈련한 군, 정상적으로 성장하게 한 군, 거짓말을 잘 하도록 훈련한 군이 있다 하자. 30년 후 얼마나 성공적인 성인으로 성장했는지 알아보기 위해 연봉과 가정이나 직장에서 얼마나 성공적인지 알 수 있는 지표 2가지(10 = 최대 성공, 0 = 다음 생을 기대) 데이터를 수집했다 하자. 거짓말을 하면 정말 더 성공적 시민으로 성장하는지, 가상적인 Lying.sav의 데이터를 이용해 MANOVA 분석과 판별함수 분석을 시행하시오. ③

- **과제 3:** 대학생활을 하는 동안 심리학에 대한 여러 지식이 실제 증가하는지 궁금했다(Psychology.sav). 1, 2, 3 학년 학생 중 일부를 뽑아 심리학의 다섯 가지 측면에 대한 15점짜리 테스트를

시행했다. 테스트 분야는 **Exper**(인지와 신경정신학 등 실험심리학), **Stats**(통계학), **Social**(사회심리학), **Develop**(발달심리학), **Person**(인성) 등이다. (1) 다섯 가지 테스트를 통합적으로 볼 때, 집단 간 차이가 있는지 알아보시오. (2) 각 테스트별로 집단 간 차이가 있는지 해석하시오. (3) 모든 테스트에서 2학년과 3학년 점수가 1학년보다 높을 것이라는 가설을 대비를 이용해 분석하시오. (4) 사후검정 방법으로 분석해 앞의 대비 결과와 비교하시오. (5) 대비에서 집단 간 유의한 것으로 나온 테스트만 이용해 판별함수 분석을 시행하시오. 이들 결과를 종합해 해석하시오. ④

과제의 정답은 웹 사이트에서 찾을 수 있다.

16.17. 참고도서

Bray, J. H., & Maxwell, S. E. (1985). *Multivariate analysis of variance.* Sage University Paper Series on Quantitative Applications in the Social Sciences, 07–054. Newbury Park, CA: Sage. (This monograph on MANOVA is superb: I cannot recommend anything better.)

Huberty, C. J., & Morris, J. D. (1989). Multivariate analysis versus multiple univariate analysis. *Psychological Bulletin*, 105, 302–308.

17 탐색적 요인분석

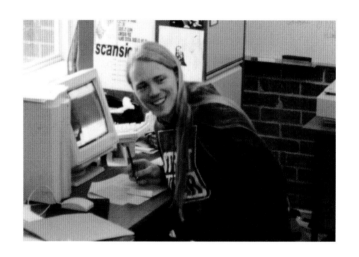

17.1. 이 장에는 어떤 내용이 있을까? ①

록 가수를 포기하고 대학에 진학해 심리학을 전공했다. Sussex 대학의 박사과정 중 2학년들에게 통계학을 가르쳤는데, 성격도 수줍은데다 통계도 잘 모르던 당시에는 수많은 학생들 앞에서 ANOVA에 대한 설명을 하기도 매우 고통스러웠다. 밤새워 유인물과 예제를 만들고, 강의 연습을 해 준비한 다음 떨리는 마음으로 첫 수업에 들어갔다. 수업 도중 한 여학생이 일어나 앞으로 나오는데, 그 모습이 마치 안개속에서 나타나는 듯 보였다. 어려운 통계학을 쉽게 설명하기 위해 쏟아부은 노력에 대해 감사의 말을 전하기 위해 뽑힌 대표 학생인가 하고 생각하며 긴장하고 있었다. 그 학생은 침을 탁 뱉더니 내 눈을 쏘아보며 '젠장, 무슨 소린지 하나도 못알아듣겠네'라고 쏘아붙였다.[1] 지금도 수업시간이면 학생들이 좀비처럼 걸어와 '하나도 못 알아듣겠네' 하며 달려드는 환상에 시달리곤 한다.

---

[1] 여기에서는 매우 점잖게 썼지만, 당시 그 여학생은 'f' 단어로 시작하는 욕설을 '내뱉었다'.

덕분에 좋은 강사가 되려고 끊임없이 노력하게 되었다. 유인물에 자세한 설명을 적고, 아주 엉뚱하면서 흥미로운 예를 사용하기 시작했더니 통계학 책을 출판하자는 제안이 들어왔다. 당시 겨우 23살이던 나는, 연구논문에 비해 점수도 별로 없는 책을 쓰는 것이 정말 오랜 시간이 걸리고, 정신적 소모가 되는 일이며, 학자로서는 자살행위와 같다는 것을 정말 몰랐다. 하지만 통계학 책을 쓰는 것은 요인분석을 하는 것과 같다는 것을 알게 되었다. 요인분석에서는 뒤얽혀 있는 많은 정보(변수)를 간단한 메시지(몇 개의 요인)로 바꿔준다. SPSS는 이런 분석을 몇 초만에 해결해 준다. 당시 나는 전혀 이해하지 못하는 통계 정보를, 이해할 수 있는 간단한 메시지로 만드느라 고군분투했다. 문제를 몇 초만에 해결하는 SPSS와는 달리 책 서술에는 2년이라는 긴 시간과 많은 노력이 필요했다.

17.2. 요인분석이 필요한 경우 ②

때로 우리는 직접 측정할 수 없는 잠재변수(latent variables)도 측정해야 한다. 예를 들어 경영학에서 '소진(burnout)' 이라는 개념을 측정한다고 하자. 어떤 프로젝트나 일에 매달려 오랫동안 일하다 보면, 어느 순간 동기도, 영감도 없어지고 멘붕인 상태가 되는데, 이 상태가 바로 소진이다. 소진에는 여러 측면이 있기 때문에 질문 하나로 직접 측정할 수 없고 대신, 동기, 스트레스 수준, 새로운 아이디어가 나오는지 여부 등을 측정한다. 이 다양한 측면을 모두 반영하는 어떤 변수를 알 수 있다면 좋을 것이다. 달리 표현하자면, 이런 측정이 어떤 숨은 변수에서 나온 것인지 알고 싶은 것이다.

이 장에서는 비슷한 변수들을 모아주는 방법인 요인분석(factor analysis)과 주성분분석(principal component analysis; PCA)을 학습한다. 이 방법들은 주로 다음 세 가지 경우에 사용된다. (1) 변수들의 구조를 이해하거나(Spearman과 Thurstone은 '지성'이라는 잠재변수의 구조를 이해하기 위해 요인분석을 사용했다) (2) 숨은 변수를 측정하는 문항을 만들거나(소진을 측정하는 문항들을 개발할 수 있다) (3) 많은 변수들이 가지고 있는 정보의 양은 최대한 보존하면서, 다룰 수 있는 정도로 소수의 변수(요인)로 줄이는(제8장에서 배운 다중공선성 문제 해결에도 요인분석을 사용할 수 있다) 경우이다.

과학 분야에서 요인분석을 사용한 예는 아주 많다. 우리에게 익숙한 외향성–내향성과 신경증 성향이 있고(Eysenck, 1953), Cattell (1966a)의 16문항 성격검사지를 비롯해 직원 채용에 널리 사용되는 성격검사지들도 요인분석을 사용한 것이다. 경제학자는 생산성과 이윤, 인력에 대한 정보를 바탕으로 회사 성장이라는 잠재된 개념을 찾는데 사용하기도 하고 심지어 어떤 생화학자는 소변분석에 요인분석을 사용한다고 한다.

요인분석과 주성분분석의 목적은 많은 변수를 적은 수의 '요인' 또는 '성분'으로 줄이는 것이다. 요인과 성분의 개념을 구분하기는 쉽지 않다. 둘 다 선형모형인데, 두 방법의 차이는 수학공식 속에 숨어있기 때문이다.[2] 두 방법은 분명 차이가 있지만 실제적인 분석방법은 동일하므로 이론적인 내용을 배우고 나면 요인분석이나 주성분분석 중 어느 것을 사용해도 상관없음을 알게 된다. 중요한 차이점

---

[2] 주성분분석과 요인분석은 분명히 서로 다르다. 하지만 두 방법의 유사점에 초점을 맞추면 통계학자와 심리학자는 매우 곤혹스럽다. 두 방법의 차이점보다 두 방법으로 할 수 있는 것에 초점을 맞추는 것이 이해가 쉬울 것이다. 일단 기본적인 내용을 이해한 후에 두 방법의 차이점을 살펴보는 것이 좋다.

은 나중에 설명하기로 한다.

17.3. 요인과 성분 ②

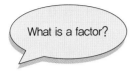

여러 변수를 측정하거나 많은 질문을 했을 때, 변수(질문) 간의 상관관계는 제7장 상관관계분석에서 나온 출력물처럼 표로 정리할 수 있다. 이 표를 R 행렬이라고도 하는데, 각 변수는 항상 자기 자신과 완전한 상관관계가 있으므로 R 행렬의 주대각선 원소는 모두 1이고 비대각선 원소들은 변수 또는 질문들 간의 상관계수이다.[3] 요인분석은 최소한의 설명 개념구조를 이용해 상관계수 행렬의 공통분산을 최대한 설명하는 방법이다. 요인분석에서는 이 개념을 요인(factors) (또는 잠재변수)이라 하며, 서로 상관관계가 높은 변수들로 구성된다. 공통분산을 최대한 설명하는 요인분석과는 달리, 주성분분석은 원 변수들의 선형 성분(components)을 이용해 상관계수행렬에 있는 총분산을 최대한 설명한다.

무엇이 사람을 인기 있게 만드는지 알아보고자 인기의 다양한 측면을 측정하는 경우를 생각해 보자. 인기의 다양한 측면을 나타낸다고 생각되는 사회생활기술(Social Skills), 이기주의(Selfish), 남들이 평하는 재미도(Interest), 상대방 중심 대화 시간(Talk1), 자신 중심 대화 시간(Talk2), 거짓말 성향(Liar) 등을 측정한다고 하자. 변수들 간의 상관계수를 구해 Figure 17.2와 같은 R 행렬을 구할 수 있다. 행렬을 보면 상관관계가 높은 변수들이 두 그룹으로 나타난다. 먼저, 대화 중 상대방에 대해 이야기하는 시간은 사회생활기술 및 재미있다고 평하는 정도와 높은 상관관계를 보이고, 사회생활기술은 재미있다고 평하는 정도와 높은 상관을 보인다.

즉, 사회생활기술은 사람이 더 재미있고 말도 더 많음을 알 수 있다. 다음으로, 대화 중 자신에 대해 이야기하는 시간은 이기주의 성향 및 거짓말하는 성향과 상관관계가 있고, 이기주의 성향은 거짓말하는 성향과 상관관계가 있다. 간단히 말해서 이기적인 사람은 거짓말을 하고, 대화 중에는 주로

FIGURE 17.2
An R–matrix

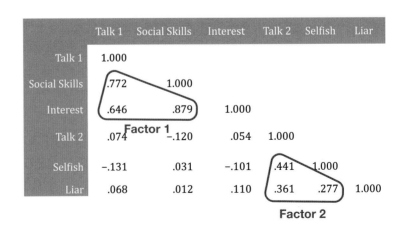

[3] 이 행렬은 Pearson 상관계수 r로 구성된 행렬이다(제7장). 행렬은 대문자이므로 상관계수 r을 대문자 R로 바꾸어 R 행렬이라 한다.

자신의 얘기만 한다.

요인분석과 주성분분석은 모두 R 행렬을 축소할 목적으로 사용된다. 요인분석에서는 데이터를 축소해, 직접 측정할 수 없는 개념을 반영하는 요인으로 제시한다. 위의 예에는 두 개의 요인이 있는 것으로 보이는데, 첫 번째 요인은 일반적인 사회성을 나타내고, 두 번째 요인은 다른 사람들을 사회적으로 어떻게 취급하는가를 나타내는 듯하다. 이 요인을 '존중'이라 하자. 이 결과에 의하면, 사람의 인기를 결정하는 데는 사회성이 얼마나 좋은가도 중요하지만, 다른 사람을 얼마나 존중하는가도 중요하다. 요인분석과는 달리 주성분분석은 변수들을 선형 성분으로 나타낸다. 잠재된 변수를 추정하지는 않고 단지 측정된 변수들을 선형 조합으로 변환시킨다. 엄격히 말하면, 성분을 잠재된 미측정 변수라 해석할 수는 없다. 이런 차이에도 불구하고 상관관계가 높은 변수들을 찾는다는 점은 동일하다.

17.3.1. 요인을 <u>도표로</u> 나타내기 ②

요인이나 성분은 둘 다 시각적으로 나타낼 수 있다. 요인은 변수를 표시하는 도표의 축으로 생각할 수 있다. 도표에서 변수 값은 변수와 요인 간의 관계를 나타낸다. 만일 어떤 변수가 한 축에는 높은 값을 보이고 다른 축에는 낮은 값을 보였다면, 이 변수는 한 개의 요인과 관련이 있는 것이다. 같은 축에 높은 값을 갖는 변수들은 어떤 개념의 여러 측면을 측정하는 변수라고 볼 수 있다. 축의 값을 적재값(factor loading, component loading)이라 한다. 적재값은 변수와 요인 간의 상관계수로 볼 수 있으므로(브레인 17.1), 상관계수처럼 해석하면 된다(Section 7.4.2.2). 적재값을 제곱하면 그 변수가 요인에 얼마나 중요한지 나타내는 값이 된다.

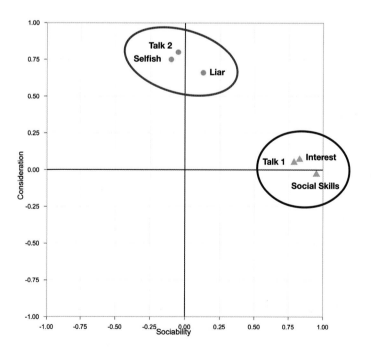

FIGURE 17.3
Example of a factor plot

Figure 17.3은 인기도 데이터의 도표로서, 두 요인이 X 축과 Y 축에 각각 표시되어 있다. 두 축의 눈금은 −1에서 +1로 상관계수의 범위와 같다. 삼각형 세 개는 가로축인 요인 1, 즉, 사회성과 높은 상관이 있지만 세로축의 요인 2, 즉, 존중과는 상관이 낮은 변수들이다. 반대로 동그라미 세 개는 세로축 요인, 즉, 존중과는 높은 상관이 있지만 가로축 요인, 즉, 사회성과는 상관이 낮은 변수를 나타낸다. 도표 내용은 R 행렬에서와 같아서 이기주의, 대화 중 자신에 대해 이야기하는 시간, 거짓말하는 경향은 타인에 대한 존중이라고 부를 수 있는 요인에 많이 기여하고, 다른 사람에 대한 관심, 재미있다고 평하는 정도, 사회생활기술은 두 번째 요인인 일반적 사회성에 많이 기여한다. 만일 세 번째 요인이 있었다면 X, Y, Z 축으로 3차원 도표를 그려야 했을 것이다. 따라서 세 개 이상은 평면에 나타낼 수 없다.

17.3.2. 요인을 수식으로 나타내기 ②

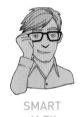

Figure 17.3의 두 축은 직선이다. 따라서 방정식을 이용해 수학적으로 표현할 수 있다.

SELF-TEST 직선모형/선형모형의 방정식은 무엇인가?

방정식(17.1)은 선형모형을 나타내는 방정식의 형태이다. 주성분분석의 성분도 같은 형식으로 나타낼 수 있다. 하지만 성분은 항상 0에서 교차하기 때문에 절편이 0이 되고, 따라서 절편이 없다. 또한 변수들을 단순히 변환시켜 성분을 만들기 때문에 오차도 없다. 방정식에서 b는 적재값을 나타낸다.

$$Y_i = b_1 X_{1i} + b_2 X_{2i} + \cdots + b_n X_{ni}$$
$$\text{Component}_i = b_1 \text{Variable}_{1i} + b_2 \text{Variable}_{2i} + \cdots + b_n \text{Variable}_{ni} \tag{17.1}$$

인기도 데이터에는 사회성과 존중을 나타내는 두 개의 성분이 있다. 각 성분을 실제 측정한 변수로 나타내면 다음과 같다.

$$Y_i = b_1 X_{1i} + b_2 X_{2i} + \cdots + b_n X_{ni}$$

$$\text{Sociability}_i = b_1 \text{Talk1}_i + b_2 \text{Social Skills}_i + b_3 \text{Interest}_i \\ + b_4 \text{Talk2}_i + b_5 \text{Selfish}_i + b_6 \text{Liar}_i$$

$$\text{Consideration}_i = b_1 \text{Talk1}_i + b_2 \text{Social Skills}_i + b_3 \text{Interest}_i \\ + b_4 \text{Talk2}_i + b_5 \text{Selfish}_i + b_6 \text{Liar}_i \tag{17.2}$$

두 방정식에 모든 변수가 들어있는 것은 같지만, 각 변수가 그 성분에 기여하는 중요도에 따라 계수 b는 달라진다. 다음 식처럼, Figure 17.3의 적재값을 계수 자리에 대입한다.

$$Y_i = b_1 X_{1i} + b_2 X_{2i} + \cdots + b_n X_{ni}$$

$$\text{Sociability}_i = 0.87\text{Talk1}_i + 0.96\text{Social Skills}_i + 0.92\text{Interest}_i + 0.00\text{Talk2}_i$$
$$- 0.10\text{Selfish}_i + 0.09\text{Liar}_i$$

$$\text{Consideration}_i = 0.01\text{Talk1}_i - 0.03\text{Social Skills}_i + 0.04\text{Interest}_i + 0.82\text{Talk2}_i$$
$$+ 0.75\text{Selfish}_i + 0.70\text{Liar}_i$$

(17.3)

방정식을 보면, Sociability 성분에는 Talk1, Social Skills, Interest의 계수 b가 크고, 나머지 변수들(Talk2, Selfish, Liar)의 계수 b는 거의 0에 가깝다. 계수의 값이 큰 변수는 이 성분에 중요한 것이고, 작은 변수는 별로 중요하지 않은 변수이다. 이는 Figure 17.3에 나타난 것과 일치한다. 여기서 중요한 것은, 도표와 방정식이 같은 것을 나타내며, 도표의 적재값이 방정식의 b 값이라는 점이다. 두 번째 요인 Consideration를 보면, Talk2, Selfish, Liar의 b는 크고, 나머지 변수의 b는 거의 0에 가깝다. 이처럼 모든 변수가 한 성분에는 높게 적재되고 다른 성분에는 낮은 적재가 가장 이상적인 경우이다.

요인분석의 요인들은 성분과는 조금 다르게 표현된다. 방정식(17.4)에서 그리스 문자는 행렬을 나타내는데, 각 행렬이 무엇을 뜻하는지 알아보자. 요인분석에서 측정 변수의 점수는 그 변수의 평균과 각 사람의 공통인자(common factors) 점수와 적재값의 곱, 유일인자(unique factors) 점수를 합해 구한다. 공통인자는 변수 간의 상관관계를 설명하는 요인이고, 유일인자는 변수 간의 상관관계를 설명하지 못하는 요인이다.

$$x = \mu + \Lambda\xi + \delta$$
$$\text{Variables} = \text{Variable Means} + (\text{Loadings} \times \text{Common Factor}) + \text{Unique Factor}$$

(17.4)

요인분석 모형은 주성분분석을 뒤집어놓은 것과 같다. 주성분분석에서는 측정한 변수에서 성분을 예측했다면, 요인분석에서는 잠재된 요인으로 측정한 변수를 예측한다. 예를 들어 심리학자는 사람의 마음속 상태(잠재변수)가 어떻게 응답(측정 변수)에 영향을 미치는가에 관심이 많기 때문에 요인분석을 선호한다. 또 다른 차이는 주성분분석과는 달리 요인분석에는 오차항이 포함되어 있다는 점이다. 방정식(17.4)의 δ는 유일인자와 측정오차를 모두 포함한다. 그래서 주성분분석에 오차가 포함되지 않는 것을 받아들일 수 없는 경우에는 주로 요인분석을 사용한다.

요인분석과 주성분분석은 모두 적재값을 가중치로 사용하는 선형모형이다. 각 열은 요인을, 각 행은 변수를 나타내는 행렬로 적재값을 나타낼 수 있다. 예를 들어 인기도 데이터의 행렬은 6행(변수가 6개) 2열(요인이 2개)로 적을 수 있다. 이 행렬 Λ는 아래와 같다. 이 행렬은 분석방법에 따라 요인행렬(factor matrix) 또는 성분행렬(component matrix)이라 한다. 이 행렬의 다양한 형태는 브레인

17.1을 참고한다. 방정식(17.3)의 값을 행렬에 있는 값과 하나씩 맞춰보면, 이 행렬이 무엇을 의미하는지 이해할 수 있다(주성분분석을 할 경우). 예를 들어 첫 번째 줄은 첫 번째 변수 Talk1을 의미하며, 이 변수의 첫 번째 요인(Sociability)에 대한 적재값은 .87, 두 번째 요인(Consideration)에 대한 적재값은 .01이다.

$$\Lambda = \begin{pmatrix} 0.87 & 0.01 \\ 0.96 & -0.03 \\ 0.92 & 0.04 \\ 0.00 & 0.82 \\ -0.10 & 0.75 \\ 0.09 & 0.70 \end{pmatrix}$$

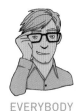

EVERYBODY

요인분석의 기본 가정은 수치로 이루어진 이 요인들이 실제로 존재하는 기저에 잠재된 개념을 나타내며, 한 요인에 높게 적재된 변수가 무엇인지를 통해 그 요인의 성질을 파악해야 한다는 것이다(주성분분석에서는 이러한 가정을 하지 않는다). 따라서 심리학자는 그 요인이 심리 측면을, 교육학자는 능력을, 사회학자는 인종이나 사회 계급을 나타낸다고 생각한다. 이 문제에 대해서는 아직도 논란이 많다. 요인분석에서 나온 요인은 단순히 통계적인 것이고 실제로는 존재하지 않는 소설 같다고 생각하는 사람들도 있다.

17.3.3. 요인점수 ②

측정한 변수와 그 변수가 요인에 기여하는 정도로 요인을 설명할 수 있다. 어떤 요인이 있는지 알아내고, 요인을 나타내는 방정식을 구하면, 각 사람의 변수값을 이용해 그 사람의 점수를 구할 수 있다. 이를 요인점수(factor scores) (주성분분석에서는 *성분점수*)라 한다. 예를 들어 주성분분석 후에 어떤 사람의 사회성 점수를 알고자 한다면, 그 사람의 변수값을 방정식(17.3)에 대입하면 된다. 이 방법은 가중평균법으로써 기본 원리를 쉽게 설명하기는 하지만, 실제로 널리 사용되지는 않는다. 예를 들어 어떤 사람 점수가 Talk1(4), Social Skills(9), Interest(8), Talk2(6), Selfish(8), Liar(6)이라 하자. 이 점수들을 방정식(17.3)에 대입해 그 사람의 사회성과 존중 정도를 구할 수 있다(방정식 17.5). 계산하면 각각 19.22와 15.21로 사회성 점수가 존중 점수보다 높다. 하지만 변수를 측정할 때 사용하는 도구에 따라 점수가 달라질 수 있어 요인점수를 이렇게 직접 비교할 수 없다. 따라서 요인점수를 계산할 때는 좀 더 정교한 방법을 사용한다.

$$\begin{aligned} \text{Sociability}_i &= 0.87\text{Talk1}_i + 0.96\text{Social Skills}_i + 0.92\text{Interest}_i + 0.00\text{Talk2}_i \\ &\quad - 0.10\text{Selfish}_i + 0.09\text{Liar}_i \\ \text{Sociability}_i &= (0.87 \times 4) + (0.96 \times 9) + (0.92 \times 8) + (0.00 \times 6) \\ &\quad - (0.10 \times 8) + (0.09 \times 6) \\ &= 19.22 \end{aligned}$$

$$\text{Consideration}_i = 0.01\text{Talk1}_i - 0.03\text{Social Skills}_i + 0.04\text{Interest}_i + 0.82\text{Talk2}_i$$
$$+ 0.75\text{Selfish}_i + 0.70\text{Liar}_i$$

$$\text{Consideration}_i = (0.01 \times 4) - (0.03 \times 9) + (0.04 \times 8) + (0.82 \times 6)$$
$$+ (0.75 \times 8) + (0.70 \times 6)$$

$$= 15.21$$

(17.5)

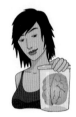

브레인 17.1

패턴행렬과 구조행렬의 차이점은? ③

지금까지 설명만으로는 적재값이 무엇인지 확실하지 않다. 변수와 요인 간의 상관관계라고 했다가, 회귀계수(*b*)라고도 설명했기 때문이다. 넓은 의미로 상관계수나 회귀계수는 모두 변수와 회귀모형 간의 관계를 나타내기 때문에 잘못된 설명은 아니다. 중요한 것은, 적재값이란 변수가 요인에 기여하는 정도를 뜻한다는 것이다. 적재값은 상관계수이면서 동시에 회귀계수이다. 적재값을 해석하기 쉽게 하기 위해 회전이라는 기술을 사용하는데, 회전에는 직교회전(orthogonal)과 사각회전(oblique)이 있다(Section 17.4.6). 직교회전은 요인이 서로 독립적이라고 가정할 수 있는 경우에 사용하며, 이 경우 적재값은 변수와 요인 간의 상관계수이면서 회귀계수이다. 즉, 상관계수가 회귀계수인 것이다. 하지만 요인들 간에 상관관계가 있는 경우에는 사각회전 방법을 사용하며, 이때 변수와 요인 간의 상관계수와 회귀계수는 서로 다르다. 이 경우에는 두 가지 적재값이 있다. 하나는 변수와 요인 간의 상관관계로서 구조행렬로 나타내고, 다른 하나는 요인에 대한 변수의 회귀계수로서 패턴행렬로 나타낸다. 두 행렬 값들은 서로 매우 다르게 해석될 수 있다(Graham, Guthrie & Thompson, 2003).

17.3.3.1. 회귀분석 방법 ④

적재값을 그대로 사용하는 대신 요인점수 계수를 이용해 요인점수를 구하는 방법도 있다. 가장 간단한 방법은 회귀분석을 이용하는 것이다. 이때 측정된 변수간의 상관관계를 고려해 적재값을 조정하는데, 이 방법을 이용하면 측정 방법에 따른 차이나 분산의 차이 등을 안정시킬 수 있다. 요인점수 계수 행렬(*B*)은 적재값 행렬에 상관계수 행렬의 역행렬(R^{-1})을 곱해서 구한다. 이 방법은 일반 회귀분석에서 회귀계수 *b*를 구하는 방법과 동일하다. 여기서 상관계수 행렬로 나누지 않고 역행렬을 곱하는 이유는 Section 16.4.4.1에서 학습한 바와 같이 행렬로는 나눌 수 없기 때문이다. 따라서 적재값 행렬에 상관계수의 역행렬을 곱하는 것은 적재값을 상관계수로 나누는 것과 같은 개념이다. 이렇게 구한 요인점수 행렬은 변수들 간의 초기 상관관계를 고려한 변수와 요인 간의 관계를 나타낸다. 이 방법을 이용하면 변수와 요인 간의 순수한 관계를 측정할 수 있다.

회귀분석 방법으로 구한 요인점수의 평균은 0이고, 분산은 추정된 요인점수와 실제 요인점수 간 상관계수의 제곱값이다. 이 요인점수는 점수계산에 포함된 요인 이외의 요인과도 상관관계가 발생할 수 있다는 단점이 있다. 뿐만 아니라(상관관계가 없는) 다른 직교 요인에서 구한 요인점수와도 상관관계가 발생할 수 있다.

더모아

행렬연산에 대해 좀더 설명
해 줄 수 있나요?

요인점수 행렬에 대해 설명했는데, 행렬연산은 쉽지 않으므로 웹 사이
트 설명을 참고해 본다.

17.3.3.2. 다른 방법 ②

회귀분석 방법의 문제점을 해결하기 위해 개발된 방법에는 Bartlett 방법과 Anderson-Rubin 방법이 있다. Bartlett 방법으로 구한 요인점수는 비편향이고 관련 요인하고만 상관관계가 있다. 평균과 표준편차는 회귀분석 방법으로 구한 점수와 동일하다. 단, 요인점수들 간에 서로 상관관계가 발생할 수 있다는 문제가 있다. Anderson-Rubin 방법은 Bartlett 방법을 보완해 평균 0이고 표준편차 1이며 요인점수 간에 상관관계가 없는 표준화된 요인점수를 구한다. Tabachnick와 Fidell (2012)은 상관관계가 없는 요인점수가 필요할 때는 Anderson-Rubin 방법을 권하지만, 보통의 경우에는 이해하기 쉬운 회귀분석 방법을 사용하는 것이 좋다고 했다. 이 방법들의 수학적 배경을 모두 이해할 필요는 없지만, 요인점수가 무엇을 뜻하는지는 알아야 한다. 요인점수는 요인분석으로 추정한 요인의 값이다.

17.3.3.3. 요인점수의 사용 ②

요인점수는 다양하게 사용할 수 있다. 만일 데이터 축소가 목적이라면, 각 사람의 점수를 적은 수의 변수(요인점수)로 나타낼 수 있다. 나머지 분석은 새로운 요인점수를 가지고 한다. 예를 들면 남성과 여성의 사회성에 차이가 있는지 알아보기 위해 사회성 요인점수로 t 검정을 할 수 있다. 요인점수는 회귀분석에서 다중공선성을 극복하는 방법으로도 사용할 수 있다. 회귀분석에서 다중공선성 문제가 있으면 결과 해석이 어려워진다(Section 8.5.3). 이 경우 독립변수로 주성분분석을 해 서로 상관관계가 없는 몇 개의 요인으로 만들면, 다중공선성을 일으킨 변수는 성분 속에 녹아들게 된다. 이렇게 만들어진 성분점수로 회귀분석을 하면 다중공선성 문제가 없어진다. 성분간에 상관관계가 없게 만드는 방법으로는 Anderson-Rubin 방법 등이 있다. 서로 상관관계가 없는 성분점수를 사용하면 독립변수 간에 상관관계가 없다는 것이 확실해지므로, 다중공선성도 없어진다.

17.4. 요인 찾기 ②

요인과 성분에 대한 개념을 충분히 이해했으니 직접 찾아보도록 하자.

17.4.1. 분석 방법 선택 ②

요인분석 방법은 분석 목적에 따라 달라진다. Tinsley와 Tinsley (1987)는 다양한 방법을 잘 설명했다. 선택시에는 두 가지를 고려한다. 분석 결과를 모집단에 일반화할 것인지와 분석 목적이 데이터 탐색인지 가설검정인지이다. 여기에서는 탐색적 요인분석 방법을 설명한다. 잠재변수의 구조와 잠재변수 간의 관계에 대한 가설검정은 매우 복잡한 과정으로 AMOS 통계 패키지를 이용한다. 확정적 요인분석(confirmatory factor analysis)이라는 가설검정에 관심이 있으면 Pedhazur와 Schmelkin (1991: 제23장)을 참고한다.

탐색적 요인분석 결과를 표본에만 국한시키고자 한다면 서술방법(descriptive method)을 이용하고, 모집단에 일반화하고자 한다면 추리방법(inferential method)을 이용한다. 원래 요인분석은 데이터를 탐색해 가설을 설정하기 위해 개발되었다. 즉, 분석결과는 모집단 적용을 가정하기 때문에 표본은 모집단을 대표한다고 가정하므로 표본의 범위를 벗어나는 분석은 허용하지 않는다. 요인분석 방법에는 주성분분석이나 요인분석의 주성분 방법(principal axis factoring), 이미지 공분산 분석 방법(image factoring) 등이 있다. 주성분분석이나 요인분석의 주성분 방법은 널리 사용되며, 분석 결과도 비슷하다(Section 17.4.3). 이 방법을 사용하면, 표본 범위 안에서만 결론을 내려야 한다. 다른 표본을 이용한 요인분석에서 같은 요인구조가 추출된 경우에만 일반화할 수 있다. 이 과정을 교차검증(cross-validation)이라 한다.

다른 방법은 대상자가 무작위로 추출되었으며, 분석 대상이 되는 개념의 다양한 측면을 나타내는 변수를 모두 측정했다고 가정하는 것이다. 이러한 가정을 통해 분석 결과를 모집단에 일반화시킬 수 있다. 그러나 그 개념에 대해 측정하고자 하는 모든 변수를 측정했다고 가정했기 때문에, 데이터에 포함된 변수에 대해서만 일반화가 가능하다는 점에 주의해야 한다. 이러한 방법에는 *최대우도법* (Harman, 1976)과 Kaiser *alpha* 요인추출 방법이 있다. 데이터에서 어떻게 일반화하고자 하는가에 따라 분석 방법이 결정된다.

17.4.2. 공통성 ②

분산의 개념과 계산 방법에 대해서는 잘 이해했을 것으로 생각한다(제2장). *R* 행렬에 포함된 한 변수의 총분산은 다른 변수나 문항과 공유할 수 있는 분산(공통분산, common variance)과 특정 변수에만 해당되는 분산(고유분산, unique variance) 두 가지로 분해할 수 있다. 고유분산은 특정 변수에만 관련된 분산이다. 특정 변수에만 관련된 분산 중에도 그 변수 때문에 발생하지 않는 부분도 있는데, 이러한 분산을 오차 또는 무작위분산(random variance)이라 한다. 한 변수의 분산 중 공통분산의 비율을 공통성(communality)이라 한다. 만일 고유분산이나 무작위분산이 전혀 없다면, 공통성은 1이 될 것이다. 만일 다른 변수와 분산을 전혀 공유하지 않는 변수가 있다면, 공통성은 0이 될 것이다. 요인분석에서는 기저에 잠재된 공통 개념을 찾는 것이 목표이므로 공통분산이 중요하다. 따라서 데이터에 있는 분산 중 공통분산이 얼마인지 알아야 한다. 그런데 요인분석을 하기 위해서는 공통분산 비율을 알아야 하고, 공통분산 비율을 알 수 있는 유일한 방법은 요인분석이니, 이 문제를 어떻게 해결할 것인가? 해결방법이 있다. 한 가지 방법은 모든 분산이 공통분산이라고 가정하는 것이다. 즉, 모든 변수의 공통성이 1이라는 가정하에 원데이터를 선형 성분으로 바꾸는 것이다. 이 방법이 주성분분석이다. 주성분분석에는 분산이 없다. 왜냐하면 공통성을 1로 지정함으로써 모든 분산은 공통분산이 되고 무작위분산이 없어지는 것이기 때문이다.

다른 방법은 각 변수의 공통성을 추정한 뒤 공통분산을 추정하는 것이다. alpha 요인추출 등 공통성을 추정하는 방법이 여러 가지 있지만, 가장 많이 사용되는 방법은 각 변수의 다중상관제곱(squared multiple correlation; SMC)을 구하는 것이다. 인기도 데이터에서 이기주의(**Selfish**)를 종속변수로, 다른 변수 5개를 독립변수로 회귀분석을 하면 다중 R^2을 구할 수 있다(Section 8.2.4). 이 값으로 **Selfish**의 공통성을 추정한다. 요인분석에서는 이 방법을 사용한다. 이렇게 추정한 값으로 요인분석을 하고, 요인이 추출되면 각 변수와 요인 간의 다중상관관계를 나타내는 새 공통성을 구한다. 공통성은 변수의 분산 중 추출된 요인으로 설명할 수 있는 비율이다.

17.4.3. 요인분석과 주성분분석 중 선택하기 ②

Should I use factor analysis or PCA?

데이터의 기저에 잠재된 측면을 찾는 방법에는 요인분석과 주성분분석 두 가지가 있는데, 공통성을 추정하는 방법은 서로 다르다. 요인분석은 수학적 모형으로 요인을 추정하고, 주성분분석은 원 데이터를 선형조합인 몇 개의 성분으로 분해한다. 자세한 설명은 Dunteman (1989, 제8장)을 참고한다. 잠재된 요인은 요인분석으로만 추정할 수 있는데, 정확히 추정하기 위해서 몇 가지 가정이 필요하다. 주성분분석은 데이터에 포함된 선형 성분을 찾는 것과 변수가 그 성분에 기여하는 정도에만 관심이 있다.

Guadagnoli와 Velicer (1988)는 많은 문헌을 고찰한 결과, 주성분분석과 요인분석 결과가 별로 다르지 않다고 결론내렸다. 실제로 변수가 30개 이상이고 모든 변수의 공통성이 0.7 이상인 경우, 두 방법의 결과는 거의 차이가 없다. 하지만 변수의 수가 20개 이내이고 공통성이 낮은(< 0.4) 변수가 있다면, 결과가 서로 다를 수도 있다(Stevens, 2002).

반면, Cliff (1987)에 의하면, 요인분석 신봉자들은 '주성분분석은 잘해봤자 오류가 있는 요인분석이 되거나 최악의 경우 아무 결정도 할 수 없는, 뭔지 모르는 결과만 얻을 뿐이다.'라고 했다. 이런 논쟁에 예민한 연구자들은 '주성분분석을 해놓고 요인분석을 했다고 보고하면 안 될 뿐 아니라 분석결과에서 나온 성분에도 큰 의미를 두어서는 안된다'고 한다. 여기에서는 두 방법이 서로 약간 다르다는 정도로만 이해하고 넘어가자.

17.4.4. 주성분분석 관련 이론 ③

요인분석 관련 이론은 간단히 말하면 행렬연산이라 할 수 있다. 행렬연산까지 설명하기는 어려우니 대신 주성분분석을 살펴보자. 주성분분석은 MANOVA나 판별분석과 유사하게 작동한다(제16장). MANOVA에서는 종속변수 간의 관계를 나타내는 여러 가지 제곱합행렬을 계산한다. 제곱합행렬을 평균 내면 공분산행렬이 되는데, 제곱합행렬에 있는 정보는 그대로 이 행렬에 남아있게 된다. 또한 공분산행렬의 각 원소를 대응되는 표준편차로 나누면 표준화된 상관계수행렬이 된다. 주성분분석에서는 주로 상관계수행렬을 이용한다. 주성분분석에서 사용하는 제곱합행렬은 MANOVA에서 사용하는 행렬과 같다.

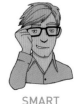

SMART
ALEX
ONLY

MANOVA에서는 모형분산 행렬과 오차분산 행렬의 비를 나타내는 변량 또는 성분을 이용해 집단을 비교했다. 변량은 집단을 구분하는 선형조합이고, 종속변수는 이 성분 내에 녹아들어 있었다. 간단히 말해 종속변수의 선형조합으로 집단을 구분할 수 있는지 살펴본 것이다. 변량은 제곱합행렬의 고유값을 계산해서 구했다. 변량 개수는 종속변수 수 p와 $k - 1$(k는 집단 수) 중 작은 값과 같았다.

주성분분석에서도 비슷한 분석을 하는데, 집단의 값을 비교하는 것이 아니므로 상관계수행렬을 이용한다. 즉, 상관계수행렬을 이용해 변량을 계산하는 것이다. 집단이 있는 것도 아니기 때문에 변량 수는 변수의 수 p와 같다. 변량은 MANOVA 처럼, 상관계수행렬의 고유벡터로 나타낸다. 고유벡터의 원소가 변량에 대한 각 변수의 가중치가 되며, 이것이 적재값(방정식 16.5의 b 값)이다. 각 고유벡터와 관련된 고유값 중 가장 큰 값으로 각 성분의 중요도를 알 수 있다. 기본적으로 고유값이 큰 성분은 취하고 고유값이 작은 성분은 버린다.

요인분석은 작동 방법이 다르지만 한편 비슷한 면도 있다. 요인분석에서는 상관계수행렬을 사용하는 대신 다중상관 제곱(SMC)을 이용해 변수 간의 공통성을 먼저 추정한다. 초기에 1로 되어 있던 상관계수행렬의 주대각선 원소를 추정된 공통성으로 바꾼 뒤 고유값과 고유벡터를 계산한다. 고유값으로 요인의 중요도를 평가해 요인을 몇 개나 추출할지 결정한다. 이렇게 결정된 요인만 가지고 적재값과 공통성을 다시 추정한다.

EVERYBODY

17.4.5. 요인추출: 고유값과 스크리도표 ②

주성분분석이나 요인분석에서는 모든 요인을 다 사용하지 않는다. 요인을 몇 개나 남길지 결정하는 과정을 요인추출이라 한다. 변량과 관련된 고유값으로 요인의 중요도를 알 수 있으므로, 논리적으

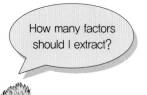

로 고유값이 큰 요인만 남기는 것이 적절하다. 그러면 고유값이 얼마나 큰 것이 의미 있는 요인인지 알아보자.

Cattell (1966b)은 *X* 축에는 요인, *Y* 축에는 고유값을 산점도로 나타내는 스크리도표(scree plot)를 고안했다. 이 도표는 절벽에서 돌멩이가 굴러 떨어진 모양같이 생겼다. 우리는 변수 개수만큼 요인이 생기고, 각 요인에는 고유값이 있음을 안다. 이 고유값을 산점도로 그려보면 요인의 중요도를 더 확실히 알 수 있다. 대개 고유값이 아주 큰 요인이 몇 개 있고 나머지는 고유값이 작으므로 스크리도표는 독특한 모양으로 나타난다. 고유값이 급격히 작아지다가 나머지는 바닥에 깔려있는 형태가 된다(Figure 17.4). Cattell (1966b)은 기울기가 급격히 변하는 굴곡점(inflexion)을 찾아 요인 수를 정할 수 있다고 했다. Figure 17.4처럼 빨간 점선 두 개를 그려보면, 하나는 세로, 다른 하나는 가로 선이 생기는데, 이 두 선이 만나는 곳이 바로 굴곡점이다. 굴곡점 왼쪽에 있는 요인은 취하고, 굴곡점을 포함해서 오른쪽 요인은 버린다.[4] Figure 17.4에서는 굴곡점이 세 번째 점(요인)에 있으므로 두 개만 추출한다. 표

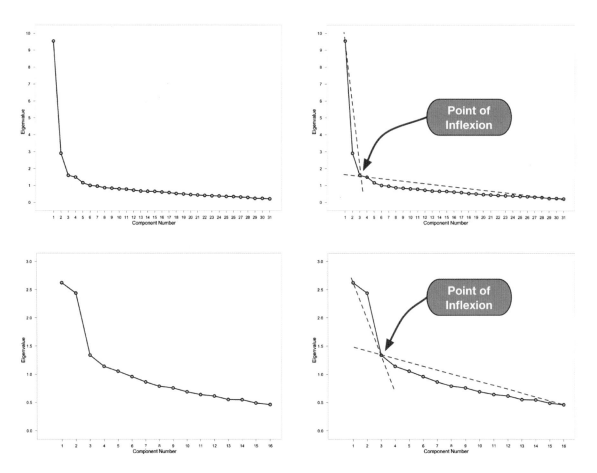

FIGURE 17.4 Examples of scree plots for data that probably have two underlying factors

---

[4] Cattell은 굴곡점에 있는 요인이 오차 요인이므로 포함시키는 것이 좋다고 했다. 하지만 Thurstone은 요인수가 너무 많은 것보다 오히려 적은 편이 낫다고 했다. 실제로 오차 요인은 포함시키지 않는 경우가 많다.

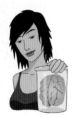

브레인 17.2

몇개의 요인을 추출할까? ③

Kaiser 기준에는 기본적인 문제가 있다(Nunnally & Bernstein, 1994). 고유값이 1이라는 것의 의미가 분석마다 다르기 때문이다. 변수가 100개 있는 경우에 고유값이 1이면 그 요인이 분산의 1%를 설명한다는 뜻이지만, 변수가 10개 있는 경우에는 10%를 설명한다는 뜻이다. 따라서 한 가지 기준을 양쪽에 적용하는 것은 문제가 있다. 고유값 1은 요인 하나로 설명하는 분산이 변수 하나로 설명하는 것과 다름없다는 뜻으로써, 변수로 측정한 것을 더 함축적인 요인으로 축소하고자 하는 요인분석의 목적과도 상치된다. 따라서 Kaiser 기준은 요인 수를 과대추정하는 문제가 있다. Jolliffe 기준인 0.7의 경우는 요인이 설명하는 분산이 변수 하나만도 못하므로 더 나쁘다. 두 기준 이외에도 다른 복잡한 결정 방법이 있지만, SPSS로는 수행하기 어렵다. 가장 좋은 방법은 병렬분석을 하는 것이다(Horn, 1965). 즉, 분석하고자 하는 데이터와 같은 특성을 가진 무작위 데이터를 여러 개 만들어 데이터에서 나온 각 요인의 고유값을 새로 만든 데이터의 고유값과 비교한다. 이 방법은 잠재된 요인이 없는 무작위 데이터의 고유값과 비교해, 분석 중인 데이터에서 나온 고유값이 더 큰지 살펴보는 방법이다. 고유값이 '무작위' 데이터에서 나온 값보다 큰 경우에는 요인을 취한다. 병렬분석과 스크리도표, Kaiser 기준을 비교해보면, 대체로 Kaiser 기준의 결과가 가장 나쁘고, 병렬분석 결과가 가장 좋다(Zwick & Velicer, 1986). SPSS에서 사용할 수 있는 병렬분석 명령어는 https://people.ok.ubc.ca/brioconn/nfactors/nfactors.html (O'Connor, 2000)을 참고한다.

본 크기가 200 이상인 경우에는 스크리도표만으로도 요인 수를 정할 수 있다(Stevens, 2002).

스크리도표가 매우 유용하기는 하지만, Kaiser (1960)는 고유값 1이 넘는 요인을 모두 추출하는 것이 좋다고 했다. 이는 고유값이 요인을 가지고 설명할 수 있는 분산의 양을 나타내고, 고유값이 1이라는 것은 상당히 많은 양을 나타내기 때문이다. Jolliffe (1972, 1986)는 Kaiser의 기준이 너무 엄격하므로 고유값이 0.7 이상인 요인을 추출할 것을 권했다. Kaiser와 Jolliffe 기준은 상당한 차이가 난다.

어떤 기준에 따르는 것이 좋은지 살펴보자. 일반적으로 Kaiser 기준은 요인 수를 너무 많이 정하는 경향이 있다(브레인 17.2). 하지만 변수의 수가 30개 이내이고 추출 후 공통성이 모두 0.7이 넘으면 Kaiser 기준이 상당히 정확하다. 또한 표본크기가 250 이상이고 평균 공통성이 0.6 이상인 경우에도 정확하다. 이러한 경우가 아니면서 표본크기가 200이 넘는 경우에는 스크리도표를 사용하는 것이 좋다(자세한 내용은 Stevens, 2002). SPSS는 기본적으로 Kaiser 기준에 따라 요인을 추출한다. 따라서 스크리도표를 이용해서 요인 수를 결정할 경우, 대화상자에서 원하는 요인 수를 지정해 다시 분석해야 할 때도 있다.

이처럼 세 가지 기준의 답이 서로 다를 때는, 요인의 공통성을 고려한다. 공통성은 공통분산을 나타내므로 값이 1이면 모든 공통분산이 설명된 것이고, 0이면 공통분산이 하나도 설명되지 않은 것이다. 주성분분석이나 요인분석에서는 성분/요인을 몇 개나 추출할지 결정한 뒤 공통성을 다시 추정한다. 이 과정에서 일부 정보를 잃어버리기 때문에, 추출된 요인은 모든 분산을 설명하지 못하게 된다. 따라서 추출 후에 다시 구한 공통성은 항상 1보다 작다. 추출된 요인은 원래 변수와 완전히 대응되지도 않는다. 단지 데이터에 있는 공통분산을 반영할 뿐이다. 공통성이 1에 가까울수록 요인은 원데이터를 더 잘 설명한다. 요인 수가 많아질수록 버려지는 데이터가 적고, 따라서 공통성도 커진다. 이처럼 공통성은 요인 수가 충분한지 알아보는 좋은 지표가 된다. 일반화 최소제곱법과 최대우도법을 이용하면 요인분석 결과의 적합성 지표를 구할 수 있다(다음 장). 이 지표는 단순히 요인분석 결과를 설명하는 분산의 비율을 나타내는 것으로 요인추출 전과 후의 공통성을 비교하는 것이다.

마지막으로, 요인 개수를 정하는 것은 분석 목적에 따라 달라지기도 한다. 예를 들어 회귀분석에서 다중공선성을 극복하기 위해 요인분석을 한다면, 요인 수를 충분히 추출하는 것이 좋다.

17.4.6. 요인회전: 해석 쉽게 하기 ③

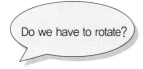

요인을 추출하고 나면, 각 변수가 각 요인에 적재되는 적재값을 계산할 수 있다. 이때 대부분의 변수가 가장 중요한 요인에 높게 적재되고 다른 요인에는 낮게 적재되는 것을 볼 수 있다. 이 때 요인회전(factor rotation)을 하면 변수가 구분되어 해석이 쉬워진다. X Y 평면 상에 각 변수의 적재값을 산점도로 나타낸다고 생각해보자. 요인회전은 각 변수가 어느 한 축에 최대값을 갖도록 축을 회전하는 것이다. Figure 17.5는 요인이 두 개인 경우 회전이 어떻게 작동하는지 설명하는 도표이다. 대학 강사를 사회인구학적으로 구분하려 한다 하자. 분석결과 알코올중독과 성취욕이라는 두 요인이 추출되었다 하자. 첫 번째 요인인 알코올중독과 관련된 변수인 주당 음주량, 알코올 의존성, 강박적 성격은 녹색 동그라미로, 두 번째 요인인 성취욕과 관련된 변수인 급여, 직위, 논문 편수는 빨강색 동그라미로 표시했다. 회전 전의 요인은 수평선과 수직선으로 나타낸다. 각 변수값을 보면 빨강색은 두 번째 요인에 높게, 첫 번째 요인에 보통 정도로 적재되었다. 한편, 녹색 동그라미는 첫 번째 요인에 높게, 두 번째 요인에 보통 정도로 적재되었다. 이 X Y 축이 빨간 동그라미와 녹색 동그라미들 중간까지 오게 빨간 점선 위치로 회전시키면, 변수는 한 요인에는 최대값으로 적재되고 다른 요인에는 최소값으로 적재된다. 회전된 축과 만나는 위치의 변수는 다른 축의 값이 거의 0에 가깝게 된다.

FIGURE 17.5
Schematic representations of factor rotation. The left graph displays orthogonal rotation, whereas the right graph displays oblique rotation (see text for more details). θ is the angle through which the axes are rotated

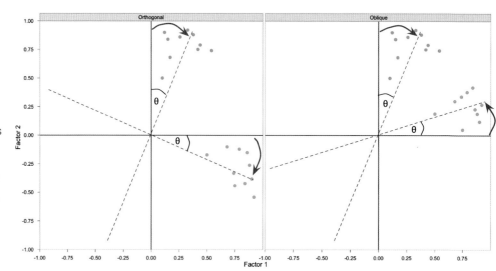

회전에는 직교회전과 사각회전이 있다. Figure 17.5의 왼쪽이 직교회전(orthogonal rotation)이다. 제11장에서 배운 대로 직교란 '상관관계 없음'을 뜻하며, 직교회전은 두 요인이 서로 독립 또는 관계없는 상태를 유지하면서 요인을 회전하는 방법이다. 회전 전에 모든 요인은 서로 독립이므로 직교회전은 그 상태를 그대로 유지한다. 따라서 왼쪽 도표에서 점선으로 회전된 축이 그대로 직교한다.[5] 다른 회전 방법은 사각회전(obligue rotation)으로 요인 간의 상관관계를 허용하는 방법이다. Figure 17.5의 오른쪽 그림은 회전된 점선 축이 직교하지 않는다.

회전 방법 선택 시에는 요인 간 상관관계에 대한 이론적인 근거가 있는지와 회전 전에 변수들이 모여 있는 양상을 고려한다. 먼저 이론적 근거에 대해 생각해보자. 서로 관련 있는 변수를 바탕으로 잠재된 개념을 찾는 요인분석에서 개념들이 서로 독립적이기를 기대하기는 어렵다. 예를 들어 성취도가 높은 사람은 스트레스를 많이 받고 알코올 섭취도 많다고 예상할 수 있기에, 알코올 중독이 성취도와 완전히 독립적일 것이라고 생각할 수 없는 것이다. 따라서 이론적으로는 사각회전을 선택하는 것이 옳다.

변수가 모여 있는 양상을 생각해보면, Figure 17.5의 양쪽 그림에서 초록색 동그라미를 보아도 변수가 모여 있는 양상에 따라 회전 방법이 달라짐을 알 수 있다. 오른쪽 그림에서 직교회전 방법을 사용했다면 사각회전만큼 적재값을 최대화하는 좋은 결과를 얻지 못했을 것이다.

Pedhazur와 Schmelkin(1991)은 두 가지 방법으로 분석해, 사각회전 결과에서 요인 간 상관관계가 미미하다면 직교회전 결과를 사용하고, 요인 간 상관관계가 나타나면 직교회전 결과를 버리는 것이 좋다고 했다. 요인 간 상관관계는 회전 전의 적재값을 회전 후 값으로 변환시킬 때 사용하는 요인변환행렬(factor transformation matrix)로 확인할 수 있다. 이 행렬 값은 축이 회전된 각도 또는 정도를 나타낸다.

17.4.6.1. 요인회전 방법 선택 ③

SPSS에서 사용하는 직교회전 방법은 varimax, quartimax, equamax 세 가지이고, 사각회전 방법은 direct oblimin, promax 두 가지이다. 각 방법은 서로 다른 방법으로 회전시키므로 어떤 방법을 선택하느냐에 따라 결과가 달라진다. quartimax 회전은 한 변수의 적재값이 요인들 간에 가능한 한 크게 펼쳐지게 해 요인 해석을 쉽게 한다. 하지만 이 방법은 어느 한 요인에 너무 많은 변수가 높게 적재되는 문제가 발생하기도 한다. 이와는 달리 varimax는 한 요인 안에서 있는 변수들의 적재값이 가능한 한 최대로 벌어지게 한다. 가능한 한 소수의 변수를 각 요인에 높게 적재하므로 적재된 변수를 보면 요인 해석이 쉽다. equamax는 두 방법을 혼합한 방법으로, 결과가 일관성이 없는 것으로 알려져 있다(Tabachnick & Fidell, 2012). varimax는 요인 해석을 단순하게 만드는 좋은 방법이기 때문에, 처음 요인분석 시에는 이 방법을 선택하는 것이 좋다.

사각회전은 요인 간의 상관관계를 고려해야 하므로 더 복잡하다. direct oblimin에서는 요인 간의 상관관계를 얼마나 허용할지 델타 상수값으로 결정한다. SPSS에서는 기본값 0으로 설정해 요인 간

---

[5] 직교란 두 축이 직각으로 만나는 것이다.

에 너무 높은 상관관계가 발생하지 않게 한다(이 방법은 direct quartimin rotation이라 한다). 델타값을 0.8 이내의 다른 값으로 설정하면 요인 간 상관관계를 더 높일 수 있고, 델타값을 −0.8 이내의 음수로 지정하면 요인 간 상관관계를 더 낮출 수 있다. 요인 간 상관관계에 대해서 정확히 알지 못하면, 기본값 0을 그대로 두는 것이 좋다(Pedhazur & Schmelkin, 1991, 620쪽). promax는 큰 데이터에서도 빠른 결과를 얻을 수 있게 고안된 방법이다.

이론적으로는, 요인들 간에 상관관계가 있다고 생각하는지에 따라 회전 방법을 결정한다. 요인이 서로 독립이라고 생각하면 직교회전을 선택하고 그중에서도 varimax를 선택한다. 요인 간 상관관계가 있다는 충분한 이론적 근거가 있다면, direct oblimin을 선택한다. 실제에서는 수집된 자료, 특히 사람을 대상으로 하는 자료에서 직교회전은 거의 사용하지 않는다. 다른 개념과 완전히 관계가 없는 심리학적 개념은 없기 때문이다. 일부 학자는 직교회전을 절대 사용하지 말라고 권하기도 한다.

17.4.6.2. 적재값의 중요성 ②

요인구조를 찾고 나면, 어떤 변수가 어떤 요인을 구성하는지 결정한다. 적재값은 한 변수가 어떤 요인에 얼마나 중요한지 나타내는 지표로 요인에 속하는 변수를 결정하기 위해 적재값을 사용한다. 적재값은 결국 상관계수나 회귀계수로 볼 수 있으므로 통계적 유의성을 확인해야 하지만, 적재값의 유의성은 표본크기와 밀접한 관계가 있으므로 이를 확인하는 것이 그리 간단한 문제가 아니다(Stevens, 2002, 393쪽). Stevens (2002)의 표와 비교해 적재값의 유의성을 결정할 수 있는데, 표본크기가 50인 경우, 적재값이 .722면 유의하고, 100 이상인 경우에는 .512 이상, 200 이상에서는 .364 이상, 300 이상에서는 .298 이상, 600 이상에서는 .21 이상, 1000 이상에서는 .162 이상이면 유의하다. 표본크기에 따른 유의수준 값은 유의수준 .01에서 양측검정에서 적용된 값이다(자세한 설명은 Stevens, 2002). 표본크기가 매우 큰 경우에는 적재값이 작아도 통계적으로 유의하다.

적재값의 유의성만으로 그 변수가 요인에 얼마나 중요한지 결정할 수는 없다. 적재값을 제곱하면 R^2 처럼 한 변수가 그 요인에 미치는 중요성을 알 수 있는 지표가 된다. Stevens (2002)는 적재값이 (절대값으로) .4 이상인 경우, 즉, 분산의 최소 16%를 설명하는 변수만 해석하는 것이 좋다고 했다. 일부 학자는 .3 이상이면 된다고도 한다.

17.5. 연구 예제 ②

요인분석은 설문문항개발에 많이 사용된다. 학생들이 SPSS 사용에 스트레스를 많이 받는 것을 보아왔으므로, 'SPSS 불안'을 측정할 수 있는 설문지를 만들기로 했다. 불안한 학생과 불안하지 않은 학생을 면담해 23개 문항으로 구성된 SPSS Anxiety Questionnaire (SAQ)를 개발했다(Figure 17.6). 각 문항은 '절대 아니다(SD)', '아니다(D)', '그저 그렇다(N)', '그렇다(A)', '매우 그렇다(SA)' 5점 리커트 척도로 구성되었다. SPSS 사용법을 배우는데 얼마나 불안해하는지 이 설문으로 측정했다. SPSS에 대한 불안을 몇 가지 범주로 구분할 수 있는지 알아보기 위해 SPSS 불안에 기여하는 잠재

더모아

설문지에 대해 더 설명해 주실 수 있나요?

새로운 형태의 설문지를 만들려면 홈페이지의 보충자료에서 설문지 작성시 주의점을 잘 읽어본다. 학습 후에 자료가 얼마나 유용했는지 '1 = 전혀 도움이 되지 않았다'에서 '5 = 매우 도움이 되었다'까지 5점 척도로 점수를 매겨본다.

변수가 무엇이 있는지 알아보고자 했다.

학생 2,571명의 데이터를 수집해 SAQ.sav에 저장했다. 어떤 변수가 어떻게 분포되어 있는지 살펴보자. SPSS에서는 각 사람의 데이터가 행에 있고, 각 변수는 열에 있다. 각 변수는 설문문항 번호에 따라 Question_01부터 Question_23로 명명했다. 이렇게 변수명을 지정하고 변수설명을 붙이면 각 변수가 무엇을 뜻하는지 쉽게 알 수 있을 뿐만 아니라 변수의 내용을 줄여 변수명을 만드는 것보다 사용하기도 편하다.

The SPSS Anxiety Questionnaire (SAQ)

		SD	D	N	A	SA
1.	Statistics makes me cry	○	○	○	○	○
2.	My friends will think I'm stupid for not being able to cope with SPSS	○	○	○	○	○
3.	Standard deviations excite me	○	○	○	○	○
4.	I dream that Pearson is attacking me with correlation coefficients	○	○	○	○	○
5.	I don't understand statistics	○	○	○	○	○
6.	I have little experience of computers	○	○	○	○	○
7.	All computers hate me	○	○	○	○	○
8.	I have never been good at mathematics	○	○	○	○	○
9.	My friends are better at statistics than me	○	○	○	○	○
10.	Computers are useful only for playing games	○	○	○	○	○
11.	I did badly at mathematics at school	○	○	○	○	○
12.	People try to tell you that SPSS makes statistics easier to understand but it doesn't	○	○	○	○	○
13.	I worry that I will cause irreparable damage because of my incompetence with computers	○	○	○	○	○
14.	Computers have minds of their own and deliberately go wrong whenever I use them	○	○	○	○	○
15.	Computers are out to get me	○	○	○	○	○
16.	I weep openly at the mention of central tendency	○	○	○	○	○
17.	I slip into a coma whenever I see an equation	○	○	○	○	○
18.	SPSS always crashes when I try to use it	○	○	○	○	○
19.	Everybody looks at me when I use SPSS	○	○	○	○	○
20.	I can't sleep for thoughts of eigenvectors	○	○	○	○	○
21.	I wake up under my duvet thinking that I am trapped under a normal distribution	○	○	○	○	○
22.	My friends are better at SPSS than I am	○	○	○	○	○
23.	If I am good at statistics people will think I am a nerd	○	○	○	○	○

FIGURE 17.6
The SPSS anxiety questionnaire (SAQ)

FIGURE 17.7
General
procedure for
factor analysis
and PCA

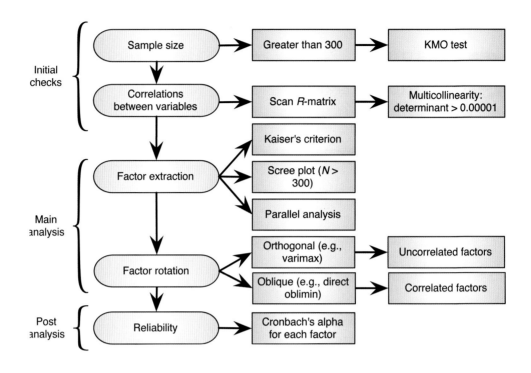

17.5.1. 일반적인 요인분석 과정 ①

Figure 17.7에는 요인분석이나 주성분분석의 일반적 과정이 정리되어 있다. 우선 데이터를 점검한 뒤, 기본분석 대화상자에서 요인 수와 요인회전 방법을 정한다. 설문지의 요인구조를 살펴보려면, 마지막에 신뢰도 분석을 한다(Section 17.9).

17.5.2. 분석을 시작하기 전에 ②

17.5.2.1. 표본크기 ②

상관계수는 표본마다 차이가 나는데, 작은 표본에서는 더 심하다. 따라서 요인분석의 신뢰도는 표본크기에 달렸다. 표본크기에 대해서는 여러 설이 있지만, 일반적 기준은 표본크기가 변수 수의 10~15배는 되어야 한다는 것이다. 하지만 이 기준은 표본크기가 변수 수의 10배는 되어야 한다는 Nunnally (1978)의 주장 이외에는 명확한 근거가 없다. Arrindell과 van der Ende(1985)는 실제 자료를 바탕으로 표본크기-변수 비는 분석 결과에 영향을 별로 미치지 않음을 보인 바 있다.

문제는 총 표본크기이다. 표본크기-변수 비에 상관없이 검정통계량은 거의 일정하기 때문에(Kass & Tinsley, 1979), Tabachnick와 Fidell (2012)는 표본크기가 '300이 넘으면 된다'(613쪽)고 했고,

Comrey와 Lee (1992)는 300 정도면 괜찮고, 100은 너무 적고, 1,000이 넘으면 매우 좋다고 했다. 이 문제는 그렇게 간단하지 않다. 우선 적재값을 고려해야 한다. Guadagnoli와 Velicer (1988)는 한 요인에 .60 이상 높게 적재된 변수가 5개 이상일 때는 표본크기에 상관없이 결과를 신뢰할 수 있다고 했고 표본크기가 150 이상일 때는 적재값이 .40 이상인 변수가 10개 이상이면 신뢰할 수 있다고 했다. 마지막으로, 만일 낮은 적재값 변수가 있는 요인이 있다면, 표본크기가 300 미만에서는 해석하지 않는 것이 좋다고 했다.

다음은 공통성을 고려해야 한다. MacCallum, Widaman, Zhang과 Hong (1999)은 공통성이 작을수록 표본크기가 더 중요하다고 했다. 모든 공통성이 .6 이상이면, 표본크기가 100 이하라도 상관없다. 공통성이 .5 정도면, 적재된 변수 수가 적은 요인이 거의 없다는 전제 하에 표본크기가 100~200도 괜찮다. 그러나 공통성은 낮고(< .5) 요인 수가 많은 최악의 경우에는 최소 500 이상은 되어야 한다.

결론적으로, 표본크기가 300 이상이면 결과가 안정적이지만, 이 경우에도 이론에 부합되는 요인을 찾기 위해서는 충분한 수의 변수를 측정해야 한다.

Kaiser-Meyer-Olkin 검정(KMO) (Kaiser, 1970)은 표집의 적절성을 검정하는 통계량이다. 이 값은 개별 변수나 변수 그룹에 대해서 계산할 수 있는데, 변수 간의 상관계수 제곱과 부분상관계수 제곱의 비다. 따라서 0과 1 사이의 값을 갖는다. 이 값이 0이면 부분상관의 합이 상관의 합에 비해 큰 것이며 상관관계 양상이 흐트러져 있음을 의미하므로 요인분석은 적절하지 않다. KMO 값이 1에 가까우면, 상관관계 양상이 대체로 밀집해 있어 요인이 잘 구분되고 신뢰성 있는 결과를 얻을 수 있다. Kaiser (1974)는 KMO 값이 최소 .5는 되어야 한다고 했다. 이 값이 .5 이하이면 데이터를 더 수집하거나 어떤 변수를 분석에 포함(또는 제외)시킬지 고민해야 한다고 했다. Hutcheson와 Sofroniou (1999)는 KMO 값을 다음과 같이 평가했다.

- Marvellous (훌륭함) : .90 이상
- Meritorious (괜찮음) : .80 이상
- Middling (중간) : .70 이상
- Mediocre (보통) : .60 이상
- Miserable (한심) : .50 이상
- Merde (수용 불가) : .50 이하(unacceptable)

17.5.2.2. 변수 간 상관관계 ③

통계학자들 간에는 '쓰레기를 넣으면 쓰레기가 나온다'는 말이 있다. 이 말은 특히 요인분석에 맞는 말이다. 어떤 변수든 넣기만 하면 SPSS는 항상 요인을 구해준다. 분석에 사용한 변수가 아무런 의미도 없다면 분석결과 나온 요인도 의미가 없다. 요인분석이나 주성분분석의 첫 단계는 변수 간 상관관계를 보는 것이다. 이때 (1) 상관관계가 충분히 높지 않거나 (2) 상관관계가 너무 높은 것 모두 문제가 될 수 있다. 이 경우 해결방안은 변수를 일부 제거하는 것이다. 제7장에 나온 상관관계분석(correlate procedure) 방법으로 모든 변수의 상관계수행렬을 구한다. 이 행렬은 요인분석에서도 구할 수 있다. 무엇이 문제인지 차례로 살펴보자.

설문문항들이 같은 잠재된 개념을 측정했다면, 문항들은 서로 상관관계가 있을 것이다. 문항들이 서로 다른 측면을 측정했더라도 각 측면(하부요인)을 측정한 변수 간에는 상관관계가 있다. 예를 들어 불안을 측정하면서 염려, 강박감, 생리적 각성 등 하부요인으로 측정한다면, 이 하부요인들 간에도 상관관계 있다는 것이다. 상관계수행렬을 점검할 때는 먼저 상관계수가 .3 이하인 것이 있는지 살펴본다. 상관계수 대신 유의확률을 보아도 되지만, 요인분석은 대부분 표본크기가 크기 때문에 상관계수가 아주 작아도 유의하게 나올 수 있으므로 상관계수 값을 점검하는 것이 좋다. 다른 변수와의 상관계수가 .3이 안되는 변수는 분석에서 제외하는 것이 좋다. 제외 기준을 '.3 정도'나 '많은 경우' 등 명확하지 않게 말한 것은 데이터마다 적용 기준이 다를 수밖에 없기 때문이다. 데이터 분석은 기술이므로 요리책을 따라하듯이 정형화할 수 없다.

전체적으로 상관관계가 너무 작은지 여부를 객관적으로 검정하는 방법도 있다. 변수 간에 아무런 상관관계도 없다면, 상관계수행렬은 주대각선 원소 이외에는 모두 0인 단위행렬이 된다. 모집단의 상관계수행렬이 단위행렬에 가깝다면, 상관계수는 거의 0에 가까운 값일 것이다. Bartlett 검정은 상관계수행렬이 단위행렬과 다른지 검정한다. 이 결과가 유의하면 전체적으로 상관계수는 0과 유의하게 다르다는 뜻이다. 상관계수 유의성은 표본크기에 따라 달라지고(Section 2.6.1.10), 요인분석을 하는 표본은 대체로 크기 때문에 Bartlett 검정은 상관계수가 아주 작은 경우에도 거의 항상 유의하게 나온다. 유의한 결과가 나오지 않는다면 더 큰 문제이기 때문에 이 검정방법은 고려할 가치가 없는 방법이다.

변수 간의 상관관계가 너무 높아도 문제이다. 보통 정도의 다중공선성은 괜찮지만, 상관관계가 아주 높은 다중공선성이나 변수 간 완전한 상관관계를 보이는 특이성(singularity)은 피해야 한다. 변수 간의 상관관계가 높으면 각 변수가 요인에 기여하는 부분을 결정할 수 없게 되기 때문에 요인분석에서도 회귀분석처럼 다중공선성이 문제가 된다. 하지만 주성분분석에서는 다중공선성이 문제되지 않는다. 다중공선성은 R 행렬의 결정계수 $|R|$을 보고 판단한다(브레인 17.3). 이 값이 0.00001보다 커야 한다.

다중공선성 문제를 해결하기 위해서 분석 전에 상관계수행렬에서 상관계수가 매우 높은($r > .8$) 변수(들)를 찾아 분석에서 제외할 수 있다. 상관계수로 변수를 제외할 것인지 결정하는 방법에도 문제가 있는데, 두 변수 간 상관계수가 $r = .9$ 인 경우보다, 세 변수 간 상관계수가 모두 $r = .6$인 경우에 더 심각한 문제가 발생할 수도 있다는 것이다. 즉, 상관계수가 높은 변수를 제외해도 다중공선성 문제를 해결하지 못할 수도 있다(Rockwell, 1975). 어떤 변수가 문제인지는 시행착오를 거쳐 찾아낼 수밖에 없다.

17.5.2.3. 데이터의 분포 ②

변수들이 정규분포하는지 구간식으로 측정되었는지도 확인해야 한다(리커트 척도도 구간식으로 보기로 한다). 정규성 가정은 결과를 일반화하거나 가설검정을 하는데 매우 중요하나 그 외에는 그리 중요하지 않다. 구간식 데이터가 아닌, 예를 들어 변수가 이지형으로 측정된 경우에도 요인분석을 할 수 있

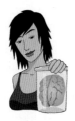

브레인 17.3

행렬의 결정계수란 무엇일까? ③

요인분석에서 행렬의 결정계수는 중요한 진단도구이다. 하지만 결정계수는 수학적인 정의이므로 설명이 쉽지 않다. 어려운 수학은 접어두고 개념적으로 설명해 보자. 결정계수를 데이터의 '면

적'이라고 설명하면 좀 이해가 쉽다. 브레인 8.3에서는 데이터의 형상을 설명하는 지표인 고유벡터와 고유값을 설명하기 위해 Figure 17.8과 같은 도표를 살펴보았다. 결정계수는 고유벡터, 고유값과 관련 있지만 데이터의 폭이나 길이 대신 전체 면적을 설명한다. 왼쪽 도표에서 결정계수는 빨간 점선 타원형의 안쪽 면적을 나타낸다. 변수 간의 상관관계가 낮기 때문에 결정계수(면적)가 크다. 결정계수의 최대값은 1이다. 오른쪽 도표에서는 두 변수가 완전한 상관관계 또는 특이성을 갖는다. 이 도표에는 빨간 점선 타원형이 거의 직선으로 나타나기 때문에 면적이 없다. 타원형이 완전히 압축되어 긴 지름은 있지만 짧은 쪽 지름이 없다. 따라서 면적 또는 결정계수는 0이다. 결정계수는 상관계수행렬이 특이성이 있는지(결정계수 0), 또는 변수 간 완전히 독립이고 상관이 없는지(결정계수 1) 알려주는 지표이다.

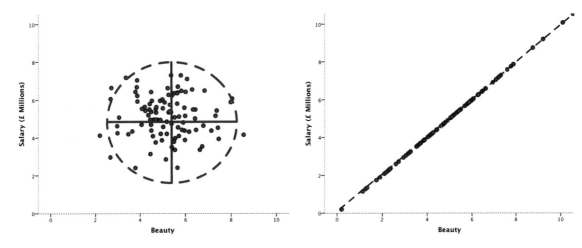

FIGURE 17.8 Data with a large (left) and small (right) determinant

다. 상관계수행렬 명령문을 이용해 분석한다. 이 경우 상관계수는 사분상관계수를 사용한다(http://www.john-uebersax.com/stat/tetra.htm). 상관계수행렬을 만드는 방법은 SPSS 도움말을 참고한다.

17.6. SPSS로 요인분석하기 ②

분석에서 <u>Analyze Dimension Reduction</u> ▶ 옶 <u>Factor...</u>를 클릭해 기본 대화상자를 연다(Figure 17.9). 분석에 포함할 변수는 ▶ 를 클릭해 *Variable* 칸으로 옮기는데, 이때 데이터 점검에서 문제되는 변수는 제외시킨다. <u>Descriptives...</u>를 클릭해 대화상자 Figure 17.10을 연다. *Univariate descriptives*로는 각 변수의 평균과 표준편차를 구할 수 있다. 다른 옵션은 상관계수행렬 *R*과 관계된 것이다. *Coefficients*

FIGURE 17.9
Main dialog
box for factor
analysis

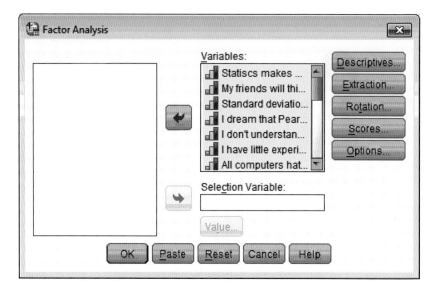

FIGURE 17.10
Descriptives in
factor analysis

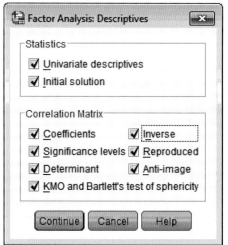

로는 R 행렬을 구할 수 있고, *Significance levels*로는 각 상관계수의 유의확률을 구할 수 있다. *Determinant*는 다중공선성이나 특이성을 검정하는 결정계수를 구해준다(Section 17.5.2.2).

*KMO and Bartlett's test of sphericity*를 선택하면 표본크기의 적절성을 알려주는 Kaiser–Meyer–Olkin (Section 17.5.2.1) 값과 Bartlett 검정(Section 17.5.2.2) 결과를 구할 수 있다. 표본의 적절성과 관련된 여러 지표를 배웠는데, 표본크기가 2,571처럼 큰 경우에는 적절성 걱정은 하지 않아도 된다.

*Reproduced*는 분석 결과 모형에 따른 상관계수행렬을 제시한다. 원 데이터에서 나온 상관계수행렬과 이 행렬의 차이가 모형의 오차이다. SPSS에서는 오차를 이 행렬의 아래쪽 표에 제시하는데, 이 값이 .5 이상인 경우가 적을수록 모형이 잘 맞는 것이다. SPSS는 오차가 .05 이상인 경우가 몇 개인지 요약해주므로 간편하게 확인할 수 있다. 이 옵션은 항상 사용한다. *Anti–image*는 공분산행렬과 상관계수행렬의 반대 이미지를 제시한다. 상관계수행렬의 반대 이미지는 부분상관계수의 음수로 공분산행렬의 반대 이미지(Anti–image covariance, AIC)는 부분공분산의 음수로 구성된다. 두 행렬의 주대각선

은 각 변수의 표본 적절성을 나타내므로 변수의 적절성을 유지하기 위해서 KMO 처럼 주대각선 원소가 최소한 .5 이상이어야 한다. .5가 안되면 두 변수 중 하나는 분석에서 제외시키는 것이 좋다. 비대각선 원소가 0에 가까울수록 좋은 모형이다.[6] 선택이 끝났으면 Continue 를 클릭해 기본 대화상자로 돌아간다.

17.6.1. 요인추출 ②

기본 대화상자에서 Extraction... 를 클릭해 *Extraction* 대화상자를 열면 여러 요인분석 방법이 나온 다(Section 17.4.1). 데이터를 분석하기 위해 주축요인추출방법 Principal axis factoring ▼ 을 사용하기로 하 자. *Analyze* 부분에서는 *Correlation matrix*나 *Co̲variance matrix* 중에서 선택한다(SPSS Tip 17.1). *Display* 부분에서는 *Unrotated factor solution*과 *Scree plot*을 선택한다. 스크리도표는 요인 수를 결정하는데 도움이 된다(Section 17.4.5). 회전 전 요인분석 결과는 회전을 통해 해석이 얼마나 쉬워졌는지 확인하는데 도움이 된다. 만일 회전 후에도 회전 전보다 별로 나아지지 않았다면 회전 방 법이 잘못된 것이다.

대화상자의 *Extract* 부분에서 요인 개수를 결정하는 기준을 정한다. 고유값을 지정해 그보다 큰 요인만 선택하거나 지정한 개수만 선택할 수 있다. *Eigenva̲lues greater than*에는 Kaiser 기준인 고유값 1이 기본값이다. 이 값을 Jolliffe에 따라 0.7로 바꾸거나 다른 값으로 바꿀 수 있다. 고유값 1 로 예비분석을 해보면서 스크리도표와 비교해보는 것이 좋다. 만일 스크리도표와 고유값 1 이상의 기준에서 같은 수의 요인이 결정되면 그대로 따른다. 두 기준에서 요인 수가 다르게 나오면 공통성을 살펴보아 둘 중 어떤 값을 취할지 결정한다. 스크리도표에 따라 결정하는 경우에는 요인 수를 지정해 서 다시 분석하는 것이 쉽다. 요인 수 지정은 *Fixed number of factors*를 선택하고 빈칸에 숫자(예 를 들면 4)를 넣으면 된다.

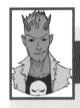

SPSS TIP 17.1 상관계수행렬 또는 공분산행렬중 선택은? ③

공분산행렬과 상관계수행렬은 같은 것을 나타내지만, 어떤 행렬을 사용하느냐에 따라 분석결과가 달라진다. 따로 지정하지 않으면 표준화 형태의 상관계수행렬을 사용하므로 변수 측정 단위가 서로 달라도 결과에 영향을 미치지 않는다. 이 예에서는 5점 리커트 척도로 변수를 동일하게 측정했지만, 동일한 척도가 아닌 경우도 많다. 상관계수행렬을 사용하면 척도 차이뿐 아니라 변수 간 분산의 차이도 배제할 수 있다. 주성분분석에서는 분산의 차이가 문제된다.

그럼에도 공분산행렬을 선호하는 이유가 있다. 상관계수행렬은 변수의 분산 차이에 예민하지 않지만 공분산행렬은 예민하게 반응해 요인구조를 더 잘 찾아낼 수 있다(Tinsley & Tinsley, 1987). 공분산행렬은 변수가 같은 척도로 측정된 경우에만 사용할 수 있다.

---

[6] 요인분석에 적절한 데이터는 AIC의 비대각선 원소 중 절대값이 .09보다 큰 원소의 비율이 30% 이내여야 한다(Zillmer & Vuz, 1995). 원소의 절대값이 .3보다 큰 경우에는 두 변수 중 하나를 분석에서 제외시키는 것이 좋다(Simon Moss, 2008. from http://www.psych-it.com.au/Psychlopedia/article.asp?id=161).

FIGURE 17.11
Dialog box
for factor
extraction

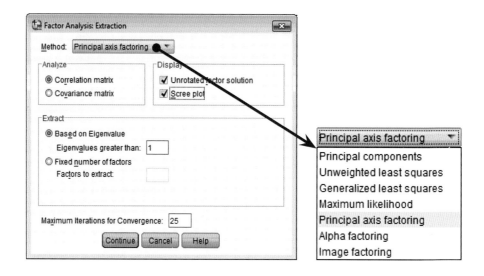

17.6.2. 요인회전 ②

요인을 회전하면 해석이 쉬워진다(Section 17.4.6). <kbd>Rotation...</kbd>을 클릭해 Figure 17.12의 대화상자를 연다. Section 17.4.6.1에서 다양한 회전 방법에 대해 설명했다. 요약하면, 요인이 서로 관계가 없어 독립적이라는 충분한 이론적 근거가 있으면 직교회전을 사용한다(varimax 방법 권장). 하지만 이론적으로 요인 간에 상관관계가 있을 것이라 생각되면 direct oblimin이나 promax 사각회전을 사용한다. 이 예에서는 varimax를 선택했다.

대화상자에서는 *Rotated solution*이나 *Loading plot*을 선택할 수 있다. 요인 해석에 필요한 회전 결과(Rotated solution)는 선택된 대로 둔다. 적재값 도표(Loading plot)는 각 변수가 요인에 적재된 값을 보여준다. SPSS에서는 4, 5차원 그래프를 그릴 수 없어 요인 3개까지만 보여준다. 이 플롯은 기본적으로 Figure 17.3과 유사하며 각 변수가 각 요인에 적재된 적재값을 사용한다. 요인이 두

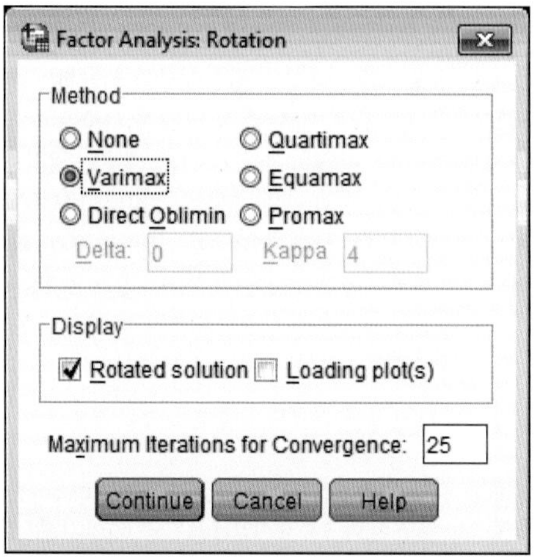

FIGURE 17.12
Factor Analysis:
Rotation dialog
box

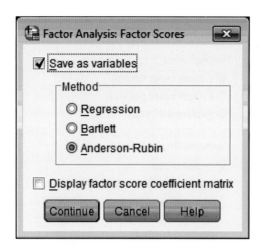

FIGURE 17.13
Factor Analysis:
Factor Scores
dialog box

개일 때는 해석이 용이하다. 한 군의 변수는 X 축에, 다른 군의 변수는 Y 축에 모여 있는 것이 좋다. 만일 변수가 두 축 사이에 있다면, 회전이 별로 성공적이지 않아 한 요인에 대한 변수의 적재값을 최대화하지 못했음을 의미한다. 요인이 세 개 이상인 경우에는 해석이 정말 어렵다. 이 옵션은 요인이 두 개인 경우에만 선택하는 것이 좋다.

마지막으로 *Maximum Iterations for Convergence* (SPSS Tip 19.1)는 결과를 얻기 위해 몇 번까지 반복해서 계산할지 정해준다. 기본은 25회지만, 오류 메시지가 나오면 이 값을 증가시킨다.

17.6.3. 요인점수 ②

기본 대화상자에서 Scores... 를 클릭해 Figure 17.13의 요인점수(*Factor Scores*) 대화상자를 연다. Section 17.3.3에서 설명한 요인점수를 저장할 수 있다. SPSS는 데이터 편집창에 요인 개수대로 새 변수를 만들어 각 케이스의 요인점수를 저장한다. 이 점수를 이용해 다른 분석을 하거나, 특정 요인에 점수가 높은 대상자를 구분해 낼 수 있다. 요인점수를 계산하는 방법은 세 가지가 있다. *Anderson–Rubin* 방법은 요인점수들 간에 상관관계가 낮은 경우에 사용하고, 요인점수 간의 상관관계를 허용할 수 있으면 *Regression* 방법을 사용한다. 마지막으로 요인점수 계수행렬은 사용하지도 않으므로 선택하지 않고 넘어간다.

17.6.4. 옵션 ②

기본 대화상자에서 Options... 를 클릭해 Figure 17.14의 *Options* 대화상자를 열 수 있다. 요인분석에서도 결측치는 문제가 되므로 케이스를 삭제할지 값을 추정해 넣을지 지정한다. 데이터 점검은 제5장이나 Tabachnick와 Fidell (2012)의 설명을 참고한다. Tabachnick와 Fidell는 결측치의 분포가 정규분포를 따르지 않거나 결측치가 있는 케이스를 삭제해 표본크기가 작아질 우려가 있는 경우에는

FIGURE 17.14
Factor Analysis:
options dialog
box

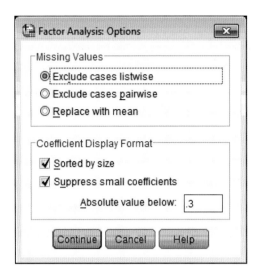

추정해 넣도록 권했다. SPSS는 평균값으로 대체한다(*Replace with mean*). 평균값으로 대체하면 변수의 표준편차가 작아지고 더 유의한 결과가 나오기 쉽다. 따라서 결측이 무작위로 일어났다면 케이스를 삭제하는 것이 좋다. 케이스 삭제 방법에는, 한 변수라도 결측이 있으면 케이스를 삭제하는 *Exclude cases listwise* 방법, 결측이 있는 변수를 사용해서 계산할 때만 케이스를 삭제하는 *Exclude cases pairwise* 방법이 있다(SPSS Tip 5.1). *pairwise* 방법으로 계산한 결과는 값을 예상할 수 없으므로, 결측이 너무 많아 케이스 수가 너무 많이 줄어드는 것이 아니라면 listwise 방법을 사용한다.

마지막으로 계수(적재값)를 표시하는 방법이다. 기본적으로 SPSS는 데이터 편집창에 입력된 순서대로 결과를 출력한다. 하지만 변수를 적재값 크기 순으로 출력하면 요인 해석이 쉬워진다. *Sorted by size*를 선택하면 적재값 크기 순으로 변수를 출력한다. 또한 같은 요인에 높게 적재된 변수들을 모아서 출력하기 때문에 요인 해석에 도움이 된다. 다음 옵션은 적재값이 특정한 값 미만인 경우 출력하지 않는 것으로서, 기본값이 절대값 .1이므로 적재값이 ± 0.1 이내면 출력하지 않는다. 필요없는 숫자를 출력하지 않아 요인 해석에 도움되는 옵션이다. 처음 요인분석을 할 때는 적재값을 .3이나 표본크기에 대비해서 유의한 적재값이라고 생각되는 값으로 변경하는 것이 좋다(Section 17.4.6.2). 적재값이 .4 이상은 되어야 하지만, 조금 작은 값이 나와도 고려할 수 있으므로 .3 정도가 적절하다. .3으로 정하면 큰 적재값과 함께 커트라인 아래 값(예를 들면 .39)도 볼 수 있다. 이 예에서도 .3으로 지정했다.

오영상

주성분분석

숫자 뒤에 숨겨진 진실이 밝혀지고 있다. 데이터에 숨어있는 변수를 추정하는 요인분석은 숫자들의 진실을 밝혀주는 기술이다. 이 분석 방법을 완전히 이해하고 나면 사람들이 스스로 어떤 생각을 하고 있는지 모를 때에도 그 사람들의 생각을 파악할 수 있다.

17.7. SPSS 출력물 해석하기 ②

앞에서 설명한 옵션을 똑같이 선택해 직교회전 방법으로 요인분석을 실시한다.

여기에서는 복잡한 변수설명은 나오지 않도록 변수명만(예를 들어, Question_12) 출력하도록 지정했다. 그러나 독자의 결과는 변수설명으로 출력될 것이다. 각 문항의 설명은 Figure 17.6을 참고한다.

SELF-TEST 이 분석을 한 후에는 Figure 17.12처럼 *Direct Oblimin*으로 다시 분석해 본다. 두 가지 분석이 회전방법 외에는 모든 결과가 동일함을 알 수 있다.

수집한 자료로 요인분석을 하다 보면 'non-positive definite matrix' (SPSS Tip 17.2)라는 오류 메시지가 뜨기도 한다. 이 오류 메시지는 정체성이 불분명한 변수가 모였다고 해석할 수 있다.

17.7.1. 예비분석 ②

처음 부분은 데이터 스크리닝, 가정검정, 표본 적절성에 대한 내용이다. 먼저 큰 행렬표가 보인다. Figure 17.10에서 *Univariate descriptives*를 선택하면 각 변수의 평균, 표준편차, 표본 수 등 기술통계가 먼저 나온다. 표에 나오는 결측 케이스 수는 결측 정도를 알 수 있는 중요한 내용이다.

Output 17.1은 Figure 17.10에서 *Coefficients*와 *Significance levels*를 선택해서 나온 상관계수

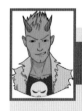

SPSS TIP 17.2 'non-positive definite matrix' 오류 메시지에 대해 ④

요인분석은 상관계수행렬을 분석한다. 분석을 하려면 행렬이 'positive definite (양정치)'이어야 한다. 즉, 고유값과 결정계수가 양수이고 여러 다른 조건을 만족해야 한다. 단순히 말하면, 요인은 공간에 떠 있는 직선과 같고, 고유값은 직선의 길이이다. 음의 고유값은 직선(요인) 길이가 음수라는 의미로 키가 −175cm처럼 황당한 말이다. SPSS는 상관계수행렬을 분해해 요인을 찾다가 고유값이 음수에 도달하면 더 이상 진행하지 않는다. KMO 검정이나 결정계수 등은 양정치 행렬에서만 구할 수 있다.

비양정치 *R* 행렬이 발생하는 이유가 많지만, 변수는 너무 많고 케이스는 너무 적어서 상관계수행렬이 안정적이지 않은 경우가 가장 흔하다. 행렬에 상관관계가 높은 문항이 많은 경우 발생하는 singularity (특이성) 때문이기도 하다. 어떤 이유든 데이터를 믿을 수 없다는 뜻이므로 이 메시지를 무시하고 분석을 진행한다면 엉터리 결과를 얻게 된다.

이런 상황을 해결하는 뾰족한 방법은 없다. 문항 수를 제한하거나 다른 변수들과 상관관계가 높은 변수를 제거하면 일부 도움이 된다. 데이터를 더 수집해서 표본 수를 늘리는 방법도 있다. 복잡한 수학적 방법이 있지만 적용이 매우 어렵고 결과가 그리 좋지도 않다.

Correlation Matrix[a]

		Question_01	Question_02	Question_03	Question_04	Question_05	Question_19	Question_20	Question_21	Question_22	Question_23
Correlation	Question_01	1.000	-.099	-.337	.436	.402	-.189	.214	.329	-.104	-.004
	Question_02	-.099	1.000	.318	-.112	-.119	.203	-.202	-.205	.231	.100
	Question_03	-.337	.318	1.000	-.380	-.310	.342	-.325	-.417	.204	.150
	Question_04	.436	-.112	-.380	1.000	.401	-.186	.243	.410	-.098	-.034
	Question_05	.402	-.119	-.310	.401	1.000	-.165	.200	.335	-.133	-.042
	Question_06	.217	-.074	-.227	.278	.257	-.167	.101	.272	-.165	-.069
	Question_07	.305	-.159	-.382	.409	.339	-.269	.221	.483	-.168	-.070
	Question_08	.331	-.050	-.259	.349	.269	-.159	.175	.296	-.079	-.050
	Question_09	-.092	.315	.300	-.125	-.096	.249	-.159	-.136	.257	.171
	Question_10	.214	-.084	-.193	.216	.258	-.127	.084	.193	-.131	-.062
	Question_11	.357	-.144	-.351	.369	.298	-.200	.255	.346	-.162	-.086
	Question_12	.345	-.195	-.410	.442	.347	-.267	.298	.441	-.167	-.046
	Question_13	.355	-.143	-.318	.344	.302	-.227	.204	.374	-.195	-.053
	Question_14	.338	-.165	-.371	.351	.315	-.254	.226	.399	-.170	-.048
	Question_15	.246	-.165	-.312	.334	.261	-.210	.206	.300	-.168	-.062
	Question_16	.499	-.168	-.419	.416	.395	-.267	.265	.421	-.156	-.082
	Question_17	.371	-.087	-.327	.383	.310	-.163	.205	.363	-.126	-.092
	Question_18	.347	-.164	-.375	.382	.322	-.257	.235	.430	-.160	-.080
	Question_19	-.189	.203	.342	-.186	-.165	1.000	-.249	-.275	.234	.122
	Question_20	.214	-.202	-.325	.243	.200	-.249	1.000	.468	-.100	-.035
	Question_21	.329	-.205	-.417	.410	.335	-.275	.468	1.000	-.129	-.068
	Question_22	-.104	.231	.204	-.098	-.133	.234	-.100	-.129	1.000	.230
	Question_23	-.004	.100	.150	-.034	-.042	.122	-.035	-.068	.230	1.000
Sig. (1-tailed)	Question_01		.000	.000	.000	.000	.000	.000	.000	.000	.410
	Question_02	.000		.000	.000	.000	.000	.000	.000	.000	.000
	Question_03	.000	.000		.000	.000	.000	.000	.000	.000	.000
	Question_04	.000	.000	.000		.000	.000	.000	.000	.000	.043
	Question_05	.000	.000	.000	.000		.000	.000	.000	.000	.017
	Question_06	.000	.000	.000	.000	.000	.000	.000	.000	.000	.000
	Question_07	.000	.000	.000	.000	.000	.000	.000	.000	.000	.000
	Question_08	.000	.006	.000	.000	.000	.000	.000	.000	.000	.005
	Question_09	.000	.000	.000	.000	.000	.000	.000	.000	.000	.000
	Question_10	.000	.000	.000	.000	.000	.000	.000	.000	.000	.001
	Question_11	.000	.000	.000	.000	.000	.000	.000	.000	.000	.000
	Question_12	.000	.000	.000	.000	.000	.000	.000	.000	.000	.009
	Question_13	.000	.000	.000	.000	.000	.000	.000	.000	.000	.004
	Question_14	.000	.000	.000	.000	.000	.000	.000	.000	.000	.007
	Question_15	.000	.000	.000	.000	.000	.000	.000	.000	.000	.001
	Question_16	.000	.000	.000	.000	.000	.000	.000	.000	.000	.000
	Question_17	.000	.000	.000	.000	.000	.000	.000	.000	.000	.000
	Question_18	.000	.000	.000	.000	.000	.000	.000	.000	.000	.000
	Question_19	.000	.000	.000	.000	.000		.000	.000	.000	.000
	Question_20	.000	.000	.000	.000	.000	.000		.000	.000	.039
	Question_21	.000	.000	.000	.000	.000	.000	.000		.000	.000
	Question_22	.000	.000	.000	.000	.000	.000	.000	.000		.000
	Question_23	.410	.000	.000	.043	.017	.000	.039	.000	.000	

a. Determinant = .001

OUTPUT 17.1

행렬인 R 행렬이다.[7] 모든 변수 쌍에 대해, 위에는 피어슨 상관계수, 아래에는 단측검정 유의확률이 나와 있다. 이 행렬로 변수 간의 상관관계 양상을 파악할 수 있다. 변수 간 상관관계가 너무 낮거나 높아도 문제이다(Section 17.5.2.2). 먼저 상관계수들이 .3이 넘는지 살펴보고, 이보다 값이 작은 변수가 있는지 점검한다. 다음 상관계수가 .9 이상인 변수가 있는지 살펴본다. 높은 상관계수는 다중공선성 때문에 문제가 발생할 수 있으므로 주의한다.

상관계수행렬의 결정계수를 점검해, 문제가 될 수 있는 변수를 제거한다. 결정계수는 표 아래에 작은 글씨로 나와 있다. 이 데이터에서는 .001로 기준값 .00001보다 크다(Section 17.6).[8] 정리하면, SAQ의 문항 간의 상관관계는 적절하고, 너무 크지도 않기 때문에 문항을 제거하지 않아도 된다.

'Inverse of Correlation Matrix'라고 적힌 상관계수 역행렬(R^{-1})은 Figure 17.10에서 Inverse를

---

[7] 표가 너무 커서 앞 뒤 문항 5개씩만 출력했다.

[8] 실제 값은 0.0005271인데, SPSS에서는 .001로 나왔다.

선택한 결과이다. 이 행렬은 적재값을 계산하는 데 사용되지만(Section 17.3.3.1), 요인분석 계산이 어떻게 되는지 자세히 알아볼 때에만 필요하다.

Figure 17.10에서 *KMO and Bartlett's test of sphericity*와 *Anti-image*를 선택하면 표본 적정성에 대한 Kaiser-Meyer-Olkin 값과 구형성에 대한 Bartlett 검정결과 (Output 17.2), anti-image correlation and covariance matrices (AIC)가 출력된다. Output 17.3에 이 결과를 편집해서 수록했다. AIC 중에서 더 많은 정보를 갖는 anti-image correlation 행렬에 집중해 살펴본다.

KMO 값은 .93으로 기준값 .5보다 커서 'marvellous (훌륭함)' 수준이므로 표본크기는 적당하다. KMO는 각 변수 또는 여러 변수에 대해 계산할 수 있다. Output 17.3에서 anti-image correlation 행렬의 주대각선 원소는 각 변수에 대한 KMO 값이다. 전체적인 KMO 값도 중요하지만 주대각선 값도 클수록 좋으며, 최소한 기준값 .5는 넘어야 한다. 이 예에서는 모두 .5를 넘어 문제가 없다. KMO 값이 .5 이하인 변수가 있으면, 그 변수를 빼고 분석해 결과의 차이가 얼마인지 살펴본다. 변수를 삭제하면 KMO 값도 변하므로 anti-image correlation 행렬을 다시 구해 점검해야 한다. 비대각선원소는 부분상관을 나타내며 값이 작을수록 좋은 결과를 얻을 수 있다. 마지막으로 비대각선 원소를 점검해 값이 작은지 확인한다. 이 예에서는 값들이 모두 작다.

Output 17.2의 Bartlett 결과는 원상관관계행렬이 단위행렬인지를 검정한다. 이 검정이 유의한 것이 좋다(Section 17.5.2.2). 요인분석은 대부분 큰 데이터를 사용하므로 검정은 항상 유의하게 나온

OUTPUT 17.2

KMO and Bartlett's Test

Kaiser-Meyer-Olkin Measure of Sampling Adequacy.		.930
Bartlett's Test of Sphericity	Approx. Chi-Square	19334.492
	df	253
	Sig.	.000

OUTPUT 17.3

Anti-image Matrices

Anti-image Correlation

	Question_01	Question_02	Question_03	Question_04	Question_05	Question_19	Question_20	Question_21	Question_22	Question_23
Question_01	.930	-.020	.053	-.167	-.156	.012	-.016	.006	.001	-.059
Question_02	-.020	.875	-.157	-.041	.010	-.029	.059	.041	-.121	-.002
Question_03	.053	-.157	.951	.084	.037	-.121	.078	.070	-.007	-.076
Question_04	-.167	-.041	.084	.955	-.134	-.034	-.004	-.086	-.033	-.017
Question_05	-.156	.010	.037	-.134	.960	-.018	-.011	-.046	.035	-.005
Question_06	.020	-.053	-.042	-.007	-.035	-.015	.051	.039	.040	.018
Question_07	.023	.016	.072	-.087	-.044	.068	.048	-.208	.013	-.008
Question_08	-.049	-.033	-.007	-.075	-.027	.047	.021	-.020	-.023	.002
Question_09	-.016	-.193	-.142	.030	-.020	-.111	.038	-.031	-.126	-.092
Question_10	-.012	-.012	-.016	.006	-.093	-.009	.043	.017	.019	.015
Question_11	-.041	.038	.064	-.022	.000	-.006	-.082	-.005	.034	.010
Question_12	-.007	.031	.087	-.154	-.058	.040	-.065	-.079	.018	-.028
Question_13	-.085	-.008	-.032	.023	.004	.009	.018	-.033	.052	-.030
Question_14	-.040	.023	.069	-.004	-.026	.044	.001	-.063	.029	-.026
Question_15	.089	.037	.008	-.062	.014	.009	-.037	.035	.025	-.024
Question_16	-.264	-.011	.081	-.036	-.096	.047	-.005	-.085	-.003	.023
Question_17	-.047	-.029	.035	-.035	-.018	-.047	.015	-.041	.010	.055
Question_18	-.023	.018	.039	-.025	.002	.030	-.003	-.072	-.024	.023
Question_19	.012	-.029	-.121	-.034	-.018	.941	.091	.031	-.115	-.038
Question_20	-.016	.059	.078	-.004	-.011	.091	.889	-.323	-.011	-.028
Question_21	.006	.041	.070	-.086	-.046	.031	-.323	.929	-.024	.013
Question_22	.001	-.121	-.007	-.033	.035	-.115	-.011	-.024	.878	-.176
Question_23	-.059	-.002	-.076	-.017	-.005	-.038	-.028	.013	-.176	.766

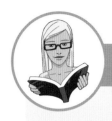

핵심녀의 힌트　　예비분석

- 상관계수행렬을 검토한다. 다른 변수와 상관관계가 낮거나 너무 높은(r = .9) 변수가 있는지 살펴본다.
- 요인분석시 행렬의 결정계수가 0.00001보다 큰지 살펴본다. 결정계수가 크면 다중공선성 문제는 없다.
- *KMO and Bartlett's Test* 표에서 KMO 통계량은 최소 .5 이상은 되어야 한다. 그 이하이면 데이터를 더 수집해야 한다. anti-image matrices의 주대각선을 다시 검토해 각 변수의 KMO 통계량을 확인한다. 이 값도 최소 .5 이상은 되어야 한다(전체 KMO 값이 .5가 안되면 여기서 문제되는 변수를 찾아내도록 한다).
- Bartlett의 구형성검정 결과는 대부분 유의하게 나온다(*Sig.* < .05). 유의하지 않다면 정말 큰 문제다.

다. 이 예에서도 p < .001로 유의하다. 결과가 유의하지 않으면 큰 문제지만, 유의하다는 것은 단지 큰 문제는 없다는 의미 정도이다.

17.7.2. 요인추출 ②

　　요인추출의 첫 단계는 R 행렬의 고유값을 계산해 데이터에 있는 선형성분(linear component, 고유벡터)을 결정하는 것이다(Section 17.4.4). R 행렬에는 변수 수와 같은 수의 성분(고유벡터)이 있다. 고유벡터 중 각 벡터의 고유값이 얼마나 큰지 검토해 중요한 벡터를 찾는다. 기준에 따라 어떤 요인을 취할 것인지 결정한다. SPSS는 Kaiser 기준에 따라 고유값 1 이상인 요인을 기본으로 정해놓았다(Figure 17.11).

　　Output 17.4는 요인추출하기 전, 후와 요인회전 후 각 요인의 고유값이다. 요인추출 전에는 변수 수와 같은 23개의 요인이 나열되어 있다(변수 수와 요인 수는 Section 17.4.4). 각 요인의 고유값은 요인이 설명하는 분산을 나타내므로 비율도 함께 제시했다. 요인 1은 총 분산의 31.696%를 설명한다. 분산을 많이 설명하는 요인부터 적으므로 위에 있는 요인은 분산을 많이 설명하고, 아래에 있는 요인은 설명이 미미하다. 여기서 고유값 1보다 큰 요인 4개만 추출해 *Extraction Sums of Squared Loadings* 열에 고유값과 분산을 설명하는 비율을 다시 적어놓았다. 마지막 *Rotation Sums of Squared Loadings* 열에는 요인회전 후의 고유값이 있다. 요인회전은 요인구조를 최적화하므로 회전결과 요인의 상대적 중요도가 비슷하게 나타난다. 회전 전에는 요인 1이 분산의 29.32%를 설명해 다른 요인들(4.90%, 3.54%, 2.71%)보다 월등하게 중요하게 보였지만, 회전 후에는 13.19%로 감소해 다른 요인들이 설명하는 비율 12.42%, 8.64%, 6.24%와 큰 차이가 없다.

　　Output 17.5의 왼쪽 표는 추출 전과 후의 공통성(communalities)이다. 공통성은 변수들의 공통분산 비율을 나타낸다. 요인분석은 변수의 공통분산을 추정하므로 요인추출 전에는 이 값이 최선의 값이나, 요인추출하고 나면 분산의 공통성이 실제 얼마인지 잘 알 수 있다. *Extraction* 열의 공통성

Total Variance Explained

Factor	Initial Eigenvalues			Extraction Sums of Squared Loadings			Rotation Sums of Squared Loadings		
	Total	% of Variance	Cumulative %	Total	% of Variance	Cumulative %	Total	% of Variance	Cumulative %
1	7.290	31.696	31.696	6.744	29.323	29.323	3.033	13.188	13.188
2	1.739	7.560	39.256	1.128	4.902	34.225	2.855	12.415	25.603
3	1.317	5.725	44.981	.814	3.539	37.764	1.986	8.636	34.238
4	1.227	5.336	50.317	.624	2.713	40.477	1.435	6.239	40.477
5	.988	4.295	54.612						
6	.895	3.893	58.504						
7	.806	3.502	62.007						
8	.783	3.404	65.410						
9	.751	3.265	68.676						
10	.717	3.117	71.793						
11	.684	2.972	74.765						
12	.670	2.911	77.676						
13	.612	2.661	80.337						
14	.578	2.512	82.849						
15	.549	2.388	85.236						
16	.523	2.275	87.511						
17	.508	2.210	89.721						
18	.456	1.982	91.704						
19	.424	1.843	93.546						
20	.408	1.773	95.319						
21	.379	1.650	96.969						
22	.364	1.583	98.552						
23	.333	1.448	100.000						

Extraction Method: Principal Axis Factoring.

OUTPUT 17.4

Communalities

	Initial	Extraction
Question_01	.373	.373
Question_02	.188	.260
Question_03	.398	.472
Question_04	.385	.419
Question_05	.291	.299
Question_06	.427	.594
Question_07	.470	.489
Question_08	.490	.646
Question_09	.220	.339
Question_10	.197	.197
Question_11	.530	.629
Question_12	.424	.453
Question_13	.451	.474
Question_14	.393	.425
Question_15	.344	.322
Question_16	.463	.458
Question_17	.494	.575
Question_18	.492	.544
Question_19	.209	.245
Question_20	.270	.266
Question_21	.454	.468
Question_22	.167	.247
Question_23	.086	.116

Extraction Method: Principal Axis Factoring.

Factor Matrix[a]

	Factor			
	1	2	3	4
Question_18	.684			
Question_07	.663			
Question_16	.653			
Question_13	.650			
Question_11	.646	.313		
Question_12	.643			
Question_21	.633			
Question_17	.632	.359		
Question_14	.628			
Question_04	.607			
Question_03	-.605			
Question_15	.559			
Question_01	.557			
Question_06	.552		.489	
Question_08	.546	.483		
Question_05	.522			
Question_20	.407			
Question_10	.404			
Question_19	-.397			
Question_09		.460		
Question_02		.372		
Question_22				
Question_23				

Extraction Method: Principal Axis Factoring.

a. 4 factors extracted. 11 iterations required.

OUTPUT 17.5

은 공통분산을 나타낸다. 첫 번째 문항 분산의 37.3%가 공통분산 또는 다른 변수와 공유하는 분산이라 말할 수 있다. 공통성은 기저의 잠재된 요인이 설명하는 분산의 비율이라고도 볼 수 있다. 요인 추출시 모든 요인을 취하는 것이 아니기 때문에(이 예에서는 요인 4개만 취함), 요인추출 후의 공통성은 각 변수의 분산중 추출된 요인이 설명하는 분산을 나타낸다.

Output 17.5의 오른쪽 표도 회전 전의 요인행렬이다. 이 행렬은 각 변수가 각 요인에 적재된 값을 나타낸다. 원래 모든 적재값을 출력하지만, .3 이하는 출력하지 않도록 했기에(Figure 17.14) 표에 빈 칸이 있다. 이 행렬은 해석할 필요는 없지만, 변수들이 대부분 첫 번째 요인에 높게 적재된 것을 알 수 있다(따라서 Output 17.4에서 분산을 가장 많이 설명하는 것으로 나온 것이다).

요인분석은 연구자가 다양한 결정을 내리도록 안내하는 데이터 탐색 분석 방법이다. 컴퓨터 결정에 맡기지 말고 연구자가 직접 결정해야 한다. 첫 번째 결정은 추출할 요인 개수이다(Section 17.4.5). Kaiser 기준에 따라 SPSS 출력물처럼 요인을 4개 추출한다. 이 기준은 변수가 30개 이내이고 요인 추출 후의 공통성이 .7 이상인 경우나, 표본크기가 250 이상이고 평균 공통성의 평균이 .6 이상인 경우에는 안심하고 사용할 수 있다. 예제에서는 .7을 넘는 공통성이 없고(Output 17.5) 평균 공통성은 9.31/23 = .405이므로, Kaiser 기준을 따르는 것이 적절하지 않다. Jolliffe 기준(고유값 > .7인 요인 추출)은 Kaiser보다 좋지도 않으면서 요인을 10개나 추출한다(Output 17.4). 마지막으로 Figure 17.11에서 옵션으로 선택한 스크리도표를 보면 굴곡점이 3과 5에 나타나므로 해석이 쉽지 않다(Output 17.6). 따라서 요인을 2개 또는 4개 추출할 수 있다.

그렇다면 요인을 몇 개 추출해야 할까? Kaiser 기준은 예제 데이터보다 훨씬 작은 데이터에 적합하다. 이 예제는 데이터가 매우 크고 Kaiser 기준과 스크리도표의 결과가 비슷하므로 요인을 4개 추출하는 것이 적절하다. 하지만 요인을 2개로 지정해 다시 분석해서(Figure 17.11) 결과를 비교하는 것도 좋다.

Output 17.7은 Figure 17.10 선택에 따른 상관계수 행렬을 다시 정리한 것이다. *Reproduced Correlations* 표의 윗 부분은 요인 모형을 바탕으로 구한 모든 문항간 상관계수로 주대각선에는 각 변수의 요인추출 후 공통성 값이 있다(이 값은 Output 17.5에서 확인할 수 있다).

이 행렬에 적힌 상관계수가 R 행렬 값과 다른 이유는 관찰한 데이터에서 구하지 않고 요인 모형에서 구했기 때문이다. 요인 모형이 데이터와 완전히 일치한다면 R 행렬 값과 동일할 것이다. 따라서 두 상관계수의 차이를 살펴보면 모형이 얼마나 잘 맞는지 확인할 수 있다. 예를 들어, 1과 2 문항 간의 상관계수를 보면 관찰 데이터에 근거한 상관계수는 −.099였지만(Output 17.1), 모형에 근거한 상관계수는 −.112로 다소 커진 것을 알 수 있다. 두 상관계수의 차이는 다음과 같다.

$$\text{residual} = r_{\text{observed}} - r_{\text{from model}}$$
$$\text{residual}_{Q_1 Q_2} = (-0.099) - (-0.112)$$
$$= 0.013$$

표 아래 *Residual* 부분을 살펴보면, 파랑색 1과 2 문항이 만나는 곳에 차이값이 제시되어 있다. 즉, 이 행렬의 아래 부분에는 관찰된 상관계수와 모형에서 예측한 상관계수의 차이가 나와 있다. 좋은 모형은 이 차이값이 작을 것이다. 이 값들이 대부분 .05 이내면 적절한데, 일일이 확인하지 않아

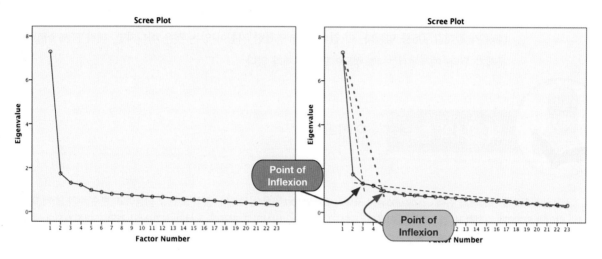

Scree Plot   Scree Plot

Point of Inflexion

Point of Inflexion

OUTPUT 17.6

Reproduced Correlations

		Question_01	Question_02	Question_03	Question_04	Question_05	Question_19	Question_20	Question_21	Question_22	Question_23
Reproduced Correlation	Question_01	.373	-.112	-.338	.393	.328	-.191	.266	.398	-.072	-.013
	Question_02	-.112	.260	.295	-.129	-.119	.237	-.192	-.201	.227	.146
	Question_03	-.338	.295	.472	-.367	-.316	.328	-.336	-.431	.242	.133
	Question_04	.393	-.129	-.367	.419	.353	-.214	.282	.429	-.092	-.021
	Question_05	.328	-.119	-.316	.353	.299	-.190	.237	.364	-.091	-.025
	Question_06	.221	-.078	-.218	.269	.249	-.167	.078	.259	-.175	-.072
	Question_07	.349	-.154	-.363	.393	.344	-.243	.230	.408	-.173	-.066
	Question_08	.345	-.044	-.258	.345	.277	-.129	.172	.283	-.086	-.055
	Question_09	-.071	.290	.295	-.092	-.092	.255	-.174	-.174	.272	.178
	Question_10	.191	-.096	-.210	.218	.194	-.149	.116	.223	-.130	-.061
	Question_11	.362	-.131	-.345	.375	.311	-.210	.213	.339	-.178	-.110
	Question_12	.374	-.189	-.407	.412	.356	-.265	.291	.447	-.158	-.057
	Question_13	.329	-.143	-.341	.371	.325	-.231	.202	.375	-.182	-.078
	Question_14	.342	-.155	-.359	.381	.333	-.238	.237	.400	-.160	-.061
	Question_15	.289	-.160	-.327	.319	.277	-.223	.204	.331	-.180	-.091
	Question_16	.401	-.193	-.426	.430	.364	-.267	.315	.457	-.152	-.063
	Question_17	.379	-.089	-.321	.393	.324	-.181	.212	.351	-.123	-.066
	Question_18	.355	-.155	-.369	.402	.354	-.249	.230	.419	-.179	-.066
	Question_19	-.191	.237	.328	-.214	-.190	.245	-.218	-.271	.211	.124
	Question_20	.266	-.192	-.336	.282	.237	-.218	.266	.329	-.122	-.059
	Question_21	.398	-.201	-.431	.429	.364	-.271	.329	.468	-.142	-.051
	Question_22	-.072	.227	.242	-.092	-.091	.211	-.122	-.142	.247	.163
	Question_23	-.013	.146	.133	-.021	-.025	.124	-.059	-.051	.163	.116
Residual[b]	Question_01		.013	.001	.042	.074	.002	-.052	-.069	-.032	.009
	Question_02	.013		.023	.017	-.001	-.034	-.010	-.004	.004	-.046
	Question_03	.001	.023		-.014	.006	.014	.011	.014	-.039	.017
	Question_04	.042	.017	-.014		.048	.028	-.039	-.018	-.006	-.013
	Question_05	.074	-.001	.006	.048		.025	-.037	-.030	-.041	-.017
	Question_06	-.004	.004	-.009	.009	.009	.000	.022	.013	.010	.003
	Question_07	-.044	-.006	-.019	.016	-.005	-.026	-.009	.075	.005	-.004
	Question_08	-.014	-.005	.000	.004	-.009	-.030	.003	.013	.006	.005
	Question_09	-.022	.024	.005	-.033	-.003	-.005	.015	.038	-.015	-.007
	Question_10	.023	.012	.017	-.003	.064	.022	-.032	-.030	-.001	-.001
	Question_11	-.005	-.013	-.006	-.007	-.013	.011	.042	.007	.016	.023
	Question_12	-.028	-.006	-.003	.030	-.009	-.001	.007	-.007	-.009	.011
	Question_13	.025	.000	.023	-.026	-.024	.004	.002	-.001	-.014	.025
	Question_14	-.004	-.009	-.012	-.030	-.017	-.016	-.011	-.001	-.009	.012
	Question_15	-.044	-.005	.015	.015	-.016	.013	.002	-.031	.012	.029
	Question_16	.098	.025	.007	-.014	.030	.000	-.050	-.036	-.003	-.019
	Question_17	-.009	.002	-.006	-.010	-.014	.018	-.007	.012	-.003	-.026
	Question_18	-.008	-.009	-.006	-.020	-.032	-.007	.005	.011	.019	-.014
	Question_19	.002	-.034	.014	.028	.025		-.031	-.004	.023	-.002
	Question_20	-.052	-.010	.011	-.039	-.037	-.031		.139	.022	.024
	Question_21	-.069	-.004	.014	-.018	-.030	-.004	.139		.013	-.017
	Question_22	-.032	.004	-.039	-.006	-.041	.023	.022	.013		.067
	Question_23	.009	-.046	.017	-.013	-.017	-.002	.024	-.017	.067	

Extraction Method: Principal Axis Factoring.
b. Residuals are computed between observed and reproduced correlations. There are 12 (4.0%) nonredundant residuals with absolute values greater than 0.05.

OUTPUT 17.7

도 되게 절대값으로 .05를 넘는 경우가 얼마나 되는지 각주에 요약되어 있다. 예제에서는 잔차 12개 (4%)[9]가 절대값 .05를 넘는다. 이 값에 대한 명확한 지침이 있는 것은 아니지만, 대략 50% 이상이면 문제가 된다. 예제에서는 4% 정도이므로 문제가 없다.

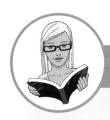

핵심녀의 힌트   요인추출

- 요인의 개수를 결정하기 위해 *Communalities* 표에서 *Extraction* 열을 살펴본다. 값이 모두 .7 이상이고, 변수 수가 30개 미만이면 SPSS가 결정한 Kaiser 기준을 따른다. 표본 크기가 250 이상이고 평균 공통성이 .6 이상인 경우도 마찬가지다. 표본 크기가 200 이상인 경우에는 스크리도표를 사용할 수도 있다.
- *Reproduced Correlations* 표 아래쪽에서 'non-redundant residuals with absolute values greater than 0.05'의 비율을 살펴본다. 이 비율은 50% 미만이어야 하고 작을수록 좋다.

17.7.3.   요인회전 ②

직교회전과 사각회전 출력물을 비교해 차이를 확인해보자. 두 가지 방법을 비교해보면, 어떤 경우에 어떤 방법이 더 적절한지 파악하는 데 도움이 된다.

17.7.3.1. 직교회전 ②

Output 17.8은 회전된 요인행렬로 각 변수가 각 요인에 적재된 값을 적은 행렬이다. PCA에서는 회전된 성분행렬(rotated component matrix)이라 부른다. 이 행렬은 Output 17.5와 동일한 정보를 회전 후에 계산한 값으로 보여준다. 참고로 적재값 .3 이하는 출력되지 않았는데, Figure 17.14에서 지정했기 때문이다. 또한 적재값 크기순으로 출력된 것도 이렇게 지정했기 때문이다. 만일 이런 지정을 하지 않으면 데이터 편집창에 변수가 나온 순서대로 출력되었을 것이다. 또한 여기서는 해석을 돕기 위해 변수설명을 출력했지만, 이후에는 공간 절약을 위해 출력하지 않는다.

이 행렬을 Output 17.5에 있는 회전 전의 결과와 비교해보자. 회전하기 전에는 변수들이 대부분 첫 번째 요인에 높게 적재되고 다른 요인에는 아주 낮게 적재되었다. 하지만 회전함으로써 요인구조가 명확하게 나타났다. 이 데이터에는 요인이 4개 있으며 변수 대부분이 어떤 한 요인에 높게 적재되었다.[10] 한 변수가 여러 요인에 높게 적재된 경우에도 적재값에 차이가 있다. 예를 들어 'SPSS

---

9   SPSS는 반올림을 이상하게 하기도 한다. 표에는 상관계수가 253개 있고, 12개가 .05보다 크므로 (12/253) × 100 = 4.74%가 된다. SPSS는 소수점 아래를 반올림하지 않고 그냥 버렸는데, 그 이유는 알 수 없다.

10   적재값 .3 미만을 출력하지 않고 적재값 크기로 정렬해 이러한 패턴이 쉽게 파악된다.

Rotated Factor Matrix[a]

	Factor			
	1	2	3	4
I wake up under my duvet thinking that I am trapped under a normal distribution	.594			
I weep openly at the mention of central tendency	.543			
I dream that Pearson is attacking me with correlation coefficients	.527			
People try to tell you that SPSS makes statistics easier to understand but it doesn't	.510	.398		
Standard deviations excite me	-.505			.399
Statistics makes me cry	.504			
I can't sleep for thoughts of eigenvectors	.465			
I don't understand statistics	.436			
I have little experience of computers		.753		
SPSS always crashes when I try to use it	.366	.612		
I worry that I will cause irreparable damage because of my incompetence with computers		.564		
All computers hate me	.364	.559		
Computers have minds of their own and deliberately go wrong whenever I use them	.388	.485		
Computers are useful only for playing games		.380		
Computers are out to get me		.377		
I have never been good at mathematics			.759	
I did badly at mathematics at school			.688	
I slip into a coma whenever I see an equation			.641	
My friends are better at statistics than me				.559
My friends are better at SPSS than I am				.465
My friends will think I'm stupid for not being able to cope with SPSS				.464
Everybody looks at me when I use SPSS				.375
If I'm good at statistics my friends will think I'm a nerd				.329

Extraction Method: Principal Axis Factoring.
Rotation Method: Varimax with Kaiser Normalization. [a]

a. Rotation converged in 7 iterations.

OUTPUT 17.8

always crashes when I try to use it' 문항은 요인 1과 2에 높게 적재되었지만, 요인 2의 적재값 (.612)이 요인 1의 적재값(.366)보다 크므로 변수가 요인 2에 속한다고 할 수 있다. Output 17.8에는 마치 한 변수가 한 요인에만 적재되는 것처럼 보이지만, 이는 .3 미만을 출력하지 않았기 때문이고, 실제로는 모든 변수가 모든 요인에 적재됨을 상기하자.

다음 단계는 같은 요인에 높게 적재된 변수들의 내용을 살펴보아 공통되는 주제가 무엇인지 찾아 보는 것이다. 수학적으로 계산된 요인이 실제로 어떤 개념을 나타낸다면, 적재값이 높은 변수들의 공 통된 주제를 살펴보아 그 개념을 파악할 수 있다. 요인 1에 높게 적재된 문항은 통계의 여러 측면과 관련된 것으로 보인다. 이 요인을 통계에 대한 두려움(fear of statistics)이라 명명하자. 요인 2에 높 게 적재된 변수들은 컴퓨터나 SPSS 사용과 관련된 것으로 이 요인을 컴퓨터에 대한 두려움(fear of computers)이라 명명하자. 요인 3에 높게 적재된 변수 3개를 살펴보면 수학과 관련된 것으로 보이므 로 이 요인을 수학에 대한 두려움(fear of mathematics)이라 명명하자. 마지막으로 요인 4에 높게 적재된 변수는 친구에게 받는 사회적 평가와 관련된 것으로 이 요인을 동료 평가(peer evaluation) 라 명명하자. 분석 결과를 보면, 설문지는 통계에 대한 두려움과, 컴퓨터에 대한 두려움, 수학에 대한 두려움, 동료 평가 등 4가지 하위 영역으로 구성된 것으로 보인다. 이 결과는 두 가지로 해석할 수 있다. 한 가지는 SAQ가 원래 측정하려 한 SPSS 불안은 제대로 측정하지 못하고 관련된 개념만 측정한다고 해석하는 것이다. 두 번째는 4가지 요인을 SPSS 불안의 하위 영역으로 해석하는 것이다. 그러나 SPSS는 어떤 것이 맞는 해석인지는 제시하지 않는다.

17.7.3.2. 사각회전 ②

사각회전을 하면 요인행렬이 *패턴행렬(pattern matrix)*과 *구조행렬(structure matrix)* 두 가지로 출력된다(핵심녀의 힌트). 직교회전에서는 두 요인행렬이 동일하므로 하나만 출력되었다. 패턴행렬은 적재값 행렬로 직교회전의 요인행렬처럼 해석한다. 구조행렬은 요인 간의 관계를 고려한 행렬로 패턴행렬과 요인 간의 상관계수 행렬을 곱해서 구한다. 패턴행렬이 더 간단하기 때문에 패턴행렬을 주로 해석하지만, 요인 간의 상관관계 때문에 패턴행렬의 값이 억제되기도 하므로 두 가지를 모두 확인할 필요가 있다. Graham 등(2003)은 두 가지를 다 보고하도록 권하면서, 몇 가지 예를 제시했다.

예제 데이터의 패턴행렬에도 4가지 요인이 제시되어 있다(Output 17.9). 이전과 마찬가지로 요인 1은 통계에 대한 두려움, 요인 2는 동료평가에 대한 두려움, 요인 3은 컴퓨터에 대한 두려움, 요인 4는 수학에 대한 두려움을 나타내는 것으로 보인다. 패턴행렬과 달리 구조행렬은 공유분산을 무시하지

Pattern Matrix[a]

	Factor			
	1	2	3	4
I wake up under my duvet thinking that I am trapped under a normal distribution	.536			
I can't sleep for thoughts of eigenvectors	.470			
I weep openly at the mention of central tendency	.449			
I dream that Pearson is attacking me with correlation coefficients	.441			
Standard deviations excite me	-.435	.324		
Statistics makes me cry	.432			
People try to tell you that SPSS makes statistics easier to understand but it doesn't	.412		.358	
I don't understand statistics	.357			
My friends are better at statistics than me		.559		
My friends are better at SPSS than I am		.465		
My friends will think I'm stupid for not being able to cope with SPSS		.453		
If I'm good at statistics my friends will think I'm a nerd		.345		
Everybody looks at me when I use SPSS		.336		
I have little experience of computers			.862	
SPSS always crashes when I try to use it			.635	
All computers hate me			.562	
I worry that I will cause irreparable damage because of my incompetence with computers			.558	
Computers have minds of their own and deliberately go wrong whenever I use them			.473	
Computers are useful only for playing games			.386	
Computers are out to get me			.318	
I have never been good at mathematics				-.851
I did badly at mathematics at school				-.734
I slip into a coma whenever I see an equation				-.675

Extraction Method: Principal Axis Factoring.
Rotation Method: Oblimin with Kaiser Normalization.[a]

a. Rotation converged in 17 iterations.

OUTPUT 17.9

Structure Matrix

	Factor			
	1	2	3	4
I wake up under my duvet thinking that I am trapped under a normal distribution	.657		.475	-.391
I weep openly at the mention of central tendency	.621		.493	-.469
Standard deviations excite me	-.596	.486	-.409	.369
People try to tell you that SPSS makes statistics easier to understand but it doesn't	.593		.564	-.366
I dream that Pearson is attacking me with correlation coefficients	.586		.472	-.458
Statistics makes me cry	.552		.407	-.449
I can't sleep for thoughts of eigenvectors	.496			
I don't understand statistics	.492		.422	-.374
My friends are better at statistics than me		.572		
My friends will think I'm stupid for not being able to cope with SPSS		.486		
My friends are better at SPSS than I am		.484		
Everybody looks at me when I use SPSS	-.360	.425		
If I'm good at statistics my friends will think I'm a nerd		.328		
I have little experience of computers			.746	-.341
SPSS always crashes when I try to use it	.486		.720	-.407
All computers hate me	.479		.676	-.415
I worry that I will cause irreparable damage because of my incompetence with computers	.414		.673	-.457
Computers have minds of their own and deliberately go wrong whenever I use them	.489		.613	-.390
Computers are out to get me	.384		.510	-.428
Computers are useful only for playing games			.437	
I have never been good at mathematics	.314		.353	-.798
I did badly at mathematics at school	.369		.478	-.783
I slip into a coma whenever I see an equation	.404		.476	-.750

Extraction Method: Principal Axis Factoring.
Rotation Method: Oblimin with Kaiser Normalization.

OUTPUT 17.10

OUTPUT 17.11

Factor Correlation Matrix

Factor	1	2	3	4
1	1.000	-.296	.483	-.429
2	-.296	1.000	-.302	.186
3	.483	-.302	1.000	-.532
4	-.429	.186	-.532	1.000

Extraction Method: Principal Axis Factoring.
Rotation Method: Oblimin with Kaiser Normalization.

않는다(Output 17.10). 따라서 요인 2를 제외하고는, 많은 변수가 다수의 요인에 높게 적재되었기 때문에 더 복잡하게 보인다. 이러한 결과는 요인 1과 3, 요인 3과 4 간의 상관관계 때문에 발생했다. 이 예제를 통해 패턴행렬 해석이 쉽다는 것을 확인할 수 있다. 패턴행렬은 각 변수가 각 요인에 기여하는 고유한 부분을 나타낸다.

마지막 부분은 요인 간의 상관계수행렬이다(Output 17.11). 구조행렬에서 파악된 것처럼, 요인 2는 다른 요인과 별로 상관이 없으나 다른 요인들은 서로 높은 상관관계를 보인다. 여러 개념 간에 서로 관계가 있음을 알 수 있다. 각 개념이 서로 독립이라면 사각회전 결과나 직교회전 결과가 동일하고, 요인 간의 상관계수행렬은 비대각선 요소가 0인 단위행렬로 나타났을 것이다. 이 행렬을 보면 요인들이 서로 독립적인지를 파악할 수 있는데, 본 예제에서는 요인들이 독립이라 할 수 없다. 따라서 사각회전 방법이 더 적절하다.

이론적으로 볼 때 요인 간의 상호의존성을 가정하는 것이 문제되지 않으므로, 수학에 대한 두려움, 통계에 대한 두려움, 컴퓨터에 대한 두려움 간에는 매우 높은 상관관계가 있다고 해석한다. 일반적으로 수학적으로나 기술적면으로 발달하지 않은 사람은 통계학에서 고전하는 경향이 있다. 한편 동료 평가에 대한 두려움은 다른 개념과는 달리 사회학적 개념이므로, 다른 개념이 동료 평가에 대한 두려움과도 높은 상관이 있을 것이라고 단정지을 수는 없다. 사실 동료 평가 두려움 요인은 다른 요인과 상관관계가 가장 낮다. 전체적으로 이론적인 측면과 잘 맞는 결과를 얻은 것으로 보인다.

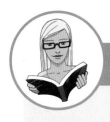

핵심녀의 힌트 요인해석

- 직교회전을 하면, 회전된 성분행렬(*Rotated Component Matrix*) 표를 살펴본다. 각 변수가 어떤 요인/성분에 가장 높게 적재되었는지 본다('높다'는 절대값 .4 이상으로 보는 것이 좋다). 요인에 높게 적재된 변수가 갖는 공통된 의미가 무엇인지 찾아본다.
- 사각회전을 하면, 패턴행렬(*Pattern Matrix*) 표를 살펴보고 직교회전 때와 같은 과정을 따른다. 이 표에서 얻은 결과를 구조행렬(structure matrix) 표와 비교해 확인한다.

17.7.4. 요인점수 ②

요인을 추출해 회전까지 하고 나면 요인점수를 검토한다. 요인점수는 출력된 성분점수 행렬 B에서 계산하게 되는데(Section 17.3.3.1), SPSS가 알아서 해주므로 이 표는 생략했다. 앞서 Anderson-Rubin 방법으로 요인점수를 계산하도록 지정한 결과는 데이터 편집 창에 변수로 추가된다. 데이터에는 요인마다 하나씩 *FAC1_1*, *FAC2_1*, *FAC3_1*, *FAC4_1*이라는 4개의 변수가 추가되어 있을 것이다. 사각회전에서 요인점수를 따로 지정하면, 변수 4개가 *FAC2_1* 등의 명칭으로 데이터 편집창에 더 추가된다.

SELF-TEST 회귀분석(Section 8.7.6)에서 배운대로 *Case Summaries* 명령어를 사용해 요인점수를 출력해보자. 데이터에는 2,500 케이스나 있으나 앞의 10 케이스만 출력하자.

Output 17.12는 첫 10 케이스의 요인점수이다. 9번 케이스는 요인 1, 2, 3의 점수가 모두 높은 것으로 보아 통계와 컴퓨터 사용, 수학을 모두 두려워하지만 동료 평가(요인 4)에는 별 두려움이 없는

Case Summaries[a]

	A-R factor score 1 for analysis 1	A-R factor score 2 for analysis 1	A-R factor score 3 for analysis 1	A-R factor score 4 for analysis 1
1	-1.12974	.05090	-1.58646	-.55242
2	-.04484	-.47739	-.22126	.64055
3	.15620	-.72240	.08299	-.90901
4	.79370	.61178	-.79341	-.31779
5	-.98251	.66284	-.35819	.54788
6	-.59551	2.13562	-.53156	-.52313
7	-1.33140	-.19415	.08213	.87306
8	-.91760	-.20011	-.02149	.96984
9	1.70800	1.45700	3.03959	.65963
10	-.37637	-.77093	.06181	1.58454
Total N	10	10	10	10

a. Limited to first 10 cases.

것 같다. 이처럼 요인점수를 사용해 각 사람이 다른 사람에 비해 얼마나 많은 두려움을 가지고 있는지 알아볼 수 있다. 점수를 모두 합해서 숫자 하나로 나타내면, 그 점수는 SPSS에 대한 두려움을 나타낸다고 볼 수 있다. 회귀분석에서 독립변수 간의 상관관계가 너무 높아 다중공선성의 문제가 있는 경우, 요인점수로 대신할 수도 있다. 하지만 요인점수를 그대로 사용하는 경우는 드물다. 대부분 한 요인에 높게 적재된 변수의 원 점수를 합해서 사용한다. 예를 들면 통계에 대한 두려움은 1, 3, 4, 5, 12, 16, 20, 21 등 8개 문항에 답한 점수를 합해서 사용한다.

17.7.5. 요약 ②

설문분석결과 SPSS에 대한 두려움을 나타낸다고 생각되는 4가지 하부 구조를 찾아냈다. 요인 간의 상관관계로 볼 때, 사각회전이 적절하다. 요인분석은 가설 설정에 도움을 주거나 데이터에 잠재된 패턴을 찾아내는 순전히 탐색적 목적으로 사용되어야 한다. 요인분석을 위해서는 여러 결정을 해야 하는데, 주의할 점은 본인이 얻고 싶은 결과에 따라 결정하지 말고 이론적인 근거에 따라 결정해야 하는 것이다. 또한 사용한 측정도구(scale)가 신뢰할 만한지 고민해야 한다.

17.8. 요인분석결과 보고하기 ①

요인분석결과를 보고할 때는, 시행한 분석에 대해 독자가 판단할 수 있도록 충분한 정보를 제공해야 한다. 요인추출 기준과 회전 방법을 명확히 밝힌다. 모든 문항의 모든 회전된 적재값을 적고, 적재값이 높은 것은 알아보기 쉽게 굵은 글씨로 표시한다(적재값 .4 이상을 높다고 하지만, 표본크기와 관련된 자세한 사항은 Section 17.4.6.2를 참고한다). 각 요인이 설명하는 분산의 비율과 고유값도 함께 보고한다. Table 17.1은 SAQ 데이터에 대한 사각회전 결과를 보고하는 표로, 제목에 표본크기를 표시했다.

보고서에는 적어도 적재값 표와 분석방법에 대한 서술이 포함되어야 한다. 문항 수가 너무 많아 불가능한 경우가 아니면 동일한 분석을 재생할 수 있도록 상관계수행렬을 제시하는 것이 좋고, 표본 크기가 적절한지에 대한 정보도 제시한다. 예제에 대해서는 다음과 같이 서술할 수 있다.

✓ 설문조사한 23개 문항에 대해 주축요인추출방법(principal axis factor analysis)으로 사각회전(direct oblimin)해 요인분석을 시행했다. 표본크기는 KMO = .93로 Hutcheson과 Sofroniou (1999)에 의하면 훌륭한 것으로 나타났으며, 각 문항의 KMO 값은 모두 .77 이상으로 기준(Field, 2013) .5보다 높았다. 예비분석 결과 고유값이 Kaiser 기준 1을 넘는 요인이 네 개로 분산의 50.32%를 설명했다. 스크리도표에서는 요인 수가 2~4개로 나타나 표본크기와 Kaiser 기준을 고려해 4개의 요인을 추출하기로 했다. Table 17.1은 회전된 적재값이다. 문항을 검토한 결과, 각 요인은 통계에 대한 두려움, 동료 평가에 대한 걱정, 컴퓨터에 대한 두려움, 수학에 대한 두려움을 나타내는 것으로 파악되었다.

17.9. 신뢰도 분석 ②

17.9.1. 신뢰도 척도 ③

설문의 타당도를 분석하기 위해 요인분석을 시행했다면, 도구의 신뢰도를 검토하는 것이 좋다.

SELF-TEST   제1장에서 배운 내용을 참고해 신뢰도란 무엇인지, 검사–재검사 신뢰도란 무엇인지 생각해 본다.

How do I tell if my questionnaire is reliable?

신뢰도란 척도(또는 설문)가 측정하고자 하는 개념을 일관되게 반영하는 것을 의미한다. 예를 들어 다른 조건이 모두 일정하다면, 한 사람의 설문 응답은 매번 똑같이 나와야 한다. 이를 검사–재검사 신뢰도라 한다. 예를 들어 한 학생이 SPSS에 공포 수준의 두려움을 가지고 있어 SAQ 검사에서 높은 점수를 받았다면, (특별한 치료를 받지 않는 한) 한 달 뒤 다시 검사해도 똑같이 높은 점수를 받아야 된다. 또 측정하고자 하는 개념에 대해 동일한 두 사람이 있다면, 두 사람의 점수는 같아야 한다. 예를 들어 SPSS 공포를 가진 두 사람은 거의 비슷하게 높은 SAQ 점수가 나올 것이다. 마찬가지로 SPSS를 매우 사랑하는 사람들도 비슷하게 낮은 점수가 나올 것이다. 만일 SPSS를 사랑하는 사람과 SPSS 공포가 있는 사람의 점수가 같다면, SAQ는 정확한 측정도구라 할 수 없다. 통계적

TABLE 17.1 Summary of exploratory factor analysis results for the SPSS anxiety questionnaire
(*N* = 2571)

	Rotated Factor Loadings			
Item	Fear of Statistics	Peer Evaluation	Fear of Computers	Fear of Maths
I wake up under my duvet thinking that I am trapped under a normal distribution	**.54**	−.04	.17	−.06
I can't sleep for thoughts of eigenvectors	**.47**	−.14	−.08	−.05
I weep openly at the mention of central tendency	**.45**	−.05	.17	−.18
I dream that Pearson is attacking me with correlation coefficients	**.44**	.08	.18	−.19
Standard deviations excite me	**−.44**	.32	−.05	.10
Statistics makes me cry	**.43**	.10	.11	−.23
People try to tell you that SPSS makes statistics easier to understand but it doesn't	**.41**	−.04	.36	.01
I don't understand statistics	**.36**	.05	.20	−.13
My friends are better at statistics than me	−.09	**.56**	−.02	−.11
My friends are better at SPSS than I am	.07	**.47**	−.11	.04
My friends will think I'm stupid for not being able to cope with SPSS	−.18	**.45**	.04	−.05
If I'm good at statistics my friends will think I'm a nerd	.10	**.35**	.00	.07
Everybody looks at me when I use SPSS	−.22	**.34**	−.08	.01
I have little experience of computers	−.22	−.01	**.86**	.03
SPSS always crashes when I try to use it	.18	−.01	**.64**	.01
All computers hate me	.19	−.02	**.56**	−.03
I worry that I will cause irreparable damage because of my incompetence with computers	.08	−.04	**.56**	−.12
Computers have minds of their own and deliberately go wrong whenever I use them	.24	−.02	**.47**	−.03
Computers are useful only for playing games	.00	−.06	**.39**	−.06
Computers are out to get me	.11	−.13	**.32**	−.19
I have never been good at mathematics	.01	.05	−.09	**−.85**
I did badly at mathematics at school	−.01	−.11	.06	**−.73**
I slip into a coma whenever I see an equation	.08	.02	.09	**−.68**
Eigenvalues	7.29	1.74	1.32	1.23
% of variance	31.70	7.56	5.73	5.34
α	.82	.57	.82	.82

Note: Factor loadings over .40 appear in bold

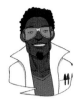

나자료 17.1

범세계적 중독? ②

세계적으로 1억 7천 9백만 명이 인터넷을 사용한다(2007년 현재). 인터넷의 유용성과 인기가 증가하면서 인터넷 중독 문제가 발생하게 되었다. 인터넷 중독을 측정하기 위해 Laura Nichols와 Richard Nicki (2004)는 Internet Addiction Scale를 개발했다. '계

획보다 오래 인터넷을 사용한다', '인터넷 사용으로 학업/일을 제대로 못한다' 등 36 문항을 5점(전혀, 가끔, 때때로, 자주, 항상) 척도로 구성했다.

Nichols & Nicki (2004).sav에는 207명의 데이터가 수록되어 있다. 연구자는 평균과 분산이 낮은 2 문항과 다른 문항과 상관관계가 낮은 3개 문항을 삭제한 뒤, 31개 문항으로 주성분분석을 수행했다. 서술통계로 평균과 분산이 낮은 문항 2개가 무엇인지 알아보고, 상관관계분석으로 상관관계가 낮은 문항 3개를 알아보자. 그리고 주성분분석을 수행해 보자. 답은 홈페이지나 저자 논문에서 찾아볼 수 있다.

으로 각 문항(또는 문항 모음)이 전체 설문과 일치하는 결과를 낼 때 신뢰도가 있다고 한다. 예를 들어 SPSS를 매우 두려워하는 사람이 있다면 그 사람의 SAQ 점수는 높을 것이다. SAQ가 신뢰성이 있다면, 설문 중 어떤 문항을 무작위로 뽑아 보아도 그 문항의 점수도 마찬가지로 높아야 한다.

신뢰도를 알아보는 가장 간단한 방법은 반분신뢰도를 살펴보는 것이다. 이 방법은 척도의 문항들을 무작위로 두 부분으로 나누어 각각 점수를 내보는 것이다. 만일 척도가 신뢰성이 있다면, 새로 구한 두 점수는 서로 비슷한 값이 나와야 하고, 두 점수 간 상관관계도 매우 높게 나와야 한다. 반분신뢰도(split−half rerliability)는 이 상관계수로서 높은 값은 신뢰도가 높은 것을 의미한다. 그러나 문항을 무작위로 두 부분으로 나누는 방법이 한 가지가 아니므로 어떻게 나누느냐에 따라 반분신뢰도가 달라지는 문제가 있다. 이 문제를 극복하기 위해 Cronbach (1951)는 문항을 반분하는 모든 방법을 고려해 각각의 상관계수를 구하는 식으로 신뢰도를 구하는 방법을 제안했다. 이렇게 구한 모든 상관계수의 평균은 Cronbach α로 신뢰도의 척도로 가장 많이 쓰인다[11].

$$\alpha = \frac{N^2 \overline{\text{cov}}}{\sum s_{\text{item}}^2 + \sum \text{cov}_{\text{item}}}$$ (17.6)

방정식이 다소 복잡해 보이지만, 사실 그리 복잡한 것은 아니다. 모든 문항의 대해 분산과 공분산을 계산해 공분산행렬을 구한다. 행렬에서 주대각선 원소는 분산을, 비대각선 원소는 다른 문항과의 공분산이 된다. 방정식의 분자는 문항 수(N)의 제곱을 공분산의 평균과 곱한 것이다. 방정식의 분모는 모든 분산과 공분산의 합, 즉, 공분산행렬의 모든 값을 합한 것이다.

---

[11] 쉽게 설명하느라 이렇게 서술했지만, Cronbach 알파가 모든 반분신뢰도의 평균과 일치하는 반분신뢰도를 어떻게 계산하느냐에 따라 다소 다르다(자세한 계산법은 glossary 참고). 문항별 표준편차를 고려하지 않는 Spearman−Brown 공식을 이용하면 Cronbach 알파가 더 작다. 단, 문항별 표준편차가 모두 같은 경우에는 Cronbach 알파와 모든 반분신뢰도의 평균이 일치한다. 문항별 표준편차를 고려한 반분신뢰도를 구하는 경우에는 (Flanagan, 1937; Rulon, 1939), Cronbach 알파는 항상 반분신뢰도의 평균과 일치한다(Cortina, 1993).

Cronbach α의 표준화 식은 상관계수행렬을 사용하는 것으로 공분산 대신 상관계수를, 분산 대신 주대각선의 1을 사용한다. 문항 점수를 합해서 사용하는 척도에는 위의 방정식으로 계산한 알파값이 적절하다(이 경우 표준화 알파는 적절하지 않다). 문항 점수를 합하기 전에 표준화하는 경우에는 표준화 알파가 유용하다

17.9.2. Cronbach α의 해석과 주의사항 ②

일반적으로 Cronbach α가 .7~.8이면 수용할 수 있는 값이다. 아주 낮은 값은 척도의 신뢰성이 의심된다. Kline (1999)에 의하면, IQ 검사같은 인지검사에서는 .8 정도가 적절하지만 능력검사의 경우에는 .7 정도가 적절하다. 또한 심리학적 개념은 그 다양성 때문에 실제적으로 .7 이상의 값이 나오기 어렵다고 했다. 학자에 따라서는 연구 초기에는 .5까지도 수용할 수 있다고 한다(Nunnally, 1978). 이러한 일반적 지침에 집착하는 것은 바람직하지 않은데, 지침을 따르다 보면 정작 자신 연구에서는 α값이 무엇을 의미하는지 생각하지도 않게 되기 때문이다(Pedhazur & Schmelkin, 1991).

Cronbach α 해석과 관련된 논점을 Cortina (1993)와 Pedhazur & Schmelkin (1991)를 중심으로 살펴보자. 먼저, α값은 척도의 문항 수에 영향을 받는다. 방정식(17.6)의 분자를 보자. 문항 수 제곱이 분자에 있어 문항 수가 증가하면 α도 증가한다. 즉 척도의 신뢰도가 낮아도 척도에 포함된 문항 수가 많으면 α가 커진다. Cortina (1993)는 α가 똑같이 .8인 데이터 두 개를 제시했는데, 하나는 문항 수 3개에 평균 상관계수는 .57로 상당히 높은 편이고, 다른 하나는 문항수 10개에 평균 상관계수가 .28이 되지 않는다. 이처럼 두 척도의 내적일치도가 확연히 달라도 Cronbach α는 똑같이 신뢰성이 있다고 나온 것이다.

다음 논점은 α를 '단일 측면'을 측정한다고 생각하는 경향이다. 다시 말해 척도가 단 하나의 내재된 요인이나 개념을 측정한다고 생각하는 것이다. 데이터에 요인이 하나뿐이라면 이런 생각이 맞지만 (Cortina, 1993), Grayson (2004)에 의하면 α가 같은 데이터도 아주 다른 요인구조를 가질 수 있다고 했다. 즉, 요인이 하나인 경우, 중간 정도의 상관관계를 갖는 두 개 요인 경우, 서로 상관이 없는 두 개 요인 경우 등 모두에서 α = .8이 나올 수 있음을 보여주었다. Cortina (1993)도 문항 수가 12개가 넘고 문항 간 상관관계가 상당히 높으면($r > .5$), α가 .7 이상(.65~.84) 될 수 있다고 했다. 이러한 결과를 종합해 보면, α를 '단일 측면'을 측정하는 도구로 보는 것은 지양해야 한다. 사실 Cronbach (1951)는 여러 요인이 있는 경우에는 각 요인마다 따로 α를 구해야 한다고 했다. 다시 말해, 설문지에 여러 하부 요인이 있는 경우에는 하부 요인마다 α를 구해야 한다.

마지막으로, 역문항에 대한 주의사항이다. 예를 들어 SAQ에서 3번 문항은 다른 문항들과는 반대 방향으로 서술되어 있다. 이 문항은 '표준편차라는 말을 들으면 흥분된다'고 긍정적으로 서술되어 있지만 다른 문항들, 예를 들어 1번 문항 '통계학을 생각하면 눈물이 난다'는 모두 부정적으로 서술되어 있다. 통계를 싫어하는 사람은 1번 문항에는 매우 동의하겠지만 3번 문항에는 매우 동의하지 않을 것이다. 대상자의 응답 편향을 줄이기 위해 역문항을 설문에 포함하는 것은 매우 중요하다. 역문항이 있어 대상자는 문항에 주의를 기울여 답하게 된다. 역문항은 요인분석에서 적재값의 부호만 바꿀 뿐 결과를

Eek! My alpha is negative: is that correct?

바꾸지 않지만(Output 17.9에 3번 문항 적재값이 음수), α에는 영향을 미친다. 방정식의 분자에는 문항 간 공분산의 평균이 있다. 역문항과 다른 문항과의 상관계수는 음수가 되어 공분산도 음수가 된다. 평균 공분산이란 공분산을 모두 합한 뒤 공분산 개수로 나눈 것이므로 음수인 공분산을 더하면 공분산합이 작아지고, 따라서 Cronbach α도 작아진다. 극단적인 경우, 음수인 공분산 합이 양수인 공분산합보다 더 큰 경우에는 α가 음수가 될 수 있다. 0보다 작은 Cronbach α는 의미가 없다. 만일 음수가 나오면 역문항을 제대로 정리했는지 다시 점검해야 한다.

신뢰도 분석을 하기 전에 역문항의 점수를 역산한다. 예를 들어 SAQ의 경우, '1 = 절대 아니다, 2 = 아니다, 3 = 그저 그렇다, 4 = 그렇다, 5 = 매우 그렇다'로 답하므로, 대부분의 문항(통계학을 생각하면 눈물이 난다 등)은 숫자가 클수록 SPSS에 대한 두려움이 큰 것을 나타낸다. 하지만 3번 문항(표준편차라는 말을 들으면 흥분된다)은 1(절대 아니다)이 두려움을 나타내므로, 수치에 반영하기 위해서는 '1 = 매우 그렇다, 2 = 그렇다, 3 = 그저 그렇다, 4 = 아니다, 5 = 절대 아니다'로 역산해야 한다. 이렇게 함으로써 다른 문항과 마찬가지로 3번 문항도 두려움이 많으면 높은 점수를 받게 된다.

이렇게 하면 역산을 쉽게 할 수 있다. 먼저 최대값이 얼마인지 살펴본다(여기서는 5). 이 값에 1을 더한 값(5 + 1 = 6)에서 각자의 점수를 뺀다. 그러면 5점을 받은 사람은 1점, 2점을 받은 사람은 4점 등이 된다.

SELF-TEST 제5장에서 배운 *compute* 명령어를 이용해 3번 문항의 점수를 역산해 보자(힌트: 6에서 원점수를 뺀다).

17.9.3. SPSS로 신뢰도 분석하기 ②

SAQ.sav의 데이터로 SAQ의 신뢰도를 분석해보자. 먼저 3번 문항을 역산한다. 역산에 자신이 없으면 SAQ (Item 3 Reversed).sav를 사용한다. 각 하부 영역에 대해 따로 신뢰도 분석을 한다. 이 데이터에는 사각회전 결과(Output 17.9) 하부 영역 4개가 추출되었으므로 각각에 대해 신뢰도 분석을 한다.

1 제 1 하부 영역 (*통계에 대한 두려움*): 1, 3, 4, 5, 12, 16, 20, 21번 문항
2 제 2 하부 영역 (*동료평가에 대한 걱정*): 2, 9, 19, 22, 23번 문항
3 제 3 하부 영역 (*컴퓨터에 대한 두려움*): 6, 7, 10, 13, 14, 15, 18번 문항
4 제 4 하부 영역 (*수학에 대한 두려움*): 8, 11, 17번 문항

신뢰도 분석을 위해 Analyze , Scale ▶ Reliability Analysis... 를 차례로 선택해 Figure 17.15 대화상자를 연다. 먼저 통계에 대한 두려움부터 시작하자. 왼쪽 변수목록에서 1, 3, 4, 5,

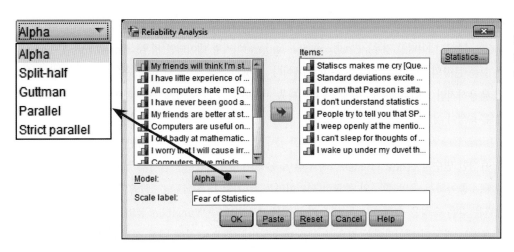

FIGURE 17.15
Main dialog box
for reliability
analysis

12, 16, 20, 21 문항을 오른쪽으로 끌거나 ➡️를 클릭해 변수를 선택한다. 왼쪽 *Ctrl* 키를 사용하면 여러 변수를 동시에 선택할 수 있다.

여러 가지 신뢰도 분석 방법이 있지만 Cronbach α가 기본이다. Alpha ▾를 클릭해 반분법을 선택할 수도 있지만, 여기선 그냥 alpha(α)를 구하기로 한다. *Scale label* 부분에는 척도 이름을 'Fear of Statistics'라 적어 출력물을 찾기 쉽게 만들 수 있다.

Statistics...를 클릭하면 Figure 17.16 대화상자가 나와 원하는 통계를 선택할 수 있는데, 척도의 신뢰도 분석에서 가장 중요한 것은 *Scale if item deleted*이다. 이 항목은 그 문항을 제거했을 때 Cronbach α가 얼마가 될지 알려준다. 만일 척도의 신뢰도가 높다면, 한 문항을 넣고 빼는 것이 전체 신뢰도에 큰 영향을 미치지 않는다. 다시 말해서 α값을 크게 낮추는 문항이 있다면 신뢰도를 높이기 위해 설문에서 문항 제외를 고려해야 한다. 따라서 α값을 낮추는 문항이 없어야 한다.

Inter-Item (또는 Summaries)의 Correlations과 Covariances를 선택하면 문항의 상관계수와

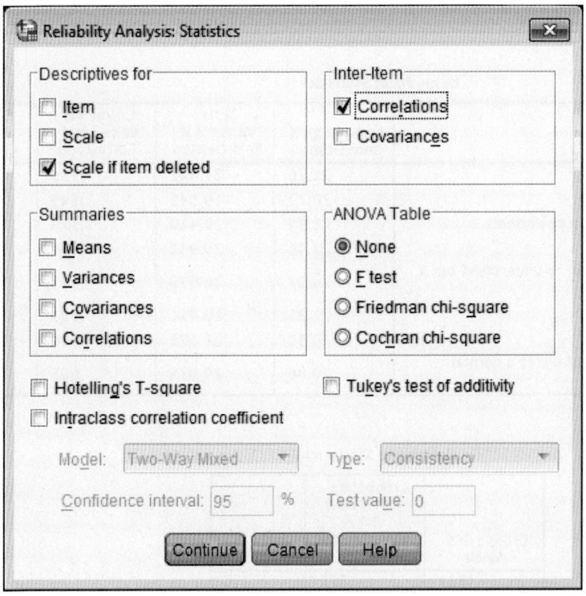

FIGURE 17.16
Statistics
for reliability
analysis

평균을 구할 수 있다(요인분석에서 이미 구했으므로 여기서는 생략한다). *F test*나 *Friedman chi-square*(순위 데이터인 경우), *Cochran chi-square*(이지형 데이터인 경우), *Hotelling's T-square*는 설문 문항의 중심경향 비교를 위한 통계이다. 문항의 분포 간 유사성(평균이 같은지)을 알아보는데 유용하지만 요인분석에는 항상 큰 데이터를 사용하기 때문에 아주 작은 차이도 유의하게 나오므로 유용성이 낮다.

Intraclass correlation coefficient (ICC: 급내상관)에 대해 살펴보자. 상관계수는 서로 다른 내용을 측정한 변수의 관계를 나타낸다. 예를 들어 'Deathspell Omega 듣기'와 'Satanism 듣기'의 상관관계는 좋아하는 음악 종류와 종교적 신념이라는 두 가지 내용(class: 급)의 관계를 나타낸다. 급내상관은 같은 속성을 측정하는 두 변수의 관계를 측정한다(즉, variables within the same class). 이 통계는 쌍둥이 데이터에서 같은 속성을 비교하거나, 같은 대상에 대한 심사위원 평가의 일치성을 평가할 때 사용된다(그래서 SPSS에서 상관관계 부분이 아닌 신뢰도 부분에 있는 것이다). 급내상관에 대해서는 Section 20.2.1을 참고하기 바란다.

신뢰도 분석은 Figure 17.16 같이 간단히 지정한다. ⟨Continue⟩로 기본 대화상자로 돌아가 ⟨OK⟩로 분석을 시작한다.

17.9.4. 신뢰도 분석 결과 ②

Output 17.13은 하부 영역인 통계에 대한 두려움에 대한 기본적인 신뢰도 분석 결과이다. 하부 영역 전체의 신뢰도에 대한 Cronbach α가 작은 표에 나와 있다. 문항 수의 영향이나 일반적인 기준을 적용하는 문제점을 염두에 둔 채, 이 값이 .7~.8 정도 되는지 살펴본다. 이 예에서는 .821로 Kline (1999) 기준 범위에 있으며 높은 신뢰도를 보이고 있다.

Item–Total Statistics 표에서 *Corrected Item–Total Correlation*은 각 문항과 총 척도점수 간

OUTPUT 17.13

Item-Total Statistics

	Scale Mean if Item Deleted	Scale Variance if Item Deleted	Corrected Item-Total Correlation	Squared Multiple Correlation	Cronbach's Alpha if Item Deleted
Statistics makes me cry	21.76	21.442	.536	.343	.802
Standard deviations excite me	20.72	19.825	.549	.309	.800
I dream that Pearson is attacking me with correlation coefficients	21.35	20.410	.575	.355	.796
I don't understand statistics	21.41	20.942	.494	.272	.807
People try to tell you that SPSS makes statistics easier to understand but it doesn't	20.97	20.639	.572	.337	.796
I weep openly at the mention of central tendency	21.25	20.451	.597	.389	.793
I can't sleep for thoughts of eigenvectors	20.51	21.176	.419	.244	.818
I wake up under my duvet thinking that I am trapped under a normal distribution	20.96	19.939	.606	.399	.791

Reliability Statistics

Cronbach's Alpha	Cronbach's Alpha Based on Standardized Items	N of Items
.821	.823	8

의 상관관계이다. 신뢰도가 높은 척도라면 모든 문항은 총점과 상관관계가 있어야 한다. 따라서 전체 점수와 상관관계가 낮은 문항이 있는지 살펴본다. 만일 .3 이하인 값이 있다면 그 문항은 전체와 상관관계가 거의 없다는 뜻이므로 문제가 된다. 이러한 문항은 삭제하는 것이 좋다. 이 예에서는 모두 .3 이상이므로 문항을 삭제할 필요가 없다.

다음으로 *Cronbach's Alpha if Item Deleted* 열은 해당 문항이 포함되지 않는 경우의 전체 α를 나타낸다. 따라서 그 문항을 삭제한다면, α가 얼마나 변할지 알 수 있다. 전체 α가 .821이므로 모든 값은 이 정도가 되어야 한다. 따라서 이 값 이상이 되는 문항이 있는지 살펴본다. 이 값이 전체 Cronbach α보다 커진다는 것은, 그 문항 삭제로 신뢰도가 높아진다는 뜻이다. 따라서 이 값이 전체 Cronbach α보다 높다면, 신뢰도를 높이기 위해 해당 문항을 삭제할지 고민한다. 이 예제에는 고민할 문항이 없다. 만일 문항을 삭제하기로 결정한 경우에는 요인분석을 다시 시행해 요인구조에 변화가 없는지 확인해야 한다.

SELF-TEST   다른 하부 영역 3가지의 신뢰도 분석을 해보자.

역문항의 역산이 얼마나 중요한지 설명하기 위해 3번 문항을 역산하지 않은 원데이터인 **SAQ.sav**를 사용해 분석했다(Output 17.14). 먼저 전체 Cronbach α가 .821에서 .605로 대폭 낮아졌다. 또한 3번 문항은 전체 점수와 음의 상관을 보인다. 역산하지 않으면 이처럼 음수가 나오므로 역산이 누락되었는지 알 수 있어 유용하다. 마지막으로 이 문항을 삭제하는 경우 신뢰도가 .8로 전체 신뢰도가 .6에서 .8까지 높아질 수 있다. 이처럼 서술된 문항의 점수를 역산하지 않는 경우 신뢰도 결과가 엉망이 될 수 있음을 잘 이해했으니 척도의 신뢰도 분석시 주의한다.

OUTPUT 17.14

Item-Total Statistics

	Scale Mean if Item Deleted	Scale Variance if Item Deleted	Corrected Item-Total Correlation	Squared Multiple Correlation	Cronbach's Alpha if Item Deleted
Statistics makes me cry	20.93	12.125	.505	.343	.521
Standard deviations excite me	20.72	19.825	-.549	.309	.800
I dream that Pearson is attacking me with correlation coefficients	20.52	11.447	.526	.355	.505
I don't understand statistics	20.58	11.714	.466	.272	.523
People try to tell you that SPSS makes statistics easier to understand but it doesn't	20.14	11.739	.501	.337	.515
I weep openly at the mention of central tendency	20.42	11.584	.529	.389	.507
I can't sleep for thoughts of eigenvectors	19.68	12.107	.353	.244	.558
I wake up under my duvet thinking that I am trapped under a normal distribution	20.13	11.189	.541	.399	.497

Reliability Statistics

Cronbach's Alpha	Cronbach's Alpha Based on Standardized Items	N of Items
.605	.641	8

동료 평가 하부 영역을 살펴보자. Output 17.15에서 전체 신뢰도는 .57로 높지 않다. Kline은 사회과학 데이터에서 낮은 신뢰도가 자주 나온다고 했지만, 여기에서는 값 자체도 너무 낮고 다른 하부 영역보다도 낮은 값이다. 이 하부 영역은 5문항으로 구성되어 있다. 다른 하부 영역이 7개, 8개, 2개로 구성된 것과 비교하면 적은 문항수는 이유가 되지도 않는다. *Corrected Item-Total Correlation* 값은 모두 .3 정도인데, 23번 문항은 더 낮다. 결과를 보면, 이 하부 영역의 내적일치도는 다소 의문의 여지가 있고, 특히 23번 문항은 문제의 소지가 크다. *Cronbach's Alpha if Item Deleted* 값은 모두 전체 신뢰도 값인 .57보다 낮아 문항 삭제로 전체 α값이 높아질 가능성도 없다. 이 하부 영역의 낮은 내적일치도는 척도가 동료 평가에 대한 다양한 측면을 나타내는 문항으로 구성되었기 때문으로 생각된다. 이 하부 영역을 포함할지는 신중하게 생각해보는 것이 좋겠다.

OUTPUT 17.15

Item-Total Statistics

	Scale Mean if Item Deleted	Scale Variance if Item Deleted	Corrected Item-Total Correlation	Squared Multiple Correlation	Cronbach's Alpha if Item Deleted
My friends will think I'm stupid for not being able to cope with SPSS	11.46	8.119	.339	.134	.515
My friends are better at statistics than me	10.24	6.395	.391	.167	.476
Everybody looks at me when I use SPSS	10.79	7.381	.316	.106	.522
My friends are better at SPSS than I am	10.20	7.282	.378	.144	.487
If I'm good at statistics my friends will think I'm a nerd	9.65	7.988	.239	.069	.563

Reliability Statistics

Cronbach's Alpha	Cronbach's Alpha Based on Standardized Items	N of Items
.570	.572	5

OUTPUT 17.16

Item-Total Statistics

	Scale Mean if Item Deleted	Scale Variance if Item Deleted	Corrected Item-Total Correlation	Squared Multiple Correlation	Cronbach's Alpha if Item Deleted
I have little experience of computers	15.87	17.614	.619	.398	.791
All computers hate me	15.17	17.737	.619	.395	.790
Computers are useful only for playing games	15.81	20.736	.400	.167	.824
I worry that I will cause irreparable damage because of my incompetenece with computers	15.64	18.809	.607	.384	.794
Computers have minds of their own and deliberately go wrong whenever I use them	15.22	18.719	.577	.350	.798
Computers are out to get me	15.33	19.322	.491	.250	.812
SPSS always crashes when I try to use it	15.52	17.832	.647	.447	.786

Reliability Statistics

Cronbach's Alpha	Cronbach's Alpha Based on Standardized Items	N of Items
.823	.821	7

Item-Total Statistics

	Scale Mean if Item Deleted	Scale Variance if Item Deleted	Corrected Item-Total Correlation	Squared Multiple Correlation	Cronbach's Alpha if Item Deleted
I have never been good at mathematics	4.72	2.470	.684	.470	.740
I did badly at mathematics at school	4.70	2.453	.682	.467	.742
I slip into a coma whenever I see an equation	4.49	2.504	.652	.425	.772

Reliability Statistics

Cronbach's Alpha	Cronbach's Alpha Based on Standardized Items	N of Items
.819	.819	3

OUTPUT 17.17

다음은 컴퓨터에 대한 두려움이다. Output 17.16에 보면, 전체 α는 .823으로 상당히 높다. *Corrected Item-Total Correlation* 값도 모두 .3 이상이라 좋다. *Cronbach's Alpha if Item Deleted* 에는 삭제해서 신뢰도가 높아질 문항은 없는 것으로 보인다. 즉, 모든 문항이 전체 신뢰도에 긍정적 으로 기여하고 있다.

마지막으로 수학에 대한 두려움 하부 영역을 보자. Output 17.17의 전체 신뢰도는 .819로 높고, *Corrected Item-Total Correlation*은 모두 .3 이상으로 충분히 높다. *Cronbach's Alpha if Item Deleted*는 모두 전체 신뢰도 값보다 낮아 각각의 문항이 삭제되었을 때 척도의 신뢰도가 높아지는 문항은 없다.

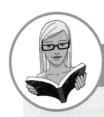

핵심녀의 힌트 신뢰도분석

- 신뢰도 분석은 척도의 내적일치도를 측정한다.
- 역문항은 분석 전에 반드시 역산한다.
- 설문지에 여러 하부 영역이 있는 경우, 각 하부 영역마다 신뢰도 분석을 시행한다.
- Cronbach α는 전체의 신뢰도로 대체로 .8 이상, 능력검사는 .7 이상이면 수용한다.
- *Cronbach's Alpha if Item Deleted*는 문항 삭제로 전체 신뢰도가 높아질 수 있는지 알 수 있다. 이 값이 전체 신뢰도 값보다 높으면 그 문항을 삭제했을 때 전체 신뢰도가 높아진다. 전체 α보다 훨씬 높은 값을 갖는 문항은 삭제한다.
- 문항을 삭제한 경우 요인분석을 다시 수행해 요인구조에 변화가 없는지 확인한다.

17.10. 신뢰도 분석 결과 보고하기 ②

신뢰도 분석 결과는 α로 보고한다. α는 1 이상이 될 수 없으므로(APA 기준에 따라) 정수자리의 0 은 적지 않는다.

✓ SAQ의 하부 영역 중 컴퓨터에 대한 두려움, 통계에 대한 두려움, 수학에 대한 두려움은 모두 α = .82로 높은 신뢰도를 보였다. 그러나 동료의 부정적인 평가에 대한 걱정 영역은 α = .57로 다소 낮은 신뢰도를 보였다.

요인분석 후에 신뢰도를 분석하는 경우 적재값 표에 α값을 포함해 보고한다. 앞서 Table 17.1 맨 아래에 각 하부 영역의 Cronbach α를 적어놓았다.

17.11. 개념에 대한 요약도 ①

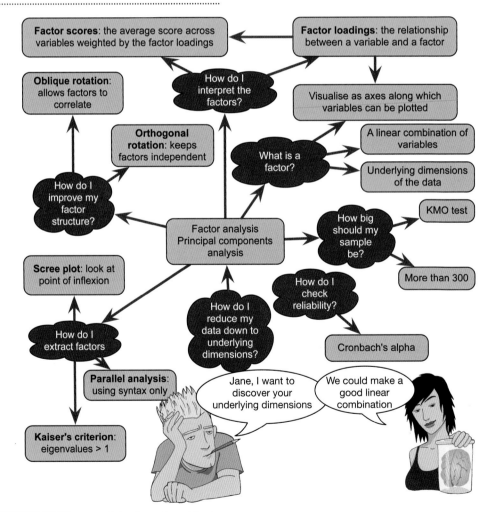

FIGURE 17.17 What Brian learnt from this chapter

17.12. 다음 장은? ②

내 나이 스물 셋에는 통계학 책과 논문에 집중했다. 숙독하다 보면 내용이 이해되는 경우도 있었다. 2년 후, 공부한 내용을 책으로 정리하려 했고 이번 장을 마무리하면서 정신적으로 거의 소진되었다. 이제 이 장이 끝나 정말 다행이다. 다음 장은 범주형 결과변수를 예측할 수 있는 범주형 자료분석에 대해 학습한다.

17.13. 주요 용어

Alpha factoring (alpha 요인추출)
Anderson – Rubin method (Anderson – Rubin 방법)
Common factor (공통요인)
Common variance (공통분산)
Communality (공통성)
Component matrix (성분행렬)
Confirmatory factor analysis (확정적 요인분석)
Cronbach's α (Cronbach α)
Direct oblimin (직접 오블리민)
Extraction (추출)
Equamax (이쿼맥스)
Factor analysis (요인분석)
Factor loading (적재값)
Factor matrix (요인행렬)
Factor scores (요인점수)
Factor transformation matrix, Λ (요인변환행렬)
Intraclass correlation coefficient (ICC) (급내상관)
Kaiser's criterion (Kaiser 기준)

Latent variable (잠재변수)
Kaiser – Meyer – Olkin (KMO) measure of sampling adequacy (표본적합성에 대한 KMO기준)
Oblique rotation (사각회전)
Orthogonal rotation (직교회전)
Pattern matrix (패턴행렬)
Principal component analysis (PCA) (주성분분석)
Promax (프로맥스)
Quartimax (쿼티맥스)
Random variance (무작위분산)
Rotation (회전)
Scree plot (스크리도표)
Singularity (특이성)
Split–half reliability (반분신뢰도)
Structure matrix (구조행렬)
Unique factor (유일인자)
Unique variance (고유분산)
Varimax (배리맥스)

17.14. 스마트 알렉스의 과제

- **과제 1:** 이 장에 있는 예제를 주성분분석 방법으로 다시 분석해 결과를 비교하시오(iterations to convergence를 30으로 지정한다). ②
- **과제 2:** Sussex 대학은 좋은 강사 채용을 위해 Bland 이론에 기초한 'Teaching of Statistics for Scientific Experiments (TOSSE)' 설문을 수정 보완하고자 했다. Bland 이론에 따르면 좋은 연구방법 강사는 (1) 통계에 대한 애정, (2) 실험설계에 대한 열정, (3) 강의에 대한 애정, (4) 정상적인 대인관계 기술의 결여 등 특성을 갖춰야 한다. 이러한 특성은 서로 관련이 있다. 수정된 설문은 'Teaching of Statistics for Scientific Experiments-Revised (TOSSE-R)'이다.

이 설문을 세계의 연구방법 강사 239명에게 보내어 새 도구가 Bland 이론을 지지하는지 확인하고자 했다. Figure 17.18의 설문으로 조사한 자료 **TOSSE-R.sav**를 사용해 요인분석을 하고 요인구조를 해석하시오(적절한 회전 방법을 선택하시오). ②

● **과제 3**: Brighton 대학의 Sian Williams 박사는 조직능력 측정도구를 개발했다. 도구는 (1) 조직에 대한 선호, (2) 목적 달성, (3) 계획, (4) 지연에 대한 수용, (5) 일상에 대한 선호 등 5가지 영역으로 구성되었다. 영역은 이론적으로 서로 독립적이다. 설문은 7점 리커트 척도 28문항으로 구성되

FIGURE 17.18
The TOSSE-R
questionnaire

Teaching of Statistics for Scientific Experiments — Revised (TOSSE-R)

		SD	D	N	A	SA
1.	I once woke up in a vegetable patch hugging a turnip that I'd mistakenly dug up thinking it was Roy's largest root	○	○	○	○	○
2.	If I had a big gun I'd shoot all the students I have to teach	○	○	○	○	○
3.	I memorize probability values for the F-distribution	○	○	○	○	○
4.	I worship at the shrine of Pearson	○	○	○	○	○
5.	I still live with my mother and have little personal hygiene	○	○	○	○	○
6.	Teaching others makes me want to swallow a large bottle of bleach because the pain of my burning oesophagus would be light relief in comparison	○	○	○	○	○
7.	Helping others to understand sums of squares is a great feeling	○	○	○	○	○
8.	I like control conditions	○	○	○	○	○
9.	I calculate 3 ANOVAs in my head before getting out of bed	○	○	○	○	○
10.	I could spend all day explaining statistics to people	○	○	○	○	○
11.	I like it when I've helped people to understand factor rotation	○	○	○	○	○
12.	People fall asleep as soon as I open my mouth to speak	○	○	○	○	○
13.	Designing experiments is fun	○	○	○	○	○
14.	I'd rather think about appropriate dependent variables than go to the pub	○	○	○	○	○
15.	I soil my pants with excitement at the mere mention of Factor Analysis	○	○	○	○	○
16.	Thinking about whether to use repeated- or independent-measures thrills me	○	○	○	○	○
17.	I enjoy sitting in the park contemplating whether to use participant observation in my next experiment	○	○	○	○	○
18.	Standing in front of 300 people in no way makes me lose control of my bowels	○	○	○	○	○
19.	I like to help students	○	○	○	○	○
20.	Passing on knowledge is the greatest gift you can bestow on an individual	○	○	○	○	○
21.	Thinking about Bonferroni corrections gives me a tingly feeling in my groin	○	○	○	○	○
22.	I quiver with excitement when thinking about designing my next experiment	○	○	○	○	○
22.	I often spend my spare time talking to the pigeons ... and even they die of boredom	○	○	○	○	○
23.	I tried to build myself a time machine so that I could go back to the 1930s and follow Fisher around on my hands and knees licking the floor on which he'd just trodden	○	○	○	○	○
25.	I love teaching	○	○	○	○	○
26.	I spend lots of time helping students	○	○	○	○	○
27.	I love teaching because students have to pretend to like me or they'll get bad marks	○	○	○	○	○
28.	My cat is my only friend	○	○	○	○	○

었다(1 = 매우 동의하지 않음, 4 = 보통, 7 = 매우 동의함). 239명에게 설문한 **Williams.sav** 데이터를 이용해 주성분분석을 수행하시오. ②

- **과제 4**: Zibarras, Port와 Woods(2008)는 Hogan Development Survey (HDS)를 사용해 성격과 창의성의 관계를 관찰했다. HDS는 근로자가 나타내는 11가지 특성인 불안정(volatile), 불신(mistrustful), 신중함(cautious), 소외(detached), 오만(arrogant), 수동적 공격성(passive-aggressive), 조종(manipulative), 극적임(dramatic), 유별남(eccentric), 완벽함(perfectionist), 의존성(dependent)을 포함했다. Zibarras 등은 varimax 회전을 이용한 주성분분석을 통해 11가지 특성을 3성분으로 축소했다. **Zibarras et al. (2008).sav** 데이터를 이용해 분석을 재생하고, 어떤 특성들이 함께 모이는지 확인하시오(원 논문 210쪽 참고). ②

과제의 정답은 웹 사이트에서 찾을 수 있다.

17.15. 참고도서

Cortina, J. M. (1993). What is coefficient alpha? An examination of theory and applications. *Journal of Applied Psychology*, 78, 98–104. (A very readable paper on Cronbach's α.)

Dunteman, G. E. (1989). *Principal components analysis*. Sage University Paper Series on Quantitative Applications in the Social Sciences, 07–069. Newbury Park, CA: Sage. (This monograph is quite high level but comprehensive.)

Pedhazur, E., & Schmelkin, L. (1991). *Measurement, design and analysis*. Hillsdale, NJ: Erlbaum. (Chapter 22 is an excellent introduction to the theory of factor analysis.)

Tabachnick, B. G., & Fidell, L. S. (2012). *Using multivariate statistics* (6th ed.). Boston: Allyn & Bacon.

18 범주형 자료분석

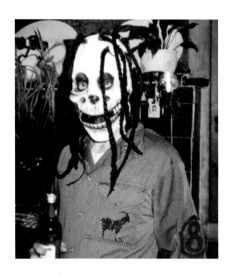

FIGURE 18.1
Midway through
writing the
second edition of
this book, things
became a little
strange

18.1. 이 장에는 어떤 내용이 있을까? ①

　책을 쓴다는 것은 자신이나 가족에게도 심리적 만족감이나 감동을 주기에 충분하다. 저자는 2판을 완성할 때까지 많은 어려움이 있었고(Figure 18.1), 다시 3판을 내기까지 2년이란 세월이 흘러 겨우 완성했다. 저자로서 만족감은 본 책을 읽고 책의 유용성에 대한 독자의 피드백을 듣는 것이다. 그러나 출판사 입장에서는 책의 유용성보다는 판매량에 관심을 갖는다. 당연히 얼마나 판매되는지, 판매된 책 부수가 중요할 것이다. 즉 일정 기간 동안 판매된 책의 부수이다. 이 장에서는 사건 발생을 나타내는 빈도의 분석에 대해 설명할 것이다.

18.2. 범주형 자료 분석 ①

지금까지 범주형 변수를 이용하여 연속형 결과변수를 범주형 변수로 예측하는 모형에 적합시키는 방법에 대해 알아보았다. 그러나 때로는 연속형이 아닌 범주형으로 측정된 결과변수를 예측해야 한다. 다시 말해, 한 개체가 어떤 범주에 해당되는지 예측하고자 하는 것이다. 예를 들면, 누가 임신했는지 아닌지, 어느 정당에 투표했는지, 종양이 양성인지 악성인지 어느 스포츠 팀이 이기거나 지거나 비길 것인지 예측하는 경우이다. 이 모든 예에서, 한 개체는 하나의 범주에만 속하게 된다. '임신한 것' 아니면 '임신하지 않은 것'이지 '약간 임신한 것'은 없다. 본 장과 다음 장에서는 범주형 결과변수의 통계 모형에 대해 알아볼 것이다. 먼저, 범주형 변수 간의 연관성에 대한 기본적인 모형을 알아보고, 범주형 예측변수로 범주형 결과를 예측하는 방법을 살펴볼 것이다. 다음 장에서는 범주형과 연속형 예측변수로 범주형 결과를 예측하는 방법을 알아볼 것이다.

18.3. 범주형 자료 분석 이론 ①

두 범주형 변수 간 관계를 수량화하는 가장 단순한 경우부터 알아 보자. 범주형 변수에서는 평균 등의 통계량을 사용할 수 없는데, 범주형 변수에 배정한 숫자는 순전히 임의적이며 그 범주에 몇 명이 있느냐에 따라 평균이 달라지기 때문이다. 따라서 범주형 변수를 측정한 경우에는 각 범주 조합에 해당되는 사건의 수(빈도)를 분석한다. 한 예로, 동물에게 라인댄스(line-dance)를 훈련시킬 수 있는지 알아본다고 하자. 고양이 200마리를 대상으로 라인댄스처럼 보이는 행동을 하면 음식(food)을 주거나 애정(affection)을 주어 훈련시키고, 일주일 후에 라인댄스를 출 수 있는 고양이와 라인댄스를 출 수 없는 고양이가 각각 몇 마리인지 구분해 보자. 여기서 두 개의 범주형 변수가 생기는데, **훈련 방법**(training, 훈련을 위해 보상으로 무엇을 사용했는지, 음식 또는 애정)과 **라인댄스**(dance, 라인댄스를 배운 고양이와 배우지 못한 고양이)이다. 두 변수를 조합하면, 4개의 범주조합이 만들어진다. 각 범주조합에 해당되는 고양이가 몇 마리인지 세어 적으면 Table 18.1과 같이 빈도를 나타내는 표를 만들 수 있는데, 이를 분할표(contingency table)라 한다.

TABLE 18.1 Contingency table showing how many cats will line-dance after being trained with different rewards

		Training		
		Food as Reward	Affection as Reward	Total
Could They	Yes	28	48	76
Dance?	No	10	114	124
	Total	38	162	200

18.3.1. Pearson 카이제곱검정 ①

훈련방법과 라인댄스 간에 관계가 있는지, 같은 범주형 변수 간 관련성을 알아보고자 한다면, Pearson 카이제곱검정(chi-square test) (Fisher, 1922; Pearson, 1900)을 사용할 수 있다. 이 검정 방법은 관찰한 빈도와 우연에 의해 예측된 빈도를 비교하는 단순한 아이디어에 기초한다. 제2장 (방정식 2.6)에서 보았듯이, 모형의 적합성(오차의 합)을 계산하려면 관찰치(observed)와 모형에서 나온 예측치(model)의 차이를 제곱하면 된다.

$$\text{Total error} = \sum_{i=1}^{n} \left(\text{observed}_i - \text{model}_i \right)^2 \tag{18.1}$$

이 방정식은 회귀분석과 분산분석에서 제곱합을 구하기 위해 사용하는 식과 같은 것으로, 분산분석에서 제곱합을 자유도로 나눈 것처럼, 예측치로 나누어 편차를 표준화한다. 이렇게 표준화된 변이를 모두 합하면 다음과 같이 Pearson 카이제곱(χ^2) 통계량이 된다.

$$\chi^2 = \sum \frac{\left(\text{observed}_{ij} - \text{model}_{ij} \right)^2}{\text{model}_{ij}} \tag{18.2}$$

여기서, i는 분할표의 행(row)을 나타내고 j는 열(column)을 나타내며, 관찰치는 Table 18.1에 있는 빈도를 사용하면 된다. 여기서 예측치를 어떻게 구할 것인지, 그 모형을 결정해야 한다. 분산분석처럼 예측변수가 범주형이고 결과변수가 연속형일 때 사용한 모형은 집단 평균이다. 그러나 결과변수가 범주형일 때는 평균을 사용할 수 없으므로 빈도를 사용한다. 즉, '기대빈도(expected frequencies)'를 사용하는 것이다. 단순하게 계산하면, 고양이 200마리와 4개 범주가 있으므로, 예측치는 200/4 = 50이다. 만일 애정으로 보상받는 고양이 수와 음식으로 보상받는 고양이 수가 동일한 경우에는 맞는 계산이 되겠지만, 표를 보면 음식으로 훈련받은 고양이는 38마리, 애정으로 훈련받은 고양이는 162마리로 서로 같지 않다. 마찬가지로, 라인댄스가 가능한 고양이 수와 가능하지 않은 수도 동일하지 않다. 이러한 불일치 때문에, 표에 있는 각 셀(cell, 본 예에서는 4개)의 기대빈도를 계산할 때는 그 셀의 행 합과 열 합을 사용한다.

$$\text{model}_{ij} = E_{ij} = \frac{\text{row total}_i \times \text{column total}_j}{n}$$

여기에서 n은 총개체 수로 이 예에서는 200이다. 행 합과 열 합을 각각 RT와 CT로 적어 표에 있는 셀 4개의 기대빈도를 계산하면 다음과 같다.

$$\text{model}_{\text{Food, Yes}} = \frac{RT_{\text{Yes}} \times CT_{\text{Food}}}{n} = \frac{76 \times 38}{200} = 14.44$$

$$\text{model}_{\text{Food, No}} = \frac{RT_{\text{No}} \times CT_{\text{Food}}}{n} = \frac{124 \times 38}{200} = 23.56$$

$$\text{model}_{\text{Affection, Yes}} = \frac{RT_{\text{Yes}} \times CT_{\text{Affection}}}{n} = \frac{76 \times 162}{200} = 61.56$$

$$\text{model}_{\text{Affection, No}} = \frac{RT_{\text{No}} \times CT_{\text{Affection}}}{n} = \frac{124 \times 162}{200} = 100.44$$

이제, 각 셀의 예측치에서 관찰치를 빼서 제곱하고, 다시 예측치로 나눈 다음, 네 개를 모두 더한다.

$$\begin{aligned}
\chi^2 &= \frac{(28 - 14.44)^2}{14.44} + \frac{(10 - 23.56)^2}{23.56} + \frac{(48 - 61.56)^2}{61.56} + \frac{(114 - 100.44)^2}{100.44} \\
&= \frac{13.56^2}{14.44} + \frac{-13.56^2}{23.56} + \frac{-13.56^2}{61.56} + \frac{13.56^2}{100.44} \\
&= 12.73 + 7.80 + 2.99 + 1.83 \\
&= 25.35
\end{aligned}$$

이 통계량을 카이제곱분포(chi-square distribution)와 비교해 유의확률을 구한다. 이때 자유도는 행의 수를 r, 열의 수를 c라 할 때, $(r-1)(c-1)$로 계산한다. 쉽게 말해, 각 변수의 수준 수에서 1을 뺀 후 곱하는 것이다. 본 예의 경우, 자유도 $df = (2-1)(2-1) = 1$이므로 자유도 1인 카이제곱분포에서 임계치를 찾는다. 계산된 카이제곱값이 이 임계치보다 크면, 두 변수 간에 유의한 연관성이 있다고 말할 수 있다. 이 임계치는 부록 A-4에 나와 있는데, 자유도 1에서 임계치는 3.84($p = .05$), 6.63($p = .01$)이다. 이 예에서 관찰된 카이제곱값 25.35가 임계치보다 크기 때문에 $p < .01$ 수준에서 유의하다. SPSS는 모집단에서 두 변수 간에 관련성이 없는 경우, 데이터에서 나온 카이제곱값(여기에선 25.35) 이상이 나올 정확한 확률을 추정한다.

18.3.2. Fisher의 정확 검정 ①

카이제곱검정에서 사용하는 통계량은 '정확히' 카이제곱분포를 하는 것이 아니라 카이제곱분포와 비슷한 분포를 하므로, 이 경우 유의확률은 *근사치(approximate)*이다. 표본이 클수록 카이제곱분포에 가까워지므로, 큰 표본에서는 근사치라는 걱정없이 사용할 수 있다. 그러나 표본이 적을 경우에는 근사치를 이용한 카이제곱검정의 유의성이 부정확해진다. 이러한 문제가 발생하지 않도록 하려면, 카이제곱검정시 각 셀의 기대빈도가 적어도 5 이상은 되어야 한다(Section 18.4). 그러나 기대빈도가 너무 적은 경우, 즉 표본 수가 너무 적은 경우에는 검정통계량의 표본분포가 카이제곱분포와 너무 달라서 사용할 수 없게 된다.

Fisher는 표본 수가 적은 경우에 카이제곱 통계치의 정확한 확률을 계산하는 방법을 제시했다. 이 방법을 Fisher의 정확 검정(Fisher's exact test)이라고 한다(Fisher, 1922). 이 방법은 보통 선택 범주가 2가지인 범주형 변수 2개로 이루어진 2 × 2 교차표에서 표본 수가 적은 경우에 사용된다. 표본이 많은 큰 교차표에서도 사용할 수 있긴 하지만, 큰 교차표에서는 계산이 복잡하므로 SPSS에서 답을 얻기까지 시간이 좀 걸리기도 한다. 따라서 정확 검정은 작은 표본의 문제점을 해결하기 위한 방법이므로 큰 표본에서는 사용할 필요가 없다.

18.3.3. 우도비 ②

Pearson 카이제곱 대신 사용할 수 있는 통계량은 최대 우도 이론(maximum-likelihood theory)에 근거한 우도비 통계량이다. 이 이론의 배경은 자료를 수집한 뒤, 관찰된 데이터가 수집될 확률이 최대화되는 모형을 만든 다음, 귀무가설하에서 이 데이터가 수집될 확률과 비교하는 것이다. 통계량은 관찰빈도를 이 모형으로 구한 기대빈도와 비교해 구한다.

$$L\chi^2 = 2\sum observed_{ij}\ln\left(\frac{observed_{ij}}{model_{ij}}\right) \tag{18.3}$$

여기서 i와 j는 교차표의 행과 열이고 ln은 자연대수이다(ln는 제5장에서 언급한 표준통계함수이며, 계산기에는 ln 또는 $\log_e$로 표기되어 있다). 앞에서 구한 예측치(기대빈도)와 관찰치를 이용하면, 통계량은 다음과 같다.

$$
\begin{aligned}
L\chi^2 &= 2\left[28\times\ln\left(\frac{28}{14.44}\right) + 10\times\ln\left(\frac{10}{23.56}\right) + 48\times\ln\left(\frac{48}{61.56}\right) + 114\times\ln\left(\frac{114}{100.44}\right)\right] \\
&= 2\left[28\times0.662 + 10\times-0.857 + 48\times-0.249 + 114\times0.127\right] \\
&= 2\left[18.54 - 8.57 - 11.94 + 14.44\right] \\
&= 24.94
\end{aligned}
$$

이 통계량도 Pearson 카이제곱과 동일한 자유도의 카이제곱분포를 한다. 따라서 검정하는 방법도 동일하다. 즉, 해당 자유도의 카이제곱분포에서 임계치를 보면 된다. 이전에 살펴본 결과와 마찬가지로, 이 통계치(24.94)도 임계치 3.84(p = .05)나 6.63(p = .01)보다 크기 때문에 유의하다. 표본 수가 클 경우, 이 통계량은 Pearson 카이제곱과 거의 일치하지만, 표본 수가 적은 경우에는 우도비가 더 좋다.

18.3.4. Yates 연속성 수정 ②

두 범주형 변수가 각각 두 개 범주를 갖는 2 × 2 교차표에서, Pearson 카이제곱검정은 유의확률이 너무 작게 나오는 경향이 있다. 다시 말하면, 제1종 오류를 나타내는 경향이 있다. 이 문제를 해결하기 위해 Yates는 Pearson 공식에 Yates 연속성 수정(Yates's continuity correction)을 제안했다. 기본 개념은 편차(18.2 방정식의 $observed_{ij} - model_{ij}$)를 계산할 때, 편차의 절대치에서 0.5를 빼고 나서 제곱을 하는 것이다. 쉽게 말하면, 편차를 계산하고 편차의 부호를 무시한 채, 그 수치에서 0.5를 빼고 제곱을 한다. Yates 수정을 적용한 Pearson 카이제곱 공식은 다음과 같다.

$$\chi^2 = \sum \frac{\left(\left| observed_{ij} - model_{ij} \right| - 0.5 \right)^2}{model_{ij}} \tag{18.4}$$

본 예의 자료를 대입하면 다음과 같다.

$$\chi^2 = \frac{(13.56 - 0.5)^2}{14.44} + \frac{(13.56 - 0.5)^2}{23.56} + \frac{(13.56 - 0.5)^2}{61.56} + \frac{(13.56 - 0.5)^2}{100.44}$$
$$= 11.81 + 7.24 + 2.77 + 1.70$$
$$= 23.52$$

요점은 수정 통계치가 카이제곱 통계치보다 작아지고, 따라서 유의확률이 더 커지므로 유의성이 낮아진다는 것이다. 이 방법으로 문제를 잘 해결할 수 있을 것 같지만, 수정이 너무 과도해 카이제곱 통계치를 너무 작게 만든다는 지적이 여러 연구에서 제기되었다. Yates 연속성 수정의 문제점에 대해 관심있는 독자는 Howell (2012)을 읽어보도록 한다. Yates 수정에 대해서는 그런 것이 있다는 정도로 이해하고 무시해도 될 것이다.

18.3.5. 기타 연관성 측정 방법 ①

카이제곱검정 이외에도 연관성 강도를 측정하는 방법이 더 있다. 이 통계량들은 표본 수와 자유도를 고려해 카이제곱 통계량을 수정하고, 통계량 범위를 0에서 1 사이로 나타나게 해, 제7장에서 기술한 상관계수와 유사하게 만든다.

● *파이(Phi)*: 2 × 2 교차표에서는 정확한 방법이다. 그러나 변수가 3개 이상인 경우, 카이제곱 통계치가 표본 수보다 커질 수도 있기 때문에, 이 값이 0과 1의 범위를 벗어날 수 있다. 이러한 이유로 Pearson은 분할계수를 제안했다.

- *분할계수(Contingency coefficient)*: 이 계수는 항상 0과 1 범위 안에 있다. 그러나 불행하게도 상한치 1에 도달하는 경우가 매우 드물기 때문에 Cramer는 *V*라는 대안을 제시했다.
- *Cramér V 계수(Cramér's V)*: 두 변수가 각각 두 범주만 갖는 2 × 2 교차표의 경우, Phi와 *V*는 똑같다. 그러나 범주가 3개 이상인 경우 Cramér V 통계량은 Phi나 분할계수와는 달리, 최대 가능한 값인 1까지 나올 수 있어 세 가지 중 가장 유용하다.

18.3.6. 여러 범주형 변수: 로그선형 분석 ③

지금까지는 범주형 변수가 2개 있는 경우를 보았다. 때로는 3개 이상의 변수가 있는 복잡한 교차표를 분석해야 하는 경우도 있다. 예를 들어, 고양이 행동과 개 행동에 차이가 있는지 비교하고자, 고양이 200마리 뿐 아니라, 개 70마리도 훈련해 자료를 수집했다 하자. 이 경우 변수는 3가지이다. 동물(**Animal**, 개 또는 고양이), 훈련 방법(**Training**, 음식 또는 애정)과 라인댄스(**Dance**, 하는 경우와 못하는 경우). 이런 경우에는 Pearson 카이제곱으로는 분석할 수가 없고, 로그선형분석(loglinear analysis)이라는 통계기법을 사용해야 한다.

18.3.6.1. 회귀분석으로서 카이제곱 ④

SMART
ALEX
ONLY

먼저, 단순한 카이제곱을 회귀모형으로 표현하는 방법을 알아보자. 카이제곱검정에 대해서는 충분히 배웠지만, 카이제곱모형을 회귀모형 같은 일반선형모형으로 바꾸면 더 복잡한 상황을 쉽게 이해할 수 있다. 그동안 살펴본 일반선형모형(general linear model)은 다음과 같은 일반적인 형태로 나타난다.

$$\text{outcome}_i = (\text{model}) + \text{error}_i$$

예를 들어 제8장의 다중회귀 모형은 다음과 같다(방정식 8.6).

$$Y_i = \left(b_0 + b_1 X_{1i} + b_2 X_{2i} + \cdots + b_n X_{ni}\right) + \varepsilon_i$$

비아그라(Viagra) 예에서 사용한 일원배치 분산분석에서도 역시 회귀모형을 적용했다(방정식 11.1).

$$\text{Libido}_i = b_0 + b_2 \text{High}_i + b_1 \text{Low}_i + \varepsilon_i$$

t-검정도 유사한 방법으로 설명했는데, 이 모든 경우에서 사용되는 기본 방정식은 동일하다. 단지

모형의 복잡성(complexity)만 차이가 있을 뿐이다. 범주형 자료도 회귀모형의 형태로 선형모형을 만들 수 있다. 본 예제에서는 훈련 방법(음식 또는 애정)과 라인댄스(하는 경우와 못하는 경우)라는 두 개 범주형 변수가 있다. 두 변수에는 각각 두 개의 범주가 있으므로, 한 범주는 0으로, 다른 범주는 1로 부호화한 가변수로 나타낼 수 있다(Section 10.5.1). 즉, 훈련 방법(training)은 '음식(Food)'을 0으로 '애정(Affection)'을 1로, 라인댄스(Dance)는 '예(Yes)'는 1로 '아니오(No)'는 0으로 부호화한다 (Table 18.2).

예측변수가 두 개인 요인분산분석(Section 13.2.2)과 비교하면, 매우 유사함을 알 수 있다. 변수가 두 개인 경우, 일반선형모형은 다음과 같았다(방정식 13.1).

$$\text{Outcome}_i = \left(b_0 + b_1 A_i + b_2 B_i + b_3 AB_i \right) + \varepsilon_i$$

여기에서 A는 첫 번째 변수이고, B는 두 번째, AB는 두 변수 간 교호작용을 나타낸다. 이처럼 요인분산분석과 마찬가지로 가변수 두 개를 이용해 선형모형을 구축할 수 있다. 교호작용 항(interaction term)은 훈련 방법과 라인댄스를 곱해 구한다(이 부분은 Section 10.3.2를 참고한다. 그래도 이해가 안된다면, Section 13.2.2의 부호화를 보면, 이 예와 정확히 일치함을 알 수 있다).

$$\text{outcome}_i = \left(\text{model} \right) + \text{error}_i$$

$$\text{outcome}_{ij} = \left(b_0 + b_1 \text{Training}_i + b_2 \text{Dance}_j + b_3 \text{Interaction}_{ij} \right) + \varepsilon_{ij} \tag{18.5}$$

그러나 여기서는 종속변수가 범주형이기 때문에 이 같은 선형모형을 만들기 위해서는 대수(log)를 취해야 하며, 따라서 실제 모형은 다음과 같다.

$$\ln\left(O_i \right) = \ln\left(\text{model} \right) + \ln\left(\varepsilon_i \right)$$

$$\ln\left(O_{ij} \right) = \left(b_0 + b_1 \text{Training}_i + b_2 \text{Dance}_j + b_3 \text{Interaction}_{ij} \right) + \ln\left(\varepsilon_{ij} \right) \tag{18.6}$$

TABLE 18.2 Coding scheme for dancing cats

Training	Dance	Dummy (Training)	Dummy (Dance)	Interaction	Frequency
Food	No	0	0	0	10
Food	Yes	0	1	0	28
Affection	No	1	0	0	114
Affection	Yes	1	1	1	48

훈련 방법과 댄스, 교호작용 값은 범주 조합에 따라 모두 0 또는 1로 수치화할 수 있다(Table 18.2). 그러므로 이 모형의 b 값이 나타내는 것이 무엇인지를 알아내기 위해서는 t–검정과 ANOVA에서 한 것처럼, 훈련 방법과 라인댄스 대신 0과 1을 넣어 종속변수의 변화를 살펴본다. 먼저 훈련 방법과 라인댄스가 모두 0일 때부터 살펴보자. 둘 다 0이라는 것은 음식으로 훈련받고 라인댄스하지 않은 고양이 범주를 나타낸 것이다. t–검정과 ANOVA에서 종속변수에 사용된 결과치는 관찰된 자료로서 집단 평균을 사용했다(Section 9.2.2과 11.2.1). 종속변수가 범주형인 경우에는 관찰된 평균 대신 관찰된 빈도를 사용한다. Table 18.1에서 음식으로 훈련받고 라인댄스하지 않은 고양이는 10마리였다. 이를 종속변수 값으로 사용하면, 모형은 다음과 같다(당분간 오차항은 무시하기로 하자).

$$\ln\left(O_{ij}\right) = b_0 + b_1 \text{Training}_i + b_2 \text{Dance}_j + b_3 \text{Interaction}_{ij}$$

음식으로 훈련받고 라인댄스하지 않는 고양이의 경우에서는 훈련 방법, 라인댄스, 교호작용 값이 모두 0이므로 방정식은 다음과 같이 간단해진다.[1]

$$\ln\left(O_{\text{Food,No}}\right) = b_0 + \left(b_1 \times 0\right) + \left(b_2 \times 0\right) + \left(b_3 \times 0\right)$$
$$\ln\left(O_{\text{Food,No}}\right) = b_0$$
$$\ln\left(10\right) = b_0$$
$$b_0 = 2.303$$

즉, 모형의 절편 b_0은 모든 범주가 0일 때, 관찰치의 대수가 된다. 다시 말하면 참조범주에 있는 관찰치의 대수로서, 이 경우 참조범주는 음식으로 훈련받고 라인댄스하지 않은 고양이이다.

이제 애정으로 훈련받고 라인댄스하지 않은 경우를 알아보자. 이 경우 훈련 방법은 1이고 라인댄스와 교호작용은 0이다. 종속변수 값은 애정으로 훈련을 받았으나 라인댄스하지 않은 고양이의 관찰 빈도로 바뀌게 되는데, Table 18.1에서 보듯이 관찰빈도는 114이다. 방정식은 다음과 같다.

$$\ln\left(O_{\text{Affection, No}}\right) = b_0 + \left(b_1 \times 1\right) + \left(b_2 \times 0\right) + \left(b_3 \times 0\right)$$
$$\ln\left(O_{\text{Affection, No}}\right) = b_0 + b_1$$
$$b_1 = \ln\left(O_{\text{Affection, No}}\right) - b_0$$

음식으로 훈련받았으나 라인댄스하지 않은 고양이의 예측치가 b_0으로, 그 값을 대입하면 다음과 같다.

---

[1] b_0를 q로 b 값은 1로 표기하는 것이 관례지만, 혼란스럽게 만들 뿐 다른 이점은 없다. 따라서 이 책에서는 회귀분석과 ANOVA에 유사성을 강조하고자 b를 계속 사용하기로 한다.

$$b_1 = \ln\left(O_{\text{Affection, No}}\right) - \ln\left(O_{\text{Food, No}}\right)$$

$$= \ln\left(114\right) - \ln\left(10\right)$$

$$= 4.736 - 2.303$$

$$= 2.433$$

여기서 중요한 것은, b_1이 두 범주 간 관찰빈도 대수값의 차이를 나타내는데, 두 범주는 애정으로 훈련받았으나 라인댄스하지 않은 고양이와 음식으로 훈련받았으나 라인댄스하지 않은 고양이를 말한다. 다시 말하면 라인댄스하지 않은 고양이 중에서 음식으로 훈련받은 고양이와 애정으로 훈련받은 고양이 간 차이를 나타낸다.

이제, 음식으로 훈련받고 라인댄스한 고양이를 살펴보자. 이 경우 훈련 방법은 0이고 라인댄스는 1이며, 교호작용은 0이다. 음식으로 훈련받고 라인댄스한 고양이의 관찰빈도는, Table 18.1에서 28이다. 방정식은 다음과 같다.

$$\ln\left(O_{\text{Food, Yes}}\right) = b_0 + \left(b_1 \times 0\right) + \left(b_2 \times 1\right) + \left(b_3 \times 0\right)$$

$$\ln\left(O_{\text{Food, Yes}}\right) = b_0 + b_2$$

$$b_2 = \ln\left(O_{\text{Food, Yes}}\right) - b_0$$

이번에도, 음식을 받았으나 라인댄스하지 않은 고양이의 예측치가 b_0로 식에 대입하면 방정식은 다음과 같다.

$$b_2 = \ln\left(O_{\text{Food, Yes}}\right) - \ln\left(O_{\text{Food, No}}\right)$$

$$= \ln\left(28\right) - \ln\left(10\right)$$

$$= 3.332 - 2.303$$

$$= 1.029$$

여기서 중요한 것은 b_2가 두 범주 간 관찰빈도 대수값의 차이를 나타내는데, 여기에서 두 범주는 음식으로 훈련받고 라인댄스한 고양이와 음식으로 훈련받았으나 라인댄스하지 않은 고양이를 말한다. 다시 말하면, 보상으로 음식을 받은 고양이 중에서 라인댄스를 안한 고양이와 라인댄스한 고양이 간의 차이다.

마지막으로, 애정으로 훈련받고 라인댄스한 고양이를 살펴보자. 이 경우 훈련 방법과 라인댄스는 모두 1이고, 두 값을 곱해서 만든 교호작용도 1이다. 방정식에서 b_0, b_1, b_2를 이미 알고 있는 내용으로 대입한다. 종속변수 값은 애정으로 훈련받고 라인댄스한 고양이 관찰빈도의 대수로서, Table 18.1 에서 관찰빈도는 48이다. 그러므로 방정식은 다음과 같다(여기에서 A는 애정, F는 음식, Y는 예, N 은 아니오를 나타낸다).

$$\ln\left(O_{A,\,Y}\right) = b_0 + \left(b_1 \times 1\right) + \left(b_2 \times 1\right) + \left(b_3 \times 1\right)$$

$$\ln\left(O_{A,\,Y}\right) = b_0 + b_1 + b_2 + b_3$$

$$\ln\left(O_{A,\,Y}\right) = \ln\left(O_{F,\,N}\right) + \left(\ln\left(O_{A,\,N}\right) - \ln\left(O_{F,\,N}\right)\right) + \left(\ln\left(O_{F,\,Y}\right) - \ln\left(O_{F,\,N}\right)\right) + b_3$$

$$\ln\left(O_{A,\,Y}\right) = \ln\left(O_{A,\,N}\right) + \ln\left(O_{F,\,Y}\right) - \ln\left(O_{F,\,N}\right) + b_3$$

$$b_3 = \ln\left(O_{A,\,Y}\right) - \ln\left(O_{F,\,Y}\right) + \ln\left(O_{F,\,N}\right) - \ln\left(O_{A,\,N}\right)$$

$$= \ln(48) - \ln(28) + \ln(10) - \ln(114)$$

$$= -1.895$$

이 모형에서 b_3은 라인댄스하지 않았을 때 애정과 음식 간의 차이와 라인댄스를 했을 때 음식과 애정 간의 차이를 비교하는 것이다. 다시 말하면 라인댄스하지 않았을 때 훈련 방법의 효과와, 라인 댄스를 했을 때 훈련 방법의 효과를 비교한 것이다.

이제 최종 모형은 다음과 같다.

$$\ln\left(O_{ij}\right) = 2.303 + 2.433\text{Training}_i + 1.029\text{Dance}_j - 1.895\text{Interaction}_{ij} + \ln\left(\varepsilon_{ij}\right)$$

여기에서 중요한 것은 모든 것이 요인분산분석과 동일하다는 것으로, 차이점은 단지 대수변환수치 를 사용한 것이다(Section 13.2.2와 비교해 보면 두 모형이 얼마나 유사한지 잘 알 수 있다). 지금까 지 논의한 것이 일반선형모형이라는 것을 아직 믿지 못하는 독자를 위해 Cat Regression.sav라는 파일을 준비했다. 이 파일에는 두 변수 **Dance** (0 = no, 1 = yes)와 **Training** (0 = food, 1 = affec-tion), 교호작용(Interaction)이 들어있으며, Table 18.1에 수록되어 있는 관찰빈도를 Observed 변수 로 넣어 두었다. 이 부분의 종속변수는 관찰빈도의 대수를 이용하는 것이므로 관찰빈도의 자연대수 를 취한 **LnObserved**라는 변수도 마지막 열에 넣었다.

SELF-TEST CatRegression.sav 파일을 이용해 **LnOb-served**를 종속변수로, **Training**과 **Dance**, Interaction을 독립 변수로 하여 다중회귀분석을 시행해 보자.

Coefficients[a]

Model		Unstandardized Coefficients		Standardized Coefficients	t	Sig.
		B	Std. Error	Beta		
1	(Constant)	2.303	.000		72046662.8	.000
	Type of Training	2.434	.000	1.385	73011512.2	.000
	Did they dance?	1.030	.000	.725	27654265.1	.000
	Interaction	−1.895	.000	−1.174	−46106003	.000

a. Dependent Variable: LN (Observed Frequencies)

Output 18.1은 회귀분석에서 나온 회귀계수이다. 상수 b_0은 위에서 계산한 것처럼 2.303이고, 훈련 방법의 계수 b_1은 2.434, 라인댄스의 계수 b_2는 1.030으로, 앞서 계산한 결과와 반올림 오차 내로 동일하다. 교호작용의 계수 b_3도 예측한 바와 같이 −1.895이다. 결과를 자세히 살펴보면 흥미로운 점을 발견할 수 있는데, 모든 표준오차가 0으로 이 모형에는 오차가 전혀 없고, 따라서 유의성 검정 결과도 없다. 이것은 독립변수의 조합으로 관찰빈도를 완전히 설명하기 때문이다. 이러한 모형을 포화모형(saturated model)이라 하며, 추후에 다시 설명하기로 한다. 우선은 카이제곱도 선형모형으로 설명할 수 있음을 이해한다.

이제 본론으로 카이제곱검정을 어떻게 선형모형으로 개념화할 수 있는지 살펴보자. 기본적으로 카이제곱검정은 두 변수가 독립인지 알고자 하는 것이므로, 두 변수의 조합효과(combined effect)에는 관심이 없고 각 변수의 개별효과에만 관심이 있다. 따라서 카이제곱은 교호작용 항을 제외한 모형으로 개념화할 수 있다. 포화모형에서 교호작용을 제거하면 다음과 같다.

$$\ln\left(\text{model}_{ij}\right) = b_0 + b_1 \text{Training}_i + b_2 \text{Dance}_j$$

포화모형과는 달리, 교호작용이라는 일부 정보가 삭제되었기 때문에 이 모형으로 관찰치를 정확히 예측할 수 없다. 따라서 모형으로부터 구한 결과값도 변하고 베타 값도 변하게 된다. 앞서 카이제곱검정은 '기대빈도'에 기초를 둔 검정임을 살펴보았다. 그러므로 카이제곱검정에 선형모델 개념을 적용하면, 그 결과값은 기대빈도가 될 것이다. 앞부분에서 구한 기대빈도를 가지고 베타 값을 다시 계산할 수 있다.

$$\ln\left(E_{ij}\right) = b_0 + b_1 \text{Training}_i + b_2 \text{Dance}_j$$

음식으로 훈련받고 라인댄스하지 않은 고양이의 경우, 훈련 방법과 라인댄스는 모두 0이고 따라서 다음과 같이 간단해진다.

$$\ln\left(E_{\text{Food, No}}\right) = b_0 + \left(b_1 \times 0\right) + \left(b_2 \times 0\right)$$

$$\ln\left(E_{\text{Food, No}}\right) = b_0$$

$$b_0 = \ln\left(23.56\right)$$

$$= 3.16$$

그러므로 b_0은 모든 범주가 0일 때 예측치의 대수이다.

애정으로 훈련받고 라인댄스하지 않은 고양이를 보면, 훈련 방법은 1이고 라인댄스는 0이다. 여기에서도 기대빈도가 변한다.

$$\ln\left(E_{\text{Affection, No}}\right) = b_0 + \left(b_1 \times 1\right) + \left(b_2 \times 0\right)$$

$$\ln\left(E_{\text{Affection, No}}\right) = b_0 + b_1$$

$$b_1 = \ln\left(E_{\text{Affection, No}}\right) - b_0$$

$$= \ln\left(E_{\text{Affection, No}}\right) - \ln\left(E_{\text{Food, No}}\right)$$

$$= \ln\left(100.44\right) - \ln\left(23.56\right)$$

$$= 1.45$$

중요한 점은 b_1이 두 범주 간 기대빈도 대수의 차이라는 것으로, 두 범주는 애정으로 훈련받고 라인댄스하지 않은 고양이와 음식으로 훈련받고 라인댄스하지 않은 고양이이다. 이 값은 열 합계 (column marginal)와 동일하다. 즉, 애정으로 훈련받은 전체 고양이 수와 음식으로 훈련받은 전체 고양이 수 간의 차이로 ln(162) − ln(38) = 1.45이다. 간단히 말해, b_1은 훈련 방법의 주작용을 나타낸다.

음식으로 훈련받고 라인댄스한 고양이를 보면, 훈련 방법은 0이고 라인댄스는 1이다. 여기에서 결과치는 이 고양이 범주의 기대빈도가 된다.

$$\ln\left(E_{\text{Food, Yes}}\right) = b_0 + \left(b_1 \times 0\right) + \left(b_2 \times 1\right)$$

$$\ln\left(E_{\text{Food, Yes}}\right) = b_0 + b_2$$

$$b_2 = \ln\left(E_{\text{Food, Yes}}\right) - b_0$$

$$= \ln\left(E_{\text{Food, Yes}}\right) - \ln\left(E_{\text{Food, No}}\right)$$

$$= \ln\left(14.44\right) - \ln\left(23.56\right)$$

$$= -0.49$$

그러므로 b_2는 음식으로 훈련받은 고양이 중에서 라인댄스한 고양이와 하지 않은 고양이 간 기대빈도 대수의 차이이다. 실제로 이 수치는 행 합계(row marginal)와 동일하다. 즉 라인댄스한 고양이와 하지 않은 고양이 간의 차이로 ln(76) − ln(124) = −0.49이다. 단순하게 말하면, 라인댄스 여부의 주작용을 나타낸다.

이제 마지막 셀(애정으로 훈련받고 라인댄스한 고양이)의 값을 구해 전체를 확인해보자.

$$\ln\left(E_{\text{Affection, Yes}}\right) = b_0 + \left(b_1 \times 1\right) + \left(b_2 \times 1\right)$$

$$\ln\left(E_{\text{Affection, Yes}}\right) = b_0 + b_1 + b_2$$

$$\ln\left(61.56\right) = 3.16 + 1.45 - 0.49$$

$$4.12 = 4.12$$

이 셀의 카이제곱 모형은 다음과 같다.

$$\ln\left(O_i\right) = \ln\left(\text{model}\right) + \ln\left(\varepsilon_i\right)$$

$$= 3.16 + 1.45\text{Training} - 0.49\text{Dance} + \ln\left(\varepsilon_i\right)$$

잔차(오차항)를 좌변으로, 종속변수를 우변으로 옮겨 방정식을 다시 적어보면, 다음과 같이 잔차를 구하는 식으로 재배열할 수 있다.

$$\ln\left(\varepsilon_i\right) = \ln\left(O_i\right) - \ln\left(\text{model}\right)$$

이 수식에서 모형의 값은 카이제곱검정에서 계산한 기대빈도이고 잔차는 관찰빈도와 기대빈도의 차이이다.

SELF-TEST 설명한 내용을 직접 확인하기 위해 Cat Re-gression.sav 파일을 이용하여 다른 다중회귀분석을 시행해보자. 이번에는 기대빈도의 대수(LnExpected)를 종속변수로 사용하고 Training과 Dance를 독립변수로 사용한다. 교호작용은 포함시키지 않는다.

카이제곱을 회귀분석이나 분산분석처럼 선형모형으로 나타내는 방법을 설명하고, 모형의 베타 값으로 두 변수의 범주 간 상대적 차이를 나타낼 수 있음을 설명했다. 아직도 이해가 잘 되지 않으면, 카이제곱 분석을 포함한 일반적인 범주형 자료 분석(비록, 대수 값을 이용해야 하지만)이 선형모형으로 표현될 수 있다는 정도로만 이해하고 넘어간다. 회귀분석과 분산분석처럼, 가변수를 이용해 변수의 범주를 나타낼 수 있고, 베타 값도 동일한 방법으로 계산할 수 있다. ANOVA에서 베타 값은 참조범주와 특정범주 간 평균의 차이를 나타낸다. 범주형 자료에서도 베타 값은 범주 간 차이를 나타내는데, 유일한 차이점은 평균의 차이가 아니라 기대빈도의 차이를 나타낸다는 것이다. 회귀분석이나 t-검정, ANOVA, 범주형 자료 분석이 기본적으로 동일하다는 개념을 가지고 있다면, 다음 부분의 학습에 큰 도움이 될 것이다.

EVERYBODY

18.3.6.2. 로그선형분석 ③

범주형 자료를 실제 회귀모형으로 분석할 수 있는지 확인하기 위해 일반회귀분석 방법으로 자료를 분석해 보았다. 앞에서 포화모형을 소개할 때, '모든 표준오차가 0이고, 오차가 전혀 없고, 따라서 유의성 검정결과도 없다'고 설명했다. 이제 그 내용이 뜻하는 바를 설명하기로 한다.

먼저, 대수를 취하면 범주형 자료도 선형모형의 형태로 표현할 수 있다고 받아들이기 바란다(그래서 이 방법이 로그선형분석이다). ANOVA와 선형모형 개념을 잘 이해하고 있다면, 독립변수 수가 늘거나 교호작용 수가 늘어도 큰 문제가 없을 것이다. 범주형 독립변수가 두 개인 간단한 경우를 선형모형으로 나타낼 수 있다면, 변수 수가 늘어서 교호작용 수도 늘고, 계수(b) 수도 늘어난다 해도 선형모형으로 나타낼 수 있다. 이처럼 다중회귀와 ANOVA처럼 선형모형 개념을 적용하면 변수가 몇 개가 되든 상관없다. ANOVA 분석에서 독립변수가 3개(A, B, C)인 경우에는, 이원 교호작용이 3가지(AB, AC, BC), 삼원 교호작용이 한 가지(ABC)가 된다. 이때, 선형모형은 다음과 같다.

$$\text{outcome}_{ijk} = \left(b_0 + b_1 A_i + b_2 B_j + b_3 C_k + b_4 AB_{ij} + b_5 AC_{ik} + b_6 BC_{jk} + b_7 ABC_{ijk} \right) + \varepsilon_{ij}$$

변수가 3개인 범주형 자료 분석에서도 동일한 모형을 얻게 되는데, 종속변수만 대수를 취하게 된다.

$$\ln\left(O_{ijk} \right) = \left(b_0 + b_1 A_i + b_2 B_j + b_3 C_k + b_4 AB_{ij} + b_5 AC_{ik} + b_6 BC_{jk} + b_7 ABC_{ijk} \right) + \ln\left(\varepsilon_{ij} \right)$$

베타 값과 예측치 계산을 손으로 하려면 굉장히 복잡하고 혼란스럽지만, 컴퓨터가 있으므로 아무런 걱정이 없다. 로그선형분석은 이러한 원리에 따라 작동하는 것이다. 그러나 독립변수가 두 개인 경우처럼, 데이터가 범주형이고 모든 가능한 주효과와 교호작용 항을 모형에 포함시키면 오차가 없어진다. 즉, 예측변수는 결과변수인 기대치를 완벽하게 예측하게 되는 것이다. 따라서, 가장 복잡한 모형을 사용한다면 오차는 없다. 로그선형분석은 예측력의 손실을 최소화하면서 데이터와 최대한 가까운 기대빈도를 제공하는 가장 단순한 모형을 찾는 것이 목적이다. 따라서 로그선형분석은 후진제거방법(backward elimination)의 원칙에 따라 작동한다(다중회귀분석의 후진제거와 동일한 방법이다. 후진제거방법에 대해서는 Section 8.5.1.3을 참조한다). 포화모형에서 시작해 항목을 하나 제거한 뒤, 새로운 모형으로 카이제곱검정처럼 기대빈도를 계산해 데이터를 예측하고, 기대빈도가 관찰빈도에 얼마나 근접한지로 이 모형의 자료 적합 여부를 평가한다. 새로운 모형 적합도가 복잡한 모형과 크게 다르지 않으면, 복잡한 모형을 버리고 새로운 모형을 받아들인다. 즉, 제거된 항목은 모형이 데이터를 예측하는 능력에 의미 있는 영향을 미치지 않는 것이다.

항목을 제거할 때는 무작위로 하지 않고, 위계적으로 제거한다. 포화모형에서 시작해, 먼저 최고순위 교호작용을 제거한 다음, 효과를 평가한다. 만약 이 교호작용 항을 제거해도 모형에 큰 변화가 없으면, 이 항의 효과가 크지 않음이 분명하므로 그 교호작용을 제거하고, 다음 단계의 교호작용을 모형에서 단계적으로 제거한다. 효과가 없는 교호작용을 차례로 제거한 다음에는 효과가 없는 주작용으로 넘어가고, 결국 모형에 효과가 있기 때문에 제거할 수 없는 변수가 나올 때까지 계속한다.

이 내용을 훈련 방법과 라인댄스에 대한 고양이 실험을 개에게 확장해 적용한 예를 중심으로 구체적으로 살펴보자. 본 예에서는 변수가 세 가지로, Animal (개와 고양이), Training (음식과 애정), Dance (라인댄스를 하는 경우와 하지 않는 경우)이다. 여기서도 ANOVA에서처럼, 세 가지 주효과와 세 가지 이원 교호작용, 한 가지 삼원 교호작용이 있다.

주효과:

- Animal
- Training
- Dance

이원 교호작용:

- Animal × Training
- Animal × Dance
- Training × Dance

세 변수 모두를 포함한 삼원 교호작용:

- Animal × Training × Dance

로그선형분석에서는 모든 효과를 포함한 모형에서 시작해 후진제거방법을 적용한다고 설명했다. 먼저 최고 순위 교호작용인 Animal × Training × Dance 삼원 교호작용을 제거한다. 이 교호작용이 없는 새로운 모형을 구축하고 이 모형으로 기대빈도를 계산한다. Section 18.3.3에서 설명한 우도비 통계량의 표준방정식을 이용해 기대빈도(또는 모형빈도)와 관찰빈도를 비교한다. 새로운 모형의 우도비 통계량이 이전 값에 비해 유의하게 변화하면, 이 교호작용 항을 제거하는 것이 모형의 적합도에 유의한 영향을 미치는 것이고, 이 항의 영향은 통계적으로 중요하다. 이러한 경우, 그 단계에서 멈추고 유의한 삼원 교호작용이 있다고 한다. 높은 순위 교호작용에 낮은 순위 교호작용이 포함되기 때문에 더 이상 낮은 순위 교호작용 효과에 대한 검증은 하지 않는다. 그러나 삼원 교호작용 제거가 모형 적합도에 유의한 영향을 미치지 않으면, 낮은 순위 교호작용을 제거하는 다음 단계로 넘어간다. animal × training, animal × dance와 training × dance 교호작용을 차례로 점검해, 이들 항을 제거한 모형을 구축한다. 각 모형에서 컴퓨터는 기대빈도를 계산하고 우도비 통계량을 이용해 관찰빈도와 비교한다[2]. 유의한 변화가 나타난 모형이 있으면 그 교호작용 항은 모형에 남고, 교호작용에 사용된 변수들은 주효과를 보는 다음 단계에서 제외된다. 즉, animal × training 교호작용이 유의하

---

[2] 기대빈도 계산은 매번 달라지는데, 모형이 복잡할 경우, 계산 시간은 점차 지루하고 어렵게 된다. 다행히 컴퓨터가 있어서 계산법을 배우지 않아도 된다.

면, animal이나 training의 주효과는 보지 않는다. 그러나 우도비가 변하지 않으면, 필요없는 교호작용 항을 제거하고 주효과를 보는 단계로 넘어간다.

각 모형을 평가하기 위해 Section 18.3.3의 우도비 통계량이 이용된다. 이 통계량에 대한 해당 모형의 적합도 평가하는 방법을 잘 이해할 필요가 있다. 관찰빈도는 모든 모형에서 동일하고, 예측치는 해당 모형에서 나온 기대빈도이다. 포화모형에서는 관찰빈도와 기대빈도가 동일하므로, 관찰빈도에 대한 기대빈도 비가 1이 되기 때문에 ln(6) = 0, 이 통계량은 항상 0이다. 그러나 다른 모형의 경우에는 그 모형이 관찰빈도에 얼마나 적합한지 나타내는 지표가 된다. 모형이 위계적으로 구축되는 경우, 새 모형으로 우도비가 변화하는지 검증하는 방법은 아주 간단해, 두 모형 우도비의 차이를 구하면 된다.

$$L\chi^2_{\text{Change}} = L\chi^2_{\text{Current Model}} - L\chi^2_{\text{Previous Model}} \tag{18.7}$$

이 방정식은 로그선형분석이 어떻게 작동하는지 간단히 제시한 것이다. 이제, 카이제곱분석을 어떻게 선형모형으로 개념화할 수 있는지 알게 되었으니, 앞서 배운 ANOVA에 따라 그 과정을 추론해 본다. 모든 계산과정을 정확히 알고자 한다면, Tabachnick과 Fidell (2007)을 참고한다.

18.4. 범주형 자료 분석의 가정 ①

카이제곱검정은 제5장에서 논의된 가정을 따르지 않는다. 예를 들어 범주형 데이터는 연속변수가 아니므로 정규표본분포가 될 수 없다. 그러나 카이제곱검정에서는 (1) 독립성 (2) 기대빈도와 관련된 가정이 필요하다.

18.4.1. 독립성 ①

지금까지 살펴본 통계방법에는 잔차의 독립성에 대한 가정이 필요한데, 카이제곱검정도 예외가 아니다. 카이제곱검정을 제대로 하기 위해서 각 개인, 항목이나 개체가 반드시 교차표의 한 셀에만 들어가야 한다. 그러므로 반복측정설계에서는 사용할 수 없다. 예를 들어, 음식으로 훈련한 고양이가 라인댄스를 하는지 알아본 후, 같은 고양이를 애정으로 훈련시켜 라인댄스를 하는지 알아보았다면, 수집된 데이터로는 Pearson의 카이제곱검정 분석을 할 수 없다.

18.4.2. 기대빈도 ①

범주가 2개인 변수가 2개 있는 2×2 교차표에서는, 기대빈도가 5 이하인 셀이 있으면 안된다. 변수의 범주 수가 3개 이상이거나, 3개 이상의 범주형 변수 간 관계를 알아보는 로그선형 분석의 경우에는(Section 18.3.6), 모든 셀의 기대빈도는 적어도 1 이상이어야 하고, 5 이하가 되는 셀 수가 전체 셀 수의 20% 이내여야 한다. 이 가정이 위반되었을 때 발생하는 문제에 대해서는 Howell (2012)이 잘 설명했다. 가정이 위반되면 검정력이 감소하는데, 그 정도가 굉장히 심하기 때문에 분석을 하는 의미가 없을 정도이다.

해결방안은 다음과 같다. 단 두 변수 간의 연관성을 보고자 한다면 Fisher 정확 검정을 이용한다 (Section 18.3.2). 3개 이상의 변수 간의 관계를 보는 로그선형분석의 경우에는 (1) 가장 효과가 없을 것으로 예상되는 변수를 제외하거나(예를 들어 변수 4개 중 3개만 분석) (2) 한 변수의 범주 수를 줄이거나(예를 들어 범주가 3개인 경우 2개로 줄임) (3) 데이터를 더 수집하거나 (4) 검정력의 손실을 받아들이는 것이다. (1)처럼 변수를 제외하려면 다음의 조건을 만족해야 한다.

1 최고 순위 교호작용이 유의하지 않아야 한다.
2 탈락되는 변수가 포함된 낮은 순위 교호작용 항 중, 적어도 하나는 유의하지 않아야 한다.

훈련 방법(음식과 애정)과 라인댄스(예와 아니오), 동물 종류(고양이와 개) 간의 관련성을 보는 로그선형분석 예를 생각해 보자. 동물 종류를 제거하려면, animal × training × dance 교호작용이 유의하지 않아야 하고, animal × training이나 animal × dance 교호작용 중 적어도 하나는 유의하지 않아야 한다.

한 변수의 범주 수를 줄일 수도 있다. 예를 들어 봄, 여름, 가을, 겨울로 측정된 변수 '계절'이 있는데 겨울의 관찰빈도가 아주 적다면, 가을과 겨울을 합해서 봄, 여름, 가을/겨울, 3 범주로 줄일 수 있다. 이론적으로 설명 가능한 경우에서만 범주를 줄인다.

마지막으로, 모든 셀에 상수를 더해 문제점을 극복하는 경우도 있는데, 그렇게 해서 검정력 문제가 해결되는지 확실하지 않기 때문에 별로 권할 만한 방법은 아니다.

18.4.3. 고려할 문제점 ①

마지막으로, '가정'은 아니지만, 표본크기와 관련된 문제를 하나 더 설명하자면, 표본 수가 정말 큰 경우, 범주 간 아주 작은 차이도 유의한 통계적 관계가 있는 것으로 나오기도 한다. 그래서 어떤 변수의 효과가 있는지 해석할 때는 반드시 행과 열의 백분율을 확인한다. 빈도는 범주의 표본 수에 따라 달라지기 때문에, 백분율이 빈도보다 자료의 형태를 더 잘 반영한다.

18.5. SPSS로 카이제곱 분석하기 ①

범주형 자료를 입력하는 방법은 두 가지가 있다. 원점수를 그대로 입력하는 방법과 빈도를 가중치로 입력하는 것이다. 두 가지를 차례로 살펴보자.

18.5.1. 범주형 종속변수 분석의 일반적 과정 ①

Figure 18.2는 종속변수와 독립변수가 모두 범주형인 경우 모형의 적합성을 알아보는 일반적인 과정이다. 먼저, 교차표에서 기대빈도를 확인한다. 독립변수가 하나면 바로 카이제곱검정을 시행하고, 독립변수가 두 개 이상인 경우에는 로그선형분석을 먼저하고 나서(Section 18.6), 카이제곱검정으로 유의한 효과가 있는지 여부를 추적한다. 카이제곱검정 후에는 표준화된 잔차를 살펴보고, 변수 간 관계를 수량화한 효과크기인 승산비(Odds ratio)를 계산해 점검한다.

18.5.2. 데이터 입력 ①

우선 고양이 데이터만 살펴보기로 하자. 이 경우, 200마리 고양이의 라인댄스 여부와 어떤 훈련을 받았는지를 입력한다.

FIGURE 18.2
The general process for fitting models in which both predictors and the outcome are categorical

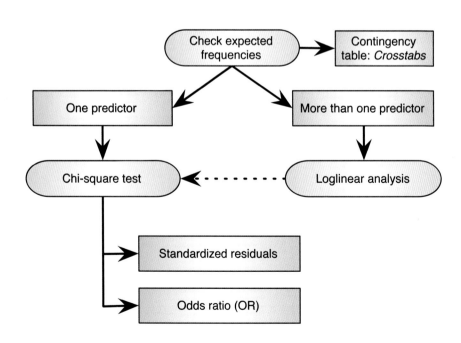

18.5.2.1. 원점수 입력하기 ①

원점수(raw score) 입력시 데이터 편집창의 각 행(row)은 각 개체를 나타낸다. 본 예에서는 각 행이 고양이 한 마리를 나타낸다. 따라서 Training과 Dance라는 변수 두 개를 만들고, 코드를 입력한다. 여기서 음식으로 훈련받으면 Training은 0으로, 애정으로 훈련받으면 1로 부호화하고, Dance는 라인댄스를 하면 1로, 안 하면 0으로 나타내기로 한다. 각 고양이에 대해 해당 열(column)에 적절한 숫자를 입력한다. 예를 들어 음식으로 훈련받고 라인댄스하지 않은 고양이는 Training 열에 0, Dance 열에 1을 넣는다. Cats.sav 파일에는 이렇게 입력된 데이터가 있으니 변수를 확인해 보기 바란다. 이 예에는 고양이가 200마리 있으므로 자료도 200줄이 된다.

18.5.2.2. 가중치로 빈도 입력하기 ①

데이터를 입력하는 다른 방법은 변수를 2개 만든 다음, 범주의 각 조합에 해당되는 고양이 수를 입력할 제3변수를 만드는 것이다. 이 변수를 Frequency라 부르기로 하자. Figure 18.3은 제3변수가 포함된 데이터 편집창이다. 한 줄에 고양이 한 마리의 데이터를 입력해 200줄로 만드는 대신, 각 줄에 범주 조합을 입력하고, 그 조합에 해당되는 고양이가 몇 마리인지 변수로 알려준다. 그림에서 첫 번째 줄은 음식으로 훈련받고 라인댄스한 고양이를 나타낸다. 변수 Frequency는 음식으로 훈련받고 라인댄스한 고양이가 28마리라는 것이다. 이 한 줄의 정보가 Cats.sav에 28줄로 입력된 것을 보면, 이런 데이터 입력 방법으로 시간을 얼마나 절약할 수 있는지 알 수 있다. 같은 방법으로 그림의 데이터를 살펴보면, 애정으로 훈련받은 고양이 114마리가 라인댄스하지 않았다는 것을 알 수 있다.

이 방법으로 입력한 데이터를 분석하려면, SPSS에게 Frequency가 특정 범주의 조합에 해당하는

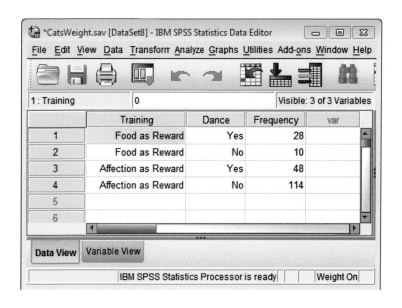

FIGURE 18.3
Data entry
using weighted
cases

케이스 수라는 것을 알려주어야 한다. **Data** ⚖ Weight Cases... 를 선택해, Figure 18.4와 같은 **Data** ⚖ Weight Cases... 대화상자를 연다. ⦿ **W**eight cases by 를 선택하고 케이스 수가 들어있는 변수, 이 예에서는 **Frequency**를 *Frequency Variable*이라 표기된 박스로 끌어 옮기거나 ▶를 클릭한다. 이 렇게 하면, 각 범주 조합에 **Frequency**라는 열에 있는 숫자로 가중치를 두게 된다. 예를 들면, 첫 줄 의 **Frequency** 28을 보고 SPSS는 0, 0으로 나타나는 범주 조합, 즉, 음식으로 훈련받고 라인댄스한 데이터가 28줄 있다고 인식한다. 이 방법으로 입력한 자료는 Cats Weight.save에 있으며, 이 파일을 사용할 때는 반드시 가중 케이스를 지정해야 한다.

18.5.3. 분석하기 ①

Figure 18.2에서 첫 번째 단계는 *Crosstabs* 명령어를 이용해 분할표를 만들고, 기대빈도를 확인 하고, 카이제곱검정을 시행하는 것인데, SPSS에서는 이 세 가지를 동시에 한다. **A**nalyze **D**escriptive Statistics ▶ ▦ Crosstabs... 를 선택해 *Crosstabs* 대화상자를 연다. Figure 18.5 는 *Crosstabs* 대화상자로, **Cats Weight.sav**의 데이터로 분석을 했기 때문에 변수 **Frequency**가 보 인다. 먼저 변수 목록에서 *R*ow(s)라 표기된 상자로 원하는 변수를 끌어오거나 ▶를 클릭한다. 그림 에서는 **Training**을 행 변수로 선택했다. 이제 다른 변수 **Dance**를 *C*olumn(s)이라 표기된 상자로 옮 긴다. 제3의 범주형 변수가 있다면, 그 변수를 층(layer)으로 지정해 분할표를 나눌 수 있다. 이 때, 제3변수의 각 범주가 층이 된다. Statistics... 를 클릭하면, 다양한 통계검정을 할 수 있는 대화상자가 나 타난다. 범주형 데이터 분석 시 선택할 수 있는 중요한 옵션은 SPSS TIP 18.1에 기술했다.

Chi-square test, Contingency coefficient, phi, lambda를 선택한 후, Continue 를 클릭한다. Cells... 를 클릭하면, 교차표에 나타난 데이터 형태를 명시할 수 있는 대화상자가 나타난다. 가정이 만족하는지 확인하기 위해 기대빈도(expected count)를 클릭한다(Section 18.4). 행 퍼센트, 열 퍼 센트와 전체 퍼센트는 실제 빈도보다 더 쉽게 이해할 수 있고, 만일 유의한 결과가 나오는 경우, 그 차이가 어디에 있는지 알 수 있다. 유의한 효과가 나오는 경우, 이를 두 부분으로 나누어 살펴보는 것 이 좋다. (1) 각 열의 빈도를 비교하는 z-검정(☑ Compare column proportions) - 이 경우 Bonferroni 수정 을 사용(☑ Adjust p-values (Bonferroni method))과 (2) 표준화 잔차를 선택한다. 선택이 끝나면 Continue 를 클릭해 기본 대화상자로 돌아간다. 만일 표본이 작거나 기대빈도가 너무 낮은 경우에는(Section 18.4) Exact... 를 클릭해 Fisher의 정확 검정을 할 수 있다(Section 18.3.2). 이 예제는 충분히 크기 때문에 정확 검정을 할 필요는 없으나, 이 검정의 사용방법을 익히기 위해 Exact... 검정을 선택해 본다. Continue 를 클릭해 기본 대화상자로 돌아온 뒤 OK 를 클릭해 분석을 시행한다.

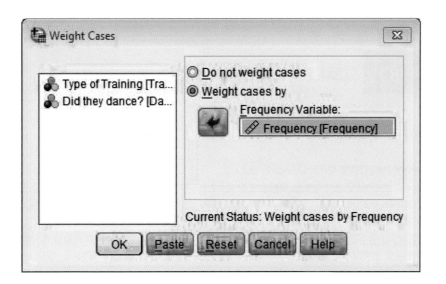

FIGURE 18.4
The dialog box for the *weight* cases command

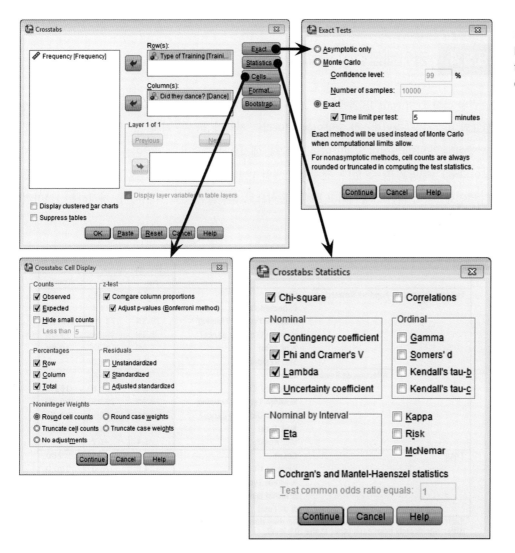

FIGURE 18.5
Dialog boxes for the *Crosstabs* command

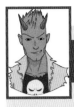

SPSS TIP 18.1 교차분석에서 통계 선택 ②

기본 대화상자에는 다른 검정방법도 있다.

- **카이제곱** : 기본적인 피어슨 카이제곱검정을 수행한다(Section 18.3.1).
- Phi**와 Cramér's** V : 두 범주형 변수 간 연관성 강도를 측정한다. Phi는 2 x 2 분할표에서 사용하고, 카이제곱 값을 표본 수로 나눈 뒤, 제곱근을 구한 것이다. 만일, 한 변수의 범주가 3개 이상인 경우, 관련성 없는 경우에도 최소치인 0이 나오지 않으므로, Phi 대신 Cramér's V를 이용한다.
- Goodman**과** Kruskal **람다(λ)** : 한 변수로 다른 변수의 범주를 예측함으로써 오차가 얼마나 감소하는지 비율을 측정한다. 이 값이 1이면 한 변수가 다른 변수를 완벽하게 예측한다는 의미이고, 0이면 다른 변수를 전혀 예측하지 못한다는 뜻이다.
- Kendall **통계량** : Section 7.4.4에서 이미 논하였다.

18.5.4. 카이제곱검정 출력물 ①

출력된 분할표(Output 18.2)에는 각 범주 조합에 해당되는 케이스 수가 나오는데, 손으로 작성한 분할표와 비슷하다. 라인댄스한 고양이는 76마리로 전체의 38%를 차지하고, 이 중 음식으로 훈련받은 고양이는 28마리(라인댄스 고양이의 36.8%), 애정으로 훈련받은 고양이는 48마리(전체 라인댄스 고양이의 63.2%)임을 알 수 있다. 전체의 62%인 124마리는 라인댄스를 전혀 하지 않았고, 그중 10마리(라인댄스하지 않은 고양이의 8.1%)는 음식으로 훈련을 받았고, 대부분을 차지하는 114마리(라

OUTPUT 18.2

Type of Training * Did they dance? Crosstabulation

			Did they dance? No	Did they dance? Yes	Total
Type of Training	Food as Reward	Count	10a	28b	38
		Expected Count	23.6	14.4	38.0
		% within Type of Training	26.3%	73.7%	100.0%
		% within Did they dance?	8.1%	36.8%	19.0%
		% of Total	5.0%	14.0%	19.0%
		Std. Residual	-2.8	3.6	
	Affection as Reward	Count	114a	48b	162
		Expected Count	100.4	61.6	162.0
		% within Type of Training	70.4%	29.6%	100.0%
		% within Did they dance?	91.9%	63.2%	81.0%
		% of Total	57.0%	24.0%	81.0%
		Std. Residual	1.4	-1.7	
Total		Count	124	76	200
		Expected Count	124.0	76.0	200.0
		% within Type of Training	62.0%	38.0%	100.0%
		% within Did they dance?	100.0%	100.0%	100.0%
		% of Total	62.0%	38.0%	100.0%

Each subscript letter denotes a subset of Did they dance? categories whose column proportions do not differ significantly from each other at the .05 level.

인댄스하지 않은 고양이의 91.9%)는 애정으로 훈련받았다. 고양이 수는 *Count*라 표기된 행(row)에 나오고, 백분율은 *% within Did they dance?*라 표기된 행에 나온다. 훈련 방법 범주 내 백분율은 *% within Type of Training*이라 표기된 행을 보면 알 수 있다. 음식으로 훈련받은 고양이 중 73.7%는 라인댄스를 하고 26.3%는 하지 않았음을 알 수 있으며, 마찬가지로, 애정으로 훈련받은 고양이 중 29.6%만이 라인댄스를 하고 70.4%는 하지 않았음을 알 수 있다. 결론적으로 음식으로 훈련했을 때는 많은 고양이가 라인댄스를 하고, 애정으로 훈련한 경우에는 라인댄스를 거부했다.

먼저, 기대빈도 가정이 만족하는지 알아보자(Section 18.4). 2 × 2 표이므로 모든 셀의 기대빈도는 5 이상이어야 한다. 분할표에 있는 예측빈도를 보면, 가장 적은 것이 14.4로 음식으로 훈련하고 라인댄스한 경우이다. 이 값이 5를 초과하므로 가정을 만족한다. 만일 기대빈도가 5 이하인 셀이 하나라도 있다면, 이를 해결하기 위한 가장 좋은 방법은 케이스 수를 늘이는 것이다.

Figure 18.5의 교차표 명령어에서 *Compare column proportions*를 선택했기 때문에, 표 안의 숫자에 아래첨자가 붙어있다. 예를 들어, *Food as Reward*로 표기된 행에서 빈도 10에는 아래첨자 *a*가, 빈도 28에는 아래첨자 *b*가 붙어있다. 이 아래첨자는 *z*-검정 결과를 나타내는데, 아래첨자가 다른 것은 열 빈도가 서로 유의하게 다른 것이다. 이 통계가 검정하는 것을 이해하기 위해 표의 열(행)을 살펴보자. *Food as Reward* 줄에 있는 숫자들은 열마다 다른 아래첨자가 붙어있는데, 이는 열을 이루는 *Did they dance?* 변수의 두 집단(yes와 no)에서 *Food as Reward*의 비율이 서로 유의하게 차이가 있음을 뜻한다. *z*-검정은 첫 번째 열 전체 빈도에 대한 첫 번째 열의 *proportion*과 두 번째 열 전체 빈도에 대한 첫 번째 열의 *proportion*을 비교한다. 이 예에서 라인댄스한 고양이 중에서는 36.8%가 음식으로 훈련받았고, 라인댄스하지 않은 고양이 중에서는 8.1%가 음식으로 훈련을 받았다. 서로 다른 아래첨자가 의미하는 것은 이 비율들이 서로 유의하게 다르다는 것이다. 다시 말하면 라인댄스한 고양이 중 음식으로 훈련을 받은 고양이의 비율이 라인댄스하지 않은 고양이 중 음식으로 훈련을 받은 고양이의 비율보다 유의하게 많다는 것이다. 다시 말하자면, 이 검정은 36.8%가 8.1%와 유의하게 다름을 보이는 것이지 빈도 자체를 비교한 것은 아니다. 즉, 28이라는 빈도가 10이라는 빈도와 다르다는 말이 아님을 유념하기 바란다. 이 내용은 자가 점검(self-test)에 실례를 들어 설명했다.

*Affection as Reward*라 표기된 줄로 넘어가 보면, 빈도 114에는 아래첨자 *a*가, 빈도 48에는 아래첨자 *b*가 붙어있다. 마찬가지로, 아래첨자가 서로 다른 것으로 보아 열 비율 91.9%가 열 비율 63.2%와 유의하게 다름을 알 수 있다. 애정으로 훈련받은 고양이의 비율은 라인댄스한 고양이보다 라인댄스하지 않은 고양이에 유의하게 많다는 것이다.

SELF-TEST **Cats Weight.sav** 자료 파일에서 음식으로 훈련받고 라인댄스를 하지 않은 고양이의 빈도 10을 28로 고치자. 카이제곱검정을 다시 시행하면서 *z*-검정(☑ Compare column proportions) 을 해석해 보자. 이상하게 보이는 결과가 있는가?

다시 말하지만, Pearson 카이제곱검정은 두 범주형 변수 간 관련성을 검정하는 것으로, 이 예에서는 훈련 방법과 라인댄스 관련성을 검정한다. SPSS *Crosstabs*에서는 카이제곱 통계량과 유의확률을 제시한다(Output 18.3). Pearson 카이제곱 통계량은 두 변수가 서로 독립인지 여부를 검정한다. 유의확률 *Sig.*가 .05보다 작으면, 두 변수가 독립적이라는 가설을 배제하고, 두 변수가 어느 정도 관련이 있다는 가설을 채택한다. 표에는 카이제곱 통계량 값과 자유도, 유의확률이 나오는데, 카이제곱 통계량 값은 25.356으로서, Section 18.3.1에서 계산한 값과는 반올림 오차 이내로 동일하다. 이 값은 아주 유의한 값으로($p < .001$), 훈련 형태가 라인댄스를 하는데 유의한 효과가 있음을 나타낸다.

표에는 일련의 다른 통계량도 제시되어 있는데, 이 통계량은 Figure 18.5 대화상자에서 선택해 구한다. *Continuity Correction*(연속성 교정) 값은 Yates의 연속성 수정 카이제곱으로(Section 18.3.4), 앞에서 계산한 23.52와 동일하다. 이 검정은 무시해도 되지만, 이 값을 보아 Pearson 카이제곱 검정결과에 문제가 없음을 확인할 수 있다. *Likelihood Ratio*(우도비)는 24.93로 Section 18.3.3에서 계산한 값과 반올림 오차 내에서 동일하다. 대부분의 경우 이 통계량도 Pearson 카이제곱 결과를 확인시켜 주는 역할을 할 뿐이지만, 표본이 작은 경우에는 이 통계량을 사용하는 것이 좋다.

카이제곱 표 아래에는 기대빈도가 5 이상이어야 한다는 가정과 관련된 주석이 달려있다. 이 가정을 깜빡 잊은 경우를 대비해서 친절하게 기대빈도가 5 이하인 셀 수를 보여주는 것이다. 이 예에서는 기대빈도가 5 이하인 경우가 없으므로, 카이제곱 통계량이 정확하다고 본다.

결과가 매우 유의한 것으로 보아, 훈련 방법과 라인댄스 여부 간에는 연관성이 있는 것으로 보인다. 다시 말해, 두 훈련 방법에 대한 반응의 형태 즉, 라인댄스 고양이의 비율이 유의하게 다르다는 것이다. 이미 z-검정에서 라인댄스한 고양이 중에는 음식으로 훈련받은 비율이 유의하게 높고, 라인

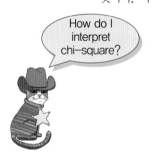

How do I interpret chi-square?

댄스하지 않은 고양이 중에는 음식으로 훈련받은 비율이 유의하게 낮음을 살펴보았다. 이 결과를 다른 방법으로 보면, 음식으로 훈련받은 고양이의 74%는 라인댄스하고 26%는 하지 않은 반면, 애정으로 훈련받은 경우에는 반대로 70%가 라인댄스를 거부하고 30%만 라인댄스를 했다. 그러므로 훈련 방법이 고양이의 라인댄스에 유의한 영향을 주었다고 결론을 내릴 수 있다. 즉, 고양이는 먹이 앞에서는 춤을 추지만, 애정을 주는 사랑에서는 춤을 추지 않는다.

OUTPUT 18.3

Chi-Square Tests

	Value	df	Asymp. Sig. (2-sided)	Exact Sig. (2-sided)	Exact Sig. (1-sided)	Point Probability
Pearson Chi-Square	25.356[a]	1	.000	.000	.000	
Continuity Correction[b]	23.520	1	.000			
Likelihood Ratio	24.932	1	.000	.000	.000	
Fisher's Exact Test				.000	.000	
Linear-by-Linear Association	25.229[c]	1	.000	.000	.000	.000
N of Valid Cases	200					

a. 0 cells (.0%) have expected count less than 5. The minimum expected count is 14.44.

b. Computed only for a 2x2 table

c. The standardized statistic is 5.023.

Crosstabs 명령어에서 선택한 경우, Section 18.3.5에서 논의한 연관성 정도가 또 다른 표에 나온다(Output 18.4). 본 예에서 Cramér *V*는 최대 1 중 .36으로, 이 수치를 상관계수처럼 이해하면, 훈련 방법과 라인댄스 간 중간 정도의 연관성이 있음을 알 수 있다. 이 수치는 매우 유의한데($p <$ .001), 만일 모집단에서 두 변수 간에 아무런 연관성이 없다면 이 정도의 값이 나타날 가능성이 매우 낮다는 뜻이다. 이러한 결과로 이미 살펴본 카이제곱검정을 다시 확인할 수 있으며, 동시에 효과크기도 어느 정도인지 알 수 있다.

OUTPUT 18.4

Symmetric Measures

		Value	Approx. Sig.	Exact Sig.
Nominal by Nominal	Phi	.356	.000	.000
	Cramér's V	.356	.000	.000
	Contingency Coefficient	.335	.000	.000
N of Valid Cases		200		

a. Not assuming the null hypothesis.

b. Using the asymptotic standard error assuming the null hypothesis.

18.5.5. 표준화 잔차가 있는 유의한 카이제곱검정의 세분화 ②

2 × 2 분할표에서는 셀 퍼센트나 빈도만으로도 연관성을 알 수 있지만, 더 큰 분할표에서는 좀 더 세심하게 살펴볼 필요가 있다. 카이제곱검정에서 유의한 결과는 ANOVA에서 유의한 교호작용과 마찬가지로 이해할 수 있으므로, 좀 더 세분화해 살펴보아야 한다. 분할표에서 z-검정으로 세분화해 효과를 살펴볼 수 있다. 카이제곱검정 결과가 유의할 때, 이를 세분화하는 다른 방법은 표준화 잔차를 이용하는 것이다.

회귀분석처럼, 잔차는 모형이 예측하는 값(기대빈도)과 실제 데이터에 관찰된 값(관찰빈도) 간의 오차이다.

$$\text{residual}_{ij} = \text{observed}_{ij} - \text{model}_{ij}$$

여기에서 *i*와 *j*는 분할표에서 두 변수의 행과 열을 나타내므로, 다른 장에서 나온 잔차나 편차와 동일하다. 이 식을 방정식 2.6과 비교해 보면 잘 알 수 있다. 이 방정식을 표준화하기 위해 기대빈도의 제곱근으로 나눈다.

$$\text{standardized residual} = \frac{\text{observed}_{ij} - \text{model}_{ij}}{\sqrt{\text{model}_{ij}}}$$

이 방정식은 이제는 익숙할 것이다. 방정식 18.2의 일부분으로 분자에서 편차제곱을 구하지 않고 단순히 편차만 구한다. 앞서 편차를 제곱한 것은 양수, 음수로 나온 편차의 합이 상쇄되지 않게 하기 위함이다. 카이제곱 통계량도 편차의 합으로 구하기 때문에 편차를 제곱해서 상쇄되지 않게 한다. 편차를 제곱하기 전에 미리 그 값을 살펴보는 것도 변수 간 관계를 파악하는데 도움이 된다. 표준화 잔차의 중요성은 다음과 같다.

1 카이제곱 통계량은 표준화 잔차의 합이라 할 수 있으므로 카이제곱 통계량에 기여하는 부분을 분해해 보려면, 각 표준화 잔차를 구분해서 살펴보면 된다.

2 표준화 잔차는 z-값으로서 이 다른 잔차와 비슷하다(Section 8.3.1.1). 따라서 표준화 잔차로 유의성을 평가할 수 있다(Section 1.6.4). 이 값이 ± 1.96 밖에 있으면 유의수준 $p < .05$에서 유의하고, ± 2.58 밖에 있으면 $p < .01$에서 유의하며, ± 3.29 밖에 위치하면 $p < .001$에서 유의한 것이다.

Figure 18.5에서 ☑ **Standardized** 를 선택하면, 표준화 잔차를 출력할 수 있다(Output 18.2). 출력물에는 훈련 방법과 라인댄스 여부의 조합마다 하나씩 모두 4개의 잔차가 있다. 음식으로 훈련했을 때는 라인댄스한 경우($z = 3.6$)와 하지 않은 경우($z = -2.8$) 모두 표준화 잔차가 유의하다.[3] 표준화 잔차의 부호는 관찰빈도와 예측빈도처럼 효과의 방향을 나타낸다. 표준화 잔차 점검 결과, 음식으로 훈련했을 때, 기대한 것보다 유의하게 더 많은 고양이가 라인댄스를 했고, 라인댄스하지 않은 고양이 수는 기대한 것보다 유의하게 더 적었다고 해석할 수 있다. 애정을 보상으로 훈련한 경우는 라인댄스한 고양이($z = -1.7$)와 하지 않은 고양이($z = 1.4$) 모두에서 표준화 잔차가 유의하지 않았다.[4] 이 말은 애정으로 훈련했을 때, 라인댄스한 고양이와 하지 않은 고양이 수는 기대한 정도였다는 것이다. 요약하면, 음식을 보상으로 훈련한 셀이 전체 카이제곱 통계량에 유의하게 기여했다. 다시 말하면, 훈련 방법과 라인댄스 간의 연관성은 음식으로 훈련한 것에서 발생한다는 것이다.

18.5.6. 효과크기 계산하기 ②

Cramér V는 0부터 1 범위 안에 있어서 쉽게 해석할 수 있으므로 효과크기로 사용하기에 적절하지만, 범주형 자료에서 흔히 사용되는 유용한 효과크기 측정치는 승산비(odds ratio)이다. 승산비는 2 × 2 분할표에서 가장 해석하기 좋으며, 그 이상의 분할표에서는 유용하지 못하다. 그러나 GLM 학습에서 언급한 것처럼, 효과크기는 특정 비교에 초점을 맞춘 경우에 유용하기 때문에 큰 분할표라고 사용할 수 없는 것은 아니다.

기본적인 승산비(odds ratio) 계산은 아주 단순하다. 먼저 승산(odds)을 계산하는데, 본 예에서는, 음식으로 훈련받고 라인댄스한 고양이 수를 음식으로 훈련받고 라인댄스하지 않은 고양이 수로 나눈 것이다.

---

[3] 부호를 무시했을 때, 표준화 잔차값이 모두 1.96 보다 크기 때문이다.

[4] 부호를 무시했을 때, 표준화 잔차값이 모두 1.96 보다 작기 때문이다.

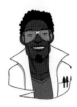

나자료 18.1

여성의 자가 평가에 대한 성적 이미지 영향 ①

Daniels(2012)는 젊은 여성에게 Anna Kournikova 같은 성공한 미녀 테니스 선수의 모습을 두 가지로 보여주는 실험을 했다. 테니스를 치고 있는 이미지(운동수행 이미지)나 수영복을 입은 이미지(섹시 이미지)를 보여준 다음, 이미지를 보고난 후, 짧은 작문을 하도록 했다. 한 참자가에게 한 가지 형태의 이미지만 여러 장 보여주었다. 감상평에서 주제어를 확인했는데, 자신의 모습이나 매력에 대해 기술했는지 여부였다. 섹시 이미지를 본 여성(n = 140)은 운동수행 이미지를 본 여성(n = 117)보다 자신의 외모에 대해 더 많은 언급을 할 것이라는 가설을 세웠다. 결과는 다음과 같다.

	Theme Present	Theme Absent	Total
Performance athletes	20	97	117
Sexualized athletes	56	84	140

이 자료를 SPSS에 입력하고, 이미지 형태와 자신의 모습이나 매력에 대한 언급 간의 연관성에 대한 Daniels의 가설을 검정해보자**(Daniels (2012).sav)**. 답은 웹 사이트나 Daniel 논문 85쪽에서 찾을 수 있다.

$$\text{Odds}_{\text{dancing after food}} = \frac{\text{Number that had food and danced}}{\text{Number that had food but didn't dance}}$$

$$= \frac{28}{10}$$

$$= 2.8$$

다음은 애정으로 훈련받고 라인댄스한 고양이의 승산을 계산한다. 애정으로 훈련받고 라인댄스한 고양이 수를 애정으로 훈련받고 라인댄스하지 않은 고양이 수로 나누면 된다.

$$\text{Odds}_{\text{dancing after affection}} = \frac{\text{Number that had affection and danced}}{\text{Number that had affection but didn't dance}}$$

$$= \frac{48}{114}$$

$$= 0.421$$

승산비(odds ratio)는 음식으로 훈련받고 라인댄스한 경우의 승산을 애정으로 훈련받고 라인댄스한 경우의 승산으로 나누면 된다.

$$\text{Odds Ratio} = \frac{\text{Odds}_{\text{dancing after food}}}{\text{Odds}_{\text{dancing after affection}}}$$

$$= \frac{2.8}{0.421}$$

$$= 6.65$$

결국, 음식으로 훈련하면 애정으로 훈련하는 것에 비해 라인댄스를 할 승산이 6.65배 높음을 알 수 있다. 승산비는 데이터에 나타난 효과를 이해하기 쉽게 표현하는 통계량이다.

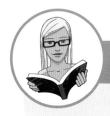

18.5.7. 카이제곱 결과 보고하기 ①

Pearson 카이제곱검정 결과를 보고할 때는 검정통계량과 자유도, p-값을 함께 보고한다. 검정통계량은 χ^2 으로 표현한다. Output에 의하면 χ^2 값은 25.36이며, 자유도는 1이고, $p < .001$로 유의하다(p 값이 .001보다 작은 경우에는 $p < .001$로 적는다). 출력물에 나온 값으로 분할표를 작성하고, 승산비도 함께 적도록 한다. 따라서 다음과 같이 결론 내린다.

✓ 훈련 방법과 라인댄스 여부 간에는 $\chi^2(1) = 25.36$, $p < .001$에서 유의한 연관성이 있다. 승산비에 따르면 음식으로 훈련시 애정으로 훈련한 것보다 라인댄스할 승산이 6.65배 높다.

핵심녀의 힌트 Pearson 카이제곱검정

- 두 범주형 변수 간 관련성은 Pearson 카이제곱검정이나 우도비 통계량을 이용하여 검정한다.
- *Chi-Square Tests*라는 표를 본다. *Pearson Chi-Square* 행의 *Exact Sig.* 값이 .05 이하이면 두 변수 간에 유의한 관계가 있다.
- 표의 아래 쪽을 보아, 기대빈도가 5 이하인 셀은 없는지 확인한다.
- 변수 간에 어떠한 관련성이 있는지 파악하기 위하여 분할표를 살펴본다. ± 1.96 밖에 있는 유의한 잔차가 있는지, 아래 첨자와 다른 문자를 갖는 다른 열, 즉, 유의한 차이가 있는 열이 있는지 살펴본다.
- 승산비(*odds ratio*)를 계산한다.
- χ^2 통계량과 자유도, 유의확률과 승산비를 보고한다. 분할표도 함께 제시한다.

18.6. SPSS를 이용한 로그선형 분석 ②

18.6.1. 초기 고려사항 ②

로그선형분석시에도 카이제곱검정과 마찬가지 방법으로 데이터를 입력한다(Section 18.5.2). 앞의 고양이 예제에 개를 추가해보자. Cats and Dogs.sav 파일에 있는 데이터를 불러온다. 이제 변수가 Animal, Training, Dance, 세 개가 되었고, 각 변수에는 범주를 나타내는 코드가 포함되어 있다.

로그선형분석의 기본 과정은 카이제곱분석과 함께 Figure 18.2에 제시되어 있다. 먼저 *Crosstabs* 명령어를 이용해 분할표에서 기대빈도를 검사한다.

SELF-TEST Section 18.5.3를 참조하여 라인댄스(Dance)를 열로, 훈련 방법(Training)을 행으로 하고 동물(Animal)을 층으로 한 분할표를 만들어 보자.

분할표에는 범주 조합에 해당되는 케이스 수가 들어있다(Output 18.5). 이 표의 상단부는 기존의 데이터와 같은 내용이므로 Output 18.2와 동일하다. 이에 대한 설명은 이 장의 앞 부분에 있으니 참조하자. 개에 대한 자료도 같은 방법으로 요약할 수 있다. 전체의 70%인 라인댄스한 개 49마리 중 20마리(라인댄스한 개의 40.8%)는 음식으로 훈련받았고, 29마리(라인댄스한 개 중 59.2%)는 애정으로 훈련받았다. 전체의 30%인 21마리는 라인댄스하지 않았고, 그 중 14마리(라인댄스하지 않은 개의 66.7%)는 음식으로, 7마리(라인댄스하지 않은 개의 33.3%)는 애정으로 훈련받았다. 개의 마리 수는 *Count*라고 표기된 행(row)에, 백분율은 *% within Did they dance* 행에 나와 있다. 요약하면, 라인댄스한 개(70%)가 하지 않은 개(30%)보다 더 많았으며, 라인댄스한 개 중, 약 절반은 애정으로, 나머지 약 절반은 음식으로 훈련받았다. 간단히 말하면, 개(70%)가 고양이(38%)보다 더 라인댄스를 했으며, 훈련 방법은 문제가 되지 않았다.

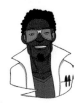

나자료 18.2

미 흑인은 행복한가? ①

심리학 학위 과정 동안 미국의 시민인권운동에 관한 책을 많이 읽었다. 심리학 전공보다는 Malcolm X와 Martin Luther King 목사에 심취해 있었다. 그 과정에서 1929년에 Beckham이 미 흑인에 대해 수행한 흥미로운 연구를 발견했다. Beckham은 워싱턴 DC 소재 Howard 대학에 심리학 연구실을 설립한 미 흑인 연구자이다. 부인 Ruth도 박사학위를 받은 최초의 흑인 여성으로서 Minnesota 대학에서 심리학을 공부했다. Beckham의 연구는 Jim Crow 흑인차별법이 1964년 시민인권법에 의해 없어지기 36년 전에 이미 발표되었다. 당시 미국 흑인이 집단적으로 격리되고, 공개적으로 차별받았으며, 시민자유와 인권에 반해 탈법적으로 희생되는 시기였다. 미국 작가 James Baldwin의 소설, The

fire next time을 보면 당시 상황을 잘 알 수 있다.

Beckham은 각계각층의 미 흑인 3,443명에게 3가지 질문을 하여 미 흑인의 심리적 상태를 측정하고자 했다. 3가지 질문은 미 흑인이 행복하다고 생각하는지? 개인적으로 미 흑인으로서 행복한지? 미 흑인은 행복해야 하는지? 라는 것이었다. 답은 예(Yes)와 아니오(No)로만 답할 수 있었다. Beckham은 자료를 통계적으로 분석하지 않았다. 카이제곱검정에 대한 Fisher의 유명한 논문이 7년 전에 발표되었으니, 아직 읽어보지도 못했을 것이다. 중요하고 지대한 영향을 미칠 질문에 답하기 위해 복잡한 통계기법이 필요없음을 잘 보여주기 때문에, 이 연구를 특별히 좋아한다. Beckham은 단지 3가지 질문으로 매우 실질적이고 중요한 심리적 사회적 현상에 관하여 세상에 큰 목소리를 내었다.

각 범주에 대한 예와 아니오의 응답자 빈도가 **Beckham(1929). sav** 파일에 있다. 3개 질문에 대하여 각각 카이제곱검정을 해보자. 어떠한 결론을 도출했는가?

OUTPUT 18.5

Type of Training * Did they dance? * Animal Crosstabulation

Animal				Did they dance? No	Did they dance? Yes	Total
Cat	Type of Training	Food as Reward	Count	10a	28b	38
			Expected Count	23.6	14.4	38.0
			% within Type of Training	26.3%	73.7%	100.0%
			% within Did they dance?	8.1%	36.8%	19.0%
			% of Total	5.0%	14.0%	19.0%
			Std. Residual	-2.8	3.6	
		Affection as Reward	Count	114a	48b	162
			Expected Count	100.4	61.6	162.0
			% within Type of Training	70.4%	29.6%	100.0%
			% within Did they dance?	91.9%	63.2%	81.0%
			% of Total	57.0%	24.0%	81.0%
			Std. Residual	1.4	-1.7	
	Total		Count	124	76	200
			Expected Count	124.0	76.0	200.0
			% within Type of Training	62.0%	38.0%	100.0%
			% within Did they dance?	100.0%	100.0%	100.0%
			% of Total	62.0%	38.0%	100.0%
Dog	Type of Training	Food as Reward	Count	14a	20b	34
			Expected Count	10.2	23.8	34.0
			% within Type of Training	41.2%	58.8%	100.0%
			% within Did they dance?	66.7%	40.8%	48.6%
			% of Total	20.0%	28.6%	48.6%
			Std. Residual	1.2	-.8	
		Affection as Reward	Count	7a	29b	36
			Expected Count	10.8	25.2	36.0
			% within Type of Training	19.4%	80.6%	100.0%
			% within Did they dance?	33.3%	59.2%	51.4%
			% of Total	10.0%	41.4%	51.4%
			Std. Residual	-1.2	.8	
	Total		Count	21	49	70
			Expected Count	21.0	49.0	70.0
			% within Type of Training	30.0%	70.0%	100.0%
			% within Did they dance?	100.0%	100.0%	100.0%
			% of Total	30.0%	70.0%	100.0%

Each subscript letter denotes a subset of Did they dance? categories whose column proportions do not differ significantly from each other at the .05 level.

로그선형 분석을 위해서는 기대빈도가 1보다 적은 셀이 없어야 하고, 기대빈도가 5 이하인 셀이 20% 이상 되면 안되는 것을 기억하자(Section 18.4.2). 분할표에서 기대빈도를 보면 가장 작은 것이 10.2로, 음식으로 훈련받고 라인댄스하지 않은 경우이다. 이 기대빈도도 5를 초과하므로 가정을 만족시킨다.

18.6.2. 로그선형 분석하기 ②

해당 분석기법의 가정에 충족하면, 주 분석을 시작한다. 로그선형분석을 수행하기 위해서는 Analyze Loglinear ▶ 🔳 Model Selection... 을 클릭해 Figure 18.6의 대화상자를 불러온다.

분석에 포함하고자 하는 변수를 선택해 *F_ actor(s)*라고 표기된 박스로 끌어오거나 ⬛ 클릭한다. *Factor(s)* 박스에 변수가 있으면 [Define Range] 버튼이 활성화된다. 여기서 범주형 변수의 코드를 정의한다. *Factor(s)* 박스에 있는 변수를 선택하고 [Define Range]를 클릭해 대화상자가 활성화되면, 그 변수의 최소값과 최대값을 설정한다. 이 예에서는 세 변수 모두 두 범주밖에 없어 0과 1로 코딩했으므로 한꺼번에 범위를 지정할 수 있는데, 세 변수를 모두 선택한 뒤 [Define Range]를 클릭하고 *Minimum*에 0을 *Maximum*에 1을 넣는다. 완료되면 기본 대화상자에서 [Continue]를 클릭한다.

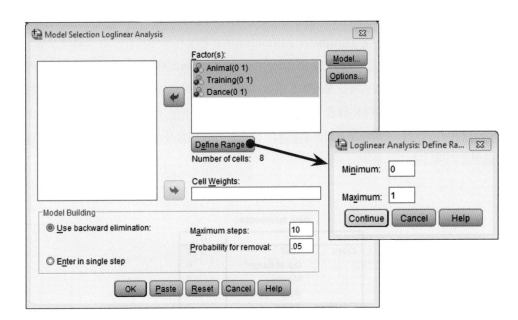

FIGURE 18.6
Main dialog box for loglinear analysis

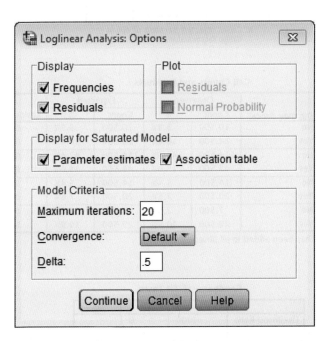

FIGURE 18.7
Options for loglinear analysis

기본 대화상자에 있는 초기설정(default) 사양을 그대로 사용하면 되는데, 로그선형모형에서는 자동으로 후진변수제거법(backward elimination)을 사용한다. *Enter in a single step*을 선택하면 다중회귀에서 모든 변수를 모형에 포함시키는 것과 동일한 비위계적방법(non–hierarchical method)으로 분석할 수 있다. 로그선형분석에서 교호작용 효과는 저순위 효과에 우선하므로, 비위계적 방법을 사용하지 않는다.

[Model...]을 클릭하면 Figure 12.9의 ANCOVA 대화상자와 비슷한 대화상자가 열린다. SPSS는 자동으로 포화모형(saturated model)에서 시작하는데, 특별한 이유가 없는 한 그대로 시작한다.

[Options...]를 클릭하면 Figure 18.7의 대화상자가 열린다. 선택할 것도 몇 가지 없지만, 기본 선택만으로도 충분하므로 그대로 둔다. *Parameter estimates*(모수 추정치)를 선택하면 각 효과의 모수추정 값과 z-값, 신뢰구간이 나온 표를 구할 수 있고, *Association table*(연관성 표)를 선택하면 모형에 포함된 모든 효과에 대한 카이제곱 통계량을 구할 수 있다. 상황에 따라서는 유용한 정보가 될 수 있지만, 이 내용은 별로 유용하지 않을 수도 있다. 고순위 교호작용이 유의할 때는 저순위 효과가 별 의미가 없기 때문이다. 선택이 완료되면 [Continue]를 클릭해 기본 대화상자로 돌아온 후, [OK]를 클릭해 분석을 시작한다.

OUTPUT 18.6

Data Information

		N
Cases	Valid	270
	Out of Range[a]	0
	Missing	0
	Weighted Valid	270
Categories	Animal	2
	Type of Training	2
	Did they dance?	2

a. Cases rejected because of out of range factor values.

Cell Counts and Residuals

Animal	Type of Training	Did they dance?	Observed Count[a]	Observed %	Expected Count	Expected %	Residuals	Std. Residuals
Cat	Food as Reward	No	10.500	3.9%	10.500	3.9%	.000	.000
		Yes	28.500	10.6%	28.500	10.6%	.000	.000
	Affection as Reward	No	114.500	42.4%	114.500	42.4%	.000	.000
		Yes	48.500	18.0%	48.500	18.0%	.000	.000
Dog	Food as Reward	No	14.500	5.4%	14.500	5.4%	.000	.000
		Yes	20.500	7.6%	20.500	7.6%	.000	.000
	Affection as Reward	No	7.500	2.8%	7.500	2.8%	.000	.000
		Yes	29.500	10.9%	29.500	10.9%	.000	.000

a. For saturated models, .500 has been added to all observed cells.

Goodness-of-Fit Tests

	Chi-Square	df	Sig.
Likelihood Ratio	.000	0	.
Pearson	.000	0	.

18.6.3. 로그선형분석 출력물 ③

Output 18.6은 로그선형분석의 첫 번째 결과이다. 첫 번째 표는 데이터에 270 케이스(고양이 200 마리와 개 70마리)가 있음을 보여주는데, 본 데이터에 있는 케이스 중 빠진 것은 없는지 확인한다. 다음 표는 모형에 포함된 모든 요인의 목록과 범주 수를 보여주는데, 여기에서는 모두 2개의 범주로 되어있다. 첫 번째 모형은 포화모형으로 최고순위 교호작용인 animal × training × dance를 포함한 모든 요인이 모형에 들어있다. 이 표에 모든 범주 조합의 관찰빈도와 예측빈도가 나와 있다. 각 셀의 빈도는 원래 분할표의 값과 동일해야 하나, 여기서는 각 빈도에 0.5를 더했다. 0.5를 그대로 사용하거나 Figure 18.7에서 *Delta* 값을 고쳐 사용할 수 있다.

맨 아래의 작은 표에는 앞에서 살펴본 적합도(Goodness-of-fit) 통계량인 Pearson 카이제곱과 우도비가 나와 있다. 여기서 적합도 통계량은 모형에서 구한 기대빈도가 실제 관찰빈도와 유의한 차이가 있는지 검정한다. 만일 모형이 데이터에 적합하다면, 관찰빈도와 기대빈도 값은 아주 비슷해서 유의한 차이가 없을 것이다. 따라서 이 통계량은 유의하지 않아야 한다. 유의한 결과는 이 모형이 데이터에 적합하지 않음을 의미하는 것이다. 표본 수가 많은 경우에는 카이제곱과 우도비 통계량은 거의 일치하므로 어떤 것을 사용하든 상관이 없지만, 작은 표본에서는 우도비를 사용하는 것이 좋다. 이 예에서 두 통계량은 모두 0이고 확률 p-값은 '.'인데, 이는 확률을 계산할 수 없었다는 뜻이다. 여기서 확률을 계산하지 못한 이유는 모형이 데이터를 '완벽하게' 예측하기 때문이다. 이미 앞에서 포화모형은 데이터에 완벽한 적합모형이고, 따라서 우도비는 0이 된다고 설명한 바 있다. 여기서 관심사는, 적합도에 유의한 영향을 미치지 않으면서 제외할 수 있는 항목은 어떤 것인가 하는 것이다.

Output 18.7은 모형의 어느 부분을 제외할 수 있는지를 알려준다. 첫 번째 부분은 *K-Way and Higher-Order Effects*라 표기되어 있고 그 행에는 K = 1, 2, 3일 때 우도비와 Pearson 카이제곱 통계량이 나와 있다. 첫 번째 행(K = 1)에서 animal, training, dance 주효과와 상위 교호작용을 모두 제거하면, 모형 적합성에 유의한 영향을 미치는지 여부를 알 수 있다. 즉, 모든 항목을 제거하면 모형 적합도에 유의한 효과가 있는지 검정하는 것이다. 이 효과는 매우 유의하다. 만일 *Sig.* 값이 .05 이상으로 이 검정이 유의하지 않았다면, 모형에서 모든 항목을 제거해도 모형 적합도에 영향을 미치지 않아 모든 변수와 모든 교호작용이 유의하지 않다는 것이다. K = 2 행은 이원 교호작용, 즉, animal × training, animal × dance, training × dance과 고순위 교호작용을 모두 제거하는 것

K-Way and Higher-Order Effects

OUTPUT 18.7

	K	df	Likelihood Ratio		Pearson		Number of Iterations
			Chi-Square	Sig.	Chi-Square	Sig.	
K-way and Higher Order Effects[a]	1	7	200.163	.000	253.556	.000	0
	2	4	72.267	.000	67.174	.000	2
	3	1	20.305	.000	20.778	.000	4
K-way Effects[b]	1	3	127.896	.000	186.382	.000	0
	2	3	51.962	.000	46.396	.000	0
	3	1	20.305	.000	20.778	.000	0

a. Tests that k-way and higher order effects are zero.

b. Tests that k-way effects are zero.

OUTPUT 18.8

Partial Associations

Effect	df	Partial Chi-Square	Sig.	Number of Iterations
Animal*Training	1	13.760	.000	2
Animal*Dance	1	13.748	.000	2
Training*Dance	1	8.611	.003	2
Animal	1	65.268	.000	2
Training	1	61.145	.000	2
Dance	1	1.483	.223	2

이 모형 적합도에 영향을 미치는지 알려준다. 이 경우 고순위 효과인 삼원 교호작용이 있으므로, 이원 교호작용과 삼원 교호작용이 모형의 적합도에 영향을 미치는지 검정한다. 이 결과 역시 유의해서 이원 교호작용과 삼원 교호작용을 모두 제거하면 유의하게 부정적 효과를 미친다는 것을 알 수 있다. 마지막 행(K = 3)은 삼원 교호작용과 고순위 교호작용 제거가 모형 적합도에 영향을 미치는지 검정한다. 이 예에서는 삼원 교호작용이 최고순위 교호작용이므로 바로 그 교호작용(animal × training × dance)의 영향을 알아보는 것이다. *Sig.*라고 표시된 열(column)을 보면 $p < .05$로 카이제곱과 우도비 검정 모두 이 교호작용을 제거하는 것이 모형 적합도에 유의하게 영향을 주는 것으로 나타났다.

표 아래쪽의 *K-way Effects*도 마찬가지 내용을 담고 있지만, 차이점은 고순위 교호작용을 포함하지 않은 것뿐이다. 첫 번째 행(K = 1)은 주효과 animal, training, dance 제거가 모형 적합도에 부정적 영향을 미치는지 검정한 것으로, p 값이 .05 이하이므로 유의한 영향을 미친다. 두 번째 행(K = 2)은 이원 교호작용 animal × training, animal × dance, training × dance가 모형에 미치는 영향을 검정한 것으로 역시 유의한 영향을 미친다 ($p < .001$). 즉, 이원 교호작용 중에 유의한 예측변수가 있음을 알 수 있다. 마지막 행(K = 3)은 삼원 교호작용 animal × training × dance의 제거가 미치는지 영향을 검정한 것이다. $p < .001$ 이므로 이 교호작용 역시 유의한 예측변수이다. 이 결과는 표의 윗 부분 *K-way and Higher Order Effects*의 마지막 3번째 행 결과와 동일하다.

이 표가 설명하는 것은 삼원 교호작용이 유의하다는 것으로 모형에서 삼원 교호작용을 제거하면 모형 적합도에 유의한 영향을 미치므로 제거할 수 없다. 이 예에서는 이원 교호작용 역시 모형 적합도에 유의한 효과가 있다. 하지만, 로그선형분석은 위계적으로 분석되어야 하므로 삼원 교호작용이 유의한 경우에는 이원 교호작용은 관심의 대상이 아니다. 삼원 교호작용이 유의하지 않을 때만 이원 교호작용 결과를 살펴본다.

Output 18.8은 Figure 18.7에서 *Association table*(연관성 표)를 선택해 구한 것이다. 이 표는 방금 살펴본 표의 각 요소들을 따로 구분해서 제시한다. 이전 표에서 이원 교호작용을 모두 제거하면 모형 적합도에 유의한 영향을 미친다는 것을 알긴 했지만, 구체적으로 어떤 이원 교호작용이 영향을 미치는지는 알 수 없었다. 이 표에 의하면 animal × dance, training × dance, animal × traning 교호작용의 Pearson 카이제곱검정이 모두 유의하다. 마찬가지로 animal, training, dance 주효과도 모형 적합도에 유의한 영향을 미친다는 것을 알고 있다. Output 18.8은 각각을 따로 분리해 **animal**과 **training**의 주효과는 모두 유의하지만($p < .001$), **dance**의 효과는 유의하지 않음(p =

Parameter Estimates

Effect	Parameter	Estimate	Std. Error	Z	Sig.	95% Confidence Interval	
						Lower Bound	Upper Bound
Animal*Training*Dance	1	-.360	.083	-4.320	.000	-.523	-.197
Animal*Training	1	-.402	.083	-4.823	.000	-.565	-.239
Animal*Dance	1	.197	.083	2.364	.018	.034	.360
Training*Dance	1	-.104	.083	-1.251	.211	-.268	.059
Animal	1	.404	.083	4.843	.000	.240	.567
Training	1	-.328	.083	-3.937	.000	-.492	-.165
Dance	1	-.232	.083	-2.782	.005	-.395	-.069

OUTPUT 18.9

.223)을 보여주고 있다. 하지만 이 예에서는 animal × training × dance의 삼원 교호작용이 유의하므로 하위 요인인 이원 교호작용과 주작용의 효과를 구분해서 말할 수 없기 때문에 이들 효과의 유의성은 모두 무시해야 한다.

Figure 18.7에서 *Parameter estimates* (모수 추정치)를 선택하면 Output 18.9를 얻을 수 있다. 여기서도 앞의 표처럼 각 항목의 효과에 대한 결과를 보여주지만, 카이제곱검정 대신 z-값을 사용한다. z-값을 이용해 신뢰구간도 구할 수 있고, 각 항목들을 비교할 수도 있다. 부호에 상관없이 z의 절댓값이 크면 더 유의한 효과가 있는 것이다. z-값에 따르면 animal 주효과가 가장 중요하고(z = 7.84), 그 다음이 animal × training 교호작용(z = -4.82), animal × training × dance 교호작용(z = -4.32)의 순이다. 출력물에서 주작용과 이원 교호작용을 설명하기는 했지만, 다시 한 번 강조하는데, 이 예에서는 삼원 교호작용이 유의하기 때문에 다른 항목에는 관심을 둘 필요가 없다.

Output 18.10은 후진제거법(backward elimination)에 의한 것이다. SPSS는 최고순위 교호작용인 animal × training × dance를 모형에서 제거해 효과를 살펴보고, 유의한 효과가 없으면 그 다음 순위 교호작용으로 진행한다. 앞의 결과에서 이미 삼원 교호작용이 유의한 효과가 있음을 알았는데, *Step Summary* 표에서 그 결과를 다시 확인할 수 있다. 따라서 분석은 이 단계에서 멈춘다. 모형에서 삼원 교호작용을 제거하지 않은 채, 우도비 통계량을 이용해 이 최종모형을 평가한다. 모형이 적합하다면 유의하지 않은 결과가 나와야 하며, 이는 모형에서 구한 기대빈도가 관찰빈도와 다르지 않다, 다시 말해, 자료에 매우 적합한 모형이라는 뜻이다. 이 예에서는 결과가 유의하지 않으므로 모형이 데이터에 매우 적합하다.[5]

다음은 교호작용을 해석하는 단계이다. 먼저, 범주에 따라 빈도를 플롯(plot)으로 표시하면 도움이 된다. 플롯은 전체에 대한 백분율로 그리는데, 전체에 대한 백분율은 Output 18.5의 분할표에 있는 *% of total* 행에 있다. Figure 18.8에 있는 플롯은 고양이에 대해 이미 알고 있는 내용을 보여주고 있다. 고양이는 음식으로 훈련할 때 라인댄스하지만, 애정으로 훈련한 경우엔 별 관심을 갖지 않는다. 반면, 개는 애정으로 훈련했을 때 라인댄스를 한다. 훈련 방법에 상관없이 라인댄스를

I don't need a loglinear analysis to tell me that cats are vastly superior to dogs!

---

[5] 본 예에서는 삼원 교호작용이 유의해 분석을 여기서 마쳐야 하기 때문에, 유의하지 않은 경우 다음 단계를 어떻게 진행해야 하는지 설명할 수가 없어 매우 안타깝다. 하지만 덕분에 분석이 간단히 끝났다. 이 장 끝에 있는 과제에는 최고순위 교호작용이 유의하지 않은 경우를 제시해 놓았으니, 관심 있는 독자는 과제를 풀어보기 바란다.

하는 개가 하지 않는 개보다 더 많았으나, 애정으로 훈련한 경우에 효과가 더 높았다. 사실 개나 고양이 모두 음식 훈련에 유사한 반응을 보였지만, 고양이는 음식에 비해 애정에 덜 반응하는 경향을 보였다.

SELF-TEST 그래프 작성기를 이용해서 Figure 18.8에 있는 그래프를 똑같이 만들어 보자.

18.6.4. 로그선형분석의 후속 ②

삼원 교호작용 해석하는 다른 방법은 한 변수의 수준별로 카이제곱검정을 시행하는 것이다. 예를 들어 animal × training × dance 삼원 교호작용을 해석하기 위해 훈련 방법과 라인댄스에 대한 카이제곱검정을 개와 고양이 따로 하는 것이다. 고양이에 대한 분석은 카이제곱 예에서 이미 했으므로 개에 대한 분석만 한 후, 두 결과를 비교해 본다.

고양이에 대한 결과와 해석은 Output 18.3에, 개에 대한 결과는 Output 18.11에 각각 있다. 고양

OUTPUT 18.10

Step Summary

Step[a]		Effects	Chi-Square[c]	df	Sig.	Number of Iterations
0	Generating Class[b]	Animal*Training*Dance	.000	0	.	
	Deleted Effect 1	Animal*Training*Dance	20.305	1	.000	4
1	Generating Class[b]	Animal*Training*Dance	.000	0	.	

a. At each step, the effect with the largest significance level for the Likelihood Ratio Change is deleted, provided the significance level is larger than .050.

b. Statistics are displayed for the best model at each step after step 0.

c. For 'Deleted Effect', this is the change in the Chi-Square after the effect is deleted from the model.

Cell Counts and Residuals

Animal	Type of Training	Did they dance?	Observed Count	Observed %	Expected Count	Expected %	Residuals	Std. Residuals
Cat	Food as Reward	No	10.000	3.7%	10.000	3.7%	.000	.000
		Yes	28.000	10.4%	28.000	10.4%	.000	.000
	Affection as Reward	No	114.000	42.2%	114.000	42.2%	.000	.000
		Yes	48.000	17.8%	48.000	17.8%	.000	.000
Dog	Food as Reward	No	14.000	5.2%	14.000	5.2%	.000	.000
		Yes	20.000	7.4%	20.000	7.4%	.000	.000
	Affection as Reward	No	7.000	2.6%	7.000	2.6%	.000	.000
		Yes	29.000	10.7%	29.000	10.7%	.000	.000

Goodness-of-Fit Tests

	Chi-Square	df	Sig.
Likelihood Ratio	.000	0	.
Pearson	.000	0	.

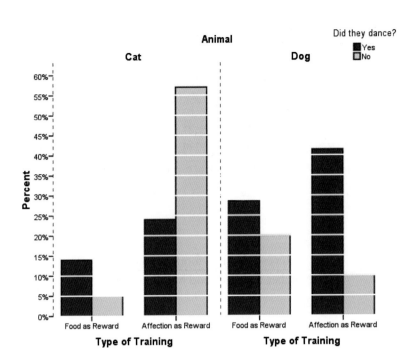

FIGURE 18.8
Percentage of different animals who danced or not after being trained with affection or food

SELF-TEST split file 명령어를 이용하여(Section 5.3.2.4), 고양이와 개에서 **Dance**와 **Training**에 대한 카이제곱검정을 시행해 본다.

OUTPUT 18.11

Chi-Square Tests[a]

	Value	df	Asymp. Sig. (2-sided)	Exact Sig. (2-sided)	Exact Sig. (1-sided)
Pearson Chi-Square	3.932[b]	1	.047		
Continuity Correction[c]	2.966	1	.085		
Likelihood Ratio	3.984	1	.046		
Fisher's Exact Test				.068	.042
Linear-by-Linear Association	3.876	1	.049		
N of Valid Cases	70				

a. Animal = Dog

b. 0 cells (0.0%) have expected count less than 5. The minimum expected count is 10.20.

c. Computed only for a 2x2 table

이의 카이제곱은 25.2, 개는 3.93으로 개는 훈련 방법과 라인댄스 간에 유의한 관련성이 있기는 하나 고양이에 비하면 약하다.[6] 고양이와는 반대로 개는 음식보다는 애정을 주었을 때 좀 더 라인댄스를 하는 경향이 있는 것으로 보인다.

---

6 카이제곱 통계량은 표본 크기에 영향을 많이 받기 때문에, 개와 고양이가 동일한 수가 아니라면 카이제곱 통계량을 비교해서 이런 식으로 설명하는 것은 적절하지 않다. 따라서 효과크기를 비교해야 한다.

18.7. 로그선형분석에서 효과크기 ②

Pearson 카이제곱처럼, 항목의 효과를 나타내는 가장 좋은 방법은 승산비(odds ratio)이다. 승산비는 2 × 2 분할표에서 가장 해석하기 쉽다. 따라서 유의한 고순위 교호작용이 있거나 범주형 변수가 여러 개 있는 경우에는, 항목의 효과를 논리적으로 설명 가능한 2 × 2 표로 나누어 승산비를 계산함으로써, 교호작용의 본질을 잘 반영하도록 한다. 이 예에서는 개와 고양이를 분리해 승산비를 계산할 수 있다. 고양이에 대한 승산비는 이미 알고 있으므로(Section 18.5.6), 개의 승산비는 다음과 같이 계산한다.

$$\text{Odds}_{\text{dancing after food}} = \frac{\text{Number that had food and danced}}{\text{Number that had food but didn't dance}}$$

$$= \frac{20}{14}$$

$$= 1.43$$

$$\text{Odds}_{\text{dancing after affection}} = \frac{\text{Number that had affection and danced}}{\text{Number that had affection but didn't dance}}$$

$$= \frac{29}{7}$$

$$= 4.14$$

$$\text{Odds Ratio} = \frac{\text{Odds}_{\text{dancing after food}}}{\text{Odds}_{\text{dancing after affection}}}$$

$$= \frac{1.43}{4.14}$$

$$= 0.35$$

이 결과에 따르면 음식으로 훈련받은 개에서 라인댄스 승산은 애정으로 훈련받은 경우 승산의 0.35배이다. 즉, 음식은 라인댄스를 덜 하게 하는 경향이 있다. 바꾸어 말하면, 애정 대신 음식으로 훈련받으면 라인댄스 승산은 1/0.35 = 2.90배 적다. 고양이의 경우, 음식으로 훈련 시 라인댄스 승산이 애정보다 6.65배 높은 결과와 비교해 보면, 개와 고양이가 매우 다르다는 것을 알 수 있다. 이처럼 승산비를 비교함으로써 모형 내 삼원 교호작용 항의 효과를 쉽게 설명할 수 있다.

18.8. 로그선형분석 결과 보고하기 ②

로그선형분석 결과는 최종 모형의 우도비 통계량을 보고하는데, 이때 우도비는 간단히 χ^2로 표시한다. 유의한 항에 대해서 그 항을 제외할 때 발생하는 카이제곱 변화를 보고하거나 z-값과 신뢰구간을 보고한다. 고순위 교호작용을 분리해 분석했다면, 그와 관련된 카이제곱 통계량과 승산비를 보고한다. 이 예는 다음과 같이 보고할 수 있다.

✓ 삼원 로그선형분석에서는 모든 효과를 포함하는 모형이 최종 모형으로 선정되었다. 이 모형의 우도비는 $\chi^2(0) = 0$, $p = 1$이다. 이는 최고순위 교호작용인 animal × training × dance 교호작용이 $\chi^2(1) = 20.31$, $p < .001$로 유의하다. 이 효과를 세분해 알아보기 위해, 개와 고양이를 분리해서 training과 dance에 대한 카이제곱검정을 수행했다. 고양이에서는 훈련 방법과 라인댄스 간에는 $\chi^2(1) = 25.36$, $p < .001$로 유의한 연관성이 있었고, 개에서도 $\chi^2(1) = 3.93$, $p = .047$로 역시 유의했다. 승산비는 고양이에서 애정보다 음식의 라인댄스 승산이 6.65배 더 높았으나, 개에서는 0.35를 나타내었다. 즉, 개는 애정에 비해 음식으로 훈련시 라인댄스 승산이 2.90배 더 낮았다. 따라서 개와 고양이간에는 근본적인 차이가 있는 것으로 보인다. 고양이는 애정보다 음식에 반응해서 라인댄스를 하는 경향을 보인 반면, 개는 음식보다 애정에 반응해서 라인댄스를 하는 경향을 보였다.

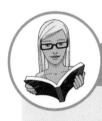

핵심녀의 힌트   로그선형분석

- 둘 이상의 범주형 변수간 관련성을 검정하려면 로그선형분석을 이용한다.
- 로그선형분석은 위계적 방법으로 분석한다. 초기 모형에는 모든 주효과와 교호작용을 포함한다. 최고순위 교호작용부터 시작하여 항목을 순서대로 제거해 가면서, 항목 제거가 모형 적합도에 유의한 영향을 미치는지 확인한다. 그 항목이 유의하면, 교호작용과 모든 하위순위 효과를 모형에 포함시키고, 나머지 항목 효과를 더 이상 점검하지 않는다.
- 최종 모형에 남은 항목은 *K-Way and Higher-Order Effects* 표에서 알 수 있다. 모형에 포함된 각 효과의 유의성은 *Partial Association* 표를 보면 된다. *Sig.*라 표기된 열의 값이 .05보다 작으면 유의한 것이다.
- 최종 모형의 *Goodness-of-Fit Tests* (적합도 검정)를 확인한다. 이 모형이 데이터에 적합하다면, 이 통계량은 유의하지 않아야 한다. 즉, *Sig.*는 .05보다 커야 한다.
- 분할표를 이용하여 유의한 효과를 해석한다. 셀 안에 있는 전체의 백분율을 보는 것이 가장 좋다.

18.9. 개념에 대한 요약도 ①

FIGURE 18.9
What Brian learnt
from this chapter

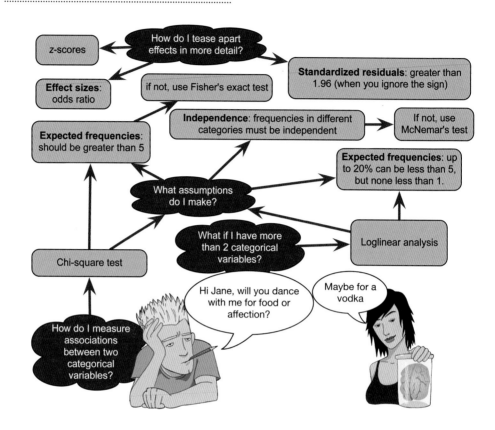

18.10. 다음 장은 ①

이 책의 초판을 준비할 때부터 로그선형분석(loglinear analysis) 내용을 쓰려고 했다. 이제 로그선형분석에 대한 부분을 완성하니 매우 만족스럽고 기쁘다. 다음 장은 결과 변수가 범주형일 때, 선형성 가정에 위배되는 문제점을 극복할 수 있는 로지스틱 회귀분석(logistic regression)에 대해 알아보도록 하자.

18.11. 주요 용어

Chi-square distribution (카이제곱 분포)
Chi-square test (카이제곱검정)
Contingency table (분할표)
Cramer's V (Cramer V)
Fisher's exact test (Fisher 정확 검정)
Goodman and Kruskal's λ (Goodman과 Kruskal 람다)

Loglinear analysis (로그선형분석)
Odds ratio (승산비)
Phi (파이)
Saturated model (포화모형)
Yates's continuity correction (Yates 연속성 수정)

18.12. 스마트 알렉스의 과제

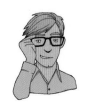

- **과제 1:** 휴가에서 업무에 신경을 끄는 사람(Detachment)은 인생을 더 만족하며, 심리적 긴장으로 인한 증상이 더 적다고 한다(Sonnentag. 2012). 직장 요인은 휴가 시 업무에서 신경을 꺼버리는 능력에 영향을 미친다. 스위스와 독일인 근로자 1,709명을 대상으로 직장에서 시간 압박(Time_Pressure)을 얼마나 받는지 업무 스트레스를 측정한 연구에 대해 알아보자. 시간 압박은 없음, 낮음, 중간, 높음, 매우 높음으로 측정했다. **Sonnentag (2012).sav**는 Sonnentag (2012)의 Figure 1과 관련된 데이터이다. 시간 압박이 업무에서 신경을 끄는 능력과 연관되었는지 알아보기 위해 카이제곱검정을 시행해 보시오. ①

- **과제 2:** 나자료 18.1은 여자 운동선수의 섹시 이미지를 보는 것이 운동수행 이미지와 비교해, 여성이 자기 자신에 대한 지각 이미지에 영향을 미치는지 살펴보았다(Daniels, 2012). 여성 참가자들은 이미지 사진(Picture)을 본 후, 작문을 했고 작문 내용에 특정 주제어가 들어있는지(Theme_Present) 확인했다. 앞에서는 자가평가(self-evaluation)를 살펴보는데, 그 외에도 운동선수의 신체/외양(Asthletes_Body)이나, 찬사나 질투(Admiration), 역할 모형이나 동기부여(Role_Model), 자신의 신체 활동(Self_Physical Activity) 등의 주제에 대한 데이터도 수집했다. **Daniels (2012).sav** 파일의 데이터를 이용해 이미지 종류와 운동선수의 신체/외양(Asthletes_Body)에 대한 언급과의 관련성을 카이제곱검정으로 시행하시오. ①

- **과제 3:** 이미지 종류와 운동선수에 대한 찬사나 질투(Admiration)에 대한 관련성을 카이제곱검정으로 시행하시오. ①

- **과제 4:** 같은 데이터를 이용해, 이미지 종류가 운동선수와 역할 모형이나 동기부여가 되는지(Role_Model) 연관성을 보기 위해 카이제곱검정을 시행하시오. ①

- **과제 5:** 이미지 종류와 참가자 자신의 신체 활동(Self_Physical Activity) 연관을 카이제곱검정으로 시행하시오. ①

- **과제 6:** 네덜란드와 영국이 문화적 차이가 있다. 네덜란드인은 자전거 여행을 더 많이 한다. 또 자전거를 탈 때 한 손만 잡고 타는 경우가 많다. 내 친구 Birgit Mayer에게 이런 얘기를 했더니, 그럴리 없다며 몇 주 동안 한 손으로 자전거 타는 사람과 양손으로 타는 사람을 가리키면서 논쟁했다. 결국 자전거를 타는 사람들의 국적과 한 손으로 타는지 양손으로 타는지에 따라 숫자를 세었다(Handlebars.sav). 나와 친구 중 누가 옳은 것일까? ①

- **과제 7:** 과제 6의 승산비를 계산하고 해석하시오. ②

- **과제 8:** Sage 지역의 편집자 중에는 자신들이 축구의 달인이라고 생각한다. 그들이 정말 영국 남동부 주 Sussex 지역 대학강사와 대학원생보다 축구를 잘하는지 알아보기 위해 축구경기를 했다. 한 선수가 한 경기에만 출전하도록 했다. 여러 번 경기를 통해 골을 넣은 선수가 몇 명인지를 세었다. 이 데이터는 **Sage Editors Can't Play Football.sav**에 있다. 출판사 직원과 대학 선수 중 어느 쪽에서 더 골을 넣은 선수가 많았는지 알아보기 위해 카이제곱검정을 시행하시오. Sussex 지역 대학 팀이 Sage 지역 팀보다 더 많은 골 점수를 얻었다고 예측한다. ①

- **과제 9:** 과제 8의 승산비를 계산하고 해석하시오. ②
- **과제 10:** 점성술이 단지 헛소리에 불과한지 궁금하여 2,201명을 대상으로 그들의 별자리와 점성술을 믿는지 여부를 기록했다. 별자리는 12개 범주로 Capricorn, Aquarius, Pisces, Aries, Taurus, Gemini, Cancer, Leo, Virgo, Libra, Scorpio와 Sagittarius이고, 점성술을 믿는지 여부는 믿는 자와 불신자 두 개 범주이다. 한 달 동안 어떠한 일이 생길 것인지에 대한 점성술 운수를 대상자에게 발송했다. 별자리와 상관없이 모든 대상자는 동일한 점성술 내용을 받았다. '8월은 당신에게 멋진 달이다. 첫 주에 떠돌이를 친구로 사귀게 되고, 치즈 오믈렛을 만들어 준다. 호기심이 당신의 가장 큰 자산이다. 두 번째 주에는 그동안 지루하다고 생각했던 과목, 예를 들어 통계학을 이해하게 된다. 이때 이런 지식을 안내하는 책을 구매하게 된다. 세 번째 주에는, 새로운 지식이 사회 경력의 변화를 이끌어 현재의 직업을 버리고 회계사가 된다. 마지막 주가 되면 자유로운 자신을 발견하게 된다. 이성 친구는 당신을 떠나 러시아 맹인 발레 무용수에게 가고, 이제 주말엔 Hephzibah (Manasseh 왕의 모친)라는 비둘기와 함께 로그선형분석을 손으로 직접 계산하게 된다'. 이렇게 쓰여진 안내문을 보냈다. 그 이후 8월 말에 모든 대상자를 면담해, 지난 한 달 동안의 삶이 소설 같은 점성술과 얼마나 일치했는지를 점성술이 사실인지 아닌지로 분류했다. Horoscope.sav 파일의 데이터를 이용해 개인의 별자리, 점성술을 믿는지 여부, 점성술의 일치 여부 간에 관련성이 있는지 보기 위한 로그선형분석을 시행하시오. ③
- **과제 11:** 통계학 수강 학생은 매주 컴퓨터 실습실에서 SPSS 수업을 받는다. 실습은 대학원생이 진행하고 교수는 가끔 방문해 돕는 정도이다. 실습 중 많은 학생이 재미있는 통계 과제물보다는 페이스북에 열중하고 있다는 것을 알게 되었다. 이러한 행위가 시험 결과에 영향을 주는지 알아보고자 한다. 수강생 260명의 데이터를 수집했다. 학생의 출석(Attendance)을 확인해 실습시간에 50% 이상 출석 여부를 구분하고, 실습시간 중 **페이스북**을 보는 학생과 전혀 보지 않는 학생으로 구분했다. 또 기말고사 성적은 통과와 실패(Exam)로 나누었다. Facebook.sav의 데이터를 이용해 페이스북을 하는 것과 과목 낙제 여부 간에 연관성이 있는지 보기 위해 로그선형분석 하시오. ③

과제의 정답은 웹 사이트에서 찾을 수 있다.

18.13. 참고도서

Hutcheson, G., & Sofroniou, N. (1999). *The multivariate social scientist*. London: Sage.

Tabachnick, B. G., & Fidell, L. S. (2012). *Using multivariate statistics* (6th ed.). Boston: Pearson Education.

로지스틱 회귀분석

19

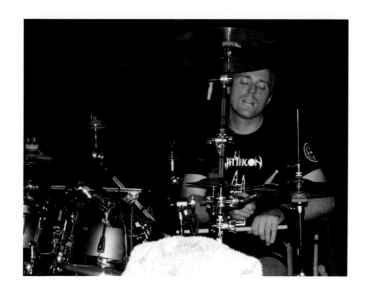

FIGURE 19.1
Having a therapy
session in 2007

19.1. 이 장에는 어떤 것이 있을까? ①

나의 어릴적 꿈은 록 스타가 되는 것이었지만, 이제는 통계학적 검정을 하면서 살아가는 신세가 되었다. 본 책의 2판 서술에 대한 압박감으로 29세 때 드럼을 배우고자 결심했다(Figure 19.1). 생각보다 연주는 훨씬 어려웠다. 기타 연주를 시작했다가 드럼을 선택한 것은 매우 특이하지만 음악가의 개성인 성격에 대한 가정은 항상 있다. 가수는 이기적이고, 기타 연주자는 쿨하고 인지적이며, 베이스 연주자는 내성적으로 주변과 섞이는 것을 좋아하고, 드럼 연주자는 광적인 쾌락자, 자폐자 또는 모두일 것이다. 저자는 쾌락주의자라기보다는 자폐적 성향이 분명히 있다. 성격 특성이 악기 연주를 예측하는지 검정을 하고자 하면, 범주형 결과(악기 종류), 몇 가지 범주형 자료(가수, 기타, 베이스, 드럼, 키보드, 트럼펫 등)와 연속형 예측변수(신경증성 경향성, 외향성 등)가 있다. 지금까지 범주형 자료

간 연관성을 어떻게 수량화하는지 배웠지만, 연속형 예측변수를 갖는 경우, 복잡성을 해결할 모형은 없을 것이다. 그러나 다행히 로지스틱 회귀분석(logistic regression)으로 해결할 수 있다.

19.2. 로지스틱 회귀분석의 배경 ①

앞 장에서 범주형 변수 간 관련성에 대한 모형의 적합성을 보는 방법을 배웠다. 범주형 변수로 어떻게 연속형 결과를 예측하는지에 대해서도 학습했다. 그러나 연속형이나 범주형 예측변수로 범주형 결과를 예측하는지에 대해서는 살펴본 바 없다. 요약하면, 로지스틱 회귀분석은 다중회귀분석이지만, 결과변수는 범주형이고 예측변수는 연속형이거나 범주형 자료이다. 가장 단순한 형태는 두 범주가 주어진 어떤 정보에 속하는지 예측하는 것이다. 간단한 예로, 어떤 변수가 사람이 남성인지 여성인지를 예측하는 것이다. 예로, 게으름, 옹고집, 알코올 소비, 장 내 가스양 등을 측정할 수 있다. 로지스틱 회귀분석을 이용하면, 이들 변수가 성별을 예측하는지 알아볼 수 있다. 더 중요한 것은 이들 변수에 기초해, 이미 설정된 모형으로 새로운 대상이 남성인지 여성인지를 예측할 수도 있다. 그래서 어떠한 사람을 무작위로 선택해서 매우 게으르고 고집이 세고, 술을 많이 먹고, 장내 가스가 많다고 측정이 되면, 모형은 이런 정보에 기초해서 남성일 가능성이 높다고 말할 수 있다. 의학연구에서 예측치로 만들어진 모형을 이용해, 종양이 악성 또는 양성인지는 로지스틱 분석을 활용하면 된다. 따라서, 환자를 이용한 자료에서, 어떠한 변수가 악성인지 종양인지를 예측하는지 알 수 있다. 새로운 환자에서 이들 변수를 측정하고, 그 측정치를 로지스틱 분석 모형에 넣으면 악성 종양의 확률을 추정할 수 있다. 악성의 확률치가 낮으면, 의사는 비싸고 고통스런 수술을 수행하지 않도록 결정할 것이다. 비록, 생명을 위협하는 결정을 내리는 상황에 직면하지는 않아도, 로지스틱 회귀분석은 매우 유용한 수단이 된다. 단지 두 범주형 결과를 예측한다면, 이항 로지스틱 회귀분석(binary logistic regression)이라는 분석을 이용하고, 둘 이상의 범주형 결과에서는 다항 로지스틱 회귀분석(mulinomial (polychotomous) logistic regression)을 이용한다.

19.3. 로지스틱 회귀분석 원리는 무엇인가? ③

로지스틱 회귀분석을 깊이 이해할 필요가 없기 때문에, 기본적인 원리에 대해 자세히 설명하지는 않는다. 그러나 일반적 회귀분석과 몇 가지 유사한 점이 있음을 알아야 한다. 단순히, 이항 로지스틱 회귀분석을 설명할 것이다. 단순선형 회귀분석에서, 결과변수 Y는 다음 방정식과 같이 예측된다.

$$Y_i = b_0 + b_1 X_{1i} + \varepsilon_i \tag{19.1}$$

여기에서, b_0은 Y의 절편이면, b_1은 예측변수와 결과 간의 관련성을 수량화하는 기울기이고 X_1은 예측변수의 수치이며 ε는 오차항이다. 만약 예측변수가 몇 가지 있다면, 결과(Y)는 각각 회귀계수(b)에 곱해진 각 예측변수(X)의 조합으로부터 예측되는 유사한 모형으로 다음과 같다.

$$Y_i = b_0 + b_1X_{1i} + b_2X_{2i} + \cdots + b_nX_{ni} + \varepsilon_i \tag{19.2}$$

여기에서, b_n은 해당 변수 X_n의 회귀계수이다. 그러나 결과변수가 범주형일 때, 선형모형을 적용할 수 없는 중요한 이유가 있다. 선형모형(예, 회귀) 가정 중 하나는 변수 간 관계가 선형이라는 것이다.

Section 8.3.2.1에서 적용된 모형이 실제 두 변수의 관련성을 얼마나 정확히 반영하는 것이 중요한지 알아보았다. 그러므로 선형회귀분석이 타당한 모형이 되기 위해, 관찰 자료가 선형적인 관련성을 가져야 한다. 결과변수가 범주형일 때, 이런 선형성 가정은 위배된다 (Berry, 1993). 이런 문제를 해결하는 한 가지 방법은 자료를 대수 변환으로 변형시키는 것이다(Berry & Feldman, 1985; 제5장). 이런 변환은 선형방법에서 비선형 관계를 표현하는 방법이다. 따라서, 로지스틱 회귀분석은 이런 원리에 기초를 둔 것이다. 즉, 대수항(로짓이라 함)이라는 다중선형 회귀방정식으로 나타내어, 선형성 가정에 위배되는 문제점을 극복하게 된다. 이제 로지스틱 회귀 모형에 대해 알아보자.

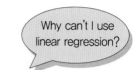

로지스틱 회귀분석에서, 예측변수 X_1이나 몇 가지 예측변수(X_S)로부터 Y 변수 값을 예측하는 대신, 주어진 X_1(또는 X_S) 값에 대한 Y 확률을 예측하면 된다. 로지스틱 회귀방정식은 일반 회귀방정식과 유사한 점을 갖는다. 가장 간단한 형태인 예측변수 X_1 하나인 경우에, Y의 확률로 나타나는 로지스틱 회귀방정식은 다음과 같다.

$$P(Y) = \frac{1}{1 + e^{-(b_0 + b_1X_{1i})}} \tag{19.3}$$

여기에서, $P(Y)$는 Y의 발생 확률이고, e는 자연 로그대수이며, 다른 회귀계수는 단순회귀와 동일한 선형 조합을 나타낸다. 따라서 괄호 안의 방정식은 선형회귀와 동일하다. 상수(b_0), 예측변수(X_1), 예측변수에 있는 계수(또는 가중) (b_1)가 괄호 안에 있다. 선형회귀분석과 마찬가지로, 몇 가지 예측변수를 포함한 방정식으로 확장할 수 있다. 예측변수가 여러 개 이면, 다음과 같은 방정식이 된다.

$$P(Y) = \frac{1}{1 + e^{-(b_0 + b_1X_{1i} + b_2X_{2i} + \cdots + b_nX_{ni})}} \tag{19.4}$$

예측변수가 하나 있는 로지스틱 회귀방정식은 단순선형 회귀방정식으로 나타나지만, 다중 예측변수들이 있는 경우에는 다중회귀방정식이 된다.

방정식은 몇 가지 방법으로 표현되는데, 여기에서는 Y 발생 확률(특정 범주에 속한 경우의 확률)로서 표현했다. 그러므로 방정식의 결과치는 0과 1 사이에 있다. 0에 가까운 수치는 Y 발생이 거의 없을 것이며, 1에 가까우면 발생이 매우 많다는 의미이다. 선형회귀분석과 같이 로지스틱 회귀방정식에서도 각 예측변수는 표본 자료에서 추정된 자신의 모수(b)를 갖는다. 선형회귀분석에서 모수는 최소 제곱 (Section 2.4.3) 방법을 이용해 추정되지만, 로지스틱 회귀분석에서는 관찰치가 발생할 것이라는 회귀계수를 선택하는 최대 우도값(maximum-likelihood estimation)이 사용된다. 결과적으로 모수는 유용한 예측변수에 기초해, 관찰자료에 모형을 적합시켜 추정된다. 선택된 bs 추정치는 예측변수 값을 방정식에 넣을 때, 관찰치에 가장 가까운 Y 값을 나타낸다.

19.3.1. 모델 평가: 로그 우도 통계량 ③

로지스틱 회귀분석은 주어진 사람에서 사건이 발생되든 아니든 관찰에 기초를 두고((i 번째 사람에서 실제 결과는 Y_i로 표기할 수 있다), 그 사람에서 사건이 발생할 확률을 예측한다. 즉, i 번째 사람에서 Y가 발생하는 확률은 $P(Y_i)$)로 표기한다. 그러므로, 주어진 사람에서 Y는 0(결과가 발생 안됨)이나 1(결과가 발생됨)이 될 것이고, 예측치 $P(Y)$는 0(결과가 발생할 기회가 없음)과 1(결과는 어떻든 발생함)이 된다. 다중회귀분석에서 모형이 데이터에 적합한지 평가는 결과의 관찰치와 예측치를 비교하면 된다. 즉, 결과의 관찰값과 회귀 모형으로 예측된 값 간의 Pearson 상관분석에서 R^2를 사용해 비교했다. 마찬가지로 로지스틱 회귀분석에서도 모형의 적합성을 평가하기 위해 관찰치와 예측치를 이용한다. 여기서 사용하는 측정치는 다음과 같이 로그-우도(log-likelihood)이다.

$$\text{log-likelihood} = \sum_{i=1}^{N} \left[Y_i \ln \left(P(Y_i) \right) + \left(1 - Y_i \right) \ln \left(1 - P(Y_i) \right) \right] \tag{19.5}$$

로그-우도는 예측치와 실제 결과 간의 연관된 확률을 합한 것이다(Tabachnick & Fidell, 2012). 모형이 적합성에 맞추어진 후, 설명할 수 없는 정보가 얼마나 있는지 나타내는 지표라는 점에서, 로그-우도 통계량은 로지스틱 회귀분석에서 잔차 제곱합과 유사하다. 그러므로 로그-우도 통계량이 크면, 설명할 수 없는 관찰이 더 많다는 의미이므로 통계적 모형이 적합하지 않다는 것을 나타낸다.

19.3.2. 모형 평가: 이탈도 통계량 ③

이탈도(deviance)는 다음과 같이 로그-우도와 매우 밀접한 관계가 있다.

Deviance = –2 × log-likelihood

이탈도는 위와 같이 계산되기에 –2LL로 나타낸다. 이탈도는 카이제곱분포(제18장과 부록)를 해 유의성을 계산하기 쉽기 때문에, 로그-우도보다 실질적으로 매우 편리하다.

다른 모형에서 로그-우도나 이탈도를 계산해, 이탈도 간의 차이를 알아봄으로 이들 모형 간 비교를 할 수 있다. 따라서 어떤 기준치 상태에 대해, 로지스틱 회귀 모형을 비교하기에 유용하다. 흔히 사용되는 기준치 상태는 상수만이 포함된 모형이 이용된다. 다중회귀분석에서 기준치 모형은 모든 값의 평균이 사용된다. 어떠한 정보도 없을 때, 결과를 가장 잘 추측하는 것이 평균이기 때문이다. 그러나 범주형 결과는 사건 발생 여부로 전체 평균 이용이 안되므로 결과 발생 빈도를 이용한다. 만약 결과가 107번 발생하고, 72번은 발생하지 않았다면, 그 결과에 대한 최선의 추측은 발생할 것이라는 것이다. 다중회귀분석과 같이 결과값 말고는 아무것도 모르는 상태에서, 기준 모형은 최선의 예측을 주는 모형이다. 로지스틱 회귀분석에서는 가장 흔히 발생하는 결과를 예측하는 모형이 기준 모형이다. 즉, 상수만이 포함된 로지스틱 회귀 모형이다. 이 모형에 하나 이상의 예측변수를 더하게 되면, 그 모형 개선을 확인하기 위한 계산은 다음과 같다.

$$\chi^2 = \left(-2LL(\text{baseline})\right) - \left(-2LL(\text{new})\right)$$
$$= 2LL(\text{new}) - 2LL(\text{baseline}) \tag{19.6}$$
$$df = k_{\text{new}} - k_{\text{baseline}}$$

단지, 새 모형 이탈도를 기준 모형(상수만 포함) 이탈도에서 빼면 된다. 이 차이는 우도비[1]로 알려져 있고, 새로운 모형에서 기준 모형의 모수 수를 뺀 k는 모수의 수와 동일한 자유도를 갖는 카이제곱분포를 갖는다. 기준 모형의 모수 수는 항상 1(상수만이 추정된 모수이므로)이 되므로 다음 새 모형의 자유도는 예측변수의 수보다 1이 많다. 즉, 예측변수의 수에 상수를 나타내는 모수 1을 더한 것이다.

위계적 방법(한 번에 한 예측변수를 추가하는)으로 모형을 설정한다면, 방정식(19.6)을 사용해 이들 모형을 비교할 수 있다. 예를 들어 'old' 라는 모형이 있으면, 하나의 예측변수를 추가해 'new' 모형이라 하고, 방정식(19.6)을 이용해, 'new' 모형이 기준 모형, 'old' 모형보다 적합도가 향상되었는지 알 수 있을 것이다. 여기에서 자유도는 두 모형의 자유도 차이이다.

19.3.3. 모형 평가: R과 R^2 ③

선형회귀분석에서 다중상관계수 R과 제곱인 R^2은 모형이 데이터에 얼마나 잘 맞는지 나타내는 유용한 측정치였다. 결과의 실제값과 예측값 간의 관련성에 기초한 점을 고려하면, 우도비도 유사하다는 것을 알 것이다.

그러나 로지스틱 회귀분석에서는 다중회귀분석의 R 통계량으로 계산할 수 있다. R 통계량은 결과변수와 각 예측변수 간 편상관으로 -1에서 1 사이의 값을 갖는다. 양의 값은 예측변수 값이 증가하면 사건발생의 가능성이 높고, 음의 값은 사건발생의 가능성이 낮다는 것이다. 어느 예측변수 R 값이 적다는 것은 모형 기여도가 적다는 의미이다. R 통계량은 다음과 같다.

Is there a logistic regression equivalent of R^2?

$$R = \sqrt{\frac{z^2 - 2df}{-2LL(\text{baseline})}} \tag{19.7}$$

$-2LL$은 원모형에서의 이탈도이다. Wald 통계량(z)는 Section 19.3.4에서 계산되고, 자유도는 방

---

[1] '비(ratio)'라는 의미는 어떠한 것을 무엇으로 나눈다는 의미인데, 여기에서 나누지 않고 대신 뺀 값을 '비(ratio)'라 불리는 이유는 로그의 수를 뺀다는 것이 원수를 나눈다는 것과 같기 때문이다. 예를 들어, 10/5 = 2는 log(10) − log(5) = log(2)이다.

정식에 있는 변수에 대한 요약표에서 얻을 수 있다. 그러나 R 값은 Wald 통계량에 따라 달라지므로 정확한 측정치는 아니다. Wald 통계량이 어떠한 상황하에서 부정확하는지는 Section 19.3.4에서 학습할 것이다. 따라서 R 값 해석시 주의가 필요하다. 선형회귀분석처럼 R 값을 제곱하고 이를 해석하는 것은 올바르지 않다.

로지스틱 회귀분석에서 R^2 계산에 좋은 아날로그가 무엇인지에 대한 논란이 있으나, Hosmer와 Lemeshow (1989)가 기술한 측정치는 쉽게 계산된다. Hosmer와 Lemeshow 측정치(R_L^2으로 표기)는 다음과 같이 계산된다. 카이제곱 모형이 주어지므로(방정식 19.6), 다음과 같이 표시된다.

$$R_L^2 = \frac{-\chi^2 Model}{-2LL(\text{baseline})} \tag{19.8}$$

R_L^2은 기준치(로그–우도에 기초한)에서 변화를 표시하는 카이제곱 모형을 기준 카이제곱(예측변수가 들어가기 전 모형의 이탈도)으로 나누어 계산된다.

$$R_L^2 = \frac{\left(-2LL(\text{baseline})\right) - \left(-2LL(\text{new})\right)}{-2LL(\text{baseline})}$$

R_L^2은 로그–우도 측정치의 절대값에 비례적으로 감소하고, 예측변수를 포함한 결과로 얼마나 개선되는지 그 척도를 나타낸다. 그 값은 0(예측변수가 결과변수를 전혀 예측 안함)에서 1(모형이 결과변수를 완벽하게 예측함)이다.

그러나 SPSS는 이런 측정치를 사용하지 않고, 모형의 이탈도($-2LL(\text{new})$)와 원모형의 이탈도($-2LL(\text{baseline})$, 표본수 n에 기초한 Cox와 Snell's R_{CS}^2 (1989)을 다음과 같이 사용한다.

$$R_{CS}^2 = 1 - \exp\left(\frac{(-2LL(new) - (-2LL(baseline))}{n}\right) \tag{19.9}$$

그러나 이러한 통계량도 이론적 최대값 1에는 도달하지 못한다. 따라서 Nagelkerke (1991)는 다음과 같은 수정안을 제안했다(Nagelkerke's R_N^2).

$$R_N^2 = \frac{R_{CS}^2}{1 - \exp(-\frac{-2LL(baseline)}{n})} \tag{19.10}$$

이런 측정치가 계산에 따라 다르지만, 개념적으로 어느 정도 같은 측정치이다. 그래서 모형의 실질적 중요성 평가를 제공한다는 점에서 선형 회귀분석의 R^2과 해석상 유사함을 알 수 있다.

19.3.4. 예측변수 기여도 평가: Wald 통계량 ②

선형회귀분석과 같이 모형이 자료에 얼마나 적합한지, 각 예측변수의 기여도가 얼마인지 로지스틱에서도 알기를 원한다. 선형회귀분석에서는 회귀계수(b) 추정치와 표준오차로 $t-$통계량을 계산했다. 로지스틱 회귀분석에서는 유사한 통계량인 정규분포하는 $z-$통계량이 있다. 선형회귀에서 $t-$검정과 같이 $z-$통계량은 해당 예측변수의 b 회귀계수가 0보다 얼마나 유의한 차이가 있는지 알려준다. 이 회귀계수가 0보다 유의한 차이가 있다면, 그 예측변수는 결과(Y)의 예측에 유의한 기여를 한다고 가정할 수 있다.

$$z = \frac{b}{SE_b} \tag{19.11}$$

방정식 19.11은 $z-$통계량 계산법으로, 선형회귀분석의 $t-$검정(방정식 8.11)과 기본적으로 동일하다. 즉, 회귀계수값을 연관된 표준오차로 나눈 것이다. $z-$통계량은 Abraham Wald(Figure 19.2)가 개발해, Wald 통계량이라 한다. SPSS는 이를 변환시켜 카이제곱 분포를 갖는, z^2로 Wald 통계량을 보고한다. 따라서 그 변수가 결과의 유의한 예측변수인지 확인하는데 z 통계량이 사용된다. 그러나 회귀계수(b)가 큰 경우에, 표준오차는 과장되는 경향이 있어 $z-$통계량은 과소평가되는 결과가 나오므로(Menard, 1995), 조심스럽게 사용되어야 한다. 표준오차의 과장은 실제로 모형에 유의한 기여를 해도(예, 제2종 오

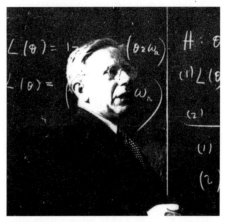

FIGURE 19.2 Abraham Wald writing 'I must not devise test statistics prone to having inflated standard errors' on the blackboard 100 times

류), 유의한 예측변수를 배제할 확률을 감소시킨다. 일반적으로, 위계적 방법으로 예측변수를 모형에 넣어 우도비 통계량 변화 관찰이 더 정확할 수 있다.

19.3.5. 승산비: exp(B) ③

로지스틱 회귀분석에서 가장 결정적인 해석은 B의 지수로 e^B나 exp(B)로 표시되는 승산비(odds ratio)의 가치이다. 예측변수가 한 단위 변화됨에 따라 변하는 승산의 지표가 승산비이다. 로지스틱 회귀분석에서 b 회귀계수와 유사한 점은 있으나, 대수변환이 필요하지 않기 때문에 훨씬 이해하기 쉽다. 즉, 예측변수가 범주형일 때, 승산비 설명이 매우 쉽다. 예를 들어, 콘돔 사용 여부에 따라 임신 여부를 예측한다고 단순히 생각해 보자. 사건 발생의 승산(odds)은 사건이 발생되는 확률을 발생이 안되는 확률로 나눈 것으로(방정식 19.12), 확률(probability)이라는 일상적인 용어와 혼돈되지 않아

야 한다. 그래서 이 예에서는 임신되는 승산은 임신되는 확률을 임신되지 않는 확률로 나눈 것이다.

$$\text{odds} = \frac{P(\text{event})}{P(\text{no event})}$$

$$P(\text{event } Y) = \frac{1}{1 + e^{-(b_0 + b_1 X_{1i})}}$$

(19.12)

$$P(\text{no event } Y) = 1 - P(\text{event } Y)$$

예측변수의 한 단위 변화시 초래되는 승산의 변화를 계산하기 위해 콘돔을 사용하지 않고 임신된 확률을 계산한다. 그 다음, 콘돔을 사용하고도 임신된 확률을 계산한다. 이러면 결국 두 승산에서 비례적인 변화를 계산할 수 있다.

승산을 계산하기 위해, 방정식(19.3)을 사용해 콘돔을 사용하지 않고 임신된 확률을 계산한다. 하나 이상의 예측변수가 있다면 방정식(19.4)을 이용할 수 있다. 본 방정식에는 상수(b_0)의 계수, 예측변수(b_1)의 계수, 예측변수 자체(X)의 값 등 3가지 미지의 수가 있다. 콘돔사용 변수(콘돔을 사용하지 않았으면 = 0, 사용했으면 = 1)를 코드화해 X 값은 알 수 있고, b_1과 b_0 값은 추정되므로 방정식 (19.12)에 따라 승산을 계산할 수 있다.

다음, 예측변수가 한 단위 변화 후, 동일하게 승산을 계산할 수 있다. 예측변수가 이지형(dichotomous)이므로, 콘돔을 사용해도 임신된 승산을 계산한다. 따라서 X 값은 0이 아닌 1이 된다.

이제, 예측변수 한 단위 변화 전후 승산을 알게 되었다. 승산에서 비례적인 변화를 계산하는 것은 다음과 같이 단순하다. 예측변수의 한 단위 변화 후 승산을 변화 전 승산으로 나누면 된다.

$$\text{Odds ratio} = \frac{\text{Odds after a unit change in the predictor}}{\text{Original odds}}$$

(19.13)

승산에서 비례적 변화가 바로 승산비이므로 승산에서 변화라는 용어를 해석할 수 있다. 승산비가 1보다 크다면, 예측변수 증가시 결과 발생 승산이 증가한다는 것이다. 반대로 1보다 작으면, 예측변수가 증가하면, 결과 발생 승산이 감소한다는 것이다.

19.3.6. 모형 구성과 간소화 법칙 ②

예측변수가 1개 이상이라면, 일반적 회귀분석(Section 8.5.1)에 기술한 것 같이 동일한 모형구성 방법을 선택할 수 있다. 일반적 회귀분석과 같이 강제적 입력과 위계적 방법이 선호된다. 앞에서 언급한 단계적 회귀분석의 문제점을 상관하지 않는다면, 전향적 또는 후향적 단계 회귀분석법을 선택할 수 있다. 예측변수가 모형에 들어가거나 제거되는 것을 결정하는데, 다른 통계량이 사용된다는 것 말고는 일반적 회귀분석과 동일한 방법으로 진행한다. 전향적 방법은 예측변수가 통계량 값에 따라 모형에 들어가고, Section 18.3.3 (the *Forward: LR* method)에 기술한 우도비 통계량, 조건부 통계량(*Forward: Conditional*)이라는 우도비 통계량이나 Wald 통계량(*Forward: Wald*)에 기초해 변수 제거 여부를 평가한다. Wald 통계량은 가끔은 신뢰성이 없기 때문에(Section 19.3.4), 유의한 Wald 통계량(제거 기준이 .1 이상으로 기본 설정) 값을 갖는 모형에서 어떤 예측변수는 제거된다. 후향적 방법은 모든 예측변수가 모형에 포함된 후, 모형 적합성에 특별한 문제가 되지 않으면 그 예측변수를 제거하는 것이다. 예측변수 제거가 문제가 되는지 아닌지는 전향적 분석과 같이 3가지 방법을 이용해 평가해 결정한다.

단계적 회귀분석 방법은 이론 검정시 가장 피해야 할 통계기법이다. 그러나 검정을 위한 기초 가설이 없고 기존 연구가 없는 경우에 사용된다. 인과관계는 관심이 없고 단지 자료에 적합한 모형 찾기를 원하는 상황에서도 단계적 방법이 사용된다 (Agresti & Finay, 1986; Menard, 1995). 단계적 방법을 이용해 분석할 경우, 전향적 방법은 억제적 효과가 있는 예측변수를 제거하는 경향이 있기 때문에, 후향적 방법이 더 선호된다. 단계적 방법에서 사용되는 검정통계량인 Wald 통계량은 어떤 상황에서는 부정확한 경향이 있어 우도비 방법으로 검정하는 것이 좋다.

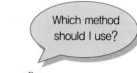

일반적 회귀분석처럼, 위계적 방법을 사용해 체계적인 이론 기반 방법으로 모형 구성하는 것이 최선이다. 모형 구성시 간소화 법칙(parsimony)을 얻으려 노력해야 한다. 과학적 맥락에서 간소화는 현상에 대한 단순한 설명이 복잡한 설명보다 선호하는 개념이다. 통계 모형은 가능한 단순해야 한다. 즉, 설명에 이익이 없는 예측변수는 포함되지 말아야 한다. 모든 가능한 예측변수가 포함된 모형을 만들고, 이 모형에 기여도가 없는 예측변수를 체계적으로 제거하면 된다. 연구자가 직접 결정하는 것이외에, 이 방법은 다소 후향적 단계별 회귀 방법과 같다. 어떠한 예측변수가 제거되어야 하는지, 연구자가 직접 숙고해 결정한다. 모형에 타당한 교호작용 항이 있다면, 주효과의 기여가 크지 않아도 교호작용 항에 포함된 주효과는 함께 남아있어야 한다.

19.4. 편향 원인 및 문제점 ④

19.4.1. 가정 ②

선형모형처럼, 로지스틱 회귀분석은 제5장과 Section 8.3에서 논한 바 같이, 다양한 편향(bias)에 노출되어 있다. 로지스틱 회귀분석 문맥상에서 선형성이나 독립성 가정은 아무런 가치가 없다.

- *선형성*: 일반적 회귀분석에서는 결과가 예측변수와 선형적인 관련성이 있다고 가정한다. 로지스틱 회귀분석에서 결과는 범주형이므로 선형성 가정에는 위배되어, 자료의 대수(log)나 로짓 *(logit)* 변환을 이용한다. 그러므로 로지스틱에서 선형성 가정은 연속성 예측변수와 결과변수의 로짓간 선형관계가 있다고 가정한다. 이 가정은 예측변수와 대수변환 간 상호작용 항이 유의한

지 관찰해 검정할 수 있다(Hosmer & Lemeshow, 1989). Section 19.8.1.에서 예를 들어 보도록 하자.

- *오차의 독립성*: 로지스틱 회귀분석에서 독립성 가정의 위배는 과대산포(overdispersion)를 유발한다. 이에 대해서는 Section 19.4.4에서 논한다.

로지스틱 회귀분석도 독특한 문제점을 갖고 있다. 이런 문제점은 잘못된 결과로 갈 정도는 아니므로 편향 원인은 아니다. SPSS는 이런 문제점을 반복적인 과정으로 해결한다(SPSS Tip 19.1). 그러나 SPSS는 매우 천천히 시작하고 분석이 느리게 진행된다. 정확한 해법을 찾지 못하면, 분석을 포기하거나 부정확한 결과를 그대로 제공하기도 한다. 흔히 믿을 수 없을 정도로 매우 큰 표준오차를 나타내기도 한다. 이런 경우는 다음과 같이 불완전한 정보와 완전분리(complete separation) 모두가 변수에 대한 사건 비와 관련되면 발생된다.

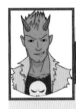

SPSS TIP 19.1 오류 메시지 'failure to converge' ③

통계처리 과정은 *반복 과정(iterative process)*을 사용한다. SPSS는 모수의 연속적인 근사치를 찾아내면서 모형의 추정 모수를 시도한다는 의미이다. 근본적으로 '최선의 추측'으로 모수를 추정하는 통계처리를 하게 된다. 다음에 *반복처리(iteration)*라는 방법으로, 추정 모수를 더 정확한 근사치로 찾도록 시도한다. 그 다음에도 지속적으로 같은 방법인 반복처리를 하게 된다. 모수의 근사치가 수렴되어 모이거나(모수의 근사치를 찾는 시도는 동일하거나 과거 시도와 유사하다), 반복처리의 시도가 최대에 도달하면 분석이 마무리된다.

컴퓨터 출력물에서 *Maximum number of iterations were exceed, and the log–likelihood value and/or the parameter estimates cannot converge*라는 오류 메시지가 나오기도 한다. SPSS는 최대한 반복적으로(옵션에서 특정한 대로) 모수를 추정하려고 시도했으나, 수렴에는 도달하지 못했다(예로, 각 반복처리에서 매우 다른 추정치를 가지는 경우)는 의미이다. SPSS 출력물은 무시해 버리고, 데이터가 전혀 도움이 안된다는 의미이다. 그러면 반복처리 수를 증가시키거나, 수렴도 평가 기준을 약하게 설정한다.

19.4.2. 예측변수에 대한 불완전한 정보 ④

토마토 식습관(토마토가 암 위험성을 감소)과 담배(나쁜 습관이 암의 위험성을 증가)에 의한 폐암 발생을 예측하는 연구를 한다고 하자. 흡연자와 비흡자, 토마토를 먹는 사람과 안 먹는 사람에 대한 자료를 얻으면 되지만, 흡연과 토마토 식습관에 대한 모든 조합의 자료를 얻지 않는 한, 불충분한 자료가 된다. 다음과 같이 자료를 얻게 되었다고 가정하자.

자료에서 세 가지 확률을 보아도, 4번째 결과인 암 여부를 알려주지는 않는다. 마지막 사람이 암이 있는지 알 수 있는 방법이 없다. 그러므로 모든 변수의 모든 조합에 대한 자료를 모으지 않는 한,

Do you smoke?	Do you eat tomatoes?	Do you have cancer?
Yes	No	Yes
Yes	Yes	Yes
No	No	Yes
No	Yes	??????

SPSS는 문제를 갖게 된다. 분할표를 이용한 분석 전에, 빠진 데이터가 있는지 여부를 확인한다. 분할표를 확인하면서, 각 셀에 있는 기대빈도도 살펴본다. 즉, 기대빈도가 1 이상이어야 하고, 5 이하가 되는 셀의 수가 20% 이내여야 한다(Section 18.4). 로지스틱 회귀분석에서 적합도 검정은 이 가정을 확인해준다.

범주형 변수뿐 아니라 연속형 변수에서도 이런 가정이 적용된다. 인간의 행복과 관련된 요인을 조사한다고 하자. 연령, 성별, 성적 성향, 종교 신념, 불안도, 심지어 오른손잡이 등 여러 요인이 포함될 것이다. 1000명을 인터뷰해 대상자의 특성, 행복 여부(예, 아니오)를 조사 기록할 것이다. 표본 1000명이 클 것 같지만, 80세 여성, 매우 불안, 불교인, 왼손잡이 동성애자인 대상자가 이 연구에 포함될 가능있을 것인가? 만약 이런 대상자가 포함되어 행복하다고 답했다고, 동일한 범주에 속한 사람은 행복하다고 결론을 내릴 수 있을까? 이러한 특성을 가진 조합의 대상자가 행복하다고 확증을 내리려면, 이 범주에 더 많은 대상자가 속해 있어야 한다. 즉, 해결방법은 자료를 더 모으는 것이다.

일반적으로 표본이 범주로 나누어지게 되면, 하나 이상의 조합은 빈 칸으로 되어 문제가 된다. 이러면, 지나치게 큰 표준오차가 있는 회귀계수가 나오는 것이다. 성실한 연구자는 다양한 방법으로 모든 범주형 독립변수에 대한 교차분석을 시행한다. 신중한 연구자는 교차분석 결과보다는 표준오차를 주의 깊게 본다. 따라서 교차분석과 표준오차에 주의 깊게 신경써야 한다.

19.4.3. 완전분리 ④

두 번째로 비정상적 큰 표준오차가 발생하는 상황은 결과변수가 한 변수나 변수 조합을 완벽히 예측할 때 나타난다. 이런 상황을 완전분리(complete separation)라고 한다. 예를 보면, 정문 앞 매트에 압력 패드를 넣어 야간에 침입하는 빈집털이범을 잡기 위한 보안 시스템을 연결했다고 하자. 10대 자녀와 친구들이 자주 밤에 들락거리는 상황에서 그 패드를 밟을 때 자녀나 친구가 아닌 빈집털이범일 가능성을 계산하고자 한다. 그러면 도둑의 체중, 10대 자녀의 체중을 측정해 결과(10대 자녀 또는 빈집털이범)를 예측하기 위해 로지스틱 회귀분석을 한다. Figure 19.3의 그래프는 0에 삼각형 점(모든 10대의 데이터 점)과 1에 삼각형 점이 선(체중을 잰 빈집털이범의 데이터)으로 나타나 있다. 10대 체중은 빈집털이범처럼 무거울 수 있으므로 삼각형의 선은 서로 중복된다. SPSS는 예측치의 주어진 값에서 결과의 확률을 예측하게 된다. 이 경우, 저체중에서는 적합 확률이 도표의 아래 바닥에 위치하고 고체중은 상부선에 위치한다. 둘 사이의 중간 값은 체중 변화에 따른 확률을 따르게 된다.

FIGURE 19.3
An example of the relationship between weight (*x*–axis) and a dichotomous outcome variable (*y*–axis, 1 = definitely a burglar, 0 = definitely not a burglar, i.e., a teenager). Note that the weights in the two groups overlap

FIGURE 19.4
An example of *complete separation*, note that the weights (*x*–axis) of the two categories in the dichotomous outcome variable (*y*–axis, 1 = definitely a burglar, 0 = definitely not a burglar, i.e., a cat) do not overlap

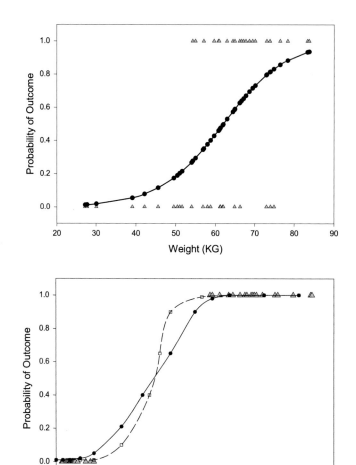

동일한 압력 패드가 있다고 하고, 10대 자녀가 이제 집을 떠나 대학에 간다고 하자. 그럼 자녀가 아닌 애완 고양이와 빈집털이범을 구분해야 한다. 따라서 고양이와 빈집털이범의 체중을 잰다. Figure 19.4에 0(고양이)에 삼각형이 행으로 찍히고, 1(빈집털이범)에도 찍히게 된다. 그러나 0과 1에 있는 삼각형이 중복되지는 않는다. 즉, 고양이 체중을 갖는 빈집털이범은 없다. 완전히 분리된다. 즉, 체중으로 결과(고양이와 빈집털이범)를 완벽히 예측할 수 있다. 15kg 이하는 고양이이고, 40kg 이상은 도둑인 것이다. 주어진 체중하에서, 결과 확률을 계산하려면 문제가 일어날 수 있다. 즉, 체중이 적으면 확률은 0이고 체중이 많으면 확률은 1이지만 그 중간 체중인 경우는 얼마인가? 이 확률에서 15kg과 40kg 사이에 자료는 없다. Figure 19.4는 이 자료에 적합한 2개 확률 곡선을 보여준다. 한 곡선의 기울기가 더 가파르다. 이 중 한 곡선이 유용한 자료에 기초한 타당한 선이다. 부족한 자료에서 얼마나 가파른 중간 기울기를 만들고 수직에 가까운 중심을 갖도록 SPSS가 선을 만들지 불확실할 것이다. 그러나 추정치는 불안전하게 무한대(큰 표준오차를 갖는)로 방향을 바꾸게 된다. 완전분리는 너무 많은 변수가 너무 적은 사례에 맞추어지는 경우 흔히 일어난다. 이에 대한 만족할 해결방안은 더 많은 자료를 얻는 것이지만, 때로는 단순한 모형을 이용해 간략한 답변을 얻으면 된다.

19.4.4. 과대산포 ④

저자는 통계학자가 아닌 심리학자로서 과대산포(overdispersion)는 전혀 이해하지 못한다. 로지스틱 회귀분석에서 관찰 분산이 기대 분산보다 클 때 일어난다는 정도만 알고 있다. 원인은 두 가지로, 첫 번째는 관련된 관찰(독립성의 가정이 깨어진 경우)과 두 번째는 성공확률에서 변동성에 의해 발생한다. 예를 들어, 쓰레기통 속 강아지가 죽었는지 살았는지가 결과라 하자. 쓰레기통 속에서 성공(생존)의 기회는 통 속에서 강아지가 나오느냐에 달렸다는 의미이다. 성공확률은 쓰레기통 종류에 따라 다르다(Halekoh & Hojsgaard, 2007). 이유는 성공확률에서 변동성은 관찰 간 상관관계를 나타낼 수 있기 때문이다. 즉, 동일한 쓰레기통에서 강아지 생존률은 독립적이지 않다는 것이다.

과대산포는 표준오차를 제한하는 경향이 있다. 두 문제점은 (1) 회귀 모수의 검정통계량은 표준오차로 나누어 계산되므로(방정식 19.11), 표준오차가 너무 작으면 검정통계량이 너무 커져 유의하다고 잘못 검정될 것이고 (2) 신뢰구간은 표준오차로 계산되는데, 표준오차가 너무 작으면 신뢰구간이 너무 좁아져 모집단에서 예측변수와 결과 간 관계가 과대신뢰하게 된다. 결론적으로, 과대산포는 모형 모수(b 값) 자체에 영향을 주지는 않지만, 유의성과 모집단에 대한 결론을 왜곡시킬 수 있다.

SPSS는 카이제곱 적합도 통계량을 제공하고, 과대산포(under dispersion)는 자유도에 대한 적합도 통계량의 비(산포 모수 ϕ라 함)가 1보다 큰 경우에 존재한다. 과대산포는 산포 모수(dispersion parameter)가 2에 근접하거나 더 크면 문제가 될 것이다. 1 이하인 경우 과소산포가 나타나는데, 과대산포보다는 매우 드물다. 이탈도(deviance) 적합도 통계량도 있고, 이 통계량에 기초한 산포 모수도 있다(자유도로 다시 나누어). 카이제곱과 이탈도 통계량이 차이가 난다면, 과대산포일 경향이 높다.

과대산포 영향은 산포 모수를 이용해 표준오차와 신뢰구간을 축소해 감소시킬 수 있다. 예를 들어 표준오차를 $\sqrt{\phi}$ 곱하여 더 크게 한다. 이탈도 통계량에도 이러한 교정을 할 수 있고, 이러한 통계량이나 Pearson 카이제곱 통계량 중 큰 것을 이용해 축소한다. 더 큰 통계량은 더 큰 산포 모수를 갖

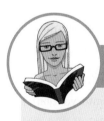

핵심녀의 힌트   로지스틱 회귀분석 논점

- 로지스틱 회귀분석도 일반적 회귀분석과 동일하다고 가정한다.
- 선형성 가정은 각 예측변수가 결과변수의 대수와 선형적인 관련성을 갖는다.
- 모든 변수의 모든 가능한 수치로 조합된 표를 만들면, 표의 모든 셀에 데이터가 있어야 한다. 그렇지 않으면 표준오차가 크다는 것을 주의해야 한다.
- 결과변수가 한 예측변수(또는 예측변수의 조합)로부터 완벽히 예측된다면, 완전분리가 일어난다. 역시 표준오차를 크게 하는 문제가 된다.
- 과대산포이란 모형에서 예측한 것보다 큰 분산이다. 이는 독립성 가정에 위배된다. 과대산포는 표준오차를 너무 작게 만든다.

게 되고(두 통계량의 자유도는 동일하기 때문에), 더 큰 교정을 할 것이므로 둘 중 더 큰 통계량으로 수정한다.

19.5. 이항 로지스틱 회귀분석: 뱀장어 예 ②

Lo, Wong, Leung, Law와 Yip (2004)의 연구 논문은 매우 재미있고 특이하다. 연구자는 복통을 호소해 입원한 50세 남성 사례를 발표했다. 이 남성은 소견상 복막염이 의심되어 복부 엑스레이를 촬영했다. 복부 필름에서 뱀장어의 영상이 보였고, 병원 입원 전에 변비 치료 목적으로 스스로 항문으로 뱀장어를 넣었다고 했다. 직장으로 생물을 넣어 직장이 천공된 예는 처음이라 보고했다.

뱀장어 항문 삽입이 변비 치료에 효과가 있는지 가설을 검정하고자 한다면, 다음과 같은 자료를 모을 수 있다. 결과는 '변비에 걸린' '변비에 안 걸린'으로 이지형 변수가 될 것이다. 예측변수는 '중재(intervention, 항문으로 뱀장어를 넣음)' 대 '기다림(no treatment, 치료 없음)'이 될 것이다. 또한, 치료 전, 얼마 동안 변비로 고생했는지도 알아본다. 로지스틱 회귀분석을 위한 완벽한 자료는 Eel.sav에 있다.

뱀장어에 의한 직장 천공이라는 노골적인 내용이 부적절해, 다음과 같이 일반적인 변수 이름으로 만들었다.

- *결과변수(종속변수)*: Cured(치료가 됨 또는 안됨)
- *예측변수(독립변수)*: Intervention(중재 또는 치료 안함)
- *예측변수(독립변수)*: Duration(치료 전 변비 지속 일수)

19.5.1. 모형 구성하기 ①

Section 19.3.6에서 간소화 원리에 기초한 모형 구성의 개념을 알아보았다. 본 예에서는 Intervention, Duration과 Intervention × Duration 교호작용 등 3가지 잠재 예측변수가 있다. 가장 복잡한 모형은 3가지 변수를 모두 포함하는 것이며 체계적 모형 구성으로 추가된 변수가 모형을 향상시키지 않으면, 그 변수는 포함시키지 않고 단순한 모형으로 돌아가는 것이다. 중재(intervention)가 관심 효과가 있을 주효과 변수이면, Figure 19.5처럼 Intervention만 예측변수로 넣어 첫 번째 모형(model 1)을 만든다. 다음에 주효과인 Duration (model 2)을 넣어 모형을 만든다. 마지막으로 교호작용 항을 넣는다(model 3). 다음에 간편성에 맞게 데이터에 가장 적합한 모형을 결정하는 것이다. 교호작용 항 추가가 모형을 개선시키지 않는다면, 최종 모형으로 model 2를 지정한다. Duration이 특별한 의미가 없다면, model 1이 최종 모형이 된다.

교호작용에 대해 알아보길 원한다면, 타당한 교호작용 항이 있는 모형에 교호작용과 관련된 주효과가 함께 포함되어야 함을 기억해야 한다. Duration × Intervention 교호작용의 평가를 원한다면, Intervention과 Duration이 교호작용과 관여된 모형에 포함되어야 한다.

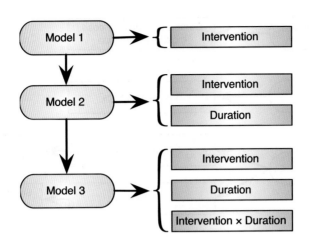

FIGURE 19.5
Building
models based
on the principal
of parsimony

19.5.2. 로지스틱 회귀분석: 일반적 과정 ①

Figure 19.6은 로지스틱 회귀분석의 일반적 과정을 보여준다. 먼저, 모형을 살펴보기 위해 초기에 위계적 분석을 시행한다. 앞에서 언급한 바와 같이, 이론적으로 관심이 있는 3가지 모형을 보았고, 데이터에 가장 적합한 모형이 어느 것인지 확인하기 원한다. 최적 모형을 명시하기 위한 분석을 다시 시행하면서, 진단적 통계량을 저장해 이상값이나 영향값에 의한 편향이 있는지 점검한다. 다음에 로짓(logit)의 선형성(linearity)과 다중공선성(multicollinearity)을 점검한다. 선형성을 처음에 확인하는 것이 좋으나, 다소 복잡해 추후에 설명할 것이다.

19.5.3. 자료 입력 ①

자료는 일반 회귀분석과 같이 입력한다. 데이터 편집창에 3 열(각 변수로 나타내는)로 정렬한다. 데이터 편집창를 보면, 범주형 변수가 부호화 변수(Section 3.5.2.3)로 입력됨을 알아야 한다. 즉, 숫자는 범주로 나타나도록 명기되어 있다. 해석이 용이하기 위해 결과변수는 1(사건이 발생)과 0(사건 미발생)으로 코드화된다. 이 경우, 1은 치료가 되고 0은 치료가 되지 않은 것이다. 중재변수도 동일하게 부호화한다(1 = intervention, 0 = no treatment).

19.5.4. SPSS에서 모형 구성하기 ②

Figure 19.5의 모형 구성은, *Logistic Regression* 대화상자에서 **Analyze Regression** ▶ **Binary Logistic…** 을 선택해 평가할 수 있다. blockwise 방법으로 모형을 명시하려면, 각 3가지 모형에 각 블록 맵을 넣는다. Figure 19.7은 이 과정을 보여준다. 주 대화상자는 종속변수(또는 결과변수)를

FIGURE 19.6
The process of
fitting a logistic
regression model

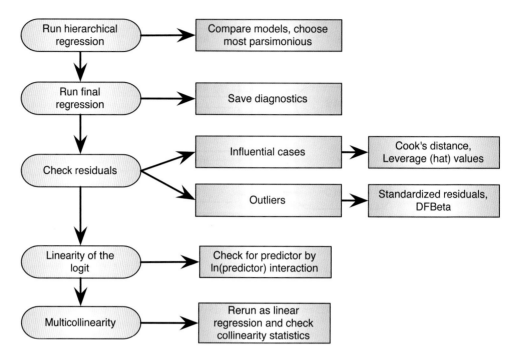

넣을 공간이 있다. 본 예에서는 환자의 치료 여부이므로, 모든 모형에 변수목록에서 Cured를 *Dependent* 상자에 끌어넣는다(또는 그 변수를 선택해 ▶를 클릭한다). 공변수(예측변수)를 명시할 박스도 있다. 예측변수의 주효과를 명시할 수 있고 둘이나 그 이상의 변수의 조합 효과인 교호작용 효과를 명시할 수 있다. 주효과를 명시하기 위해, 예측변수(예, Duration)를 선택하고 *Covariates* 상자로 넣는다(또는 ▶를 클릭한다). 교호작용을 만들기 위해, *Ctrl* 키를 누르면서 좌측에 있는 대화상자에 하나 이상의 변수를 클릭한다. 그리고 ▶a*b▶를 클릭하여 *Covariates* 상자로 변수를 이동한다. 이 예에서는 두 예측변수만 있으므로 한 교호작용(Duration × Intervention)만 있다. Figure 19.5의 모형 1을 명시하기 위해 Intervention 변수를 선택해 *Covariates* 상자로 넣는다(또는 ▶를 클릭한다). 모형 2를 명시하기 위해 Next 를 클릭하면, *Covariates* 상자가 공란이 된다. Model 2는 Duration과 Intervention의 주효과를 포함되므로, 두 변수를 선택해 *Covariates* 상자로 넣는다(또는 ▶를 클릭한다). 이러면 Model 2가 된다. 모형 3은 Duration과 Intervention의 주효과와 Duration × Intervention 교호작용을 포함한다. 모형을 구체적으로 명시하기 위해 Next 를 다시 클릭해 예측변수를 *Covariates* 상자로 움직이고 교호작용을 명시하기 위해 두 변수를 선택해 ▶a*b▶를 클릭한다.

모형 간 이동은 Previous 와 Next 버튼을 클릭하면 된다.

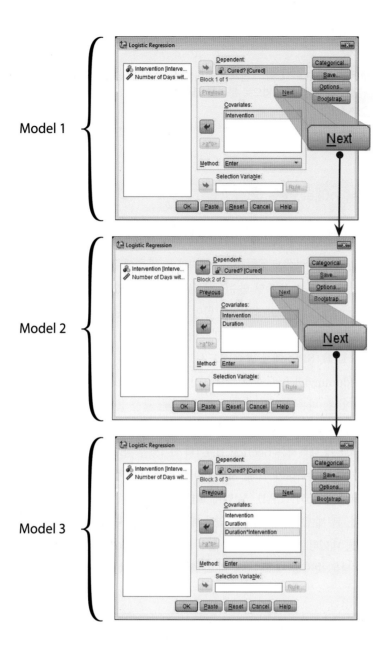

FIGURE 19.7
Specifying
models using
the *Logistic
Regression*
dialog box

19.5.5. 회귀분석 방법 ②

    로지스틱 회귀분석도 여러 분석방법이 있다. 각 모형에서 변수 입력의 특별한 방법을 선택할 수 있으므로 Enter ▾를 클릭하고 그 아래 나온 메뉴에서 방법을 클릭한다. 위계적 분석을 위해 Enter ▾ 방법을 매번 이용하면 되고, 다른 방법으로 변화시킬 필요가 없다. 그 아래에 다른 방법이 있다는 정도만 기억하

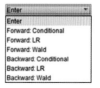

라. 단계별 분석 방법을 원하면, 다음 SELF–TEST 방법을 시행한다. 자세한 설명과 해석은 웹 사이트를 참고하면 된다.

SELF-TEST 단계별 회귀분석 방법(*Forward: LR*) 예측변수의 입력 방법으로 분석을 재시행해 본다.

19.5.6. 범주형 예측변수 ②

SPSS에서는 어느 예측변수가 범주형인지 알아야 한다. Figure 19.8. 대화상자를 보기 위해 *Logistic Regression* 대화상자에서 Categorical... 을 클릭한다. 좌측에 공변수가 나열되어 있고, 우측에 범주형 공변수의 공간이 있다. 한 범주형 변수(여기서는 한 변수만 있으므로 **Intervention**을 클릭한다)를 선택하고 *Categorical Covariates* 상자로 끌어 온다(또는 ♣를 클릭한다).

범주형 예측변수로 처리하는 여러 방법이 있고, 가변수 코드와 대비 논의에서 그 방법을 살펴보았다(Section 10.5.1과 11.4). SPSS에서 범주 코드시 몇 가지 'standard(표준)'이 있다. 기본적으로 SPSS는 표준 가변수(dummy)인 *Indicator* 코딩을 사용하고, 기준(baseline) 범주로 첫 번째나 마지막 범주를 선택할 수 있다. 다른 종류의 코딩 변화는 Indicator ▼ 를 클릭해, 아래 나오는 목록으로 들어가면 된다. 단순대비, 차이대비, Helmert 대비, 반복대비, 다항대비, 편차대비 등을 선택할 수 있다. 이들 대비(contrast)에 대해서는 Section 11.4.4와 11.4.5를 참고한다. 이 예에서는 표준 가변수 코딩(지표)를 사용해 본다. 반복하기 위해, 지표 대비가 사용시 범주형 변수 수준은 표준 가변수로 재부호화되었다(Section 10.5와 11.2.1). 첫 번째(◉ First)나 마지막(◉ Last) 범주를 기준 범주로 사용할지 결정하면 된다. 본 예에서는 두 범주만 있기 때문에 어떠한 차이도 없다. 그러나 둘 이상의 범주형 예측치가 있다면, 데이터 편집창에서 가장 높은 숫자를 대조(control) 범주로 코드화해 ◉ Last 를 선택하거나, 가장 낮은 숫자를 대조범주로 하고, ◉ First 에 비교한 지표대비를 구체적으로 명시해

FIGURE 19.8
Defining categorical variables in logistic regression

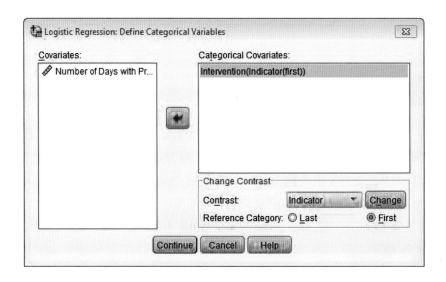

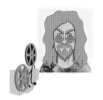

오영상

*로지스틱 회귀
분석*

데이터 내에 있는 비밀을 정복하여 변수들의 관계를 이해하기 어렵다. 불편하고 귀찮은 간섭으로부터 안정을 찾을 수 있는 로지스틱 회귀분석 방법을 공유해 보자.

야 한다. 본 자료에서는 'cured'는 1로 'not cured'는 0(대조범주)으로 코딩했으므로 대비를 선택하고 ◎ First 를 클릭하고 Change 를 클릭하면, Figure 19.8과 같은 대화상자가 만들어진다.

19.5.7. 모형 비교 ②

다른 선택 사양(option)을 보기 전에, 최적 적합성을 갖는 모형이 어느 것인지 보기 위해 기본 선택 사양으로 분석을 시행한다. 결정하기 전에 다시 분석을 시행해 보고 좀 더 자세히 모형을 살펴본다. 사양 선택하기 전에 주 대화상자에서 OK 를 클릭한다. Output 19.1은 결과변수를 어떻게 코드 (0 = not cured, 1 = cured)[2] 했는지, 범주형 예측변수(Intervention에 대한 모수 코딩)가 어떻게 코드화되었는지 보여 준다. 지표코딩을 선택했으므로 코딩은 데이터 편집창(0 = no treatment, 1 = treatment)에 있는 값과 동일하다. *deviation* 코딩이 선택되었다면, 코딩은 −1(Treatment)과 1(No Treatment)이 될 것이다. *simple* 대비에서, 참고(reference) 범주로 ◎ First 가 선택되었다면, 코드는 −0.5(Intervention = No Treatment)와 0.5(Intervention = Treatment)가 될 것이다. ◎ Last 를 선택했다면, 코드 값은 동일하나 부호가 바뀌었을 것이다. 코드의 모수는 결과변수 확률($P(Y)$)을 계산하는데 중요하다. 이에 대해서는 추후에 논하기로 하자.

Output 19.2는 각 3가지 전반적 모형의 요약 통계량을 보여준다. *Omnibus Tests of Model Coefficients* 표는 모형 전반에 대한 카이제곱 통계량(−2LL과 관련된)과 전 모형(Block) 이후의 변화를 포함한다. Model 1은 카이제곱이 9.926으로 p = .002로 매우 큰 유의성을 갖는다. 방정식 (19.6)을 이용해 모형을 비교할 수 있다. Model 1에서 −2LL은 절편만 포함된 모형로부터 얻은 값과 비교할 수 있어, 예측변수가 포함되지 않은 모형과 Intervention이 포함된 모형을 비교할 수 있다. 카이제곱은 Intervention을 예측변수로 추가시 모형의 유의성이 증가됨을 보여준다.

Model 2에서 Duration을 추가했고, *Omnibus Tests of Model Coefficients* 표에서 Model 카이제곱이 $\chi^2(2)$ = 9.93, p = .007로 데이터에 대한 적합성이 유의했다. 그러나 전 모형이 유의한 적합성을 가지므로, 전반적 모형에 대해는 관심이 없다. Model 1에 대한 Model 2의 모형 개선에 관심이 있다면, *Block* 카이제곱에 의한 정보를 보면 된다. *Block* 카이제곱은 두 모형에 대한 카이제곱 변화

---

[2] 코드 값은 데이터 편집창와 동일해 표는 의미가 없을 것이다. 그러나 0과 1이 아닌 다른 코드(예로 1 = not cured, 2 = cured)를 사용하면, SPSS는 이를 0과 1로 바꾸게 되고, 이 표에서 범주가 0과 1로 나타나므로 해석할 때 주의한다.

OUTPUT 19.1

Dependent Variable Encoding

Original Value	Internal Value
Not Cured	0
Cured	1

Categorical Variables Codings

		Frequency	Parameter coding (1)
Intervention	No Treatment	56	.000
	Intervention	57	1.000

OUTPUT 19.2

Model 1

Omnibus Tests of Model Coefficients

		Chi-square	df	Sig.
Step 1	Step	9.926	1	.002
	Block	9.926	1	.002
	Model	9.926	1	.002

Model 2

Omnibus Tests of Model Coefficients

		Chi-square	df	Sig.
Step 1	Step	.002	1	.964
	Block	.002	1	.964
	Model	9.928	2	.007

Model 3

Omnibus Tests of Model Coefficients

		Chi-square	df	Sig.
Step 1	Step	.061	1	.805
	Block	.061	1	.805
	Model	9.989	3	.019

를 알려준다. 즉, 모형에 Duration을 추가함으로 발생하는 카이제곱 변화이다. 따라서 두 모형에 대한 카이제곱 간 차이(9.928 − 9.926 = 0.002)이다. 카이제곱 변화는 유의하지 않으므로, $\chi^2(2) = 0.002$, $p = .964$, Duration 추가는 모형 적합성에 아무런 효과가 없다.

Model 3은 Intervention × Duration 교호작용을 추가했다. Model 카이제곱이 유의하므로, $\chi^2(3) = 9.99$, $p = .019$, 이 모형은 데이터에 유의하게 적합하다. 그러나 Model 2에서와 같이 전 모형에 비해 Model 3의 개선에 관심이 있다면, *Block* 카이제곱에 의한 정보를 보면 된다. 두 모형의 모형 카이제곱 간 차이(9.989 − 9.928 = 0.061)를 보면, 카이제곱 변화는 $\chi^2(1) = 0.061$, $p = .805$로 유의하지 않다. 즉, 교호작용 추가는 모형 적합성에 아무런 효과가 없다.

Model 1과 3의 차이는 다음 방정식(19.6)을 이용해 계산한다.

$$\chi^2 = \chi^2_{\text{model 3}} - \chi^2_{\text{model 1}} = 9.989 - 9.926 = 0.063$$
$$df = df_{\text{model 3}} - df_{\text{model 1}} = 3 - 1 = 2$$

이 값을 자유도 2인 카이제곱 분포의 임계값과 비교할 수 있으나, 0.063은 너무 작아 찾아볼 필요도 없다. 이미 Duration과 Duration × Intervention을 모형에 추가해도 전혀 유의한 변화가 없었으므로 Model 1을 최적 모형로 선택하면 된다.

19.5.8. 모형 재시행하기 ①

모형을 비교한 결과 Duration과 Duration × Intervention 추가는 적합성에 효과가 없다. 따라서 Model 1으로 돌아간다. Intervention만을 예측변수로 분석을 재시행한다. 전과 같은 동일 사양을 선택해도 상세한 모형 정보를 얻을 수 있다.

19.5.9. 잔차 구하기 ②

일반적 회귀분석에서 데이터 편집창에 새 변수를 넣듯이, 로지스틱에서도 잔차 셋(Section 8.3.1.1)을 저장할 수 있다. 모형이 얼마나 관찰 자료에 잘 맞는지 잔차변수를 관찰하면 된다. 모형 선택이 한 번이면 전에 이 사양을 보지 못하므로 잔차변수를 저장해 보는 것이 가장 바람직하다. 잔차를 저장하기 위해, *Logistic Regression* 대화상자(Figure 19.7)에서 〔 Save.. 〕를 클릭한다. SPSS는 데이터 편집창에 선택된 각 변수를 저장하지만, *Case Summaries* 명령어와 잔차변수를 선택함으로 출력물에 변수 목록이 나타난다. Figure 19.9에 있는 잔차 상자는 다중회귀분석(Section 8.6.4)과 대부분 동일한 사양을 보여준다. *predicted probabilities*(예측확률)와 *predicted group memberships*(예측집단구성)는 로지스틱 회귀분석에서 특이한 사항이다. 예측확률은 주어진 상황

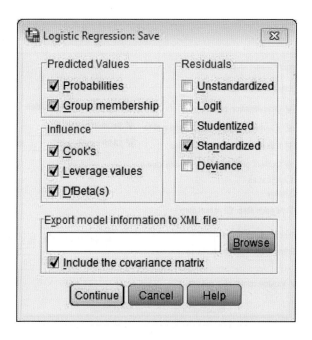

FIGURE 19.9
Dialog box for obtaining residuals for logistic regression

에서 각 예측변수 값에 따라 Y가 발생할 확률(방정식 19.3)이다. 예측집단구성은 두 결과 범주 중 어느 것이 모형에 기초해 잘 속하는지 알려준다. 집단구성은 예측확률에 기반을 둔다. 예측값에 대한 상세한 설명은 잔차 해석시에 설명할 것이다. Figure 19.9처럼, 최소한으로 동일한 사양을 선택한다. bootstrapping을 활성화하면, 이들 변수는 저장되지 않으므로 주의한다.

19.5.10. 추가 사양 ②

Figure 19.10 대화상자를 보려면, 주 *Logistic Regression* 대화상자에서 <kbd>Options...</kbd>를 클릭한다. 대부분 대화상자에 기본적으로 설정되어도 상관없다. 이미 Section 19.5.5에서 단계적 회귀방법이 사용될 때, 예측변수를 선택하고 제거하는 기본 설정 기준이 있다고 언급했다. 기본 설정은 *Probability for Stepwise*로 표기되어 있다. 확률 역치는 변화시킬 수 있으나, 그럴 필요성은 없다. 다른 기본 설정은 최대 20회 반복(iterations) 후에 모형에 도달한다. 매우 복잡한 모형이 아닌 경우를 제외하고 20회 반복이면 충분하다. 제8장에서 회귀방정식은 예측변수가 0일 때 Y 값을 나타내는 상수를 포함한다고 학습했다. 기본적으로 SPSS는 이 상수를 모형에 포함하나, 상수없이 분석을 시행할 수 있다. 이러면, X가 0일 때 Y가 0이라는 근본을 모형이 피하는 효과가 있다. 정상적으로 이렇게 되기를 원하지 않는다.

*Classification plots*는 실제값과 결과변수 예측값의 히스토그램이다. 분류 도표는 모형이 관찰 자료에 적합한지 평가하는데 유용하다. 표준화 잔차가 표준편차 2배(이 기준 값이 합리적이나 변경할 수 있다) 이상인 경우나 모든 경우에서 *Casewise listing of residuals*를 시행하면 된다. 잔차를 잘 살펴보기를 권하지만 이런 옵션 분석은 빠른 검사를 위해 유용하다. *CI for exp(B)* 선택은 승산비 (Section 19.3.5)에 대한 신뢰구간(Section 2.5.2)을 나타낸다. 기본 설정은 95% 신뢰구간으로 나오지만, 신뢰구간 범위를 변경할 수 있다. 선정한 모형에 얼마나 잘 데이터가 맞는지 평가하기 위해,

FIGURE 19.10

Dialog box for logistic regression options

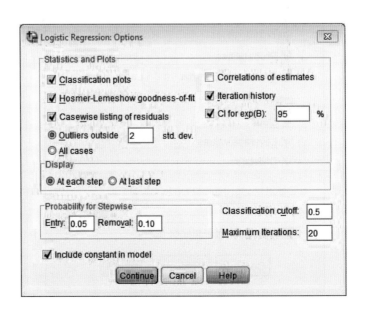

Hosmer–Lemeshow goodness–of–fit 통계량을 구할 수 있다. 남아 있는 다른 사양은 별로 중요하지 않다. 적합하다고 선택된 최종 모형의 통계량과 그래프만을 보거나, 각 분석 단계별 모든 통계량과 그래프를 표시할 수 있다. 최종적으로 모형에서 *Correlation of estimates*라는 모수 추정치의 상관행렬을 나타낼 수 있다. 또한, 모수추정 과정의 각 반복에서 계수와 로그–우도 값(*Iteration history*)을 표기할 수 있다. 이 수치는 SPSS에서만 초기 −2LL을 표기하는 유일한 방법이고, *R*을 계산하는데 필요한 값으로 유용하다. 지금까지의 모든 사양을 선택하고 싶으면 [OK]를 누르고 컴퓨터에서 나오는 출력물을 보면 된다.

19.5.11.   붓스트래핑 ②

강제 입력법을 이용하려면, [Bootstrap...]를 클릭한 후 사양을 선택하면 자동처리가 된다. 이 기능은 단계별 방법에서는 작동하지 않는다. 따라서 *Enter*를 선택하지 않는 한, 버튼은 활성화되지 않는다. bootstrapping이 활성화되면, 잔차는 저장되지 않는다. 모형 모수를 bootstrap하려면 분석을 다시 시행해야 하지만, Figure 19.9에 있는 사양이 선택되지 않는다. Figure 19.10에 있는 사양도 모두 탈락되어 단순하게 된다. bootstrapping 사양을 선택하고 [OK]를 클릭해 모형(Section 5.4.3)을 재시행해 본다.

19.6. 로지스틱 회귀분석 해석 ②

19.6.1.   블록 0 ②

Output은 두 블록(block)으로 나누어진다. block 0은 **Intervention**이 포함되기 전 모형이고, block 1은 **Intervention**이 포함된 모형이다. 따라서 block 1이 주 관심이 된다. block 0 출력물 부분은 Figure 19.10에서 *Iteration history*를 선택한 경우에 Output 19.3에 나타난다. 이 표에서 초기 −2LL은 154.084이다. 이 값은 나중에 사용할 것이므로 기억하도록 하자.

Iteration History[a,b,c]
OUTPUT 19.3

Iteration		−2 Log likelihood	Coefficients Constant
Step 0	1	154.084	.301
	2	154.084	.303
	3	154.084	.303

a. Constant is included in the model.

b. Initial −2 Log Likelihood: 154.084

c. Estimation terminated at iteration number 3 because parameter estimates changed by less than .001.

19.6.2. 모형 요약 ②

모형에 포함된 Intervention인 환자는 중재(intervention)에 따라 치유 여부로 분류된다. Intervention과 Cured[3] 변수의 교차분석을 보면 쉽게 이해된다. 모형은 Table 19.1에 있는 교차표를 적용해 중재(intervention) 여부에 따라 치유를 예측하는데 사용된다. 모형은 중재받은 환자가 모두 치유된다고 예측한다. 즉, 57명 환자가 중재을 받았으며, 57명 모두가 치유되었다고 예측한다. 이들 중 41명은 정확하지만, 나머지 16명은 치유되지 않았으나 'cured'로 잘못 분류되었다(Table 19.1). 더구나새 모형은 치료를 받지 않은 56명 환자가 치유되지 않았다고 예측한다. 이들 환자에서 모형은 32명은 정확하지만 24명은 'not cured'로 잘못 분류했다.

TABLE 19.1 Crosstabulation of intervention with outcome status (cured or not)

		Intervention or Not	
		No Treatment	Intervention
Cured? (Cured)	Not Cured	32	16
	Cured	24	41
	Total	56	57

Output 19.4는 모형 4에 대한 요약 통계량이다.[4] 그러나 Output 19.2에서 모형에 대한 카이제곱 통계량을 보여주었고(카이제곱은 9.926이고, $p = .002$), 다시 표를 살펴보아야 한다. 카이제곱 통계량은 방정식(19.6)에서 나왔고 최근(current) $-2LL$(이 모형에서는 144.158)과 기준(baseline) $-2LL$(Intervention이 추가되기 전, Output 19.3에서 154.084로 보고) 간 차이이다. 즉, 154.084 − 144.158 = 9.926이다.

Output 19.4는 Cox와 Snell R^2과 Nagelkerke R^2 값을 보여준다. 이 값에 대해서 추후 논할 것이다. 모형이 집단 구성을 얼마나 잘 예측하는지 여부는 분류표에 있다. 모형은 Intervention을 이용해 결과변수를 예측하기 때문에 이 분류표는 Table 19.1과 동일하다. 최근 모형은 치유되지 않은 환자 32명을 정확하게 분류했으나, 나머지 16명은 잘못 분류했다(정확한 분류는 66.7%이다). 이 모형에서 치유된 환자 41명을 정확히 분류했으나, 나머지 24명은 잘못 분류했다(정확한 분류는 63.1%이다). 그러므로 전체 분류 정확도는 이 두 값의 가중 평균인 64.6%이다. 따라서 상수만 포함된 경우, 모형은 환자의 57.5%를 정확히 분류했으나, 예측변수로 Intervention을 포함시 정확한 분류는 64.6%로 증가되었다.[5]

---

[3] 이 표를 나타내는 대화상자는 Analyze Descriptive Statistics ▸ Crosstabs... 을 선택해 얻을 수 있다.

[4] bootstrapping을 사용하면, 표 아래 불필요한 내용이 나오는데 무시하면 된다.

[5] 모형 2와 3의 분류표로 돌아가 살펴보면, 이 모형에 보고된 표와 동일함을 알 수 있다. Duration과 교호작용 항 추가는 Intervention만을 포함시킨 것보다 더 정확한 분류에 도달하지 않는다는 의미이다.

모형에 포함된 예측변수의 계수 추정치를 나타내는 Output 19.5가 결정적으로 중요하다. 모형에 포함된 변수(Intervention과 상수)에 대한 계수와 통계량을 보여준다. b-값은 어떠한 범주에 해당되는지 확률을 설정하기 위해 방정식(19.3)에 대체하는데 필요한 수치이다. 선형회귀분석에서 b 값은 예측변수의 한 단위 변화시 나타나는 결과변수 변화를 표현한다. 로지스틱 회귀분석에서도 이 계수의 해석은 유사해, 예측변수의 한 단위 변화에 따른 결과변수의 로짓(logit) 변화를 나타낸다. 결과변수의 로짓은 Y 발생의 승산에 대한 자연 대수이다.

Output 19.5는 Wald 통계량(방정식 19.11)을 보여준다.[6] 이 통계량은 예측변수에 대한 b 계수가 0과 유의하게 다른지를 알려준다. 이 계수가 0과 유의하게 다르다면, 예측변수가 결과변수(Y) 예측에 유의하게 기여함을 의미한다. 본 자료에서 Wald 통계량은 중재(intervention)가 환자 치유에 유의한 예측변수임을 알려준다. 즉, Wald 통계량의 유의수준이 .002로 .05 보다 작다.

잔차 저장을 위해 모형을 한번 돌려보고, 다시 bootstrapping을 시행하기를 권한다. boot-strapped 모형은 Output 19.5에 *Bootstrap for Variables in the Equation*로 표기된 표를 보면 된다. 이표에 b-값이 있으나 bootstrap 재표본(Section 5.4.3)에 기초한 표준오차를 추정한다. 표준오차의 변화는 b에 대한 다른 p 값(.002 대신에 .004)을 유발하지만, 여전히 유의성은 있다. 더 중요한 것은 b의 모집단 값이 0.423과 2.062 사이(표본이 모집단 값을 포함하는 95% 신뢰구간 안에 표본이 있다고 가정하는)에 있다는 b-값에 대한 bootstrap 신뢰구간을 얻는다. 이 신뢰구간은 0을 포함하지 않으므로 개입중재(안 하든)와 치유(안 되든) 간에 실제 양의 관련성이 있다고 결론내린다. Boot-strap 신뢰구간은 분석을 시행할 때마다 약간 차이가 날 수 있으나, 검정 가정에 대한 위배가 강하지는 않다.

OUTPUT 19.4

Model Summary

Step	−2 Log likelihood	Cox & Snell R Square	Nagelkerke R Square
1	144.158[a]	.084	.113

a. Estimation terminated at iteration number 3 because parameter estimates changed by less than .001.

Classification Table[a]

			Predicted		
			Cured?		Percentage Correct
Observed			Not Cured	Cured	
Step 1	Cured?	Not Cured	32	16	66.7
		Cured	24	41	63.1
	Overall Percentage				64.6

a. The cut value is .500

---

[6] 그동안 Wald 통계량은 b를 표준오차로 나눈 것(1.229/0.40 = 3.0725)으로 알았지만, SPSS는 표에 나타난(반올림 오차 내), Wald 통계량 제곱, $3.0725^2 = 9.44$로 인용했다.

OUTPUT 19.5

Variables in the Equation

		B	S.E.	Wald	df	Sig.	Exp(B)	95% C.I.for EXP(B)	
								Lower	Upper
Step 1[a]	Intervention(1)	1.229	.400	9.447	1	.002	3.417	1.561	7.480
	Constant	-.288	.270	1.135	1	.287	.750		

a. Variable(s) entered on step 1: Intervention.

Bootstrap for Variables in the Equation

		Bootstrap[a]					
		B	Bias	Std. Error	Sig. (2-tailed)	BCa 95% Confidence Interval	
						Lower	Upper
Step 1	Intervention(1)	1.229	.014	.416	.004	.423	2.062
	Constant	-.288	-.002	.269	.294	-.773	.201

a. Unless otherwise noted, bootstrap results are based on 1000 bootstrap samples

Section 19.3.3에서 방정식(19.7)을 이용해 R을 계산할 수 있었다. 본 자료에서, z^2(Wald 통계량) 과 df는 Output 19.5에서 찾을 수 있고(각각 9.447과 1이다), 기준 $-2LL$은 Output 19.3에 154.084 로 나왔다. 따라서 R은 다음과 같이 계산할 수 있다.

$$R = \sqrt{\frac{9.447 - (2 \times 1)}{154.084}}$$

$$= .22$$

또한, Hosmer와 Lemeshow 측정치(R_L^2)도 다음과 같이 계산된다.

$$R_L^2 = \frac{\left(-2LL(\text{baseline})\right) - \left(-2LL(\text{new})\right)}{-2LL(\text{baseline})}$$

$$= \frac{154.084 - 144.158}{154.084}$$

$$= .06$$

이 값은 Intervention이 모형에 들어간 후, 모형 카이제곱을 기준 $-2LL$(어떤 변수가 들어가기 전) 로 나눈 것과 동일하다. .06의 값은 R을 제곱해 얻은 값($R^2 = .022^2 = .05$)과 다르다. Section 19.3.3에 기술한 R^2의 두 측정치는 Output 19.4에 나타나 있다. SPSS가 보고한, Cox와 Snell 측정 치는 .084이고 Nagelkerke 수정값은 .113이다. 이 두 R^2 값은 다르지만, 모형의 효과크기 측정치로 사용될 수 있다.

 SELF-TEST   방정식(19.8)과 (19.9)를 이용하여, SPSS에서 나타낸 Cox와 Snell R^2와 Nagelkerke R^2 값을 계산하라. 표본 수 N은 1130이다.

마지막으로 관찰할 것은 Section 19.3.5에서 논한, 승산비(SPSS 출력물에서 *Exp(B)*)이다. SPSS에서 승산비는 문자 그대로 예측치 b의 지수이므로 *Exp(B)*로 나타낸다. 이 경우 $e^{1.229} = 3.42$이다. '승산비(odds ratio)'라는 용어에 더욱 익숙할 것이다. 승산비는 승산의 변화이다(브레인 8.2). 승산비가 1보다 크면, 예측변수가 증가함에 따라 결과변수 발생의 승산이 증가함을 나타낸다. 반대로 1보다 작으면, 예측변수가 증가함에 따라 결과변수 발생의 승산이 감소함을 나타낸다. 이 예에서 치료를 받고 치유된 환자의 승산이 치료를 받지 않고 치유된 환자의 승산보다 3.42배 높다고 말할 수 있다.

선택사양에서(Section 19.5.10), 승산비의 신뢰구간을 요청하면, 신뢰구간이 출력된다. 신뢰구간은 100개 다른 표본에서 승산비 값에 대한 신뢰구간을 계산해 구한다. 그러면, 이 신뢰구간이란 승산비가 표본의 95%는 모집단에 포함된다는 것이다. 최근 모형이 신뢰구간 내 참값을 포함하는 95개 중

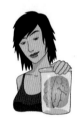

브레인 19.1

승산비 계산하기 ③

승산비를 계산하기 위해, 방정식(19.3)을 이용하여 먼저, intervention을 받지 않는 환자에서 치유된 승산을 계산한다. 출력물 초기에 보이는 것처럼, 모수 부호는 intervention을 받지 않은 환자는 0으로 코드화 되었으므로 이 값을 X로 사용한다. b_1 값은 1.229(Output 19.5에서 *Variables in Equation* 참고)로 추정되었고, 상수 계수도 동일한 표에서 보는 바와 같이 −0.2880이다. 따라서 다음과 같이 승산을 계산한다.

$$P(\text{Cured}) = \frac{1}{1 + e^{-(b_0 + b_1 X_{1i})}}$$

$$= \frac{1}{1 + e^{-[-0.288 + (1.229 \times 0)]}}$$

$$= .428$$

$$P(\text{Not Cured}) = 1 - P(\text{Cured})$$

$$= 1 - .428$$

$$= .572$$

$$\text{Odds} = \frac{.428}{.572}$$

$$= .748$$

예측변수가 한 단위 변한 후, 동일한 방법으로 승산을 계산한다. 이 경우 예측변수가 이지형이므로, intervention한 상황에서 치유된 환자의 승산을 계산한다. 따라서 중재변수 값 X는 0이 아닌 1이 된다. 계산한 결과는 다음과 같다.

$$P(\text{Cured}) = \frac{1}{1 + e^{-(b_0 + b_1 X_{1i})}}$$

$$= \frac{1}{1 + e^{-[-0.288 + (1.229 \times 1)]}}$$

$$= .719$$

$$P(\text{Not Cured}) = 1 - P(\text{Cured})$$

$$= 1 - .719$$

$$= .281$$

$$\text{Odds} = \frac{.719}{.281}$$

$$= 2.559$$

이제는 예측변수의 한 단위 변화 전후 승산을 알게 되었다. 방정식(19.13)에 따라 승산비 계산은 다음과 같이 매우 간단하다.

$$\text{Odds ratio} = \frac{\text{Odds after a unit change in the predictor}}{\text{Original odds}}$$

$$= \frac{2.559}{0.748}$$

$$= 3.42$$

하나라고 가정을 하면, 모집단 승산비 값이 1.56과 7.48 사이에 있다고 할 수 있다. 그러나 신뢰구간이 모집단 승산비 값을 잘못해 놓치는 5%의 하나일 수도 있다. 중요한 것은 신뢰구간이 1을 포함하지 않아야 한다. 즉, 상한값과 하한값 모두가 1보다 커야 한다. 1이라는 값은 효과 변화의 방향에서 역치이기 때문에 중요하다. 1보다 큰 값은 예측변수가 증가함에 따라, 치유되는(cured) 승산이 증가한다는 의미이다. 그러나 1보다 작으면, 예측변수가 증가함에 따라 치유 승산은 감소한다는 의미이다. 신뢰구간에 1이 포함되면, 중재(intervention)가 치유 확률을 향상시킬 수도 있으나, 반대로 동일하게 감소시킬 수도 있다는 의미이다. 본 예의 신뢰구간은 양쪽 값이 1 이상이므로, 관찰된 관련성의 방향이 모집단에서 참이라는 확신을 준다. 중재하지 않은 것과 비교해 중재 시에 치유 승산이 있다는 것이다. 신뢰구간의 하한값이 1 이하이면, 모집단에서 관련성 방향이 관찰과 반대일 가능성이 있음을 말해준다. 즉, 중재가 치유 승산을 증가시키는 것은 사실이 아닐 수 있다는 의미이다.

Output 19.6은 *Options* 대화상자에서 요청한 분류 도표로 치유된 환자 확률을 예측하는 히스토그램이다. 만약 모형이 데이터에 완벽히 맞는다면, 발생된 사건 모두가 오른쪽 편에 나타나고, 발생하지 않은 모든 경우가 좌측 편에 나타날 것이다. 다시 말하면, 치유된 모두 환자는 우측에, 치유되지 않는 모든 환자는 좌측에 보여야 한다. 예측변수는 이지형이므로 두 열만 도표에 있게 된다. 예측변수가 연속변수이면, 더 많은 열로 퍼질 것이다. 그래프의 각 끝에 많은 경우가 뭉쳐 있을수록 더 좋다. 이런 도표는 결과가 실제 발생(환자가 치유되는 경우)할 때, 사건발생의 예측확률이 높다(1에 가깝다)는 것을 보여준다. 마찬가지로 도표의 다른 쪽 끝은 사건이 발생하지 않을 때(환자가 여전히 변비 문제가 있다), 사건 발생의 예측 확률이 낮다(0에 가깝다)는 것을 보여준다.

이 상황은 모형이 관찰된 결과변수 데이터를 정확히 예측함을 나타낸다. 그러나 도표 중앙에 많은 점이 집중해 있다면, 많은 경우의 모형이 확률 .5를 예측함을 보이는 것이다. 다시 말하면, 모형에 의한 정확한 예측은 50:50으로 동전을 던져 앞 뒷면이 나오는 확률로 예측하는 것과 동일할 것이다.

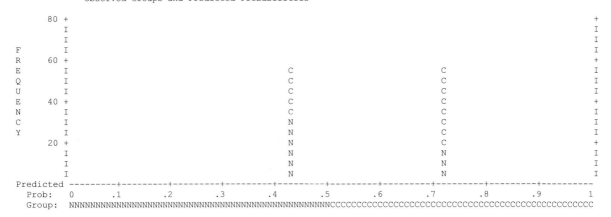

OUTPUT 19.6

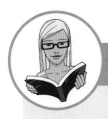

핵심녀의 힌트　　**모형 적합도**

- 체계적으로 모형을 구성하고, 최종 모형은 가장 간소한 모형을 선정한다.
- 모형의 전반적 적합도는 −2LL과 연관된 카이제곱 통계량으로 나타난다. 카이제곱 통계량이 .05 이하로 유의성이 있으면, 그 모형은 데이터에 유의하게 적합하다.
- 그 모형에 있는 예측변수에 대한 회귀 모수를 보기 위하여 *Variables in the Equation* 표를 관찰한다.
- 모형에 있는 각 변수를 확인하기 위해, Wald 통계량과 유의성(.05 이하여야 한다)을 본다. 해석을 위해 승산비 *Exp(B)* 사용이 더 중요하다. 승산비가 1보다 크면, 예측변수가 증가함에 따라, 결과변수가 발생하는 승산이 증가한다는 것이다. 반대로, 1보다 작으면, 예측변수가 증가함에 따라 결과변수 발생의 승산은 감소함을 나타낸다. 신뢰성 있는 해석을 위해, *Exp(B)*의 신뢰구간은 1을 포함하지 않아야 한다.

Output 19.6에서 치유된 경우, 모형에 의한 예측은 비교적 좋으나(확률이 .5에 가깝지 않다), 치유되지 않은 경우는 모형이 다소 좋지는 않다(확률이 .5보다 약간 아래에 있다). 좋은 모형이란 잘못 분류된 경우가 매우 적어야 한다. 본 예에서는 N(not cured)이 치유 쪽(C group)에 조금 보이지만, C(cured)가 N 쪽(N group)에 다소 보이는 것이 더 걱정스럽다.

19.6.3. 예측확률 목록 ②

최종 모형에 기초해 결과변수 발생의 예측확률(predicted probability)을 작성할 수 있다. Section 19.5.7에서 SPSS는 잔차와 예측확률을 저장한다. SPSS는 데이터 편집창에서 예측확률과 예측집단구성을 변수 PRE_1과 PGR_1로 저장한다. 이 두 확률은 Analyze Reports　　　　　　　　▶ Case Summaries... 를 선택하면 작성된다.

SELF-TEST　　**Eel.sav** 파일에 있는 처음 15 cases 대하여, **Cured, Intervention, Duration** 값과 각 경우의 예측확률(**PRE−1**)과 예측집단구성(**PGR_1**) 표를 SPSS에 있는 *case summaries* 기능을 사용하여 만들어 본다.

Output 19.7은 예측확률을 보여준다. 이 모형에서 예측변수가 이지형 변수이므로 두 가지 다른 확률값만이 있다. 예측확률이 어디에서 나왔는지 명확히 하기 위해 예측변수 목록이 나온다. 최종 모형에서 치유에 관여한 예측변수는 **intervention** 뿐이다. 예측변수값은 1(intervention 한 경우)이나 0(no intervention)을 갖는다. 이 두 값은 방정식(19.3)에 각각 회귀계수로 들어가 두 가지 확률값이 나오게 된다. 이 두 값은 브레인 19.1에서 계산했다. 계산된 확률 P(Cured)는 PRE_1 값과 일치한다. 두 확률값은 치료를 받지 않은 환자(Intervention = 0, No Treatment)는 치유될 확률이 .429라는 것을 알려준다. 즉, 약 43%는 치료없이도 나아진다는 것이다. 그러나 중재를 받으면(Intervention = 1, Yes Treatment) 좋아질 확률이 .719가 된다. 즉, 치료받은 환자 중 약 72%는 나아진다는 것이다. 확률 0은 좋아질 가능성이 없다는 의미이고, 확률 1은 확실히 좋아진다는 의미이다. 따라서 비록 중재없이도 회복될 가능성이 나쁘지만은 않지만, 중재로 나아질 기회가 높다는 강한 증거를 나타낸다.

모형이 정확하고 중재가 실질적 유의성이 있다고 가정하면, 중재(항문으로 뱀장어를 넣는)가 치유되는(변비가 없어지는) 가장 좋은 예측변수라고 결론내릴 수 있다. 더구나 중재 전 변비 기간과 중재와의 교호작용은 변비 치유 예측에 있어 모형을 향상시키지는 않는다.

19.6.4. 잔차 해석 ②

회귀분석에서 모형에 데이터가 적합한지 살펴보지 않는 것은 새옷을 입지도 않고 구매하는 것과 같다. 몸에 맞지 않는 옷은 불편함으로 실제 생활에서 의복으로서 가치는 없다. 마찬가지로 회귀분석도 자료에 상관없이 자체의 할 일을 하지만, 모형이 실제 생활에 가치가 있는지는 매우 제한적이다. 그래서 회귀분석 자체는 괜찮으나, 모형이 양호한지 확인이 필요하다. 따라서 잔차를 살펴보는 것이 중요하다. Section 19.5.7에서, SPSS의 데이터 편집창에서 다양한 잔차를 어떻게 저장하는지 배웠다.

OUTPUT 19.7

Case Summaries[a]

	Cured?	Intervention	Number of Days with Problem before Treatment	Predicted probability	Predicted group
1	Not Cured	No Treatment	7	.42857	Not Cured
2	Not Cured	No Treatment	7	.42857	Not Cured
3	Not Cured	No Treatment	6	.42857	Not Cured
4	Cured	No Treatment	8	.42857	Not Cured
5	Cured	Intervention	7	.71930	Cured
6	Cured	No Treatment	6	.42857	Not Cured
7	Not Cured	Intervention	7	.71930	Cured
8	Cured	Intervention	7	.71930	Cured
9	Cured	No Treatment	8	.42857	Not Cured
10	Not Cured	No Treatment	7	.42857	Not Cured
11	Cured	Intervention	7	.71930	Cured
12	Cured	No Treatment	7	.42857	Not Cured
13	Cured	No Treatment	5	.42857	Not Cured
14	Not Cured	Intervention	9	.71930	Cured
15	Not Cured	No Treatment	6	.42857	Not Cured
Total N	15	15	15	15	15

a. Limited to first 15 cases.

제8장에서 회귀분석 잔차를 살피는 주 목적이 (1) 모형 적합도에 맞지 않는 수치를 격리하고, (2) 모형에 지나치게 영향을 미치는 수치를 격리하는 것이라고 배웠다. 적합도에 맞지 않는 자료를 평가하기 위해 잔차 특히, 표준화 잔차, 표준화 잔차와 이탈도 통계량을 살펴본다. 모형에 지나친 영향이 있는지 평가하기 위해서는 Cook's distance, DFBeta와 leverage 같은 영향력 통계량을 사용한다. 이들 통계량은 Section 8.3에서 설명했고, 회귀분석에서도 해석은 동일하다. Table 19.2는 검토해야 할 주요 통계량과 무엇을 기대해야 하는지 요약했다. 상세한 내용은 제8장을 참고한다.

잔차 통계량을 얻으려면, 데이터 편집창에서 새로운 열로 저장이 된다. 데이터 편집창에서 통계량을 검토하거나 Analyze Reports ▶ Case Summaries... 를 선택하면 생성이 된다.

본 예의 기본 잔차 통계량(Cook's distance, leverage, standardized residual과 DFBeta 값)은 매우 좋다. 모든 경우 DFBeta 값은 1보다 작고, leverage 통계량(LEV_1)은 계산된 예측값 0.018에 매우 근사한다. Cook's distance (COO_1)도 이상적으로 높은 값은 없어 대체적으로 모형에 영향을 줄 정도의 경우는 없다. 표준화 잔차도 ± 2보다 작아, 매우 적은 관심 정도로 보인다.

단일 예측변수가 범주형인 자료에 기초한 것이므로, 이들 잔차는 다소 이상하다는 것을 알아야 한다. 잔차값이 크지 않은 가변성을 갖기 때문이다. 상당한 이상값(outlier)이나 영향값(influential)이 격리되었다면, 이 값을 제거해 더 좋은 모형 적합도를 갖는 것은 정당화되지 않는다. 대신, 이 값이 왜 이상해 제거하는지 타당한 이유를 상세히 점검해야 한다. 자료 입력 과정 중 단순히 착오일 수도 있고, 이 이상값이 특별한 이유가 있을 수도 있다. 예를 들어, 환자 평가시 알게 된 변비와 관련된 다른 의학적 합병증이 있는 경우이다. 그런 경우, 합당한 이유가 되므로 그 환자는 자료에서 제거하고 그 이유를 적어 놓는다.

더모아

진단법에 대해 더 설명해 줄 수 있나요?

본 예에 대한 진단적 통계량은 표로 만들어 웹 사이트에 올려 놓았고, 추가적인 사항은 관련 웹 사이트를 참고한다.

TABLE 19.2 Summary of residual statistics saved by SPSS

Label	Name	Comment
PRE_1	Predicted Value	
PGR_1	Predicted Group	
COO_1	Cook's Distance	Should be less than 1
LEV_1	Leverage	Lies between 0 (no influence) and 1 (complete influence). The expected leverage is $(k+1)/N$, where k is the number of predictors and N is the sample size. In this case it would be $2/113 = .018$
SRE_1	Studentized Residual	Only 5% should lie outside ±1.96, and about 1%
ZRE_1	Standardized Residual	should lie outside ±2.58. Cases above 3 are cause
DEV_1	Deviance	for concern and cases close to 3 warrant inspection
DFB0_1	DF Beta for the Constant	Should be less than 1
DFB1_1	DF Beta for the first predictor (**Intervention**)	

핵심녀의 힌트   진단적 통계량

- 로지스틱 회귀분석모형에 영향을 미치는 케이스를 살펴본다.
- 표준화 잔차를 점검하여, 절대값이 2 이상인 경우가 5% 이내, 2.5 이상인 경우는 1% 이내인지 확인한다. 3 이상인 경우는 이상값(outlier)이다.
- Cook's distance 값은 데이터 편집창에서 살펴본다. 1 이상 값은 모형에 영향을 미치는 경우를 나타낸다.
- 평균 leverage를 계산하고(예측변수의 수 + 1, 표본수로 나눔), 이 평균 값이 2배나 3배 이상 큰지 살펴본다.
- 1 보다 큰 DF Beta 절대값이 있는지 찾아본다.

19.6.5. 효과크기 계산 ②

로지스틱 회귀분석의 맥락상, 사용하기에 가장 좋은 효과크기는 승산비이다. 승산비에 대한 상세한 해석은 Section 19.6.2에서 살펴보았다.

19.7. 로지스틱 회귀분석 보고하기 ②

로지스틱 회귀분석은 어떻게 결과를 보고할지 확실한 기준이 없기에 심리학에서는 비교적 드물게 사용된다. 선형회귀분석(Section 8.9)과 같은 방법으로 보고하면 될 것이다. 매우 단순한 모형이 아닌 한, 결과는 표로 작성하는 편이 좋다. 기본적으로 베타 값, 표준오차, 유의수준, 모형에 대한 일반적인 통계량(R^2과 적합도 통계량)을 보고한다. 승산비와 신뢰구간도 보고한다. 상수를 포함시켜 완전 회귀모형을 구축할 수 있는 것이 좋다. 어떤 예측변수가 유의한지 아는 것이 가치가 있으므로, 유의하지 않은 예측변수를 보고하는 것도 고려해 볼 만하다.

Table 19.3 같은 표를 만들 수 있다. 그동안 학습한 앞부분을 잘 살펴보아 이 표를 만들 수 있을 것이다. 소수점 2자리에서 반올림해 만들었다. R^2은 소수점 앞에 0은 없으나(이 값은 1을 초과할 수 없기 때문) 1보다 작은 다른 모든 값은 0이 있다. 여기서 b에 대한 bootstrap 신뢰구간을 표시했다.

TABLE 19.3 Coefficients of the model predicting whether a patient was cured [95% BCa bootstrap confidence intervals based on 1000 samples]

	b	95% CI for Odds Ratio		
		Lower	Odds	Upper
Included				
Constant	−0.29 [−0.77, 0.20]			
Intervention	1.23* [0.42, 2.06]	1.56	3.42	7.48

Note. R^2 = .06 (Hosmer & Lemeshow) .08 (Cox & Snell) .11 (Nagelkerke). Model $\chi^2(1)$ = 9.93, $p < .01$. * $p < .01$.

19.8. 가정 검정: 다른 예 ②

영국인은 역사적 증거에 반대됨에도 불구하고 스포츠에서 이겨야 된다는 신념을 갖는다. 영국인은 강압적인 환경에서는 실패하도록 프로그램 되어 있다. 그것은 사실이었다.[7] 그러나 매번 토너먼트 축구경기가 되면 방송매체에 의해 영국이 승리할 것이라고 믿는다.

> Why do the England football team always miss penalties?

그러나 매번 패배하면서 영국인은 멘붕에 빠진다. 우연하게도 본 책의 발행시기가 축구의 패배와 관련되어 있다. 1998년 첫판 발행 때, 페널티 킥을 실패해 월드컵에서 나가지 못하고, 2004년 두 번째 판 발행 때에도 페널티 킥 실패로 유럽 챔피언쉽에서 예선 탈락했다. 3번째 판인 2008년에도 유럽 챔피언쉽에서 참가 자격을 얻지 못했다. 이제 4번째 판을 저술하는데, 역시 페널티 킥을 실패해 고향으로 돌아왔다. 영국 축구에 무슨 문제가 있는 것일까?

축구의 패널티킥, 농구의 자유투 점수나 하키나 럭비, 미식 축구에서 페널티로 점수 획득 여부에 대한 예를 들어보자. 결과변수가 페널티 스코어 점수의 성공 또는 실패의 이지형이므로 로지스틱 회귀분

---

[7] 이런 규칙을 증명하는데, 2003년 럭비 월드컵 우승은 예외적이었다. 2005년에 저자는 Ashes팀을 이겼다고 생각했으나, 과거 18년 동안 연속적으로 패했기에 승리는 전혀 자랑거리가 되지 않았다.

석을 위한 연구 질문으로 적합하다. 과거 연구(Eriksson, Beckham & Vassell, 2004; Hoddle, Batty & Ince, 1998; Hodgson, Cole & Young, 2012)에서 페널티 킥의 성공 여부를 타당하게 예측하는 요인은 두 가지였다. 첫 번째 요인은 킥을 차는 선수의 걱정 여부이다(Penn State Worry Qustionnaire, PSWQ 측정 도구로 측정할 수 있다). 두 번째 요인은 과거 킥 성공률이다. 선수가 페널티 킥 점수 기록이 좋았는지 여부이다. 불안한 마음은 다양한 업무 수행에 해로운 영향을 갖기에 인정할 수 있는 요인이다. 따라서 불안 상태는 페널티 킥 성공에 설명이 안되는 변이를 설명할 수 있다.

두 예측변수는 이미 잘 알려졌고, 새로운 요인에 대한 효과를 검정을 원한다면, 이 예는 잘 설계된 모형에서 세워지는 전형적인 경우이다. 무작위로 선수 75명을 선정했고, 경기에서 페널티 킥을 차기 전 불안 정도를 평가하기 위한 불안 상태 설문조사를 했다. 어느 정도 걱정을 하고 있는지 측정을 위해, PSWQ를 이용해 조사했다. 그리고 과거 킥 성공률을 기록 자료로부터 얻었다. 다음에 페널티 킥이 성공하는지 실패하는지 확인했다. 자료는 **Penalty.sav** 파일에 있고 4개의 변수가 각각 분리된 열에 나타나있다.

- **Score:** 결과변수로 0 = penalty missed, 1 = penalty scored로 코드화했다.
- **PSWQ:** 첫 번째 예측변수로 선수의 걱정 정도에 대한 측정치이다.
- **Previous:** 각 선수 경력에 따라 페널티 킥 성공 백분율을 나타낸다.
- **Anxious:** 3번째 예측변수로, 과거에 페널티 성공 여부를 예측하는데 사용하지 않았던 변수이다. Anxious는 페널티 킥 전 불안의 측정치이다.

SELF-TEST 이 자료를 이용하여 위계적 로지스틱 회귀분석을 시행한다. **Previous**와 **PSWQ**를 첫 번째 block에 넣고, **Anxious**는 두 번째에 넣는다. 관련 웹 사이트에 분석하는 방법에 대한 전체 가이드와 해석에 대한 추가적인 자료가 있으므로 참고한다.

19.8.1. 로짓 선형성 검정 ③

이 예제에는 3개 연속변수가 있으므로, 각 연속변수가 결과변수(Scored)의 대수와 선형 관계가 있는지 체크해야 한다. 이 가정을 검증하기 위해, 각 예측변수와 그 변수의 대수간 교호작용이 있는 예측변수를 포함해(Hosmer & Lemeshow, 1989) 로지스틱 회귀분석을 수행해야 한다.

Transform Compute Variable… 을 이용해 교호작용 항을 만든다(Section 5.4.4). 각 변수는 원 변수의 대수인 새로운 변수가 만들어진다. 예를 들어, *Target Variable* 상자에 새 변수명을 넣고 Type & Label… 를 클릭하면, PSWQ는 LnPSWQ인 새 변수가 만들어지고, *Ln(PSWQ)*라는 기술적 이름을 갖는 변수가 나온다. *Function group* 목록 상자에서 *Arithmetic*을 클릭하고, *Functions and Special Variable* 상자에서 *Ln*(자연대수 변환)을 클릭하며, 을 클릭해 명령어 영역으로 전환시킨다. 명령어로 이동되면, 'LN(?)'이 나타나는데, 물음표는 변수명으로 대치되어야 한다. 변수명은 직접 입력해 넣을 수도 있고, 변수 목록에서 전환시켜 넣을 수도 있다. 그럼 물음표를 PSWQ 변수로 대치한다. 목록에 있는 변수를 선택하고 <kbd>▶</kbd>를 클릭하거나, 물음표가 있는 곳에 'PSWQ'라고 직접 입력한다. 다음 <kbd>OK</kbd>를 클릭하면 새로운 변수가 만들어진다.

 SELF-TEST **Anxious**와 **Previous**의 자연대수를 갖는 두 가지 새로운 변수를 만들어 본다.

가설 검정을 위해, 모든 변수를 한 블록에 넣는 것(위계적으로 할 필요없이)을 제외하고는 동일한 방법으로 분석을 다시 하면 된다. 각 예측변수와 그 대수의 3개 교호작용을 함께 넣는다.

<u>Analyze Regression</u> ▶ <u>Binary Logistic...</u>을 선택하고, 주 대화상자에 있는 Scored를 클릭해 *Dependent* 상자로 끌어오거나 <kbd>▶</kbd>를 클릭한다. *Ctrl* 키를 누르면서 PSWQ, Anxious와 Previous를 클릭해 주효과를 명시하고, *Covariates* 상자로 끌어오거나 <kbd>▶</kbd>를 클릭한다. 교호작용을 넣기 위해 *Ctrl* 키를 누르면서, 교호작용에 있는 두 변수를 클릭한다. 즉, PSWQ를 클릭하고, *Ctrl*을 누르면서, Ln(PSWQ)을 누르고 <kbd>>a*b></kbd> 클릭해, *Covariates* 상자로 이동시킨다. 이러면 PSWQ × Ln(PSWQ) 상호작용이 지정된다. 동일한 방법으로 Anxious × Ln(Anxious)와 Previous × Ln(previous) 상호작용을 지정해 본다. Figure 19.11에 이런 완전한 대화상자를 보여준다. 최종 Previous × Ln(Previous) 교호작용은 보이지는 않지만, 있다는 것에 주목하라.

Output 19.8은 가정을 검정한 출력물이다. 교호작용 항이 유의한지 알아본다. 유의한 교호작용은 주효과가 로짓의 선형성 가정에 위배된다는 의미이다. 따라서, 여기에서 교호작용 3가지 모두 .05 보다 큰 유의수준값을 가졌으므로, PSWQ, Anxious와 Previous에 대한 로짓의 선형성 가정에 맞는다.

19.8.2. 다중공선성 검증 ③

Section 8.5.3에서 다중공선성(multicollinearity)이 회귀 모형의 모수에 어떠한 영향을 미치는지 알아보았다. 로지스틱 회귀분석도 공선성(collinearity)에 편향 효과를 갖는 경향이 있어 공선성 검정이 필요하다. SPSS는 로지스틱 회귀분석의 공선성 진단을 위한 선택 사양이 없다. 이는 다중공선성이 문제가 되지 않는다는 환상을 줄 수 있으나 동일한 결과변수와 예측변수를 사용해 선형회귀분석을 수행하므로 공차와 VIF 같은 통계량을 얻을 수 있다.

<u>Analyze Regression</u> ▶ <u>Linear...</u>을 선택해 *Linear Regression* 대화상자로 들어가 분석해 보자. Figure 19.12에 이 대화상자가 보인다. 여기서 단지 공선성 검정을 이용하므로 다른 선택 사양을 명시할 필요가 없다. <kbd>Statistics...</kbd>를 클릭해 대화상자에서 *Collinearity diagnostics*를 선택한다. ☑ Co<u>l</u>linearity diagnostics 를 선택하면, 다른 기본 사양에 대해서는 신경쓰지 않는다. 그리고 <kbd>Continue</kbd>를 클릭해

FIGURE 19.11
Dialog box
for testing the
assumption
of linearity
in logistic
regression

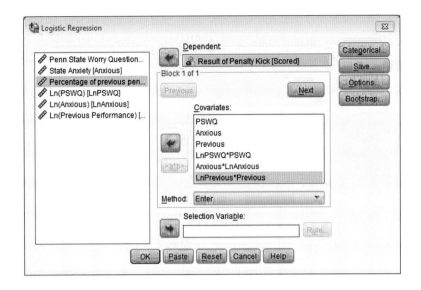

OUTPUT 19.8

Variables in the Equation

		B	S.E.	Wald	df	Sig.	Exp(B)
Step 1[a]	PSWQ	-.422	1.102	.147	1	.702	.656
	Anxious	-2.650	2.784	.906	1	.341	.071
	Previous	1.669	1.473	1.285	1	.257	5.309
	LnPSWQ by PSWQ	.044	.297	.022	1	.883	1.045
	Anxious by LnAnxious	.682	.650	1.102	1	.294	1.978
	LnPrevious by Previous	-.319	.315	1.025	1	.311	.727
	Constant	-3.874	14.924	.067	1	.795	.021

a. Variable(s) entered on step 1: PSWQ, Anxious, Previous, LnPSWQ * PSWQ , Anxious *
LnAnxious , LnPrevious * Previous.

Linear Regression 대화상자로 돌아온 후, [OK]를 클릭해 분석을 시행한다.

분석결과는 Output 19.9에 나와 있다. 첫 번째 표에서 **PSWQ**에 대한 **Previous** 공차(tolerance) 값은 0.014, **Anxious**는 0.575로 나와 있다. 이미 제8장에서 공선성 평가 기준이 다양함을 배웠다. 요약하면, 공차값이 0.1 이하이고(Menard, 1995) VIF 값이 10보다 크면(Myers, 1990) 문제가 된다. 본 예에서는 **Anxious**와 **Previous** VIF 값 모두 70 이상으로 예측변수 간 공선성은 문제가 됨을 알려준다. 이런 문제는 *Collinearity Diagnostic* 표를 살펴보아 좀 더 조사해 본다. 각 예측변수에 대한 중심화가 안 된 교차곱 행렬의 고유값(eigenvalue), 상태지수(condition index), 분산비율(variance proportion)이 나타나 있다. 고유값이 다른 값보다 크다는 것은 교차곱 행렬이 '불량 조건'으로 회귀모수 추정치는 예측변수나 결과변수의 작은 변화에도 큰 영향을 받는다는 의미이다. 쉽게 말하면, 이 값은 회귀모수가 얼마나 정확한지 알려준다. 고유값이 매우 비슷하다면, 측정변수값이 다소 변해도 유추된 모형의 변화가 없다는 의미이다. *condition indexes*는 고유값의 다른 표현 방법으로 가장 큰 고유값(eigenvalue)에 대한 관심 고유값 비의 제곱근이다. 따라서 가장 큰 고유값 차원(dimension)의 상태지수(condition index)는 항상 1이 된다. 본 자료의 최종 차원에서 condition index는 81.3으로 다른 차원 값보다 매우 크다. 공선성 문제를 나타내는데 얼마나 큰 condition

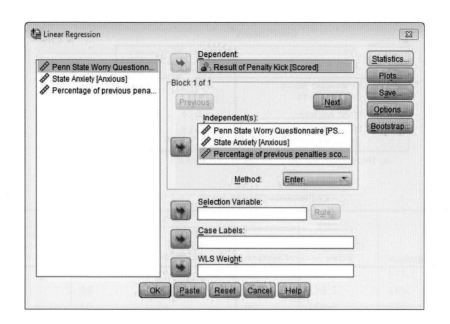

FIGURE 19.12
Linear Regression dialog box for the penalty data

index 값이 필요한지 규정은 없지만, 이 경우 확실히 공선성 문제가 존재함을 보여준다.

본 표의 마지막 단계에 분산비율(variance proportion)이 나와 있다. 각 회귀계수의 분산은 고유값에 따라 나누어질 수 있고, 분산비율은 각 예측변수에 대한 각 고유값에 기여하는 회귀계수의 분산 비율이다. 이 비율에 100을 곱하면 백분율로 나타낼 수 있다. 예를 들어, PSWQ 회귀계수 분산의 95%는 고유값 숫자 3, 4%는 고유값 숫자 2, 1%는 숫자 1과 연관되어 있다. 공선성 면에서 회귀계수 분산이 종속적임을 의미하기 때문에, 작은 고유값에 높은 비율을 갖는 예측변수를 기대할 것이다. 따라서 표에서 작은 고유값을 갖는 아래 행에 관심을 갖게 된다. 본 예에서는 두 Anxiety와 Previ-ous의 회귀계수에서 분산의 99%는 가장 작은 고유값이 있는 숫자 4와 연관성이 있다. 이는 두 변수 간 종속적이라는 명백한 근거이다.

본 분석 결과를 보면, 걱정 상태와 과거 페널티 킥 경험 간 공선성이 있고 이 두 변수의 의존성이 모형을 왜곡시키는 것이 확실하다.

SELF-TEST   제6장에서 학습한 바와 같이, 모든 변수에 대한 Pearson 상관분석을 시행해 본다. 공선성 문제가 있는 이유를 알아낼 수 있는가?

공선성이 확인되어도 특별히 할 수 있는 일이 많지 않다. 확실한 해결책은 한 변수를 누락시키는 것이다. 예를 들어, 불안 상태 변수를 무시한 모형만을 보면 된다. 어느 변수를 제거할지 아는 방법도 없다. 이론적 결정도 무의미하다. 통계적으로도, 공선성있는 변수 중 어느 것이 누락되어도 상관없다. 한 변수가 다른 변수를 누락시키는 통계적인 근거도 없다. 예측변수가 제거되어도, 강한 다중공선성

Coefficients[a]

Model		Collinearity Statistics	
		Tolerance	VIF
1	Penn State Worry Questionnaire	.575	1.741
	State Anxiety	.014	71.764
	Percentage of previous penalties scored	.014	70.479

a. Dependent Variable: Result of Penalty Kick

Collinearity Diagnostics[a]

Model	Dimension	Eigenvalue	Condition Index	Variance Proportions			
				(Constant)	Penn State Worry Questionnaire	State Anxiety	Percentage of previous penalties scored
1	1	3.434	1.000	.00	.01	.00	.00
	2	.492	2.641	.00	.04	.00	.00
	3	.073	6.871	.00	.95	.01	.00
	4	.001	81.303	1.00	.00	.99	.99

a. Dependent Variable: Result of Penalty Kick

OUTPUT 19.9 Collinearity diagnostics for the penalty data

이 없는 다른 중요한 예측변수로 대치하도록 Bowerman과 O'Connell (1990)은 권고했다. 또한, 더 많은 데이터를 수집해 다중공선성이 감소되도록 제안했다. 다중공선성에 관여된 예측변수가 있을 때, 이들 예측변수로 PCA를 시행하고 구성점수를 예측변수로 이용하는 것이다(제17장). 만족스럽지는 않지만 가장 안전한 해결책은, 신뢰할 수 없는 모형을 인정하는 것이다. 그래서 페널티 킥 성공을 예측하는 요인 분석을 보고하려면, 과거 페널티 킥 성공 경험이 유의하게 예측하는 첫 번째 모형은 인정하지만, 페널티 킥 경험이 불안 상태를 증가시켜 킥 성공 여부에 영향을 줄 수 있다고 제안하면 된다. Anxious와 Previous 간 상관성이 인과관계의 방향성이 없기 때문에, 이런 서술은 매우 추측에 근거한 것이다. 그러나 두 예측변수 간 설명할 수 없는 관계를 인정하게 된다.

19.9. 여러 범주 예측하기: 다항 로지스틱 회귀분석 ③

로지스틱 회귀분석은 둘 이상 범주에서 구성원 간 예측에도 사용된다. 이를 다항 로지스틱 회귀분석이라 하며, 기존의 이항 로지스틱 회귀분석과 동일한 방법으로 분석하는 형태이다. 따라서 관련성을 설명하는 추가적 방정식도 필요하지 않다. 이 분석은 두 변수 간 일련의 비교(이러면 추가적 방정식이 실제 필요하지 않는 이유를 설명하기에 도움이 된다)로 결과변수를 분해한다. 예를 들어, 결과변수 범주가 3개(A, B, C)이면, 분석은 두 개씩 비교로 구성한다. 분석을 어떻게 구체적으로 명시하느냐에 따라 비교 형태가 달라진다. 즉, 첫 번째 범주에 대해 다른 모든 범주(A 대 B, A 대 C), 마지막 범주(A 대 C, B 대 C), 습관적 범주 B(B 대 A, B 대 C)에 비교인지 명시할 수 있다. 현실적으로

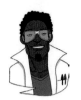

나자료 19.1

강요된 자살? ②

저자는 헤비메탈을 가장 선호한다. 헤비메탈을
듣기 전에 임상 심리학을 연구했다. 우연히 매우
흥미로운 헤비메탈과 관계된 논문을 발견했다. Lacourse, Claes와
Villeneuve (2001)는 헤비메탈에 대한 애정이 자살 위험을 예측하
는지에 관한 연구를 수행했다.

Eric Lacourse와 동료는 몇 가지 변수를 측정했다. 자살 위험(예,
아니오), 부모 결혼 상태(동거, 이혼/별거), 부모의 무관심 정도, 자
기 소외감/무력감(부정적 자신 지각이 있는 성인에서 지루한 인생
인 경우), 사회 격리(외부 지원 부족을 느끼는), 무규범성(어떤 목
적을 위해 사회적으로 사라진 행위가 사용할 수 있다는 신념), 무
의미함(학교가 취업에 도움됨을 의심)과 마약 사용 등을 설문 조
사했다. 추가적으로 헤비메탈 선호도를 측정했다. 고전의 하위장
르(Black Sabbath, Iron Maiden), 헤비메탈의 하위장르인 슬래

쉬 메탈(Slayer, Metallica), Venom이 제작한 death/black 메탈
(Obituary, Burzum)과 고딕 음악(Marilyn Manson)을 포함하여 조
사했다. 음악의 선호 뿐 아니라, 이 음악 밴드를 열렬히 추구하는
행위적 징후(포스터를 붙이고, 팬들과 즐겁게 노는 등), 연구자가
정의한 '간접적 대리 음악 듣기'(분노나 공격성 분위기가 나올 때
음악이 있었는지) 등을 측정했다. 남성과 여성으로 분리하여, 이들
측정 변수가 자살 위험성을 예측하는지 로지스틱 회귀분석을 이
용했다.

여성 표본에 대한 자료는 **Lacourse et al. (2001) Female.sav**
파일에 있다. 모든 예측변수를 넣어 Suicide_Risk를 예측하는 로
지스틱 회귀분석을 시행해 본다. 이렇게 계산된 결과가 논문에 발
표된 결과와 비교하기 쉽게, 본 논문 Table 3과 같은 순서로 모든
예측변수(**Age, Marital_Status, Mother_Negligence, Father_
Negligence, Self_Estangement, Isolation, Normlessness,
Meaninglessness, Drug_Use, Worshipping, Vicarious**)를 넣는
다. 결과를 표로 완성해 본다. 헤비메탈 음악이 여성에서 자살을
예측하는가? 아니면, 무엇이 자살을 예측하는가? 해답은 관련 웹
사이트를 보거나 원논문의 Table 3을 본다.

기준 범주(baseline category)를 설정해야 한다. 중요한 것은 이 분석방법과 출력결
과가 이항 로지스틱 회귀분석과 동일하다는 것이다.

남성과 여성에서 대화 내용을 평가한 연구가 있다(Bale, Morrison & Caryl,
2006; Cooper, O'Donnell, Caryl, Morrison & Bale, 2007). 이 연구는 대화 내
용(농담, 성적 내용이나 호감있는 성격 특성을 나타내는)이 얼마나 호의적인 대화로
영향을 주는지 관찰했다. 결과를 요약하면, 남성과 여성은 서로 다른 대화 내용을
갖는데, 남성은 강한 성적 내용을 선호하고, 여성은 유머 있는 수다를 선호한다.

다른 사람에게 대화를 시도하는 chat-up line이 성공적인지 평가를 알아보고자
나이트 클럽에서 남성 348명, 여성 672명의 대화 내용을 기록한 연구를 했다. 결과
변수는 3가지 중 하나인 대화(chat-up) 라인이다. 즉, 반응을 하지 않고 밖으로 나
가는 사람, 상대방 전화번호를 받은 사람, 상대방과 함께 나이트 클럽을 나가는 사
람이다. 그 다음, 3가지 경우의 대화 라인이 얼마나 우스웠는지(0 = 전혀 재미가 없
음, 10 = 생애 가장 우스운 얘기), 성적 내용 정도(0 = 전혀 성적 내용이 없음, 10 =
매우 직접적인 성적 내용), 대화가 좋은 도덕적 가치(0 = 좋은 특성을 반영하지 않음,
10 = 양호한 특성의 매우 좋은 지표임)에 영향을 주었는지, 평가위원이 등급을 주었
다. 예로 '나는 신석기 시대 코믹 만화영화의 자상하고 착한 아빠인 Fred Flint-
stone이 아니므로 당신에게 돌로 만든 침대를 만들어 줄 수 있어'라는 내용이라면,
높은 점수의 성적 내용, 낮은 점수의 좋은 성격 특성, 중간 점수의 유머가 될 것이

What do I do when I have more than two outcome categories?

The best cat-up line ever is 'Hello, would you like some fish?'

다. '난 지금까지 내 꿈 같은 당신만을 찾았어요'라는 대화 내용이라면, 성격 특성은 높은 점수, 성적 내용은 낮은 점수, 유머는 낮은 점수일 것이다. 과거 연구에 의하면, 다른 형태의 대화 라인 성공은 성별과 상호작용을 한다고 예측할 수 있다.

이 경우 다항 회귀분석이 적합하다. Chat-Up Lines.sav 파일에 데이터가 있다. 결과 변수(Success)는 3 범주(no response, phone number, go home with recipient)이고 4가지 예측변수는 대화의 즐거움(Funny), 성적 내용(Sex), 좋은 성격 특성에 영향(Good_Mate)과 상대방의 성별(Gender)이다.

19.9.1. SPSS로 다항 로지스틱 회귀분석 시행하기 ③

SPSS로 다항 로지스틱 회귀분석을 시행하기 위해, 먼저 주 대화상자에서 Analyze Regression ▶ Multinomial Logistic...을 선택한다. 이 대화상자에는 결과변수(*Dependent*), 범주형 예측변수(*Factor(s)*)와 다른 연속형 예측변수(*Covariate(S)*)를 넣을 공간이 있다. 이 경우 결과변수는 Success로, 목록에서 변수를 선택해 *Dependent*라 표기된 상자로 끌어오거나 ➡ 클릭해 이동시킨다. 첫 번째나 마지막 범주에 대해 비교할지 알려주기 위해 Reference Category...를 클릭한다.

SELF-TEST   결과변수는 3가지 범주로 구성되었음을 기억하고 어느 범주가 가장 타당한 기준 범주라고 생각하는가?

SPSS에서 기본 설정은 마지막 범주로 되어 있다. 그러나 이 자료에서는 첫 번째 범주(No response/walk off)가 기준 범주로 타당하다. 이 범주는 대화가 없어 원하는 효과를 얻지 못했으므로 실패를 나타내는 반면, 다른 두 범주(전화번호를 얻거나 함께 클럽을 나가는)는 성공의 형태를 보여주기 때문이다. 기준 범주를 변동하기 위해, 먼저 ◉ First Category 를 선택해 Continue 를 클릭하고 주 대화상자(Figure 19.13)로 돌아온다.

다음 예측변수를 명시한다. Gender라는 범주형 예측변수만 있으므로, 이 변수를 선택해 *Factor(s)* 박스로 이동시킨다. 마지막으로 3개 연속형 예측변수 또는 공변수(Funny, Sex와 Good_mate)가 있으므로 모두를 동시에 선택해, *Covariate(s)* 상자로 이동시킨다. 여기서는 모형에 모든 3개 예측변수가 강제로 들어가는 기본적 분석으로 이제 분석할 준비가 된 것이다. 그러나 이전 회귀분석에서 보았듯이 위계적 회귀분석이 필요한 경우가 자주 있는데, SPSS로 추후에 배울 것이다.

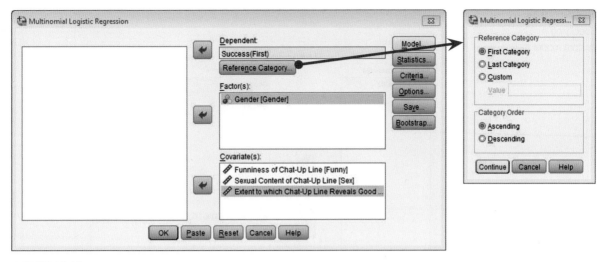

FIGURE 19.13 Main dialog box for multinomial logistic regression

19.9.1.1. 모형 제작하기 ③

이항 로지스틱 회귀분석과 달리, 다항 로지스틱 회귀분석에서는 대화상자에서 예측변수 간 교호작용을 명시할 수 없다. 대신 Model... 을 클릭해 Figure 19.14와 같은 대화상자를 열어, 'custom model'을 명시한다. SPSS는 초기설정으로 예측변수의 주효과만을 볼 수 있다. 그러나 본 예에서 주효과는 특별한 관심이 없다. 이미 과거 연구에서 재미있는 대화가 성공적 결과를 예측한다는 것은 알려져 있기 때문이다. 그러나 재미있는 대화가 남성보다 여성에서 더 성공적이라는 예측을 한다. 이런 예측은 Gender와 Funny 교호작용이 유의성이 있음을 암시한다. 마찬가지로 성적 내용 대화는 전반적으로 성공적이지 않지만, 남성에서는 비교적 성공적이라고 예측할 수 있다. 즉, Sex 주효과는 유의하지 않을 것으로 예측하지만, Sex × Gender 교호작용은 유의할 것으로 예측한다는 말이다. 따라서 모형에 교호작용이 들어갈 필요가 있다.

모형 제작을 위해, 먼저 ◉ Custom/Stepwise 를 선택해 대화상자를 활성화시킨다. 구체적 명시를 위한 두 가지 방법이 있다. Forced Entry Terms라는 상자에 강제로 모두 넣거나, 단계적 방법을 이용해 (Stepwise Terms라는 상자로 이동시켜) 모형에 들어가게 한다. 교호작용 항을 관찰하려면, 주효과가 모형에 모두 들어가야 한다. 모형에 해당 주효과가 없는 교호작용을 보면, 교호작용 항이 주효과에 기인되는 분산을 설명하도록 한다. 주효과가 없다면, 더 이상 교호작용을 보지 않는다. Shift를 누르면서 마지막 변수를 클릭하거나, Ctrl을 누르면서 Factors & Covariates로 표시된 상자에 있는 모든 변수를 클릭해 선택한다. 주효과나 교호작용으로 이들 효과를 이동할지 여부는 아래 나타나는 (drop-down) 목록 메뉴에서 결정한다. 주효과로 이동하려면 Main effects ▼ 로 가서 ▶를 클릭한다.

교호작용을 명시하는 방법도 동일하다. 두 개 이상의 변수를 선택하고, 아래 나타나는 상자에서 Interaction ▼ 을 지정하고 ▶을 클릭하면 된다. 예를 들어, Funny와 Sex를 선택해 위와 같이 하면, Funny × Sex 교호작용을 명시할 수 있다. 동시에 다중 교호작용을 구체적으로 지정할 수 있다. 예

FIGURE 19.14
Specifying a
custom model

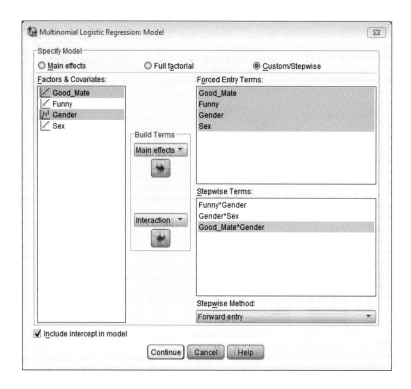

를 들어, Funny, Sex와 Gender를 선택하고, 아래 나타나는 drop-down 상자에서
All 2-way ▼ 로 세트하면, 두 변수 간 모든 교호작용(Funny × Sex, Funny × Gender,
Sex × Gender)으로 옮겨간다. ◉ Full fa̲ctorial 을 선택하면 자동적으로 모든 주효과
(Funny, Sex, Good_mate, Gender), 두 변수 간 모든 교호작용(Funny × Sex,
Funny × Gender, Funny × Good_Mate, Sex × Gender, Sex × Good_mate, Gender ×
Good_mate), 3 변수 간 모든 교호작용(Funny × Sex × Gender, Funny × Sex × Good_Mate,
Good_Mate × Sex × Gender, Funny × Good_Mate × Gender), 4 변수 간 교호작용(Funny ×
Sex × Gender × Good_mate) 모두가 들어간다.

이런 방법으로 대화 라인의 등급과 성별간 상호작용만 명시할 수도 있다(3 변수 간 상호작용이나
4 변수 간 상호작용에 관심이 없다면). 이들 교호작용 항을 모형에 넣을 수 있다. *Forced Entry
Terms*라 표기된 상자에 강제로 넣거나, 단계적 과정을 이용해 *Stepwise Terms* 상자로 이동시켜 모
형에 넣을 수 있다. 교호작용은 대화 라인 성공의 유의한 예측치인 경우에만 모형에 들어간다. 먼저
Funny × **Gender** 교호작용을 넣어보자. *Factors & Covariates* 상자에서 *Ctrl*을 누르면서 **Funny**
와 **Gender**를 클릭한다. 다음에 *Stepwise Terms*라 표기된 아래 나오는 메뉴 중 Interaction ▼ 으로 가
서 ➡을 클릭한다. 그러면, *Stepwise Terms*에서 목록 Gender × Funny를 볼 수 있다(SPSS는 알
파벳 반대 순서로 변수를 표기한다). Sex × Gender, Good_Mate × Gender 교호작용을 동일한 방
법으로 명시해 본다. 3 교호작용 항이 지정되면, 어떻게 단계적
분석을 수행하기를 원하는지 결정할 수 있다. *Stepw̲ise
Method* 제목 아래에 나타난 목록 방법이 있고, 이 목록에서

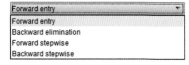

전향적 단계적 입력 또는 후향적 단계적 제거(유의한 기여를 하지 않으면 모형에서 제거되는 방법)를 선택할 수 있다. 이 방법에 대해 이미 기술했으므로 전향적 입력 방법을 선택해 분석했다.

19.9.2. 통계량 ③

[Statistics...]를 선택하면, Figure 19.15에 있는 대화상자가 나타나며 원하는 통계량을 명시할 수 있다.

- *Pseudo R-square*: Cox-Snell과 Nagelkerke R^2 통계량을 알려준다. 효과크기로 사용할 수 있어 유용한 선택 사양이다.
- *Step summary*: 모형에 단계적 구성을 갖기 때문에, 최근 모형에서는 반드시 선택해야 한다. 이 선택은 각 단계별 입력과 제거된 예측변수를 요약한 표를 산출해 준다.
- *Model fitting information*: 최근 모형(또는, 단계적 분석에서의 모형)을 기준 모형(절편만 있는 예측변수가 없는 모형)에 비교한 표를 나타내 준다. 이 표는 예측변수가 들어간 결과, 기준모형보다 모형이 개선되었는지 비교하는데 유용하다.

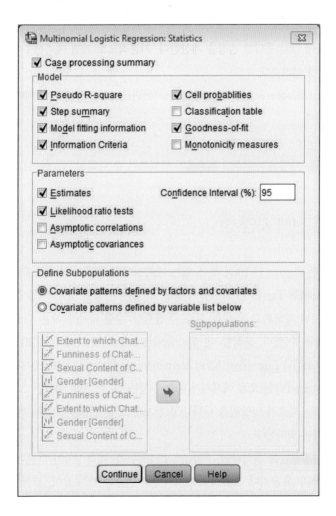

FIGURE 19.15
Statistics options for multinomial logistic regression

- *Information Criteria*: 모형을 비교하기에 유용한(Section 20.4.1), Akaike's information criterion (AIC)과 Schwarz's Bayesian information criterion(BIC)을 산출한다. 단계적 분석방법을 이용하거나, 예측변수의 다른 조합이 포함된 다른 모형과 비교하기를 원한다면 이 사양을 선택한다.

- *Cell probabilities*: 관찰빈도와 예측빈도 표를 나타낸다. 이항 로지스틱 회귀분석에서 나타난 분류표와 근본적으로 동일하고, 점검할 가치가 있는 표이다.

- *Classification table*: 예측변수의 모든 조합에서, 관찰에 대한 예측 반응의 분할표를 산출한다. 매우 작은 분석을 수행하지 않는 한, 선택하지 않아도 된다. 예로, 적은 수의 예측변수는 적은 수의 가능한 값을 보상한다. 여기서 11개의 가능한 값을 갖는 3개의 공변수와 2개 값의 예측변수(gender)가 있다. 이들 변수의 모든 조합은 매우 큰 표를 만들 것이다.

- *Goodness-of-fit*: 모형에 대한 Pearson과 카이제곱 통계량 우도비를 산출하기에 중요하다.

- *Monotonicity measures*: 결과변수가 2개 결과인 경우에만 유용하다. 페널티 킥으로 점수를 얻은 선수가, 킥 성공으로 점수를 얻고 .5(추측)에서 1(완벽한 예측) 범위의 모형으로 분류되는 확률을 측정하는 일치지표(concordance index) 같은 연관성 측정치를 산출할 것이다.

- *Estimates*: 모형에 있는 예측변수의 베타값, 검정통계량, 신뢰구간을 알려주므로 중요하다.

- *Likelihood ratio tests*: 전반적 모형은 우도비 통계량을 이용해 검정하지만, 이 사양은 모형에서 각 개별효과에 대한 동일한 검정을 계산한다. 기본적으로 개별 예측변수에 대한 유의수준 값처럼 동일한 것을 알려준다.

- *Asymptotic correlation and Asymptotic covariances*: 모형에 있는 베타 간 상관성(또는 공분산)을 산출한다.

Figure 19.15에 있는 사양을 선택하고 Continue 를 클릭하면 주 대화상자로 돌아간다.

19.9.3. 다른 선택 사양 ③

Criteria... 를 클릭하면 Figure 19.16(좌측)에 있는 대화상자로 간다. 로지스틱 회귀분석은 반복적 과정을 통해 작동한다(SPSS Tip 19.1). 과정을 이용할 수 있는 사양이 있다. 예를 들어, 기본 사양으로 SPSS는 반복이 100번 시도하고 유사한 모수 추정치가 '수렴'되어야 하는 다소 엄격한(기본으로 .0000001) 역치를 만들 수 있다. 분석할 때, *Maximum iterations* (150이나 200으로), *Parameter convergence* (.00001로)나 *Log-likelihood convergence* (0 이상으로)로 증가시키는 경우에, '수렴 실패(failing to converge)'라는 오류 메시지가 나오지 않는 한, 이 선택 사양은 그대로 놓아두어야 한다. 그러나 수렴 실패는 자료가 엉망임을 나타내고 강제로 모형 수렴은 모수가 정확하고 안정한 표본을 의미하지는 않는다는 의미이다

주 대화상자에서 Options... 를 클릭하면, Figure 19.16(우측) 대화상자가 나온다. 여기서 *Scale* 사양은 매우 유용하다. Section 19.4.4에서 언급한 바와 같이, 모형에 있

는 각 예측변수에 대한 모수 추정치의 신뢰구간을 구성하고 유의수준 검정에 이용되는 표준오차를 감소시키기 때문에, 과대산포는 로지스틱 회귀분석에서 문제가 된다. 또한, 이런 문제는 표준오차를 다시 축소해 대응한다고 언급했다. 이렇게 표준오차를 재축소할 상황이라면(예, 분석을 시행해 과대 산포의 증거를 발견했다면), 여기 대화상자에서 drop-down 목록 중 Deviance ▼ 나 Pearson ▼ 통계량에 기초한 분산 모수로 표준오차를 수정해 선택해야 한다. 원분석보다, 이 두 통계량 중 큰 것을 선택한다. 더 큰 통계량이 더 큰 보정을 산출하기 때문이다. 마지막으로, Save 를 클릭하면, 예측확률과 예측집단구성을 저장할 수 있다. 즉, Figure 19.17에 있는 *Estimated Response Probabilities*와 *Predicted Category*라 불리는 것을 제외하고는, 이항 로지스틱 회귀분석과 동일하다.

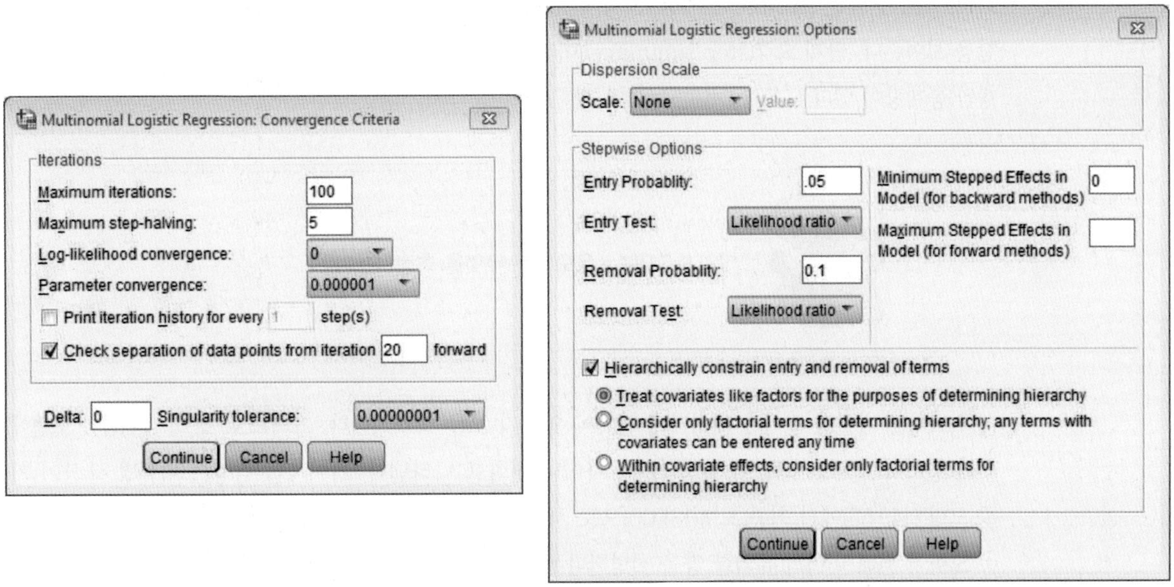

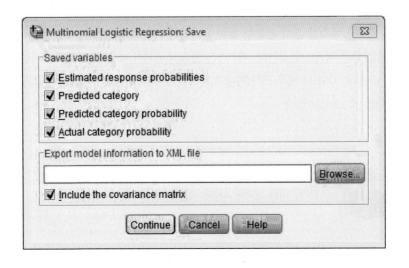

FIGURE 19.16 Criteria and options for multinomial logistic regression

FIGURE 19.17 *Save* options for multinomial logistic regression

19.9.4. 다항 로지스틱 회귀분석 출력물 해석 ③

SPSS 출력물은 경고문과 함께 시작한다(SPSS Tip 19.2). 이런 경고문을 무시하고, 첫 부분은 모형의 전반적인 것을 알려 준다(Output 19.10). 교호작용 항이 있는 단계별 분석을 선택했으므로 분석 단계가 요약된 표를 얻게 된다. 주효과가 들어가고(model 0), **Gener** × **Funny** 교호작용 항이 들어가고 (model 1), **Sex** × **Gender** 교호작용이 들어간(model 2), 단계별 결과를 보게 된다. 각 단계의 카이제곱 통계량은 매우 유의해, 이들 교호작용은 chat−up line이 유의한지 예측하는데 유의한 영향이 있다고 나타낸다. 이 교호작용 항이 모형에 들어가지 않았다면, 교호작용이 유의하지 않다는 것도 자명한 사실이다. 교호작용이 모형에 추가되므로 AIC도 작아지고, 모형의 적합도도 더 좋아진다는 점에 주목하라. BIC 변화는 AIC보다 적지만, 모형에 교호작용 포함은 주효과만 존재할 때보다 모형에 더 적합함을 보여준다. 단계 요약(step summary) 아래 마지막 줄에 모형 적합 기준이 그대로 복제된 최종 모형의 통계량이 있다.

SELF-TEST 우도비는 무엇을 측정하는가?

우도비는 비설명 변이가 데이터에 얼마나 있는지 보는 측정치이다. 그러므로 로그−우도는 모형에 의해 얼마나 새로운 분산이 설명되는지 차이나 변화를 나타낸다. 카이제곱 검정은 비설명 분산이 기준 모형(1149.53)에서 최종 모형(181.00)으로 차이가 1149.53 − 871 = 278.53로 감소됨을 검정한다. 최종 모형이 원래 변이의 유의한 양을 설명한다는 의미로 이런 차이는 유의하다. 다시 말하면, 최종 모형이 원 모형보다 더 적합하다.

다음 부분인 Output 19.11은 데이터에 대한 모형의 적합성과 관련된다. 모형이 없는 것보다 이 모형이 유의하게 좋다는 것은 알고 있다. 그러나 이 모형이 데이터에 매우 적합한가? Pearson과 이탈도 통계량은 이 모형로부터 예측한 값이 관찰한 값과 유의하게 다른지 검정한다. 이들 통계량이 유의하지 않으면, 그 모형은 좋은 적합도를 갖는다. 여기서는 반대의 결과가 나왔다. 이탈도 통계량은 모형이 데이터에 적합(p = .45로 .05보다 매우 크다)하다고 하지만, Pearson 검정은 반대로 예측값이 관찰값과 유의하게 다르다(p < .001)고 했다.

SELF-TEST Pearson과 이탈도 통계량이 다른 이유는 무엇인가? 이런 통계량 차이는 무엇을 말해주는가?

Step Summary

Model	Action	Effect(s)	Model Fitting Criteria			Effect Selection Tests		
			AIC	BIC	-2 Log Likelihood	Chi-Square[a]	df	Sig.
0	Entered	Intercept, Good_Mate, Funny, Gender, Sex	937.572	986.848	917.572	.		
1	Entered	Gender * Funny	908.451	967.582	884.451	33.121	2	.000
2	Entered	Gender * Sex	899.002	967.987	871.002	13.450	2	.001

Stepwise Method: Forward Entry

a. The chi-square for entry is based on the likelihood ratio test.

Model Fitting Information

Model	Model Fitting Criteria			Likelihood Ratio Tests		
	AIC	BIC	-2 Log Likelihood	Chi-Square	df	Sig.
Intercept Only	1153.526	1163.382	1149.526			
Final	899.002	967.987	871.002	278.525	12	.000

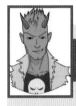

SPSS TIP 19.2 경고! 제로 빈도 ③

Warnings

There are 504 (53.5%) cells (i.e., dependent variable levels by subpopulations) with zero frequencies.

로지스틱 회귀분석 시 제로 빈도(zero frequencies)라는 경고문을 만나게 된다. 이 문제는 Section 19.4.2에서 80세, 고도 불안, 왼손잡이, 동성자인 불교신자의 예로 설명했다. chat-up line 성공의 예측변수로 성별만 보도록 하자. 결과변수는 3개 범주, gender는 2개 범주가 있다. 이 두 변수는 6개 조합이 가능하고, 이들 조합 내 이상적으로 많은 관찰이 있기를 바란다. 그러나 본 예에서는 11개 가능한 결과를 갖는 변수 3개(**Funny, Sex**와 **Good_mate**), 2개 가능한 결과를 갖는 **Gender**와 3개 가능한 결과인 결과변수가 있다. 공변수 3개를 포함하므로 변수 조합 수는 상당히 증가된다. 따라서, 관찰치가 없는 조합이 있다는 오류 메시지가 뜬다. 즉, 80세, 고도 불안이 있는 왼손잡이 동성애 불교신자를 찾을 수 없는 상황이 실제 있을 수 있다. 예를 들어, 남성과 여성 모두에서, 가장 재미있고, 가장 좋은 성격 특성을 보이고, 가장 성적인 내용의 chat-up line을 찾을 수 없다는 것이다. 사실 본 조합의 53.5%는 자료가 없었다.

공변수가 있는 경우, 이런 공란 셀(조합)은 불가피하므로, 이러한 오류 메시지를 받게 된다. 이 연구는 1020개 자료로 셀의 절반은 공란으로 되어있으므로, 이 셀을 채우기 위해 최소 2배 정도 표본을 증가할 필요가 있을 것이다. 공란 셀이 문제를 유발한다는 언급을 새겨볼 가치는 있다. 이런 경고문을 받으면, 불합리하게 큰 표준편차를 갖는 계수를 살펴보고, 찾았으면 조심은 해야 한다.

Pearson과 이탈도 통계량 차이는 과대산포로부터 야기된다. Pearson 통계량은 기대빈도가 낮으면, 매우 과장되어 부풀려진다. 즉, 경고문에 나타난 바와 같이, 공란 셀이 너무 많기 때문에 발생한 것이다. 확실한 것은 이탈도와 Pearson 카이제곱 통계량의 모순은 좋은 현상이 아니다. 과대산포의 가능성을 알아보자. 두 통계량으로부터 산포 모수를 다음과 같이 계산한다.

$$\phi_{Pearson} = \frac{\chi^2_{Pearson}}{df} = \frac{886.62}{614} = 1.44$$

$$\phi_{Deviance} = \frac{\chi^2_{Deviance}}{df} = \frac{617.48}{614} = 1.01$$

OUTPUT 19.11

Goodness-of-Fit

	Chi-Square	df	Sig.
Pearson	886.616	614	.000
Deviance	617.481	614	.453

Pseudo R-Square

Cox and Snell	.239
Nagelkerke	.277
McFadden	.138

OUTPUT 19.12

Likelihood Ratio Tests

Effect	Model Fitting Criteria			Likelihood Ratio Tests		
	AIC of Reduced Model	BIC of Reduced Model	-2 Log Likelihood of Reduced Model	Chi-Square	df	Sig.
Intercept	899.002	967.987	871.002[a]	.000	0	.
Good_Mate	901.324	960.454	877.324	6.322	2	.042
Funny	899.002	967.987	871.002[a]	.000	0	.
Gender	913.540	972.671	889.540	18.538	2	.000
Sex	899.002	967.987	871.002[a]	.000	0	.
Gender * Funny	930.810	989.941	906.810	35.808	2	.000
Gender * Sex	908.451	967.582	884.451	13.450	2	.001

The chi-square statistic is the difference in -2 log-likelihoods between the final model and a reduced model. The reduced model is formed by omitting an effect from the final model. The null hypothesis is that all parameters of that effect are 0.

a. This reduced model is equivalent to the final model because omitting the effect does not increase the degrees of freedom.

이 두 값 모두 특별히 크지 않다. 이탈도 통계량에 기초한 결과값은 이상적인 1에 근접한다. Pearson에 기초한 결과값은 1보다 크지만, 2에는 가깝지 않아 데이터가 과대산포라는 염려에 대한 큰 원인은 아니다.[8]

출력물에서 Section 19.3.3에 서술한 R^2의 2가지 다른 측정치를 본다. Cox와 Snell의 측정치로 .24로 나왔고, Nagelkerke 보정값은 .28로 나왔다. 이 두 측정치는 유사한 값으로 비교적 적절한 정도의 효과를 보인다.

Output 19.12는 우도비 검정결과로 모형에 대한 예측변수의 유의성 확인에 이용된다. 고순위 교호 작용이 관여된 공변수에 대한 유의수준 값은 나타내지 않았다. Funny와 Sex 효과에 대한 *Sig.* 열이 공란이므로 유의하지 않다. 이 표에서 gender는 대화의 성공률에, $\chi^2(2) = 18.54$, $p < .001$로 유의한 주효과를 나타내고, 좋은 상대방(Good_Mate)도 $\chi^2(2) = 6.32$, p = .042로 유의한 주효과가 있다. 그러나 실제 관심은 상호작용으로 성공적으로 데이트를 예측하는데, $\chi^2(2) = 35.81$, $p < .001$로 유머 있는 대화가 gender와 상호작용을 한다는 것이다. 역시 성적인 내용의 대화는 상대방의 반응을 예측하는데, $\chi^2(2) = 13.45$, $p = .001$로 대화 상대의 gender와 상호작용한다. 이러한 우도 통계량은 어떠한 예측변수가 유의하게 결과범주를 예측할 수 있는지, 전반적인 통계량으로서 볼 수 있다. 그러나 우도 통계량은 그 효과가 무엇인지 명확하게 알려주지는 않는다. 명확한 효과를 알기 위해 각 모수 추정치

---

8 큰 산포모수는 과대산포가 아닌 다른 원인으로 발생할 수 있다. 예를 들어, 생략된 변수나 교호작용(여기서 모형에 들어갔지만, 선택되지 않은 몇 가지 교호작용 항)과 로짓 가정의 선형성을 위배한 예측변수 등이 관대산포의 원인이 된다.

를 살펴보아야 한다.

Output 19.13은 각 개별 모수 추정치를 보여준다. 이들 모수는 결과범주의 짝과 비교되기 때문에, 표가 반으로 나누어진다. 첫 번째 범주를 기준 범주로 명시했다. 그러므로 *Get Phone Number*라 표기된 표 부분은 'No response/walked away' 범주에 대해 비교한 결과이다. 하나씩 효과를 살펴보자. 두 범주만을 비교하기 때문에, 해석은 이항 로지스틱 회귀분석과 동일하다.

- **Good_Mate:** 대화(chat-up line)에 좋은 도덕성을 보이면, 반응하지 않고 나가버리는(no response/walk off) 것에 비해 전화번호를 받는 것(get phone number)이 $b = 0.13$, Wald $\chi^2(1) = 6.02$, $p = .014$로 유의한 예측을 보였다. 이 변수가 증가하면 즉, chat-up에서 한 단위 도덕성 증가시 전화번호를 받는 것(no response/walked off 보다는)의 승산 변화는 1.14인 승산비가 된다. 간단히 말하면, 좋은 도덕성을 갖는 대화를 하면, 안 하는 것보다 전화번호를 더욱 잘 얻을 수 있다.

- **Funny:** 재미있는 대화로 전화번호를 얻는 것은 $b = 0.14$, Wald $\chi^2(1) = 1.60$, $p = .206$으로 유의한 예측을 하지는 않는다. 예측변수가 유의하지 않더라도 승산비는 **Good_Mate**와 매우 비슷하다. 따라서 효과크기는 유사하게 비교되지만, 이런 비유의성은 비교적 큰 표준오차에서 기인한 것이다.

- **Gender:** 대상자 성별은 반응하지 않는 것에 대한 전화번호를 얻는 경우는 $b = -1.65$, Wald $\chi^2(1) = 4.27$, $p = .039$로 유의하게 예측한다. 0 = female, 1 = male이므로 여성에서의 효과를 남성과 비교한 것이다. 따라서 여성(0)에서 남성(1)로 변하면, 반응하지 않는 것에 비해 전화번호를 주는 승산 변화는 0.19인 승산비를 알려준다. 다시 말하면, 반응하지 않는 것과 비교시 전화번호를 주는 남성의 승산은 1/0.19 = 5.26배 여성에 비해 높다는 것이다.

- **Sex:** 대화에 성적인 내용은 반응하지 않는 것에 대한 전화번호를 얻는 경우는 $b = 0.28$, Wald $\chi^2(1) = 9.59$, $p = .002$로 유의하게 예측한다. 성적 내용이 한 단위 증가시, 전화번호를 받는(반응하지 않는 대신에) 승산 변화가 1.32라는 승산비를 알려준다. 간단히 말하면, 성적 내용이 많은 대화를 하면, 하지 않는 것보다 전화번호를 더 잘 얻을 수 있다. 이 효과도 다음의 **gender**와 교호작용으로 대체되는 것에 주목하라.

- **Funny × Gender:** 재미있는 대화의 성공 여부는 성별에 따라 달라진다. 즉, 이 두 변수의 교호작용에서 전화번호를 얻는지 여부는 $b = 0.49$, Wald $\chi^2(1) = 12.37$, $p < .001$로 유의하다. 위에서 gender의 효과를 어떻게 해석했는지 기억하자. 여기에서 재미있는 내용이 증가하는 조합에서, gender가 female(0)에서 male(1)로 변화시, 반응 안 하는 것과 비교해 전화번호를 주는 승산의 변화가 1.64인 승산비를 알려준다. 다시 말하면, 내용이 흥미로울수록, 여성은 남성보다 전화번호를 더 잘 알려준다. 따라서 재미있는 대화가 남성보다 여성에서 더 성공적인 결과가 된다.

- **Sex × Gender:** 성적 내용이 있는 대화의 성공은 성별에 따라 달라진다. 즉, 이들 변수의 교호작용은 $b = -0.35$, Wald $\chi^2(1) = 10.82$, $p = .001$로 전화번호를 얻는지 여부를 유의하게 예측한다. 위에서 교호작용을 해석하는 방법을 기억하라. 앞에서는 b가 양의 부호였지만, 여기서는 음

Parameter Estimates

Success of Chat-Up Line[a]		B	Std. Error	Wald	df	Sig.	Exp(B)	95% Confidence Interval for Exp(B)	
								Lower Bound	Upper Bound
Get Phone Number	Intercept	−1.783	.670	7.087	1	.008			
	Good_Mate	.132	.054	6.022	1	.014	1.141	1.027	1.268
	Funny	.139	.110	1.602	1	.206	1.150	.926	1.427
	[Gender=0]	−1.646	.796	4.274	1	.039	.193	.040	.918
	[Gender=1]	0[b]	.	.	0	.	.	.	.
	Sex	.276	.089	9.589	1	.002	1.318	1.107	1.570
	[Gender=0] * Funny	.492	.140	12.374	1	.000	1.636	1.244	2.153
	[Gender=1] * Funny	0[b]	.	.	0	.	.	.	.
	[Gender=0] * Sex	−.348	.106	10.824	1	.001	.706	.574	.869
	[Gender=1] * Sex	0[b]	.	.	0	.	.	.	.
Go Home with Person	Intercept	−4.286	.941	20.731	1	.000			
	Good_Mate	.130	.084	2.423	1	.120	1.139	.967	1.341
	Funny	.318	.125	6.459	1	.011	1.375	1.076	1.758
	[Gender=0]	−5.626	1.329	17.934	1	.000	.004	.000	.049
	[Gender=1]	0[b]	.	.	0	.	.	.	.
	Sex	.417	.122	11.683	1	.001	1.518	1.195	1.928
	[Gender=0] * Funny	1.172	.199	34.627	1	.000	3.230	2.186	4.773
	[Gender=1] * Funny	0[b]	.	.	0	.	.	.	.
	[Gender=0] * Sex	−.477	.163	8.505	1	.004	.621	.451	.855
	[Gender=1] * Sex	0[b]	.	.	0	.	.	.	.

a. The reference category is: No response/Walk Off.

b. This parameter is set to zero because it is redundant.

OUTPUT 19.13

의 수이다. 성적인 내용이 증가하는 조합에서, gender가 female(0)에서 male(1)로 변화시, 반응 안 하는 것과 비교해 전화번호를 주는 승산 변화가 0.71라는 승산비를 알려준다. 다시 말하면, 성적인 내용이 있는 대화일수록, 여성은 남성보다 전화번호를 안 알려준다. 따라서 고강도 성적인 내용 대화는 여성보다 남성에서 더 성공적인 결과가 된다.

Output 19.13의 하단 부분은 'No response/walked away' 범주에 대한 *Go Home with Person* 의 개별 모수 추정치를 보여준다. 이들 각 효과는 다음과 같이 해석할 수 있다.

- **Good_Mate:** 좋은 도덕성을 보인 대화가 $b = 0.13$, Wald $\chi^2(1) = 2.42$, $p = .120$으로 같이 집에 가서 데이트하는 것을 유의하게 예측하지 않았다. 즉, 좋은 도덕성이 있는 대화로는 상대방과 같이 집에 가서 데이트하는데 유의하지 않았다는 것이다.
- **Funny:** 재미있는 대화는 $b = 0.32$, Wald $\chi^2(1) = 6.46$, $p = .011$로 같이 집에 가서 데이트하는 것을 유의하게 예측했다. 대화가 한 단위 재미있을 때, 같이 집에 가는(반응 안 하는 것보다) 승산의 변화는 1.38로 이 같은 승산비를 보였다. 즉, 재미있는 대화를 하면, 반응이 없는 것보다 더 잘 집에 같이 갈 수 있다. 이 효과도 아래에서 gender와 교호작용으로 대체되는 것에 주목하라.
- **Gender:** 대화 상대의 성별도 $b = -5.63$, Wald $\chi^2(1) = 17.93$, $p < .001$로 같이 집에 가서 데이트하는 것을 유의하게 예측했다. 성별 female(0)에서 male(1)로 변화시, 반응하지 않는 것과 비교, 같이 집에 가는 승산의 변화는 0.004라는 승산비를 말해준다. 반응을 안 하는 것에 비교해, 같이 집에 가는 남성의 승산은 여성보다도 1/0.004 = 250배 많다는 것이다. 진짜로 남성은 이런 습성이 있다.

- **Sex:** 성적인 내용의 대화는 $b = 0.42$, Wald $\chi^2(1) = 11.68$. $p = .001$로 같이 집에 가서 데이트하는 것을 유의하게 예측했다. 성적인 내용이 한 단위 증가하면, 같이 집에 가는(반응 안 하는 것보다) 승산의 변화는 1.52라는 승산비를 나타낸다. 즉, 성적 내용이 강한 대화를 하면, 안 하는 것보다 같이 집에 잘 간다.

- **Funny × Gender:** 대화의 성공 여부는 상대가 성별에 따라 달라진다. 이들 변수의 교호작용은 $b = 1.17$, Wald $\chi^2(1) = 34.63$. $p < .001$로 같이 집에 가 데이트하는지 여부를 유의하게 예측하기 때문이다. 재미있는 내용이 증가하는 조합에서, 성별 female(0)에서 male(1)로 변화 시, 반응하지 않는 것과 비교해 집에 가는 승산 변화는 3.23이라는 승산비를 말해준다. 재미있는 내용의 대화일수록, 여성은 남성보다 더 잘 집에 같이 가는 경향이 있다. 남성보다는 여성에서 유머 있는 대화가 더 성공적이다.

- **Sex × Gender:** 성적인 내용이 있는 대화의 성공여부는 상대가 남성 또는 여성에 따라 다르다. 이들 변수의 교호작용은 $b = -0.48$, Wald $\chi^2(1) = 8.51$. $p = .004$로 같이 집에 가 데이트 여부를 유의하게 예측하기 때문이다. 성적인 내용이 증가하는 조합에서 성별 female(0)에서 male(1)로 변화시, 반응하지 않는 것과 비교해 집에 가는 승산의 변화는 0.62라는 승산비를 말해준다. 성적인 내용이 강할수록, 여성은 남성보다 집에 같이 가지 않는 경향이 있다. 반면에, 여성보다는 남성에서 성적인 대화의 사용이 더 성공적이다.

TABLE 19.4 How to report multinomial logistic regression

		95% CI for Odds Ratio		
	b (SE)	Lower	Odds Ratio	Upper
Phone Number vs. No Response				
Intercept	−1.78 (0.67)**			
Good Mate	0.13 (0.05)*	1.03	1.14	1.27
Funny	0.14 (0.11)	0.93	1.15	1.43
Gender	−1.65 (0.80)*	0.04	0.19	0.92
Sexual Content	0.28 (0.09)**	1.11	1.32	1.57
Gender × Funny	0.49 (0.14)***	1.24	1.64	2.15
Gender × Sex	−0.35 (0.11)*	0.57	0.71	0.87
Going Home vs. No Response				
Intercept	−4.29 (0.94)***			
Good Mate	0.13 (0.08)	0.97	1.14	1.34
Funny	0.32 (0.13)*	1.08	1.38	1.76
Gender	−5.63 (1.33)***	0.00	0.00	0.05
Sexual Content	0.42 (0.12)**	1.20	1.52	1.93
Gender × Funny	1.17 (0.20)***	2.19	3.23	4.77
Gender × Sex	−0.48 (0.16)**	0.45	0.62	0.86

Note. $R^2 = .24$ (Cox & Snell), .28 (Nagelkerke). Model $\chi^2(12) = 278.53$, $p < .001$. * $p < .05$, ** $p < .01$, *** $p < .001$.

SELF-TEST 로짓의 다중공선성과 선형성 가정을 점검해 본다.

19.9.5. 결과 보고 ②

Table 19.4와 같이 결과를 표로 보고한다. 결과범주에 따라 비교하도록 표를 분리해 분석했지만, 분석 방법은 전과 동일하다. 효과에 대한 해석은 이미 다루었다.

19.10. 개념에 대한 요약도 ①

FIGURE 19.18
What Brian learnt
from this chapter

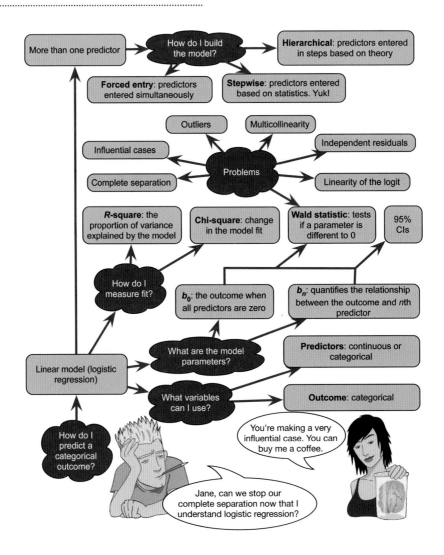

19.11. 다음 장은? ①

다층 자료를 분석하기 위해 일반 선형모델로 위계적 자료를 분석하는 다수준 선형모형(Multilevel linear model)에 관해 학습할 것이다.

19.12. 주요 용어

−2LL (−2 x 로그−우도)
Binary logistic regression (이항 로지스틱 회귀분석)
Complete separation (완전분리)
Cox and Snell's R^2_{cs} (Cox와 Snell의 R 제곱)
Exp(B) (베타자연대수)
Hosmer and Lemeshow's R^2 (Hosmer와 Lemeshow의 R 제곱)
Logistic regression (로지스틱 회귀분석)
Log−Likelihood (로그−우도)
Maximum −likelihood estimation (최대우도값)
Multinomial logistic regression (다항 로지스틱 회귀분석)
Nagelkerke's R^2_N (Nagelkerke의 R 제곱)
Odds (승산)
Overdispersion (과대산포)
Parsimony (간소화 법칙)
Polychotomous logistic regression (다항 로지스틱 회귀분석)
Wald statistic (Wald 통계량)

19.13. 스마트 알렉스의 과제

- **과제 1:** '표현규칙'은 주어진 상황에 적절한 감정을 표현하는 것이다. 심리학자는 표현규칙에 대한 어린이의 이해도(pass, fail 할 수 있는 임무), 나이(months), 정신상태 이해능력(pass, fail 할 수 있는 잘못된 믿음 업무로 측정한 'theory of mind(마음이론)')을 측정했다. 데이터는 Display.save에 있다. 표현규칙 이해도(어린이가 시험을 통과했는가: yes/no?)가 마음이론(잘못된 믿음 업무를 통과했는가: yes/no?), 연령, 마음이론과 연령의 상호작용으로 예측되는가? ③

- **과제 2:** 과제 1에 대한 모형에 이상값이나 영향값이 있는가? ③

- **과제 3:** Piff, Stancato, Cote, Mendoza−Dentona와 Keltner (2012)는 상류층 사람이 더 불쾌한 행동을 한다는 것을 연구했다. 첫 번째 연구에서 다음과 같이 운전자 행동을 관찰했다. 먼저, 사회적 등급은 5점 척도로 자가용 종류(Vehicle)에 따라 분류했다. 다음에 복잡한 교차로에서 다른 차 앞에 끼어드는지 관찰했다(Vehicle_Cut). 이 데이터는 Piff et al. (2012) Vehicle.sav에 있다. 로지스틱 회귀분석으로 사회적 등급이 다른 차 앞에 끼어드는지를 예측하는지

분석해 보시오.[9] ②

- **과제 4:** 두 번째 연구에서 Piff 등(2012)은 다시 운전자의 행동을 관찰하고, 자가용 종류 (Vehicle)에 따라 사회적 등급을 분류했다. 다음에 횡단보도에서 보행자를 가로막는지 관찰했 다(Pedestrian_Cut). 이 자료는 Piff et al. (2012) Pedestrian.sav에 있다. 로지스틱 회귀분석 으로, 사회적 등급이 보행자 횡단을 막는지 분석해 보시오. ②

- **과제 5:** 강사 467명에서 Burnout(체력소진 여부), Perceived Control (high score = 낮은 지각 통제력), Coping Style (high score = 높은 스트레스 대처능력), Stress from Teaching(high score = 강의가 스트레스 유발), Stress from Research (high score = 연구가 스트레스 유발) 와 Stress from Providing Pastoral Care (high score = 목회가 스트레스 유발)를 설문지로 측정했다. Cooper, Sloan과 Williams (1988)의 스트레스 모형은 지각 통제력과 스트레스 대 처능력이 체력소진(burnout)의 중요 예측변수로 나타났다. 체력소진에 대한 다른 업무적인 측 면이 기여하는지 보기 위해 다른 예측변수도 측정한 것이다. 체력소진을 예측하는 다른 요인이 있는지, 로지스틱 회귀분석을 시행해 보시오. 이 자료는 Burnout.sav에 있다. ③

- **과제 6:** HIV 연구자가 1개월 이내에 만난 성 상대자와 관계시 콘돔 사용에 영향을 주는 요인 을 알아보는 연구를 했다. 결과 측정은 콘돔 사용 여부(Use: condom used = 1, not used = 0)이다. 예측변수는 Sacco, Levine, Reed와 Tompson (1991)의 Condom Attitude Scale (CAS) 척도로 측정했다. 조사 내용은 성별(Gender), 성병으로부터 '안전'한 관계라고 보는 상대 방 정도(Safety), 콘돔 사용 태도에 영향을 주는 과거 경험(Sexexp), 과거 만난 상대방에게 콘 돔을 사용한 커풀인지 1 = condom used, 0 = not used, 2 = 과거 만남 없음(Previous), 콘 돔 사용자의 자가통제(Selfcon), 무방비 성관계시 위험인지도(Perceive) 등이다. 과거 연구 (Sacco, Rickman, Thompson, Levine과 Reed, 1993)는 성별, 안전과 위험인지 관계가 콘돔 사용을 예측했다. Condom.sav 파일을 이용해 분석을 시행하고 이 결과가 맞는지 확인해 보시 오. ③

- **과제 7:** 과제 6 모형이 얼마나 신뢰성이 있는가? ②

- **과제 8:** 과제 6에 있는 콘돔 사용의 최종 모형을 이용해, 12, 53, 75번 대상자의 콘돔 사용 확 률이 얼마인지 알아보시오. ③

- **과제 9:** 과거 상대방에게 콘돔 사용한 여성은 위험인지도(이 변수는 6점)를 제외하고 모든 변수 에서 2점을 나타내었다. 모형을 사용해 다음 상대에게 콘돔을 사용할 확률을 추정하시오. ③

- **과제 10:** 앞에서 연주하는 악기에 따라 연주자의 개성이 관련되는지 살펴보았다. 음악학자는 200명의 가수와 기타 연주가를 모았다. Instrument(Singer, Guitars)와 두 성격변수, Extroversion과 Agreeableness를 각각 측정했다. 이들 변수 중(교호작용은 무시하고) 어느 것이 악기 연주를 예측하는지 로지스틱 회귀분석으로 시행해 보시오. 자료는 Sing or Guitar. sav에 있다. ②

---

[9] 논문 Figure 1에 원 자료를 재구성했다. 연구결과와 기본적으로 동일한 결과를 얻을 것이다. 그러나 운전자의 연령과 성별을 통제 했으므로 정확히 동일한 결과는 아니고 매우 유사한 값을 얻을 것이다.

- **과제 11:** 과제 10을 분석하는데, 로지스틱 회귀분석과 연관된 어떠한 문제가 있었는가? ③
- **과제 12:** 연구를 확대해 430명 음악가에 대한 자료를 모았다. **Instrument** (Singer Guitar, Bass, Drums)와 두 성격변수이다. 추가로 **Conscientiousness**(성실성)도 측정했다. 이들 3 변수(교호작용은 무시하고) 중 어느 것이 연주하는 악기(드럼을 기준범주로 하고)를 예측하는지 보기 위해 다항 로지스틱 회귀분석을 시행해 보시오. 자료는 **Band Personality.sav**에 있다. ③

과제의 정답은 웹 사이트에서 찾을 수 있다.

19.14. 참고도서

Baguley, T. (2012). *Serious stats: A guide to advanced statistics for the behavioural sciences*. Basingstoke: Palgrave Macmillan.

Hutcheson, G., & Sofroniou, N. (1999). *The multivariate social scientist*. London: Sage. (See Chapter 4.)

Menard, S. (1995). *Applied logistic regression analysis*. Sage University Paper Series on Quantitative Applications in the Social Sciences, 07–106. Thousand Oaks, CA: Sage. (This is a fairly advanced text, but great nevertheless.)

Mood, C.(2009). Logistic regression: Why we cannot do what we think we can do, and what we can do about it. *European Sociological Review*, 26(1), 67–82.

20 다수준 선형모형

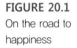

FIGURE 20.1
On the road to
happiness

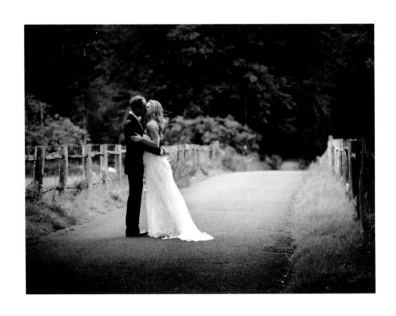

20.1. 이 장에는 어떤 내용이 있을까? ①

헤비메탈에 대한 애정을 키워가던 학창 시절, 인생의 가장 중요한 것은 30대 중반에 사랑스런 아내와 귀여운 자녀를 갖는 꿈을 가졌다. 그러나 30대 중반이 되었을 때, 여전히 독신이었고 자녀 대신 갈색 고양이와 이 통계책만 가지고 있었다. 록 음악이 다시 유행하고, Iron Maiden 뿐 아니라, Piece of Mind 앨범에 대한 토론을 좋아하는 현재의 아내 Zoë를 만나게 된다. 당시 그녀는 지구상 존재하는 여성 중 가장 아름다웠다. 점차 대머리가 되어가는 괴짜 청년인 나로서는 당장이라도 결혼을 해야 했다(Figure 20.1). 예견했던 시기보다는 다소 늦었지만, 마침내 내 꿈은 이루어졌다. 결국, 30대 후반에 아내와 귀여운 자녀를 얻었고, 아내에게 기증한 R이라는 통계 패키지 책도 쓰게 되었다.

결혼은 미지의 세계에 맹신과 도전으로 가득 찬 모험을 공유하는 것이다. 무지의 결혼생활을 시작하는 것처럼, 본 장의 다수준 선형모형(multilevel linear model)도 '미지의 세계'이다. 저자와 마찬가지로 독자들 또한 이 책을 읽은 후에도 많이 알지는 못할 것이지만, 함께 학습해 보도록 하자. 모험도 함께 공유하고, 같이 도전해 보자.

20.2. 위계적 자료 ②

지금까지 데이터는 하나의 단계로 취급했지만, 실제 자료는 위계적이다. 몇 변수는 다른 변수 내에 뭉쳐있거나 *중첩*(nested)된다는 의미이다. 예를 들어, 학령기 아동에게 어떻게 불안이 발생되는지 탐구하고자, 각 학급에 배정되고 다른 선생님으로부터 배우는 학생을 대상으로 조사했다. 연구 결과는 학급 내 학생에 의해 영향을 미칠 수 있으므로 서로 다른 학급에서 조사를 했다고 하자. 한 학급은 위험하게 행동하고 서로 상해를 줄 수 있는 학생에게 조심하라고 말하는 매우 걱정 많은 소심 담임선생님이 맡고 있다. 반면, 다른 학급의 담임은 학생에게 두려워하지 말고 새로운 상황을 자유롭게 탐색하라는

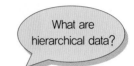

격려 선생님이다. 어느 날 담임선생님은 큰 가방을 가지고 학급에 들어가 가방 안에 동물이 있다고 말하고, 학생들이 손을 가방 안에 넣어 만지는지 관찰한다. 소심 선생님 반 학생은 신중함이 강화된 환경에서 교육을 받은 반면, 격려 선생님 반은 새로운 경험을 받아들이도록 격려하는 교육을 했다. 그러므로 소심 반 학생은 가방에 손을 넣는 것을 더 주저할 것이라 예측된다. 여기서 학급은 맥락변수(contextual variable)이다.

동물을 만지려는 어린이의 열정은 평소 담임선생님의 태도가 영향을 미친다고 예상하므로 한 가방에는 위험한 야수 동물이 들어있다고 하고, 다른 가방에는 귀여운 동물이 있다고 말했다면, 연구자가 학생에게 말한 효과는 학생이 속한 학급의 상황에 따라 다르게 나타날 것이다. 위험한 동물에 관한 정보는 격려 담임선생님의 학생들보다 소심 담임선생님의 학생들에게 더 영향을 주게 된다. Figure 20.2에 예시된 것처럼, 위계 바닥 아래 변수에 있는 어린이는 *level 1* 변수로서 학급에 따라 정리되며 학급 내 *nested*라 한다. 어린이가 속한 학급은 *level 2* 변수가 된다.

가장 단순한 위계는 2단계 수준이다. 더 복잡한 위계에서는 두 수준 위에 또 다른 층을 갖는다. 그러므로 여러 학급이 있는 다른 학교와 협조해 연구를 진행하게 되면, 위계의 3번째 수준은 학교가 된다. 동일 학교에 있는 어린이는 다른 학교 학생보다 서로 유사함을 나타낼 것이다. 이는 학교마다 다른 교육 환경을 갖고 서로 다른 사회 인구학적 영향을 반영하기 때문이다. Figure 20.3은 3단계 수준의 위계를 보여준다. 어린이(level 1), 어린이가 속한 학급(level 2), 학급이 속한 학교(level 3)이다. 이런 상황에서 맥락변수는 학교와 학급이 된다.

위계적 데이터 구조는 적용이 아닌 참여자 간 상황에만 필요하다. 데이터는 사람 내에 중첩되어 있다고 생각한다. 이런 상황에서, 사건이나 사람은 위계의 바닥(level 1)에 있지 않고, 상위 단계에 있다. 좋은 예가 기억력이다. 어린이에게 가방 속 동물에 관한 위협적인 정보를 주고, 1주일 후에 동물에 대한 모든 기억을 회상하도록 한다. 원래 15개 정보를 알려주었다면, 일부 어린이는 15개 정보를 모두 기

FIGURE 20.2

An example of a two-level hierarchical data structure: children (level 1) are organized within classrooms (level 2)

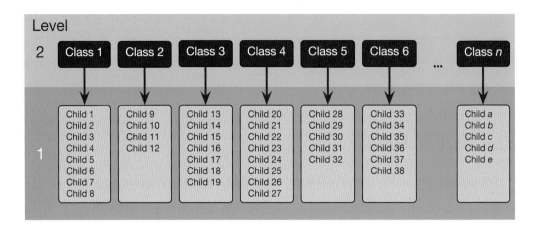

억하고, 일부는 2~3개 정도 정보만을 기억하게 된다. 정보의 조각, 즉 기억은 개인 내에 중첩되어 있고, 기억력은 개인에 따라 다르다. 회상해내는 주어진 기억 확률은 다른 기억이 가용한지에 달려있으며, 그 기억에 대한 회상은 어떠한 다른 기억이 회상되는지에 따른 연쇄반응 효과이다. 그러므로 기억력은 독립적 단위가 아니다. 인간은 기억력이 회상되는 범위 내에서 전후 상황과 같이 행동한다 (Wright, 1998). Figure 20.4는 이러한 각본을 나타낸 것이다. 어린이는 level 2 변수이고, 각 어린이의 기억력은 level 1이다. 물론 본 예에서 어린이(level 2)보다 상위의 위계 수준은 학급으로 level 3 변수가 된다. 학교는 level 4 변수로 포함된다. 사건이 맥락변수로 되는 일반적 상황은 반복측정설계처럼 시간에 따라 여러 번 측정하는 것이다. 이 경우 다른 시간(level 1)에 따른 측정은 사건(level 2)과 중첩된다. 이러한 상황은 Section 20.7에서 자세히 학습해 본다.

20.2.1. 급내상관 ②

데이터가 위계적인지 어떤 의미를 갖는지 궁금할 것이다. 가장 큰 문제는 위계에 있는 맥락변수가 데이터에 의존성을 주는 것이다. 즉, 잔차가 서로 상관성을 갖는다는 의미이다. 소심 담임선생님이 선미와 영희를 가르치고, 격려 선생님 반에는 경희와 진선 어린이가 있다고 하자. 동물에 대한 선미와 영희의 반응은 소심 선생님의 영향을 받아 조심스러울 것이다. 마찬가지로 경희와 진선이도 격려 선생님의 태도에 영향을 받아 만사태평할 것이다. 따라서 담임선생님의 특성에 따라 각반 어린이의 태도는 서로 유사해진다.

이미 제5장에서 언급한 것처럼, 통계적 모형은 오차가 독립적이라는 가정이 있기에, 이러한 유사점은 문제가 된다. 다시 말하면, 한 어린이의 잔차값이 다른 어린이의 잔차값과 아무런 상관성이 없어야 한다. 그러나 개체가 유사한 전후 상황에서 나온 표본이라면, 이런 독립성은 사실이 아닐 것이다. 즉, 선미와 영희의 잔차는 동일한 소심 선생님으로 배워 서로 영향을 받았으므로 상관성이 있게 된다.

맥락변수를 고려해 분석시, 맥락변수를 요인화하면 비독립적인 관찰에서 초래되는 문제점을 극복할 수 있다. Section 17.9.3에서 설명한 추정자간 신뢰도(inter-rater reliability) 측정치를 이해했다

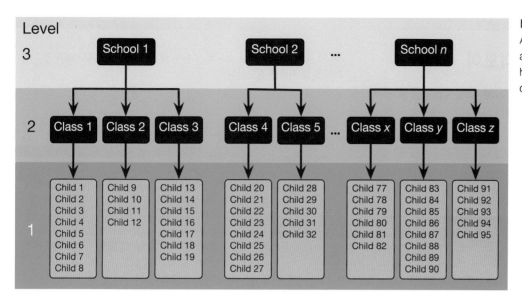

FIGURE 20.3
An example of a three–level hierarchical data structure

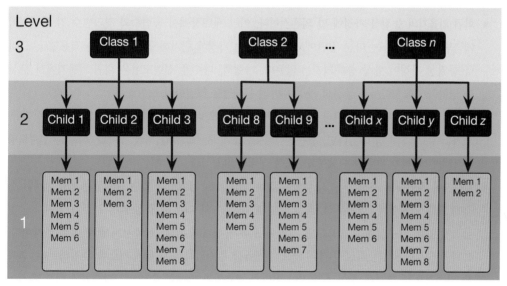

FIGURE 20.4
An example of a three–level hierarchical data structure, where the level 1 variable is a repeated measure (memories recalled)

면, 급내상관(intraclass correlation)을 이용해 수치간 의존성을 추정할 수 있다. ICC의 계산절차는 여기서 생략한다(더모아). ICC가 나타내는 것이 무엇인지 개념을 학습해 본다. 학급 내 어린이의 2–수준 예에서 ICC는 학급에 기여하는 결과에 대한 전체 분산(variability)의 비율을 나타낸다. 학급이 학급 내 어린이에 큰 영향을 미친다면, 학급 내 분산은 작을 것이다. 즉, 동일 학급 내 어린이의 행동은 유사할 것이다. 따라서 학급 내 결과에 대한 분산은 최소화되고, 학급 간 결과에 대한 분산은 최대화되므로 ICC는 커진다. 반대로, 학급이 어린이 행동에 주는 효과가 적다면, 학급 내 결과는 다양해지므로 학급 간 차이는 비교적 적고 ICC도 작아진다. ICC 수치가 작으면 맥락변수의 수준내 분산(이 경우 어린이가 속한 학급)은 적고, 맥락변수의 수준 간 분산(학급 간 비교)이 크다는 것을 알 수 있다. 즉, ICC는 맥락변수가 결과에 영향을 주는지 판단하는 좋은 계측이 된다.

더모아

ICC에 대해 더 설명해 주세요.

ICC에 대해 자세히 알고 싶으면, ICC에 관한 논문(Field, 2005a)과 추가적인 웹 자료를 참고한다.

20.2.2. 다수준 선형모형 유익성 ②

다수준 선형모형(Figure 20.5)은 다양하게 이용되는데, 다음과 같은 유익성이 있다.

- **회귀 기울기의 동질성 가정에 덜 의존적이다.** 이미 제12장에서 공변수와 결과변수 간 관련성이 예측변수를 형성하는 다른 집단에도 동일하다는 가정에 근거해 공분산분석을 적용했다. 그러나 동질성 가정이 항상 충족되지는 않는다. 다행히, 다수준 선형모형은 회귀 기울기에서 분산을 명확하게 모형화시켜 동질성 가정 위반의 문제점을 해결한다.
- **독립성 가정으로부터 해방된다.** 제5장에서 서술한 모형은 전형적인 독립성 오차를 가정했다. 오차(오류)가 의존성이 있다면, 잘못된 결론을 초래하는 오류를 범할 것이다. 다수준 선형모형은 잔차간 이러한 관련성을 모형화하도록 설계되었다.
- **결측치에 직면해도 문제없다.** 지금까지 결측치(missing data)가 없는 균형있는 연구설계의 장점에 대해 예찬했다. 회귀분석, ANOVA, ANCOVA와 대부분 검정에서, 자료가 없거나 균형잡히지 않는 연구설계를 적용하면 결과에 오류가 생기게 된다. 결측치는 골치 아픈 존재이다. 특히 임상시험에서는 치료 종결 후에도 수개월간 추적검사를 이용해 자료를 수집하는데, 환자를 지속적으로 추적해 찾아내는 것이 어려워 결측치가 발생할 수 있다. 결측치에 대한 수정이

FIGURE 20.5
Thanks to the Confusion machine there are many different ways to refer to a multilevel model

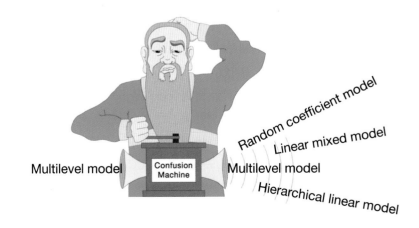

나 대치하는 방법이 있지만, 이런 기법은 매우 복잡하다(Yang, Li & Shoptaw, 2008). 반복측정설계 사용시 한 시점의 측정치가 결손되면, 전체를 삭제해야 되므로 결측치가 생기면, 많은 데이터가 분석에서 제외된다. 다수준 선형모형은 완벽한 데이터 세트를 요구하지 않는다. 따라서 한 시점의 자료가 없다고 대치할 필요가 없고 전체 사건도 삭제할 필요가 없다. 대신, 가지고 있는 자료를 바탕으로 모수를 추정해 결측치를 비교적 쉽게 해결해준다. 단, 강조할 점은 어떠한 통계적 과정도 결손된 자료를 해결할 수는 없다는 것이다. 좋은 연구방법, 연구설계, 연구 수행으로 결손 자료를 최소화해야 하며, 결측치가 발생한 이유를 파악해야 한다. 반복측정자료를 위한 전통적 통계방법 사용시, 결측치를 해결하기 위한 추가적 통계기법이 필요하며 문제가 될 수 있음을 고려해야 한다.

20.3. 다수준 회귀분석 이론 ③

다수준 회귀분석 이론의 이해는 매우 복잡하므로 컴퓨터와 SPSS 같은 통계 소프트웨어를 이용한다. 본 장에서는 다수준 선형모형이 무엇인지 알아보고, 선형모형 체계에서 주요 개념을 서술하고자 한다.

20.3.1. 예제 ②

미국에서 1992년과 2002년 사이에 성형목적의 수술과 비수술적 치료가 1600% 증가했고, 영국은 2004년에 민간 또는 공공보험으로 65,000명이 성형수술을 받았다(Kellett, Clarke & McGill, 2008). 성형수술이 대중화되면서 수술을 원하는 사람의 동기가 무엇인지 의문을 갖게 되었다. 성형수술은 두 가지 주 이유가 있다. (1) 등의 통증을 완화하기 위한 유방 축소술 같은 신체적 문제를 해결하거나 (2) 주름제거술 같은 외모를 향상시키기 위함이다. 두 번째 이유에 근거하면, 성형수술은 심리적 중재를 위한 것이 된다(Cook, Rosser & Salmon, 2006, Kellett et al., 2008). 한 연구에서 성형수술이 삶의 질에 미치는 효과를 살펴보았다. 데이터 파일에 있는 변수(Cosmetic Surgery.sav)는 다음과 같다.

- Post_QoL: 성형수술 후 삶의 질을 측정한 변수로 이 연구의 결과변수이다.
- Base_QoL: 수술 전 삶의 질로 결과를 조정하는데 필요한 변수이다.
- Surgery: 이 가변수는 성형수술을 받은 사람(1)과 대조군으로 대기명단에 있는 사람(0)으로 부호화했다.
- Clinic: 수술에 참여한 10개 크리닉이다.
- Age: 연구에 참여한 대상자의 연령이다.
- BDI: 순전히 허영에 의한 수술일 때, 성형수술 참여자는 일반인과 성격 프로파일이 다를 것이

다(Cook, Rosser, Toone, James & Salmon, 2006). 특히, 성형수술 참여자는 낮은 자존감이나 심리적 우울감을 갖는다. 삶의 질을 측정하기 위해, 사전 우울감을 평가했다. 우울증 변수는 Beck Depression Inventory(BDI)를 사용했다.

- **Reason:** 단순히 외모 변화를 위해 수술을 기다리는 사람(0)인지, 신체적 이유(1)인지에 따라 가변수로 명시했다.
- **Gender:** 남성(1)과 여성(0)으로 가변수 처리했다.

위계적 모형 분석을 수행할 때, 가장 단순한 모형에서 좀 더 복잡한 모형으로 만들어간다. 본 장에서도 단계별로 시행한다. 앞에서 언급한 ANOVA와 ANCOVA 체계에 추가해 다수준 선형모형을 설명할 것이다.

Figure 20.6은 데이터의 위계적 구조를 보여준다. 근본적으로 같은 외과의사로부터 수술을 받았으므로 동일한 수술을 받은 대상자는 서로 독립적이지 않다. 외과의사의 수술능력은 다양하며, 얼마나 수술이 잘 되었는지에 따라 삶의 질이 다르다. 수술 후 좋은 직업을 갖게 되면, 수술 후 불필요한 흉터가 남은 대상자보다 삶의 질이 더 높다. 그러므로 크리닉 내 대상자는 다른 크리닉에서 수술받은 대상자보다 더 유사하게 된다. 본 예제에서 수술받은 대상자는 level 1 변수이고, 크리닉은 level 2 변수가 된다.

20.3.2. 고정계수와 임의계수 ③

앞에서 효과와 변수 개념은 단순화해 살펴보았으나, 고정(fixed)이나 임의(random) 간 차이를 구분하지는 않았다. '고정(fixed)'과 '임의(random)' 두 용어는 다소 혼동될 수 있다. 예를 들어, 연구자가 관심을 갖는 모든 처리 조건이 실험에 국한된다면, 실험 효과를 고정효과(fixed effect)라 한다. 그러나

FIGURE 20.6
Diagram to show the hierarchical structure of the cosmetic surgery data set. People are clustered within clinics. Note that for each person there would be a series of variables measured: surgery, BDI, age, gender, reason and presurgery quality of life

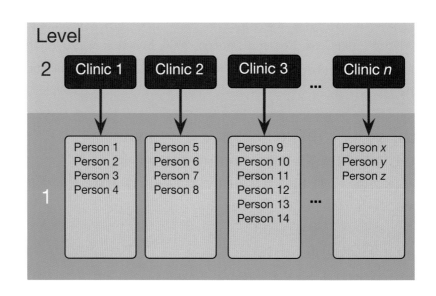

처리 가능한 조건의 임의 표본만을 포함한 실험이라면, 임의효과(random effect)라 한다. 이러한 구분은 중요하다. 고정효과는 실험실 상황에서만 일반화할 수 있는 반면, 임의효과는 실험조건이 전형적일 때 실험조건을 넘어 일반화할 수 있기 때문이다. 제11장의 비아그라 연구에서 3가지 조건(위약, 저농도, 고농도)에만 관심이 있다면 효과는 고정되므로 연구 결과를 위약, 저농도, 고농도 상황에 국한되어 일반화할 수 있다. 그러나 이 3가지 용량이 가능한 용량의 일부이고 매우 고농도를 실험할 수도 있다면, 연구결과는 임의효과가 되어 위약, 저농도, 고농도의 조건을 넘어 일반화할 수 있다. 지금까지 이 책에서는 고정효과만을 다루었고 대부분 연구에서도 고정효과로서 변수를 다룰 것이다.

또한 변수에는 고정변수(fixed variable)와 임의변수(random variable)가 있다. 고정변수는 시간에 따라 변하지 않는다. 즉, 성별은 고정변수로 결코 변하지 않는다. 반면에 임의변수는 시간에 따라 변하는 것으로, 시간이 지남에 따라 달라지는 체중이 예가 된다.

다수준 모형 문맥에서 고정계수(fixed coefficient)와 임의계수(random coefficient)를 구분할 필요가 있다. 회귀분석, ANOVA와 ANCOVA에서 회귀 모수는 고정되었다고 가정했다. 선형모형에서는 절편 b_0과 기울기 b_1이 있다.

$$Y_i = b_0 + b_1 X_{1i} + \varepsilon_i$$

결과(Y), 예측변수(X)와 오차(ε)는 특정 케이스 i에 대해 달라진다. 다시 말하면, level 1 변수를 나타낸다. Sam이라는 케이스의 값을 예측한다면, 다음과 같이 i를 Sam 이름으로 대치하면 된다.

$$Y_{Sam} = b_0 + b_1 X_{1, Sam} + \varepsilon_{Sam}$$

다시 살펴보면 회귀분석을 할 때, b는 고정된 것으로 가정하고 데이터로부터 추정한다. 즉, 모형은 전체 표본에서 참값을 갖는다고 가정한다. 데이터의 각 경우에서, 경사(기울기)와 절편의 동일 값을 이용해, 점수를 예측할 수 있다고 가정한다. 그러나 이들 모수를 임의적인 것으로 개념화할 수도 있다.[1] 모수가 임의적이라면, 모수는 고정값이 아닌 다양한 값이라고 가정된다. 지금까지는 고정절편(fixed intercept)과 고정기울기(fixed slope)를 갖는 회귀모형을 생각했으나, 모수는 다양하다는 개념이 Figure 20.7에 보여준 것 같이 새로운 3가지 가능성을 제시한다. Figure 20.7은 제12장의 ANCOVA 예제를 이용한 것으로, 개인의 성욕과 상대방의 성욕 간 전체 관련성(파선)과 3개 연구집단(위약군, 저용량 비아그라군, 고용량 비아그라군)을 분리해 관련성을 보여준다.

---

[1] '임의'라는 용어는 수치를 무작위로 선택함을 암시하기 때문에, 비통계학자에게는 직감적 용어가 아니다. 그러나 임의모수도 고정모수와 같이 신중히 추정된다.

FIGURE 20.7
Data sets showing an overall model (dashed line) and the models for separate contexts within the data (i.e., groups of cases)

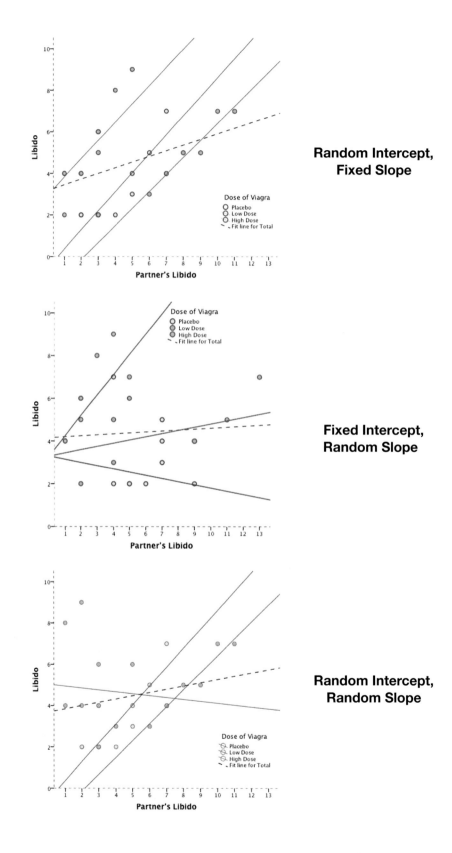

20.3.2.1. 임의절편모형 ③

모형에 임의모수를 소개하는 가장 단순한 방법은 절편이 집단에 따라 달라진다고 가정하는 것이다. 절편이 다양하게 변하기 때문에, 임의절편(random intercept)이라 한다. 성욕 데이터에서 개인 성욕과 상대방 성욕 간의 관련성이 위약, 저용량, 고용량군에서 동일(기울기가 동일)하다고 가정하지만 각 집단의 절편은 서로 다른 위치를 갖는다. Figure 20.7 상부 패널에서 보는 바와 같이, 집단에 따라 모형은 동일한 기울기를 나타내나 절편이 다르므로 다른 기하학적 공간에 위치한다.

20.3.2.2 임의기울기모형 ③

기울기가 조건에 따라 다양하다고 가정하는 것이 임의기울기(random slope)이다. 성욕 데이터에서 개인 성욕과 상대방 성욕 간의 관련성은 위약, 저농도군, 고농도군에 따라 기울기가 다르지만, 각 군은 동일한 기하학적 위치에 고정되었다(절편이 동일하다)고 가정한다. ANCOVA에서 회귀 기울기의 동질성 가정에 위배되면, 이러한 현상이 나타난다. 회귀 기울기의 동질성은 회귀 기울기가 상황 전반에 걸쳐 동일하다는 가정이다. 동질성 가정은 쉽게 유지되지 않으므로 기울기 분산을 명확히 추정하기 위해 다수준 선형모형이 이용된다. Figure 20.7의 중간 패널은 다른 상황문맥(색깔) 내 모형이 단일 절편에 모여 있지만, 다른 기울기를 갖고 있다. 관련성(기울기)과 같은 분산은 결과변수(절편)의 전반적 수준 분산을 정상적으로 만들어 임의절편 가정없이 임의기울기 가정은 사실적으로 흔하지 않다는 것을 보여준다. 그러므로 기울기가 임의적이라고 가정하면, 보통 절편도 임의적이라고 가정한다.

20.3.2.3. 임의절편과 기울기모형 ③

가장 현실적 상황은 전체 모형을 중심으로 절편과 기울기가 모두 변한다고 가정하는 것이다. Figure 20.7 하단 패널에 나타난 바와 같이, 다른 집단의 모형은 서로 다른 기울기를 갖고 있지만, 역시 다른 기하학적 공간에 위치하므로 절편도 다르다.

20.4. 다수준 모형 ④

지금까지 임의절편, 임의기울기, 임의절편모형, 임의기울기모형이 무엇인지 개념적으로 알아보았다. 이제 모형을 어떻게 나타내는지 살펴보도록 하자. 이를 구체화하기 위한 예로, 성형수술 후 누군가의 삶의 질(QoL)을 예측해 보자. 다음과 같이 선형모형으로 나타낼 수 있다.

$$\text{QoL After Surgery}_i = b_0 + b_1 \text{Surgery}_i + \varepsilon_i \qquad (20.1)$$

방정식(20.1)은 선형모형의 대표적인 공식이다. 본 예에서는 성형수술이 시행된 크리닉(clinic)이라는 맥락변수가 있다. 외과의사의 기술이 다르기 때문에, 수술이 시행된 크리닉에 대한 함수로 QoL에 대한 수술의 효과가 다양하리라 예측할 수 있다. 이 변수가 level 2 변수이다. QoL에 대한 수술의 효과를 표현하는 모형을 크리닉에 따라 다양하게 허용할 수 있다. 즉, 절편이나 기울기 또는 둘 다 크리닉에 따라 변화하도록 허용할 수 있다.

QoL에 대한 임의절편을 포함하고자 한다면, 절편 u_{0j}, 분산을 측정하는 절편에 항목을 포함하면 된다. 그러면, 절편은 b_0에서 $b_0 + u_{0j}$로 변하게 된다. 이 항은 데이터에 적합한 전체 모형의 절편 b_0을 추정하고 전체 모형 주변 절편의 변이 u_{0j}도 추정한다.

따라서 전체 모형은 다음과 같다.[2]

$$Y_{ij} = \left(b_0 + u_{0j}\right) + b_1 X_{ij} + \varepsilon_{ij} \tag{20.2}$$

여기서 j는 절편이 변화되는 변수의 수준을 반영하는데, 여기서는 크리닉으로 level 2 변수이다. 또다른 방법은 임의절편을 분리해 정의하는 것으로 절편이 고정된 b_0에서 분리 방정식으로 정의한 임의 b_{0j}로 변하는 것을 제외하고는 모형이 회귀방정식과 같게 된다.

$$Y_{ij} = b_{0j} + b_1 X_{ij} + \varepsilon_{ij}$$
$$b_{0j} = b_0 + u_{0j} \tag{20.3}$$

그러므로, 크리닉 7에 대한 추정 절편을 알고 싶으면, 두 번째 식에서 j를 clinic 7로 대치하면 된다.

$$b_{0,\text{clinic }7} = b_0 + u_{0,\text{clinic }7}$$

QoL에 대한 수술 효과의 임의기울기를 포함하려면, 기울기 변이 u_{1j}를 측정하는 전체 모형 기울기에 항목을 추가해 b_1에서 $b_1 + u_{1j}$로 변화시킨다. 이 항은 데이터에 맞는 전체 모형 기울기 b_1을 추정한다. 또한 전체 모형 주변의 다른 상황에 있는 기울기 변이 u_{1j}를 추정한다. 상기에 있는 임의절편모형과 비교하면, 전체 모형은 다음과 같다.

$$Y_{ij} = b_0 + \left(b_1 + u_{1j}\right) X_{ij} + \varepsilon_{ij} \tag{20.4}$$

좀 더 명확하게 별도의 방정식에서 임의기울기를 정의할 수 있다. 이제 절편이 고정된 b_1에서 별도의 방정식에 정의된 임의 b_{1j}로 변하는 것을 제외하고는 회귀방정식의 형태가 된다.

$$Y_{ij} = b_{0i} + b_{1j} X_{ij} + \varepsilon_{ij}$$
$$b_{1j} = b_1 + u_{1j} \tag{20.5}$$

---

[2] b 대신에 감마(γ)를 사용하기도 하지만, 혼동을 피하기 위해 이 책에서는 b를 사용하도록 한다.

임의기울기와 임의절편이 있는 모형을 원하면, 상기 두 모형을 합치면 된다. 전체 모형의 기울기와 절편(b_0와 b_1)을 추정할 수 있지만, 절편 분산 u_{0j}와 기울기 분산 u_{1j}를 추정하는 두 항이 방정식에 포함된다. 따라서 상기 두 모형과 비교해, 전체 모형은 다음과 같다.

$$Y_{ij} = \left(b_0 + u_{0j}\right) + \left(b_1 + u_{1j}\right)X_{ij} + \varepsilon_{ij} \tag{20.6}$$

추가적인 항을 별도의 방정식에 넣으면, 단순선형모형의 형태로 나타난다. 고정절편과 고정기울기 (b_0와 b_1)를 임의절편과 임의기울기(b_{0j}와 b_{1j})로 대치하면, 다음과 같이 기본 선형모형이 된다.

$$\begin{aligned} Y_{ij} &= b_{0j} + b_{1j}X_{ij} + \varepsilon_{ij} \\ b_{0j} &= b_0 + u_{0j} \\ b_{1j} &= b_1 + u_{1j} \end{aligned} \tag{20.7}$$

지금까지는 익숙한 선형모형에서 크게 벗어나지 않았으며 기본적으로 특이한 선형모형이라는 점을 기억하자.

이제는 수술 전 삶의 질 같은 다른 예측변수를 추가할 수도 있다. 다중회귀분석에서와 같이 이 변수를 관련 베타로 추가한다.

$$\text{QoL After Surgery}_i = b_0 + b_1\text{Surgery}_i + b_2\text{QoL Before Surgery}_i + \varepsilon_i \tag{20.8}$$

이제 방정식은 앞에서 언급된 개념을 모두 포함하고 있다. i는 검사에 참여한 개인, 즉 level 1 변수임을 기억하라. 방정식을 통해 삶의 질을 예측할 수 있다.

$$\text{QoL After}_{\text{Sam}} = b_0 + b_1\text{Surgery}_{\text{Sam}} + b_2\text{QoL Before}_{\text{Sam}} + \varepsilon_{\text{Sam}}$$

수술 후 삶의 질에 대한 수술 효과의 절편이 조건에 따라 달라지도록 하려면, b_0에서 b_{0j}로 대치하면 된다. 마찬가지로 수술 후 삶의 질에 대한 수술 효과의 기울기가 조건에 따라 달라지도록 허용하려면, b_1에서 b_{1j}로 대치하면 된다. 따라서 임의절편과 임의기울기를 적용한 모형은 다음과 같다.

$$\begin{aligned} \text{QoL After}_{ij} &= b_{0j} + b_{1j}\text{Surgery}_{ij} + b_2\text{QoL Before}_{ij} + \varepsilon_{ij} \\ b_{0j} &= b_0 + u_{0j} \\ b_{1j} &= b_1 + u_{1j} \end{aligned} \tag{20.9}$$

방정식에 있는 *j*는 level 2 맥락변수(clinic)와 관련되어 있다. 개인 점수를 예측하고자 하면, 단지 개인 이름으로 계산하지 않고, 수술에 참여한 크리닉부터 계산한다. 예를 들어, Sam이 크리닉 7에서 수술받았다면, *i*와 *j*를 다음과 같이 대치하면 된다.

$$\text{QoL After Surgery}_{\text{Sam, clinic 7}} = b_{0, \text{ clinic 7}} + b_{1, \text{ clinic 7}}\text{Surgery}_{\text{Sam, clinic 7}} \\ + b_2\text{QoL Before Surgery}_{\text{Sam, clinic 7}} + \varepsilon_{\text{Sam, clinic 7}}$$

요약하면, 다수준 모형은 다양한 상황에서 절편이나 기울기 또는 둘 다 변화되도록 허용하는 특수한 회귀분석이라는 것이다. 모든 모수가 임의적이 되도록 허용했으므로 모수와 모수의 분산 추정치를 얻게 된다. 따라서 모형에 새로운 예측변수를 추가할 수 있고, 각 예측변수는 회귀 모수가 고정인지 임의인지를 결정하게 된다.

20.4.1. 적합도 평가와 다수준 모형 비교 ④

제19장 로지스틱 회귀분석에서, 다수준 모형의 전체 적합도는 카이제곱 우도비 검정을 적용한다(Section 18.3.3). SPSS는 −2LL(Section 19.3.1과 19.3.2)인 이탈도로 나타낸다. 로그-우도값이 작을수록 더 좋은 적합도이다. SPSS는 로그 우도비 값의 4개 보정판을 다음과 같이 산출한다. 4개 보정판은 로그 우도비와 동일한 방법으로 해석되지만, 다양한 방법으로 보정된 것이다.

- *Alaike's information criterion* (**AIC**): 모형 복잡성을 보정한 적합도 측정으로 얼마나 많은 모수가 추정되었는지를 설명한다.
- *Hurvich and Tsai's criterion* (**AICC**): 작은 표본 수를 위해 설계되었다.
- *Bozdogan's criterion* (**CAIC**): 모형 복합성뿐 아니라 작은 표본 수를 위해 보정된 것이다.
- *Schwartz's Bayesian criterion* (**BIC**): 이 통계량은 AIC와 비슷하지만, 추정된 모수 수에 엄격하게 보정되므로, 좀 더 보수적이다. 표본 수가 크고 모수 수가 작을 때 사용되어야 한다.

모든 측정치는 유사하지만, AIC와 BIC가 가장 흔히 이용된다. 4개 기준을 본질적으로 해석하기는 어렵지만(그 값이 크거나 작다는 자체를 말하는 의미는 아니다), 모형 비교 방법으로 유용하다. AIC, AICC, CAIC와 BIC 모두는 다른 모형에서 동등한 값으로 비교할 수 있다. 모든 경우에 작은 값이 더 좋은 적합 모형을 의미한다.

일반적으로 다수준 모형을 구축할 때, 모든 모수가 고정되어 있는 '기본' 모형에서 시작해 혼돈변수를 탐구하면서 천천히 임의계수를 추가하도록 한다(Roudenbush & Bryk, 2002; Twisk, 2006). 이런 방법의 장점은 모수를 임의로 만들거나 변수에 추가할 때, 모형의 적합도를 비교할 수 있다. 모형을 비교하기 위해, 기존 로그-우도값에서 새로운 모형의 로그-우도값을 다음과 같이 **빼면** 된다.

$$\chi^2_{\text{Change}} = \left(-2LL(\text{old})\right) - \left(-2LL(\text{new})\right)$$

$$df_{\text{Change}} = k_{\text{Old}} - k_{\text{New}}$$

(20.10)

여기서 k는 각 모형에서 모수의 수이다. 이 방정식은 기본적으로 18.7 방정식과 19.6 방정식이 동일하다. 이 방정식은 다음 2가지를 고려해야 한다. (1) 최대우도추정법이 사용된 경우에만 가능하며 제한적 최대우도법에서는 적용하지 못한다. (2) 새 모형은 모든 기존 효과를 포함한다.

20.4.2. 공분산 구조 형태 ④

다수준 모형에 반복측정이나 임의효과가 포함되면, 각각에 대해 *공분산 구조(covariance structure)*를 적용할 수 있다. 공분산 구조는 분산–공분산 행렬(대각선 요소는 변이, 비대각선 요소는 공분산) 형태로 명시한다. 여러 형태의 행렬이 있으므로, SPSS에서 원하는 행렬 형태를 선택해야 한다. 적합한 행렬을 찾으려고 시간을 소비하게 되므로 다양한 공분산 구조로 모형을 수행해 보고 적합도 지표(AIC, AICC, CAIC와 BIC)를 이용해 공분산 구조 변화가 모형 적합도를 향상시키는지 알아보는 것도 유용하다.

공분산 구조는 SPSS가 모형 모수를 추정하는 기준이 되므로 중요하다. 선택한 공분산 구조에 따라 다른 결과를 얻을 수 있다. 단순한 공분산 구조를 선택하면, 실제와 다르게 모수가 유의한 의미가 있다는 1종 오류를 범할 가능성이 높다. 그러나 복잡한 공분산 구조를 명시하면, 실제는 유의하지만 모수가 유의성이 없다는 2종 오류의 위험성이 있다. SPSS에서 사용할 수 있는 공분산 구조는 17개이다. 흔히 사용하는 4개 구조에 관해 살펴보도록 하자. 각 구조에서 분산–공분산 행렬은 다음과 같은 예시로 표시했다. 모든 행렬에서 열과 행이 성형수술 데이터에 있는 서로 다른 4개 크리닉을 나타낸다.

$$\begin{pmatrix} 1 & 0 & 0 & 0 \\ 0 & 1 & 0 & 0 \\ 0 & 0 & 1 & 0 \\ 0 & 0 & 0 & 1 \end{pmatrix}$$

분산요소*(Variance Components)*: 이 공분산 구조는 모든 임의효과가 독립적이라고 가정한다. 그러므로 행렬에 있는 공분산은 0이다. 임의효과 분산은 동일하다고 가정하므로 행렬에서는 1이고 결과변수 분산에 기입한다. SPSS에서는 임의효과에 대한 기본 공분산 구조이다.

$$\begin{pmatrix} \sigma_1^2 & 0 & 0 & 0 \\ 0 & \sigma_2^2 & 0 & 0 \\ 0 & 0 & \sigma_3^2 & 0 \\ 0 & 0 & 0 & \sigma_4^2 \end{pmatrix}$$

대각선*(Diagonal)*: 이 분산 구조는 분산이 이질성(행렬의 대각선이 서로 다른 변이 항을 갖는 이유)이라는 가정 이외에는 분산요소와 같다. 이 구조는 분산이 독립적이므로 모든 공분산은 0이다. SPSS에서 분산을 수행할 때 초기 설정으로 쓰인다.

$$\begin{pmatrix} 1 & \rho & \rho^2 & \rho^3 \\ \rho & 1 & \rho & \rho^2 \\ \rho^2 & \rho & 1 & \rho \\ \rho^3 & \rho^2 & \rho & 1 \end{pmatrix}$$

AR(1): 이 구조는 1 순위 자기회귀(autoregressive) 구조이다. 쉽게 말하면, 분산 간 관련성이 체계적으로 변한다는 것이다. 행렬의 열과 행이 시간에 대한 점을 나타내면, 반복측정 간 상관성은 인접 시간에 가장 높다고 가정한다. 따라서 첫 번째 행에서 시점 1과 2간의 상관성은 ρ이다. 이 값을 .3이라 가정하자. 시점 3으로 옮겨가면, 시점 1과 3 간의 상관성은 ρ^2, .09가 된다. 다시 말하면 상관성이 감소된다. 즉, 시점 1은 시점 3 값보다 시점 2 값과 더 관련성이 있다. 시점 4와의 상관성은 ρ^3, .027로 감소한다. 따라서 서로 시점 옆 간의 상관성은 ρ라 가정하므로 두 시점 떨어진 값은 ρ^2 상관성을 갖고, 세 시점이면 ρ^3 상관성을 갖는다고 가정된다. 따라서 시간이 갈수록 상관성 값은 작아진다. 분산은 동질하다고 보통 가정한다. 그러나 여기에서는 분산이 이질적인 공분산 구조의 개정판이다. 이 구조는 성장모형과 같이 장시간에 거쳐 측정되는 반복측정자료에서 흔히 이용된다.

$$\begin{pmatrix} \sigma_1^2 & \sigma_{21} & \sigma_{31} & \sigma_{41} \\ \sigma_{21} & \sigma_2^2 & \sigma_{32} & \sigma_{42} \\ \sigma_{31} & \sigma_{32} & \sigma_3^2 & \sigma_{43} \\ \sigma_{41} & \sigma_{42} & \sigma_{43} & \sigma_4^2 \end{pmatrix}$$

비구조적(Unstructured): 이 공분산 구조는 완전히 일반적이므로 SPSS에서 임의효과를 위한 초기 설정이다. 공분산은 완전히 예측 불가능하고 체계적 형태를 따르지 않는다.

20.5. 현실적 논점 ③

20.5.1. 가정 ③

다수준 선형모형은 기본 선형모형의 연장이다. 따라서 제5장에 있는 일반적 가정이 모두 적용된다. 고순위 변수에 의한 사건들 간의 상관성을 감안하기 때문에, 다수준 모형은 때로 독립성과 독립적 오차의 가정을 해결할 수 있다고 고려된다. level 2나 level 3 변수에 의해 독립성 가정에 문제가 생기면, 다수준 모형은 항상은 아니지만 이 문제를 해결해 준다. 따라서 일반적 방법으로 가정을 점검하도록 한다.

임의계수와 관련된 다수준 모형에서는 추가적 가정이 두 가지 더 있다. 임의계수는 전체 모형 주변에 정규분포한다는 가정이다. 따라서 임의절편모형에서, 서로 다른 상황에 있는 절편은 전체 모형 주변에 정규분포한다는 가정이다. 또한 유사하게 임의기울기 모형에서도, 서로 다른 상황에서 모형 기울기는 정규분포한다고 가정한다.

위계 데이터에서 수준에 따른 교호작용(층위간 교호작용)이 있으면, 다수준 모형에서 특히 다중공선성이 문제될 수 있다. 그러나 예측변수 중심화로 많은 문제점을 해결할 수 있으므로(Kreft & de Leeuw, 1998), Section 20.5.4에서 어떻게 예측변수를 중심화하는지 살펴보자.

핵심녀의 힌트　　다수준 모형

- 다수준 모형은 위계적 구조 자료를 분석하는데 사용한다. 예를 들어, 심리치료 후 우울증을 평가한다면, 각 표본 환자는 다른 크리닉에 있는 다른 심리치료사로부터 상담치료를 받을 것이다. 이 경우 크리닉 내(level 3)에 있는 치료사(level 2)로 부터 상담받은 각 환자(level 1)의 우울 척도를 측정하므로 모두 3단계 위계가 있다.
- 위계적 모형은 모수의 다양성(임의효과라 함)을 수용하는 것만 제외하고는 회귀분석과 같다. 보통 회귀분석에서 모수는 일반적으로 표본으로부터 얻은 고정된 모수를 갖는다(고정효과).
- 전체 표본 대신에, 각 상황(예, 심리치료사나 크리닉)에 있는 선형모형을 추정하면, 이들 모형 절편이 다양(임의절편모형)하거나, 이들 모형의 기울기가 다양(임의기울기모형)하거나, 절편과 기울기 모두가 다양하다고 가정할 수 있다.
- *−2LL* 값 차이를 살펴봄으로 서로 다른 모형을 비교할 수 있다. 단지, 한 모수만을 변경할 때(모형에 새로운 한 가지만 추가 시), 이런 방법으로 모형 비교를 한다.
- 공분산 구조를 가정해야 한다. 임의절편 모형에서 분산요소는 기본 설정으로 양호하지만, 기울기가 임의적인 경우 비구조적 공분산이 가정된다. 데이터가 시간에 따라 측정된 것이라면, 자기회귀구조(AR1) 가정이 적용된다.

20.5.2. 로버스트 다수준 모형 ③

SPSS는 *Estimates of Fixed Effects*와 *Estimates of Covariance Parameters*라 표기된 출력물에서 모형 모수에 대한 로버스트(robust) 신뢰구간을 나타낸다(Output 20.5). 다수준 모형을 명기하는 주 대화상자에 [Bootstrap...] 버튼이 있다. 모형 모수에 대한 로버스트 신뢰구간을 얻고 싶으면, 붓스트랩 대화상자(Section 5.4.3)에서 [Bootstrap...] 버튼을 클릭한다. ☑ **Perform bootstrapping**을 선택하고, 95% 붓스트랩 신뢰구간을 얻기 위해 ◉ **Percentile** 이나 ◉ **Bias corrected accelerated (BCa)**를 클릭한다. 분석 수행 시 시간이 걸리므로, 특히 복잡한 모형에서는 붓스트랩 신뢰구간이 계산되지 않을 수 있다.

20.5.3. 표본 수와 크기 ③

실제로 표본 수와 크기가 매우 복잡한 상황을 생각해보자. 복잡한 상황 중 하나는 고정과 임의효과 계수 모두를 알아내기 위한 표본 크기를 결정하는 것이다. Kreft와 de Leeuw (1998)에 의하면, 더 많은 수준이 모형에 추가될수록, 추정을 위해 더 많은 모수와 표본 수가 필요하다. 층위간 교호작용(cross-level interaction)을 위해 고순위 변수에 20개 이상 상황(그룹)을 갖고 있어야 하고, 집단 크기는 '너무 작으면 안 된다'고 했다. 다수준 모형에는 많은 요소들이 포함되어 있으므로 일반적인 법칙을 적용하기 어렵다.

Twisk (2006)도 상황 내 개체와 관련되어, 상황 수가 중요하다고 했다. 표준 표본 수와 크기 산출이 사용될 수 있지만, 분석의 다수준 요소에 대해 보정(요인화, 무엇보다도 급내상관에 의해)이 되어야 한다. 따라서 표본 수 계산은 신중해야 한다.

20.5.4. 예측변수 중심화 ③

Section 10.3.3에서 중심화 개념을 학습했다. 근본적으로 변수를 고정점 주위의 편차로 변형시키는 과정이다. 고정점은 그 변수의 평균이다(전체평균 중심화). 이 중심화 형태는 다수준 모형에서도 사용된다. 그러나 때로는 전체평균 대신에 집단평균 중심화(group mean centering)가 이용된다. 집단평균 중심화는 주어진 변수에서 각 점수를 취해 주어진 집단 내(그 변수의) 점수 평균을 빼면 된다. 다수준 모형에서는, level 1 예측변수에서만 중심화가 일어난다. 성형수술 자료에서는 연령, BDI와 수술 전 삶의 질이 예측변수이다. 집단평균 중심화가 사용되면, level 1 변수는 level 2 변수의 평균에 전형적으로 중심화된다. 성형수술 자료에서 대상자 연령은 수술을 받은 크리닉에서 평균 연령 주위에 중심화된다.

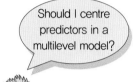

Should I centre predictors in a multilevel model?

다수준 모형에서 이런 중심화는 예측변수 간 다중공선성을 해결하는 유용한 방법이다. 예측변수가 의미있는 영점을 갖지 않을 때 유용하다. 중심화 예측변수를 갖는 다수준 모형은 더 안정화되고, 이들 모형에 의한 추정은 상호간 거의 독립적으로 취급된다. 그러나 일반적 회귀분석(Section 10.3.3)에서 중심화는 모형에 영향을 준다(Enders & Tofighi, 2007 : Kreft & de Leeuw, 1998; Kreft, de Leeuw & Aiken, 1995). 근본적으로 원점수 예측변수로 다수준 모형을 적용하거나 전체평균 중심화 예측변수로 모형을 적용하면 결과 모형은 동일하게 된다. 두 모형은 동일하게 자료에 잘 맞을 것이고, 동일한 예측값을 갖고, 잔차도 동일할 것이다. 물론, 모수 자체(b)는 다르지만, 두 모형으로부터 나온 모수 간 직접적 관련성은 있다. 그러므로 전체평균 중심화를 해도 다수준 모형의 결과는 변하지 않는다. 그러나 모수에 대한 해석은 변하게 된다. 즉, 원점수처럼 해석할 수는 없다는 것이다. 집단평균 중심화가 적용되면, 매우 복잡해진다. 고정이나 임의 부분 모두에서, 원점수 모형은 중심화된 모형과 동일하지 않다. 매우 드문 상황이지만 절편만 임의변수이고 level 2 변수인 집단평균이 원점수로 모형에 포함되는 경우라면 중심화를 해도 원점수 모형과 해석이 달라지지 않는다(Kreft & de Leeuw, 1998).

중심화에서 전체평균 중심화나 집단평균 중심화 중 어느 것이 좋을지 혼란스럽다. 통계학을 배운 사람은 가장 좋은 방법에 대해 걱정하는 경우가 많은데, 가장 좋은 방법이란 노력하고자 하는 것이 무엇이냐에 달려있다. 중심화가 그 좋은 예이다. 통계학 기준에 기초해 집단평균 중심화나 전체평균 중심화를 사용할지 결정해도, 전체평균 중심화/집단평균 중심화와 중심화하지 않은 평균 간에 통계학적으로 올바른 선택은 없다는 것이다(Kreft et el., 1995). Enders와 Tofighi (2007)는 두 수준 위계를 갖는 데이터 분석 시 다음과 같은 4가지 권고안을 만들었다. (1) 집단평균 중심화는 level 1에 측정된 변수 간 연관성(전 예에서 언급한, 수술과 수술 후 삶의 질 간의 연관성)이 주 관심인 경우에 사용되어야 한다. (2) 전체평균 중심화는 level 2 변수에 주 관심이 있는 경우에 적합하다. 그러나 이

더모아

*집단평균 중심화에 대해 좀
더 알려줄 수 있나요?*

SPSS로 집단평균 중심화를 어떻게 하는지 알고 싶다면, 관련 웹 사이트를 참고하도록 한다.

경우 level 1 공변수 통제가 되어야 한다. 예를 들어, 수술 형태를 통제한 상태에서 수술 후 삶의 질에 대한 크리닉 효과를 살펴보고자 하는 경우이다. (3) 두 형태 평균 중심화는 level 1과 level 2에 변수의 차등 효과를 보고자 할 때 이용한다. 예를 들면, 수술 후 삶의 질에 대한 수술 효과가 환자 수준이 아닌 크리닉 수준에 따라 다른가? (4) 집단평균 중심화는 층위 간 교호작용을 관찰하는데 선호된다. 즉, 수술 후 삶의 질에 대한 크리닉과 수술의 교호적 효과가 있는지 알고자 하는 경우에 사용한다. 집단평균 중심화가 사용되면, '집단'이나 중심화된 level 1 예측변수(시간이 주 설명변수시 모형을 적용할 때처럼)에 대한 무보정된 level 2 변수의 효과를 보고자 하지 않는 한, 집단평균은 level 2 변수에 재도입되어야 한다(Kreft와 de Leeuw, 1998).

20.6. SPSS를 이용한 다수준 모형 만들기 ④

다수준 모형을 위해 SPSS보다는 MLwiN, HLM과 R 같은 특수한 소프트웨어를 이용하는 것이 편리하다. 다양한 통계 패키지를 비교하는 관련 서적과 연구가 많이 있다(Tabachnick & Fidell, 2013; Twisk, 2006). SPSS에서는 결과변수가 범주형일 때 다수준 모형 제작을 할 수 없다. 따라서 다수준 모형 분석에서 SPSS로는 완전히 해석할 수 없는 부분이 있다.

Figure 20.8은 분석 진행과정을 자세히 보여 준다. 초기 혼란변수를 탐색하기 전에 적합한 임의계수가 추가되는 '기초' 모형부터 모형 만들기를 시작하는 것이 유용하다(Section 20.4.1).

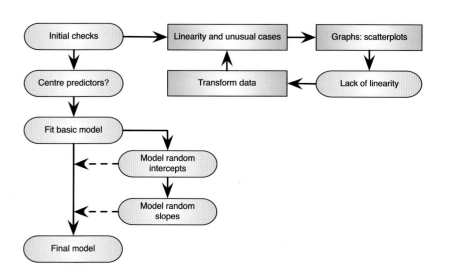

FIGURE 20.8

The basic process of fitting a multilevel model

20.6.1. 데이터 입력하기 ②

분석 수행을 원하는 다수준 모형의 형태에 따라 데이터 입력은 달라진다. 동일 변수가 시간에 따라 여러 번 측정했다면, 데이터 배열은 다소 다르다. 두 번째 예에 있는 반복측정자료의 경우를 살펴볼 것이다. 첫 번째 예에서 수술을 받은 각 개인이 다중 시점에 따라 측정되지 않은 개인 데이터라는 점에서 다중회귀분석과 매우 동일한 상황이다. Figure 20.9는 자료 배열을 보여준다. 각 행은 데이터의 사건(본 예는 수술을 받은 개인)을 나타낸다. 여러 변수에 있는 값은 다른 열에 단순히 입력되어 있다. 따라서, 첫 번째 대상은 31세로, BDI가 12점이며, 크리닉 1에서 대조군으로 대기 중인 여성이고, 외모 개선하기 위해 수술을 기다리는 중이다.

20.6.2. 데이터 구조 무시하기: ANOVA ②

먼저 ANOVA 처럼 익숙한 분석을 적용해 수술이 삶의 질에 미치는 효과를 알아보자. 일원배치 분산분석이나 t-검정으로 효과를 분석할 수 있으며, 모형은 방정식(20.1)에 기술했다.

SELF-TEST **Surgery**를 예측변수, **Post_QoL**을 결과변수로 해 일원배치 분산분석을 시행해 본다.

현실적으로 다수준 모형은 어렵고 두려운 존재가 아니라, 이미 알고 있는 분석방법을 확대한 것이다. Output 20.1에 나타난 ANOVA 결과에 의하면, 수술이 삶의 질에 미치는 효과는 $F(1, 274) = 0.33$, $p = .566$으로 유의하지 않았다.

FIGURE 20.9
Data layout for multilevel modelling with no repeated measure

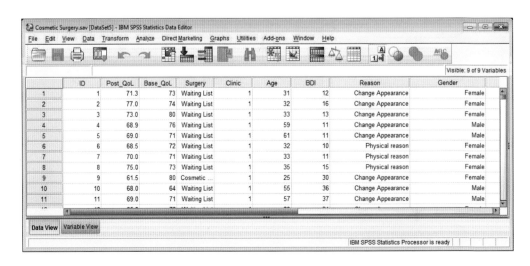

ANOVA

OUTPUT 20.1

Quality of Life After Cosmetic Surgery

	Sum of Squares	df	Mean Square	F	Sig.
Between Groups	28.620	1	28.620	.330	.566
Within Groups	23747.883	274	86.671		
Total	23776.504	275			

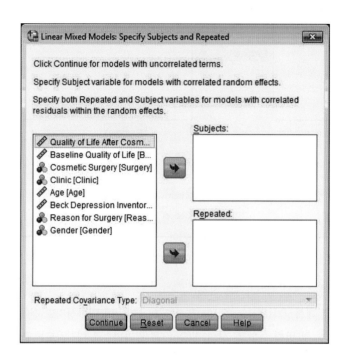

FIGURE 20.10
The initial mixed models dialog box

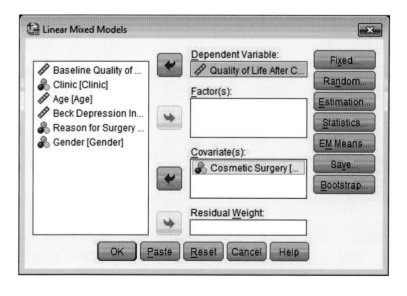

FIGURE 20.11
The main mixed models dialog box

다수준 모형을 수행하기 위해 Analyze Mixed Models ▶ 🔢 Linear... 를 선택하면, Figure 20.10 대화상자가 열린다. 이 대화상자는 데이터의 위계적 구조를 명시하는데, 지금은 위계적 구조를 무시한

FIGURE 20.12
The dialog box
for specifying
fixed effects in
mixed models

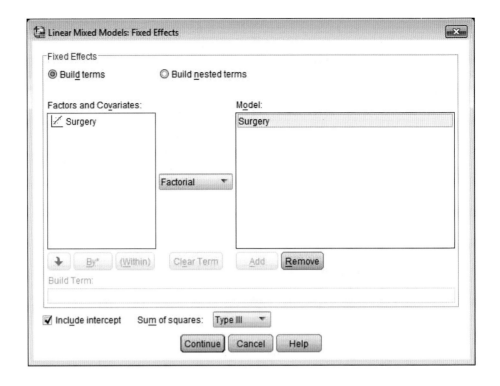

것이므로 이 대화상자는 그냥 넘어가도록 하자.

[Continue]를 클릭해 주 대화상자(Figure 20.11)로 이동해 본다. 이 대화상자도 전에 보았던 다른 대화상자와 매우 유사하다. 첫 번째 수술 후 삶의 질(QoL)을 결과변수로 명시하도록 Post_QoL를 선택해 *Dependent Variable*로 표기된 공간으로 끌어오거나 [▶]를 클릭한다. 다음은 대상이 수술 여부에 대한, 예측변수를 명기하기 위해 **Surgery**를 선택해 *Covariate(s)*로 표기된 공간으로 끌어오거나 [▶]를 클릭한다(SPSS Tip 20.1).

주 대화상자 옆에 몇 가지 버튼이 있다. 모형에 대한 고정효과를 명시하기 위해 [Fixed...]를 사용할 수 있고, 임의효과 추측을 위한 [Random...]을 사용할 수 있다. 고정으로 효과를 취급하려면, [Fixed...]를

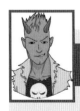

SPSS TIP 20.1 요인과 공변수 ④

범주형 변수임에도 **Surgery** 변수를 *Factors* 상자로 끌어오지 않은 이유가 궁금할 것이다. 범주형 변수를 *Factors* 상자에 넣으면, SPSS가 가변수로 처리해 주고, 이 가변수가 모형에 위치하게 된다. 변수를 *Covariate*(s) 상자에 넣으면, 변수를 선형으로 취급한다. 본 예에서, 가변수(0과 1)로서 **Surgery**를 이미 부호화하였으므로 공변수로 명기해도 된다. 그러나 범주형 변수가 두 가지 이상 범주를 갖는다면, 그 변수를 *Factor*(s)로 끌어와야 함을 기억하자. 단, 순위 범주에서는 예외적이다. 두 번째 예에서, 다른 시점을 나타내는 변수가 있다. 기술적으로 이 변수는 4 수준(각 시점을 나타내는)을 갖는 범주형 변수이지만, 4개의 수준이 동일한 간격의 시점을 나타내므로 공변수로 취급할 수 있으며, 공변수로 입력되면 시간에 따른 선형성을 보게 된다.

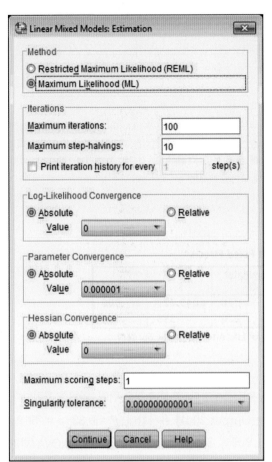

FIGURE 20.13
The *Estimation*
and *Statistics*
options for
mixed models

클릭해 Figure 20.12 대화상자를 연다. 여기에서는 예측변수로 한 변수만 명기했고, 고정효과로 효과가 취급되기를 원한다. 따라서 이 대화상자에서 *Factors and Covariates*로 명시된 목록에서 선택하고 Add 를 클릭해 *Model*로 이동시킨다. Continue 를 클릭하면, 주 대화상자로 돌아간다.

주 대화상자에서 Estimation 을 클릭하면 Figure 20.13(왼쪽) 대화상자가 열린다. 이 대화상자에서 SPSS의 모형 추정 시 사용되는 모수를 변경할 수 있다. 예를 들어, 결과를 얻을 수 없는 경우 반복 회수를 증가시킨다(SPSS Tip 19.1). 초기 설정을 변화시키지 않아도 최대우도(ML)나 제한최대우도(REML) 추정법 중 하나를 선택해야 한다. 모두 장단점(SPSS Tip 20.2)이 있지만, 설계된 모형을 비교하기 원하면 ⦿ Maximum Likelihood (ML) 를 선택한다. Continue 를 클릭해 주 대화상자로 돌아간다.

주 대화상자에서 Statistics 를 클릭하면 Figure 20.13(우측)이 열린다. 이 대화상자에는 두 가지 유용한 사양이 있다. 첫 번째는 *Parameter estimates*를 구하는 것이다. 각 효과와 유의성에 대한 *b* 값을 알려준다. 즉, 다중회귀분석 계수표와 같은 유사한 정보를 알려준다. 두 번째는 *Tests for covariance parameters*로 모형에 있는 각 공변수 추정치(예, 방정식(20.3), (20.5)와 (20.7))에 있는 *u* 값에 대한 유의성 검정을 하도록 한다. 이런 추정치는 문맥변수에 걸친 절편과 기울기 분산을 알려주므로 유의성 검정이 유용하다. 절편이나 기울기 분산의 유의성 여부는 검정을 통해 알 수 있다. 두 사양

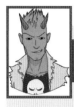

SPSS TIP 20.2 추정 ③

SPSS는 분석에서 모수 추정을 위해 두 가지 선택방법이 있다. 최대우도(ML)와 제한최대우도(REML)이다. 일반적 통념상 ML은 고정회귀모수에서 더 정확한 추정치를 제공하는 반면, REML은 임의분산에서 더 정확한 추정치를 제공한다(Twisk, 2006). 따라서 추정과정은 연구 가설이 고정회귀모수인지 임의효과의 추정변이에 초점을 두는지에 따라 결정된다. 그러나 대부분 ML이나 REML을 선택할 때 모수 추정치는 별 차이가 없다. 주로 ML을 사용해 모형을 비교한다.

OUTPUT 20.2

Type III Tests of Fixed Effects[a]

Source	Numerator df	Denominator df	F	Sig.
Intercept	1	276	6049.727	.000
Surgery	1	276	.333	.565

a. Dependent Variable: Quality of Life After Cosmetic Surgery.

모두 선택한 후, Continue 를 클릭하면 주 대화상자로 돌아간다. 분석 수행을 위해 OK 를 클릭한다.

모형의 주결과를 보여주는 Output 20.2는 Output 20.1과 유사한데, $F = 0.33$, $p = .56$으로 수술은 유의한 효과가 없었다. 여기서 데이터의 위계적 구조를 무시한다면, 결과는 ANOVA/회귀분석과 매우 유사해지므로 수치는 대략 일치한다. 다른 분석메뉴를 사용해도 결과는 동일해진다.

20.6.3. 데이터 구조 무시하기: ANCOVA ②

성형수술이 삶의 질에 효과가 없다고 나타났지만, 수술 전 삶의 질에 대한 고려는 없었다. 그러므로 수술 전 삶의 질을 고려하면서 삶의 질에 대한 수술 효과를 살펴보도록 하자. 현재 모형은 방정식 (20.8)에 의해 나타낸 것이다. 단변량 GLM 메뉴를 통해 ANCOVA 분석을 한다. 위계적 모형 분석으로도 동일한 과정이 나타나게 되므로 두 가지 방법으로 분석을 시행해 보자.

SELF-TEST Surgery를 예측변수, Post_QoL을 결과변수, Base_QoL을 공변수로 해 일원배치 ANCOVA를 시행해본다.

Output 20.3은 ANCOVA의 결과물이다. 수술 전 삶의 질이 모형에 포함되면서, 삶의 질에 대한 수술 효과가 $F(1, 273) = 4.04$, $p = .045$로 유의하게 되었다. 수술 전 삶의 질도 수술 후 삶의 질을

Tests of Between-Subjects Effects

Dependent Variable: Quality of Life After Cosmetic Surgery

Source	Type III Sum of Squares	df	Mean Square	F	Sig.
Corrected Model	10488.253[a]	2	5244.127	107.738	.000
Intercept	1713.257	1	1713.257	35.198	.000
Base_QoL	10459.633	1	10459.633	214.888	.000
Surgery	196.816	1	196.816	4.043	.045
Error	13288.250	273	48.675		
Total	1004494.53	276			
Corrected Total	23776.504	275			

a. R Squared = .441 (Adjusted R Squared = .437)

$F(1, 273) = 214.89$, $p < .001$로 유의하게 예측한다.

Analyze Mixed Models ▶ Linear... 를 다시 선택하고, 현재 분석에서는 데이터의 위계적 구조를 보지 않으므로 첫 번째 대화상자는 지난번처럼 무시한다. 사전 삶의 질을 또 다른 예측변수로 추가할 필요가 있는 것을 제외하고, ANOVA처럼 주 대화상자(Figure 20.14)를 남겨둘 수 있다. Base_QoL을 선택해 *Covariate(s)*로 표기된 공간으로 끌고 가거나 ➡를 클릭한다.

이 새로운 변수를 고정효과로서 모형에 추가할 필요가 있다. Fixed... 를 클릭해 Figure 20.15에 있는 대화상자를 만든다. *Factors and Covariates*로 표시된 목록에 있는 Base_QoL를 선택하고, Add 를 클릭해 *Model*로 이동시킨다. 다음에 Continue 를 클릭해 주 대화상자로 돌아온 후, OK 를 클릭해 분석한다.

Output 20.4는 모형에 대한 주 표이다 이 표를 Output 20.3에 있는 표와 비교하면, ANOVA[3]로

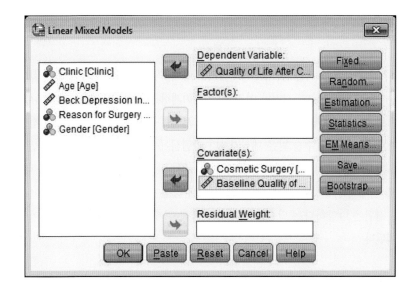

FIGURE 20.14
The main mixed models dialog box

3 모형모수 추정을 위해 ANCOVA에서는 최소제곱법을 사용한 반면, 여기서는 최대우도법을 사용했기 때문에 결과 값은 약간 다르다.

FIGURE 20.15
The dialog box
for specifying
fixed effects in
mixed models

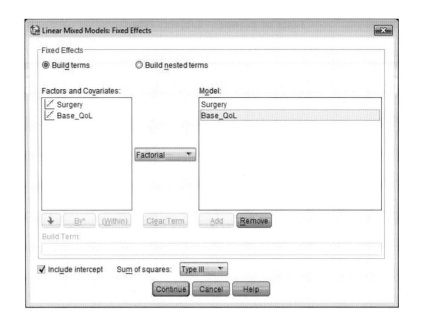

서 분석한 결과가 매우 유사하다. 즉, $F = 4.08$, $p = .044$로 수술이 유의한 효과가 있고, $F = 217.25$, $p < .001$로 수술 전 삶의 질도 유의한 효과가 있다는 결과를 얻었다. 또한, 수술에 대한 회귀계수가 -1.70임을 알 수 있다. 지금까지의 과정은 단순 회귀분석에 근거한 것이다.

통계기법은 근본적으로 다르지 않고, 이미 알고 있는 분석방법의 연장선이라고 생각하면 이해가 쉽다. 고정모형 명령어를 통한 기초 분석을 할 수 있으므로, 위계적 구조 데이터에서 요인화하는 능력을 사용해 보도록 하자.

20.6.4. 데이터 구조 요인화하기: 임의절편 ③

수술 전 삶의 질 점수를 고려할 때, 수술 후 삶의 질을 유의하게 예측하고, 수술은 삶의 질에 긍정적 영향을 주는 것으로 나타났다. 그러나 이 단계에서 위계적 구조가 있는 데이터라는 사실이 간과되었다. 근본적으로 동일 클리닉에서 수술받은 대상자에서 얻은 점수가 서로 관련되는 경향이 있기 때문에(분명히 다른 클리닉에서 수술 받은 대상자보다 관련성이 높다), 독립성 가정을 위반했다. 독립성 가정에 위배되면, 매우 극단적 결과가 초래된다(Section 11.3). 부정확한 F-값에 대해 걱정하는 대신에 분석에 위계적 데이터 구조를 포함시켜서 클리닉 내 공변이를 모형화할 수 있다. 이 방법을 위해 클리닉에 따라 절편은 다양하다는 단순한 가정에 근거해 위계를 모형에 포함시킨다. 이제 모형은 다음과 같이 표기된다.

$$\text{QoL After Surgery}_{ij} = b_{0j} + b_1 \text{Surgery}_{ij} + b_2 \text{QoL before Surgery}_{ij} + \varepsilon_{ij}$$
$$b_{0j} = b_0 + u_{0j}$$

Model Dimension[a]

		Number of Levels	Number of Parameters
Fixed Effects	Intercept	1	1
	Surgery	1	1
	Base_QoL	1	1
Residual			1
Total		3	4

df for −2LL

a. Dependent Variable: Quality of Life After Cosmetic Surgery.

Information Criteria[a]

−2 Log Likelihood	1852.543
Akaike's Information Criterion (AIC)	1860.543
Hurvich and Tsai's Criterion (AICC)	1860.690
Bozdogan's Criterion (CAIC)	1879.024
Schwarz's Bayesian Criterion (BIC)	1875.024

−2LL

The information criteria are displayed in smaller-is-better forms.

a. Dependent Variable: Quality of Life After Cosmetic Surgery.

Type III Tests of Fixed Effects[a]

Source	Numerator df	Denominator df	F	Sig.
Intercept	1	276	39.379	.000
Surgery	1	276	4.088	.044
Base_QoL	1	276	217.249	.000

a. Dependent Variable: Quality of Life After Cosmetic Surgery.

Estimates of Fixed Effects[a]

						95% Confidence Interval	
Parameter	Estimate	Std. Error	df	t	Sig.	Lower Bound	Upper Bound
Intercept	18.147025	2.891820	276	6.275	.000	12.454198	23.839851
Surgery	−1.697233	.839442	276	−2.022	.044	−3.349756	−.044710
Base_QoL	.665036	.045120	276	14.739	.000	.576213	.753858

a. Dependent Variable: Quality of Life After Cosmetic Surgery.

 Analyze Mixed Models ▶ Linear... 을 선택하면, Figure 20.10에 있는 대화상자가 나오는데, *Mixed Models* 사양을 다시 사용한다. 이번에는 대화상자에서 level 2 변수(Clinic)를 명시한다. *Subjects*에 명기된 상자에 있는 집단 참여자(대상)를 맥락변수로 명시한다. 변수 목록에서 Clinic을 선택하고 *Subjects*로 명기된 상자에 넣는다. 이렇게 완성된 대화상자는 Figure 20.16에 나타나 있다.

Continue 를 클릭해 주 대화상자로 돌아간다. 이 모형에서 단지 고정에서 임의로 절편을 변화시켰으므로, 다른 것을 변화시킬 필요가 없다. 그러므로 주 대화상자는 Figure 20.14와 같다. 고정효과도 재명시할 필요가 없으므로 Fixed 를 클릭하지 않는다. 그러나 첫 번째로, 임의효과를 명시할 필요가 있다. 주 대화상자에 있는 Random... 을 클릭해 Figure 20.17 대화상자로 간다. 먼저 맥락변수를 명시한다. Figure 20.16과 같이 SPSS에서 언급한 맥락변수 목록에서 변수를 선택하면 된다. 이들은 *Subjects*라 명기된 부분에 나와 있다. 여기서 **Clinic**만을 명기했기에 목록에는 이 변수만 있다. 이 변수를 선택해 *Combinations*이라 명기된 부위로 끌어오거나 ➡을 클릭한다. 임의절편만 명시하기 원하므로 ☑ Include intercept 를 선택한다. 이 대화상자에는 공분산의 형태(Variance Components ▼)를 명시하는 드롭다운 목록이 있다. Continue 를 클릭해 주 대화상자로 돌아온 후, OK 를 클릭해 분석을 실행한다.

FIGURE 20.16
Specifying a
level 2 variable
in a hierarchical
linear model

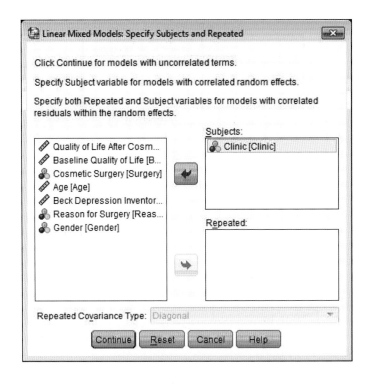

FIGURE 20.17
Dialog box
for specifying
random effects
in mixed
models

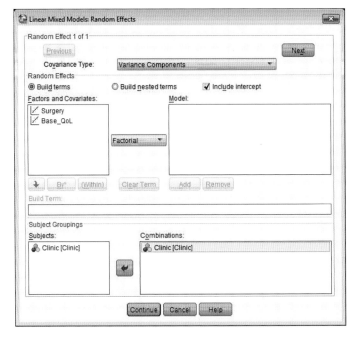

　　Output 20.5에 나타난 결과를 살펴보자. 첫 번째 문제는 다양한 절편 허용이 모형에 차이를 만들어내는지 여부이다. $-2LL$(방정식(20.10))에서 이 차이를 이용해 검정할 수 있다. 새로운 모형에서 전체 5개 모수에 근거한 $-2LL$은 1837.49(Output 20.5)이다. 전 모형(Output 20.4)에서는 4개 모수에 근거한 $-2LL$은 1852.54이므로 차이는 다음과 같이 계산된다.

Model Dimension[a]

		Number of Levels	Covariance Structure	Number of Parameters	Subject Variables
Fixed Effects	Intercept	1		1	
	Surgery	1		1	
	Base_QoL	1		1	
Random Effects	Intercept[b]	1	Variance Components	1	Clinic
Residual				1	
Total		4		5	

a. Dependent Variable: Quality of Life After Cosmetic Surgery.

b. As of version 11.5, the syntax rules for the RANDOM subcommand have changed. Your command syntax may yield results that differ from those produced by prior versions. If you are using version 11 syntax, please consult the current syntax reference guide for more information.

df for −2LL

Information Criteria[a]

−2 Log Likelihood	1837.490
Akaike's Information Criterion (AIC)	1847.490
Hurvich and Tsai's Criterion (AICC)	1847.712
Bozdogan's Criterion (CAIC)	1870.592
Schwarz's Bayesian Criterion (BIC)	1865.592

−2LL

The information criteria are displayed in smaller-is-better forms.

a. Dependent Variable: Quality of Life After Cosmetic Surgery.

Type III Tests of Fixed Effects[a]

Source	Numerator df	Denominator df	F	Sig.
Intercept	1	163.879	73.305	.000
Surgery	1	275.631	.139	.709
Base_QoL	1	245.020	83.159	.000

a. Dependent Variable: Quality of Life After Cosmetic Surgery.

bs

Estimates of Fixed Effects[a]

Parameter	Estimate	Std. Error	df	t	Sig.	95% Confidence Interval	
						Lower Bound	Upper Bound
Intercept	29.563601	3.452958	163.879	8.562	.000	22.745578	36.381624
Surgery	-.312999	.838551	275.631	-.373	.709	-1.963776	1.337779
Base_QoL	.478630	.052486	245.020	9.119	.000	.375248	.582012

a. Dependent Variable: Quality of Life After Cosmetic Surgery.

$Var(\varepsilon_{ij})$

Estimates of Covariance Parameters[a]

Parameter		Estimate	Std. Error	Wald Z	Sig.	95% Confidence Interval	
						Lower Bound	Upper Bound
Residual		42.497179	3.703949	11.473	.000	35.823786	50.413718
Intercept [subject = Clinic]	Variance	9.237126	5.461678	1.691	.091	2.898965	29.432742

a. Dependent Variable: Quality of Life After Cosmetic Surgery.

$Var(u_{0j})$

$$\chi^2_{Change} = 1852.54 - 1837.49 = 15.05$$

$$df_{Change} = 5 - 4 = 1$$

부록에서 자유도 1의 카이제곱 통계량 임계치는 $3.84(p < .05)$와 $6.63(p < .01)$이므로 이 차이는 유의하다.

다시 말하면, 분산 모형화를 하면 모형 적합성이 유의하게 향상되므로 절편에서 이 분산을 모형화하는 것이 중요하다. 본 예에서 결론은 수술과 삶의 질 간 관련성에 대한 절편은 크리닉에 따라 유의하게 다르다고 할 수 있다.

절편(9.24)에 대한 분산 추정치의 유의수준은, 표준 z-값($z = 1.69$)인 Wald 통계량을 이용해 검정한다. 특히 임의모수에서 예측 불가능할 수 있기 때문에(고정효과는 상관없다), Wald 통계량 해석시 유의해야 한다. $-2LL$에서 변화는 신뢰할 수 있으므로 로지스틱 회귀분석처럼(제19장) 모형에서 변화의 유의성 평가시 이용한다.

절편의 다양성 허용은 절편이 고정일 때 -1.70(Output 20.4)과 비교해 -0.31인 수술 효과에 대한 새로운 회귀모수를 만들어 준다. 다시 말하면, 크리닉에 따른 다양한 절편을 허용했을 때 수술 효과는 급격히 감소하게 된다. $F(1, 275.63) = 0.14$, $p = .709$로 더 이상 수술 효과는 유의하지 않다. 위계적 구조 데이터를 무시한 경우와 고려한 경우 결론이 어떻게 달라지는지 보여준다.

20.6.5. 데이터 구조 요인화하기: 임의절편과 임의기울기 ④

이 모형에서 로그-우도를 유의하게 변화시키므로 임의절편은 포함하는 것이 중요하다. 임의기울기 추가가 모형에 유익한지 알아보자. 모형은 방정식(20.9)에 기술했다. 대화상자에서 약간 수정하면 임의기울기 추가를 명시할 수 있다. 모형에 다른 임의 항을 추가만 하면 된다. 처음에 시작하면서 지시에 따라 전편에 있는 대화상자를 설정한다. 그러면 이 대화상자에서 Random... 을 클릭만 하면 된다. *Factors and Covariates* 목록에서 예측변수(**Surgery**)를 선택하고, Add 를 클릭해 모형에 추가한다(Figure 20.18). Continue 를 클릭해 주 대화상자로 돌아온 후, OK 를 클릭해 분석을 시행한다.

이 단계에서의 관심은 기울기 분산(variance)을 포함했을 때 나타나는 효과 추정이다. Output 20.6은 새 모형에 대한 $-2LL$과 기울기 분산값(29.63)을 보여 준다. 기울기 분산의 유의성을 알아보기 위해 전 모형의 $-2LL$에서 현재 모형의 $-2LL$을 빼는 것이다. 그러면 모형에 새로운 모수는 기울기에서 분산, 단 하나만을 추가했기 때문에, $df = 1$인 카이제곱 통계량이 된다. 새 모형에서 6개 모수에 기초한 $-2LL$은 1816(Output 20.6)이다. 전 모형(Output 20.5)에서 5개 모수에 기초한 $-2LL$은 1837.49이다. 차이는 다음과 같이 계산된다.

$$\chi^2_{\text{Change}} = 1837.49 - 1816 = 21.49$$

$$df_{\text{Change}} = 6 - 5 = 1$$

이 값을 $df = 1$(예, 3.84와 6.63), 카이제곱 통계량에 대해 동일 임계치와 비교하면, 두 값보다도 21.49가 매우 크기 때문에 이 변화가 매우 유의하다는 것을 보여준다. 다시 말하면, 기울기의 분산이 포함되면 모형 적합도가 유의하게 개선된다. 즉, 기울기상에 상당한 변화량이 존재함을 알 수 있다.

기울기에 유의한 변화량이 있음을 알았으므로 기울기와 절편 사이에 상관성(공분산)이 있는지 살펴본다. 앞에서 Variance Components ▼ 를 선택해, 절편과 기울기 간 공분산을 0이라 가정하면 SPSS는 기

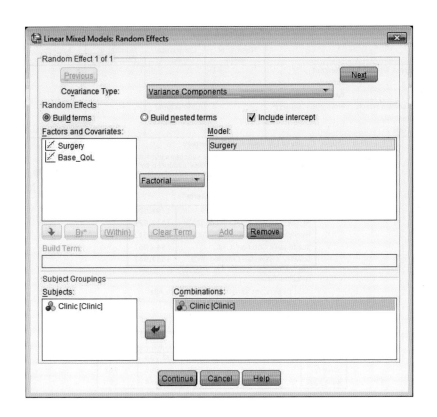

FIGURE 20.18
The dialog box
for specifying
random effects
in mixed
models

울기의 분산만 추정한다. 이런 방법은 별도로 기울기 분산의 효과를 살펴 볼 수 있게 해준다. 임의기울기와 임의절편 간의 공분산을 포함하고자 한다면, Figure 20.18에서와 같이 $\boxed{\text{Variance Components}}$ 를 클릭해서 아래의 목록에서 $\boxed{\text{Unstructured}}$ 를 대신 선택한다. $\boxed{\text{Unstructured}}$ 로 선택해 기울기와 절편 간 공분산이 0이라는 가정이 없어지므로 SPSS는 이 공분산을 추정하게 된다. 따라서 $\boxed{\text{Unstructured}}$ 로 변화시켜, 임의기울기와 임의절편 간 공분산을 추정하는 모형에 새로운 항을 추가한다. Figure 20.18에서 $\boxed{\text{Variance Components}}$ 를 $\boxed{\text{Unstructured}}$ 로 선택해 다시 분석해 본다.

OUTPUT 20.6

Information Criteria[a]

−2 Log Likelihood	1816.001
Akaike's Information Criterion (AIC)	1828.001
Hurvich and Tsai's Criterion (AICC)	1828.314
Bozdogan's Criterion (CAIC)	1855.724
Schwarz's Bayesian Criterion (BIC)	1849.724

The information criteria are displayed in smaller-is-better forms.

a. Dependent Variable: Quality of Life After Cosmetic Surgery.

$-2LL$

Estimates of Covariance Parameters[a]

Parameter		Estimate	Std. Error	Wald Z	Sig.	95% Confidence Interval Lower Bound	95% Confidence Interval Upper Bound
Residual		35.008422	3.132866	11.175	.000	29.376457	41.720130
Intercept [subject = Clinic]	Variance	33.181911	16.900824	1.963	.050	12.227895	90.043233
Surgery [subject = Clinic]	Variance	29.630281	16.497840	1.796	.072	9.949366	88.242166

a. Dependent Variable: Quality of Life After Cosmetic Surgery.

$Var(\varepsilon_{ij})$

$Var(u_{0j})$

$Var(u_{1j})$

OUTPUT 20.7

Model Dimension[a]

		Number of Levels	Covariance Structure	Number of Parameters	Subject Variables
Fixed Effects	Intercept	1		1	
	Surgery	1		1	
	Base_QoL	1		1	
Random Effects	Intercept + Surgery[b]	2	Unstructured	3	Clinic
Residual				1	
Total		5		7	

a. Dependent Variable: Quality of Life After Cosmetic Surgery.

b. As of version 11.5, the syntax rules for the RANDOM subcommand have changed. Your command syntax may yield results that differ from those produced by prior versions. If you are using version 11 syntax, please consult the current syntax reference guide for more information.

df for −2LL

Information Criteria[a]

−2 Log Likelihood	1798.624
Akaike's Information Criterion (AIC)	1812.624
Hurvich and Tsai's Criterion (AICC)	1813.042
Bozdogan's Criterion (CAIC)	1844.967
Schwarz's Bayesian Criterion (BIC)	1837.967

−2LL

The information criteria are displayed in smaller-is-better forms.

a. Dependent Variable: Quality of Life After Cosmetic Surgery.

Type III Tests of Fixed Effects[a]

Source	Numerator df	Denominator df	F	Sig.
Intercept	1	84.954	107.284	.000
Surgery	1	9.518	.097	.762
Base_QoL	1	265.933	33.984	.000

a. Dependent Variable: Quality of Life After Cosmetic Surgery.

bs

Estimates of Fixed Effects[a]

						95% Confidence Interval	
Parameter	Estimate	Std. Error	df	t	Sig.	Lower Bound	Upper Bound
Intercept	40.102525	3.871729	84.954	10.358	.000	32.404430	47.800620
Surgery	−.654530	2.099413	9.518	−.312	.762	−5.364643	4.055583
Base_QoL	.310218	.053214	265.933	5.830	.000	.205443	.414993

a. Dependent Variable: Quality of Life After Cosmetic Surgery.

Var(u_{0j}) = variance of intercepts

Var(ε_{ij}) = variance of residuals

Estimates of Covariance Parameters[a]

						95% Confidence Interval	
Parameter		Estimate	Std. Error	Wald Z	Sig.	Lower Bound	Upper Bound
Residual		34.955705	3.116670	11.216	.000	29.351106	41.630504
Intercept + Surgery [subject = Clinic]	UN (1,1)	37.609439	18.726052	2.008	.045	14.173482	99.796926
	UN (2,1)	−36.680707	18.763953	−1.955	.051	−73.457378	.095965
	UN (2,2)	38.408857	20.209811	1.901	.057	13.694612	107.724141

a. Dependent Variable: Quality of Life After Cosmetic Surgery.

Cov(u_{0j}, u_{1j}) = covariance of slopes and intercepts

Var(u_{1j}) = variance of slopes

Output 20.7의 결과를 알아보자. 첫 번째 쟁점은 기울기와 절편간 공분산 추가로 −2*LL*(방정식 20.10)에 있는 변화를 이용한 모형에 차이가 있는지를 확인한다. 전 모형의 6개 모수에서는 1816이었 는데, 전체 7개 모수에 근거한 새로운 모형에서 −2*LL*은 1798.62(Output 20.7)이므로 다음과 같이 계산된다.

$$\chi^2_{Change} = 1816 - 1798.62 = 17.38$$
$$df_{Change} = 7 - 6 = 1$$

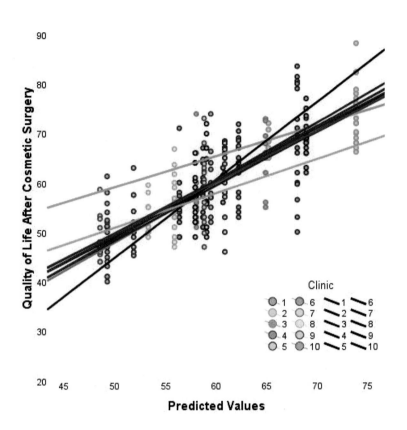

FIGURE 20.19
Predicted
values from the
model (surgery
predicting
quality of life
after controlling
for baseline
quality of life)
plotted against
the observed
values

변화량 17.38은 자유도 1에서 카이제곱 통계량 임계치 6.63(부록)보다 매우 크므로 $p < .01$에서 유의하다. 기본적으로 모형 적합도는 공분산항이 모형에 추가될 때 유의하게 향상된다. 절편(37.60)과 기울기(−36.68과 38.41)에 대한 분산 추정치, Wald 통계량에 기초한 연관된 유의성은 이 3가지 추정치가 유의성에 근접하기에 때문에, 유의하게 향상된 모형임을 확인시킨다. 반복해 강조하는 바, Wald 통계량을 주의 깊게 해석해야 한다.

기울기의 임의 부분은 두 값(−36.68과 38.41)을 갖게 된다. 두 값이 나온 이유는 모수가 상관성이 없다고 가정하는 Variance Components ▼ 의 공분산 구조에서 가정이 없는 Unstructured ▼ 로 바꾸었기 때문이다. 따라서 공분산도 역시 추정된다. 첫 번째 값은 임의기울기와 임의절편 간 공분산이다. 두 번째는 임의기울기의 분산이다. 공분산(제6장)은 변수 간 관련성에 대한 비표준화 측정이므로 상관성과 유사하다. 따라서 공분산 수치는 모형내에서 임의기울기와 임의절편 간 관련성이나 교호작용이 있는지 알려 준다. 이 값의 실제 크기는 비표준화 측정치이므로 중요하지는 않다. 따라서 다른 변수에서도 측정된 공분산 크기와 비교할 수 없다. 그러나 방향성은 중요하다. 위의 예에서 공분산은 음의 부호(−36.68)로 절편과 기울기 간에 음의 관련성을 갖는다. 상기 자료는 10개 서로 다른 크리닉에서 삶의 질에 대한 수술 효과를 반영하고 있으므로 크리닉에서 수술과 삶의 질 간 관련성에 대한 절편이 증가하면, 기울기 값은 감소한다는 것을 의미한다. Figure 20.19의 도표를 보면 이해하기 쉽다. 이 도표는 모형을 기준으로 수술 후 삶의 질 예측치에 대한 관찰치를 나타냈다. 도표에는 각 크리닉을 나타내는 10개 선이 있고 선들이 서로 다름을 알 수 있다. 절편이 작으면(y 축에 낮은 값), 가파른 양의 기울기를 갖는다. 그러나 절편이 증가하면(가장 낮은 y 축 점에서 가장 높은 y 축 점으로 올라가면), 선 기울기는 점차 평평해진다(기울기가 감소한다). 기울기와 절편 간 음의 공분산은 이러한 관계를 나타낸다. 반대로 양의 공분산이라면, 절편이 증가하면 기울기도 역시 증가한다.

임의기울기로 얻은 두 번째 용어는 분산(38.41)이다. 이 분산은 전체 데이터로 적용된 단일 기울기(크리닉에 대해 무시하고) 주위로 기울기들이 얼마나 다양한지 나타낸다. 카이제곱을 이용한 검정에서 크리닉을 통한 기울기는 유의하게 다르다.

수술과 삶의 질 관련성(수술 전 사전 삶의 질을 통제한 상태에서)에 대한 절편과 기울기는 크리닉에 따라 다양하다고 결론내릴 수 있다. 절편과 기울기에 다양함을 허용하면, 수술 효과에 대한 새로운 회귀 모수는 −0.65로 나타난다. 기울기가 고정일 때는 −0.31이다(Output 20.5). 절편이 크리닉별로 다양하도록 허용되면, $F(1, 9.518) = 0.10$, $p = .762$로 유의하지 않은 것으로 나타나지만 수술 효과는 증가한다.

20.6.6. 모형에 교호작용 추가하기 ④

다른 변수를 추가해 모형을 만들 수 있다. 측정한 다른 변수는 성형수술을 하게 된 이유이다. 수술 이유는 신체적 문제 또는 허영심으로 이 변수를 모형에 추가할 수 있다. 삶의 질을 예측하는데 수술 이유가 수술과 상호작용을 하는지도 살펴볼 수 있다.[4] 모형에 새로운 항을 포함해 확장해 보자. 각 항은 회귀계수(고정으로 선택한)를 갖는다. 그러므로 새 모형은 다음과 같은 방정식으로 나타낼 수 있다. 새로운 2개 예측변수가 추가되었음을 주목하라.

$$\begin{aligned} \text{QoL After}_{ij} &= b_{0j} + b_{1j}\text{Surgery}_{ij} + b_2\text{QoL Before Surgery}_{ij} \\ &\quad + b_3\text{Reason}_{ij} + b_4\left(\text{Reason}\times\text{Surgery}\right)_{ij} + \varepsilon_{ij} \end{aligned}$$

$$b_{0j} = b_0 + u_{0j}$$
$$b_{1j} = b_1 + u_{1j}$$

(20.11)

SPSS에서 모형 설정은 간단해, 이미 사용 중인 대화상자에서 약간만 변동시키면 된다. 먼저, Analyze Mixed Models ▶ Linear... 를 선택한다. 이 초기 대화상자는 전 분석에서 이미 설정되어, Figure 20.16과 같다. Continue 를 클릭해 주 대화상자로 접근한다. 이 대화상자도 전 분석에서 이미 설정되어 있어, Figure 20.14와 같아야 한다. 수술 이유(Reason)의 효과와 Reason과 Surgery 교호작용을 새로운 두 공변수로 모형에 추가한다. 이 단계에서는 단순히 공변수로 Reason을 넣으면 되므로 Reason 변수를 선택해 *Covariate(s)*로 명기된 공간으로 끌거나 ➡ 을 클릭한다.[5] 완성된 대화상자는

---

[4] 현실적으로 효과가 유의한지는 −2LL에서 변화를 사용하기 때문에, 한 번에 한 항을 새로운 모형 설정에 넣는다. 그러므로 모형에 Reason만을 먼저 포함시키고, 별도의 분석에서 교호작용을 추가한다. 그렇게 하면 각 효과에 대한 −2LL 변화를 계산할 수 있다. 여기에서는 공간을 줄이려고, 모형에 한 단계로 둘 모두를 넣어서 분석했다.

[5] **Surgery**와 함께, 이미 가변수로 부호화시킨(SPSS Tip 20.1) **Reason**도 *Covariate(s)* 상자에 넣었다.

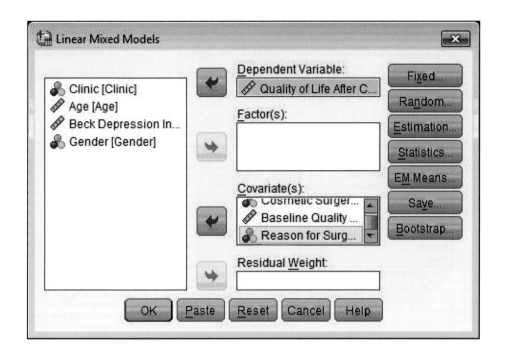

FIGURE 20.20
The main mixed
models dialog
box

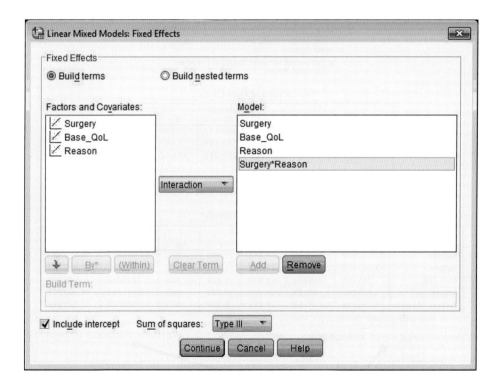

FIGURE 20.21
Specifying a
fixed effects
interaction in
mixed models

Figure 20.20에 나타나 있다.

　모형에 고정효과를 추가하려면, [Fixed...]를 클릭해 Figure 20.21에 있는 대화상자를 가져온다. 먼저 **Reason**을 주효과로 명시하기 위해 *Factors and Covariates*라 명기된 목록에서 **Reason**을 선택하고 [Add]를 클릭해 *Model*로 이동시킨다. 다음, *Factors and Covariates*에서 **Surgery**를 선택하고 *Ctrl*를 누른 상태에서 **Reason**을 선택한다. 두 변수가 동시에 선택되어 구성되는 교호작용 효과는 〔Add〕를 클릭해 *Model*로 이동시킨다. 이러면 대화상자는 Figure 20.21과 같이 된다. 〔Continue〕를 클릭해 주 대화상자로 돌아간다. 추가적 임의계수를 명시하지 않으려면 Figure 20.18에서 주 대화상자로 돌아가서 〔OK〕를 클릭해 분석을 시행한다.

OUTPUT 20.8

Model Dimension[a]

		Number of Levels	Covariance Structure	Number of Parameters	Subject Variables
Fixed Effects	Intercept	1		1	
	Surgery	1		1	
	Base_QoL	1		1	
	Reason	1		1	
	Surgery * Reason	1		1	
Random Effects	Intercept + Surgery[b]	2	Unstructured	3	Clinic
Residual				1	
Total		7		9	

a. Dependent Variable: Quality of Life After Cosmetic Surgery.

b. As of version 11.5, the syntax rules for the RANDOM subcommand have changed. Your command syntax may yield results that differ from those produced by prior versions. If you are using version 11 syntax, please consult the current syntax reference guide for more information.

df for −2LL

Information Criteria[a]

−2 Log Likelihood	1789.045
Akaike's Information Criterion (AIC)	1807.045
Hurvich and Tsai's Criterion (AICC)	1807.722
Bozdogan's Criterion (CAIC)	1848.629
Schwarz's Bayesian Criterion (BIC)	1839.629

−2LL

The information criteria are displayed in smaller-is-better forms.

a. Dependent Variable: Quality of Life After Cosmetic Surgery.

Type III Tests of Fixed Effects[a]

Source	Numerator df	Denominator df	F	Sig.
Intercept	1	108.853	122.593	.000
Surgery	1	15.863	2.167	.161
Base_QoL	1	268.920	33.647	.000
Reason	1	259.894	9.667	.002
Surgery * Reason	1	217.087	6.278	.013

a. Dependent Variable: Quality of Life After Cosmetic Surgery.

*b*s

Estimates of Fixed Effects[a]

						95% Confidence Interval	
Parameter	Estimate	Std. Error	df	t	Sig.	Lower Bound	Upper Bound
Intercept	42.517820	3.840055	108.853	11.072	.000	34.906839	50.128800
Surgery	−3.187677	2.165484	15.863	−1.472	.161	−7.781510	1.406157
Base_QoL	.305356	.052642	268.920	5.801	.000	.201713	.408999
Reason	−3.515148	1.130552	259.894	−3.109	.002	−5.741357	−1.288939
Surgery * Reason	4.221288	1.684798	217.087	2.506	.013	.900633	7.541944

a. Dependent Variable: Quality of Life After Cosmetic Surgery.

$Var(u_{0j})$ = variance of intercepts

$Var(\varepsilon_{ij})$ = variance of residuals

Estimates of Covariance Parameters[a]

Parameter		Estimate	Std. Error	Wald Z	Sig.	95% Confidence Interval	
						Lower Bound	Upper Bound
Residual		33.859719	3.024395	11.196	.000	28.421886	40.337948
Intercept + Surgery [subject = Clinic]	UN (1,1)	30.056340	15.444593	1.946	.052	10.978478	82.286775
	UN (2,1)	−28.083657	15.195713	−1.848	.065	−57.866706	1.699393
	UN (2,2)	29.349323	16.404492	1.789	.074	9.813593	87.774453

a. Dependent Variable: Quality of Life After Cosmetic Surgery.

$Cov(u_{0j}, u_{1j})$ = covariance of slopes and intercepts

$Var(u_{1j})$ = variance of slopes

Output 20.8은 분석결과 출력물로, 새로운 두 개의 고정효과가 제시되어 있다. 첫 번째 쟁점은 새로운 효과가 모형의 차이를 만드는지 여부이다. 따라서 로그-우도 통계량을 다음과 같이 사용할 수 있다.

$$\chi^2_{\text{Change}} = 1798.62 - 1789.05 = 9.57$$

$$df_{\text{Change}} = 9 - 7 = 2$$

부록에서 카이제곱 통계량에 대한 임계치는 5.99($p < .05$, $df = 2$)이므로 이 변화량은 유의한 것으로 나타났다.

개별 효과는 *Type III Tests of Fixed Effects* 표에서 볼 수 있다. 수술 전 삶의 질은 수술 후 삶의 질에 $F(1, 268.92) = 33.65$, $p < .001$로 유의한 효과가 있고, 수술은 $F(1, 15.86) = 2.17$, $p = .161$로 여전히 삶의 질에 유의하지 않았지만, 수술 이유는 $F(1, 259.89) = 9.67$, $p = .002$, 수술 이유와 수술간 교호작용은 $F(1, 217.09) = 6.28$, $p = .013$으로 두 개 변수가 모두 삶의 질을 유의하게 예측했다. *Estimates of Fixed Effects* 표는 회귀계수와 신뢰구간을 추가적으로 알려주면서, 동일한 정보를 다시 보여준다.

절편(30.06)과 기울기(29.35)에 대한 분산값은 전 모형보다 작지만, 여전히 유의하다. 기울기와 절편 간 공분산도 음의 부호(-28.08)이다. 따라서 임의모수에 대한 결론은 전 모형과 매우 유사함을 알 수 있다.

교호작용 항은 가장 흥미있는 부분이다. 개인이 수술을 받을지 여부를 고려하면서, 수술받은 이유의 효과를 알려주기 때문이다. 교호작용 분석이 실패하면, 두 'reason groups'으로 분리해 분석한다. 외모를 위해 수술받은 집단으로부터 신체적 이유로 수술받은 집단을 분석하기 때문에, 이 분석에서 교호작용 항과 Reason의 주효과를 제거하면 된다. 모형 적합도를 확인하기 위해 Reason으로 파일을 분리한다.

SELF-TEST **Reason**으로 파일을 나누고, 임의절편으로 **Post_QoL**을 예측하고, 임의기울기로 **Surgery**를 예측하며, 예측변수로 **Base_QoL**과 **Surgery**를 포함한 다수준 모형 분석을 시행한다.

이 분석에 의한 모수 추정치는 Output 20.9에 나와 있다. 외모 변화만을 위해 수술한 대상에서, 수술은 $b = -4.31$, $t(7.72) = -1.92$, $p = .09$로 수술 후 삶의 질을 예측하는 가장 유의한 변수이다. 기울기가 음의 값이므로 외모 수술 집단의 삶의 질이 대조군에 비해 낮음을 의미한다. 그러나 신체적 문제로 수술한 대상자에서, 수술은 $b = 1.20$, $t(7.61) = 0.58$, $p = .58$로 삶의 질을 유의하게 예측하지는 않았다. 그러나 기울기는 양의 값으로 수술받은 대상은 수술대기 명단에 있는 대상자보다 삶의 질 점수가 유의하지는 않지만 더 높다. 그러므로 이러한 교호작용 효과는 수술 이유에 따라 삶의 질을 예측하는 수술의 기울기가 달라진다는 것을 반영한다. 신체적 문제로 수술받은 대상자(약간 양의 기울기)와 외모를 위해 허영으로 수술받은 대상자(음의 기울기)에서 수술이 삶의 질을 예측하는 효과가 다르다는 것이다.

이러한 결과를 종합하면, 수술 전 삶의 질을 통제한 상태에서, 수술 후 삶의 질은 신체적 이유로 수술받은 대상자보다 외모 변화를 위해 수술 받은 대상자에서 낮았다. 신체적 문제를 교정하기 위한 대상자는 수술로 심적 안도감을 가져오고 삶의 질도 향상되기에 이런 결과가 이해가 된다. 그러나 허영으로 수술한 대상자는 실제 불행의 원천이 외모에 의한 것이 아니므로 삶의 질을 향상시키지 못했다.

OUTPUT 20.9   Surgery for Cosmetic Reasons

Estimates of Fixed Effects[a,b]

Parameter	Estimate	Std. Error	df	t	Sig.	95% Confidence Interval	
						Lower Bound	Upper Bound
Intercept	41.786055	5.487873	77.331	7.614	.000	30.859052	52.713059
Surgery	-4.307014	2.239912	7.719	-1.923	.092	-9.505157	.891130
Base_QoL	.338492	.079035	88.619	4.283	.000	.181440	.495543

a. Reason for Surgery = Change Appearance

b. Dependent Variable: Quality of Life After Cosmetic Surgery.

Surgery for a Physical Reason

Estimates of Fixed Effects[a,b]

Parameter	Estimate	Std. Error	df	t	Sig.	95% Confidence Interval	
						Lower Bound	Upper Bound
Intercept	38.020790	4.666154	93.558	8.148	.000	28.755460	47.286119
Surgery	1.196550	2.081999	7.614	.575	.582	-3.647282	6.040382
Base_QoL	.317710	.068883	172.816	4.612	.000	.181749	.453670

a. Reason for Surgery = Physical reason

b. Dependent Variable: Quality of Life After Cosmetic Surgery.

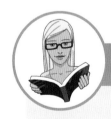

핵심녀의 힌트   다수준 모형 출력물

- *Information Criteria* 표는 모형의 전반적 적합도를 평가하는 데 사용한다. −2LL은 자유도(df = 추정되는 모수 수)를 갖는 유의성 검정에 사용된다. −2LL은 모형비교에 주로 이용되는데 모수 한 개가 변화된 경우(df = 1), 두 모형에서 −2LL의 차이값을 비교하게 된다. AIC, AICC, CAIC와 BIC도 비교에 이용될 수 있지만, 유의성을 검정하지는 않는다.

- *Type III Tests of Fixed Effects* 표는 예측변수가 결과를 유의하게 예측하는지 알려준다. *Sig*.라 표기된 행에서 유의수준이 .05 이하이면 효과는 유의하다.

- *Estimates of Fixed Effects* 표는 각 효과에 대한 회귀계수와 신뢰구간을 보여준다. 회귀계수 방향은 각 예측변수와 결과의 관련성이 양의 부호인지 음의 부호인지 알려준다.

- *Estimates of Covariance Parameters* 표는 모형의 임의효과에 대한 정보를 준다. 이 값은 level 1 변수에 따라 절편과 기울기가 어떻게 달라지는지 알려준다. 어떤 공분산 구조를 선택했는지에 따라 효과가 달라질 수 있으므로 추정치와 유의성을 주의해서 해석해야 한다.

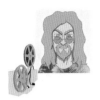

오영상

다수준 모형

종교집단을 대상으로 실험연구를 한다면, 여기서 상황은 종교집단 내 사람을 의미한다. 종교
집단 외부 사람들과 비교할 때 집단 내 사람은 서로 유사한 특성을 갖게 되므로 이러한 의존
성을 제거하기 위해, 모든 사람이 종교집단에 속하도록 해야 한다. 이런 상황에서는 다수준
모형을 이용해 의존성을 요인화해야 한다.

20.7. 성장모형 ④

성장모형은 심리학, 의학, 물리학, 화학이나 경제학 등 여러 과학 분야에서 중요하다. 성장모형은
시간에 따른 변수의 변동률을 보는 것이다. 예를 들어, 성장모형으로 백혈구수, 태도, 방사성 붕괴
도, 순이익 등과 같은 변수들을 분석하려면 시간에 따른 변동을 가장 잘 서술하는 모형을 찾으려 할
것이다.

20.7.1. 성장곡선(다항식) ④

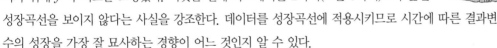

Figure 20.22는 세가지 예의 성장곡선(growth curves)을 보여준다. 세가지 다항
식(polynomials)은 1차 다항식인 선형곡선(붉은 선), 2차 다항식인 2차곡선(녹색 선),
3차 다항식인 3차곡선(청색 선)이다. 선형은 직선이지만, 다항식이 증가할수록 더 곡선
화된다. 즉, 시간에 따라 더 급격한 성장을 나타낸다. 따라서 다항식이 증가할수록 곡
선 변화가 극적으로 증가한다. 여기에서는 동일한 도표에 3개 그래프가 들어가도록 그
리기 위해 y 축 척도를 조정했다. 이것은 실제 자료에서는 2차식(또는 3차식)보다 높은
성장곡선을 보이지 않는다는 사실을 강조한다. 데이터를 성장곡선에 적용시키므로 시간에 따른 결과변
수의 성장을 가장 잘 묘사하는 경향이 어느 것인지 알 수 있다.

지금까지 서술한 성장곡선은 서열 평균에 대한 Section 11.4.5의 자료에서 가져온 것이다. 성장곡
선 적합도에서 기억해야 할 두 가지는 (1) 다항식은 시점의 수보다 하나 적은 수까지 적용할 수 있고,
(2) 다항식은 단순 검정력 함수로 정의한다는 것이다. 첫째, 3개의 시점을 다루고 있다면 선형과 2차
항(또는 1차와 2차 다항식) 성장곡선을 적용할 수 있지만, 그 이상의 고순위(고차) 성장곡선은 적용시
킬 수 없다. 만약 6개 시점이 있다면, 5차 다항식까지만 적용시킬 수 있다. 이것은 ANOVA에서 집단
수보다 하나 작은 대비를 갖는 기본 개념(Section 11.4)과 동일한 것이다.

둘째, 다수준 모형에서 성장곡선을 수동으로 정의해야 한다. 쉽게 선택할 수 있는 사양은 없지만
설정하기는 비교적 쉽다. 시간이 예측변수이면 시간(time)만 포함시켜 선형 경향을 검정하면 된다. 2
차항 또는 2차 다항식은 시간을 제곱($time^2$)한 예측치를 포함시켜 검정하면 되고, 3차항 또는 3차 다
항식은 시간을 3 제곱($time^3$)한 예측치를 포함시켜 검정하면 된다. 따라서 5차 다항식은 5 제곱
($time^5$)한 예측치가 필요하며, n차 다항식은 n 제곱($time^n$)한 예측치를 포함하게 되는 것이다.

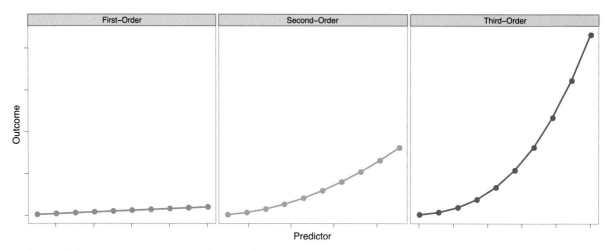

FIGURE 20.22 Illustration of a first−order(linear, red), second−order(quadratic, green) and third−order(cubic, blue) polynomial.

20.7.2. 예제: 신혼밀월기간 ②

2002년 노벨 경제학상 수상자인 Daniel Kahneman 교수는 부자가 되면 행복한가? 라는 질문을 제시했고, 이후 삶의 만족도에 대한 수많은 연구가 수행되었다. 결혼과 삶의 만족을 보여주는 그래프에서는 결혼을 하게 되면 삶의 만족이 더 크다고 말한다. 그러나 결혼 2년이 지나면, 이런 삶의 만족도가 기준선 아래로 감소한다. '밀월기간(honeymoon period)'을 완벽하게 보여주는 것이다. 새로운 관계/결혼은 처음에는 멋지게 시작하지만, 6개월 정도 지나면 금이 가기 시작해 결국 아무것도 아닌 바닥으로 떨어지게 된다. 결혼이라는 환경에 적응하게 되고 시간이 갈수록 행복해지는 것은 아니라고 했다(Kahneman & Krueger, 2006)[6].

새로운 관계형성에 적용할 수 있는지 분석하고자 다음과 같은 허구적 자료를 만들어 보았다. 삶의 만족도 연구를 위해 단체 스피드 데이트(speed date) 행사를 했다(제15장). 첫날에 모든 참가자에서 **삶의 만족도(Satisfaction_Baseline)**를 10점 척도(0 = 완전히 불만족, 10 = 완전히 만족)로 측정했고, **성별(Gender)**도 기록했다. 스피드 데이트 후, 모든 사람을 기록했다. 스피드 데이트에 만난 사람과의 관계가 종결되면, 18개월 동안 이들 관계를 알아보았다. 관계가 시작된 후, 삶의 만족도를 **6개월**(Satisfaction_6_Months), **12개월**(Satisfaction_12_Months), **18개월**(Satisfaction_18_Months)에 측정했다. 중복 측정을 피하기 위해 삶의 만족도는 커플 중 한 명에게만 측정했다.[7] 종단 자료에서 흔히 추적기간 중 모두를 조사할 수 없었기 때문에 모든 시점의 자료 중 빠진 점수가 있다. 다수준 통계기법의 장점 중 하나는 이런 누락 자료가 특별한 문제를 갖지 않는다는 것이다. 데이터는 Honeymoon Period.sav에 있다.

---

[6] 동일한 자료를 가지고 완전히 반대로 주장할 수도 있다. 즉, 결혼한 사람은 결혼하지 않은 사람보다 장기간 더 행복하다는 것이다 (Easterlin, 2003).

[7] 다수준 모형에서는 데이터의 독립성을 고려하면서 'couples'내 중첩된 것으로 대상을 취급할 수 있으므로 커플 모두를 측정하는 것이 가능하다. 그러나 본 자료에서는 커플 중 한 명만 측정했다.

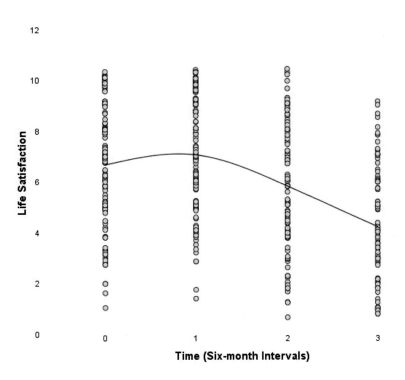

FIGURE 20.23
Life satisfaction
over time

Figure 20.23은 시간에 따른 삶의 만족도를 보여준다. 각 점은 개별 점수이며 선은 시간에 따른 삶의 만족도 평균이다. 기본적으로, 시점 1(6개월) 삶의 만족도는 기준선보다 약간 증가한 다음, 12개월 동안 감소하기 시작한다. 데이터에 주목해야 할 두 가지가 있다. 먼저, 시간 0은 새로운 관계를 시작하기 전이지만, 대상자 반응에 대한 변이(경제적, 개성 같은 다른 이유로 만족도가 다양하다는 사실을 반영하는)가 높다는 것이다. 즉, 개인에 따라 삶의 만족도 절편이 다르다는 것이다. 두 번째는, 관계가 시작(time 1)된 이후와 연속되는 시점에서 삶의 만족도가 매우 변동될 수 있다. level 1 변수는 시간으로 level 2 변수인 사람에게 중첩되는 것으로 생각한다면, 사람 내 절편과 기울기 변이를 쉽게 모형화할 수 있다. 3 수준이 아닌 2 수준인 것을 제외하고는, Figure 20.4와 유사한 상황이 된다.

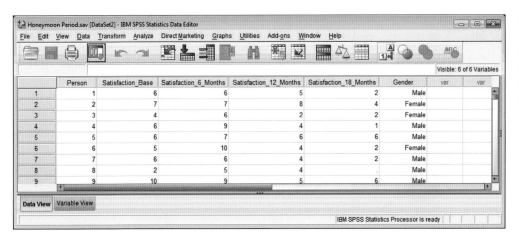

FIGURE 20.24
The data editor
for a normal
repeated–
measures
data set

20.7.3. 데이터 재구조 ③

시점에 따라 측정한 자료를 가지고 다수준 모형을 구성하기 위해서는 기존과는 다른 포맷이 필요하다. Figure 20.24는 반복측정설계에서 설정되는 자료 편집기 형태를 보여준다. 각 행은 개인을 나타내고 시간의 반복측정 변수는 4개의 열(컬럼)로 나타난다. 반복측정 ANOVA 자료의 레이아웃에 추가해 다수준 모형에서는 Time 변수를 별도의 열에 나타낸다. Time 자료를 위해 *restructure* 명령어를 사용하면 직접 입력할 필요가 없다. 이 명령어는 데이터 세트를 새로운 형태로 조직할 수 있게 해준다(더모아).

더모아

재구조(restructure)가 무엇인가요?

자료를 재구성할 수 있는 명령어이며, SPSS 명령문 기능에서 반복측정자료의 시간 변수를 새로운 열에 추가하기 위해서는 VARSTOCASES 재구조 명령어를 참고한다.

SELF-TEST 더모아의 안내문에 따라 데이터 파일을 재구조화한다. 재구조화한 파일은 **Honeymoon Period Restructured.sav**로 저장한다.

재구조한 데이터는 Figure 20.15에 나타나 있다. 재구조 데이터를 Figure 20.24에 있는 전 데이터 파일과 비교해 보자. 각 개인은 4개 행(각 시점별)으로 반복해서 입력되고 시점에 따라 변함이 없는 성별 같은 변수는 각 개인에 동일한 값으로 입력되었다. 그러나 결과변수(삶의 만족도)는 4 시점(각 개인에 4개 행)에 따라 변한다. 시점은 1에서 4까지의 점수를 갖는다. 그러나 초기 삶 만족도가 새로운 관계가 시작되기 전에 측정되었기 때문에 이 변수는 0으로 중심화시키고 절편은 의미를 가진 0이 된다. 즉, 관계가 없을 때 삶의 만족도 값이 0이라는 의미이다. 기준값 0에 점수를 중심화하므로, 절편을 더 쉽고 직관적으로 해석할 수 있다. *compute* 명령어를 사용해 Time을 Time − 1로 계산하도록 한다. 변경된 자료는 Honeymoon Period Restructured. sav에 있다.

SELF-TEST *compute* 명령어를 이용해 **Time**을 **Time** − 1로 전환시킨다.

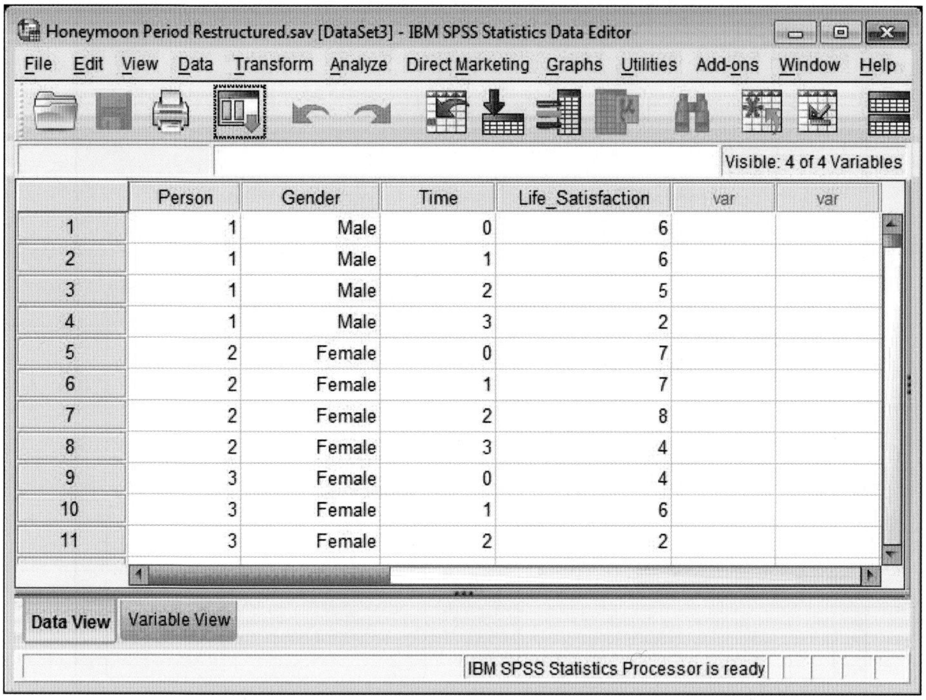

	Person	Gender	Time	Life_Satisfaction	var	var
1	1	Male	0	6		
2	1	Male	1	6		
3	1	Male	2	5		
4	1	Male	3	2		
5	2	Female	0	7		
6	2	Female	1	7		
7	2	Female	2	8		
8	2	Female	3	4		
9	3	Female	0	4		
10	3	Female	1	6		
11	3	Female	2	2		

FIGURE 20.25
Data entry for a repeated-measures multilevel model

20.7.4. SPSS에서 성장모형 수행하기 ④

이제 데이터가 설정되었으므로 분석을 수행할 수 있다. 방법은 앞에서 설명한 것처럼, 먼저 Analyze Mixed Models ▸ Linear... 를 선택하고 초기 대화상자에서 level 2 변수를 설정한다. 본 예는 다중 시점에서 삶의 만족도가 사람 내에서 중첩되어 있어 level 2 변수가 사람(person)이므로, Person으로 표기된 변수를 선택하고 *Subjects*로 표기된 박스로 끌어오거나 ➡을 클릭해 Figure 20.16과 같이 만든다. Continue를 클릭해 주 대화상자로 돌아간다.

주 대화상자에 예측변수와 결과변수를 설정한다. 결과변수는 삶의 만족도이므로 Life_Satisfaction을 선택해 *Dependent Variable*로 표기된 박스로 끌어오거나 ➡을 클릭한다. 예측변수인 성장변수는 Time이므로 이 변수를 선택해 *Covariate(s)*로 표기된 박스로 끌어오거나 ➡을 클릭해 Figure 20.27처럼 만든다.[8]

우리 모형에 고정효과를 검정하기 위해 잠재적 성장곡선을 추가하려면 Fixed... 를 클릭해 *Fixed Effects* 대화상자(Figure 20.28)를 가져온다. Section 20.7.1에서 서로 다른 성장곡선에 대해 논했다. 현 자료에서는 4 시점이므로 3차 다항식까지 적용할 수 있다. 먼저 선형효과(Time)로 시작하고, 다음은 2차항 모형을 향상시키는지 알아보고자 선형과 2차항($Time^2$) 다항식의 새로운 모형을 수행한다. 최종적으로 선형, 2차항, 3차항 다항식을 갖는 세 번째 모형을 시행해 3차항이 모형에 추가되어 개선되는지 살펴본다. 기본적으로 다항식에서 하나씩 추가해 $-2LL$ 변동을 평가한다. 선형 다항

---
[8] 시간을 범주형 변수가 아닌 선형으로 취급하므로(SPSS Tip 20.1), Time을 *Covariate(s)*로 포함했다.

FIGURE 20.26
Setting up the level 2 variable in a growth model

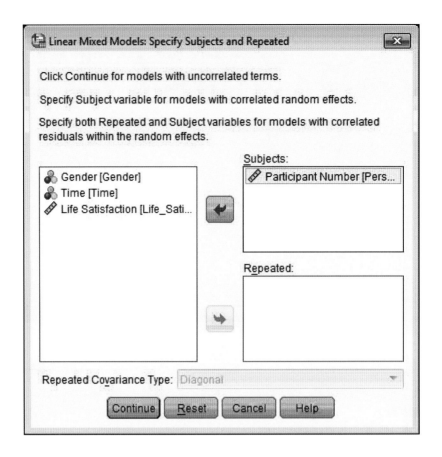

식을 명시하기 위해 **Time**을 클릭하고 [Add]를 클릭해 모형에 추가한다. 다음에 [Continue]를 클릭해 주 대화상자로 돌아간다.

앞서 언급한 바와 같이, 시간과 삶의 만족도간 관련성은 임의절편과 임의기울기를 갖는 것으로 예상했다. 따라서 이들 모수를 정의하기 위해 주 대화상자에서 [Random...]을 클릭해 Figure 20.19 대화 상자로 들어간다. 먼저, 맥락변수를 명시하기 위해 맥락변수 목록에서 하나를 선택한다. *Subjects* 부분에 **Person**만 명시되어 있으므로 이 변수를 선택해 *Combinations*로 끌어오거나 [▸]를 클릭한다. 절편이 임의적임을 명시하기 위해 ☑ **Include intercept** 를 선택하고, **Time** 효과에 대한 임의기울기를 명시하기 위해, *Factors and Covariates*에서 이 변수를 클릭한 다음 [Add]를 클릭해 *Model*에 포함시킨다. 최종적으로 공분산 구조를 명시한다. 공분산 구조는 [Variance Components ▾]로 기본 설정되어 있다. 그러나 시간에 따른 반복측정인 경우, 시간에 따라 상관성이 더 적은 점수를 갖는다고 가정한(Section 20.4.2) 공분산구조를 명시하는 것이 유용하다. 따라서 자기공분산 구조, AR(1)를 선택해 분산은 이질성이라고 가정한다. 아래에 나타난 목록에서 [AR(1): Heterogeneous ▾]를 선택하고 [Continue]를 선택해 주 대화상자로 돌아간다.

[Estimation...]을 클릭해 ◉ **Maximum Likelihood (ML)** 을 선택한 다음, [Statistics...]를 클릭해 *Parameter estimates*와 *Tests for covariance parameters*(Figure 20.13)를 선택한다. 다음 [Continue]를 클릭해 주 대화상자로 돌아온 후, [OK]를 클릭해 분석을 수행한다.

Output 20.10은 일차 결과표이다. 선형 경향은 $F(1, 106.72) = 134.26$, $p < .001$로 유의했다. 다

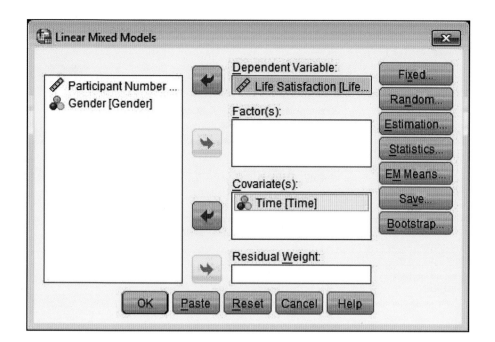

FIGURE 20.27
Setting up
the outcome
variable and
predictor in
a multilevel
growth model

FIGURE 20.28
Setting up
the linear
polynomial

항식 추가시 모형 향상성을 평가하기 위해, $-2LL$ 값 1862.63과 자유도 6(*Model Dimension* 표의 *Number of Parameters*로 표기된 열에서 *Total*로 표시된 행을 참고)을 확인한다.

이제 3차항 경향을 추가하기 위해 고정효과가 표시된 대화상자로 돌아간다. 선형 곡선은 이미 선택되어 대화상자는 Figure 20.28과 같다. 고순위 다항식 추가를 위해 ◉ Build nested terms 를 선택한다.

FIGURE 20.29
Defining a random intercept and random slopes in a growth model

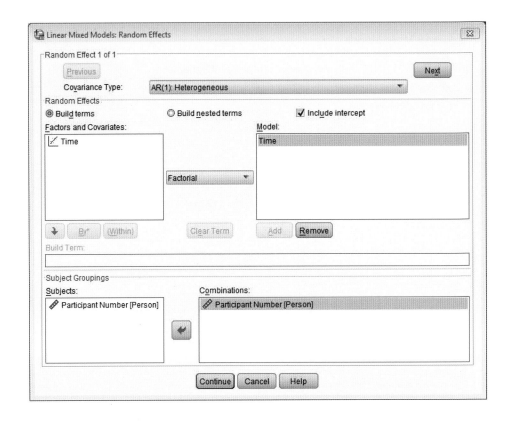

Factors and Covariates 목록에서 **Time**을 선택하면 **↓**이 활성화된다. 이 버튼을 클릭하면 **Time**은 *Model* 표기 공간에 나타난다. 2차항 또는 2차 다항식을 위해, **Time²** (**Time**을 자체와 곱하기)을 정의한다. 곱하기 표기를 항에 추가하기 위해 **By***를 클릭하고, 다시 **Time**을 선택하고 **↓**을 클릭한다. *Build Term*에 *Time*Time*(**Time²**)로 나타난다. 이때 **Add**를 클릭해 모형에 넣는다(즉, *Model*로 표기된 공간에 나타날 것이다). **Continue**를 클릭해 주 대화상자로 돌아온 후, **OK**를 클릭해 분석을 수행한다.

이제 출력물에 2차 다항식이 포함된다. 2차항 경향이 모형을 향상시킬지 여부는 이 모형에 대한 −2LL을 선형 다항식만 포함된 −2LL 값과 비교하면 된다. Output 20.11에 나타난 −2LL 값은 1802.03이다. 모형에 한 항만 추가되었으므로 자유도는 1이 증가된 6에서 7이 된다. *Model Dimension* 표에서 *Number of Parameters* 열에서 *Total* 표기된 행을 보면, 새로운 자유도가 7로 나온다. 선형 경향만 포함된 모형의 −2LL에서 현재 모형에서 나온 −2LL 값을 빼면, 2차항의 결과로서 나타나는 −2LL 변화량을 다음과 같이 계산할 수 있다.

$$\chi^2_{Change} = 1862.63 - 1802.03 = 60.60$$

$$df_{Change} = 7 - 6 = 1$$

부록에서 $df = 1$에 대한 카이제곱 통계량 임계치는 3.84($p < .05$)와 6.63($p < .01$)이므로 60.60 수치는 −2LL의 변화가 유의함을 보여준다.

마지막으로 **Time³** (*Time*Time*Time*)으로 정의된 3차항을 추가해 보자. 먼저 고정효과가 표시

Model Dimension[a]

		Number of Levels	Covariance Structure	Number of Parameters	Subject Variables
Fixed Effects	Intercept	1		1	
	Time	1		1	
Random Effects	Intercept + Time	2	Heterogeneous First-Order Autoregressive	3	Person
Residual				1	
Total		4		6	

a. Dependent Variable: Life Satisfaction.

Information Criteria[a]

-2 Log Likelihood	1862.626
Akaike's Information Criterion (AIC)	1874.626
Hurvich and Tsai's Criterion (AICC)	1874.821
Bozdogan's Criterion (CAIC)	1905.119
Schwarz's Bayesian Criterion (BIC)	1899.119

The information criteria are displayed in smaller-is-better forms.

a. Dependent Variable: Life Satisfaction.

Type III Tests of Fixed Effects[a]

Source	Numerator df	Denominator df	F	Sig.
Intercept	1	113.653	1137.088	.000
Time	1	106.715	134.264	.000

a. Dependent Variable: Life Satisfaction.

된 대화상자로 돌아간다. 선형과 2차항은 이미 선택되어 있고 대화상자는 Figure 20.30과 같다. ◉ Build nested terms 이 선택되었는지 확인하고, **Time**을 선택한 다음, ⬇ 을 클릭하고 최종적으로 Add 를 클릭한다. Figure 20.31처럼, 이 과정에서 3차 다항식(*Time*Time*Time*)이 모형에 추가되어야 한다.[9] Continue 를 클릭해 주 대화상자로 돌아온 후, OK 를 눌러 분석을 시행한다.

이제 출력물에 3차항 다항식이 포함된다. 3차항 경향이 모형을 향상시키는지 여부는 새 모형에 대한 −2*LL*을 전 모형 −2*LL* 값과 비교하면 된다. Output 20.12에서 보는 바와 같이 −2*LL* 값은 1798.86이다. 모형에 한 항만 추가되어 자유도는 1이 증가된 7에서 8이 된다. 선형과 2차항 경향이 포함된 모형의 −2*LL*에서 현재 3차항 모형에서 나온 −2*LL* 값을 빼면, 3차항의 결과로서 나타나는 −2*LL* 변화를 다음과 같이 계산할 수 있다.

$$\chi^2_{\text{Change}} = 1802.03 - 1798.86 = 3.17$$

$$df_{\text{Change}} = 8 - 7 = 1$$

부록에서 카이제곱 통계량의 임계치를 기준으로 했을 때, 계산된 3.17은 임계치 3.84보다 작기 때

---

9 비록 실제 상황에서 타당성이 매우 적다고 언급했지만, 고차 다항식을 원하는 경우 다항식 계산식과 같이 구할 수 있을 것이다. 예를 들어, 4차 다항식은 Time[4](*Time*Time*Time*Time*) 처럼 계산할 수 있다.

FIGURE 20.30
Specifying a
linear trend
(Time) and a
quadratic trend
(Time*Time)

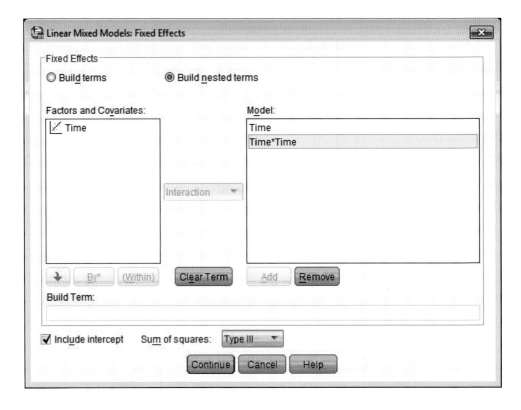

OUTPUT 20.11

Information Criteria[a]

-2 Log Likelihood	1802.026
Akaike's Information Criterion (AIC)	1816.026
Hurvich and Tsai's Criterion (AICC)	1816.287
Bozdogan's Criterion (CAIC)	1851.602
Schwarz's Bayesian Criterion (BIC)	1844.602

The information criteria are displayed in smaller-is-
better forms.

a. Dependent Variable: Life Satisfaction.

문에 모형의 향상 정도가 유의하지 않다고 결론내릴 수 있다.

3차항 추가는 모형 적합도를 향상시키지 않았으므로, 간명성 원리에 따라 2차항이 포함된 모형을 해석한다. Output 20.13은 선형과 2차항 경향이 포함된 모형의 출력물이다. 고정효과표와 모수 추정치가 출력물의 주요 부분이다. 선형은 $F(1, 273.22) = 13.26$, $p < .001$로, 2차항은 $F(1,226.86) = 72.07$, $p < .001$로 시간에 따른 데이터 형태를 기술하는데 모두 유의하다. 연속적인 모형의 적합도를 비교해 자료의 경향이 2차 다항식에 의해 가장 잘 묘사되는 것으로 결론내린다. 이 경향은 새 파트너를 찾은 6개월 후까지 삶의 만족도가 증가하다가 관계가 형성된 12개월과 18개월에 삶의 만족도가 연속해서 감소함을 보여준다(Figure 20.23). 모수 추정치도 동일한 결과를 알려준다. 2차항 곡선은 *근사치(approximation)*로 나타낸 것이다. 완벽히 측정되었다면, 10년 동안 함께 살아온 커플 쌍

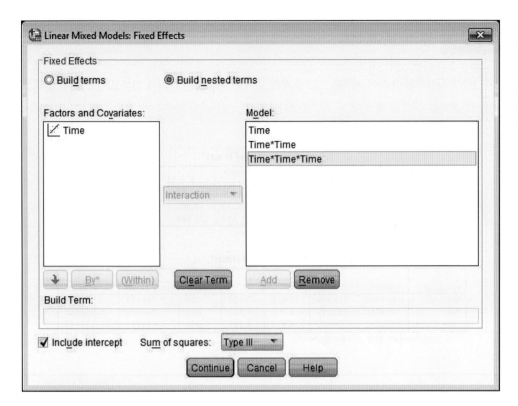

FIGURE 20.31
Specifying
linear *(Time)*,
quadratic
(Time*Time)
and cubic
*(Time*Time
Time) trends

Information Criteria[a]   OUTPUT 20.12

–2 Log Likelihood	1798.857
Akaike's Information Criterion (AIC)	1814.857
Hurvich and Tsai's Criterion (AICC)	1815.193
Bozdogan's Criterion (CAIC)	1855.515
Schwarz's Bayesian Criterion (BIC)	1847.515

The information criteria are displayed in smaller-is-better forms.

a. Dependent Variable: Life Satisfaction.

은 삶의 만족도가 음의 수로 예측될 것이다. 그러나 본 자료에서 이용한 척도로서는 완벽한 측정이 불가능하다.

출력물 마지막 부분은 모형의 임의모수에 대해 알려준다. 먼저, 임의절편 분산은 $Var(u_{0j}) = 3.87$ 이다. 따라서 기준 삶의 만족도는 사람에 따라 유의하게 다양하다는 가정이 정확하다는 것을 알려준다. 기울기 분산도 $Var(u_{1j}) = 0.24$로 유의하게 다양하므로 사람에 따라 시간에 따른 삶의 만족도 변화도 유의하게 다양하다는 것을 알려준다. 최종적으로, 기울기와 절편 간 공분산(−0.37)은 절편이 증가하면 기울기가 감소하다는 것을 시사해 준다. 이들 항은 하나씩 추가되므로 각 항에 대한 −2LL 변화를 카이제곱 통계량으로 계산할 수 있다.

20.7.5. 추가 분석 ④

지금까지 성장곡선 분석이 기초적으로 통계적 도구를 제공하는 가치가 있다고 강조했다. 임의절편과 임의기울기를 갖기 위해 선형 항목만을 허용했지만, 2차 다항식이 추가 항목으로 모형 변동을 기

OUTPUT 20.13

Type III Tests of Fixed Effects[a]

Source	Numerator df	Denominator df	F	Sig.
Intercept	1	133.626	912.307	.000
Time	1	273.219	13.261	.000
Time * Time	1	226.857	72.069	.000

a. Dependent Variable: Life Satisfaction.

Estimates of Fixed Effects[a]

Parameter	Estimate	Std. Error	df	t	Sig.	95% Confidence Interval	
						Lower Bound	Upper Bound
Intercept	6.684546	.221310	133.626	30.204	.000	6.246822	7.122270
Time	.754482	.207185	273.219	3.642	.000	.346601	1.162364
Time * Time	-.562231	.066228	226.857	-8.489	.000	-.692731	-.431731

a. Dependent Variable: Life Satisfaction.

Estimates of Covariance Parameters[a]

Parameter		Estimate	Std. Error	Wald Z	Sig.	95% Confidence Interval	
						Lower Bound	Upper Bound
Residual		1.855235	.181149	10.241	.000	1.532095	2.246530
Intercept + Time [subject = Person]	Var: Intercept	3.867628	.699590	5.528	.000	2.713165	5.513318
	Var: Time	.242175	.097544	2.483	.013	.109972	.533308
	ARH1 rho	-.373673	.153978	-2.427	.015	-.631228	-.041891

a. Dependent Variable: Life Satisfaction.

나자료 20.1

성적 몸짓 ③

암컷 포유류는 성적으로 수용적, 과장적, 선택적, 매력적인 '발정기'가 있다. 발정기에 관한 진화적 유익은 유전적 조성이 우수한 상대를 유혹하는 것이라 믿었다. 그러나 다른 학자들은 인간의 경우 여성은 이런 발정기가 특이적으로 사라지거나 숨겨진다고 주장했다. Geoffrey Miller와 동료 학자는 '숨겨진 발정' 이론이 틀린 것이라면, 배란 전(월경기간)과 배란후(황체기)와 비교해, 남성은 배란기에 있는 여성에게 가장 매력을 느껴야 한다고 했다.

이를 검증하기 위해 클럽에서 일하는 댄서들을 대상으로 연구를 계획했다. 댄서들은 남성 고객으로부터 최대한 많은 팁을 얻기 위해 선정적인 춤을 추게 했다. 남성은 각 댄서에게 '팁'을 주

었으므로, 많은 남성이 매력적이라고 느낀 댄서는 더 많은 수입을 얻을 것이다. 따라서 각 댄서 수입은 남성으로부터 특정 댄서에게 매력을 느꼈는지 평가하는 좋은 지표가 된다. 만일 남성은 배란기에 있는 댄서를 더 매력적이라고 느꼈다면 '숨겨진 발정기'에 대한 이론은 틀렸다고 볼 수 있다.

이 연구 데이터는 Miller et al. (2007).sav에 있다. 여러 댄서(ID)로부터 자료를 얻었다. 댄서들은 여러 번 댄스 교대를 하면서 데이터를 제공했다. 따라서 각 개인은 데이터 행이 여러 개 있다. 댄스 근무시기에 월경주기 **단계(Cyclephase)**, 월경주기에 영향을 줄 수 있는 **피임약(Contraceptive)** 복용 여부 등에 대한 자료를 얻었다. 결과는 댄스 근무시기에 받은 수입인 **달러(Tips)**이다. 댄서들의 근무 횟수가 9에서 29번까지 달라서 측정 횟수가 대상에 따라 다르므로 불균형 데이터이다.

Cyclephase, Contraceptive와 이들 교호작용이 **Tips**를 예측하는지 알아보기 위한 다수준 모형 분석을 시행해 보자. 분석 결과가 '숨겨진 발정기' 이론을 지지하는가? 해답은 동반된 웹 사이트를 참고하거나 원본 논문에서 확인할 수 있다.

술한다면, 분석을 다시 할 수 있고 2차 다항식에서도 임의절편과 임의기울기를 허용할 수 있다. Figure 20.30에서 고정효과로 항목들을 설정하는 것과 동일한 방법으로, Figure 20.29에서도 이들 항을 명시해 분석해야 한다. 이때 임의요소를 하나씩 추가해 로그−우도값이나 다른 적합도 지표를 비교함으로써 모형에 유의한 영향이 있는지 검정할 수 있다. 지금까지 기술한 다항식 이외에도 시간에 따른 대수적 추세 또는 지수경향으로도 검정할 수 있다.

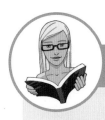

핵심녀의 힌트   성장모형

- 성장모형이란 시간에 따른 결과변수의 변화를 잠재적 성장형태를 이용해 모형화하는 다수준 모형이다.
- 성장형태는 선형, 2차항, 3차항, 대수형, 지수형 등 다양할 수 있다.
- 자료의 수준은 1차 수준의 시점이 2차 수준인 개체(또는 독립체) 내에서 중첩된다. 따라서 위계 구조를 갖는 반복측정 데이터를 분석하는 방법이다.
- *Information Criteria* 표는 모형의 전반적 적합도를 평가하는데 사용한다. −2LL은 자유도가 추정 모수 수일 때 유의성 검정에 사용된다. −2LL은 모형 비교에 주로 이용되는데 모수 1개가 변화된 경우(df = 1), 두 모형에서 −2LL의 차이값을 비교하게 된다. AIC, AICC, CAIC와 BIC도 모형의 비교에 이용될 수 있지만, 유의성을 검정하지는 않는다.
- *Type III Tests of Fixed Effects* 표는 모형에 들어간 성장함수가 결과를 유의하게 예측하는지 알려준다. *Sig.*라 표기된 행에서 유의수준이 .05 이하이면 효과는 유의하다.
- *Estimates of Covariance Parameters* 표는 모형의 임의효과에 대한 정보를 준다. 이 값은 level 1 변수에 따라 절편과 기울기가 어떻게 달라지는지 알려준다. 어떤 공분산 구조를 선택했는지에 따라 효과가 달라질 수 있으므로 조심스런 해석이 필요하다.
- 자기회귀 공분산구조, AR(1)은 성장모형과 같은 종적 자료에서 주로 가정된다.

20.8. 다수준 모형 보고 방법 ③

다수준 모형의 보고 형식은 표준화시키기 어렵다. 모형 자체도 다양한 형태가 있다. 모델을 설정하면서 초기 고정효과를 선택하고 임의절편을 추가한 후 나중에 임의기울기를 설정했다면 각 수준을 모두 보고해야 한다. 최소한 초기 모형과 수정한 최종 모형의 결과를 보고해야 한다. 어떤 모형을 설정했어도 임의효과를 보고하야 한다. 성형수술 예에서 최종 모형은 다음과 같이 기술할 수 있다.

✓ 수술과 삶의 질 관련성은 대상자에 따라, $\text{Var}(u_{0j})$ = 30.06, $\chi^2(1)$ = 15.05, $p < .01$로 유의한 절편 분산을 보여준다. 기울기도 $\text{Var}(u_{1j})$ = 29.35, $\chi^2(1)$ = 21.49, $p < .01$로 대상자에 따라 유의하게 다양하며, 기울기와 절편은 $\text{Cov}(u_{0j}, u_{1j})$ = −28.08, $\chi^2(1)$ = 17.38, $p < .01$로 유의하게 음의 영향으로 공변이한다.

모형 자체로는 2가지 선택을 할 수 있다. 첫 번째는 고정효과에 대한 자유도와 F 값을 가지고 ANOVA 결과를 보고한 후, 본문에 임의효과에 대한 모수를 보고하는 것이다. 두 번째는 회귀분석처럼 모수를 표로 보고한 후, 다음과 같이 성형수술 예를 보고할 수 있다.

✓ 수술 전 삶의 질은 수술 후 삶의 질을 $F(1, 268.92) = 33.65$, $p < .001$로 유의하게 예측하고, 수술은 삶의 질을 $F(1, 15.86) = 2.17$, $p < .161$로 유의하게 예측하지 않지만, 수술 이유는 $F(1, 259.89) = 9.67$, $p = .002$로, 수술 이유와 수술 간 교호작용은 $F(1, 217.09) = 6.28$, $p = .013$으로 모두 유의하게 삶의 질을 예측한다. 이 교호작용은 '신체적 이유'와 '미용적 이유'에 따라 다수준 모형을 수행해 분리시켰다. 분리 모형은 주 모형과 동일하지만, 주효과와 수술 이유를 포함한 교호작용 항은 제외된다. 단지 외모 변화만을 위해 수술한 대상자에서 수술이 수술 후 삶의 질을 $b = -4.31$, $t(7.72) = -1.92$, $p = .09$로 거의 유의하게 예측하는 것으로 보여준다. 미용수술군에서 삶의 질은 수술 후에 대조군에 비해 낮다. 그러나 신체적 문제점을 해결하기 위한 대상자에서 수술은 $b = 1.20$, $t(7.61) = 0.58$, $p = .58$로 삶의 질을 유의하게 예측하지 못한다. 그러므로 삶의 질 예측치로서 수술에 대한 기울기에서 교호작용 효과는 신체적 문제로 수술한 대상자는 약간 양의 기울기로, 단순히 허영에 의한 수술한 대상자는 음의 기울기로 서로 다르다는 것을 반영한다.

대안으로, 모수 정보를 다음과 같은 표로 나타낼 수 있다.

	b	SE_b	95% CI
Baseline QoL	0.31	0.05	0.20, 0.41
Surgery	−3.19	2.17	−7.78, 1.41
Reason	−3.51	1.13	−5.74, −1.29
Surgery × Reason	4.22	1.68	0.90, 7.54

20.9. 마지막 메시지 ①

이 장을 서술할 때 다수준 모형에 관해 아무것도 알지 못했으나 지금은 다수준 모형을 조금이라도 이해하는 감이 있다면 다행이다. 그러나 다수준 모형화는 매우 복잡하고 이 장에서 언급된 것은 알아야 할 내용의 겉표면만을 단순히 기술했기 때문에 신중하게 이 모형을 이해하려는 추가적인 시도가 필요하다.

20.10. 개념에 대한 요약도 ①

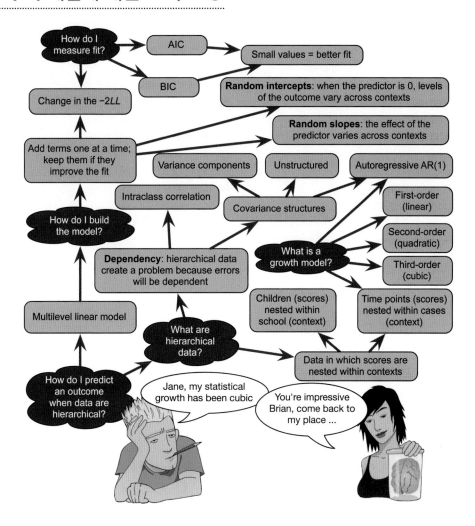

FIGURE 20.32 What Brian learnt from this chapter

20.11. 다음 장은? ②

지금까지 내 인생에 대한 최근 이야기를 했다. 록 스타가 되는 것은 실패했지만 원하는 사랑스런 아내를 얻었다. 결혼하는 것처럼, 이 장을 쓰는 것도 불확실한 미지로 뛰어드는 것이다. 그러나 결혼은 다수준 모형에 관한 저술보다 무한적인 더 큰 즐거움을 준다. 결혼은 통계학에 관한 학습을 위한 유용한 비유적 표현이다. 결혼이란 타인의 인생을 풍요롭게 하기위한 상호 간 노력이라고 생각된다. 여러분과 저자가 통계적 관련성을 맺는 것이다. 즉, 저자 입장에서 통계학에 관해 알고 있는 모든 것을 전해주려고 최대한 노력을 했고, 여러분은 상호적으로 예제를 통해 학습하고 책을 읽는 노력을 했다면, 지금까지 함께한 시간은 우리 모두를 풍요롭게 할 것이다.

20.12. 주요 용어

AIC (Alaike's information criterion)
AICC (Hurvich and Tsai's criterion)
AR1 (자가회귀 공분산구조)
BIC (Schwartz's Bayesian criterion)
CAIC (Bozdogan's criterion)
Centring (중심화)
Diagonal (대각선)
Fixed coefficient (고정계수)
Fixed effect (고정효과)
Fixed intercept (고정절편)
Fixed slope (고정기울기)
Grand mean centring (전체 평균중심화)

Group mean centring (집단평균중심화)
Growth curve (성장곡선)
Multilevel linear model (다수준 선형모형)
Polynomial (다항식)
Random coefficient (임의계수)
Random effect (임의효과)
Random intercept (임의절편)
Random slope (임의기울기)
Random variable (임의변수)
Unstructured (비구조)
Variance components (분산요소)

20.13. 스마트 알렉스의 과제

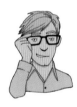

- **과제 1:** 성형수술 예제를 이용해, BDI, 연령, 성별을 고정효과 예측변수로 포함해 Section 20.6.5에 기술한 분석을 시행하시오. 이들 예측변수 포함시 무슨 차이가 있는가? ④
- **과제 2:** 성장모형을 이용해, **Gender**를 추가적 공변수로 포함시켜 데이터를 분석하시오. 결론에 차이가 있는가? ④
- **과제 3:** Hill, Abraham과 Wright (2007)는 '계획된 행동 이론'에 기초한 전단지를 어린이에게 제공하고 운동수행 정도에 영향을 주는지 관찰했다. 대조군, 전단지군, 전단지와 퀴즈군, 전단 지와 계획군 등 4개의 중재(**Intervention**)를 했다. 22개 다른 학급(**Classroom**)에서 503명 어린이가 표본이 되었다. 22개 학급은 임의적으로 4개 다른 군으로 할당되었다. 그런 다음 '지난 3주간 평균 최소 30분간 1주일에 __번 매우 활동적으로 운동을 했다.' 라는 질문을 중재 후에 했다(**Post_Exercise**). 이 데이터(**Hill et al. (2007).sav**)를 이용해 이러한 중재가 어린이 운동수 행에 영향을 주었는지 알아보자. 위계의 순서는 1차 어린이, 2차 학급, 3차는 중재가 된다. 다 수준 모형 분석을 시행해 보시오. ④
- **과제 4:** 중재 전 운동점수(**Pre_Exercise**)를 공분산으로 포함시켜, 과제 3에서의 분석을 반복해 보시오. 결론에 차이가 있는가? ④

과제의 정답은 웹 사이트에서 찾을 수 있다.

20.14. 참고도서

Baguley, T. (2012). *Serious stats: A guide to advanced statistics for the behavioural sciences*. Basingstoke: Palgrave Macmillan.

Gelman, A., & Hill, J.(2007). *Data analysis using regression and multilevel/hierarchical models*. Cambridge: Cambridge University Press.

Kreft, I., & de Leeuw, J. (1998). *Introducing multilevel modeling*. London: Sage. (This is a fantastic book that is easy to get into but has a lot of depth too.)

Twisk, J. W. R. (2006). *Applied multilevel analysis: A practical guide*. Cambridge: Cambridge University Press. (An exceptionally clearly written introduction to multilevel modelling aimed at novices. This book is the best beginners' guide that I have read.)

용어사전(GLOSSARY)

O: the amount of a clue that Sage have about how much effort I put into writing this book.

−2LL: the *log-likelihood* multiplied by minus 2. This version of the likelihood is used in *logistic regression*.

α-level: the probability of making a *Type I error* (usually this value is .05).

A Life: what you don't have when writing statistics textbooks.

Adjusted mean: in the context of *analysis of covariance* this is the value of the group mean adjusted for the effect of the *covariate*.

Adjusted predicted value: a measure of the influence of a particular case of data. It is the predicted value of a case from a model estimated without that case included in the data. The value is calculated by re-estimating the model without the case in question, then using this new model to predict the value of the excluded case. If a case does not exert a large influence over the model then its predicted value should be similar regardless of whether the model was estimated including or excluding that case. The difference between the predicted value of a case from the model when that case was included and the predicted value from the model when it was excluded is the *DFFit*.

Adjusted R²: a measure of the loss of predictive power or *shrinkage* in regression. The adjusted R^2 tells us how much variance in the outcome would be accounted for if the model had been derived from the population from which the sample was taken.

AIC (Akaike's information criterion): a *goodness-of-fit* measure that is corrected for model complexity. That just means that it takes into account how many parameters have been estimated. It is not intrinsically interpretable, but can be compared in different models to see how changing the model affects the fit. A small value represents a better fit of the data.

AICC (Hurvich and Tsai's criterion): a *goodness-of-fit* measure that is similar to *AIC* but is designed for small samples. It is not intrinsically interpretable, but can be compared in different models to see how changing the model affects the fit. A small value represents a better fit of the data.

Alpha factoring: a method of *factor analysis*.

Alternative hypothesis: the prediction that there will be an effect (i.e., that your experimental manipulation will have some effect or that certain variables will relate to each other).

Analysis of covariance: a statistical procedure that uses the *F-ratio* to test the overall fit of a linear model, controlling for the effect that one or more *covariates* have on the *outcome variable*. In experimental research this linear model tends to be defined in terms of group means, and the resulting ANOVA is therefore an overall test of whether group means differ after the variance in the outcome variable explained by any *covariates* has been removed.

Analysis of variance: a statistical procedure that uses the *F-ratio* to test the overall fit of a linear model. In experimental research this linear model tends to be defined in terms of group means, and the resulting ANOVA is therefore an overall test of whether group means differ.

ANCOVA: acronym for *analysis of covariance*.

Anderson–Rubin method: a way of calculating *factor scores* which produces scores that are uncorrelated and *standardized* with a mean of 0 and a standard deviation of 1.

ANOVA: acronym for *analysis of variance*.

AR(1): this stands for first-order autoregressive structure. It is a covariance structure used in *multilevel linear models* in which the relationship between scores changes in a systematic way. It is assumed that the correlation between scores gets smaller over time and that variances are homogeneous. This structure is often used for repeated-measures data (especially when measurements are taken over time, such as in growth models).

Autocorrelation: when the *residuals* of two observations in a regression model are correlated.

b_i: unstandardized regression coefficient. Indicates the strength of relationship between a given predictor, *i*, of many and an outcome in the units of measurement of the predictor. It is the change in the outcome associated with a unit change in the predictor.

β_i: standardized regression coefficient. Indicates the strength of relationship between a given predictor, *i*, of many and an outcome in a *standardized* form. It is the change in the outcome (in standard deviations) associated with a one standard deviation change in the predictor.

β-level: the probability of making a *Type II error* (Cohen, 1992, suggests a maximum value of .2).

Bar chart: a graph in which a summary statistic (usually the mean) is plotted on the *y*-axis against a categorical variable on the *x*-axis (this categorical variable could represent, for example, groups of people, different times or different experimental conditions). The value of the mean for each category is shown by a bar. Different-coloured bars may be used to represent levels of a second categorical variable.

Bartlett's test of sphericity: unsurprisingly, this is a test of the assumption of *sphericity*. This test examines whether a *variance–covariance matrix* is proportional to an *identity matrix*. Therefore, it effectively tests whether the diagonal elements of the variance–covariance matrix are equal (i.e., group variances are the same), and whether the off-diagonal elements are approximately zero (i.e., the *dependent variables* are not *correlated*). Jeremy Miles, who does a lot of multivariate stuff, claims he's never ever seen a matrix that reached non-significance using this test and, come to think of it, I've never seen one either (although I do less multivariate stuff), so you've got to wonder about it's practical utility.

Beer-goggles effect: the phenomenon that people of the opposite gender (or the same, depending on your sexual orientation) appear much more attractive after a few alcoholic drinks.

Between-groups design: another name for *independent design*.

Between-subjects design: another name for *independent design*.

BIC (Schwarz's Bayesian criterion): a *goodness-of-fit* statistic comparable to the AIC, although it is slightly more conservative (it corrects more harshly for the number of parameters being estimated). It should be used when sample sizes are large and the number of parameters is small. It is not intrinsically interpretable, but can be compared in different models to see how changing the model affects the fit. A small value represents a better fit of the data.

Bimodal: a description of a distribution of observations that has two *modes*.

Binary logistic regression: *logistic regression* in which the outcome variable has exactly two categories.

Binary variable: a *categorical variable* that has only two mutually exclusive categories (e.g., being dead or alive).

Biserial correlation: a standardized measure of the strength of relationship between two variables when one of the two variables is *dichotomous*. The biserial correlation coefficient is used when one variable is a continuous dichotomy (e.g., has an underlying continuum between the categories).

Bivariate correlation: a correlation between two variables.

Blockwise regression: another name for *hierarchical regression*.

Bonferroni correction: a correction applied to the *α-level* to control the overall *Type I error rate* when multiple significance tests are carried out. Each test conducted should use a criterion of significance of the *α-level* (normally .05) divided by the number of tests conducted. This is a simple but

effective correction, but tends to be too strict when lots of tests are performed.

Bootstrap: a technique from which the sampling distribution of a statistic is estimated by taking repeated samples (with replacement) from the data set (in effect, treating the data as a population from which smaller samples are taken). The statistic of interest (e.g., the *mean*, or *b* coefficient) is calculated for each sample, from which the sampling distribution of the statistic is estimated. The standard error of the statistic is estimated as the standard deviation of the sampling distribution created from the bootstrap samples. From this, confidence intervals and significance tests can be computed.

Boredom effect: refers to the possibility that performance in tasks may be influenced (the assumption is a negative influence) by boredom or lack of concentration if there are many tasks, or the task goes on for a long period of time. In short, what you are experiencing reading this glossary is a boredom effect.

Boxplot (a.k.a. box–whisker diagram): a graphical representation of some important characteristics of a set of observations. At the centre of the plot is the *median*, which is surrounded by a box, the top and bottom of which are the limits within which the middle 50% of observations fall (the *interquartile range*). Sticking out of the top and bottom of the box are two whiskers which extend to the highest and lowest extreme scores, respectively.

Box's test: a test of the assumption of *homogeneity of covariance matrices*. This test should be non-significant if the matrices are roughly the same. Box's test is very susceptible to deviations from *multivariate normality*, and so may be non-significant not because the *variance–covariance matrices* are similar across groups, but because the assumption of multivariate normality is not tenable. Hence, it is vital to have some idea of whether the data meet the multivariate normality assumption (which is extremely difficult) before interpreting the result of Box's test.

Box–whisker plot: see *Boxplot*.

Brown–Forsythe F: a version of the *F-ratio* designed to be accurate when the assumption of *homogeneity of variance* has been violated.

CAIC (Bozdogan's criterion): a *goodness-of-fit* measure similar to the *AIC*, but correcting for model

complexity and sample size. It is not intrinsically interpretable, but can be compared in different models to see how changing the model affects the fit. A small value represents a better fit of the data.

Categorical variable: The university you attend is a good example of a categorical variable: students who attend the University of Sussex are not also enrolled at Harvard or UV Amsterdam, therefore, students fall into distinct categories.

Central limit theorem: this theorem states that when samples are large (above about 30) the *sampling distribution* will take the shape of a *normal distribution* regardless of the shape of the population from which the sample was drawn. For small samples the *t*-distribution better approximates the shape of the sampling distribution. We also know from this theorem that the *standard deviation* of the sampling distribution (i.e., the *standard error* of the sample *mean*) will be equal to the standard deviation of the sample(s) divided by the square root of the sample size (*N*).

Central tendency: a generic term describing the centre of a *frequency distribution* of observations as measured by the *mean*, *mode* and *median*.

Centring: the process of transforming a variable into deviations around a fixed point. This fixed point can be any value that is chosen, but typically a mean is used. To centre a variable the mean is subtracted from each score. See *Grand mean centring*, *Group mean centring*.

Chartjunk: superfluous material that distracts from the data being displayed on a graph.

Chi-square distribution: a *probability distribution* of the sum of squares of several normally distributed variables. It tends to be used to test hypotheses about categorical data, and to test the fit of models to the observed data.

Chi-square test: although this term can apply to any *test statistic* having a *chi-square distribution*, it generally refers to Pearson's chi-square test of the independence of two categorical variables. Essentially it tests whether two categorical variables forming a *contingency table* are associated.

Cochran's Q: This test is an extension of *McNemar's test* and is basically a *Friedman's ANOVA* for *dichotomous* data. So imagine you asked 10 people whether they'd like to shoot Justin Timberlake, David Beckham and Simon Cowell and they could answer only 'yes' or 'no'. If we coded responses as 0 (no) and 1 (yes) we could do Cochran's test on these data.

Coefficient of determination: the proportion of variance in one variable explained by a second variable. It is *Pearson's correlation coefficient* squared.

Cohen's d: An *effect size* that expressed the difference between two means in standard deviation units. In general it can be estimated using:

$$\hat{d} = \frac{\overline{X}_1 - \overline{X}_2}{s}$$

Common factor: a *factor* that affects all measured *variables* and, therefore, explains the *correlations* between those variables.

Common variance: variance shared by two or more variables.

Communality: the proportion of a variable's variance that is *common variance*. This term is used primarily in *factor analysis*. A variable that has no *unique variance* (or *random variance*) would have a communality of 1, whereas a variable that shares none of its variance with any other variable would have a communality of 0.

Complete separation: a situation in *logistic regression* when the outcome variable can be perfectly predicted by one predictor or a combination of predictors! Suffice it to say this situation makes your computer have the equivalent of a nervous breakdown: it'll start gibbering, weeping and saying it doesn't know what to do.

Component matrix: general term for the *structure matrix* in *principal component analysis*.

Compound symmetry: a condition that holds true when both the variances across conditions are equal (this is the same as the *homogeneity of variance* assumption) and the *covariances* between pairs of conditions are also equal.

Concurrent validity: a form of *criterion validity* where there is evidence that scores from an instrument correspond to concurrently recorded external measures conceptually related to the measured construct.

Confidence interval: for a given statistic calculated for a sample of observations (e.g., the mean), the confidence interval is a range of values around that statistic that are believed to contain, with a certain probability (e.g., 95%), the true value of that statistic (i.e., the population value).

Confirmatory factor analysis (CFA): a version of *factor analysis* in which specific hypotheses about structure and relations between the *latent variables* that underlie the data are tested.

Confounding variable: a variable (that we may or may not have measured) other than the *predictor variables* in which we're interested that potentially affects an *outcome variable*.

Contaminated normal distribution: see *mixed normal distribution*.

Content validity: evidence that the content of a test corresponds to the content of the construct it was designed to cover.

Contingency table: a table representing the cross-classification of two or more *categorical variables*. The levels of each variable are arranged in a grid, and the number of observations falling into each category is noted in the cells of the table. For example, if we took the categorical variables of **glossary** (with two categories: whether an author was made to write a glossary or not), and **mental state** (with three categories: normal, sobbing uncontrollably and utterly psychotic), we could construct a table as below. This instantly tells us that 127 authors who were made to write a glossary ended up as utterly psychotic, compared to only 2 who did not write a glossary.

		Glossary		
		Author made to write glossary	**No glossary**	**Total**
Mental state	Normal	5	423	428
	Sobbing uncontrollably	23	46	69
	Utterly psychotic	127	2	129
	Total	155	471	626

Continuous variable: a variable that can be measured to any level of precision. (Time is a continuous variable, because there is in principle no limit on how finely it could be measured.)

Cook's distance: a measure of the overall influence of a case on a model. Cook and Weisberg (1982) have suggested that values greater than 1 may be cause for concern.

Correlation coefficient: a measure of the strength of association or relationship between two variables. See *Pearson's correlation coefficient*, *Spearman's correlation coefficient*, *Kendall's tau*.

Correlational research: a form of research in which you observe what naturally goes on in the world without directly interfering with it. This term implies that data will be analysed so as to look at relationships between naturally occurring variables rather than making statements about cause and effect. Compare with *cross-sectional research*, *longitudinal research* and *experimental research*.

Counterbalancing: a process of systematically varying the order in which experimental conditions are conducted. In the simplest case of there being two conditions (A and B), counterbalancing simply implies that half of the participants complete condition A followed by condition B, whereas the remainder do condition B followed by condition A. The aim is to remove systematic bias caused by *practice effects* or *boredom effects*.

Covariance: a measure of the 'average' relationship between two variables. It is the average *cross-product deviation* (i.e., the cross-product divided by one less than the number of observations).

Covariance ratio (CVR): a measure of whether a case influences the variance of the parameters in a *regression model*. When this ratio is close to 1 the case has very little influence on the variances of the model parameters. Belsey et al. (1980) recommend the following: if the CVR of a case is greater than $1 + [3(k + 1)/n]$ then deleting that case will damage the precision of some of the model's parameters, but if it is less than $1 - [3(k + 1)/n]$ then deleting the case will improve the precision of some of the model's parameters (k is the number of predictors and n is the sample size).

Covariate: a variable that has a relationship with (in terms of *covariance*), or has the potential to be related to, the *outcome variable* we've measured.

Cox and Snell's R^2_{CS}: a version of the *coefficient of determination* for logistic regression. It is based on the log-likelihood of a model (LL(new)) and the log-likelihood of the original model (LL(baseline)), and the sample size, n. However, it is notorious for not reaching its maximum value of 1 (see *Nagelkerke's R^2_N*).

Cramér's V: a measure of the strength of association between two *categorical variables* used when one of these variables has more than two categories. It is a variant of *phi* used because when one or both of the categorical variables contain more than two categories, phi fails to reach its minimum value of 0 (indicating no association).

Criterion validity: evidence that scores from an instrument correspond with (*concurrent validity*) or predict (*predictive validity*) external measures conceptually related to the measured construct.

Cronbach's α: a measure of the reliability of a scale defined by

$$\alpha = \frac{N^2 \overline{Cov}}{\sum s^2_{item} + \sum Cov_{item}}$$

in which the top half of the equation is simply the number of items (N) squared multiplied by the average covariance between items (the average of the off-diagonal elements in the *variance–covariance matrix*). The bottom half is the sum of all the elements in the *variance–covariance matrix*.

Cross-product deviations: a measure of the 'total' relationship between two variables. It is the deviation of one variable from its mean multiplied by the other variable's deviation from its mean.

Cross-sectional research: a form of research in which you observe what naturally goes on in the world without directly interfering with it, by measuring several variables at a single time point. In psychology, this term usually implies that data come from people at different age points, with different people representing each age point. See also *correlational research*, *longitudinal research*.

Cross-validation: assessing the accuracy of a model across different samples. This is an important step in *generalization*. In a *regression model* there are two main methods of cross-validation: *adjusted R^2* or data splitting, in which the data are split randomly into two halves, and a regression model is estimated for each half and then compared.

Crying: what you feel like doing after writing statistics textbooks.

Cubic trend: if you connected the means in ordered conditions with a line then a cubic trend is shown by two changes in the direction of this line. You must have at least four ordered conditions.

Currency variable: a variable containing values of money.

Date variable: a variable made up of dates. The data can take forms such as dd-mmm-yyyy (e.g., 21-Jun-1973), dd-mmm-yy (e.g., 21-Jun-73), mm/dd/yy (e.g., 06/21/73), dd.mm.yyyy (e.g., 21.06.1973).

Data View: there are two ways to view the contents of the *data editor* window. The data view shows you a spreadsheet and can be used for entering raw data. See also *variable view*.

Degrees of freedom: an impossible thing to define in a few pages, let alone a few lines. Essentially it is the number of 'entities' that are free to vary when estimating some kind of statistical parameter. In a more practical sense, it has a bearing on significance tests for many commonly used *test statistics* (such as the *F*-ratio, *t*-test, *chi-square statistic*) and determines the exact form of the *probability distribution* for these test statistics. The explanation involving soccer players in Chapter 2 is far more interesting…

Deleted residual: a measure of the influence of a particular case of data. It is the difference between the *adjusted predicted value* for a case and the original observed value for that case.

Density plot: similar to a *histogram* except that rather than having a summary bar representing the frequency of scores, it shows each individual score as a dot. They can be useful for looking at the shape of a distribution of scores.

Dependent *t*-test: see *paired-samples t-test*

Dependent variable: another name for *outcome variable*. This name is usually associated with experimental methodology (which is the only time it really makes sense) and is used because it is the variable that is not manipulated by the experimenter and so its value depends on the variables that have been manipulated. To be honest I just use the term *outcome variable* all the time – it makes more sense (to me) and is less confusing.

Deviance: the difference between the observed value of a variable and the value of that variable predicted by a statistical model.

Deviation contrast: a non-orthogonal *planned contrast* that compares the mean of each group (except for the first or last, depending on how the contrast is specified) to the overall mean.

DFBeta: a measure of the influence of a case on the values of b_i in a *regression model*. If we estimated a regression parameter b_i and then deleted a particular case and re-estimated the same regression parameter b_i, then the difference between these two estimates would be the DFBeta for the case that was deleted. By looking at the values of the DFBetas, it is possible to identify cases that have a large influence on the parameters of the regression model; however, the size of DFBeta will depend on the units of measurement of the regression parameter.

DFFit: a measure of the influence of a case. It is the difference between the *adjusted predicted value* and the original predicted value of a particular case. If a case is not influential then its DFFit should be zero – hence, we expect non-influential cases to have small DFFit values. However, we have the problem that this statistic depends on the units of measurement of the outcome and so a DFFit of 0.5 will be very small if the outcome ranges from 1 to 100, but very large if the outcome varies from 0 to 1.

Diagonal: a covariance structure used in *multilevel linear models*. In this structure variances are assumed to be heterogeneous and all of the covariances are 0.

Dichotomous: description of a variable that consists of only two categories (e.g., the variable gender is dichotomous because it consists of only two categories: male and female).

Difference contrast: a non-orthogonal *planned contrast* that compares the mean of each condition (except the first) to the overall mean of all previous conditions combined.

Direct effect: the effect of a *predictor variable* on an *outcome variable* when a *mediator* is present in the model (cf. *indirect effect*).

Direct oblimin: a method of *oblique rotation*.

Discrete variable: a variable that can only take on certain values (usually whole numbers) on the scale.

Discriminant analysis: see *discriminant function analysis*.

Discriminant function analysis: this analysis identifies and describes the *discriminant function variates* of a set of variables and is useful as a follow-up test to *MANOVA* as a means of seeing how these variates allow groups of cases to be discriminated.

Discriminant function variate: a linear combination of variables created such that the differences between group means on the transformed variable are maximized. It takes the general form

$$Variate_{1i} = b_1 X_{1i} + b_2 X_{2i} + \ldots + b_n X_{ni}$$

Discriminant score: a score for an individual case on a particular *discriminant function variate* obtained by substituting that case's scores on the measured variables into the equation that defines the variate in question.

Dummy variables: a way of recoding a categorical variable with more than two categories into a series of variables all of which are *dichotomous* and can take on values of only 0 or 1. There are seven basic steps to create such variables: (1) count the number of groups you want to recode and subtract 1; (2) create as many new variables as the value you calculated in step 1 (these are your dummy variables); (3) choose one of your groups as a baseline (i.e., a group against which all other groups should be compared, such as a control

group); (4) assign that baseline group values of 0 for all of your dummy variables; (5) for your first dummy variable, assign the value 1 to the first group that you want to compare against the baseline group (assign all other groups 0 for this variable); (6) for the second dummy variable assign the value 1 to the second group that you want to compare against the baseline group (assign all other groups 0 for this variable); (7) repeat this process until you run out of dummy variables.

Durbin–Watson test: a test for serial correlations between errors in *regression models*. Specifically, it tests whether adjacent residuals are correlated, which is useful in assessing the assumption of *independent errors*. The test statistic can vary between 0 and 4, with a value of 2 meaning that the residuals are uncorrelated. A value greater than 2 indicates a negative correlation between adjacent residuals, whereas a value below 2 indicates a positive correlation. The size of the Durbin–Watson statistic depends upon the number of predictors in the model and the number of observations. For accuracy, look up the exact acceptable values in Durbin and Watson's (1951) original paper. As a very conservative rule of thumb, values less than 1 or greater than 3 are definitely cause for concern; however, values closer to 2 may still be problematic depending on the sample and model.

Ecological validity: evidence that the results of a study, experiment or test can be applied, and allow inferences, to real-world conditions.

Eel: long, snakelike, scaleless fishes that lack pelvic fins. From the order Anguilliformes or Apodes, they should probably not be inserted into your anus to cure constipation (or for any other reason).

Effect size: an objective and (usually) standardized measure of the magnitude of an observed effect. Measures include Cohen's *d*, Glass's *g* and Pearson's correlations coefficient, *r*.

Equamax: a method of *orthogonal rotation* that is a hybrid of *quartimax* and *varimax*. It is reported to behave fairly erratically (see Tabachnick and Fidell, 2012) and so is probably best avoided.

Error bar chart: a graphical representation of the mean of a set

of observations that includes the 95% confidence interval of the mean. The mean is usually represented as a circle, square or rectangle at the value of the mean (or a bar extending to the value of the mean). The confidence interval is represented by a line protruding from the mean (upwards, downwards or both) to a short horizontal line representing the limits of the confidence interval. Error bars can be drawn using the standard error or standard deviation instead of the 95% confidence interval.

Error SSCP (E): the error sum of squares and cross-products matrix. This is a *sum of squares and cross-products matrix* for the error in a predictive *linear model* fitted to *multivariate* data. It represents the *unsystematic variance* and is the multivariate equivalent of the *residual sum of squares*.

Eta squared (η^2): an *effect size* measure that is the ratio of the *model sum of squares* to the *total sum of squares*. So, in essence, *the coefficient of determination* by another name. It doesn't have an awful lot going for it: not only is it biased, but it typically measures the overall effect of an ANOVA, and effect sizes are more easily interpreted when they reflect specific comparisons (e.g., the difference between two means).

Exp(B): the label that SPSS applies to the *odds ratio*. It is an indicator of the change in *odds* resulting from a unit change in the predictor in *logistic regression*. If the value is greater than 1 then it indicates that as the predictor increases, the odds of the outcome occurring increase. Conversely, a value less than 1 indicates that as the predictor increases, the odds of the outcome occurring decrease.

Experimental hypothesis: synonym for *alternative hypothesis*.

Experimental research: a form of research in which one or more variables are systematically manipulated to see their effect (alone or in combination) on an *outcome variable*. This term implies that data will be able to be used to make statements about cause and effect. Compare with *cross-sectional research* and *correlational research*.

Experimentwise error rate: the probability of making a *Type I error* in an experiment involving one or more statistical comparisons when the null hypothesis is true in each case.

Extraction: a term used for the process of deciding whether a *factor* in *factor analysis* is statistically important enough to 'extract' from the data and interpret. The decision is based on the magnitude of the eigenvalue associated with the factor. See *Kaiser's criterion, scree plot*.

F_{max}: see *Hartley's F_{max}*.

F-ratio: a test statistic with a known *probability distribution* (the *F*-distribution). It is the ratio of the average variability in the data that a given model can explain to the average variability unexplained by that same model. It is used to test the overall fit of the model in *simple regression* and *multiple regression*, and to test for overall differences between group means in experiments.

Factor: another name for an *independent variable* or *predictor* that's typically used when describing experimental designs. However, to add to the confusion, it is also used synonymously with *latent variable* in factor analysis.

Factor analysis: a *multivariate* technique for identifying whether the correlations between a set of observed variables stem from their relationship to one or more *latent variables* in the data, each of which takes the form of a *linear model*.

Factor loading: the *regression coefficient* of a variable for the *linear model* that describes a *latent variable* or *factor* in *factor analysis*.

Factor matrix: general term for the *structure matrix* in *factor analysis*.

Factor score: a single score from an individual entity representing their performance on some *latent variable*. The score can be crudely conceptualized as follows: take an entity's score on each of the variables that make up the factor and multiply it by the corresponding *factor loading* for the variable, then add these values up (or average them).

Factor transformation matrix, Λ: a matrix used in *factor analysis*. It can be thought of as containing the angles through which factors are rotated in factor *rotation*.

Factorial ANOVA: an analysis of variance involving two or more *independent variables* or *predictors*.

Falsification: the act of disproving a hypothesis or theory.

Familywise error rate: the probability of making a *Type I error* in any family of tests when the null hypothesis is true in each case. The 'family of tests' can be loosely defined as a set of tests conducted on the same data set and addressing the same empirical question.

Fisher's exact test: Fisher's exact test (Fisher, 1922) is not so much a test as a way of computing the exact probability of a statistic. It was designed originally to overcome the problem that with small samples the sampling distribution of the chi-square statistic deviates substantially from a chi-square distribution. It should be used with small samples.

Fit: how sexually attractive you find a statistical test. Alternatively, it's the degree to which a statistical model is an accurate representation of some observed data. (Incidentally, it's just plain *wrong* to find statistical tests sexually attractive.)

Fixed coefficient: a coefficient or model parameter that is fixed; that is, it cannot vary over situations or contexts (cf. *Random coefficient*).

Fixed effect: An effect in an experiment is said to be a fixed effect if all possible treatment conditions that a researcher is interested in are present in the experiment. Fixed effects can be generalized only to the situations in the experiment. For example, the effect is fixed if we say that we are interested only in the conditions that we had in our experiment (e.g., placebo, low dose and high dose) and we can generalize our findings only to the situation of a placebo, low dose and high dose.

Fixed intercept: A term used in *multilevel linear modelling* to denote when the intercept in the model is fixed. That is, it is not free to vary across different groups or contexts (cf. *Random intercept*).

Fixed slope: A term used in *multilevel linear modelling* to denote when the slope of the model is fixed. That is, it is not free to vary across different groups or contexts (cf. *Random slope*).

Fixed variable: A fixed variable is one that is not supposed to change over time (e.g., for most people their gender is a fixed variable – it never changes).

Frequency distribution: a graph plotting values of observations on the horizontal axis, and the frequency with which each value occurs in the data set on the vertical axis (a.k.a. *histogram*).

Friedman's ANOVA: a non-parametric test of whether more than two related groups differ. It is the non-parametric version of one-way *repeated-measures ANOVA*.

Generalization: the ability of a statistical model to say something beyond the set of observations that spawned it. If a model generalizes it is assumed that predictions from that model can be applied not just to the sample on which it is based, but to a wider population from which the sample came.

Glossary: a collection of grossly inaccurate definitions (written late at night when you really ought to be asleep) of things that you thought you understood until some evil book publisher forced you to try to define them.

Goodman and Kruskal's λ: measures the proportional reduction in error that is achieved when membership of a category of one variable is used to predict category membership of the other variable. A value of 1 means that one variable perfectly predicts the other, whereas a value of 0 indicates that one variable in no way predicts the other.

Goodness of fit: an index of how well a model fits the data from which it was generated. It's usually based on how well the data predicted by the model correspond to the data that were actually collected.

Grand mean: the *mean* of an entire set of observations.

Grand mean centring: grand mean *centring* means the transformation of a variable by taking each score and subtracting the mean of all scores (for that variable) from it (cf. *Group mean centring*).

Grand variance: the *variance* within an entire set of observations.

Greenhouse–Geisser estimate: an estimate of the departure from *sphericity*. The maximum value is 1 (the data completely meet the assumption of sphericity) and minimum is the *lower bound*. Values below 1 indicate departures from sphericity and are used to correct the *degrees of freedom* associated with the corresponding *F-ratios* by multiplying them by the value of the estimate. Some say the Greenhouse–Geisser correction is too conservative (strict) and recommend the *Huynh–Feldt correction* instead.

Group mean centring: group mean *centring* means the transformation of a variable by taking each score and subtracting from it the mean of the scores (for that variable) for the group to which that score belongs (cf. *Grand mean centring*).

Growth curve: a curve that summarizes the change in some outcome over time. See *Polynomial*.

Harmonic mean: a weighted version of the *mean* that takes account of the relationship between variance and sample size. It is calculated by summing the reciprocal of all observations, then dividing by the number of observations. The reciprocal of the end product is the harmonic mean:

$$H = \frac{1}{\frac{1}{n}\sum_{i=1}^{n}\frac{1}{x_i}}$$

Hartley's F_{max}: also known as the *variance ratio*, this is the ratio of the variances between the group with the biggest variance and the group with the smallest variance. This ratio is compared to critical values in a table published by Hartley as a test of *homogeneity of variance*. Some general rules are that with sample sizes (n) of 10 per group, an F_{max} less than 10 is more or less always going to be non-significant, with 15–20 per group the ratio needs to be less than about 5, and with samples of 30–60 the ratio should be below about 2 or 3.

Hat values: another name for *leverage*.

HE^{-1}: this is a matrix that is functionally equivalent to the *hypothesis SSCP* divided by the *error SSCP* in MANOVA. Conceptually it represents the ratio of *systematic* to *unsystematic variance*, so is a *multivariate* analogue of the *F-ratio*.

Helmert contrast: a non-orthogonal *planned contrast* that compares the mean of each condition (except the last) to the overall mean of all subsequent conditions combined.

Heterogeneity of variance: the opposite of *homogeneity of variance*. This term means that the variance of one variable varies (i.e., is different) across levels of another variable.

Heteroscedasticity: the opposite of *homoscedasticity*. This occurs when the residuals at each level of the predictor variables(s) have unequal variances. Put another way, at each point along any predictor variable, the spread of residuals is different.

Hierarchical regression: a method of *multiple regression* in which the order in which predictors are entered into the regression model is determined by the researcher based on previous research: variables already known to be predictors are entered first, new variables are entered subsequently.

Histogram: a *frequency distribution*.

Homogeneity of covariance matrices: an assumption of some *multivariate* tests such as *MANOVA*. It is an extension of the *homogeneity of variance assumption* in *univariate* analyses. However, as well as assuming that *variances* for each *dependent variable* are the same across groups, it also assumes that relationships (*covariances*) between these dependent variables are roughly equal. It is tested by comparing the population *variance–covariance matrices* of the different groups in the analysis.

Homogeneity of regression slopes: an assumption of *analysis of covariance*. This is the assumption that the relationship between the *covariate* and *outcome variable* is constant across different treatment levels. So, if we had three treatment conditions, if there's a positive relationship between the covariate and the outcome in one group, we assume that there is a similar-sized positive relationship between the covariate and outcome in the other two groups too.

Homogeneity of variance: the assumption that the variance of one variable is stable (i.e., relatively similar) at all levels of another variable.

Homoscedasticity: an assumption in regression analysis that the residuals at each level of the predictor variable(s) have similar variances. Put another way, at each point along any predictor variable, the spread of residuals should be fairly constant.

Hosmer and Lemeshow's R_L^2: a version of the *coefficient of determination* for logistic regression. It is a fairly literal translation in that it is the $-2LL$ for the model divided by the original $-2LL$, in other words, it's the ratio of what the model can explain compared to what there was to explain in the first place.

Hotelling–Lawley trace (T^2): a *test statistic* in *MANOVA*. It is the sum of the eigenvalues for each *discriminant function variate* of the data and so is conceptually the same as the *F-ratio* in *ANOVA*: it is the sum of the ratio of systematic and unsystematic variance (SS_M/SS_R) for each of the variates.

Huynh–Feldt estimate: an estimate of the departure from *sphericity*. The maximum value is 1 (the data completely meet the assumption of sphericity). Values below this indicate departures from sphericity and are used to correct the *degrees of freedom* associated with the corresponding *F-ratios* by multiplying them by the value of the estimate. It is less conservative than the *Greenhouse–Geisser estimate*, but some say it is too liberal.

Hypothesis: a prediction about the state of the world (see *experimental hypothesis* and *null hypothesis*).

Hypothesis SSCP (H): the hypothesis sum of squares and cross-products matrix. This is a *sum of squares and cross-products matrix* for a predictive *linear model* fitted to *multivariate* data. It represents the *systematic variance* and is the multivariate equivalent of the *model sum of squares*.

Identity matrix: a square matrix (i.e., having the same number of rows and columns) in which the diagonal elements are equal to 1, and the off-diagonal elements are equal to 0. The following are all examples:

$$\begin{pmatrix} 1 & 0 \\ 0 & 1 \end{pmatrix} \begin{pmatrix} 1 & 0 & 0 \\ 0 & 1 & 0 \\ 0 & 0 & 1 \end{pmatrix} \begin{pmatrix} 1 & 0 & 0 & 0 \\ 0 & 1 & 0 & 0 \\ 0 & 0 & 1 & 0 \\ 0 & 0 & 0 & 1 \end{pmatrix}$$

Independence: the assumption that one data point does not influence another. When data come from people, it basically means that the behaviour of one person does not influence the behaviour of another.

Independent ANOVA: *analysis of variance* conducted on any design in which all *independent variables* or *predictors* have been manipulated using different participants (i.e., all data come from different entities).

Independent design: an experimental design in which different treatment conditions utilize different organisms (e.g., in psychology, this would mean using different people in different treatment conditions) and so the resulting data are independent (a.k.a. between-groups or between-subjects design).

Independent errors: for any two observations in regression the *residuals* should be uncorrelated (or independent).

Independent factorial design: an experimental design incorporating two or more *predictors* (or *independent variables*) all of which have been manipulated using different participants (or whatever entities are being tested).

Independent *t*-test: a test using the *t-statistic* that establishes whether two means collected from independent samples differ significantly.

Independent variable: another name for a *predictor variable*. This name is usually associated with experimental methodology (which is the only time it makes sense) and is used because it is the variable that is manipulated by the experimenter and so its value does not depend on any other variables (just on the experimenter). I just use the term *predictor variable* all the time because the meaning of the term is not constrained to a particular methodology.

Index of mediation: a standardized measure of an *indirect effect*. In a mediation model, it is the *indirect effect* multiplied by the ratio of the standard deviation of the *predictor variable* to the standard deviation of the *outcome variable*.

Indirect effect: the effect of a *predictor variable* on an *outcome variable* through a *mediator* (cf. *direct effect*).

Interaction effect: the combined effect of two or more *predictor variables* on an *outcome variable*. It can be used to gauge *moderation*.

Interaction graph: a graph showing the means of two or more *independent variables* in which means of one variable are shown at different levels of the other variable. Unusually the means are connected with lines, or are displayed as bars. These graphs are used to help understand *interaction effects*.

Interquartile range: the limits within which the middle 50% of an ordered set of observations fall. It is the difference between the value of the *upper quartile* and *lower quartile*.

Interval variable: data measured on a scale along the whole of which intervals are equal. For example, people's ratings of this book on Amazon.com can range from 1 to 5; for these data to be interval it should be true that the increase in appreciation for this book represented by a change from 3 to 4 along the scale should be the same as the change in appreciation represented by a change from 1 to 2, or 4 to 5.

Intraclass correlation (ICC): a *correlation coefficient* that assesses the consistency between measures of the same class, that is, measures of the same thing (cf. *Pearson's correlation coefficient* which measures the relationship between variables of a different class.) Two common uses are in comparing paired data (such as twins) on the same measure, and assessing the consistency between judges' ratings of a set of objects. The calculation of these correlations depends on whether a measure of consistency (in which the order of scores from a source is considered but not the actual value around which the scores are anchored) or absolute agreement (in which both the order of scores and the relative values are considered), and whether the scores represent averages of many measures or just a single measure is required. This measure is also used in *multilevel linear models* to measure the dependency in data within the same context.

Jonckheere–Terpstra test: this statistic tests for an ordered pattern of medians across independent groups. Essentially it does the same thing as the *Kruskal–Wallis test* (i.e., test for a difference between the medians of the groups) but it incorporates information about whether the order of the groups is meaningful. As such, you should use this test when you expect the groups you're comparing to produce a meaningful order of medians.

Journal: In the context of academia a journal is a collection of articles on a broadly related theme, written by scientists, that report new data, new theoretical ideas or reviews/critiques of existing theories and data. Their main function is to induce learned helplessness in scientists through a complex process of self-esteem regulation using excessively harsh or complimentary peer feedback that has seemingly no obvious correlation with the actual quality of the work submitted.

Kaiser–Meyer–Olkin measure of sampling adequacy (KMO): the KMO can be calculated for individual and multiple variables and represents the ratio of the squared correlation between variables to the squared *partial correlation* between variables. It varies between 0 and 1: a value of 0 means that the sum of partial correlations is large relative to the sum of correlations, indicating diffusion in the pattern of correlations (hence, *factor analysis* is likely to be inappropriate); a value close to 1 indicates that patterns of correlation are relatively compact and so factor analysis should yield distinct and reliable factors. Values between .5 and .7 are mediocre, values between .7 and .8 are good, values between .8 and .9 are great and values above .9 are superb (see Hutcheson and Sofroniou, 1999).

Kaiser's criterion: a method of *extraction* in *factor analysis* based on the idea of retaining factors with associated eigenvalues greater than 1. This method appears to be accurate when the number of variables in the analysis is less than 30 and the resulting *communalities* (after *extraction*) are all greater than 0.7, or when the sample size exceeds 250 and the average communality is greater than or equal to 0.6.

Kendall's tau: a non-parametric correlation coefficient similar to *Spearman's correlation coefficient*, but should be used in preference for a small data set with a large number of tied ranks.

Kendall's *W*: this is much the same as *Friedman's ANOVA* but is used specifically for looking at the agreement between raters. So, if, for example, we asked 10 different women to rate the attractiveness of Justin Timberlake, David Beckham and Brad Pitt we could use this test to look at the extent to which they agree. Kendall's *W* ranges from 0 (no agreement between judges) to 1 (complete agreement between judges).

Kolmogorov–Smirnov test: a test of whether a distribution of scores is significantly different from a *normal distribution*. A significant value indicates a deviation from normality, but this test is notoriously affected by large samples in which small deviations from normality yield significant results.

Kolmogorov–Smirnov Z: not to be confused with the *Kolmogorov–Smirnov test* that tests whether a sample comes from a normally distributed population. This tests whether two groups have been drawn from the same population (regardless of what that population may be). It does much the same as the *Mann–Whitney test* and *Wilcoxon rank-sum test*! This test tends to have better power than the Mann–Whitney test when sample sizes are less than about 25 per group.

Kruskal–Wallis test: non-parametric test of whether more than two independent groups differ. It is the non-parametric version of one-way *independent ANOVA*.

Kurtosis: this measures the degree to which scores cluster in the tails of a frequency distribution. There are different ways to estimate kurtosis and in SPSS no kurtosis is expressed as 0 (but be careful because outside of SPSS no kurtosis is sometimes a value of 3). A distribution with positive kurtosis (*leptokurtic*, kurtosis > 0) has too many scores in the tails and is too peaked, whereas a distribution with negative kurtosis (*platykurtic*, kurtosis < 0) has too few scores in the tails and is quite flat.

Latent variable: a variable that cannot be directly measured, but is assumed to be related to several variables that can be measured.

Leptokurtic: see *Kurtosis*.

Levels of measurement: the relationship between what is being measured and the numbers obtained on a scale.

Levene's test: this tests the hypothesis that the variances in different groups are equal (i.e., the difference between the variances is zero). It basically does a one-way ANOVA on the *deviations* (i.e., the absolute value of the difference between each score and the mean of its group). A significant result indicates that the variances are significantly different – therefore, the assumption of *homogeneity of variances* has been violated. When samples sizes are large, small differences in group variances can produce a significant Levene's test.

Leverage: leverage statistics (or hat values) gauge the influence of the observed value of the outcome variable over the predicted values. The average leverage value is $(k+1)/n$ in which k is the number of predictors in the model and n is the number of participants. Leverage values can lie between 0 (the case has no influence whatsoever) and 1 (the case has complete influence over prediction). If no cases exert undue influence over the model then we would expect all of the leverage values to be close to the average value. Hoaglin and Welsch (1978) recommend investigating cases with values greater than twice the average $(2(k + 1)/n)$ and Stevens (2002) recommends using three times the average $(3(k + 1)/n)$ as a cut-off point for identifying cases having undue influence.

Likelihood: the probability of obtaining a set of observations given the parameters of a model fitted to those observations.

Linear model: a model that is based upon a straight line.

Line chart: a graph in which a summary statistic (usually the mean) is plotted on the *y*-axis against a categorical variable on the *x*-axis (this categorical variable could represent, for example, groups of people, different times or different experimental conditions). The value of the mean for each category is shown by a symbol, and means across categories are connected by a line. Different-coloured lines may be used to represent levels of a second categorical variable.

Logistic regression: a version of *multiple regression* in which the outcome is a *categorical variable*. If the categorical variable has exactly two categories the analysis is called *binary logistic regression*, and when the outcome has more than two categories it is called *multinomial logistic regression*.

Log-likelihood: a measure of error, or unexplained variation, in categorical models. It is based on summing the probabilities associated with the predicted and actual outcomes and is analogous to the *residual sum of squares* in multiple regression in that it is an indicator of how much unexplained information there is after the model has been fitted. Large values of the log-likelihood statistic indicate poorly fitting statistical models, because the larger the value of the log-likelihood, the more unexplained observations there are. The log-likelihood is the logarithm of the *likelihood*.

Loglinear analysis: a procedure used as an extension of the *chi-square test* to analyse situations in which we have more than two *categorical variables* and we want to test for relationships between these variables. Essentially, a *linear model* is fitted to the data that predicts expected frequencies (i.e., the number of cases expected in a given category). In this respect it is much the same as *analysis of variance* but for entirely categorical data.

Longitudinal research: a form of research in which you observe what naturally goes on in the world without directly interfering with it by measuring several variables at multiple time points. See also *correlational research*, *cross-sectional research*.

Lower-bound estimate: the name given to the lowest possible value of the *Greenhouse–Geisser estimate* of *sphericity*. Its value is $1/(k-1)$, in which k is the number of treatment conditions.

Lower quartile: the value that cuts off the lowest 25% of the data. If the data are ordered and then divided into two halves at the median, then the lower quartile is the median of the lower half of the scores.

M-estimator: a robust measure of location. One example is the median. In some cases it is a measure of location computed after outliers have been removed: unlike a *trimmed mean*, the amount of trimming used to remove outliers is determined empirically.

Mahalanobis distances: these measure the influence of a case by examining the distance of cases from the mean(s) of the predictor variable(s). One needs to look for the cases with the highest values. It is not easy to establish a cut-off point at which to worry, although Barnett and Lewis (1978) have produced a table of critical values dependent on the number of predictors and the sample size. From their work it is clear that even with large samples ($N = 500$) and five predictors, values above 25 are cause for concern. In smaller samples ($N = 100$) and with fewer predictors (namely three) values greater than 15 are problematic, and in very small samples ($N = 30$) with only two predictors values greater than 11 should be examined. However, for more specific advice, refer to Barnett and Lewis's (1978) table.

Main effect: the unique effect of a *predictor variable* (or *independent variable*) on an *outcome variable*. The term is usually used in the context of *ANOVA*.

Mann–Whitney test: a *non-parametric test* that looks for differences between two independent samples. That is, it tests whether the populations from which two samples are drawn have the same location. It is functionally the same as *Wilcoxon's rank-sum test*, and both tests are non-parametric equivalents of the *independent t-test*.

MANOVA: acronym for *multivariate analysis of variance*.

Matrix: a collection of numbers arranged in columns and rows. The values within a matrix are typically referred to as *components* or *elements*.

Mauchly's test: a test of the assumption of *sphericity*. If this test is significant then the assumption of *sphericity* has not been met and an appropriate correction must be applied to the *degrees of freedom* of the *F-ratio* in *repeated-measures ANOVA*. The test works by comparing the *variance–covariance matrix* of the data to an *identity matrix*; if the variance–covariance matrix is a scalar multiple of an *identity matrix* then sphericity is met.

Maximum-likelihood estimation: a way of estimating statistical parameters by choosing the parameters that make the data most likely to have happened. Imagine for a set of parameters that we calculated the probability (or likelihood) of getting the observed data; if this probability was high then these particular parameters yield a good fit of the data, but conversely if the probability was low, these parameters are a bad fit to our data. Maximum-likelihood estimation chooses the parameters that maximize the probability.

McNemar's test: This tests differences between two related groups (see *Wilcoxon signed-rank test* and *sign test*), when *nominal data* have been used. It's typically used when we're looking for changes in people's scores and it compares the proportion of people who changed their response in one direction (i.e., scores increased) to those who changed in the opposite direction (scores decreased). So, this test needs to be used when we've got two related dichotomous variables.

Mean: a simple statistical model of the centre of a distribution of scores. A hypothetical estimate of the 'typical' score.

Mean squares: a measure of average variability. For every *sum of squares* (which measure the total variability) it is possible to create mean squares by dividing by the number of things used to calculate the sum of squares (or some function of it).

Measurement error: the discrepancy between the numbers used to represent the thing that we're measuring and the actual value of the thing we're measuring (i.e., the value we would get if we could measure it directly).

Median: the middle score of a set of ordered observations. When there is an even number of observations the median is the average of the two scores that fall either side of what would be the middle value.

Median test: a non-parametric test of whether samples are drawn from a population with the same median. So, in effect, it does the same thing as the *Kruskal–Wallis test*. It works on the basis of producing a contingency table that is split for each group into the number of scores that fall above and below the observed median of the entire data set. If the groups are from the same population then these frequencies would be expected to be the same in all conditions (about 50% above and about 50% below).

Mediation: perfect mediation occurs when the relationship between a *predictor variable* and an *outcome variable* can be completely explained by their relationships with a third variable. For example, taking a dog to work reduces work stress. This relationship is mediated by positive mood if (1) having a dog at work increases positive mood; (2) positive mood reduces work stress; and (3) the relationship between having a dog at work and work stress is reduced to zero (or at least weakened) when positive mood is included in the model.

Mediator: a variable that reduces the size and/or direction of the relationship between a *predictor variable* and an *outcome variable* (ideally to zero) and is associated statistically with both.

Meta-analysis: this is a statistical procedure for assimilating research findings. It is based on the simple idea that we can take effect sizes from individual studies that research the same question, quantify the observed effect in a standard way (using *effect sizes*) and then combine these effects to get a more accurate idea of the true effect in the population.

Method of least squares: a method of estimating parameters (such as the *mean*, or a regression coefficient) that is based on minimizing the *sum of squared errors*. The parameter estimate will be the value, out of all of those possible, that has the smallest *sum of squared errors*.

Mixed ANOVA: *analysis of variance* used for a *mixed design*.

Mixed design: an experimental design incorporating two or more *predictors* (or *independent variables*) at least one of which has been manipulated using different participants (or whatever entities are being tested) and at least one of which has been manipulated using the same participants (or entities). Also known as a split-plot design because Fisher developed ANOVA for analysing agricultural data involving 'plots' of land containing crops.

Mixed normal distribution: a normal-looking distribution that is contaminated by a small proportion of scores from a different distribution. These distributions are not normal and have too many scores in the tails (i.e., at the extremes). The effect of these heavy tails is to inflate the estimate of the population variance. This, in turn, makes significance tests lack power.

Mode: the most frequently occurring score in a set of data.

Model sum of squares: a measure of the total amount of variability for which a model can account. It is the difference between the *total sum of squares* and the *residual sum of squares*.

Moderation: Moderation occurs when the relationship between two variables changes as a function of a third variable. For example, the relationship between watching horror films (predictor) and feeling scared at bedtime (outcome) might increase as a function of how vivid an imagination a person has (moderator).

Moderator: a variable that changes the size and/or direction of the relationship between two other variables.

Monte Carlo method: a term applied to the process of using data simulations to solve statistical problems. Its name comes from the use of Monte Carlo roulette tables to generate 'random' numbers in the pre-computer age. Karl Pearson, for example, purchased copies of *Le Monaco*, a weekly Paris periodical that published data from the Monte Carlo casinos' roulette wheels. He used these data as pseudo-random numbers in his statistical research.

Moses extreme reactions: a non-parametric test that compares the variability of scores in two groups, so it's a bit like a non-parametric *Levene's test*.

Multicollinearity: a situation in which two or more variables are very closely linearly related.

Multilevel linear model (MLM): A linear model (just like regression,

ANCOVA, ANOVA, etc.) in which the hierarchical structure of the data is explicitly considered. In this analysis regression parameters can be fixed (as in regression and ANOVA) but also random (i.e., free to vary across different contexts at a higher level of the hierarchy). This means that for each regression parameter there is a fixed component but also an estimate of how much the parameter varies across contexts (see *Fixed coefficient*, *Random coefficient*).

Multimodal: description of a distribution of observations that has more than two *modes*.

Multinomial logistic regression: *logistic regression* in which the outcome variable has more than two categories.

Multiple *R*: the multiple correlation coefficient. It is the correlation between the observed values of an outcome and the values of the outcome predicted by a multiple regression model.

Multiple regression: an extension of *simple regression* in which an outcome is predicted by a linear combination of two or more predictor variables. The form of the model is:

$$Y_i = \left(b_0 + b_1 X_{1i} + b_2 X_{2i} + \cdots + b_n X_{ni}\right) + \varepsilon_i$$

in which the outcome is denoted as *Y*, and each predictor is denoted as *X*. Each predictor has a regression coefficient *b* associated with it, and b_0 is the value of the outcome when all predictors are zero.

Multivariate: means 'many variables' and is usually used when referring to analyses in which there is more than one *outcome variable* (MANOVA, *principal component analysis*, etc.).

Multivariate analysis of variance: family of tests that extend the basic *analysis of variance* to situations in which more than one *outcome variable* has been measured.

Multivariate normality: an extension of a normal distribution to multiple variables. It is a *probability distribution* of a set of variables $v' = [v_1, v_2 \ldots v_n]$ given by:

$$f(v') = 2\pi^{-\frac{p}{2}} |\Sigma|^{-\frac{1}{2}} \exp\left\{-\tfrac{1}{2}(v - \mu)' \Sigma^{-1}(v-\mu)\right\}$$

in which μ is the vector of means of the variables, and Σ is the *variance–covariance* matrix. If that made any sense to you then you're cleverer than I am.

Nagelkerke's R_N^2: a version of the *coefficient of determination* for logistic regression. It is a variation on *Cox and Snell's R_{CS}^2* which overcomes the problem that this statistic has of not being able to reach its maximum value.

Negative skew: see *Skew*.

Nominal variable: where numbers merely represent names. For example, the numbers on sports players shirts: a player with the number 1 on her back is not necessarily worse than a player with a 2 on her back. The numbers have no meaning other than denoting the type of player (full back, centre forward, etc.).

Noniles: a type of *quantile*; they are values that split the data into nine equal parts. They are commonly used in educational research.

Non-parametric tests: a family of statistical procedures that do not rely on the restrictive assumptions of parametric tests. In particular, they do not assume that the sampling distribution is normally distributed.

Normal distribution: a *probability distribution* of a random variable that is known to have certain properties. It is perfectly symmetrical (has a *skew* of 0), and has a *kurtosis* of 0.

Null hypothesis: the reverse of the *experimental hypothesis*, it says that your prediction is wrong and the predicted effect doesn't exist.

Numeric variables: variables involving numbers.

Oblique rotation: a method of *rotation* in *factor analysis* that allows the underlying factors to be correlated.

Odds: the probability of an event occurring divided by the probability of that event not occurring.

Odds ratio: the ratio of the *odds* of an event occurring in one group compared to another. So, for example, if the odds of dying after writing a glossary are 4, and the odds of dying after not writing a glossary are 0.25, then the odds ratio is 4/0.25 = 16. This means that the *odds* of dying if you write a glossary are 16 times higher than if you don't. An odds ratio of 1 would indicate that the *odds* of a particular outcome are equal in both groups.

Omega squared: an *effect size* measure associated with ANOVA that is less biased than *eta squared*. It is a (sometimes hideous) function of the *model sum of squares* and the *residual sum of squares* and isn't actually much use because it

measures the overall effect of the ANOVA and so can't be interpreted in a meaningful way. In all other respects it's great though.

One-tailed test: a test of a directional hypothesis. For example, the hypothesis 'the longer I write this glossary, the more I want to place my editor's genitals in a starved crocodile's mouth' requires a one-tailed test because I've stated the direction of the relationship (see also *two-tailed test*).

Ordinal variable: data that tell us not only that things have occurred, but also the order in which they occurred. These data tell us nothing about the differences between values. For example, gold, silver and bronze medals are ordinal: they tell us that the gold medallist was better than the silver medallist, but they don't tell us how much better (was gold a lot better than silver, or were gold and silver very closely competed?).

Ordinary least squares (OLS): a method of *regression* in which the parameters of the model are estimated using the *method of least squares*.

Orthogonal: means perpendicular (at right angles) to something. It tends to be equated to *independence* in statistics because of the connotation that perpendicular *linear models* in geometric space are completely independent (one is not influenced by the other).

Orthogonal rotation: a method of *rotation* in *factor analysis* that keeps the underlying factors independent (i.e., not correlated).

Outcome variable: a variable whose values we are trying to predict from one or more *predictor variables*.

Outlier: an observation or observations very different from most others. Outliers bias statistics (e.g., the mean) and their standard errors and confidence intervals.

Overdispersion: when the observed variance is bigger than expected from the logistic regression model. Like leprosy, you don't want it.

Paired-samples *t*-test: a test using the *t-statistic* that establishes whether two means collected from the same sample (or related observations) differ significantly.

Pairwise comparisons: comparisons of pairs of means.

Parameter: a very difficult thing to describe. When you fit a statistical model to your data, that model will consist of *variables* and parameters: variables are measured constructs that vary across entities in the sample, whereas parameters describe the relations between those variables in the population. In other words, they are constants believed to represent some fundamental truth about the measured variables. We use sample data to estimate the likely value of parameters because we don't have direct access to the population. Of course it's not quite as simple as that.

Parametric test: a test that requires data from one of the large catalogue of distributions that statisticians have described. Normally this term is used for parametric tests based on the *normal distribution*, which require four basic assumptions that must be met for the test to be accurate: a normally distributed sampling distribution (see *normal distribution*), *homogeneity of variance*, *interval* or *ratio data*, and *independence*.

Parsimony: in a scientific context, parsimony refers to the idea that simpler explanations of a phenomenon are preferable to complex ones. This idea relates to Ockham's (or Occam's if you prefer) razor, which is a phrase referring to the principle of 'shaving' away unnecessary assumptions or explanations to produce less complex theories. In statistical terms, parsimony tends to refer to a general heuristic that models be kept as simple as possible – in other words, not including variables that don't have real explanatory benefit.

Part correlation: another name for a *semi-partial correlation*.

Partial correlation: a measure of the relationship between two variables while 'controlling' the effect of one or more additional variables on both.

Partial eta squared (partial η^2): a version of *eta squared* that is the proportion of variance that a variable explains when excluding other variables in the analysis. Eta squared is the proportion of total variance explained by a variable, whereas partial eta squared is the proportion of variance that a variable explains that is not explained by other variables.

Partial out: to partial out the effect of a variable is to remove the variance that the variable shares with other variables in the analysis before looking at their relationships (see *partial correlation*).

Pattern matrix: a matrix in *factor analysis* containing the *regression*

coefficients for each variable on each *factor* in the data. See also *Structure matrix*.

Pearson's correlation coefficient: Pearson's product-moment correlation coefficient, to give it its full name, is a *standardized* measure of the strength of relationship between two variables. It can take any value from -1 (as one variable changes, the other changes in the opposite direction by the same amount), through 0 (as one variable changes the other doesn't change at all), to $+1$ (as one variable changes, the other changes in the same direction by the same amount).

Percentiles: a type of *quantile*; they are values that split the data into 100 equal parts.

Perfect collinearity: exists when at least one predictor in a *regression model* is a perfect linear combination of the others (the simplest example being two predictors that are perfectly correlated – they have a correlation coefficient of 1).

Phi: a measure of the strength of association between two *categorical variables*. Phi is used with 2×2 *contingency tables* (tables which have two categorical variables and each variable has only two categories). Phi is a variant of the *chi square test, X^2*,

$$\phi = \sqrt{\frac{\chi^2}{N}},$$ in which n is the total number of observations.

Pillai–Bartlett trace (V): a *test statistic* in *MANOVA*. It is the sum of the proportion of explained variance on the *discriminant function variates* of the data. As such, it is similar to the ratio of SS_M/SS_T.

Pilot fish (*Naucrates ductor*): a carnivorous fish in the Carangidae family known for congregating around larger more impressive beings (e.g., sharks) and feeding parasitically from their bodies. A bit like Courtney Love.

Planned comparisons: another name for *planned contrasts*.

Planned contrasts: a set of comparisons between group means that are constructed before any data are collected. These are theory-led comparisons and are based on the idea of partitioning the variance created by the overall effect of group differences into gradually smaller portions of variance. These tests have more power than *post hoc tests*.

Platykurtic: see *Kurtosis*.

Point-biserial correlation: a standardized measure of the strength

of relationship between two variables when one of the two variables is *dichotomous*. The point-biserial correlation coefficient is used when the dichotomy is a discrete, or true, dichotomy (i.e., one for which there is no underlying continuum between the categories). An example of this is pregnancy: you can be either pregnant or not, there is no in between.

Polychotomous logistic regression: another name for *multinomial logistic regression*.

Polynomial: a posh name for a *growth curve* or trend over time. If *time* is our predictor variable, then any polynomial is tested by including a variable that is the predictor to the power of the order of polynomial that we want to test: a linear trend is tested by *time* alone, a quadratic or second-order polynomial is tested by including a predictor that is *time^2*, for a fifth-order polynomial we need a predictor of *time^5* and for an *n*th-order polynomial we would have to include *time^n* as a predictor.

Polynomial contrast: a contrast that tests for trends in the data. In its most basic form it looks for a linear trend (i.e., that the group means increase proportionately).

Population: in statistical terms this usually refers to the collection of units (be they people, plankton, plants, cities, suicidal authors, etc.) to which we want to generalize a set of findings or a statistical model.

Positive skew: see *skew*.

Post hoc **tests:** a set of comparisons between group means that were not thought of before data were collected. Typically these tests involve comparing the means of all combinations of pairs of groups. To compensate for the number of tests conducted, each test uses a strict criterion for significance. As such, they tend to have less power than *planned contrasts*. They are usually used for exploratory work for which no firm hypotheses were available on which to base planned contrasts.

Power: the ability of a test to detect an effect of a particular size (a value of .8 is a good level to aim for).

P-P plot: Short for a probability–probability plot. A graph plotting the cumulative probability of a variable against the cumulative probability of a particular distribution (often a normal distribution). Like a *Q-Q plot*, if values fall on the diagonal of the plot then the variable shares the same distribution as the one specified. Deviations from the diagonal show deviations from the distribution of interest.

Practice effect: refers to the possibility that participants' performance in a task may be influenced (positively or negatively) if they repeat the task because of familiarity with the experimental situation and/or the measures being used.

Predicted value: the value of an outcome variable based on specific values of the predictor variable or variables being placed into a statistical model.

Predictive validity: a form of *criterion validity* where there is evidence that scores from an instrument predict external measures (recorded at a different point in time) conceptually related to the measured construct.

Predictor variable: a variable that is used to try to predict values of another variable known as an *outcome variable*.

Principal component analysis (PCA): a *multivariate* technique for identifying the linear components of a set of variables.

Probability density function (PDF): the function that describes the probability of a random variable taking a certain value. It is the mathematical function that describes the *probability distribution*.

Probability distribution: a curve describing an idealized *frequency distribution* of a particular variable from which it is possible to ascertain the probability with which specific values of that variable will occur. For categorical variables it is simply a formula yielding the probability with which each category occurs.

Promax: a method of *oblique rotation* that is computationally faster than *direct oblimin* and so useful for large data sets.

Q-Q plot: short for a quantile–quantile plot. A graph plotting the *quantiles* of a variable against the quantiles of a particular distribution (often a normal distribution). Like a *P-P plot*, if values fall on the diagonal of the plot then the variable shares the same distribution as the one specified. Deviations from the diagonal show deviations from the distribution of interest.

Quadratic trend: if the means in ordered conditions are connected with a line

then a quadratic trend is shown by one change in the direction of this line (e.g., the line is curved in one place); the line is, therefore, U-shaped. There must be at least three ordered conditions.

Qualitative methods: extrapolating evidence for a theory from what people say or write (cf. *quantitative methods*).

Quantiles: values that split a data set into equal portions. Quartiles, for example, are a special case of quantiles that split the data into four equal parts. Similarly, *percentiles* are points that split the data into 100 equal parts and *noniles* are points that split the data into 9 equal parts (you get the general idea).

Quantitative methods: inferring evidence for a theory through measurement of variables that produce numeric outcomes (cf. *qualitative methods*).

Quartic trend: if the means in ordered conditions are connected with a line then a quartic trend is shown by three changes in the direction of this line. There must be at least five ordered conditions.

Quartiles: a generic term for the three values that cut an ordered data set into four equal parts. The three quartiles are known as the *lower quartile*, the second quartile (or *median*) and the *upper quartile*.

Quartimax: a method of *orthogonal rotation*. It attempts to maximize the spread of factor loadings for a variable across all *factors*. This often results in lots of variables loading highly onto a single *factor*.

Random coefficient: a coefficient or model parameter that is free to vary over situations or contexts (cf. *Fixed coefficient*).

Random effect: an effect is said to be random if the experiment contains only a sample of possible treatment conditions. Random effects can be generalized beyond the treatment conditions in the experiment. For example, the effect is random if we say that the conditions in our experiment (e.g., placebo, low dose and high dose) are only a sample of possible conditions (perhaps we could have tried a very high dose). We can generalize this random effect beyond just placebos, low doses and high doses.

Random intercept: A term used in *multilevel linear modelling* to denote when the intercept in the model is free to vary across different groups or contexts (cf. *Fixed intercept*).

Random slope: A term used in *multilevel linear modelling* to denote when the

slope of the model is free to vary across different groups or contexts (cf. *Fixed slope*).

Random variable: a random variable is one that varies over time (e.g., your weight is likely to fluctuate over time).

Randomization: the process of doing things in an unsystematic or random way. In the context of experimental research the word usually applies to the random assignment of participants to different treatment conditions.

Random variance: variance that is unique to a particular variable but not reliably so.

Range: the range of scores is the value of the smallest score subtracted from the highest score. It is a measure of the dispersion of a set of scores. See also *variance*, *standard deviation*, and *interquartile range*.

Ranking: the process of transforming raw scores into numbers that represent their position in an ordered list of those scores. The raw scores are ordered from lowest to highest and the lowest score is assigned a rank of 1, the next highest score is assigned a rank of 2, and so on.

Ratio variable: an *interval variable* but with the additional property that ratios are meaningful. For example, people's ratings of this book on Amazon.com can range from 1 to 5; for these data to be ratio not only must they have the properties of *interval variables*, but in addition a rating of 4 should genuinely represent someone who enjoyed this book twice as much as someone who rated it as 2. Likewise, someone who rated it as 1 should be half as impressed as someone who rated it as 2.

Regression coefficient: see b_i and β_i.

Regression line: a line on a scatterplot representing the *regression model* of the relationship between the two variables plotted.

Regression model: see *multiple regression* and *simple regression*.

Related design: another name for a *repeated-measures design*.

Related factorial design: an experimental design incorporating two or more *predictors* (or *independent variables*) all of which have been manipulated using the same participants (or whatever entities are being tested).

Reliability: the ability of a measure to produce consistent results when the same entities are measured under different conditions.

Repeated contrast: a non-orthogonal *planned contrast* that compares the mean in each condition (except the first) to the mean of the preceding condition.

Repeated-measures ANOVA: an *analysis of variance* conducted on any design in which the *independent variable* (*predictor*) or variables (*predictors*) have all been measured using the same participants in all conditions.

Repeated-measures design: an experimental design in which different treatment conditions utilize the same organisms (i.e., in psychology, this would mean the same people take part in all experimental conditions) and so the resulting data are related (a.k.a. related design or within-subject design).

Residual: The difference between the value a model predicts and the value observed in the data on which the model is based. Basically, an error. When the residual is calculated for each observation in a data set the resulting collection is referred to as the *residuals*.

Residuals: see *Residual*.

Residual sum of squares: a measure of the variability that cannot be explained by the model fitted to the data. It is the total squared *deviance* between the observations, and the value of those observations predicted by whatever model is fitted to the data.

Reverse Helmert contrast: another name for a *difference contrast*.

Roa's efficient score statistic: a statistic measuring the same thing as the *Wald statistic* but which is computationally easier to calculate.

Robust test: a term applied to a family of procedures to estimate statistics that are reliable even when the normal assumptions of the statistic are not met.

Rotation: a process in *factor analysis* for improving the interpretability of factors. In essence, an attempt is made to transform the *factors* that emerge from the analysis in such a way as to maximize *factor loadings* that are already large, and minimize factor loadings that are already small. There are two general approaches: *orthogonal rotation* and *oblique rotation*.

Roy's largest root: a *test statistic* in *MANOVA*. It is the eigenvalue for the first *discriminant function variate* of a set of observations. So, it is the same as the *Hotelling–Lawley trace* but for the first variate only. It represents the proportion of explained variance to unexplained variance (SS_M/SS_R) for the first discriminant function.

Sample: a smaller (but hopefully representative) collection of units from a *population* used to determine truths about that population (e.g., how a given population behaves in certain conditions).

Sampling distribution: the *probability distribution* of a statistic. We can think of this as follows: if we take a *sample* from a *population* and calculate some statistic (e.g., the *mean*), the value of this statistic will depend somewhat on the sample we took. As such the statistic will vary slightly from sample to sample. If, hypothetically, we took lots and lots of samples from the population and calculated the statistic of interest we could create a frequency distribution of the values we got. The resulting distribution is what the sampling distribution represents: the distribution of possible values of a given statistic that we could expect to get from a given population.

Sampling variation: the extent to which a statistic (the mean, median, *t*, *F*, etc.) varies in samples taken from the same population.

Saturated model: a model that perfectly fits the data and, therefore, has no error. It contains all possible *main effects* and *interactions* between variables.

Scatterplot: a graph that plots values of one variable against the corresponding value of another variable (and the corresponding value of a third variable can also be included on a 3-D scatterplot).

Scree plot: a graph plotting each *factor* in a *factor analysis* (X-axis) against its associated eigenvalue (Y-axis). It shows the relative importance of each factor. This graph has a very characteristic shape (there is a sharp descent in the curve followed by a tailing off) and the point of inflexion of this curve is often used as a means of *extraction*. With a sample of more than 200 participants, this provides a fairly reliable criterion for extraction (Stevens, 2002)

Second quartile: another name for the *median*.

Semi-partial correlation: a measure of the relationship between two variables while 'controlling' the effect that one or more additional variables has on one of those variables. If we call our variables *x* and *y*, it gives us a measure of the variance in *y* that *x* alone shares.

Shapiro–Wilk test: a test of whether a distribution of scores is significantly different from a *normal distribution*. A significant value indicates a deviation from normality, but this test is notoriously affected by large samples in which small deviations from normality yield significant results.

Shrinkage: the loss of predictive power of a regression model if the model had been derived from the population from which the sample was taken, rather than the sample itself.

Šidák correction: a slightly less conservative variant of a *Bonferroni correction*.

Sign test: tests whether two related samples are different. It does the same thing as the *Wilcoxon signed-rank test*. Differences between the conditions are calculated and the sign of this difference (positive or negative) is analysed because it indicates the direction of differences. The magnitude of change is completely ignored (unlike in Wilcoxon's test where the rank tells us something about the relative magnitude of change), and for this reason it lacks *power*. However, its computational simplicity makes it a nice party trick if ever anyone drunkenly accosts you needing some data quickly analysed without the aid of a computer … doing a sign test in your head really impresses people. Actually it doesn't, they just think you're a sad gimboid.

Simple contrast: a non-orthogonal *planned contrast* that compares the mean in each condition to the mean of either the first or last condition, depending on how the contrast is specified.

Simple effects analysis: this analysis looks at the effect of one *independent variable* (categorical *predictor variable*) at individual levels of another *independent variable*.

Simple regression: a *linear model* in which one variable or outcome is predicted from a single predictor variable. The model takes the form:
$$Y_i = (b_0 + b_1 X_i) + \varepsilon_i$$
in which *Y* is the outcome variable, *X* is the predictor, b_1 is the regression coefficient associated with the predictor and b_0 is the value of the outcome when the predictor is zero.

Simple slopes analysis: an analysis that looks at the relationship (i.e., the *simple regression*) between a *predictor variable* and an *outcome variable* at low, mean and high levels of a third (*moderator*) variable.

Singularity: a term used to describe variables that are perfectly correlated (i.e., the *correlation coefficient* is 1 or −1).

Skew: a measure of the symmetry of a *frequency distribution*. Symmetrical distributions have a skew of 0. When the frequent scores are clustered at the lower end of the distribution and the tail points towards the higher or more positive scores, the value of skew is positive. Conversely, when the frequent scores are clustered at the higher end of the distribution and the tail points towards the lower more negative scores, the value of skew is negative.

Smartreader: A free piece of software that can be downloaded from the IBM SPSS website that enables people who do not have *SPSS Statistics* installed to open and view SPSS output files.

Sobel test: A significance test of *mediation*. It tests whether the relationship between a *predictor variable* and an *outcome variable* is significantly reduced when a mediator is included in the model. It tests the *indirect effect* of the predictor on the outcome.

Spearman's correlation coefficient: a standardized measure of the strength of relationship between two variables that does not rely on the assumptions of a *parametric test*. It is *Pearson's correlation coefficient* performed on data that have been converted into ranked scores.

Sphericity: a less restrictive form of *compound symmetry* which assumes that the variances of the differences between data taken from the same participant (or other entity being tested) are equal. This assumption is most commonly found in *repeated-measures ANOVA* but applies only where there are more than two points of data from the same participant (see also *Greenhouse–Geisser correction*, *Huynh–Feldt correction*).

Split-half reliability: a measure of *reliability* obtained by splitting items on a measure into two halves (in some random fashion) and obtaining a score from each half of the scale. The correlation between the two scores, corrected to take account of the fact the correlations are based on only half of the items, is used as a measure of reliability. There are two

popular ways to do this. Spearman (1910) and Brown (1910) developed a formula that takes no account of the standard deviation of items:

$$r_{sh} = \frac{2r_{12}}{1+r_{12}}$$

in which r_{12} is the correlation between the two halves of the scale. Flanagan (1937) and Rulon (1939), however, proposed a measure that does account for item variance:

$$r_{sh} = \frac{4r_{12} \times s_1 \times s_2}{S_T^2}$$

in which s_1 and s_2 are the standard deviations of each half of the scale, and S_T^2 is the variance of the whole test. See Cortina (1993) for more details.

Square matrix: a *matrix* that has an equal number of columns and rows.

Standard deviation: an estimate of the average variability (spread) of a set of data measured in the same units of measurement as the original data. It is the square root of the *variance*.

Standard error: the standard deviation of the *sampling distribution* of a statistic. For a given statistic (e.g., the *mean*) it tells us how much variability there is in this statistic across *samples* from the same *population*. Large values, therefore, indicate that a statistic from a given sample may not be an accurate reflection of the population from which the sample came.

Standard error of differences: if we were to take several pairs of samples from a population and calculate their means, then we could also calculate the difference between their means. If we plotted these differences between sample means as a *frequency distribution*, we would have the *sampling distribution* of differences. The standard deviation of this sampling distribution is the *standard error of differences*. As such it is a measure of the variability of differences between sample means.

Standard error of the mean (SE): the *standard error* associated with the mean. Did you really need a glossary entry to work that out?

Standardization: the process of converting a variable into a standard unit of measurement. The unit of measurement typically used is *standard deviation* units (see also *z-scores*). Standardization allows us to compare data when different units of measurement have been used (we could compare weight measured

in kilograms to height measured in inches).

Standardized: see *Standardization*.

Standardized DFBeta: a *standardized* version of *DFBeta*. These standardized values are easier to use than DFBeta because universal cut-off points can be applied. Stevens (2002) suggests looking at cases with absolute values greater than 2.

Standardized DFFit: a *standardized* version of *DFFit*.

Standardized residuals: the *residuals* of a model expressed in standard deviation units. Standardized residuals with an absolute value greater than 3.29 (actually, we usually just use 3) are cause for concern because in an average sample a value this high is unlikely to happen by chance; if more than 1% of our observations have standardized residuals with an absolute value greater than 2.58 (we usually just say 2.5) there is evidence that the level of error within our model is unacceptable (the model is a fairly poor fit of the sample data); and if more than 5% of observations have standardized residuals with an absolute value greater than 1.96 (or 2 for convenience) then there is also evidence that the model is a poor representation of the actual data.

Stepwise regression: a method of *multiple regression* in which variables are entered into the model based on a statistical criterion (the *semi-partial correlation* with the *outcome variable*). Once a new variable is entered into the model, all variables in the model are assessed to see whether they should be removed.

String variables: variables involving words (i.e., letter strings). Such variables could include responses to open-ended questions such as 'How much do you like writing glossary entries?'; the response might be 'About as much as I like placing my gonads on hot coals'.

Structure matrix: a matrix in *factor analysis* containing the *correlation coefficients* for each variable on each *factor* in the data. When *orthogonal rotations* used this is the same as the *pattern matrix*, but when oblique rotation is used these matrices are different.

Studentized deleted residual: a measure of the influence of a particular case of data. This is a standardized version of the *deleted residual*.

Studentized residuals: a variation on *standardized residuals*. A Studentized residual is an *unstandardized residual* divided by an estimate of its standard deviation that varies point by point. These residuals have the same properties as the *standardized residuals* but usually provide a more precise estimate of the error variance of a specific case.

Sum of squared errors: another name for the *sum of squares*.

Sum of squares (SS): an estimate of total variability (spread) of a set of observations around a parameter (such as the *mean*). First the *deviance* for each score is calculated, and then this value is squared. The SS is the sum of these squared deviances.

Sum of squares and cross-products matrix (SSCP matrix): a *square matrix* in which the diagonal elements represent the *sum of squares* for a particular variable, and the off-diagonal elements represent the *cross-products* between pairs of variables. The SSCP matrix is basically the same as the *variance–covariance matrix*, except that the SSCP matrix expresses variability and between-variable relationships as total values, whereas the variance–covariance matrix expresses them as average values.

Suppressor effects: situation where a predictor has a significant effect, but only when another variable is held constant.

Syntax: predefined written commands that instruct SPSS what you would like it to do (writing 'bugger off and leave me alone' doesn't seem to work …).

Systematic variation: variation due to some genuine effect (be it the effect of an experimenter doing something to all of the participants in one sample but not in other samples, or natural variation between sets of variables). We can think of this as variation that can be explained by the model that we've fitted to the data.

***t*-statistic:** Student's *t* is a *test statistic* with a known *probability distribution* (the *t*-distribution). In the context of regression it is used to test whether a regression coefficient *b* is significantly different from zero; in the context of experimental work it is used to test whether the differences between two means are significantly different from zero. See also *paired-samples t-test* and *Independent t-test*.

Tertium quid: the possibility that an apparent relationship between two variables is actually caused by the effect of a third variable on them both (often called *the third-variable problem*).

Test–retest reliability: the ability of a measure to produce consistent results when the same entities are tested at two different points in time.

Test statistic: a statistic for which we know how frequently different values occur. The observed value of such a statistic is typically used to test *hypotheses*.

Theory: although it can be defined more formally, a theory is a hypothesized general principle or set of principles that explain known findings about a topic and from which new hypotheses can be generated.

Tolerance: tolerance statistics measure *multicollinearity* and are simply the reciprocal of the *variance inflation factor* (1/VIF). Values below 0.1 indicate serious problems, although Menard (1995) suggests that values below 0.2 are worthy of concern.

Total SSCP (*T*): the total sum of squares and cross-products matrix. This is a *sum of squares and cross-products matrix* for an entire set of observations. It is the *multivariate* equivalent of the *total sum of squares*.

Total sum of squares: a measure of the total variability within a set of observations. It is the total squared *deviance* between each observation and the overall mean of all observations.

Transformation: the process of applying a mathematical function to all observations in a data set, usually to correct some distributional abnormality such as *skew* or *kurtosis*.

Trimmed mean: a statistic used in many *robust tests*. It is a mean calculated after a certain percentage of the distribution has been removed at the extremes. For example, a 20% trimmed mean is a mean calculated after the top and bottom 20% of ordered scores have been removed. Imagine we had 20 scores representing the annual income of students (in thousands, rounded to the nearest thousand: 2, 2, 2, 2, 3, 3, 3, 3, 3, 4, 4, 4, 4, 4, 4, 4, 4, 6, 35. The mean income is 5 (£5000). This value is biased by an outlier. A 10% trimmed mean will remove 10% of scores from the top and bottom of ordered scores before the mean is calculated. With 20 scores, removing 10% of scores involves removing the top and bottom 2 scores. This gives us: 2, 2, 3, 3, 3, 3, 3, 4, 4, 4, 4, 4, 4, 4, 4, 4, the mean of which is 3.44.

The mean depends on a symmetrical distribution to be accurate, but a trimmed mean produces accurate results even when the distribution is not symmetrical. There are more complex examples of robust methods such as the *bootstrap*.

Two-tailed test: a test of a non-directional hypothesis. For example, the hypothesis 'writing this glossary has some effect on what I want to do with my editor's genitals' requires a two-tailed test because it doesn't suggest the direction of the relationship. See also *One-tailed test*.

Type I error: occurs when we believe that there is a genuine effect in our population, when in fact there isn't.

Type II error: occurs when we believe that there is no effect in the population, when in fact there is.

Unique factor: a *factor* that affects only one of many measured *variables* and, therefore, cannot explain the *correlations* between those variables.

Unique variance: variance that is specific to a particular variable (i.e., is not shared with other variables). We tend to use the term 'unique variance' to refer to variance that can be reliably attributed to only one measure, otherwise it is called *random variance*.

Univariate: means 'one variable' and is usually used to refer to situations in which only one *outcome variable* has been measured (ANOVA, t-tests, Mann–Whitney tests, etc.).

Unstandardized residuals: the *residuals* of a model expressed in the units in which the original outcome variable was measured.

Unstructured: a covariance structure used in *multilevel linear models*. This covariance structure is completely general. Covariances are assumed to be completely unpredictable: they do not conform to a systematic pattern.

Unsystematic variation: this is variation that isn't due to the effect in which we're interested (so could be due to natural differences between people in different samples such as differences in intelligence or motivation). We can think of this as variation that can't be explained by whatever model we've fitted to the data.

Upper quartile: the value that cuts off the highest 25% of ordered scores. If the scores are ordered and then divided into two halves at the median, then the upper quartile is the median of the top half of the scores.

Validity: evidence that a study allows correct inferences about the question it was aimed to answer or that a test measures what it set out to measure conceptually (see also *Content validity*, *Criterion validity*).

Variables: anything that can be measured and can differ across entities or across time.

Variable View: there are two ways to view the contents of the *data editor* window. The Variable View allows you to define properties of the variables for which you wish to enter data. See also *Data View*.

Variance: an estimate of average variability (spread) of a set of data. It is the sum of squares divided by the number of values on which the sum of squares is based minus 1.

Variance components: a covariance structure used in *multilevel linear models*. This covariance structure is very simple and assumes that all random effects are independent and that the variances of random effects are the same and sum to the variance of the outcome variable.

Variance–covariance matrix: a square matrix (i.e., same number of columns and rows) representing the variables measured. The diagonals represent the *variances* within each variable, whereas the off-diagonals represent the *covariances* between pairs of variables.

Variance inflation factor (VIF): a measure of *multicollinearity*. The VIF indicates whether a predictor has a strong linear relationship with the other predictor(s). Myers (1990) suggests that a value of 10 is a good value at which to worry. Bowerman and O'Connell (1990) suggest that if the average VIF is greater than 1, then multicollinearity may be biasing the regression model.

Variance ratio: see *Hartley's F_{max}*.

Variance sum law: states that the variance of a difference between two independent variables is equal to the sum of their variances.

Varimax: a method of *orthogonal rotation*. It attempts to maximize the dispersion of *factor loadings* within *factors*. Therefore, it tries to load a smaller number of variables highly onto each factor, resulting in more interpretable clusters of factors.

VIF: see *variance inflation factor*.

Wald statistic: a *test statistic* with a known *probability distribution* (a *chi-square distribution*) that is used to test whether the *b* coefficient for a predictor in a *logistic* regression model is significantly different from zero. It is analogous to the *t-statistic* in a *regression model* in that it is simply the *b* coefficient divided by its standard error. The Wald statistic is inaccurate when the regression coefficient (*b*) is large, because the standard error tends to become inflated, resulting in the Wald statistic being underestimated.

Wald–Wolfowitz runs: another variant on the *Mann–Whitney test*. Scores are rank-ordered as in the Mann–Whitney test, but rather than analysing the ranks, this test looks for 'runs' of scores from the same group within the ranked order. Now, if there's no difference between groups then obviously ranks from the two groups should be randomly interspersed. However, if the groups are different then one should see more ranks from one group at the lower end, and more ranks from the other group at the higher end. By looking for clusters of scores in this way, the test can determine if the groups differ.

Weight: a number by which something (usually a variable in statistics) is multiplied. The weight assigned to a variable determines the influence that variable has within a mathematical equation: large weights give the variable a lot of influence.

Weighted least squares: a method of *regression* in which the parameters of the model are estimated using the *method of least squares* but observations are weighted by some other variable. Often they are weighted by the inverse of their *variance* to combat *heteroscedasticity*.

Welch's *F*: a version of the *F*-ratio designed to be accurate when the assumption of *homogeneity of variance* has been violated. Not to be confused with the squelch test which is where you shake your head around

after writing statistics books to see if you still have a brain.

Wilcoxon's rank-sum test: a *non-parametric test* that looks for differences between two independent samples. That is, it tests whether the populations from which two samples are drawn have the same location. It is functionally the same as the *Mann–Whitney test*, and both tests are non-parametric equivalents of the *independent t-test*.

Wilcoxon signed-rank test: a *non-parametric test* that looks for differences between two related samples. It is the non-parametric equivalent of the *related t-test*.

Wilks's lambda (Λ): a *test statistic* in *MANOVA*. It is the product of the unexplained variance on each of the *discriminant function variates*, so it represents the ratio of error variance to total variance (SS_R/SS_T) for each variate.

Within-subject design: another name for a *repeated-measures design*.

Writer's block: something I suffered from a lot while writing this edition. It's when you can't think of any decent examples and so end up talking about sperm the whole time. Seriously, look at this book, it's all sperm this, sperm that, quail sperm, human sperm. Frankly, I'm amazed donkey sperm didn't get in there somewhere. Oh, it just did.

Yates's continuity correction: an adjustment made to the *chi-square test* when the *contingency table* is 2 rows by 2 columns (i.e., there are two categorical variables both of which consist of only two categories). In large samples the adjustment makes little difference and is slightly dubious anyway (see Howell, 2012).

z-score: the value of an observation expressed in standard deviation units. It is calculated by taking the observation, subtracting from it the mean of all observations, and dividing the result by the standard deviation of all observations. By converting a distribution of observations into z-scores a new distribution is created that has a mean of 0 and a standard deviation of 1.

부록(APPENDIX)

A.1. Table of the standard normal distribution

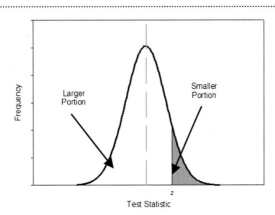

z	Larger Portion	Smaller Portion	y	z	Larger Portion	Smaller Portion	y
.00	.50000	.50000	.3989	.12	.54776	.45224	.3961
.01	.50399	.49601	.3989	.13	.55172	.44828	.3956
.02	.50798	.49202	.3989	.14	.55567	.44433	.3951
.03	.51197	.48803	.3988	.15	.55962	.44038	.3945
.04	.51595	.48405	.3986	.16	.56356	.43644	.3939
.05	.51994	.48006	.3984	.17	.56749	.43251	.3932
.06	.52392	.47608	.3982	.18	.57142	.42858	.3925
.07	.52790	.47210	.3980	.19	.57535	.42465	.3918
.08	.53188	.46812	.3977	.20	.57926	.42074	.3910
.09	.53586	.46414	.3973	.21	.58317	.41683	.3902
.10	.53983	.46017	.3970	.22	.58706	.41294	.3894
.11	.54380	.45620	.3965	.23	.59095	.40905	.3885

(Continued)

(Continued)

z	Larger Portion	Smaller Portion	y	z	Larger Portion	Smaller Portion	y
.24	.59483	.40517	.3876	.54	.70540	.29460	.3448
.25	.59871	.40129	.3867	.55	.70884	.29116	.3429
.26	.60257	.39743	.3857	.56	.71226	.28774	.3410
.27	.60642	.39358	.3847	.57	.71566	.28434	.3391
.28	.61026	.38974	.3836	.58	.71904	.28096	.3372
.29	.61409	.38591	.3825	.59	.72240	.27760	.3352
.30	.61791	.38209	.3814	.60	.72575	.27425	.3332
.31	.62172	.37828	.3802	.61	.72907	.27093	.3312
.32	.62552	.37448	.3790	.62	.73237	.26763	.3292
.33	.62930	.37070	.3778	.63	.73565	.26435	.3271
.34	.63307	.36693	.3765	.64	.73891	.26109	.3251
.35	.63683	.36317	.3752	.65	.74215	.25785	.3230
.36	.64058	.35942	.3739	.66	.74537	.25463	.3209
.37	.64431	.35569	.3725	.67	.74857	.25143	.3187
.38	.64803	.35197	.3712	.68	.75175	.24825	.3166
.39	.65173	.34827	.3697	.69	.75490	.24510	.3144
.40	.65542	.34458	.3683	.70	.75804	.24196	.3123
.41	.65910	.34090	.3668	.71	.76115	.23885	.3101
.42	.66276	.33724	.3653	.72	.76424	.23576	.3079
.43	.66640	.33360	.3637	.73	.76730	.23270	.3056
.44	.67003	.32997	.3621	.74	.77035	.22965	.3034
.45	.67364	.32636	.3605	.75	.77337	.22663	.3011
.46	.67724	.32276	.3589	.76	.77637	.22363	.2989
.47	.68082	.31918	.3572	.77	.77935	.22065	.2966
.48	.68439	.31561	.3555	.78	.78230	.21770	.2943
.49	.68793	.31207	.3538	.79	.78524	.21476	.2920
.50	.69146	.30854	.3521	.80	.78814	.21186	.2897
.51	.69497	.30503	.3503	.81	.79103	.20897	.2874
.52	.69847	.30153	.3485	.82	.79389	.20611	.2850
.53	.70194	.29806	.3467	.83	.79673	.20327	.2827

z	Larger Portion	Smaller Portion	y	z	Larger Portion	Smaller Portion	y
.84	.79955	.20045	.2803	1.14	.87286	.12714	.2083
.85	.80234	.19766	.2780	1.15	.87493	.12507	.2059
.86	.80511	.19489	.2756	1.16	.87698	.12302	.2036
.87	.80785	.19215	.2732	1.17	.87900	.12100	.2012
.88	.81057	.18943	.2709	1.18	.88100	.11900	.1989
.89	.81327	.18673	.2685	1.19	.88298	.11702	.1965
.90	.81594	.18406	.2661	1.20	.88493	.11507	.1942
.91	.81859	.18141	.2637	1.21	.88686	.11314	.1919
.92	.82121	.17879	.2613	1.22	.88877	.11123	.1895
.93	.82381	.17619	.2589	1.23	.89065	.10935	.1872
.94	.82639	.17361	.2565	1.24	.89251	.10749	.1849
.95	.82894	.17106	.2541	1.25	.89435	.10565	.1826
.96	.83147	.16853	.2516	1.26	.89617	.10383	.1804
.97	.83398	.16602	.2492	1.27	.89796	.10204	.1781
.98	.83646	.16354	.2468	1.28	.89973	.10027	.1758
.99	.83891	.16109	.2444	1.29	.90147	.09853	.1736
1.00	.84134	.15866	.2420	1.30	.90320	.09680	.1714
1.01	.84375	.15625	.2396	1.31	.90490	.09510	.1691
1.02	.84614	.15386	.2371	1.32	.90658	.09342	.1669
1.03	.84849	.15151	.2347	1.33	.90824	.09176	.1647
1.04	.85083	.14917	.2323	1.34	.90988	.09012	.1626
1.05	.85314	.14686	.2299	1.35	.91149	.08851	.1604
1.06	.85543	.14457	.2275	1.36	.91309	.08691	.1582
1.07	.85769	.14231	.2251	1.37	.91466	.08534	.1561
1.08	.85993	.14007	.2227	1.38	.91621	.08379	.1539
1.09	.86214	.13786	.2203	1.39	.91774	.08226	.1518
1.10	.86433	.13567	.2179	1.40	.91924	.08076	.1497
1.11	.86650	.13350	.2155	1.41	.92073	.07927	.1476
1.12	.86864	.13136	.2131	1.42	.92220	.07780	.1456
1.13	.87076	.12924	.2107	1.43	.92364	.07636	.1435

(Continued)

(Continued)

z	Larger Portion	Smaller Portion	y	z	Larger Portion	Smaller Portion	y
1.44	.92507	.07493	.1415	1.74	.95907	.04093	.0878
1.45	.92647	.07353	.1394	1.75	.95994	.04006	.0863
1.46	.92785	.07215	.1374	1.76	.96080	.03920	.0848
1.47	.92922	.07078	.1354	1.77	.96164	.03836	.0833
1.48	.93056	.06944	.1334	1.78	.96246	.03754	.0818
1.49	.93189	.06811	.1315	1.79	.96327	.03673	.0804
1.50	.93319	.06681	.1295	1.80	.96407	.03593	.0790
1.51	.93448	.06552	.1276	1.81	.96485	.03515	.0775
1.52	.93574	.06426	.1257	1.82	.96562	.03438	.0761
1.53	.93699	.06301	.1238	1.83	.96638	.03362	.0748
1.54	.93822	.06178	.1219	1.84	.96712	.03288	.0734
1.55	.93943	.06057	.1200	1.85	.96784	.03216	.0721
1.56	.94062	.05938	.1182	1.86	.96856	.03144	.0707
1.57	.94179	.05821	.1163	1.87	.96926	.03074	.0694
1.58	.94295	.05705	.1145	1.88	.96995	.03005	.0681
1.59	.94408	.05592	.1127	1.89	.97062	.02938	.0669
1.60	.94520	.05480	.1109	1.90	.97128	.02872	.0656
1.61	.94630	.05370	.1092	1.91	.97193	.02807	.0644
1.62	.94738	.05262	.1074	1.92	.97257	.02743	.0632
1.63	.94845	.05155	.1057	1.93	.97320	.02680	.0620
1.64	.94950	.05050	.1040	1.94	.97381	.02619	.0608
1.65	.95053	.04947	.1023	1.95	.97441	.02559	.0596
1.66	.95154	.04846	.1006	1.96	.97500	.02500	.0584
1.67	.95254	.04746	.0989	1.97	.97558	.02442	.0573
1.68	.95352	.04648	.0973	1.98	.97615	.02385	.0562
1.69	.95449	.04551	.0957	1.99	.97670	.02330	.0551
1.70	.95543	.04457	.0940	2.00	.97725	.02275	.0540
1.71	.95637	.04363	.0925	2.01	.97778	.02222	.0529
1.72	.95728	.04272	.0909	2.02	.97831	.02169	.0519
1.73	.95818	.04182	.0893	2.03	.97882	.02118	.0508

z	Larger Portion	Smaller Portion	y	z	Larger Portion	Smaller Portion	y
2.04	.97932	.02068	.0498	2.34	.99036	.00964	.0258
2.05	.97982	.02018	.0488	2.35	.99061	.00939	.0252
2.06	.98030	.01970	.0478	2.36	.99086	.00914	.0246
2.07	.98077	.01923	.0468	2.37	.99111	.00889	.0241
2.08	.98124	.01876	.0459	2.38	.99134	.00866	.0235
2.09	.98169	.01831	.0449	2.39	.99158	.00842	.0229
2.10	.98214	.01786	.0440	2.40	.99180	.00820	.0224
2.11	.98257	.01743	.0431	2.41	.99202	.00798	.0219
2.12	.98300	.01700	.0422	2.42	.99224	.00776	.0213
2.13	.98341	.01659	.0413	2.43	.99245	.00755	.0208
2.14	.98382	.01618	.0404	2.44	.99266	.00734	.0203
2.15	.98422	.01578	.0396	2.45	.99286	.00714	.0198
2.16	.98461	.01539	.0387	2.46	.99305	.00695	.0194
2.17	.98500	.01500	.0379	2.47	.99324	.00676	.0189
2.18	.98537	.01463	.0371	2.48	.99343	.00657	.0184
2.19	.98574	.01426	.0363	2.49	.99361	.00639	.0180
2.20	.98610	.01390	.0355	2.50	.99379	.00621	.0175
2.21	.98645	.01355	.0347	2.51	.99396	.00604	.0171
2.22	.98679	.01321	.0339	2.52	.99413	.00587	.0167
2.23	.98713	.01287	.0332	2.53	.99430	.00570	.0163
2.24	.98745	.01255	0325	2.54	.99446	.00554	.0158
2.25	.98778	.01222	.0317	2.55	.99461	.00539	.0154
2.26	.98809	.01191	.0310	2.56	.99477	.00523	.0151
2.27	.98840	.01160	.0303	2.57	.99492	.00508	.0147
2.28	.98870	.01130	.0297	2.58	.99506	.00494	.0143
2.29	.98899	.01101	.0290	2.59	.99520	.00480	.0139
2.30	.98928	.01072	.0283	2.60	.99534	.00466	.0136
2.31	.98956	.01044	.0277	2.61	.99547	.00453	.0132
2.32	.98983	.01017	.0270	2.62	.99560	.00440	.0129
2.33	.99010	.00990	.0264	2.63	.99573	.00427	.0126

(Continued)

(Continued)

z	Larger Portion	Smaller Portion	y	z	Larger Portion	Smaller Portion	y
2.64	.99585	.00415	.0122	2.86	.99788	.00212	.0067
2.65	.99598	.00402	.0119	2.87	.99795	.00205	.0065
2.66	.99609	.00391	.0116	2.88	.99801	.00199	.0063
2.67	.99621	.00379	.0113	2.89	.99807	.00193	.0061
2.68	.99632	.00368	.0110	2.90	.99813	.00187	.0060
2.69	.99643	.00357	.0107	2.91	.99819	.00181	.0058
2.70	.99653	.00347	.0104	2.92	.99825	.00175	.0056
2.71	.99664	.00336	.0101	2.93	.99831	.00169	.0055
2.72	.99674	.00326	.0099	2.94	.99836	.00164	.0053
2.73	.99683	.00317	.0096	2.95	.99841	.00159	.0051
2.74	.99693	.00307	.0093	2.96	.99846	.00154	.0050
2.75	.99702	.00298	.0091	2.97	.99851	.00149	.0048
2.76	.99711	.00289	.0088	2.98	.99856	.00144	.0047
2.77	.99720	.00280	.0086	2.99	.99861	.00139	.0046
2.78	.99728	.00272	.0084	3.00	.99865	.00135	.0044
2.79	.99736	.00264	.0081	⋮	⋮	⋮	⋮
2.80	.99744	.00256	.0079	3.25	.99942	.00058	.0020
2.81	.99752	.00248	.0077	⋮	⋮	⋮	⋮
2.82	.99760	.00240	.0075	3.50	.99977	.00023	.0009
2.83	.99767	.00233	.0073	⋮	⋮	⋮	⋮
2.84	.99774	.00226	.0071	4.00	.99997	.00003	.0001
2.85	.99781	.00219	.0069				

All values calculated by the author using SPSS.

A.2. Critical values of the *t*-distribution

df	Two-Tailed Test		One-Tailed Test	
	0.05	0.01	0.05	0.01
1	12.71	63.66	6.31	31.82
2	4.30	9.92	2.92	6.96
3	3.18	5.84	2.35	4.54
4	2.78	4.60	2.13	3.75
5	2.57	4.03	2.02	3.36
6	2.45	3.71	1.94	3.14
7	2.36	3.50	1.89	3.00
8	2.31	3.36	1.86	2.90
9	2.26	3.25	1.83	2.82
10	2.23	3.17	1.81	2.76
11	2.20	3.11	1.80	2.72
12	2.18	3.05	1.78	2.68
13	2.16	3.01	1.77	2.65
14	2.14	2.98	1.76	2.62
15	2.13	2.95	1.75	2.60
16	2.12	2.92	1.75	2.58
17	2.11	2.90	1.74	2.57
18	2.10	2.88	1.73	2.55
19	2.09	2.86	1.73	2.54
20	2.09	2.85	1.72	2.53
21	2.08	2.83	1.72	2.52
22	2.07	2.82	1.72	2.51
23	2.07	2.81	1.71	2.50
24	2.06	2.80	1.71	2.49
25	2.06	2.79	1.71	2.49
26	2.06	2.78	1.71	2.48
27	2.05	2.77	1.70	2.47
28	2.05	2.76	1.70	2.47
29	2.05	2.76	1.70	2.46
30	2.04	2.75	1.70	2.46
35	2.03	2.72	1.69	2.44
40	2.02	2.70	1.68	2.42
45	2.01	2.69	1.68	2.41
50	2.01	2.68	1.68	2.40
60	2.00	2.66	1.67	2.39
70	1.99	2.65	1.67	2.38
80	1.99	2.64	1.66	2.37
90	1.99	2.63	1.66	2.37
100	1.98	2.63	1.66	2.36
∞ (z)	1.96	2.58	1.64	2.33

All values computed by the author using SPSS.

A.3. Critical values of the *F*-distribution

		df (numerator)									
	p	1	2	3	4	5	6	7	8	9	10
1	.05	161.45	199.50	215.71	224.58	230.16	233.99	236.77	238.88	240.54	241.88
	.01	4052.18	4999.50	5403.35	5624.58	5763.65	5858.99	5928.36	5981.07	6022.47	6055.85
2	.05	18.51	19.00	19.16	19.25	19.30	19.33	19.35	19.37	19.38	19.40
	.01	98.50	99.00	99.17	99.25	99.30	99.33	99.36	99.37	99.39	99.40
3	.05	10.13	9.55	9.28	9.12	9.01	8.94	8.89	8.85	8.81	8.79
	.01	34.12	30.82	29.46	28.71	28.24	27.91	27.67	27.49	27.35	27.23
4	.05	7.71	6.94	6.59	6.39	6.26	6.16	6.09	6.04	6.00	5.96
	.01	21.20	18.00	16.69	15.98	15.52	15.21	14.98	14.80	14.66	14.55
5	.05	6.61	5.79	5.41	5.19	5.05	4.95	4.88	4.82	4.77	4.74
	.01	16.26	13.27	12.06	11.39	10.97	10.67	10.46	10.29	10.16	10.05
6	.05	5.99	5.14	4.76	4.53	4.39	4.28	4.21	4.15	4.10	4.06
	.01	13.75	10.92	9.78	9.15	8.75	8.47	8.26	8.10	7.98	7.87
7	.05	5.59	4.74	4.35	4.12	3.97	3.87	3.79	3.73	3.68	3.64
	.01	12.25	9.55	8.45	7.85	7.46	7.19	6.99	6.84	6.72	6.62
8	.05	5.32	4.46	4.07	3.84	3.69	3.58	3.50	3.44	3.39	3.35
	.01	11.26	8.65	7.59	7.01	6.63	6.37	6.18	6.03	5.91	5.81
9	.05	5.12	4.26	3.86	3.63	3.48	3.37	3.29	3.23	3.18	3.14
	.01	10.56	8.02	6.99	6.42	6.06	5.80	5.61	5.47	5.35	5.26
10	.05	4.96	4.10	3.71	3.48	3.33	3.22	3.14	3.07	3.02	2.98
	.01	10.04	7.56	6.55	5.99	5.64	5.39	5.20	5.06	4.94	4.85
11	.05	4.84	3.98	3.59	3.36	3.20	3.09	3.01	2.95	2.90	2.85
	.01	9.65	7.21	6.22	5.67	5.32	5.07	4.89	4.74	4.63	4.54
12	.05	4.75	3.89	3.49	3.26	3.11	3.00	2.91	2.85	2.80	2.75
	.01	9.33	6.93	5.95	5.41	5.06	4.82	4.64	4.50	4.39	4.30
13	.05	4.67	3.81	3.41	3.18	3.03	2.92	2.83	2.77	2.71	2.67
	.01	9.07	6.70	5.74	5.21	4.86	4.62	4.44	4.30	4.19	4.10
14	.05	4.60	3.74	3.34	3.11	2.96	2.85	2.76	2.70	2.65	2.60
	.01	8.86	6.51	5.56	5.04	4.69	4.46	4.28	4.14	4.03	3.94
15	.05	4.54	3.68	3.29	3.06	2.90	2.79	2.71	2.64	2.59	2.54
	.01	8.68	6.36	5.42	4.89	4.56	4.32	4.14	4.00	3.89	3.80
16	.05	4.49	3.63	3.24	3.01	2.85	2.74	2.66	2.59	2.54	2.49
	.01	8.53	6.23	5.29	4.77	4.44	4.20	4.03	3.89	3.78	3.69
17	.05	4.45	3.59	3.20	2.96	2.81	2.70	2.61	2.55	2.49	2.45
	.01	8.40	6.11	5.18	4.67	4.34	4.10	3.93	3.79	3.68	3.59
18	.05	4.41	3.55	3.16	2.93	2.77	2.66	2.58	2.51	2.46	2.41
	.01	8.29	6.01	5.09	4.58	4.25	4.01	3.84	3.71	3.60	3.51

df (denominator)

		df (numerator)									
	p	1	2	3	4	5	6	7	8	9	10
19	.05	4.38	3.52	3.13	2.90	2.74	2.63	2.54	2.48	2.42	2.38
	.01	8.18	5.93	5.01	4.50	4.17	3.94	3.77	3.63	3.52	3.43
20	.05	4.35	3.49	3.10	2.87	2.71	2.60	2.51	2.45	2.39	2.35
	.01	8.10	5.85	4.94	4.43	4.10	3.87	3.70	3.56	3.46	3.37
22	.05	4.30	3.44	3.05	2.82	2.66	2.55	2.46	2.40	2.34	2.30
	.01	7.95	5.72	4.82	4.31	3.99	3.76	3.59	3.45	3.35	3.26
24	.05	4.26	3.40	3.01	2.78	2.62	2.51	2.42	2.36	2.30	2.25
	.01	7.82	5.61	4.72	4.22	3.90	3.67	3.50	3.36	3.26	3.17
26	.05	4.23	3.37	2.98	2.74	2.59	2.47	2.39	2.32	2.27	2.22
	.01	7.72	5.53	4.64	4.14	3.82	3.59	3.42	3.29	3.18	3.09
28	.05	4.20	3.34	2.95	2.71	2.56	2.45	2.36	2.29	2.24	2.19
	.01	7.64	5.45	4.57	4.07	3.75	3.53	3.36	3.23	3.12	3.03
30	.05	4.17	3.32	2.92	2.69	2.53	2.42	2.33	2.27	2.21	2.16
	.01	7.56	5.39	4.51	4.02	3.70	3.47	3.30	3.17	3.07	2.98
35	.05	4.12	3.27	2.87	2.64	2.49	2.37	2.29	2.22	2.16	2.11
	.01	7.42	5.27	4.40	3.91	3.59	3.37	3.20	3.07	2.96	2.88
40	.05	4.08	3.23	2.84	2.61	2.45	2.34	2.25	2.18	2.12	2.08
	.01	7.31	5.18	4.31	3.83	3.51	3.29	3.12	2.99	2.89	2.80
45	.05	4.06	3.20	2.81	2.58	2.42	2.31	2.22	2.15	2.10	2.05
	.01	7.23	5.11	4.25	3.77	3.45	3.23	3.07	2.94	2.83	2.74
50	.05	4.03	3.18	2.79	2.56	2.40	2.29	2.20	2.13	2.07	2.03
	.01	7.17	5.06	4.20	3.72	3.41	3.19	3.02	2.89	2.78	2.70
60	.05	4.00	3.15	2.76	2.53	2.37	2.25	2.17	2.10	2.04	1.99
	.01	7.08	4.98	4.13	3.65	3.34	3.12	2.95	2.82	2.72	2.63
80	.05	3.96	3.11	2.72	2.49	2.33	2.21	2.13	2.06	2.00	1.95
	.01	6.96	4.88	4.04	3.56	3.26	3.04	2.87	2.74	2.64	2.55
100	.05	3.94	3.09	2.70	2.46	2.31	2.19	2.10	2.03	1.97	1.93
	.01	6.90	4.82	3.98	3.51	3.21	2.99	2.82	2.69	2.59	2.50
150	.05	3.90	3.06	2.66	2.43	2.27	2.16	2.07	2.00	1.94	1.89
	.01	6.81	4.75	3.91	3.45	3.14	2.92	2.76	2.63	2.53	2.44
300	.05	3.87	3.03	2.63	2.40	2.24	2.13	2.04	1.97	1.91	1.86
	.01	6.72	4.68	3.85	3.38	3.08	2.86	2.70	2.57	2.47	2.38
500	.05	3.86	3.01	2.62	2.39	2.23	2.12	2.03	1.96	1.90	1.85
	.01	6.69	4.65	3.82	3.36	3.05	2.84	2.68	2.55	2.44	2.36
1000	.05	3.85	3.00	2.61	2.38	2.22	2.11	2.02	1.95	1.89	1.84
	.01	6.66	4.63	3.80	3.34	3.04	2.82	2.66	2.53	2.43	2.34

df (denominator)

(Continued)

(Continued)

| | p | \multicolumn{7}{c}{df (numerator)} |
		15	20	25	30	40	50	1000
1	.05	245.95	248.01	249.26	250.10	251.14	251.77	254.19
	.01	6157.31	6208.74	6239.83	6260.65	6286.79	6302.52	6362.70
2	.05	19.43	19.45	19.46	19.46	19.47	19.48	19.49
	.01	99.43	99.45	99.46	99.47	99.47	99.48	99.50
3	.05	8.70	8.66	8.63	8.62	8.59	8.58	8.53
	.01	26.87	26.69	26.58	26.50	26.41	26.35	26.14
4	.05	5.86	5.80	5.77	5.75	5.72	5.70	5.63
	.01	14.20	14.02	13.91	13.84	13.75	13.69	13.47
5	05	4.62	4.56	4.52	4.50	4.46	4.44	4.37
	.01	9.72	9.55	9.45	9.38	9.29	9.24	9.03
6	.05	3.94	3.87	3.83	3.81	3.77	3.75	3.67
	.01	7.56	7.40	7.30	7.23	7.14	7.09	6.89
7	.05	3.51	3.44	3.40	3.38	3.34	3.32	3.23
	.01	6.31	6.16	6.06	5.99	5.91	5.86	5.66
8	.05	3.22	3.15	3.11	3.08	3.04	3.02	2.93
	.01	5.52	5.36	5.26	5.20	5.12	5.07	4.87
9	.05	3.01	2.94	2.89	2.86	2.83	2.80	2.71
	.01	4.96	4.81	4.71	4.65	4.57	4.52	4.32
10	.05	2.85	2.77	2.73	2.70	2.66	2.64	2.54
	.01	4.56	4.41	4.31	4.25	4.17	4.12	3.92
11	.05	2.72	2.65	2.60	2.57	2.53	2.51	2.41
	.01	4.25	4.10	4.01	3.94	3.86	3.81	3.61
12	.05	2.62	2.54	2.50	2.47	2.43	2.40	2.30
	.01	4.01	3.86	3.76	3.70	3.62	3.57	3.37
13	.05	2.53	2.46	2.41	2.38	2.34	2.31	2.21
	.01	3.82	3.66	3.57	3.51	3.43	3.38	3.18
14	.05	2.46	2.39	2.34	2.31	2.27	2.24	2.14
	.01	3.66	3.51	3.41	3.35	3.27	3.22	3.02
15	.05	2.40	2.33	2.28	2.25	2.20	2.18	2.07
	.01	3.52	3.37	3.28	3.21	3.13	3.08	2.88
16	.05	2.35	2.28	2.23	2.19	2.15	2.12	2.02
	.01	3.41	3.26	3.16	3.10	3.02	2.97	2.76
17	.05	2.31	2.23	2.18	2.15	2.10	2.08	1.97
	.01	3.31	3.16	3.07	3.00	2.92	2.87	2.66
18	.05	2.27	2.19	2.14	2.11	2.06	2.04	1.92
	.01	3.23	3.08	2.98	2.92	2.84	2.78	2.58

df (denominator)

	p	df (numerator)						
		15	20	25	30	40	50	1000
19	0.05	2.23	2.16	2.11	2.07	2.03	2.00	1.88
	0.01	3.15	3.00	2.91	2.84	2.76	2.71	2.50
20	0.05	2.20	2.12	2.07	2.04	1.99	1.97	1.85
	0.01	3.09	2.94	2.84	2.78	2.69	2.64	2.43
22	0.05	2.15	2.07	2.02	1.98	1.94	1.91	1.79
	0.01	2.98	2.83	2.73	2.67	2.58	2.53	2.32
24	0.05	2.11	2.03	1.97	1.94	1.89	1.86	1.74
	0.01	2.89	2.74	2.64	2.58	2.49	2.44	2.22
26	0.05	2.07	1.99	1.94	1.90	1.85	1.82	1.70
	0.01	2.81	2.66	2.57	2.50	2.42	2.36	2.14
28	0.05	2.04	1.96	1.91	1.87	1.82	1.79	1.66
	0.01	2.75	2.60	2.51	2.44	2.35	2.30	2.08
30	0.05	2.01	1.93	1.88	1.84	1.79	1.76	1.63
	0.01	2.70	2.55	2.45	2.39	2.30	2.25	2.02
35	0.05	1.96	1.88	1.82	1.79	1.74	1.70	1.57
	0.01	2.60	2.44	2.35	2.28	2.19	2.14	1.90
40	0.05	1.92	1.84	1.78	1.74	1.69	1.66	1.52
	0.01	2.52	2.37	2.27	2.20	2.11	2.06	1.82
45	0.05	1.89	1.81	1.75	1.71	1.66	1.63	1.48
	0.01	2.46	2.31	2.21	2.14	2.05	2.00	1.75
50	0.05	1.87	1.78	1.73	1.69	1.63	1.60	1.45
	0.01	2.42	2.27	2.17	2.10	2.01	1.95	1.70
60	0.05	1.84	1.75	1.69	1.65	1.59	1.56	1.40
	0.01	2.35	2.20	2.10	2.03	1.94	1.88	1.62
80	0.05	1.79	1.70	1.64	1.60	1.54	1.51	1.34
	0.01	2.27	2.12	2.01	1.94	1.85	1.79	1.51
100	0.05	1.77	1.68	1.62	1.57	1.52	1.48	1.30
	0.01	2.22	2.07	1.97	1.89	1.80	1.74	1.45
150	0.05	1.73	1.64	1.58	1.54	1.48	1.44	1.24
	0.01	2.16	2.00	1.90	1.83	1.73	1.66	1.35
300	0.05	1.70	1.61	1.54	1.50	1.43	1.39	1.17
	.01	2.10	1.94	1.84	1.76	1.66	1.59	1.25
500	.05	1.69	1.59	1.53	1.48	1.42	1.38	1.14
	.01	2.07	1.92	1.81	1.74	1.63	1.57	1.20
1000	.05	1.68	1.58	1.52	1.47	1.41	1.36	1.11
	.01	2.06	1.90	1.79	1.72	1.61	1.54	1.16

df (denominator)

All values computed by the author using SPSS.

A.4. Critical values of the chi-square distribution

df	p 0.05	0.01	df	p 0.05	0.01
1	3.84	6.63	25	37.65	44.31
2	5.99	9.21	26	38.89	45.64
3	7.81	11.34	27	40.11	46.96
4	9.49	13.28	28	41.34	48.28
5	11.07	15.09	29	42.56	49.59
6	12.59	16.81	30	43.77	50.89
7	14.07	18.48	35	49.80	57.34
8	15.51	20.09	40	55.76	63.69
9	16.92	21.67	45	61.66	69.96
10	18.31	23.21	50	67.50	76.15
11	19.68	24.72	60	79.08	88.38
12	21.03	26.22	70	90.53	100.43
13	22.36	27.69	80	101.88	112.33
14	23.68	29.14	90	113.15	124.12
15	25.00	30.58	100	124.34	135.81
16	26.30	32.00	200	233.99	249.45
17	27.59	33.41	300	341.40	359.91
18	28.87	34.81	400	447.63	468.72
19	30.14	36.19	500	553.13	576.49
20	31.41	37.57	600	658.09	683.52
21	32.67	38.93	700	762.66	789.97
22	33.92	40.29	800	866.91	895.98
23	35.17	41.64	900	970.90	1001.63
24	36.42	42.98	1000	1074.68	1106.97

All values computed by the author using SPSS.

참고문헌(REFERENCES)

Agresti, A., & Finlay, B. (1986). *Statistical methods for the social sciences* (2nd ed.). San Francisco: Dellen.

Aiken, L. S., & West, S. G. (1991). *Multiple regression: Testing and interpreting interactions*. Newbury Park, CA: Sage.

Algina, J., & Olejnik, S. F. (1984). Implementing the Welch-James procedure with factorial designs. *Educational and Psychological Measurement, 44*, 39–48.

American Pyschological Association. (2010). *Publication manual of the American Psychological Association* (6th ed.). Washington DC: APA Books.

Anderson, C. A., & Bushman, B. J. (2001). Effects of violent video games on aggressive behavior, aggressive cognition, aggressive affect, physiological arousal, and prosocial behavior: A meta-analytic review of the scientific literature. *Psychological Science, 12*(5), 353–359.

Arrindell, W. A., & van der Ende, J. (1985). An empirical test of the utility of the observer-to-variables ratio in factor and components analysis. *Applied Psychological Measurement, 9*, 165–178.

Baguley, T. (2004). Understanding statistical power in the context of applied research. *Applied Ergonomics, 35*(2), 73–80.

Bale, C., Morrison, R., & Caryl, P. G. (2006). Chat-up lines as male sexual displays. *Personality and Individual Differences, 40*(4), 655–664. doi: 10.1016/j.paid.2005.07.016

Barcikowski, R. S., & Robey, R. R. (1984). Decisions in single group repeated measures analysis: statistical tests and three computer packages. *American Statistician, 38*(2), 148–150.

Bargman, R. E. (1970). Interpretation and use of a generalized discriminant function. In R. C. Bose et al. (Eds.), *Essays in probability and statistics*. Chapel Hill: University of North Carolina Press.

Barnard, G. A. (1963). Ronald Aylmer Fisher, 1890–1962: Fisher's contributions to mathematical statistics. *Journal of the Royal Statistical Society, Series A, 126*, 162–166.

Barnett, V., & Lewis, T. (1978). *Outliers in statistical data*. New York: Wiley.

Baron, R. M., & Kenny, D. A. (1986). The moderator–mediator variable distinction in social psychological-research: Conceptual, strategic, and statistical considerations. *Journal of Personality and Social Psychology, 51*(6), 1173–1182.

Beckham, A. S. (1929). Is the Negro happy? A psychological analysis. *Journal of Abnormal and Social Psychology, 24*, 186–190.

Belia, S., Fidler, F., Williams, J., & Cumming, G. (2005). Researchers misunderstand confidence intervals and standard error bars. *Psychological Methods, 10*(4), 389–396. doi: 10.1037/1082-989x.10.4.389

Belsey, D. A., Kuh, E., & Welsch, R. (1980). *Regression diagnostics: Identifying influential data and sources of collinearity*. New York: Wiley.

Bemelman, M., & Hammacher, E. R. (2005). Rectal impalement by pirate ship: A case report. *Injury Extra, 36*, 508–510.

Berger, J. O. (2003). Could Fisher, Jeffreys and Neyman have agreed on testing? *Statistical Science, 18*(1), 1–12.

Bernard, P., Gervais, S., Allen, J., Campomizzi, S., & Klein, O. (2012). Integrating sexual objectification with object versus person recognition: The sexualized body-inversion hypothesis. *Psychological Science, 23*(5), 469–471. doi: 10.1177/0956797611434748

Berry, W. D. (1993). *Understanding regression assumptions*. Sage University Paper Series on Quantitative Applications in the Social Sciences, 07–092. Newbury Park, CA: Sage.

Berry, W. D., & Feldman, S. (1985). *Multiple regression in practice*. Sage University Paper Series on Quantitative Applications in the Social Sciences, 07–050. Beverly Hills, CA: Sage.

Board, B. J., & Fritzon, K. (2005). Disordered personalities at work. *Psychology, Crime & Law, 11*(1), 17–32.

Bock, R. D. (1975). *Multivariate statistical methods in behavioral research*. New York: McGraw-Hill.

Boik, R. J. (1981). A priori tests in repeated measures designs: Effects of nonsphericity. *Psychometrika, 46*(3), 241–255.

Bowerman, B. L., & O'Connell, R. T. (1990). *Linear statistical models: An applied approach* (2nd ed.). Belmont, CA: Duxbury.

Bray, J. H., & Maxwell, S. E. (1985). *Multivariate analysis of variance*. Sage University Paper Series on Quantitative Applications in the Social Sciences, 07-054. Newbury Park, CA: Sage.

Brown, M. B., & Forsythe, A. B. (1974). The small sample behaviour of some statistics which test the equality of several means. *Technometrics, 16,* 129–132.

Brown, W. (1910). Some experimental results in the correlation of mental abilities. *British Journal of Psychology, 3,* 296–322.

Budescu, D. V. (1982). The power of the F test in normal populations with heterogeneous variances. *Educational and Psychological Measurement, 42,* 609–616.

Budescu, D. V., & Appelbaum, M. I. (1981). Variance stabilizing transformations and the power of the F test. *Journal of Educational Statistics, 6*(1), 55–74.

Cattell, R. B. (1966a). *The scientific analysis of personality.* Chicago: Aldine.

Cattell, R. B. (1966b). The scree test for the number of factors. *Multivariate Behavioral Research, 1,* 245–276.

Çetinkaya, H., & Domjan, M. (2006). Sexual fetishism in a quail (*Coturnix japonica*) model system: Test of reproductive success. *Journal of Comparative Psychology, 120*(4), 427–432.

Chamorro-Premuzic, T., Furnham, A., Christopher, A. N., Garwood, J., & Martin, N. (2008). Birds of a feather: Students' preferences for lecturers' personalities as predicted by their own personality and learning approaches. *Personality and Individual Differences, 44,* 965–976.

Chen, P. Y., & Popovich, P. M. (2002). *Correlation: Parametric and nonparametric measures.* Thousand Oaks, CA: Sage.

Chen, X. Z., Luo, Y., Zhang, J. J., Jiang, K., Pendry, J. B., & Zhang, S. A. (2011). Macroscopic invisibility cloaking of visible light. *Nature Communications, 2.* doi: 17610.1038/ncomms1176

Clarke, D. L., Buccimazza, I., Anderson, F. A., & Thomson, S. R. (2005). Colorectal foreign bodies. *Colorectal Disease, 7*(1), 98–103.

Claxton, A., O'Rourke, N., Smith, J. Z., & DeLongis, A. (2012). Personality traits and marital satisfaction within enduring relationships: An intra-couple discrepancy approach. *Journal of Social and Personal Relationships, 29*(3), 375-396. doi: 10.1177/0265407511431183

Cliff, N. (1987). *Analyzing multivariate data.* New York: Harcourt Brace Jovanovich.

Cohen, J. (1968). Multiple regression as a general data-analytic system. *Psychological Bulletin, 70*(6), 426–443.

Cohen, J. (1988). *Statistical power analysis for the behavioural sciences* (2nd ed.). New York: Academic Press.

Cohen, J. (1990). Things I have learned (so far). *American Psychologist, 45*(12), 1304–1312.

Cohen, J. (1992). A power primer. *Psychological Bulletin, 112*(1), 155–159.

Cohen, J. (1994). The earth is round (*p* < .05). *American Psychologist, 49*(12), 997–1003.

Coldwell, J., Pike, A., & Dunn, J. (2006) Household chaos – links with parenting and child behaviour. *Journal of Child Psychology and Psychiatry, 47*(11), 1116–1122.

Cole, D. A., Maxwell, S. E., Arvey, R., & Salas, E. (1994). How the power of MANOVA can both increase and decrease as a function of the intercorrelations among the dependent variables. *Psychological Bulletin, 115*(3), 465–474.

Collier, R. O., Baker, F. B., Mandeville, G. K., & Hayes, T. F. (1967). Estimates of test size for several test procedures based on conventional variance ratios in the repeated measures design. *Psychometrika, 32*(2), 339–352.

Comrey, A. L., & Lee, H. B. (1992). *A first course in factor analysis* (2nd ed.). Hillsdale, NJ: Erlbaum.

Cook, R. D., & Weisberg, S. (1982). *Residuals and influence in regression.* New York: Chapman & Hall.

Cook, S. A., Rosser, R., & Salmon, P. (2006). Is cosmetic surgery an effective psychotherapeutic intervention? A systematic review of the evidence. *Journal of Plastic, Reconstructive & Aesthetic Surgery, 59,* 1133–1151.

Cook, S. A., Rosser, R., Toone, H., James, M. I., & Salmon, P. (2006). The psychological and social characteristics of patients referred for NHS cosmetic surgery: Quantifying clinical need. *Journal of Plastic, Reconstructive & Aesthetic Surgery, 59,* 54–64.

Cooper, C. L., Sloan, S. J., & Williams, S. (1988). *Occupational Stress Indicator Management Guide.* Windsor: NFER-Nelson.

Cooper, H. M. (2010). *Research synthesis and meta-analysis: A step-by-step approach* (4th ed.). Thousand Oaks, CA: Sage.

Cooper, M., O'Donnell, D., Caryl, P. G., Morrison, R., & Bale, C. (2007). Chat-up lines as male displays: Effects of content, sex, and personality. *Personality and Individual Differences, 43*(5), 1075–1085. doi: 10.1016/j.paid.2007.03.001

Cortina, J. M. (1993). What is coefficient alpha? An examination of theory and applications. *Journal of Applied Psychology, 78,* 98–104.

Cox, D. R., & Snell, D. J. (1989). *The analysis of binary data (2nd ed.).* London: Chapman & Hall.

Cronbach, L. J. (1951). Coefficient alpha and the internal structure of tests. *Psychometrika, 16,* 297–334.

Cronbach, L. J. (1957). The two disciplines of scientific psychology. *American Psychologist, 12,* 671–684.

Cumming, G. (2012). *Understanding the new statistics: Effect sizes, confidence intervals, and meta-analysis.* New York: Routledge.

Cumming, G., & Finch, S. (2005). Inference by eye: Confidence intervals and how to read pictures of data. *American Psychologist, 60*(2), 170–180. doi: 10.1037/0003-066x.60.2.170

Daniels, E. A. (2012). Sexy versus strong: What girls and women think of female athletes. *Journal of Applied Developmental Psychology, 33,* 79–90. doi: 10.1016/j.appdev.2011.12.002

Davey, G. C. L., Startup, H. M., Zara, A., MacDonald, C. B., & Field, A. P. (2003). Perseveration of checking thoughts and mood-as-input hypothesis. *Journal of Behavior Therapy & Experimental Psychiatry, 34,* 141–160.

Davidson, M. L. (1972). Univariate versus multivariate tests in repeated-measures experiments. *Psychological Bulletin, 77*, 446–452.

Davies, P., Surridge, J., Hole, L., & Munro-Davies, L. (2007). Superhero-related injuries in paediatrics: A case series. *Archives of Disease in Childhood, 92*(3), 242–243. doi: 10.1136/adc.2006.109793

DeCarlo, L. T. (1997). On the meaning and use of kurtosis. *Psychological Methods, 2*(3), 292–307.

DeCoster, J., Gallucci, M., & Iselin, A.-M. R. (2011). Best practices for using median splits, artificial categorization, and their continuous alternatives. *Journal of Experimental Psychopathology, 2*(2), 197–209. doi: 10.5127/jep.008310

DeCoster, J., Iselin, A.-M. R., & Gallucci, M. (2009). A conceptual and empirical examination of justifications for dichotomization. *Psychological Methods, 14*(4), 349–366. doi: 10.1037/a0016956

Di Falco, A., Ploschner, M., & Krauss, T. F. (2010). Flexible metamaterials at visible wavelengths. *New Journal of Physics, 12*. doi: 11300610.1088/1367-2630/12/11/113006

Domjan, M., Blesbois, E., & Williams, J. (1998). The adaptive significance of sexual conditioning: Pavlovian control of sperm release. *Psychological Science, 9*(5), 411–415.

Donaldson, T. S. (1968). Robustness of the *F*-test to errors of both kinds and the correlation between the numerator and denominator of the *F*-ratio. *Journal of the American Statistical Association, 63*, 660–676.

Dunlap, W. P., Cortina, J. M., Vaslow, J. B., & Burke, M. J. (1996). Meta-analysis of experiments with matched groups or repeated measures designs. *Psychological Methods, 1*(2), 170–177.

Dunteman, G. E. (1989). *Principal components analysis*. Sage University Paper Series on Quantitative Applications in the Social Sciences, 07-069. Newbury Park, CA: Sage.

Durbin, J., & Watson, G. S. (1951). Testing for serial correlation in least squares regression, II. *Biometrika, 30*, 159–178.

Easterlin, R. A. (2003). Explaining happiness. *Proceedings of the National Academy of Sciences, 100*(19), 11176–11183.

Efron, B., & Tibshirani, R. (1993). *An introduction to the bootstrap*. New York: Chapman & Hall.

Enders, C. K., & Tofighi, D. (2007). Centering predictor variables in cross-sectional multilevel models: A new look at an old issue. *Psychological Methods, 12*(2), 121–138.

Eriksson, S.-G., Beckham, D., & Vassell, D. (2004). Why are the English so shit at penalties? A review. *Journal of Sporting Ineptitude, 31*, 231–1072.

Erlebacher, A. (1977). Design and analysis of experiments contrasting the within- and between-subjects manipulations of the independent variable. *Psychological Bulletin, 84*, 212–219.

Eysenck, H. J. (1953). *The structure of human personality*. New York: Wiley.

Feng, J., Spence, I., & Pratt, J. (2007). Playing an action video game reduces gender differences in spatial cognition. *Psychological Science, 18*(10), 850–855. doi: 10.1111/j.1467-9280.2007.01990.x

Feng, L., Gwee, X., Kua, E. H., & Ng, T. P. (2010). Cognitive function and tea consumption in community dwelling older Chinese in Singapore. *Journal of Nutrition Health & Aging, 14*(6), 433–438.

Fesmire, F. M. (1988). Termination of intractable hiccups with digital rectal massage. *Annals of Emergency Medicine, 17*(8), 872.

Field, A. P. (1998). A bluffer's guide to sphericity. *Newsletter of the Mathematical, Statistical and Computing Section of the British Psychological Society, 6*(1), 13–22.

Field, A. P. (2000). *Discovering statistics using SPSS for Windows: Advanced techniques for the beginner*. London: Sage.

Field, A. P. (2001). Meta-analysis of correlation coefficients: A Monte Carlo comparison of fixed- and random-effects methods. *Psychological Methods, 6*(2), 161–180.

Field, A. P. (2003). Can meta-analysis be trusted? *Psychologist, 16*(12), 642–645.

Field, A. P. (2005a). Is the meta-analysis of correlation coefficients accurate when population correlations vary? *Psychological Methods, 10*(4), 444–467.

Field, A. P. (2005b). Meta-analysis. In J. Miles & P. Gilbert (Eds.), *A handbook of research methods in clinical and health psychology* (pp. 295–308). Oxford: Oxford University Press.

Field, A. P. (2005c). Sir Ronald Aylmer Fisher. In B. S. Everitt & D. C. Howell (Eds.), *Encyclopedia of Statistics in Behavioral Science* (Vol. 2, pp. 658–659). Chichester: Wiley.

Field, A. P. (2006). The behavioral inhibition system and the verbal information pathway to children's fears. *Journal of Abnormal Psychology, 115*(4), 742–752. doi: 10.1037/0021-843x.115.4.742

Field, A. P. (2012). Meta-analysis in clinical psychology research. In J. S. Comer & P. C. Kendall (Eds.), *The Oxford handbook of research strategies for clinical psychology*. Oxford: Oxford University Press.

Field, A. P. (2013). *Discovering statistics using IBM SPSS Statistics: And sex and drugs and rock 'n' roll* (4th ed.). London: Sage.

Field, A. P., & Davey, G. C. L. (1999). Reevaluating evaluative conditioning: A nonassociative explanation of conditioning effects in the visual evaluative conditioning paradigm. *Journal of Experimental Psychology – Animal Behavior Processes, 25*(2), 211–224.

Field, A. P., & Gillett, R. (2010). How to do a meta-analysis. *British Journal of Mathematical & Statistical Psychology, 63*, 665–694.

Field, A. P., & Hole, G. J. (2003). *How to design and report experiments*. London: Sage.

Field, A. P., Miles, J. N. V., & Field, Z. C. (2012). *Discovering statistics using R: And sex and drugs and rock 'n' roll*. London: Sage.

Field, A. P., & Moore, A. C. (2005). Dissociating the effects of attention and contingency awareness on evaluative conditioning effects in the visual paradigm. *Cognition and Emotion, 19*(2), 217–243.

Fienberg, S. E., Stigler, S. M., & Tanur, J. M. (2007). The William Kruskal legacy: 1919–2005. *Statistical Science, 22*(2), 255–261.

Fisher, R. A. (1921). On the probable error of a coefficient of correlation deduced from a small sample. *Metron, 1*, 3–32.

Fisher, R. A. (1922). On the interpretation of chi square from contingency tables, and the calculation of P. *Journal of the Royal Statistical Society, 85*, 87–94.

Fisher, R. A. (1925). *Statistical methods for research workers*. Edinburgh: Oliver & Boyd.

Fisher, R. A. (1925/1991). *Statistical methods, experimental design, and scientific inference*. Oxford: Oxford University Press. (Reprint.)

Fisher, R. A. (1956). *Statistical methods and scientific inference*. New York: Hafner.

Flanagan, J. C. (1937). A proposed procedure for increasing the efficiency of objective tests. *Journal of Educational Psychology, 28*, 17–21.

Friedman, M. (1937). The use of ranks to avoid the assumption of normality implicit in the analysis of variance. *Journal of the American Statistical Association, 32*, 675–701.

Gallup, G. G. J., Burch, R. L., Zappieri, M. L., Parvez, R., Stockwell, M., & Davis, J. A. (2003). The human penis as a semen displacement device. *Evolution and Human Behavior, 24*, 277–289.

Games, P. A. (1983). Curvilinear transformations of the dependent variable. *Psychological Bulletin, 93*(2), 382–387.

Games, P. A. (1984). Data transformations, power, and skew: A rebuttal to Levine and Dunlap. *Psychological Bulletin, 95*(2), 345–347.

Games, P. A., & Lucas, P. A. (1966). Power of the analysis of variance of independent groups on non-normal and normally transformed data. *Educational and Psychological Measurement, 26*, 311–327.

Gelman, A., & Hill, J. (2007). *Data analysis using regression and multilevel/hierarchical models*. Cambridge: Cambridge University Press.

Gelman, A., & Weakliem, D. (2009). Of beauty, sex and power: Too little attention has been paid to the statistical challenges in estimating small effects. *American Scientist, 97*, 310–316.

Girden, E. R. (1992). *ANOVA: Repeated measures*. Sage University Paper Series on Quantitative Applications in the Social Sciences, 07-084. Newbury Park, CA: Sage.

Glass, G. V. (1966). Testing homogeneity of variances. *American Educational Research Journal, 3*(3), 187–190.

Glass, G. V., Peckham, P. D., & Sanders, J. R. (1972). Consequences of failure to meet assumptions underlying the fixed effects analyses of variance and covariance. *Review of Educational Research, 42*(3), 237–288.

Graham, J. M., Guthrie, A. C., & Thompson, B. (2003). Consequences of not interpreting structure coefficients in published CFA research: A reminder. *Structural Equation Modeling, 10*(1), 142–153.

Grayson, D. (2004). Some myths and legends in quantitative psychology. *Understanding Statistics, 3*(1), 101–134.

Green, C. S., & Bavelier, D. (2007). Action-video-game experience alters the spatial resolution of vision. *Psychological Science, 18*(1), 88–94. doi: 10.1111/j.1467-9280.2007.01853.x

Green, C. S., Pouget, A., & Bavelier, D. (2010). Improved probabilistic inference as a general learning mechanism with action video games. *Current Biology, 20*(17), 1573–1579. doi: 10.1016/j.cub.2010.07.040

Greenhouse, S. W., & Geisser, S. (1959). On methods in the analysis of profile data. *Psychometrika, 24*, 95–112.

Guadagnoli, E., & Velicer, W. F. (1988). Relation of sample size to the stability of component patterns. *Psychological Bulletin, 103*(2), 265–275.

Guéguen, N. (2012). Tattoos, piercings, and alcohol consumption. *Alcoholism: Clinical and Experimental Research, 36*(7), 1253–1256.

Hakstian, A. R., Roed, J. C., & Lind, J. C. (1979). Two-sample T^2 procedure and the assumption of homogeneous covariance matrices. *Psychological Bulletin, 86*, 1255–1263.

Halekoh, U., & Højsgaard, S. (2007). Overdispersion. Retrieved 18 March 2007, from http://gbi. agrsci.dk/statistics/courses/phd07/ material/Day7/overdispersion-handout.pdf

Hamilton, B. L. (1977). Empirical-investigation of effects of heterogeneous regression slopes in analysis of covariance. *Educational and Psychological Measurement, 37*(3), 701–712.

Hardy, M. A. (1993). *Regression with dummy variables*. Sage University Paper Series on Quantitative Applications in the Social Sciences, 07-093. Newbury Park, CA: Sage.

Harman, B. H. (1976). *Modern factor analysis* (3rd ed., revised). Chicago: University of Chicago Press.

Harris, R. J. (1975). *A primer of multivariate statistics*. New York: Academic Press.

Hawton, K. (1989). Sexual dysfunctions. In K. Hawton, P. M. Salkovskis, J. Kirk & D. M. Clark (Eds.), *Cognitive behaviour therapy for psychiatric problems: A practical guide*. (pp. 370–405). Oxford: Oxford University Press.

Hayes, A. F. (2012). An analytical primer and computational tool for observed variable moderation, mediation, and conditional process modeling. *Manuscript submitted for publication*.

Hayes, A. F., & Cai, L. (2007). Using heteroskedasticity-consistent standard error estimators in OLS regression: An introduction and software implementation. *Behavior Research Methods, 39*(4), 709–722.

Hayes, A. F., & Matthes, J. (2009). Computational procedures for probing interactions in OLS and logistic regression: SPSS and SAS implementations. *Behavior Research Methods, 41*, 924–936.

Hedges, L. V. (1992). Meta-analysis. *Journal of Educational Statistics, 17*(4), 279–296.

Hill, C., Abraham, C., & Wright, D. B. (2007). Can theory-based messages in combination with cognitive prompts promote exercise in classroom settings? *Social Science & Medicine, 65*, 1049–1058.

Hoaglin, D., & Welsch, R. (1978). The hat matrix in regression and ANOVA. *American Statistician, 32*, 17–22.

Hoddle, G., Batty, D., & Ince, P. (1998). How not to take penalties in important soccer matches. *Journal of Cretinous Behaviour, 1*, 1–2.

Hodgson, R., Cole, A., & Young, A. (2012). The name of the game: Why can't people called Ashley score from a penalty kick? *Sporting Weakness Review, 24*(6), 574–581.

Hoffmann, F., Musolf, K., & Penn, D. J. (2012). Spectrographic analyses reveal signals of individuality and kinship in the ultrasonic courtship vocalizations of wild house mice. *Physiology & Behavior, 105*, 766–771. doi: 10.1016/j.physbeh.2011.10.011

Hollingsworth, H. H. (1980). An analytical investigation of the effects of heterogeneous regression slopes in analysis of covariance. *Educational and Psychological Measurement, 40*(3), 611–618.

Horn, J. L. (1965). A rationale and test for the number of factors in factor analysis. *Psychometrika, 30*, 179–185.

Hosmer, D. W., & Lemeshow, S. (1989). *Applied logistic regression*. New York: Wiley.

Howell, D. C. (1997). *Statistical methods for psychology* (4th ed.). Belmont, CA: Duxbury.

Howell, D. C. (2012). *Statistical methods for psychology* (8th ed.). Belmont, CA: Wadsworth.

Huberty, C. J., & Morris, J. D. (1989). Multivariate analysis versus multiple univariate analysis. *Psychological Bulletin, 105*(2), 302–308.

Hughes, J. P., Marice, H. P., & Gathright, J. B. (1976). Method of removing a hollow object from the rectum. *Diseases of the Colon & Rectum, 19*(1), 44–45.

Hume, D. (1739–40/1965). *A treatise of human nature* (L. A. Selby-Bigge, Ed.). Oxford: Clarendon Press.

Hume, D. (1748/1927). *An enquiry concerning human understanding.* Chicago: Open Court.

Hunter, J. E., & Schmidt, F. L. (2004). *Methods of meta-analysis: Correcting error and bias in research findings* (2nd ed.). Newbury Park, CA: Sage.

Hutcheson, G., & Sofroniou, N. (1999). *The multivariate social scientist.* London: Sage.

Huynh, H., & Feldt, L. S. (1976). Estimation of the Box correction for degrees of freedom from sample data in randomised block and split-plot designs. *Journal of Educational Statistics, 1*(1), 69–82.

Jackson, S., & Brashers, D. E. (1994). *Random factors in ANOVA.* Sage University Paper Series on Quantitative Applications in the Social Sciences, 07-098. Thousand Oaks, CA: Sage.

Johns, S. E., Hargrave, L. A., & Newton-Fisher N. E. (2012) Red is not a proxy signal for female genitalia in humans. *PLoS ONE, 7*(4), e34669. doi:10.1371/journal.pone.0034669

Johnson, P. O., & Neyman, J. (1936). Tests of certain linear hypotheses and their applications to some educational problems. *Statistical Research Memoirs, 1*, 57–93.

Jolliffe, I. T. (1972). Discarding variables in a principal component analysis, I: Artificial data. *Applied Statistics, 21*, 160–173.

Jolliffe, I. T. (1986). *Principal component analysis.* New York: Springer.

Jonckheere, A. R. (1954). A distribution-free *k*-sample test against ordered alternatives. *Biometrika, 41*, 133–145.

Judd, C. M., & Kenny, D. A. (1981). Process analysis: Estimating mediation in evaluation research. *Evaluation Research, 5*, 602–619.

Kahneman, D., & Krueger, A. B. (2006). Developments in the measurement of subjective well-being. *Journal of Economic Perspectives, 20*(1), 3–24.

Kaiser, H. F. (1960). The application of electronic computers to factor analysis. *Educational and Psychological Measurement, 20*, 141–151.

Kaiser, H. F. (1970). A second-generation little jiffy. *Psychometrika, 35*, 401–415.

Kaiser, H. F. (1974). An index of factorial simplicity. *Psychometrika, 39*, 31–36.

Kanazawa, S. (2007). Beautiful parents have more daughters: A further implication of the generalized Trivers-Willard hypothesis. *Journal of Theoretical Biology, 244*, 133–140.

Kass, R. A., & Tinsley, H. E. A. (1979). Factor analysis. *Journal of Leisure Research, 11*, 120–138.

Kellett, S., Clarke, S., & McGill, P. (2008). Outcomes from psychological assessment regarding recommendations for cosmetic surgery. *Journal of Plastic, Reconstructive & Aesthetic Surgery, 61*, 512–517.

Keselman, H. J., & Keselman, J. C. (1988). Repeated measures multiple comparison procedures: Effects of violating multisample sphericity in unbalanced designs. *Journal of Educational Statistics, 13*(3), 215–226.

Kimmel, H. D. (1957). Three criteria for the use of one-tailed tests. *Psychological Bulletin, 54*(4), 351–353. doi: 10.1037/h0046737

Kirk, R. E. (1996). Practical significance: A concept whose time has come. *Educational and Psychological Measurement, 56*(5), 746–759.

Kline, P. (1999). *The handbook of psychological testing* (2nd ed.). London: Routledge.

Klockars, A. J., & Sax, G. (1986). *Multiple comparisons.* Sage University Paper Series on Quantitative Applications in the Social Sciences, 07-061. Newbury Park, CA: Sage.

Koot, V. C. M., Peeters, P. H. M., Granath, F., Grobbee, D. E., & Nyren, O. (2003). Total and cause specific mortality among

Swedish women with cosmetic breast implants: Prospective study. *British Medical Journal, 326*(7388), 527–528.

Kreft, I. G. G., & de Leeuw, J. (1998). *Introducing multilevel modeling.* London: Sage.

Kreft, I. G. G., de Leeuw, J., & Aiken, L. S. (1995). The effect of different forms of centering in hierarchical linear models. *Multivariate Behavioral Research, 30*, 1–21.

Kruskal, W. H., & Wallis, W. A. (1952). Use of ranks in one-criterion variance analysis. *Journal of the American Statistical Association, 47*, 583–621.

Lacourse, E., Claes, M., & Villeneuve, M. (2001). Heavy metal music and adolescent suicidal risk. *Journal of Youth and Adolescence, 30*(3), 321–332.

Lambert, N. M., Negash, S., Stillman, T. F., Olmstead, S. B., & Fincham, F. D. (2012). A love that doesn't last: Pornography consumption and weakened commitment to one's romantic partner. *Journal of Social and Clinical Psychology, 31*(4), 410–438.

Lehmann, E. L. (1993). The Fisher, Neyman-Pearson theories of testing hypotheses: One theory or two? *Journal of the American Statistical Association, 88*, 1242–1249.

Lenth, R. V. (2001). Some practical guidelines for effective sample size determination. *American Statistician, 55*(3), 187–193.

Levene, H. (1960). Robust tests for equality of variances. In I. Olkin, S. G. Ghurye, W. Hoeffding, W. G. Madow & H. B. Mann (Eds.), *Contributions to probability and statistics: Essays in honor of Harold Hotelling* (pp. 278–292). Stanford, CA: Stanford University Press.

Levine, D. W., & Dunlap, W. P. (1982). Power of the F test with skewed data: Should one transform or not? *Psychological Bulletin, 92*(1), 272–280.

Levine, D. W., & Dunlap, W. P. (1983). Data transformation, power, and skew: A rejoinder to Games. *Psychological Bulletin, 93*(3), 596–599.

Lo, S. F., Wong, S. H., Leung, L. S., Law, I. C., & Yip, A. W. C. (2004). Traumatic rectal perforation by an eel. *Surgery, 135*(1), 110–111. doi: 10.1016/S0039-6060(03)00076-X

Loftus, G. R., & Masson, M. E. J. (1994). Using confidence intervals in within-subject designs. *Psychonomic Bulletin and Review, 1*(4), 476–490.

Lombardi, C. M., & Hurlbert, S. H. (2009). Misprescription and misuse of one-tailed tests. *Austral Ecology, 34*(4), 447–468. doi: 10.1111/j.1442-9993.2009.01946.x

Lord, F. M. (1967). A paradox in the interpretation of group comparisons. *Psychological Bulletin, 68*(5), 304–305.

Lord, F. M. (1969). Statistical adjustments when comparing preexisting groups. *Psychological Bulletin, 72*(5), 336–337.

Lumley, T., Diehr, P., Emerson, S., & Chen, L. (2002). The importance of the normality assumption in large public health data sets. *Annual Review of Public Health, 23*, 151–169.

Lunney, G. H. (1970). Using analysis of variance with a dichotomous dependent variable: An empirical study. *Journal of Educational Measurement, 7*(4), 263–269.

MacCallum, R. C., Widaman, K. F., Zhang, S., & Hong, S. (1999). Sample size in factor analysis. *Psychological Methods, 4*(1), 84–99.

MacCallum, R. C., Zhang, S., Preacher, K. J., & Rucker, D. D. (2002). On the practice of dichotomization of quantitative variables. *Psychological Methods, 7*(1), 19–40.

MacKinnon, D. P. (2008). *Introduction to statistical mediation analysis.* Mahwah, NJ: Erlbaum.

Mann, H. B., & Whitney, D. R. (1947). On a test of whether one of two random variables is stochastically larger than the other. *Annals of Mathematical Statistics, 18*, 50–60.

Marzillier, S. L., & Davey, G. C. L. (2005). Anxiety and disgust: Evidence for a unidirectional relationship. *Cognition and Emotion, 19*(5), 729–750.

Massar, K., Buunk, A. P., & Rempt, S. (2012). Age differences in women's tendency to gossip are mediated by their mate value. *Personality and Individual Differences, 52*, 106–109.

Mather, K. (1951). R. A. Fisher's *Statistical Methods for Research Workers*: An appreciation. *Journal of the American Statistical Association, 46*, 51–54.

Matthews, R. C., Domjan, M., Ramsey, M., & Crews, D. (2007). Learning effects on sperm competition and reproductive fitness. *Psychological Science, 18*(9), 758–762.

Maxwell, S. E. (1980). Pairwise multiple comparisons in repeated measures designs. *Journal of Educational Statistics, 5*(3), 269–287.

Maxwell, S. E., & Delaney, H. D. (1990). *Designing experiments and analyzing data.* Belmont, CA: Wadsworth.

McDonald, P. T., & Rosenthal, D. (1977). An unusual foreign body in the rectum - a baseball: Report of a case. *Diseases of the Colon & Rectum, 20*(1), 56–57.

McGrath, R. E., & Meyer, G. J. (2006). When effect sizes disagree: The case of r and d. *Psychological Methods, 11*(4), 386–401.

McNulty, J. K., Neff, L. A., & Karney, B. R. (2008). Beyond initial attraction: Physical attractiveness in newlywed marriage. *Journal of Family Psychology, 22*(1), 135–143.

Meehl, P. E. (1978). Theoretical risks and tabular asterisks: Sir Karl, Sir Ronald, and the slow progress of soft psychology. *Journal of Consulting and Clinical Psychology, 46*, 806–834.

Menard, S. (1995). *Applied logistic regression analysis.* Sage University Paper Series on Quantitative Applications in the Social Sciences, 07-106. Thousand Oaks, CA: Sage.

Mendoza, J. L., Toothaker, L. E., & Crain, B. R. (1976). Necessary and sufficient conditions for F ratios in the L * J * K factorial design with two repeated factors.

Journal of the American Statistical Association, 71, 992–993.

Mendoza, J. L., Toothaker, L. E., & Nicewander, W. A. (1974). A Monte Carlo comparison of the univariate and multivariate methods for the groups by trials repeated measures design. *Multivariate Behavioural Research, 9,* 165–177.

Meston, C. M., & Frohlich, P. F. (2003). Love at first fright: Partner salience moderates roller-coaster-induced excitation transfer. *Archives of Sexual Behavior, 32*(6), 537–544. doi: 10.1023/a:1026037527455

Miles, J. N. V., & Banyard, P. (2007). *Understanding and using statistics in psychology: A practical introduction.* London: Sage.

Miles, J. N. V., & Shevlin, M. (2001). *Applying regression and correlation: A guide for students and researchers.* London: Sage.

Mill, J. S. (1865). *A system of logic: Ratiocinative and inductive.* London: Longmans, Green.

Miller, G., Tybur, J. M., & Jordan, B. D. (2007). Ovulatory cycle effects on tip earnings by lap dancers: Economic evidence for human estrus? *Evolution and Human Behavior, 28,* 375–381.

Miller, G. A., & Chapman, J. P. (2001). Misunderstanding analysis of covariance. *Journal of Abnormal Psychology, 110*(1), 40–48. doi: 10.1037//0021-843x.110.1.40

Mishra, J., Zinni, M., Bavelier, D., & Hillyard, S. A. (2011). Neural basis of superior performance of action videogame players in an attention-demanding task. *Journal of Neuroscience, 31*(3), 992–998. doi: 10.1523/jneurosci.4834-10.2011

Morewedge, C. K., Huh, Y. E., & Vosgerau, J. (2010). Thought for food: Imagined consumption reduces actual consumption. *Science, 330*(6010), 1530–1533. doi: 10.1126/science.1195701

Muris, P., Huijding, J., Mayer, B., & Hameetman, M. (2008). A space odyssey: Experimental manipulation of threat perception and anxiety-related interpretation bias in children. *Child Psychiatry and Human Development, 39*(4), 469–480.

Myers, R. (1990). *Classical and modern regression with applications* (2nd ed.). Boston, MA: Duxbury.

Nagelkerke, N. J. D. (1991). A note on a general definition of the coefficient of determination. *Biometrika, 78,* 691–692.

Namboodiri, K. (1984). *Matrix algebra: An introduction.* Sage University Paper Series on Quantitative Applications in the Social Sciences, 07-38. Beverly Hills, CA: Sage.

Neyman, J., & Pearson, E. S. (1933). On the problem of the most efficient tests of statistical hypotheses. *Philosophical Transactions of the Royal Society of London, Series A, 231,* 289–337.

Nichols, L. A., & Nicki, R. (2004). Development of a psychometrically sound internet addiction scale: A preliminary step. *Psychology of Addictive Behaviors, 18*(4), 381–384.

Nunnally, J. C. (1978). *Psychometric theory.* New York: McGraw-Hill.

Nunnally, J. C., & Bernstein, I. H. (1994). *Psychometric theory* (3rd ed.). New York: McGraw-Hill.

O'Brien, M. G., & Kaiser, M. K. (1985). MANOVA method for analyzing repeated measures designs: An extensive primer. *Psychological Bulletin, 97*(2), 316–333.

O'Connor, B. P. (2000). SPSS and SAS programs for determining the number of components using parallel analysis and Velicer's MAP test. *Behavior Research Methods, Instrumentation, and Computers, 32,* 396–402.

Ofcom (Office of Communications) (2008). Media literacy audit: report on children's media literacy. Retrieved 25th August, 2011, from http://stakeholders.ofcom.org.uk/binaries/research/media-literacy/ml_childrens08.pdf

Olson, C. L. (1974). Comparative robustness of six tests in multivariate analysis of variance. *Journal of the American Statistical Association, 69,* 894–908.

Olson, C. L. (1976). On choosing a test statistic in multivariate analysis of variance. *Psychological Bulletin, 83,* 579–586.

Olson, C. L. (1979). Practical considerations in choosing a MANOVA test statistic: A rejoinder to Stevens. *Psychological Bulletin, 86,* 1350–1352.

Ong, E. Y. L., Ang, R. P., Ho, J. C. M., Lim, J. C. Y., Goh, D. H., Lee, C. S., et al. (2011). Narcissism, extraversion and adolescents' self-presentation on Facebook. *Personality and Individual Differences, 50*(2), 180–185. doi: 10.1016/j.paid.2010.09.022

Oxoby, R. J. (2008). On the efficiency of AC/DC: Bon Scott versus Brian Johnson. *Economic Enquiry, 47*(3), 598–602. doi: 10.1111/j.1465-7295.2008.00138.x

Pearson, E. S., & Hartley, H. O. (1954). *Biometrika tables for statisticians, Volume I.* New York: Cambridge University Press.

Pearson, K. (1894). Science and Monte Carlo. *Fortnightly Review, 55,* 183–193.

Pearson, K. (1900). On the criterion that a given system of deviations from the probable in the case of a correlated system of variables is such that it can be reasonably supposed to have arisen from random sampling. *Philosophical Magazine, 50*(5), 157–175.

Pedhazur, E., & Schmelkin, L. (1991). *Measurement, design and analysis: An integrated approach.* Hillsdale, NJ: Erlbaum.

Perham, N., & Sykora, M. (2012). Disliked music can be better for performance than liked music. *Applied Cognitive Psychology, 26*(4), 550–555.

Piff, P. K., Stancato, D. M., Côté, S., Mendoza-Dentona, R., & Keltner, D. (2012). Higher social class predicts increased unethical behavior. *Proceedings of the National Academy of Sciences, 109*(11), 4086–4091.

Plackett, R. L. (1983). Karl Pearson and the chi-squared test. *International Statistical Review, 51*(1), 59–72.

Preacher, K. J., & Hayes, A. F. (2004). SPSS and SAS procedures for estimating indirect effects in simple mediation models. *Behavior Research Methods Instruments & Computers, 36*(4), 717–731.

Preacher, K. J., & Hayes, A. F. (2008a). Asymptotic and resampling strategies for assessing and comparing indirect effects in multiple mediator models. *Behavior Research Methods, 40*(3), 879–891.

Preacher, K. J., & Hayes, A. F. (2008b). Contemporary approaches to assessing mediation in communication research. In A. F. Hayes, M. D. Slater & L. B. Snyder (Eds.), *The Sage sourcebook of advanced data analysis methods for communication research* (pp. 13–54). Thousand Oaks, CA: Sage.

Preacher, K. J., & Kelley, K. (2011). Effect size measures for mediation models: Quantitative strategies for communicating indirect effects. *Psychological Methods, 16*(2), 93–115. doi: 10.1037/a0022658

Ratcliff, R. (1993). Methods for dealing with reaction-time outliers. *Psychological Bulletin, 114*(3), 510–532.

Raudenbush, S. W., & Bryk, A. S. (2002). *Hierarchical linear models* (2nd ed.). Thousand Oaks, CA: Sage.

Rockwell, R. C. (1975). Assessment of multicollinearity: The Haitovsky test of the determinant. *Sociological Methods and Research, 3*(4), 308–320.

Rogosa, D. (1981). On the relationship between the Johnson-Neyman region of significance and statistical tests of parallel within group regressions. *Educational and Psychological Measurement, 41*(73–84).

Rosenthal, R. (1991). *Meta-analytic procedures for social research* (2nd ed.). Newbury Park, CA: Sage.

Rosenthal, R., Rosnow, R. L., & Rubin, D. B. (2000). *Contrasts and effect sizes in behavioural research: A correlational approach.* Cambridge: Cambridge University Press.

Rosnow, R. L., & Rosenthal, R. (2005). *Beginning behavioral research: A conceptual primer* (5th ed.). Upper Saddle River, NJ: Pearson/Prentice Hall.

Rosnow, R. L., Rosenthal, R., & Rubin, D. B. (2000). Contrasts and correlations in effect-size estimation. *Psychological Science, 11*, 446–453.

Rouanet, H., & Lépine, D. (1970). Comparison between treatments in a repeated-measurement design: ANOVA and multivariate methods. *British Journal of Mathematical and Statistical Psychology, 23*, 147–163.

Rowe, R., Costello, E. J., Angold, A., Copeland, W. E., & Maughan, B. (2010). Developmental pathways in oppositional defiant disorder and conduct disorder. *Journal of Abnormal Psychology, 119*(4), 726–738. doi: 10.1037/a0020798

Rulon, P. J. (1939). A simplified procedure for determining the reliability of a test by split-halves. *Harvard Educational Review, 9*, 99–103.

Ruxton, G. D., & Neuhauser, M. (2010). When should we use one-tailed hypothesis testing? *Methods in Ecology and Evolution, 1*(2), 114–117. doi: 10.1111/j.2041-210X.2010.00014.x

Sacco, W. P., Levine, B., Reed, D., & Thompson, K. (1991). Attitudes about condom use as an AIDS-relevant behavior: Their factor structure and relation to condom use. *Psychological Assessment: A Journal of Consulting and Clinical Psychology, 3*(2), 265–272.

Sacco, W. P., Rickman, R. L., Thompson, K., Levine, B., & Reed, D. L. (1993). Gender differences in aids-relevant condom attitudes and condom use. *AIDS Education and Prevention, 5*(4), 311–326.

Sachdev, Y. V. (1967). An unusual foreign body in the rectum. *Diseases of the Colon & Rectum, 10*(3), 220–221.

Salsburg, D. (2002). *The lady tasting tea: How statistics revolutionized science in the twentieth century.* New York: Owl Books.

Savage, L. J. (1976). On re-reading R. A. Fisher. *Annals of Statistics, 4*, 441–500.

Scanlon, T. J., Luben, R. N., Scanlon, F. L., & Singleton, N. (1993). Is Friday the 13th bad for your health? *British Medical Journal, 307*, 1584–1586.

Scariano, S. M., & Davenport, J. M. (1987). The effects of violations of independence in the one-way ANOVA. *American Statistician, 41*(2), 123–129.

Schützwohl, A. (2008). The disengagement of attentive resources from task-irrelevant cues to sexual and emotional infidelity. *Personality and Individual Differences, 44*, 633–644.

Senn, S. (2006). Change from baseline and analysis of covariance revisited. *Statistics in Medicine, 25*, 4334–4344. doi: 10.1002/sim.2682

Shackelford, T. K., LeBlanc, G. J., & Drass, E. (2000). Emotional reactions to infidelity. *Cognition & Emotion, 14*(5), 643–659.

Shee, J. C. (1964). Pargyline and the cheese reaction. *British Medical Journal, 1*(539), 1441.

Sobel, M. E. (1982). Asymptotic intervals for indirect effects in structural equations models. In S. Leinhart (Ed.), *Sociological methodology 1982* (pp. 290–312). San Francisco: Jossey-Bass.

Sonnentag, S. (2012). Psychological detachment from work during leisure time: The benefits of mentally disengaging from work. *Current Directions in Psychological Science, 21*(2), 114–118. doi: 10.1177/0963721411434979

Spearman, C. (1910). Correlation calculated with faulty data. *British Journal of Psychology, 3*, 271–295.

Stevens, J. P. (1979). Comment on Olson: Choosing a test statistic in multivariate analysis of variance. *Psychological Bulletin, 86*, 355–360.

Stevens, J. P. (1980). Power of the multivariate analysis of variance tests. *Psychological Bulletin, 88*, 728–737.

Stevens, J. P. (2002). *Applied multivariate statistics for the social sciences* (4th ed.). Hillsdale, NJ: Erlbaum.

Strahan, R. F. (1982). Assessing magnitude of effect from rank-order correlation coeffients. *Educational and Psychological Measurement, 42*, 763–765.

Stuart, E. W., Shimp, T. A., & Engle, R. W. (1987). Classical-conditioning of consumer attitudes – Four experiments in an advertising context. *Journal of Consumer Research, 14*(3), 334–349.

Studenmund, A. H., & Cassidy, H. J. (1987). *Using econometrics: A practical guide.* Boston: Little, Brown.

Tabachnick, B. G., & Fidell, L. S. (2007). *Using multivariate statistics* (5th ed.). Boston: Pearson/Allyn & Bacon.

Tabachnick, B. G., & Fidell, L. S. (2012). *Using multivariate statistics* (6th ed.). Boston: Pearson Education.

Terpstra, T. J. (1952). The asymptotic normality and consistency of Kendall's test against trend, when ties are present in one ranking. *Indagationes Mathematicae, 14,* 327–333.

Tinsley, H. E. A., & Tinsley, D. J. (1987). Uses of factor analysis in counseling psychology research. *Journal of Counseling Psychology, 34,* 414–424.

Tomarken, A. J., & Serlin, R. C. (1986). Comparison of ANOVA alternatives under variance heterogeneity and specific noncentrality structures. *Psychological Bulletin, 99,* 90–99.

Toothaker, L. E. (1993). *Multiple comparison procedures.* Sage University Paper Series on Quantitative Applications in the Social Sciences, 07-089. Newbury Park, CA: Sage.

Tufte, E. R. (2001). *The visual display of quantitative information* (2nd ed.). Cheshire, CT: Graphics Press.

Tuk, M. A., Trampe, D., & Warlop, L. (2011). Inhibitory spill-over: Increased urinating urgency facilitates impulse control in unrelated domains. *Psychological Science, 22,* 627–633.

Tukey, J. W. (1960). A survey of sampling from contaminated normal distributions. In I. Olkin, S. G. Ghurye, W. Hoeffding, W. G. Madow, & H. B. Mann (Eds.), *Contributions to Probability and statistics: Essays in honor of Harold Hotelling, Issue 2* (pp. 448–485). Stanford, CA: Stanford University Press.

Twenge, J. M. (2000). The age of anxiety? Birth cohort change in anxiety and neuroticism, 1952–1993. *Journal of Personality and Social Psychology, 79*(6), 1007–1021.

Twisk, J. W. R. (2006). *Applied multilevel analysis: A practical guide.* Cambridge: Cambridge University Press.

Umpierre, S. A., Hill, J. A., & Anderson, D. J. (1985). Effect of Coke on sperm motility. *New England Journal of Medicine, 313*(21), 1351.

Vezhaventhan, G., & Jeyaraman, R. (2007). Unusual foreign body in urinary bladder: A case report. *Internet Journal of Urology, 4*(2).

Wainer, H. (1972). A practical note on one-tailed tests. *American Psychologist, 27*(8), 775–776. doi: 10.1037/h0020482

Wainer, H. (1984). How to display data badly. *American Statistician, 38*(2), 137–147.

Welch, B. L. (1951). On the comparison of several mean values: An alternative approach. *Biometrika, 38,* 330–336.

Wilcox, R. R. (2010). *Fundamentals of modern statistical methods: Substantially improving power and accuracy.* New York: Springer.

Wilcox, R. R. (2012). *Introduction to robust estimation and hypothesis testing* (3rd ed.). Burlington, MA: Elsevier.

Wilcoxon, F. (1945). Individual comparisons by ranking methods. *Biometrics, 1,* 80–83.

Wildt, A. R., & Ahtola, O. (1978). *Analysis of covariance.* Sage University Paper Series on Quantitative Applications in the Social Sciences, 07-012. Newbury Park, CA: Sage.

Wilkinson, L. (1999). Statistical methods in psychology journals: Guidelines and explanations. *American Psychologist, 54*(8), 594–604.

Williams, J. M. G. (2001). *Suicide and attempted suicide.* London: Penguin.

Wright, D. B. (1998). Modeling clustered data in autobiographical memory research: The multilevel approach. *Applied Cognitive Psychology, 12,* 339–357.

Wright, D. B. (2003). Making friends with your data: Improving how statistics are conducted and reported. *British Journal of Educational Psychology, 73,* 123–136.

Wright, D. B., London, K., & Field, A. P. (2011). Using bootstrap estimation and the plug-in principle for clinical psychology data. *Journal of Experimental Psychopathology, 2*(2), 252–270. doi: 10.5127/jep.013611

Wu, Y. W. B. (1984). The effects of heterogeneous regression slopes on the robustness of 2 test statistics in the analysis of covariance. *Educational and Psychological Measurement, 44*(3), 647–663.

Yang, X. W., Li, J. H., & Shoptaw, S. (2008). Imputation-based strategies for clinical trial longitudinal data with nonignorable missing values. *Statistics in Medicine, 27*(15), 2826–2849.

Yates, F. (1951). The influence of *Statistical Methods for Research Workers* on the development of the science of statistics. *Journal of the American Statistical Association, 46,* 19–34.

Zabell, S. L. (1992). R. A. Fisher and fiducial argument. *Statistical Science, 7*(3), 369–387.

Zibarras, L. D., Port, R. L., & Woods, S. A. (2008). Innovation and the 'dark side' of personality: Dysfunctional traits and their relation to self-reported innovative characteristics. *Journal of Creative Behavior, 42*(3), 201–215.

Ziliak, S. T., & McCloskey, D. N. (2008). *The cult of statistical significance: how the standard error costs us jobs, justice and lives.* Michigan: University of Michigan.

Zimmerman, D. W. (2004). A note on preliminary tests of equality of variances. *British Journal of Mathematical & Statistical Psychology, 57,* 173–181.

Zwick, R. (1985). Nonparametric one-way multivariate analysis of variance: A computational approach based on the Pillai–Bartlett trace. *Psychological Bulletin, 97*(1), 148–152.

Zwick, W. R., & Velicer, W. F. (1986). Comparison of five rules for determining the number of components to retain. *Psychological Bulletin, 99*(3), 432–442.

색인(INDEX)

책에 사용된 기호들
(SYMBOLS USED IN THIS BOOK)

Mathematical operators

$\sum$ This symbol (called sigma) means 'add everything up'. So, if you see something like $\sum x_i$ it just means 'add up all of the scores you've collected'.

$\prod$ This symbol means 'multiply everything'. So, if you see something like $\prod x_i$ it just means 'multiply all of the scores you've collected'.

$\sqrt{x}$ This means 'take the square root of x'.

Greek symbols

α The probability of making a Type I error

β The probability of making a Type II error

β_i Standardized regression coefficient

ε Usually stands for 'error'

η^2 Eta squared

μ The mean of a population of scores

ρ The correlation in the population

σ The standard deviation in a population of data

σ^2 The variance in a population of data

$\sigma_{\bar{x}}$ The standard error of the mean

τ Kendall's tau (non-parametric correlation coefficient)

χ^2 Chi-square test statistic

χ_F^2 Friedman's ANOVA test statistic

ω^2 Omega squared (an effect size measure). This symbol also means 'expel the contents of your intestine immediately into your trousers'; you will understand why in due course.

English symbols

b_i	The regression coefficient (unstandardized), I tend to use it for any coefficient in a linear model.
df	Degrees of freedom
e_i	The error associated with the ith person
F	F-ratio (test statistic used in ANOVA)
H	Kruskal–Wallis test statistic
k	The number of levels of a variable (i.e., the number of treatment conditions), or the number of predictors in a regression model
$\ln$	Natural logarithm
MS	The mean squared error: the average variability in the data.
N, n, n_i	The sample size. N usually denotes the total sample size, whereas n usually denotes the size of a particular group
P	Probability (the probability value, p-value or significance of a test are usually denoted by p)
r	Pearson's correlation coefficient
r_s	Spearman's rank correlation coefficient
r_b, r_{pb}	Biserial correlation coefficient and point-biserial correlation coefficient, respectively
R	The multiple correlation coefficient
R^2	The coefficient of determination (i.e., the proportion of data explained by the model)
s	The standard deviation of a sample of data
s^2	The variance of a sample of data
SS	The sum of squares, or sum of squared errors, to give it its full title
SS_A	The sum of squares for variable A
SS_M	The model sum of squares (i.e., the variability explained by the model fitted to the data)
SS_R	The residual sum of squares (i.e., the variability that the model can't explain – the error in the model)
SS_T	The total sum of squares (i.e., the total variability within the data)
t	Test statistic for Student's t-test
T	Test statistic for Wilcoxon's matched-pairs signed-rank test
U	Test statistic for the Mann–Whitney test
W_s	Test statistic for Wilcoxon's rank-sum test
$\bar{X}$	The mean of a sample of scores
z	A data point expressed in standard deviation units

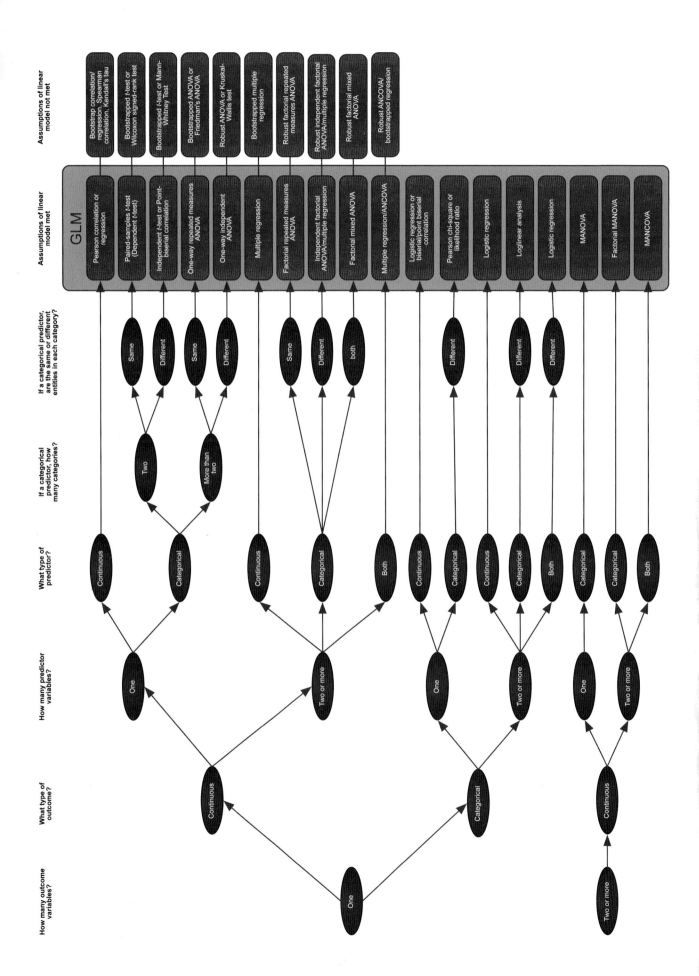